Dietmar Strache

Moderne stabilisierende Verbände

Gips und Kunststoff

Mit 1217 Abbildungen

Geleitwort von G. Muhr

Springer-Verlag
Berlin Heidelberg New York
London Paris Tokyo

Dr. med. Dietmar Strache

Arzt für Chirurgie und Sportmedizin
Blankestraße 17, D-3212 Gronau

ISBN-13:978-3-642-72665-1 e-ISBN-13:978-3-642-72664-4
DOI: 10.1007/978-3-642-72664-4

CIP-Kurztitelaufnahme der Deutschen Bibliothek. Strache, Dietmar: Moderne stabilisierende Verbände: Gips u. Kunststoff / Dietmar Strache. - Berlin; Heidelberg; New York; London; Paris; Tokyo: Springer, 1987.
ISBN-13:978-3-642-72665-1

Softcover reprint of the hardcover 1st edition 1987

Gesamtherstellung: Appl, Wemding. 2124/3140-543210

Geleitwort

Kaum ein anderer Bereich der Chirurgie ist in den letzten 15 Jahren durch operative Behandlungstechniken so entscheidend verändert worden wie die Knochenbruchbehandlung. Die scheinbare Problemlosigkeit der Osteosynthese kommt dem „aggressiven Behandlungsbedürfnis" jüngerer Chirurgen geradezu entgegen. Die zunehmende Zahl von Komplikationen, was Wund- und Bruchheilungsstörungen angeht, ist ein deutliches Warnsignal.

Trotz der großen Zahl operativer Eingriffe werden immer noch ca. 50% der Frakturen beim Erwachsenen und über 90% der kindlichen Knochenbrüche konservativ behandelt. Moderne Verbandtechniken, vermehrte Berücksichtigung der Funktion und die ansteigende Komplikationsrate nach Osteosynthesen haben zu einer Renaissance konservativer Behandlungstechniken geführt, die ihren Höhepunkt noch nicht erreicht hat.

Heute ist die Kombination konventioneller Verfahrensweisen mit funktionellen Techniken als Weiterentwicklung anzusehen, welche die gefürchteten Immobilisationsprobleme reduziert. Neben der Indikation ist besonders das pathophysiologische Verständnis für die Knochenverletzung und die daraus resultierende Behandlungs- und Immobilisierungstechnik hervorzuheben. Viele Nachteile des schweren Gipsverbandes lassen sich durch moderne Kunststoffe vermeiden, die korrekte Applikation des Verbandes führt letztendlich zur einwandfreien Bruchheilung.

Es ist der außerordentliche Verdienst von Herrn Strache, die bewährten Retentionstechniken zeitgemäß adaptiert zu haben. Die Gegenüberstellung von Gips- und Gipsersatzverbänden und die praktikable Rezeptur zur Applikation sind hervorragend gelungen. In einfachen Zeichnungen und instruktiven Abbildungen werden die einzelnen Schritte der unterschiedlichen Verbände an der oberen und unteren Extremität sowie am Rumpf dargestellt.

Insgesamt handelt es sich um ein hervorragend gelungenes Werk, das in seiner Konzeption eine immer breiter klaffende Lücke ausfüllen wird. Jeder Arzt, der Schienen- oder Stützverbände anlegen muß, wird sich danach zu richten haben. Wenn es gelingt, durch dieses Buch eine ausgewogene Indikation in der Knochenbruchbehandlung zu erreichen, um unter modernen Behandlungsgesichtspunkten nicht notwendige Risiken zu vermeiden, gilt dem Autor ein ganz besonderer Dank.

Bochum, August 1987 Professor Dr. G. Muhr

Vorwort

Die Idee zu dem vorliegenden Buch entspringt dem Wunsch, ein Standardwerk für stabilisierende Verbände zu schaffen. Das Buch ist aus der Praxis für die Praxis geschrieben. Nach fast 20jähriger Beschäftigung mit dem Thema sind mir viele Fehler bekannt, die bei der Anlage stabilisierender Verbände immer wieder gemacht werden.

Durch eine Vielzahl praktischer Tips sowie eine möglichst einprägsame Darstellung der Arbeitsabläufe möchte ich versuchen, dem Leser eine nachvollziehbare Arbeitsgrundlage vorzulegen. Jeder Arbeitsschritt wird ausführlich in Schrift und Bild dargestellt.

Sicherlich wird der erfahrene Verbandtechniker Ausführungen von bestimmten Verbänden finden, die er kritisiert, weil ihm die eigene Technik sinnvoller erscheint. Der Erfahrene wird aber auch erkennen, daß versucht wurde, in diesem Buch eine möglichst einheitliche Technik zu vermitteln, die grundsätzliche Arbeitsschritte immer wieder aufgreift.

Ein erstmalig vorliegendes Standardwerk kann und soll dem Ungeübten eine sinnvolle Hilfe sein, dem Erfahrenen soll es als Diskussionsgrundlage dienen. Ich würde mich über jeden kritischen Hinweis und jeden Tip zur Verbesserung des Buches freuen, denn nichts ist perfekt, kann es aber durch Verbesserungen werden.

Auf eine Literaturliste wurde verzichtet, da die meisten Verbände in der vorgestellten Form noch nicht veröffentlicht wurden und letztlich Allgemeingut darstellen.

Die Herstellung dieses Buches war langwierig und aufwendig und wäre mir ohne die Unterstützung durch viele Helfer nicht möglich gewesen.

Mein Dank gilt meiner Frau, die mit großer Geduld Manuskripte redigiert und überarbeitet hat und dazu sehr oft auf meine Anwesenheit verzichtet hat.

Den Gipsfachpflegern Herrn Bernd Hage, Alfeld, Herrn Fritz Plothe und Herrn Fritz Müller, beide Göttingen, danke ich für ihre tatkräftige Hilfe.

Den Firmen Beiersdorf, Hamburg, und Johnson & Johnson, Hamburg, danke ich für die materielle Unterstützung.

Die Zeichnungen haben Frau Fuchs und Frau Soppa von der Universität Göttingen angefertigt; ich danke ihnen für ihre gute zeichnerische Arbeit.

Mein Dank gilt Herrn Kraft von der Universität Göttingen für die technische Bearbeitung der Fotografien.

Den Damen und Herren des Springer-Verlages danke ich für die geduldige und einfühlsame Arbeit an dem Buch und für die hervorragende Ausstattung.
Mein besonderer Dank gilt allen meinen klinischen Lehrern, vor allem meinem ehemaligen verehrten Chef Herrn Dr. D. Rofall, Alfeld, der mich in meiner Arbeit immer wieder unterstützte.

Gronau, August 1987 D. Strache

Inhaltsverzeichnis

Allgemeiner Teil

Grundsatzbetrachtungen über moderne stabilisierende Verbände

Stabilisierende Verbände in Chirurgie und Orthopädie

Indikationsstellung

Stabilisierende Verbände sind notwendig zur Ruhigstellung von Extremitäten oder Rumpf bei verschiedenen Indikationsstellungen:
- Konsolidierung von Weichteilentzündungen,
- Wundheilung,
- Ruhigstellung von nicht stabilen Osteosynthesen,
- konservative Frakturbehandlung,
- Redression von Extremitäten- und Wirbelsäulenfehlbildungen,
- Heilung von Bandverletzungen an den Gelenken oder zur Einheilung von Bandplastiken.

Material

Zur Herstellung von stabilisierenden Verbänden steht unterschiedliches Material zur Verfügung.
Das älteste Material ist ein modifizierter Naturgips, der so aufbereitet ist, daß er in einem kurzen, definierten Zeitraum abbindet und innerhalb von ca. 24 h vollständig durchtrocknet.
Weiter stehen heute Kunststoffe zur Verfügung, die auf ein entsprechendes Trägermaterial aufgebracht sind und sich mit diesem Träger in Bindenform, im Prinzip wie Gipsbinden, verarbeiten lassen. Es bestehen jedoch gegenüber der Gipsbinde Unterschiede, die eine differenzierte Verarbeitungsweise erfordern. Für die Kunststoffverbände wird Polyurethanharz verwendet, mit dem das Trägermaterial beschichtet ist.
Dieses Polyurethanharz polymerisiert in Verbindung mit Wasser.
Als Trägermaterial werden Baumwollgewebe oder Fiberglasgewebe verwendet.

Grundsätzliche Unterschiede der Verarbeitung von Gips und Kunststoff

Die Applikation von Gips- und Kunststoffverbänden ist weitestgehend identisch. Für Polyurethan-Baumwoll-Verbände stehen auch Longuetten zur Verfügung, die ebenfalls wie Gipslonguetten verarbeitet werden können.
Die Binden werden in der Regel spiralig von körperfern nach körpernah (distal/proximal) gewickelt. Die Longuetten werden als Stabilisatoren in den Verband eingebaut oder allein als Schienenverband angelegt.
Wenngleich bei der Wickelung der Binden keine Unterschiede bestehen, so ist doch zu bemerken, daß die Kunststoffbinden grundsätzlich weniger modellierfähig sind. So muß man sich entweder spezieller Modelliertechniken bedienen, oder das Material muß so modifiziert werden, daß es modellierfähig wird.
Für Polyurethan-Baumwoll-(PU-BW-)Verbände kann das Problem gelöst werden, indem die Modellierung des gesamten Verbandes mit einer nassen Mullbinde erfolgt, die unter dosiertem, konzentrischem Zug übergewickelt wird.
Für Polyurethan-Fiberglas-(PU-FG-)Verbände wurde das Problem der Modellierung dadurch entschärft, daß die Binden eine längs- und querelastische Textur besitzen.
Durch diese vorgegebene Elastizität legt sich die Binde schon bei der Wickelung fest und in der Regel faltenfrei an die Extremität oder den Rumpf an. Auch an den sonst problematischen Stellen, z. B. um 90° gebeugte Gelenke, ist bei entsprechender Achtertourwickelung mit faltenfreiem Sitz des Verbandes zu rechnen. Allerdings muß dazu auch die Bindenbreite richtig ausgewählt werden. Eine breite

Binde an einem stark gebeugten Gelenk bereitet immer Schwierigkeiten.
Die heute verwendeten PU-FG-Binden weisen eine Längsdehnung von 15-20% der Ausgangslänge auf.
Ohne Zweifel wird die Anlage eines stabilisierenden Verbandes aus PU-FG-Binden durch die Elastizität der Binden erheblich erleichtert. Es muß jedoch darauf hingewiesen werden, daß ein solcher Verband bei vollständiger Ausnutzung der Längsdehnung leicht zu eng wird.
Diese Gefahr ist bei Gips- und PU-BW-Verbänden deutlich geringer. Diese Verbände werden erst modelliert, nachdem sämtliches aufzubringende Material angelegt worden ist. Bei Gipsverbänden werden die Binden locker und ohne jeden Zug übergewickelt, und nach Aufbringen der letzten Binde wird mit flachen Händen modelliert. Dadurch können zwar durch Fingerdruck bei falscher Arbeitsweise Druckstellen entstehen, der Verband kann aber durch die Modellierung nicht zu eng werden.
Gleiches gilt für PU-BW-Verbände. Auch bei diesen Verbänden werden die Binden locker aufgewickelt. Erst nachdem sämtliches Material locker aufgewickelt worden ist, wird mit einer nassen Mullbinde oder elastischen Binde der Verband modellierend überwickelt. Durch dosierten Zug an dieser Binde während der Wickelung werden die einzelnen Bindenlagen fest aneinandergedrückt und können, sich miteinander verbindend, aushärten. Diese Maßnahme hat außerdem den nachgewiesenen Effekt der Glättung der Innenseite des Verbandes.
Kunststoffverbände lassen sich nicht in der gleichen Weise modellieren wie der Gipsverband, allerdings zielen neuere Entwicklungen auf eine normale Modellierbarkeit hin.

Allgemeine Richtlinien zur Anlage eines stabilisierenden Verbandes

Auswahlkriterien

Die Richtlinien zur Anlage eines stabilisierenden Verbandes sind von der jeweiligen Zielsetzung des Verbandes abhängig, oder allgemein ausgedrückt, von der jeweiligen Behandlungsart:

- Ist eine funktionelle Behandlung angestrebt oder erlaubt die Verletzung bzw. Erkrankung keine Funktion?
- Soll ein Verband absolut ruhigstellen oder soll er nur partiell immobilisieren?
- Ist der Verband für eine kürzere oder längere Tragezeit vorgesehen?
- Soll ein primär absolut immobilisierender Verband später in einen sog. funktionellen Verband umgewandelt werden?
- Ist eine redressierende Maßnahme erforderlich?

Nach Klärung dieser Fragen ist die Zuordnung der speziellen Verbände für bestimmte Indikationen und die gezielte Auswahl des Materials möglich. Dann kann der ausgewählte Verband unter Beachtung der allgemein gültigen Richtlinien sowie der speziellen Verarbeitungshinweise für das unterschiedliche Material angelegt werden.

Allgemeine Richtlinien (gültig für alle Materialien)

- Gute Vorbereitung,
- zügiges und umsichtiges Arbeiten,
- Beachtung der physiologischen Gelenkstellung,
- saubere, faltenfreie Polsterung,
- gutes Durchmodellieren des Verbandes, ohne punktuellen Druck mit den Fingerspitzen,
- Einhalten der Verbandgrenzen,
- ausreichende Polsterung der Verbandkanten,
- materialsparende Verarbeitung,
- sinnvoller Einsatz des unterschiedlichen Materials.

Jeder Verband muß exakt vorbereitet werden.
Das gesamte, für den Verband notwendige Material muß zuvor bereitgelegt werden. Dabei soll auch die Reihenfolge des Materialeinsatzes eingehalten werden.
Es ist zu vermeiden, daß zwischendurch noch Material herangeschafft werden muß. Da ein Teil des Materials, z. B. PU-Binden nach Öffnung der Packung verdirbt, sollte nur das tatsächlich Notwendige bereitgelegt werden.
Die Lagerung des Patienten, die häufig spezielle Vorbereitung nötig macht, muß geplant und vor Anlage des Verbandes sorgfältig erledigt werden.
Die evtl. erforderlichen Hilfskräfte müssen bereitstehen und ihre Aufgaben zugeteilt bekommen.
Es sollten immer genügend Hilfskräfte eingeplant werden, denn die meisten Verbände lassen sich nur mit einer oder mehreren Hilfskräften für Haltearbeit oder Zureichungen herstellen.
Niemals darf der Patient selbst aktive Haltearbeit ausführen, da die sich anspannende Muskulatur den Extremitätenumfang vermehrt und der Verband somit später zu locker sitzt.
Nach Erledigung aller Vorbereitungen ist ein zügiges, umsichtiges Arbeiten ohne Verzögerungen möglich.
Unabhängig von dem eingesetzten Material muß immer ein enger Schichtenverbund der Verbandlagen angestrebt werden. Dieser Verbund ist nur durch zügiges „naß in naß“ arbeiten und anschließender ausgiebiger Modellierung des Verbandes zu erreichen.
Bei fehlendem Materialverbund ist der Verband nur so stabil wie die schwächste Verbandschicht. Das Überwickeln weiterer, nicht im Verbund stehender Schichten erhöht nicht die Stabilität des Verbandes, sondern nur sein Gewicht.
Auch die Schichten eines Kunststoffverbandes sind nicht eng miteinander verbunden, wenn sie nacheinander auf eine bereits abgetrocknete Schicht aufgebracht werden. Die Verbandschichten verkleben nur unzureichend miteinander.
Nur wenn die Kunstharzschichten ineinander fließen, wird der Verband stabil.

Die Modellierung erfolgt bei Gips- und Kombinationsverbänden aus Gips und Kunststoff durch ein dosiert kraftvolles Ausformen des Verbandes ausschließlich mit flachen Händen. Der dosierte, gleichmäßige Druck der modellierenden Hände ist auf die zentrale Extremitätenachse gerichtet.
Kleinflächiger Druck, z. B. mit den Fingerspitzen oder den Handballen hat zu unterbleiben. Bei der Modellierung müssen die flachen Hände gleichsam die Konturen der Extremität fühlen und nachempfinden.

Stadieneinteilung der ruhigstellenden Behandlung

Die ruhigstellende Behandlung läßt sich in mehrere Phasen einteilen:

- Primärphase 1.-8. Tag
- Sekundärphase 1 9.-42. Tag
- Sekundärphase 2 42. Tag bis auf weiteres

Die Primärphase stellt den Zeitraum der Weichteilkonsolidierung und/oder Wundheilung dar.
In der Sekundärphase 1 setzt die Knochenheilung ein und wird bei bestimmten Frakturlokalisationen bis zum 42. Tag so weit vorangeschritten sein, daß auf einen weiteren ruhigstellenden Verband verzichtet werden kann (z. B. distale Fibulafraktur, distale Radiusfraktur).
Die Sekundärphase 2 ist der Zeitraum der endgültigen Frakturkonsolidierung, wobei in der Regel nach Abschluß von 12 bis 16 Wochen fast alle Frakturen vollständig knöchern durchbaut sind. Durch Komplikationen beeinträchtigte Frakturen benötigen jedoch häufig eine längere Heilungszeit aber auch solche Fälle können der Sekundärphase 2 zugerechnet werden.
Während früher zur Herstellung von ruhigstellenden Verbänden ausschließlich Naturgips zur Verfügung stand, können wir heute auf Kunststoffe zurückgreifen, die den gleichen Zweck erfüllen wie Gips, jedoch wesentlich leichter sind.
Unter Berücksichtigung der „Frühmobilisa-

tion“ und der Gesichtspunkte der „frühfunktionellen Behandlung“ ist es wohl selbstverständlich, daß die modernen Kunststoffe vermehr zum Einsatz kommen müssen.
Da die Kunststoffverbände jedoch wesentlich teurer sind als herkömmliche Gipsverbände, muß ihr Einsatz sorgfältig abgewägt werden und im Prinzip müßte für jeden Einsatz eine Kosten-Nutzen-Analyse erstellt werden.
Um eine jeweils individuelle Kosten-Nutzen-Analyse zu vermeiden, sollte man sich an der Einteilung der Behandlungsstadien orientieren. So ist es in jedem Einzelfall abzuschätzen, über welchen Zeitraum ein ruhigstellender Verband notwendig werden wird. Von dieser Einschätzung ausgehend kann dann abgeleitet werden, welches Material zu welchem Zeitpunkt zum Einsatz kommen soll.
Generell ist für ein gutes Behandlungsergebnis folgende Zuteilung des Materials zur jeweiligen Behandlungsphase wünschenswert:

- Primärphase — Gips oder Gips-Kunststoff-Laminat
- Sekundärphase 1 — Gips-Kunststoff-Laminat oder Kunststoff
- Sekundärphase 2 — Kunststoff

Während der Primärphase ist Gips oder Gips-Kunststoff-Laminat das Material der ersten Wahl. Gerade in diesem Behandlungsstadium wird ein gut modellierfähiges preiswertes Material benötigt. Der relativ niedrige Preis von Naturgips ist vorteilhaft, da ein Verband in der Primärphase evtl. mehrfach gewechselt werden muß. Beim Übergang in die Sekundärphase 1 muß entschieden werden, ob voraussichtlich die Sekundärphase 1 zur ruhigstellenden Behandlung ausreicht oder ob auch noch die Sekundärphase 2 erreicht wird. Falls die Sekundärphase 2 erreicht wird, sollte schon am Beginn der Sekundärphase 1 ein besonders leichter Kunststoffverband angelegt werden, um dem Patienten von Anfang an die Mobilisierung zu ermöglichen.
Wenn die ruhigstellende Behandlung mit der Sekundärphase 1 abgeschlossen sein wird, ist ein leichter Gips-Kunststoff-Verband zu wählen. Dieser Verband ist leichter als ein gewöhnlicher Gipsverband, jedoch deutlich preiswerter als ein reiner Kunststoffverband.
Die hier aufgestellten Regeln orientieren sich an den guten Ergebnissen der „Frühmobilisation“ und der „frühfunktionellen Behandlung“, natürlich nur in solchen Fällen, die eine solche Behandlung zulassen.
Während eine frühe Mobilisation des Patienten außerhalb des Bettes häufig möglich ist, kann allerdings nur in ausgewählten Fällen eine „frühfunktionelle Behandlung“ eingeleitet werden.

Frühmobilisation und frühfunktionelle Behandlung

Zur Vermeidung von Folgekrankheiten infolge Bettlägerigkeit hat es sich allgemein durchgesetzt, die Patienten schnellstens wieder außerhalb des Bettes zu mobilisieren.
Abgesehen von einigen Krankheiten und Verletzungsfolgen (z. B. Polytrauma) ist die Frühmobilisation ein wichtiger Bestandteil der Gesamttherapie. Daneben sind Maßnahmen wie die Antikoagulation, z. B. mit Heparin, und die Verordnung von Kompressionsstrümpfen nachgewiesenermaßen hilfreich zur Vermeidung einer Thrombose und der Folgen.
Wird zur Behandlung von Verletzungsfolgen ein immobilisierender Verband nötig, ist er möglichst so zu gestalten, daß der Patient nur so wenig wie möglich behindert wird. Dazu muß der Verband in erster Linie leicht sein, und er muß bequem sitzen. Ein Patient, der mit einem leichten Verband versorgt ist, wird eher bereit sein, sich außerhalb des Bettes, evtl. mit Gehstützen oder Gehwagen, zu bewegen.
Wenn ihm der Verband es darüber hinaus noch gestattet, an krankengymnastischer Übungsbehandlung teilzunehmen, evtl sogar im Wasser (Bewegungsbad), so ist eine wichtige Grundvoraussetzung zur Rehabilitation erfüllt.
Während die Frühmobilisation auf den gesamten Patienten ausgerichtet ist und sein allgemeines Wohlbefinden steigern soll, so ist das Ziel der „frühfunktionellen Behandlung“ darin zu sehen, die Funktion verletzter oder erkrankter Körperteile entweder zu erhalten

oder schnellstmöglich wieder herzustellen. So kann schon die Versorgung mit einem Unterschenkelgehverband oder mit einem Tutor als „frühfunktionelle Behandlung" bezeichnet werden, denn die Funktionen des Beines, nämlich das Gehen und Stehen, bleiben erhalten. Je leichter und bequemer der Verband ist, desto besser kann die Funktion wahrgenommen werden. Durch die möglichst früh einsetzende Funktion werden Muskeltonus und Durchblutung gefördert und die Folgen der Ruhigstellung, wie z. B. Blutumlaufstörungen und Muskelatrophie, deutlich gemildert.

Die physiologische Gelenkstellung

Die sog. physiologische Gelenkstellung ist erreicht, wenn sich die für die Gelenkbewegung zuständigen Muskeln (Agonisten und Antagonisten) in einem gleichmäßigen Spannungszustand befinden. Die Stabilisatoren der Gelenke, die Kollateralbänder, müssen sich ebenfalls im angespannten Zustand befinden.
Für die Kreuzbänder am Kniegelenk gilt diese Forderung gleichermaßen.
Die physiologische Gelenkstellung entspricht nicht immer der Neutral-0-Stellung.
Falls ein Gelenk außerhalb der physiologischen Gelenkstellung ruhiggestellt wird, besteht die große Gefahr der Muskel-Sehnen- und Bandkontraktur, die später auch durch intensive Krankengymnastik und evtl. Quengelbehandlung nur noch unvollkommen beseitigt werden kann. Auch kontrakte Gelenkeinsteifungen sind dann leider keine Seltenheit.

Wenn die physiologische Gelenkstellung nicht eingehalten werden kann, muß es einen wichtigen Grund für eine abweichende Gelenkstellung geben, z. B. der Zustand nach Kreuzbandoperation am Kniegelenk oder der Zustand nach Achillessehnennaht.
Aus forensischen Gründen sollte man sich auch jeweils durch entsprechende Dokumentation absichern, wenn unphysiologische Gelenkstellungen ruhiggestellt werden müssen. Dazu genügt in der Regel eine kurze Begründung der Indikation für einen speziellen, außerhalb der Norm angelegten Verband. Diese Begründung sollte in der Krankenakte oder im Krankenblatt festgehalten werden.

Die physiologische Stellung der einzelnen Gelenke

Schultergelenk	60°-Abduktion 30°-Anteversion
Ellenbogengelenk	90°-Beugung
Unterarmdrehung	Mittelstellung Pronation/Supination
Handgelenk	10°-Streckung 10°-Abduktion
Fingergelenke	
Grundgelenke	90°-Beugung
Mittelgelenke	90°-Beugung
Endgelenke	30°-Beugung
Hüftgelenke	10°-Beugung 20°-Abduktion
Kniegelenke	20°-30°-Beugung
Fußgelenke	
Oberes Sprunggelenk	90°-Extension
Unteres Sprunggelenk	Mittelstellung Pronation/Supination

Spezielle Gefahren der immobilisierenden Verbände

Immobilität heißt fehlende Funktion.
Fehlende Funktion führt zur Atrophie sämtlicher Gewebestrukturen.
Die Muskulatur erschlafft. Die Bänder werden lockerer. Der Knochen weist eine zunehmende Entkalkung auf. Der Gelenkknorpel zeigt geringere Widerstandsfähigkeit.
Ursache dieser Veränderungen in den Geweben ist einerseits die herabgesetzte Durchblutung und somit die verminderte Nährstoffversorgung, andererseits aber auch das Fehlen adäquater Reize zur Geweberegeneration. So ist sicher erwiesen, daß der Knochen zur Regeneration des sog. piezo-elektrischen Effekts bedarf, der an den Verknüpfungsstellen der Kol-

lagenfibrillen, also der Grundtextur des Knochens bei Belastung entsteht.
Zusätzlich zu diesen Folgeschäden der Immobilisation, die manchmal nicht zu vermeiden sind, können durch fehlerhafte Verbandanlage Schäden entstehen.
Umschriebener Druck auf die Weichteile, z. B. durch einen Fingerabdruck im Verband oder durch eine innenseitig liegende Verbandfurche, führt zur lokalen Minderdurchblutung der Haut und evtl. der darunterliegenden Weichteile. Diese Mangeldurchblutung führt zur Nekrose der Haut und der Weichteile. Eine Druckstelle über einer Sehne oder einem Knochenvorsprung kann Nekrosen an Knochen oder Sehne zur Folge haben.
Lokalisierter Druck über Nerven führt evtl. zum bleibenden Funktionsausfall des betreffenden Nerven.
Nichtbeachtung der physiologischen Gelenkstellung wird mit einer evtl. bleibenden kontrakten Gelenkeinsteifung beantwortet.
Eine nicht zu unterschätzende Gefährdung für den Patienten besteht in thermischen Schäden an Haut und Weichteilen. Die thermische Schädigung entsteht durch die Hitzeentwicklung des abbindenden Gipsverbandes genauso wie durch die Hitzeentwicklung eines polymerisierenden Kunststoffverbandes. Der abbindende Gipsverband wird umso wärmer, je mehr Material verwendet wird und je weniger Wasser eingesetzt wird. Auch die Wassertemperatur ist von Bedeutung. Um eine Gefährdung des Patienten so weit wie möglich auszuschließen, gilt die Faustregel:

So wenig Material wie nötig, so viel Wasser wie möglich.
Einhaltung der vorgeschriebenen Wassertemperatur von 21 °C
(mit dem Thermometer kontrollieren).

Also:

Wenig Material, viel Wasser, Wassertemperatur 21 °C.

Für Kunststoffverbände gilt das gleiche:

Wenig Material, viel Wasser, Wassertemperatur 20–21 °C oder kälter.
Die Kunstharzbinden müssen tropfnaß aufgewickelt werden.

Diese Hinweise sind immer zu beachten, besonders jedoch, wenn Patienten in Narkose verbunden werden. Diese Patienten sind außerstande, Schmerzen zu äußern lange über das Ende der Narkose hinaus. Schäden werden dann leider häufig zu spät entdeckt und sind evtl. nicht mehr reparabel.

Spaltverband oder Schienenverband in der Primärbehandlung?

Die Diskussion über den Einsatz von Spalt- oder Schienenverbänden in der Primärbehandlung sollte nicht aufgrund letztlich unbegründeter Traditionen geführt werden, sondern sollte mit nachprüfbaren Argumenten unter Berücksichtigung verschiedener Fakten abgesichert werden.
Die Primärphase einer ruhigstellenden Behandlung wird weitestgehend bestimmt vom Heilungsverlauf der Weichteilschäden und/oder chirurgischen Wunden. Bestimmend für die Auswahl des Verbandes ist der posttraumatische oder postoperative Schwellungszustand der Weichteile, wobei dieser evtl. bei Anlage des Verbandes noch nicht seinen maximalen Endzustand erreicht hat.
Daraus ergibt sich die Notwendigkeit, den in der Primärphase anzulegenden Verband so auszuwählen und anzulegen, daß eine Nachschwellung der Weichteile möglich ist und Folgeschäden durch einen letztlich zu engen Verband vermieden werden.
Gleichzeitig muß der Verband genügend Stabilität bieten, nicht nur bei Frakturbehandlungen. Ein von der Konzeption her schon instabiler Verband, wie es jeder längere Schienenverband ist, wird sicher im Laufe der Behandlung zerbrechen und muß mit hohem Kostenaufwand erneuert werden.
Schienenverbände für längere Extremitäten sind nur dann stabil, wenn viel Material verwendet wird.
Die Verwendung von viel Material bedeutet aber auch hohes Verbandgewicht und hohe Kosten; beides muß vermieden werden!

Eine Röhre ist aufgrund ihrer Statik und der Verteilung der angreifenden Kräfte immer stabiler als eine flache Schiene. Die Schiene kann nur annähernd die gleiche Stabilität erhalten, wenn eine ungleich größere Menge an Material verwendet wird.

Nicht nur die Möglichkeit der Nachschwellung der Weichteile und die Stabilität eines Primärverbandes sind zu beachten, sondern auch der gute Sitz des Verbandes ist von Bedeutung.

Hier liegt der entscheidende Vorteil des Spaltverbandes (oder aufgeschnittenen Verbandes). Der Spaltverband wird wie ein normaler geschlossener Verband angelegt und nach Trocknung in Längsrichtung mitsamt sämtlichem Polstermaterial aufgeschnitten. Der Verband kann aufgrund der Anlagetechnik wesentlich besser durchmodelliert werden als eine Schiene.

So sind Unebenheiten an der Innenseite des Verbandes glatt zu modellieren und verbleiben nicht als später störende und gefährliche Druckstellen bestehen. Unter Beachtung sämtlicher Diskussionspunkte

- Möglichkeit der Nachschwellung der Weichteile,
- möglichst hohe Stabilität des Verbandes,
- möglichst geringes Gewicht des Verbandes,
- guter Sitz, hohe Bequemlichkeit für den Patienten,
- Vermeidung von Unebenheiten im Verband,

muß die Entscheidung sicher zugunsten des Spaltverbandes ausfallen. Allerdings kann diese Entscheidung nicht uneingeschränkt aufrecht erhalten werden. Je kleiner der Querschnitt einer Röhre ist, desto stabiler ist diese Röhre im Durchmesser, d.h. auch die aufgeschnittene Röhre setzt einem Druck von innen einen relativ hohen Widerstand entgegen. Dieser Widerstand ist häufig so groß, daß der Druck der anschwellenden Weichteile in einem Spaltverband nicht ausreicht, den Verband auszudehnen. Außerdem ist dieser Widerstand davon abhängig, wieviel und welches Material verwendet wurde.

So ist es mit jedem Material möglich, bei hohem Materialeinsatz die Wand des Verbandes so stabil herzustellen, daß der Expansionsdruck anschwellender Weichteile niemals ausreichen würde, den Verband aufzudehnen und den Weichteilen gebührenden Platz einzuräumen.

Bei den unterschiedlichen Materialeigenschaften ergibt sich unter Berücksichtigung der Restflexibilität folgende Abstufung (vorausgesetzt wird eine gleiche Wandstärke):

a) wenig elastisch (Fiberglas, Gips, Gips-Kunststoff-Laminat, PU-Baumwolle),
b) gut elastisch.

Daraus wäre zu schließen, daß sich ein PU-BW-Verband als Spaltverband am besten für die Primärbehandlung eignet. Dieser Schluß stimmt nur teilweise, denn hier wird nur die Flexibilität des Materials beurteilt, nicht seine Anlegeeigenschaften.

Gerade in der Primärbehandlung wird jedoch ein gut modellierbares Material benötigt, also Gips, Gips-Kunststoff oder Fiberglas. Fiberglas scheidet aus, da die Rigidität des Materials zu groß ist und die Kosten für einen Primärverband unangemessen hoch werden.

Es bleiben Gips und Gips-Kunststoff-Kombination übrig.

Unter diesen Materialien sollte man sich für das entscheiden, welches bei guter Modellierbarkeit und möglichst geringem Materialverbrauch höchstmögliche Stabilität gewährt, jedoch trotzdem im Durchmesser des Spaltverbandes eine ausreichende Restflexibilität aufweist.

Alle diese geforderten Eigenschaften bietet der Gips-Kunststoff-Laminat-Verband.

Der reine Gipsverband ist nicht so flexibel wie der Gips-Kunststoff-Laminat-Verband und bei größerem Gipsverbrauch deutlich schwerer.

Die Entscheidung, ob in der Primärbehandlung einem Spaltverband oder einem Schienenverband der Vorzug gegeben ist, fällt ohne Zweifel zugunsten des Spaltverbandes aus. Dessenungeachtet sollte für eine Indikation der Schienenverband aus Gips weiter verwendet werden.

Bei der Behandlung der distalen Radiusfraktur hat sich die dorsovolare Gipsschiene bewährt und weitestgehend durchgesetzt. Sie sollte beibehalten werden!

Gewicht eines stabilisierenden Verbandes

Sämtliche, in diesem Buch dargestellten Verbände wurden nach vollständiger Trocknung gewogen und miteinander verglichen. Dabei ergab sich in der Gewichtsverteilung folgendes Bild:

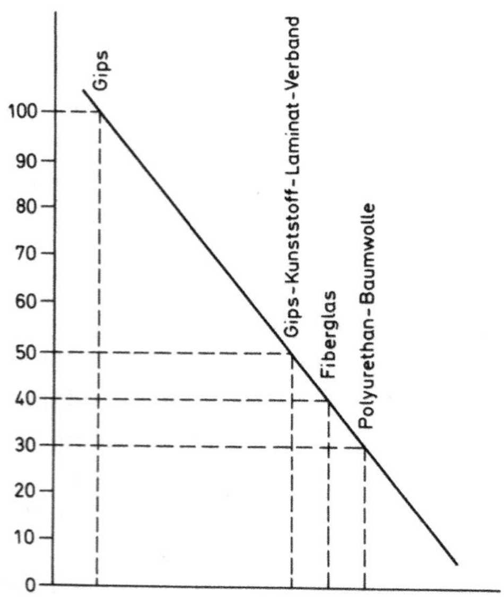

Wie aus der schematischen Darstellung zu erkennen ist, fällt das Gewicht ab, je nach verwendetem Material. Bei Verwendung von reinem Naturgips ist der Verband am schwersten. Bei Verwendung von PU-BW ist der Verband am leichtesten. Es ist zu erkennen, daß das Verbandgewicht eines PU-BW-Verbandes im Vergleich zum reinen Gipsverband etwa nur ⅓ des Gipsgewichtes beträgt.

Kosten eines stabilisierenden Verbandes

Die Kosten der in diesem Buch dargestellten Verbände wurden jeweils auf der Basis der aktuellen Preislisten der jeweiligen Hersteller ermittelt. Dabei wurde ausschließlich das verwendete Material berücksichtigt. Kosten für Arbeitskräfte wurden nicht berechnet.

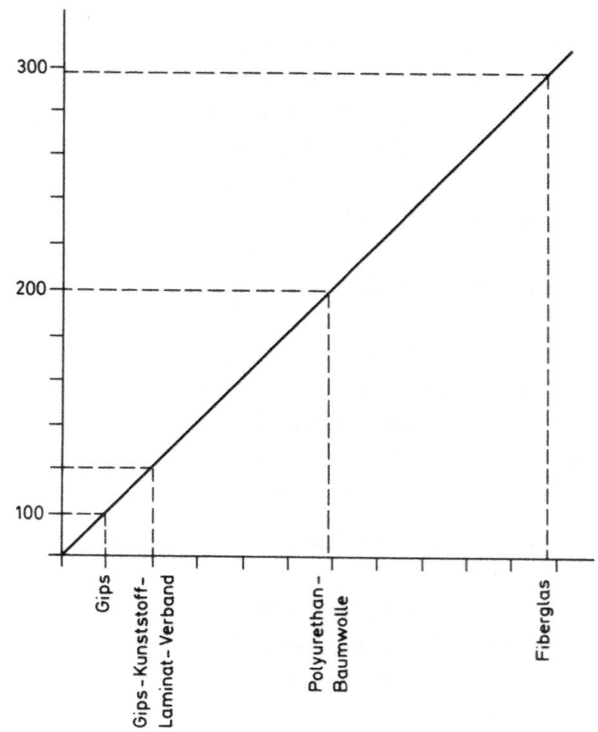

Aus der schematischen Darstellung geht klar hervor, daß der Gipsverband der preiswerteste Verband überhaupt ist. Es folgt der Gips-Kunststoff-Laminat-Verband, der geringfügig teurer als der Gipsverband ist. Am teuersten ist der reine Fiberglasverband, der in etwa das 3fache eines reinen Naturgipsverbandes kostet.

Spezieller Teil

1 Unterarmverbände ohne Langfingereinschluß

1.1 Standardpolster

Material

1 Trikotschlauch 1,5fache Unterarmlänge für Schienen und Kunststoffverbände
2fache Unterarmlänge für geschlossene Gipsverbände oder Laminatverbände
1 Rolle Synthetikwatte, 6–10 cm breit
1 Rolle Kreppapier oder PU-Schaumbinde, 6–8 cm breit

Methode

Die Polsterung der Unterarmverbände ist für jeden Verband gleich. Für Schienen und geschlossene Verbände wird ein identisches Polster benutzt.
Die Polsterung beginnt grundsätzlich mit einem passenden Trikotschlauch, der über den Unterarm gezogen wird.
Dieser Trikotschlauch wird für Schienen und Kunststoffverbände in 1,5facher Unterarmlänge, für geschlossene Gips- oder Gips-Kunststoff-Laminat-Verbände in 2facher Unterarmlänge gewählt.
Nach Überzug des Trikotschlauchs wird in der Regel mit 6–10 cm breiter Synthetikwatte in einfacher Spiraltour gepolstert. Dabei wird immer an der Mittelhand begonnen. Die Watte soll bei der spiraligen Wickelung immer um eine halbe Breite überlappen, so daß schließlich eine 2lagige Polsterung vorliegt. Es ist darauf zu achten, daß das Daumengrundgelenk ausreichend gepolstert ist.
Das Wattepolster soll die Fingergrundgelenke um 1 cm überragen und am Unterarm bis 2 QF unter die Ellenbeuge reichen.
Der Trikotschlauch soll die Fingergrundgelenke um 5 cm überragen und am Unterarm bzw. in der Ellenbeuge gestaucht aufbewahrt werden. Für Schienen und Kunststoffverbände muß er proximal noch eine Länge von ca. 10 cm haben, für geschlossene Gipsverbände noch einmal die Unterarmlänge. Die letztgenannten Verbände werden über dem zum Schluß zurückgezogenen Schlauch modelliert.
Zum Abschluß wird das Polster mit einer 6–8 cm breiten Kreppapierbinde oder einer entsprechenden PU-Schaumbinde geglättet.

Überzug des Trikotschlauchs, Daumenloch

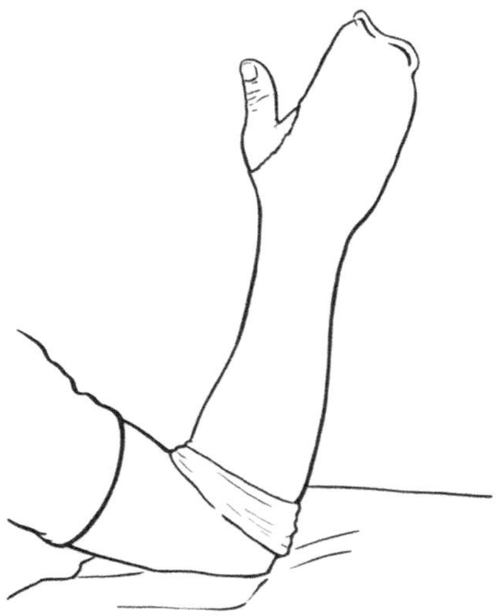

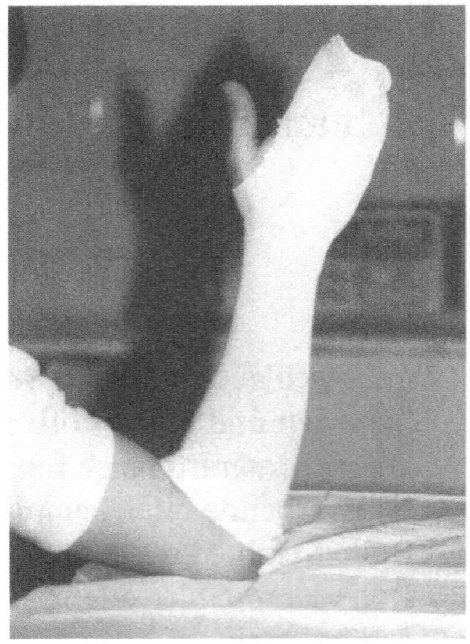

Wattepolster, Beginn Mittelhand, 2lagig

- Glätten des Polsters mit Kreppapier oder PU-Schaumbinde[1]

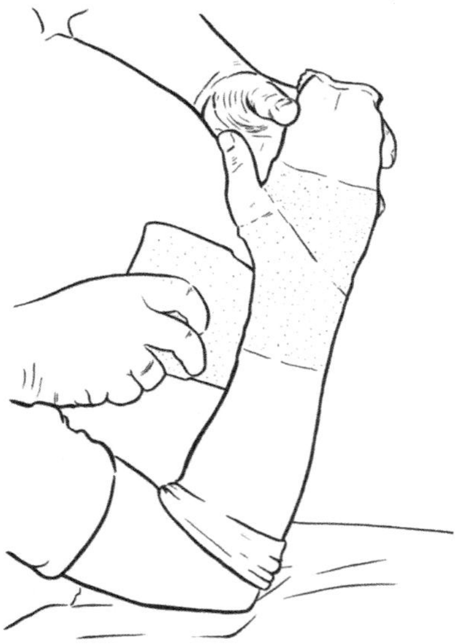

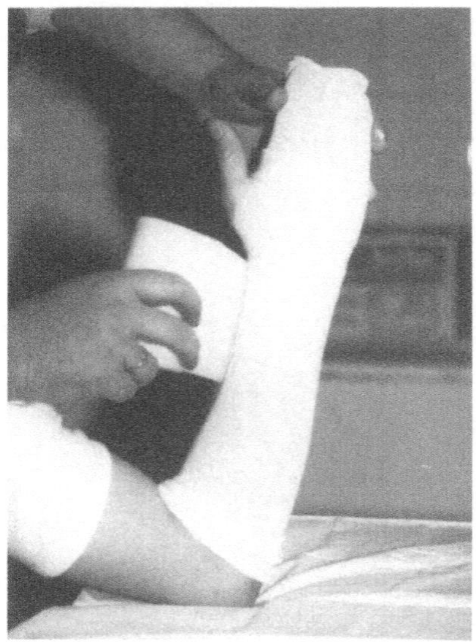

Fertiges Polster überragt die Fingergrundgelenke um 1 cm, endet 2 QF unter der Ellenbeuge

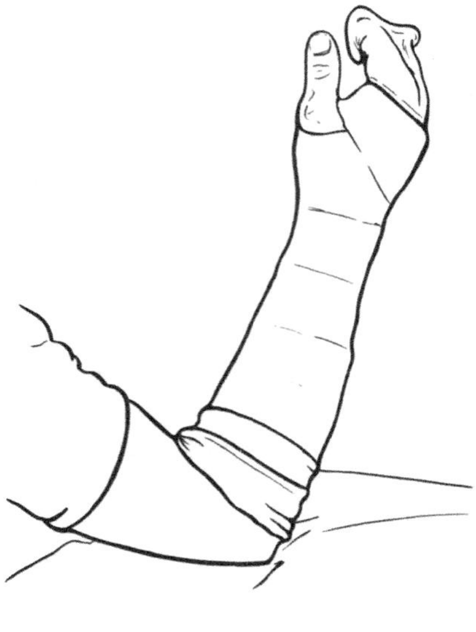

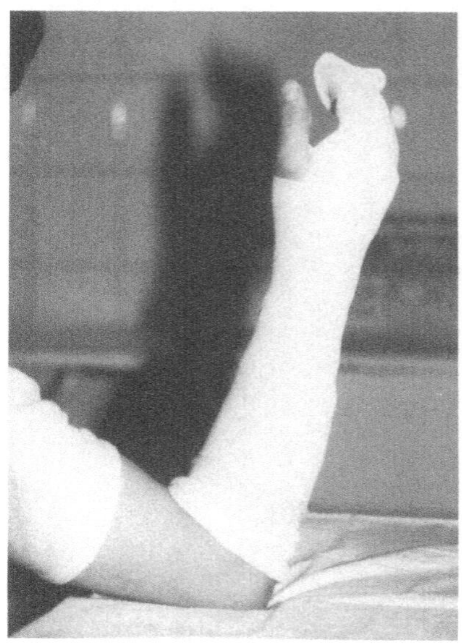

[1] Alle mit einem • versehenen Texte sind ohne Bildmaterial.

1.2 Dorsale Unterarmschiene: Gips

Material

1 Trikotschlauch, 1,5fache Unterarmlänge
1 Rolle Synthetikwatte, 6-10 cm breit
1 Rolle Kreppapier, 6-8 cm breit
1 Longuette Gips, 15 cm, 12lagig, Unterarmlänge
2 Mullbinden, 6-8 cm breit

Methode

Die dorsale Unterarmschiene soll von den Fingergrundgelenken bis 3 QF unter die Ellenbeuge reichen.

Damit die Schiene ausreichende Stabilität erhält, sollte die Longuette nicht zu schmal gewählt werden. Am besten hat sich die 15 cm breite Gipslonguette bewährt.

Der Trikotschlauch wird in 1,5facher Unterarmlänge über den Arm gezogen. Für den Daumen wird ein Loch geschnitten, das nicht zu eng, aber auch nicht zu weit sein darf. Der Daumen muß gerade hindurch passen.

Es folgt die Anlage des Standardpolsters für Unterarmverbände (s. 1.1).

Auf das fertige Polster wird die gut durchfeuchtete 15 cm breite, 12lagige unterarmlange Gipslonguette dorsal aufgelegt und anmodelliert. Die Longuette wird dann mit der ersten Mullbinde, die unter leichtem Zug gewickelt wird, fixiert.

Anschließend werden die Enden der Longuette zurechtgeschnitten, und zwar so, daß die Schiene mit den Fingergrundgelenken sowie 3 QF unterhalb der Ellenbeuge abschließt.

Die Trikotschlauchenden werden zusammen mit dem jeweils 1 cm breiten Wattesaum distal und proximal umgeschlagen und mit der zweiten Mullbinde, die nochmals über den ganzen Verband gewickelt wird, fixiert.

Der fertige Schienenverband soll es dem Patienten erlauben, die Faust vollständig zu schließen und das Ellenbogengelenk mindestens auf 90° zu beugen.

Standardpolster, Unterarmverbände

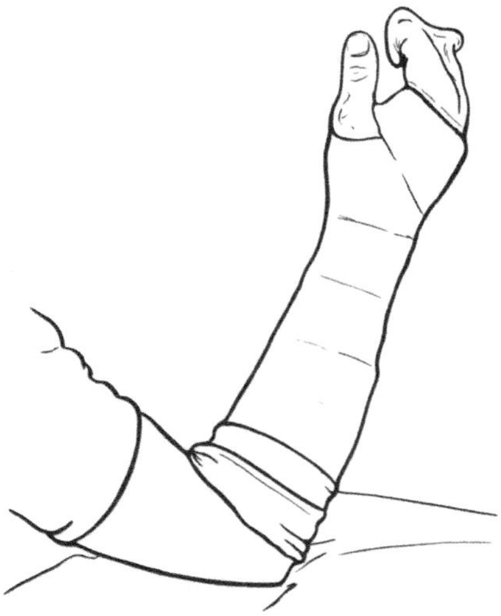

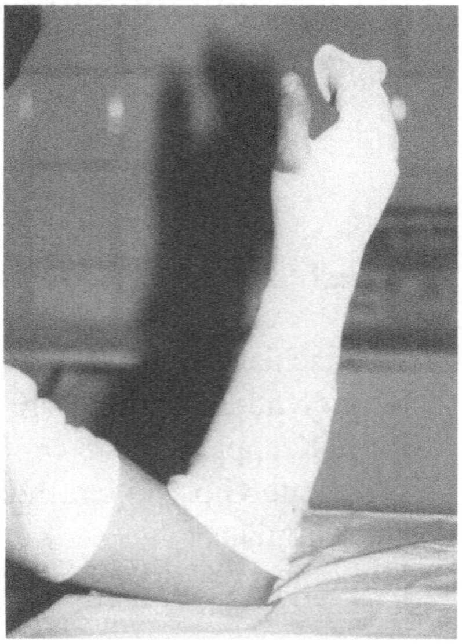

Dorsale Auflage der Longuette, 15 cm breit, 12lagig

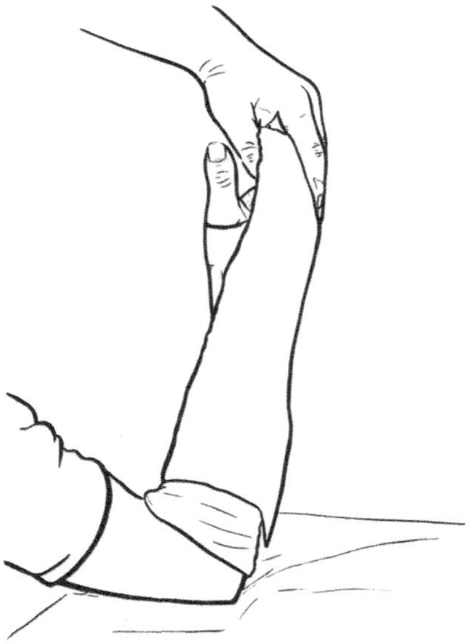

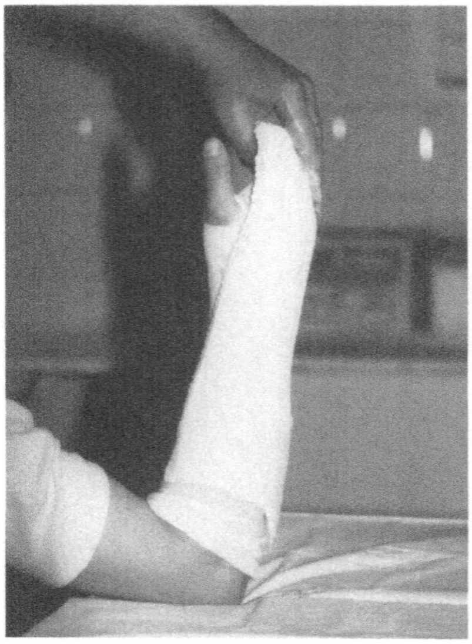

Fixieren der Longuette mit einer Mullbinde

- Zurechtschneiden der Kanten, Umschlag der Trikotschlauchenden

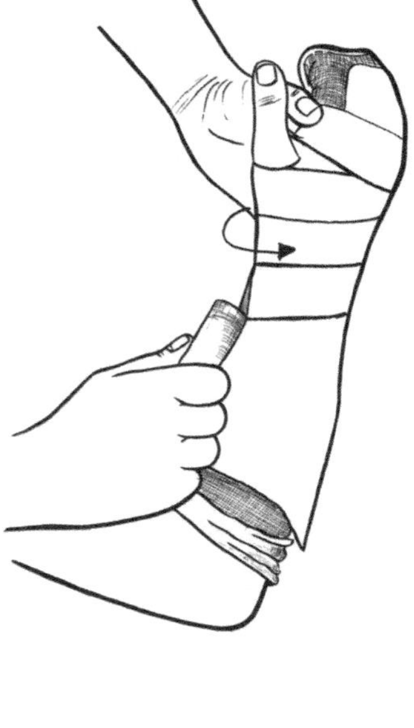

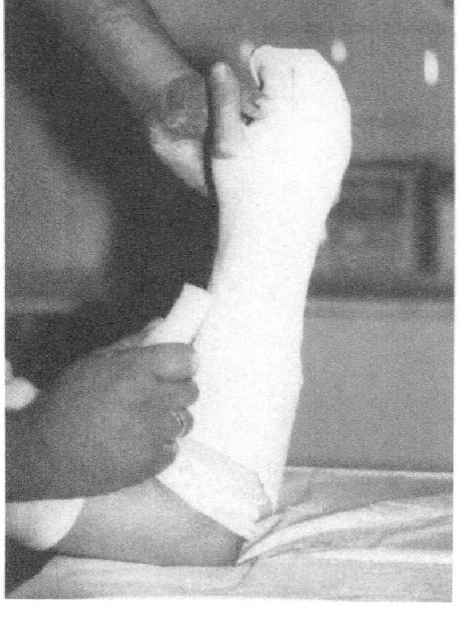

Überwickeln der zweiten Mullbinde

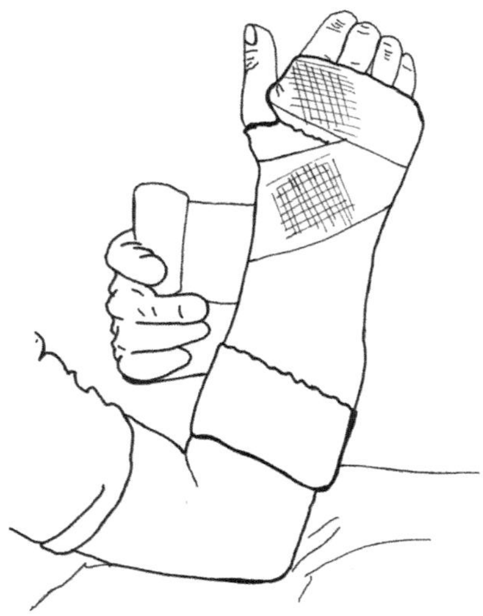

Fertiger Verband

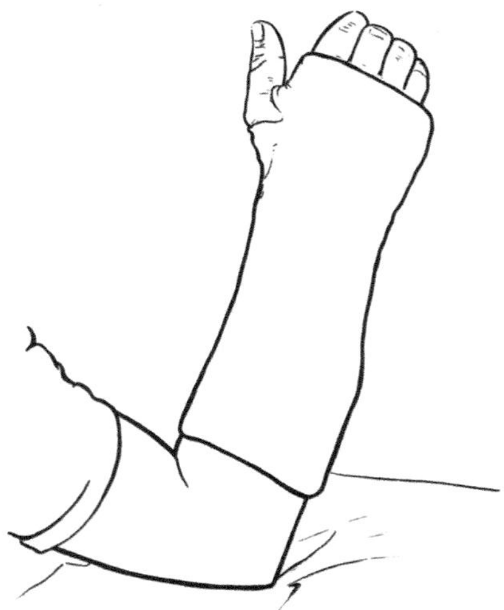

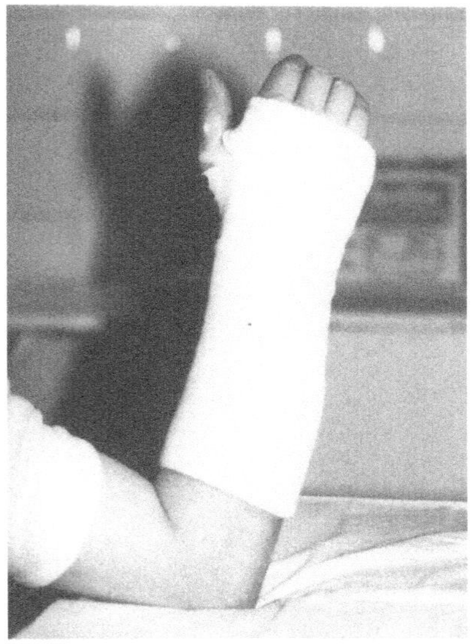

1.3 Dorsale Unterarmschiene: Polyurethan-Baumwolle

Material

1 Trikotschlauch, 1,5fache Unterarmlänge
1 Rolle Synthetikwatte, 6–8 cm breit
1 Rolle PU-Schaumbinde
1 Longuette PU-Bw, 15/75 cm, alternativ 15/120 cm
2 Mullbinden

Methode

Die dorsale Unterarmschiene soll von den Fingergrundgelenken bis 3 QF unter die Ellenbeuge reichen.
Damit dieser Schienenverband ausreichende Stabilität erhält, sollte bei Erwachsenen und älteren Jugendlichen immer die 15 cm breite Longuette gewählt werden. Bei Kindern mit dünnen Armen kann die 10 cm breite Longuette benutzt werden.
In der Regel reicht für den Unterarmschienenverband die 75 cm lange Longuette aus. Diese Longuette wird doppelt bis 3fach, also 8- oder 12lagig gelegt.
Bei sehr langen und kräftigen Armen muß in seltenen Fällen einmal die 120 cm lange Longuette verwendet werden.
Die Polsterung wird über einem Trikotschlauch von 1,5facher Unterarmlänge, der zuvor faltenfrei übergezogen wurde, mit Synthetikwatte, 6–8 cm breit, angelegt. Dabei wird spiralig überlappend bis zur halben Bindenbreite gewickelt. Das Polster überragt die Fingergrundgelenke um 1 cm und reicht bis 2 QF unter die Ellenbeuge.
Die Glättung des Polsters geschieht mit der PU-Schaumbinde.
Auf das fertige Polster wird die 15 cm breite, 2- bis 3fach gelegte Longuette dorsal aufgelegt. Die Longuette wird mit der ersten Mullbinde angewickelt, danach werden die Enden der Longuette zurechtgeschnitten. Die Schiene wird so zurechtgeschnitten, daß sie mit den Fingergrundgelenken abschließt und 3 QF unter der Ellenbeuge endet. Die Enden des Trikotschlauches werden zusammen mit dem 1 cm breiten Wattesaum zurückgeschlagen und mit der zweiten Mullbinde fixiert.
Der fertige Verband soll es dem Patienten möglich machen, die Faust vollständig zu schließen und den Ellenbogen um 90° zu beugen.

Standardpolster, Unterarmverbände

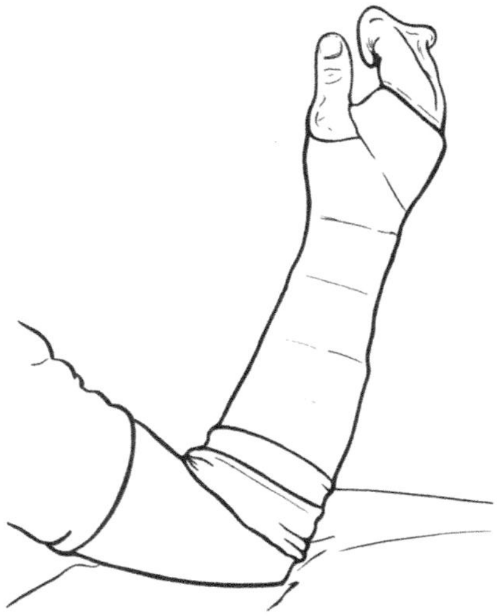

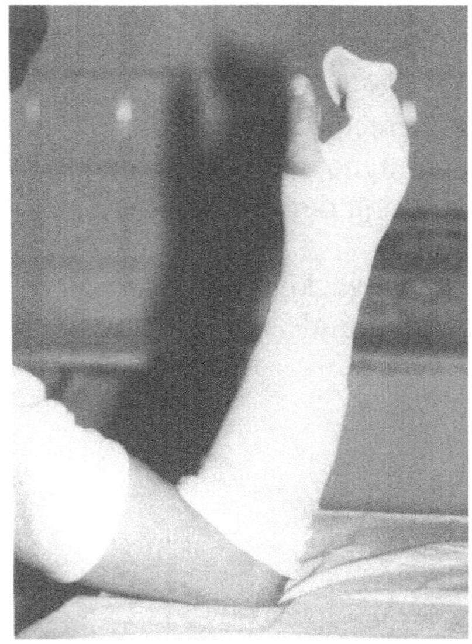

Dorsale Auflage der 2- bis 3fach gelegten Longuette

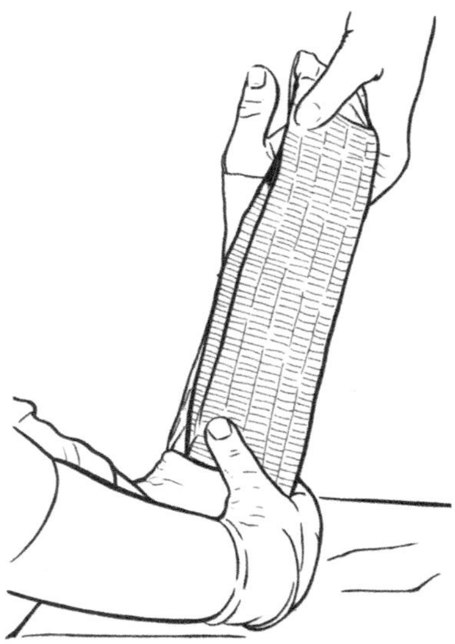

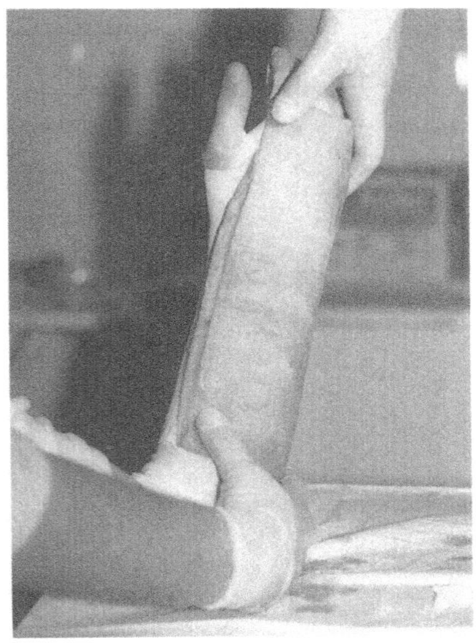

Anwickeln der Longuette mit der ersten Mullbinde

- Zurechtschneiden der Longuettenenden, Umschlag der Trikotenden
- Überwickeln der zweiten Mullbinde

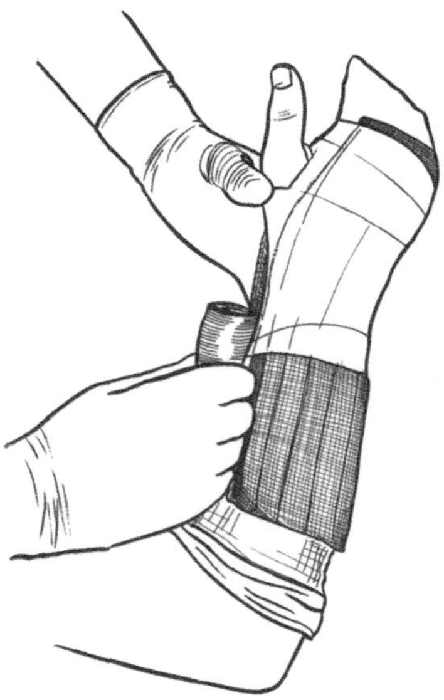

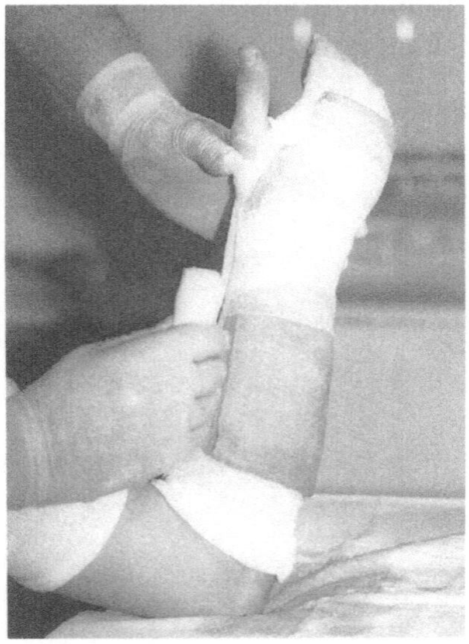

Fertiger Verband von Fingergrundgelenken bis 3 QF unter die Ellenbeuge

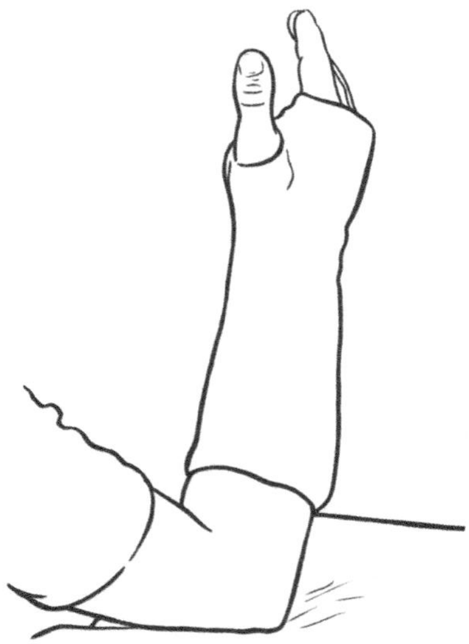

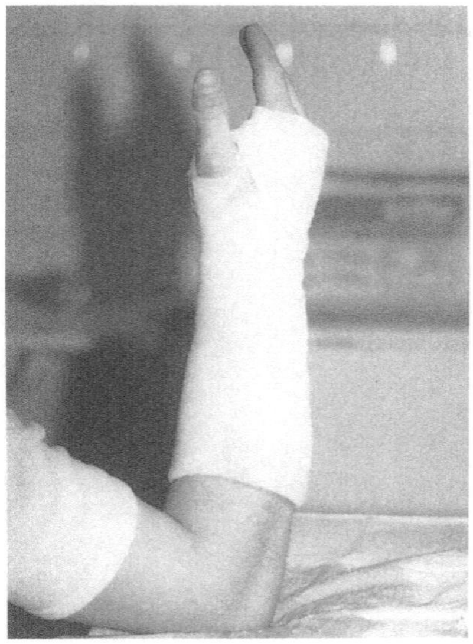

1.4 Unterarmverband geschlossen: Gips

Material

1 Trikotschlauch, 2fache Unterarmlänge
1 Rolle Synthetikwatte, 6-10 cm breit
1 Rolle Kreppapier, 6-8 cm breit
1 Gipsbinde, 6 cm breit
2 Gipsbinden, 8 cm breit

Methode

Der geschlossene Unterarmverband soll von den Fingergrundgelenken bis 3 QF unter die Ellenbeuge reichen. Im Gegensatz zu den Unterarmschienen muß bei den geschlossenen Verbänden, die an der Beugeseite nicht weich sind, darauf geachtet werden, daß der Verband in der Handinnenfläche die proximale Hohlhandfurche nicht überragt.
Bei Mißachtung dieses Hinweises kann der Patient später die Faust nur unvollständig schließen.
Um in die Handinnenfläche nicht zu viel Material zu bekommen, sollte an der Hand grundsätzlich nur eine 6 cm breite Binde verwendet werden.
Der Verband beginnt in üblicher Weise mit dem Polster, das über einem 2fach unterarmlangen Trikotschlauch mit 6-10 cm breiter Synthetikwatte 2lagig gewickelt wird. Der Trikotschlauch wird so übergezogen, daß er über den Fingergrundgelenken um etwa 5 cm übersteht.
Am Ellenbogen wird das zunächst überschüssige Material gestaucht und aufbewahrt, um später über den Verband zurückgezogen zu werden. Das Wattepolster wird mit einer 6-8 cm breiten Kreppapierbinde unter leichtem Zug geglättet.
Bei der Polsterung ist darauf zu achten, daß das Daumengrundgelenk ausreichend gepolstert wird, um später Scheuerstellen zu vermeiden.
Über das exakt angelegte Polster wird zunächst eine 6 cm breite Gipsbinde, an der Mittelhand beginnend, bis zum Handgelenk in Achtertour gewickelt.
Es folgt eine 8 cm breite Binde, die vom Handgelenk bis zum Unterarm 3 QF unter die Ellenbeuge gewickelt wird.
Die zweite 8 cm breite Gipsbinde wird in gleicher Weise wieder vom Handgelenk bis zum Unterarm gewickelt, wobei allerdings ein Rest der Binde von etwa 30 cm belassen wird.
Nun wird der Trikotschlauch um die Gipskante unter der Ellenbeuge zurückgeschlagen und über den Verband zurückgezogen.
Über diesem Trikotschlauch wird der Verband dann mit flachen Händen modelliert. An der distalen Kante wird der Trikotschlauch zusammen mit der Wattekante umgeschlagen.
Die zurückgeschlagenen Trikotschlauchenden werden mit dem Rest der letzten 8 cm breiten Gipsbinde fixiert.
Der fertige Verband reicht von den Fingergrundgelenken bis 3 QF unter die Ellenbeuge. Der Patient hat die Möglichkeit, das Ellenbogengelenk mindestens bis 90° zu beugen und die Faust vollständig zu schließen.

Standardpolster,
Unterarmverbände

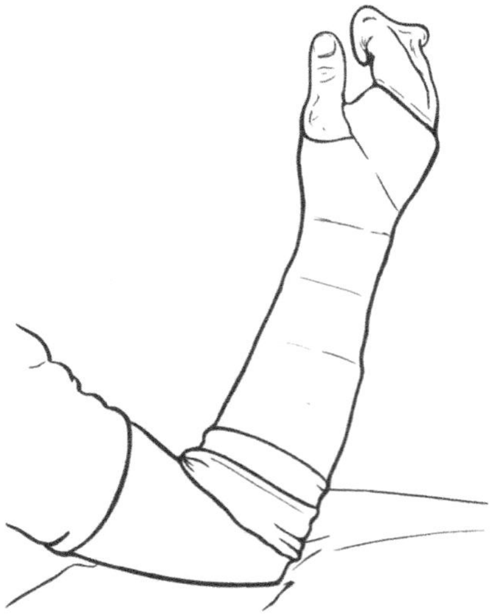

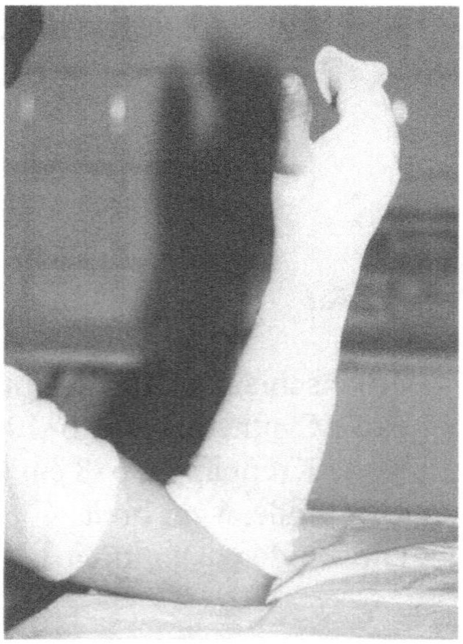

6-cm-Gipsbinde Mittelhand bis Handgelenk

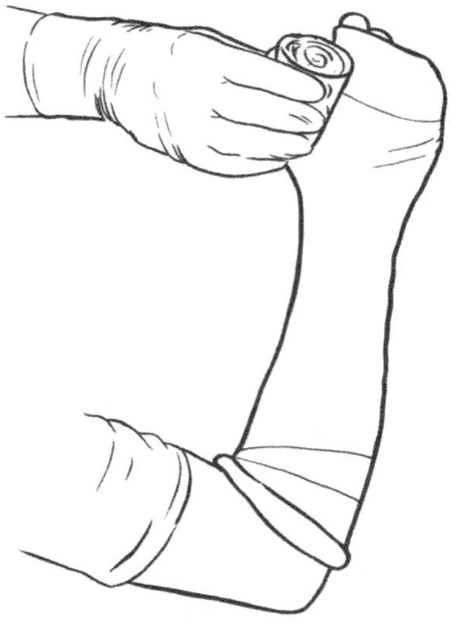

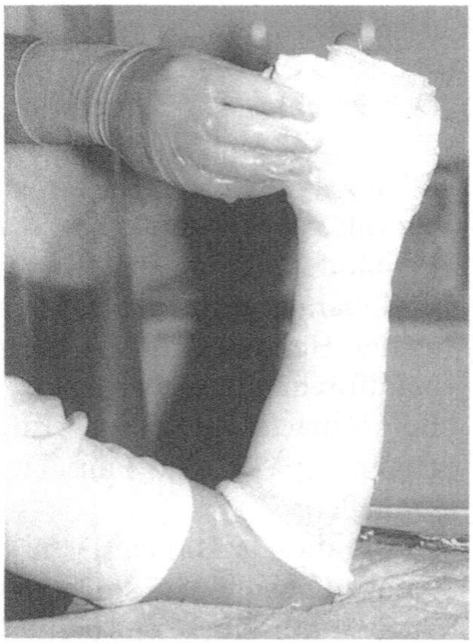

8-cm-Gipsbinde
Handgelenk bis Unterarm

- 8-cm-Gipsbinde Handgelenk bis Unterarm (Rest lassen)
- Umschlag und Zurückziehen des Trikotschlauchs von proximal nach distal

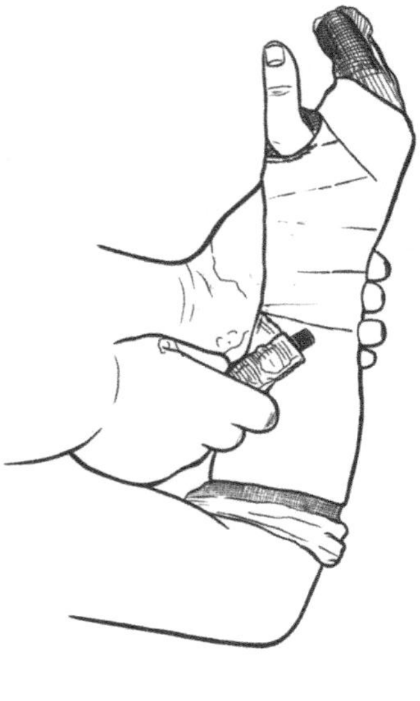

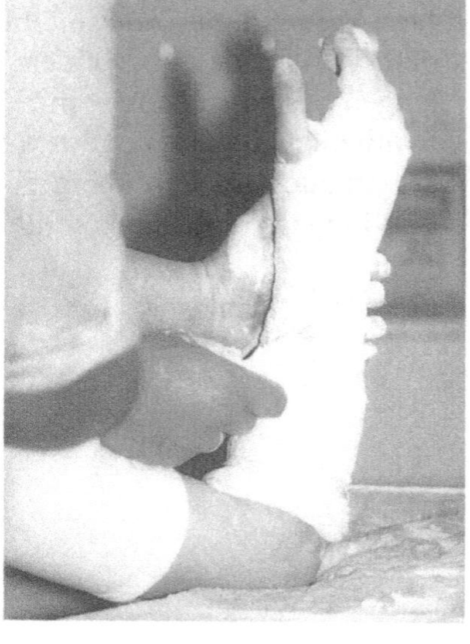

Modellieren mit flachen Händen

- Fixieren der Trikotschlauchenden

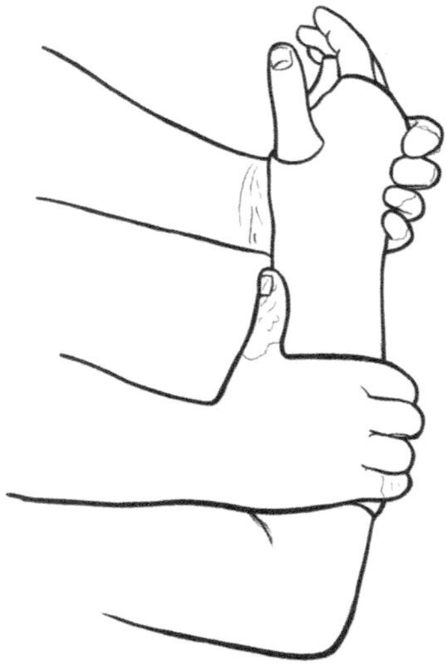

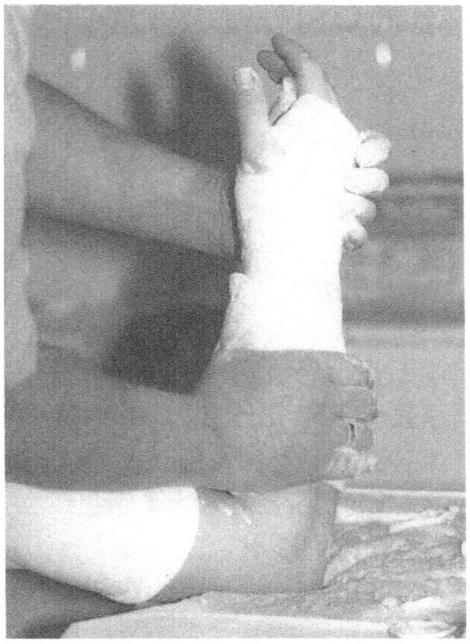

Fertiger Verband

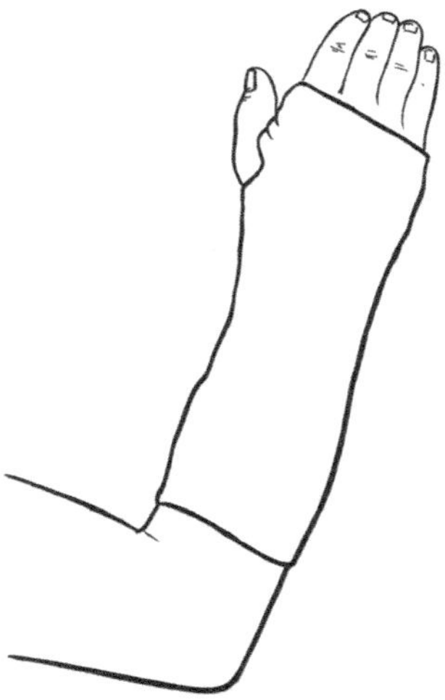

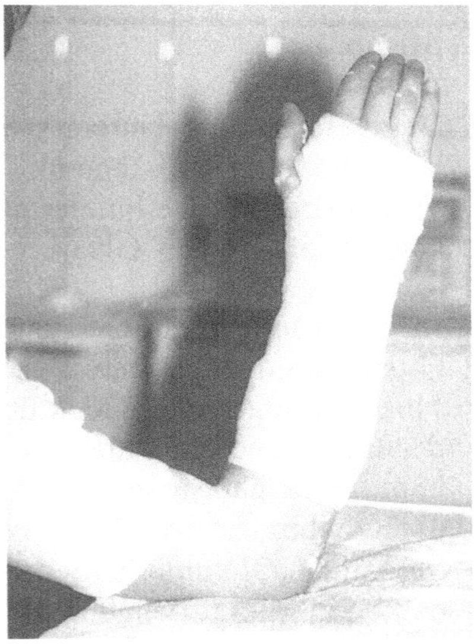

1.5 Unterarmverband geschlossen: Gips-Kunststoff-Laminat

Material

1 Trikotschlauch, 2fache Unterarmlänge
1 Rolle Synthetikwatte, 6–10 cm breit
1 Rolle Kreppapier, 6–8 cm breit
2 Gipsbinden, 8 cm breit
1 Rolle PU-BW, 5 cm breit
PU-Dispersion im Anmachwasser

Methode

Der geschlossene Unterarmverband in Gips-Kunststoff-Laminat-Technik bietet sämtliche Vorteile des Gipsverbandes, ist jedoch im Gegensatz zum reinen Gipsverband leichter und wasserfest.

In der Modellierarbeit steht er dem reinen Gipsverband nicht nach. Der Verband darf die Fingergrundgelenke nicht überragen und in der Innenhand nicht über die proximale Hohlhandfurche überstehen, damit der Faustschluß nicht behindert ist. Am Unterarm muß der Verband 3 QF unterhalb der Ellenbeuge enden, damit die Beugung des Ellenbogengelenks bis mindestens 90° möglich ist.

Das Polster wird mit 6–10 cm breiter synthetischer Watte über dem 2fach unterarmlangen Trikotschlauch gewickelt. Dabei wird die Watte, in der Mittelhand beginnend, 2lagig in einfacher Spiraltour gewickelt.

Das Wattepolster soll die Fingergrundgelenke um ca. 1 cm überragen, um später eine weiche Polsterkante zu erhalten. Das Gleiche gilt auch für den proximalen Abschnitt des Verbandes, hier soll das Polster um 2 QF an die Ellenbeuge heranreichen, so daß auch hier etwa 1 cm als Polsterkante umgeschlagen werden kann.

Das Polster wird abgeschlossen mit der Glättung mittels einer 6–8 cm breiten Kreppapierbinde.

Die erste 8 cm breite Gipsbinde wird von der Mittelhand über das Handgelenk bis zum Unterarm gewickelt und endet 3 QF unterhalb der Ellenbeuge. Eine 5 cm breite PU-BW-Binde wird in gleicher Weise von der Mittelhand bis zum Unterarm angelegt.

Es folgt die zweite 8 cm breite Gipsbinde, die wieder von der Mittelhand bis zum Unterarm gewickelt wird, allerdings muß jetzt ein Rest von ca. 30 cm gelassen werden.

Der Trikotschlauch, der bisher am Ellenbogen in 1facher Unterarmlänge lag, wird nun von proximal nach distal gezogen. Dabei wird die Polsterkante gut ausgearbeitet. Über dem zurückgezogenen Trikotschlauch wird der Verband mit flachen Händen modelliert.

Das distale Trikotschlauchende, etwa 5 cm lang, wird um die Kante des Verbandes umgeschlagen, und die Trikotschläuche werden mit dem Rest der letzten 8-cm-Gipsbinde befestigt.

Um den Verband wasserfest auszurüsten, müssen die Gipsbinden mit der bekannten PU-Dispersion imprägniert werden, die in beschriebener Weise dem Anmachwasser beigegeben wird.

Standardpolster,
Unterarmverbände

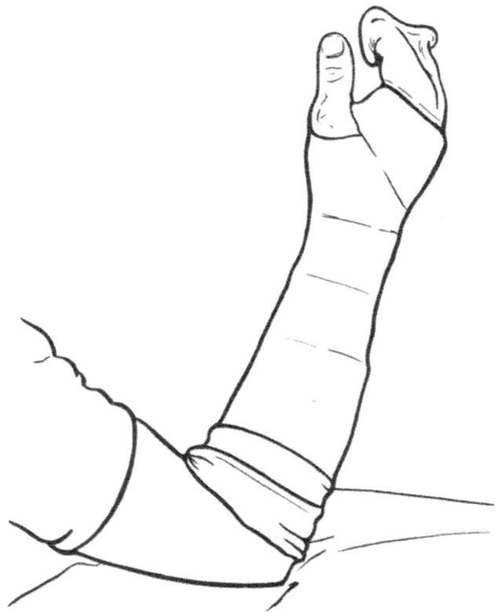

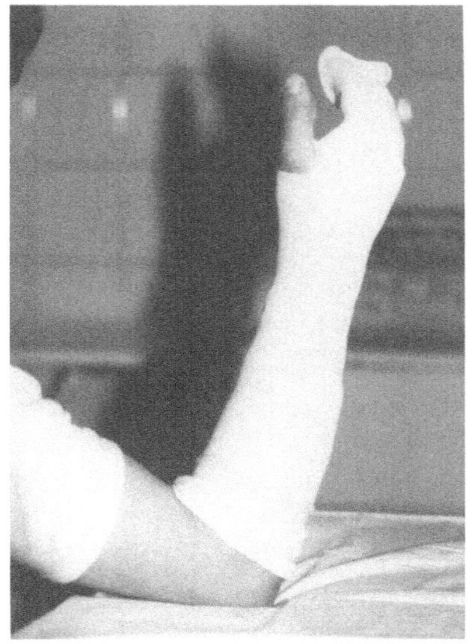

8-cm-Gipsbinde von
Mittelhand bis 3 QF unter
Ellenbeuge

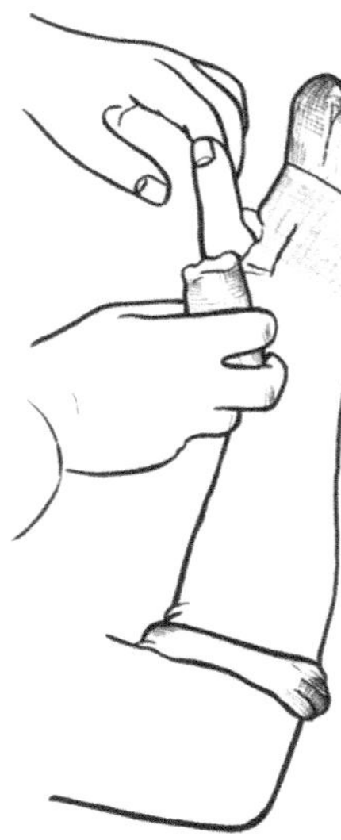

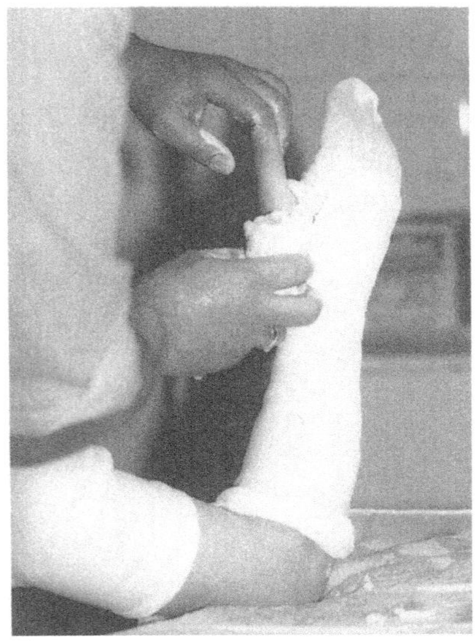

5-cm-PU-BW-Binde von
Mittelhand bis 3 QF unter
Ellenbeuge

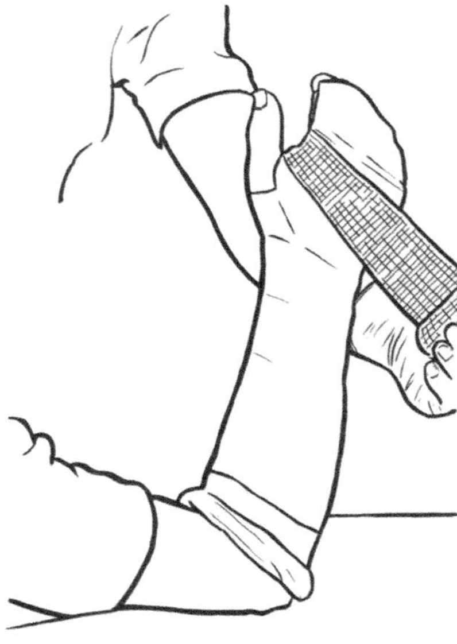

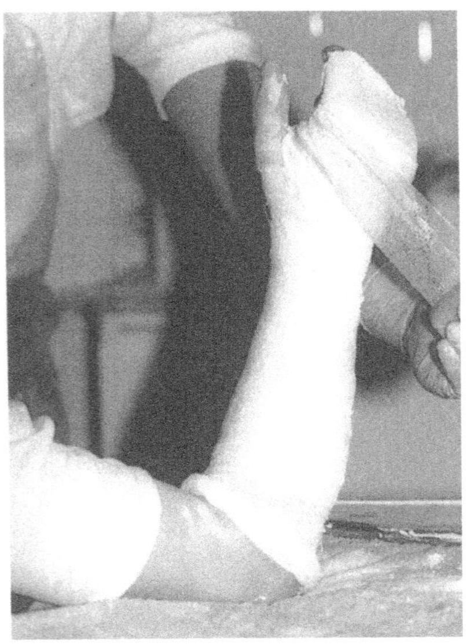

8-cm-Gipsbinde von Mittelhand bis Unterarm

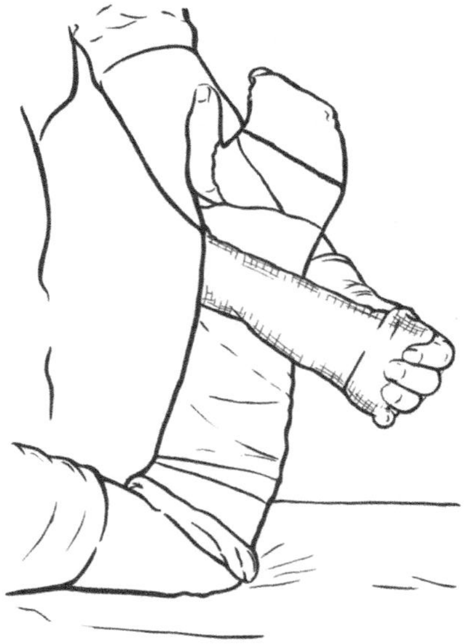

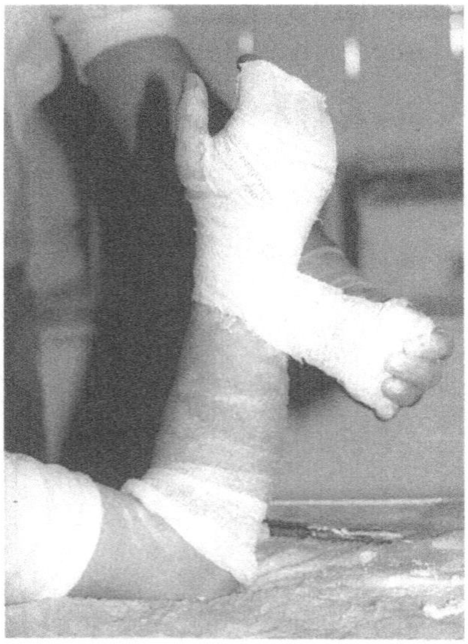

Rückzug Trikotschlauch, Modellierung

- Versäubern der distalen Kante, Fixieren der Trikotschlauchenden

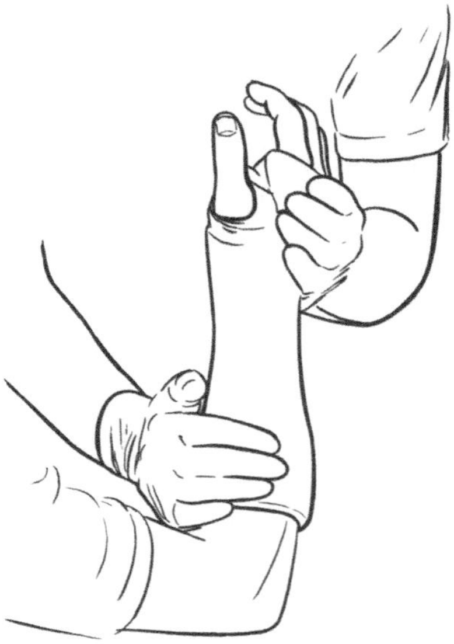

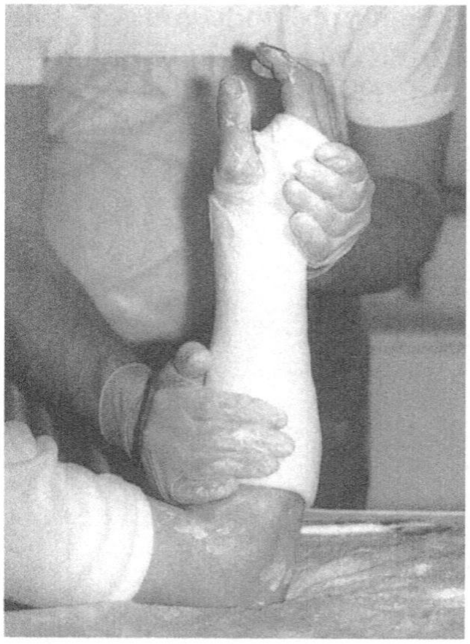

Fertiger Verband

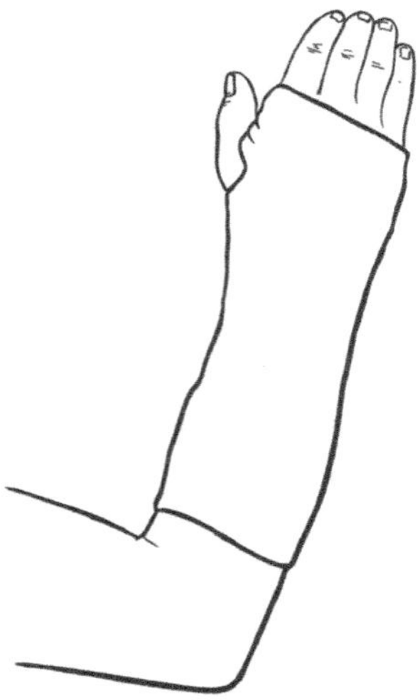

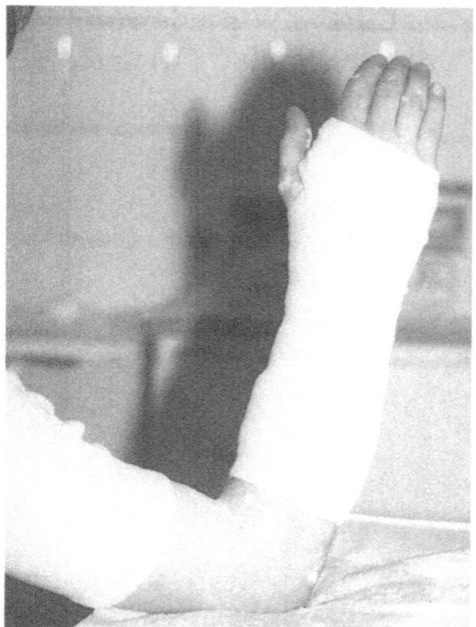

1.6 Unterarmverband geschlossen: Polyurethan-Baumwolle

Material

1 Trikotschlauch, 1,5fache Unterarmlänge
1 Rolle Synthetikwatte, 6-10 cm breit
1 Rolle PU-Schaumbinde
2 PU-BW-Binden, 7,5 cm breit
1 PU-BW-Longuette, 10/75 cm, doppelt gelegt
1 Mullbinde, 8-10 cm

Methode

Der geschlossene Unterarmverband aus Polyurethanbeschichteten Baumwollbinden und -Longuetten hat im Vergleich zu allen anderen Verbänden neben seinem geringen Gewicht den weiteren Vorteil der absoluten Röntgenstrahlentransparenz.

Die Anlegetechnik ist geringfügig schwerer als die der übrigen Verbände des Unterarms.

Gepolstert wird mit 6-10 cm breiter synthetischer Watte über einem Trikotschlauch von 1,5facher Unterarmlänge.

Dieser Trikotschlauch wird so übergezogen, daß er die Fingergrundgelenke um 5 cm und die obere Polsterkante um 10 cm überragt.

Das Wattepolster wird 2lagig erstellt und mit einer PU-Schaumbinde geglättet.

Die Befestigung der Polsterkante sollte gleich mit dieser PU-Schaumbinde erfolgen. Dazu werden die Enden des Trikotschlauchs über die Wattekante umgeschlagen und dann mit der übergewickelten PU-Schaumbinde befestigt.

Mit diesem Vorgehen wird später ein Arbeitsgang, nämlich der Umschlag und die Befestigung der Polsterkante, eingespart. Allerdings ist bei diesem Verfahren darauf zu achten, daß die Polsterkanten unbedingt um 1 cm überstehen, sonst sind die Kanten des Verbandes später nicht weich genug.

Über das Polster wird anschließend die erste 7,5 cm breite PU-BW-Binde von der Mittelhand bis 3 QF unter die Ellenbeuge gewickelt. Anschließend wird die 10 cm breite Longuette doppelt gelegt, also 8lagig, dorsal aufgelegt.

In der Bildfolge wird das Verfahren in der bisher bekannten Art demonstriert.

Nach Auflage der 8lagigen Longuette werden die Enden des Trikotschlauches mit dem Polstersaum um die Verbandkanten gelegt. Danach wird die zweite, 7,5 cm breite Binde von unten nach oben übergewickelt. Der Verband wird unter leichtem Zug mit einer 8 cm breiten nassen Mullbinde überwickelt. Über dieser Mullbinde wird der Verband mit flachen Händen modelliert.

Nach Abschluß des Polymerisationsvorgangs wird die Mullbinde wieder entfernt.

Standardpolster,
Unterarmverbände

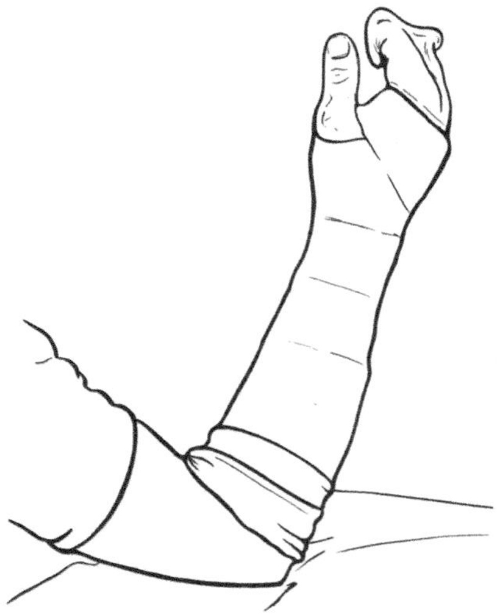

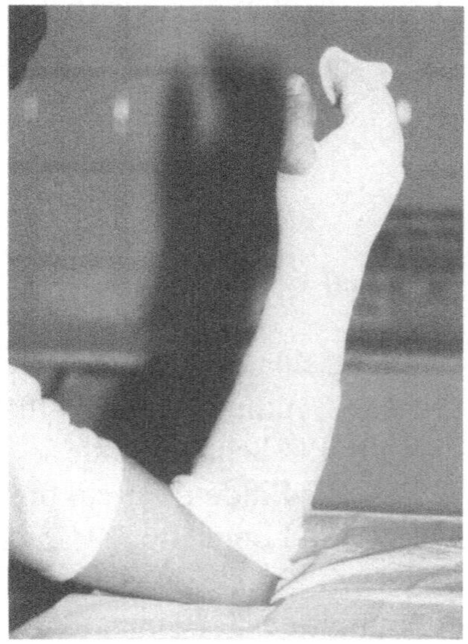

7,5 cm PU-BW-Binde von der Mittelhand bis 3 QF unter die Ellenbeuge

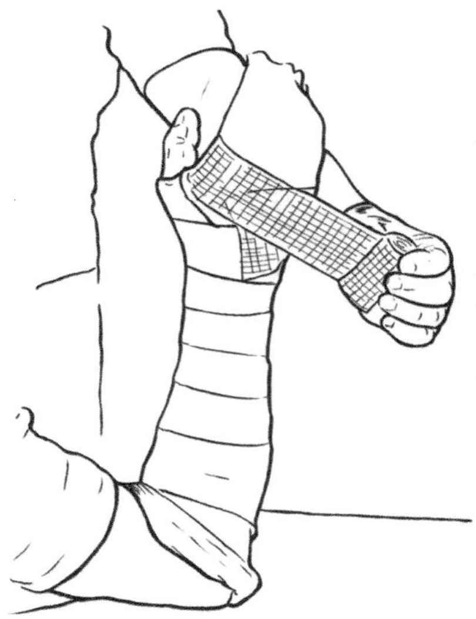

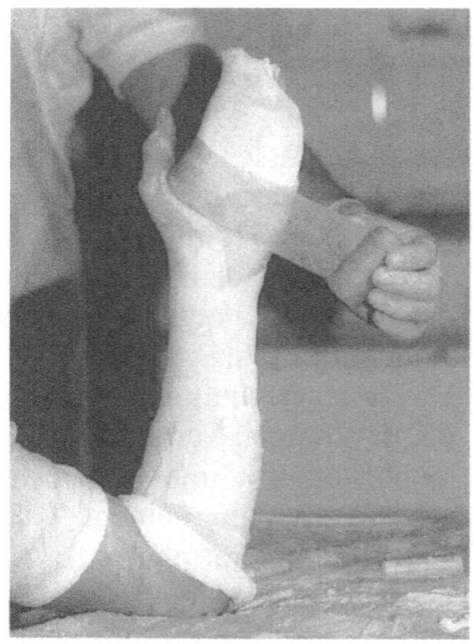

Dorsale Auflage der 10 cm breiten, doppelt gelegten Longuette

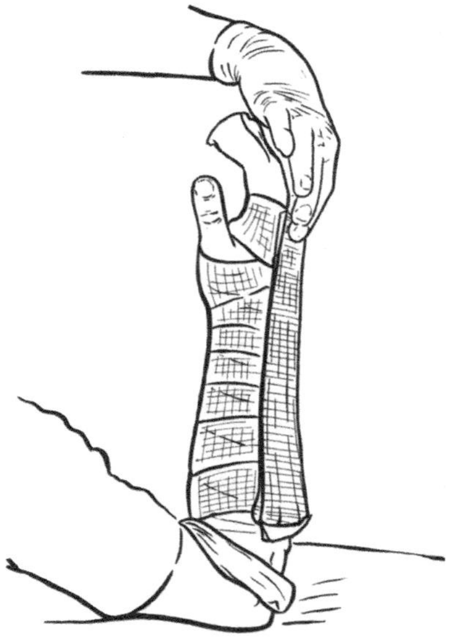

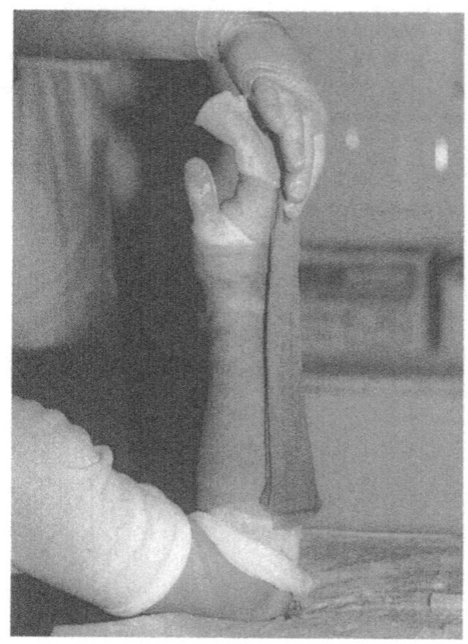

Zurechtschneiden der überstehenden Longuettenenden und Umschlagen der Trikotschlauchenden

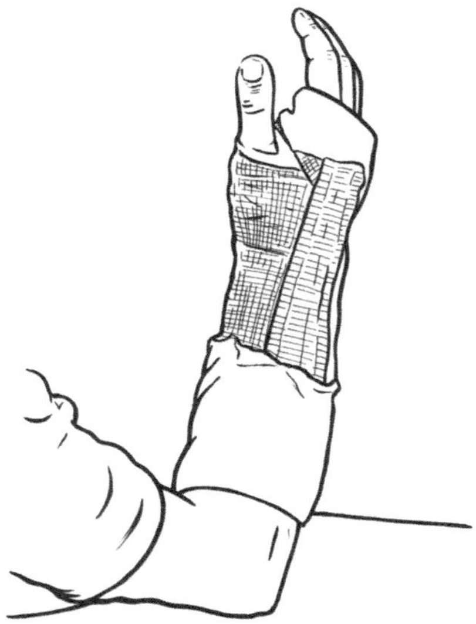

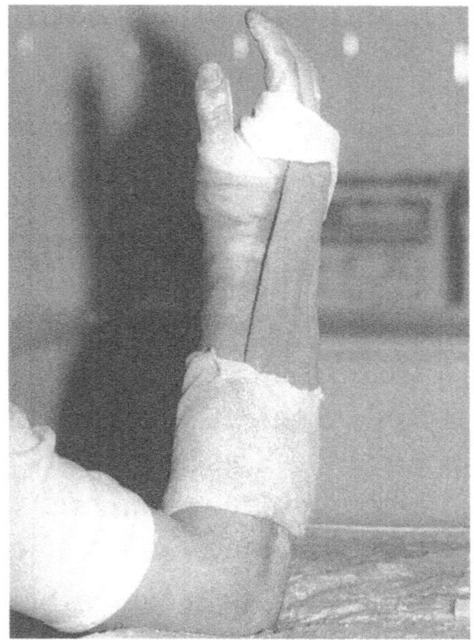

- Die zweite PU-BW-Binde von der Mittelhand bis 3 QF unter die Ellenbeuge

Überwickeln des Verbandes mit nasser Mullbinde unter leichtem Zug, Modellieren mit flachen Händen

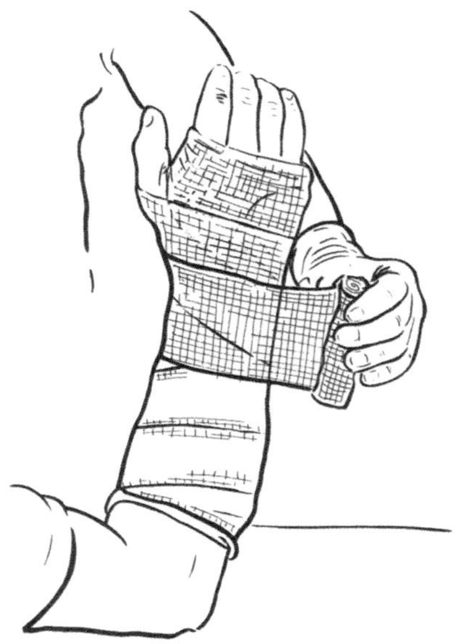

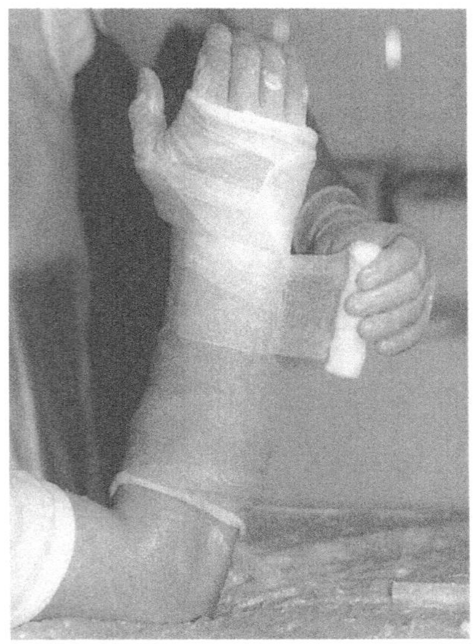

1.7 Unterarmverband geschlossen: Fiberglas

Material

1 Trikotschlauch, 1,5fache Unterarmlänge
1 Rolle Synthetikwatte, 6–8 cm breit
1 Rolle PU-Schaumbinde
1 Fiberglasbinde, 5 cm breit
1 Fiberglasbinde, 5 oder 7,5 cm breit, je nach Armstärke

Methode

Der geschlossene Unterarmverband aus Fiberglas läßt sich ausgesprochen einfach anlegen, muß jedoch ausreichend gepolstert werden, besonders an den Kanten, da diese sehr scharf sind. Schlecht gepolsterte Kanten führen zu Verletzungen der Haut. Davon wäre das Daumengrundgelenk besonders betroffen.
Das Polster wird so angelegt, wie schon beim PU-BW-Verband beschrieben, die Polsterkante wird also vorab befestigt.
Über das Polster wird eine 5 cm breite Fiberglasbinde von der Mittelhand bis zum Handgelenk und eine weitere 5 oder 7,5 cm breite Binde vom Handgelenk bis 3 QF unter die Ellenbeuge ausgewickelt.
Die Polsterkante muß um 1 cm an der Hand und am Unterarm überstehen.
Die Verwendung nur einer Binde ist bei sehr schlanken Armen möglich.

Standardpolster, Unterarmverbände oder modifiziertes Polster

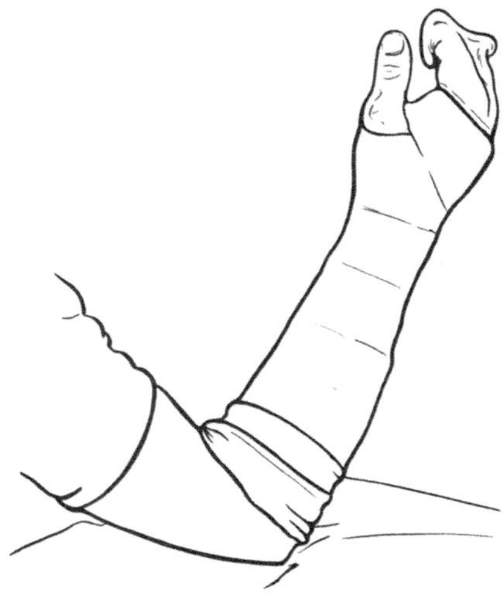

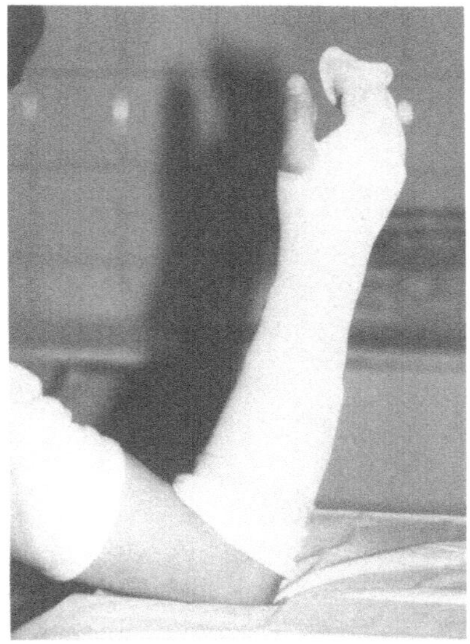

5 cm breite Binde von Mittelhand bis Handgelenk

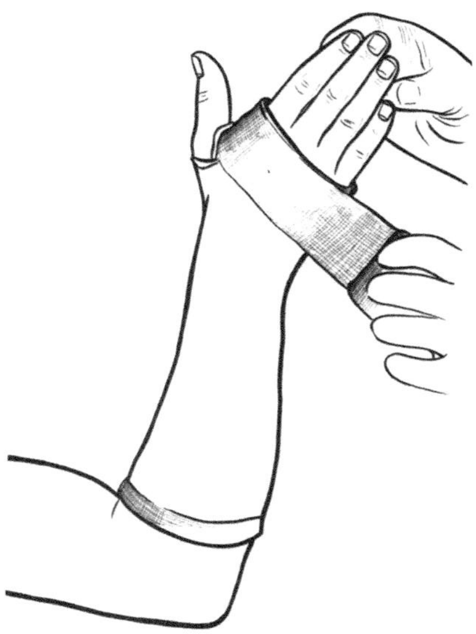

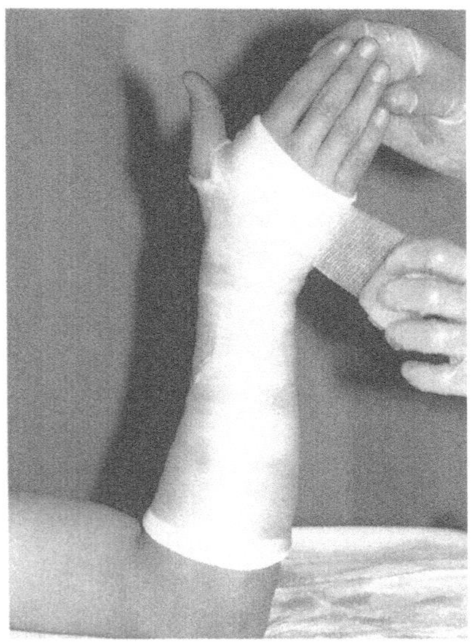

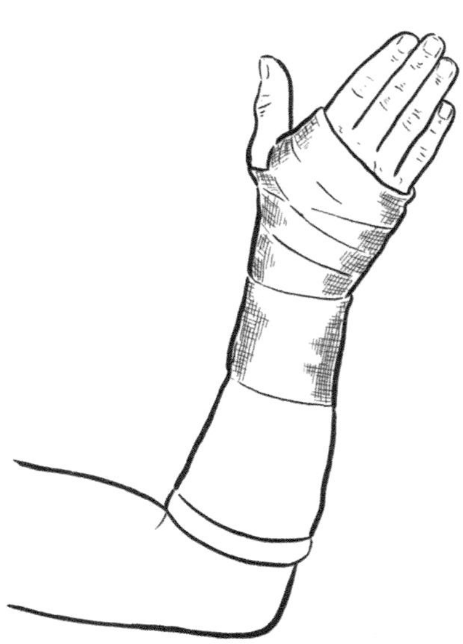

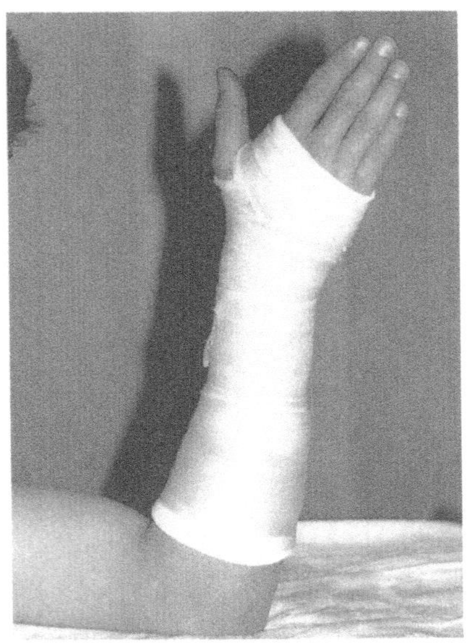

5 oder 7,5 cm breite Binde von Handgelenk bis 3 QF unter die Ellenbeuge

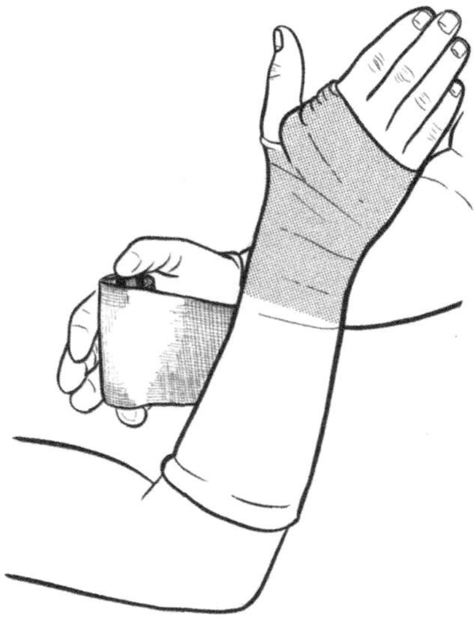

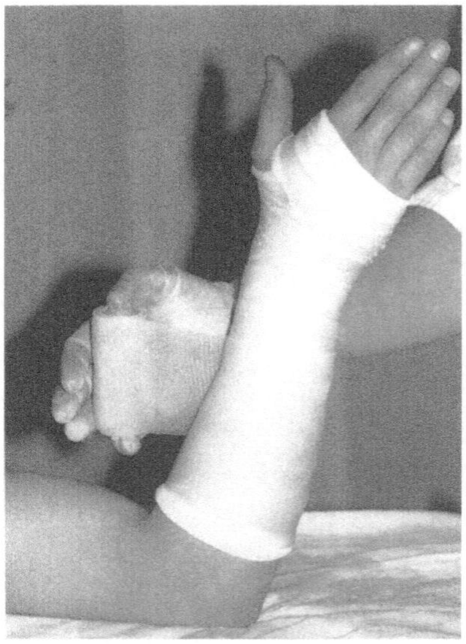

Fertiger Verband

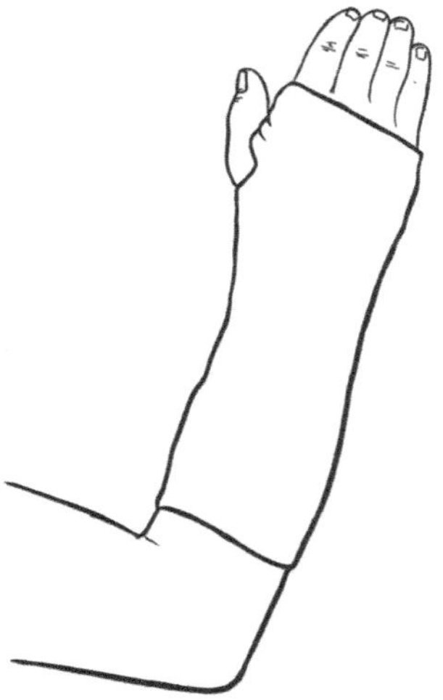

1.8 Dorsovolare Unterarmschiene: Gips

Material

1 Trikotschlauch, 1,5fache Unterarmlänge
1 Rolle Synthetikwatte, 6–10 cm breit
1 Rolle Kreppapier, 6–8 cm breit
1 Gipslonguette, 20 cm breit, 1fache Unterarmlänge, 12lagig
2 Mullbinden, 8 cm breit

Methode

Die dorsovolare Unterarmschiene kommt fast ausschließlich in der Akutversorgung von distalen Radiusfrakturen zur Anwendung. Sie soll die frisch reponierte Fraktur stabilisieren. Dazu wird das Handgelenk in Neutralstellung und leichte ulnare Abweichung gebracht (sog. Flaggenstellung).

Die dorsovolare Unterarmschiene sollte wegen des relativ kurzfristigen Einsatzes, nämlich ausschließlich in der 1. Woche der Behandlung einer distalen Radiusfraktur, grundsätzlich aus Gips hergestellt werden. Alle Kunststoffe wären für einen Kurzzeiteinsatz zu teuer. Außerdem lassen sich die Kunststoffe nicht so gut modellieren wie Gips.

Das Polster der dorsovolaren Unterarmschiene wird wie das „Standardpolster Unterarm" angelegt. Dabei muß auch nicht auf den Strumpf verzichtet werden; dieser wird üblicherweise vor einer geplanten Reposition übergezogen.

Die Schiene wird aus einer 20 cm breiten Longuette, die auf Unterarmlänge 12fach gelegt wird, vorbereitet. Zur Vorbereitung muß am Übergang von ⅓ zu ⅔ an einer Kante der Longuette ein Daumenloch geschnitten werden, wobei nur noch ein schmaler Steg stehenbleiben darf, der später in den 1. Interdigitalraum zu liegen kommt.

Die so vorbereitete Longuette wird dann auf den Unterarm von radial her aufgelegt, wobei der Daumen durch das vorbereitete Loch geführt wird. Damit der Daumen nicht eingeengt wird, sollte das Loch auf keinen Fall zu eng sein.

Zu große Weite des Lochs würde allerdings später zu einem sog. Fensterödem führen; also darf das Loch gerade so weit sein, daß der Daumen gut hindurchpaßt.

Die Longuette ist in ⅓ und weitere ⅔ durch das Daumenloch aufgeteilt und wird nun so angelegt, daß der schmalere Anteil volar und der breitere dorsal zu liegen kommt.

Die Longuette wird nun mit einer Mullbinde angewickelt und modelliert. Danach werden die überstehenden Anteile der Longuette abgeschnitten, die Trikotschlauchenden über die Kanten des Verbandes umgeschlagen und mit einer weiteren Mullbinde befestigt.

Der fertige Verband soll dem Patienten den vollständigen Faustschluß und die Beugung des Ellenbogengelenks bis mindestens 90° ermöglichen.

Standardpolster,
Unterarmverbände

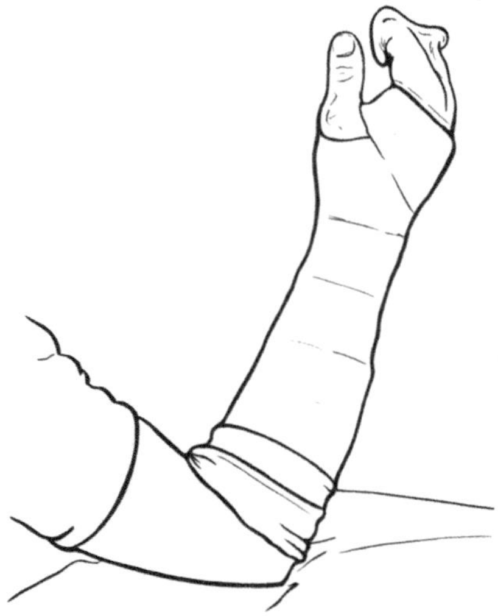

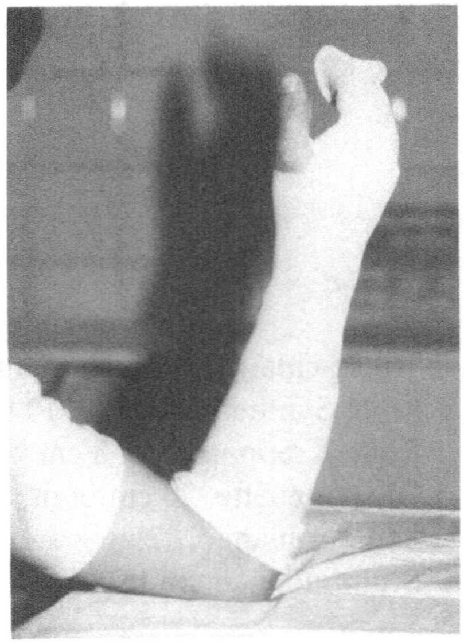

Vorbereitete Longuette

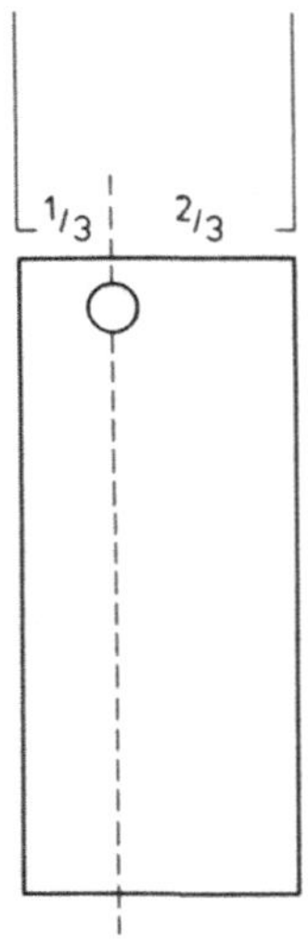

Radiale Auflage der Longuette

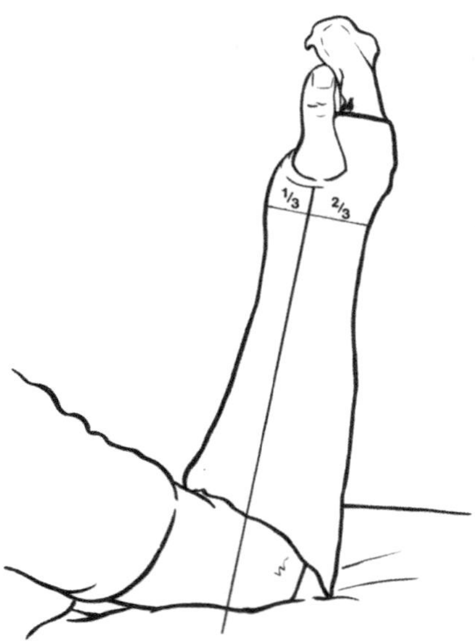

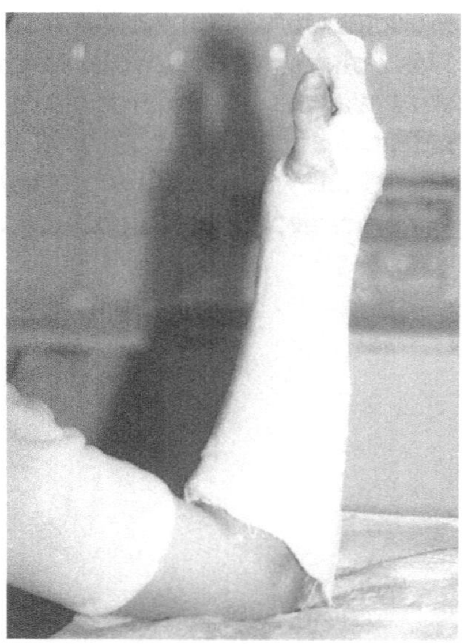

Befestigung der Longuette mit Mullbinde und Modellierung

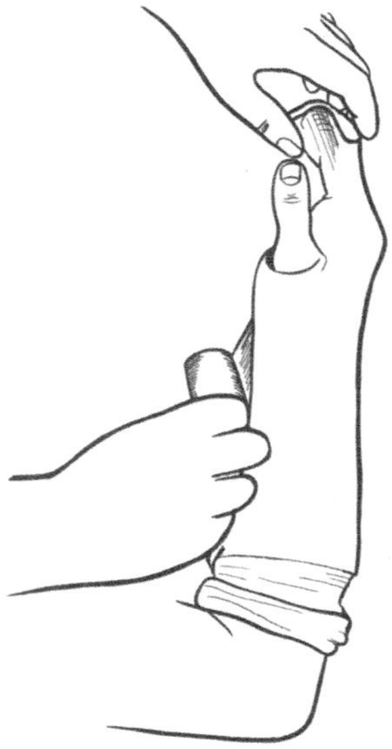

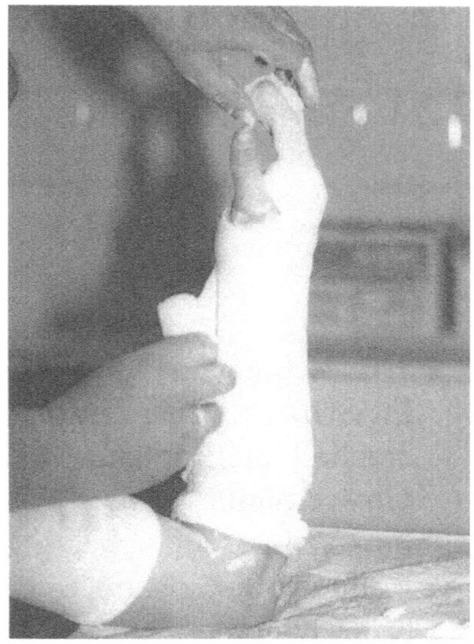

Zurechtschneiden der Longuettenkanten

- Umschlag der Trikotenden, Befestigung der Trikotschlauchenden mit der zweiten Mullbinde

Fertiger Verband

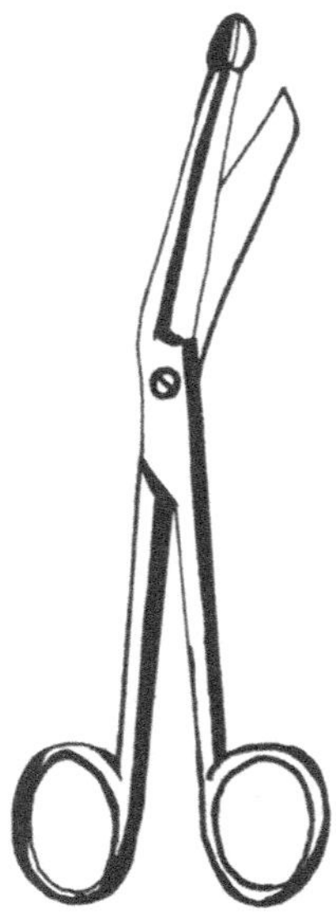

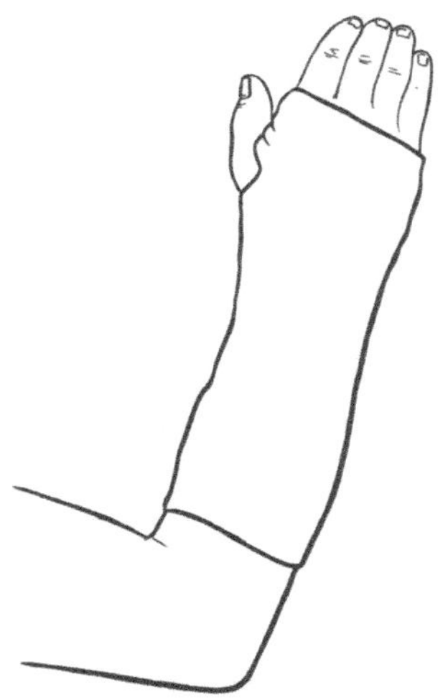

2 Unterarmverbände mit Langfingereinschluß

2.1 Standardpolster

Material

1 Trikotschlauch, 1,5fache Unterarmlänge für Schienen und Kunststoffverbände, 2fache Unterarmlänge für geschlossene Gipsverbände
4 Fingertrikotschläuche, fingerlang
1 Rolle Synthetikwatte, 6–10 cm breit
1 Rolle Kreppapier, 6 cm für Gips und Laminatverbände
1 Rolle PU-Schaumbinde alternativ für Kunststoffverbände

Methode

Immer wenn die Finger in den Verband eingeschlossen werden sollen, ist es wichtig, die Finger gegeneinander abzupolstern. Dabei wäre die Verwendung von Polsterwatte nicht sinnvoll, da das Polster dann zu dick würde. Auch einfache Mullkompressen eignen sich nicht gut zur Polsterung.
Sinnvoll dagegen ist der Einsatz von kurzen, schmalen Trikotschläuchen, die über jeden Finger einzeln gezogen werden. So sind die Finger faltenfrei gegeneinander gepolstert und außerdem wird die Gefahr der Hautmazeration durch Schweiß gebannt.
Nachdem jeder Finger mit einem passenden Trikotschlauch versehen wurde, wird der Trikotschlauch über den Unterarm gezogen. Für den Daumen, der nicht mit in den Verband eingeschlossen werden soll, wird ein entsprechendes Loch geschnitten.
Der Unterarmtrikotschlauch sollte die Fingerspitzen um 5 cm überragen. Auch am Ellenbogen sollte ein Überstand von 5–10 cm belassen werden. Bei geschlossenen, modellierfähigen Verbänden (Gips, Gips-Kunststoff-Laminat) sollte der Trikotschlauch 2fach Unterarmlänge aufweisen, damit er vor dem Modelliervorgang über den Verband zurückgezogen werden kann.
Im Anschluß wird die 6–10 cm breite Synthetikwatte von den Fingerspitzen bis 2 QF unter die Ellenbeuge in einfacher Spiraltour gewikkelt. Es ist von Bedeutung, dabei an der Handinnenfläche und an der Beugeseite der Finger das Polster nicht zu stark aufzutragen.
Das Polster wird mit einer 6 cm breiten Krepppapierbinde bei Gipsverbänden oder einer PU-Schaumbinde bei Kunststoffverbänden geglättet. Um eine gleichmäßige Polsterung zu erzielen, erfolgt dieser Arbeitsgang bei nur leicht gebeugten Fingern.
Die endgültige Fingerbeugestellung erfolgt erst, wenn der jeweilige Verband modelliert wird.

Überzug der Fingertrikotschläuche über die 4 Langfinger

- Überzug des Unterarmtrikotschlauchs

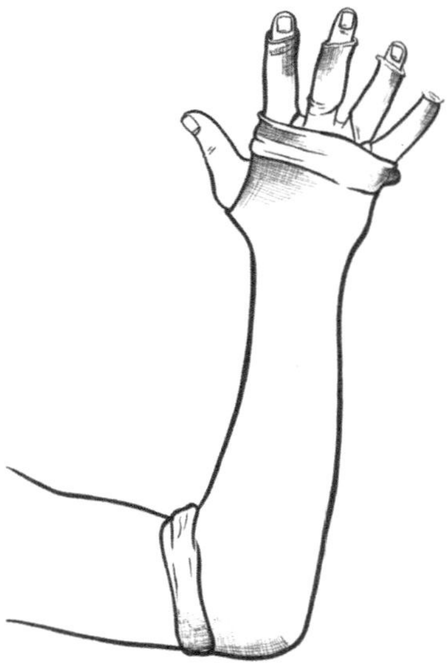

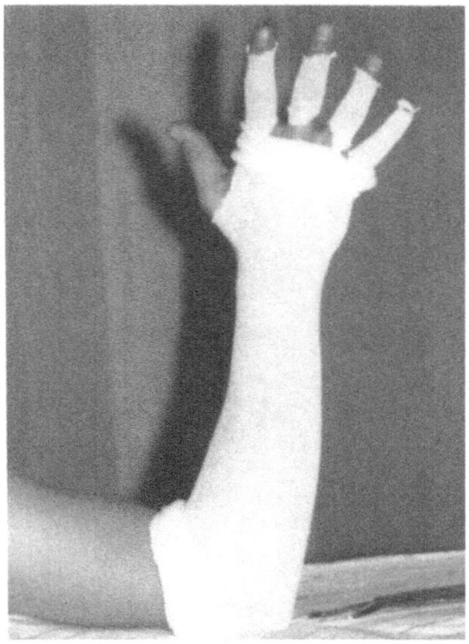

Wattepolster von den Fingerspitzen bis 2 QF unter den Ellenbogen

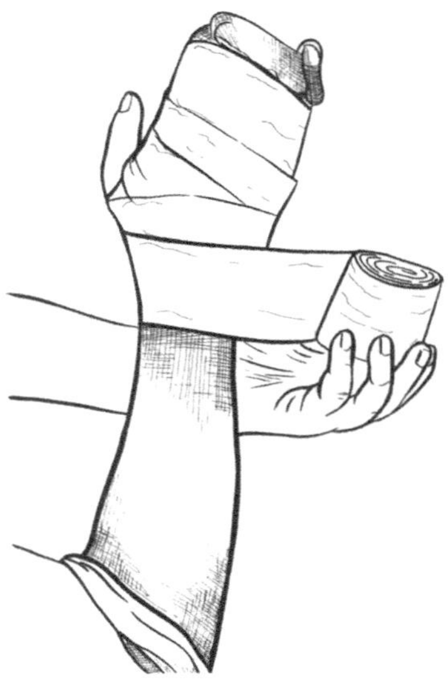

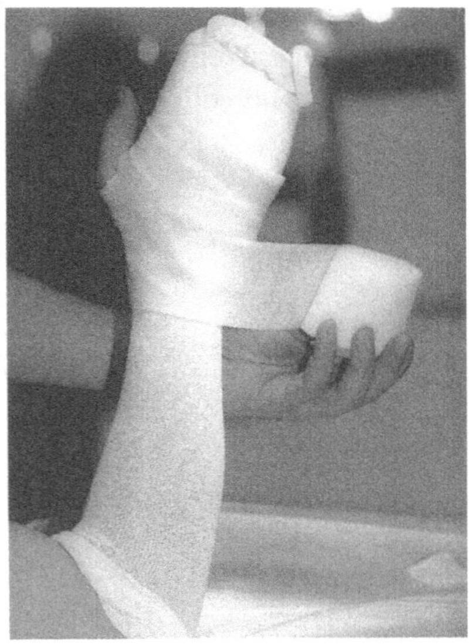

Glätten des Polsters mit 6 cm breiter Kreppapierbinde

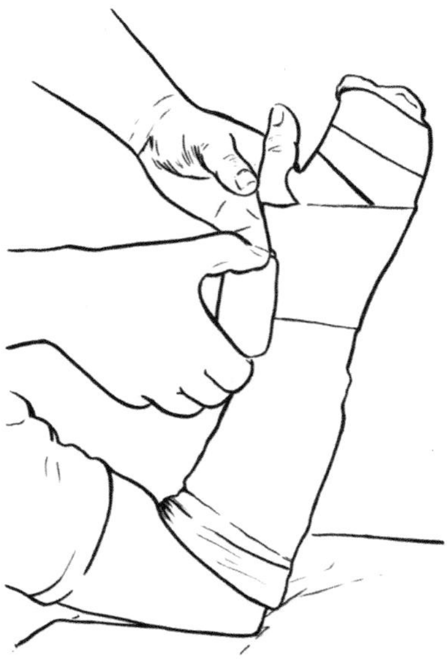

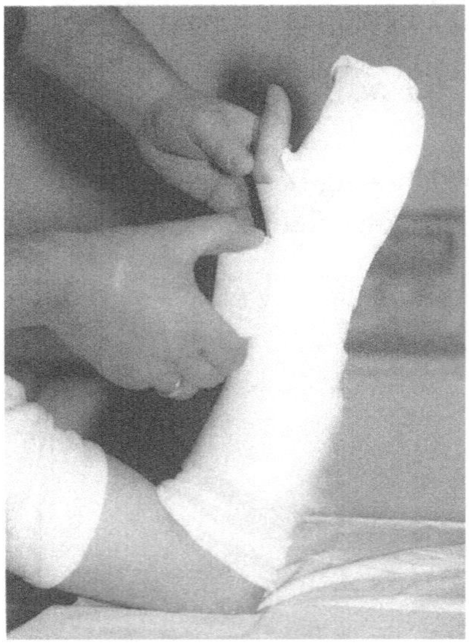

Fertiges Polster reicht von den Fingerspitzen bis 2 QF unter die Ellenbeuge

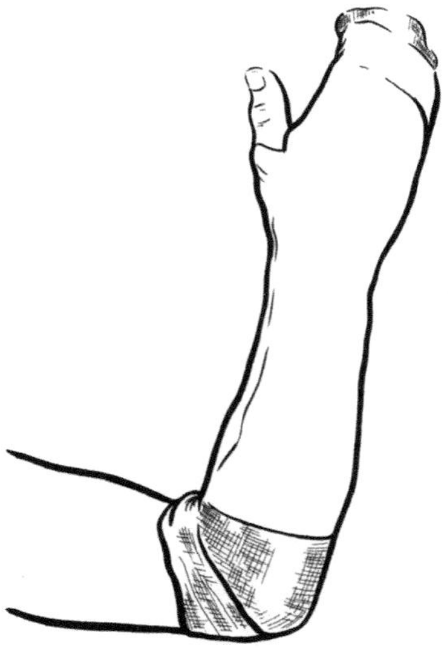

Modifiziertes Polster für Kunststoffverbände

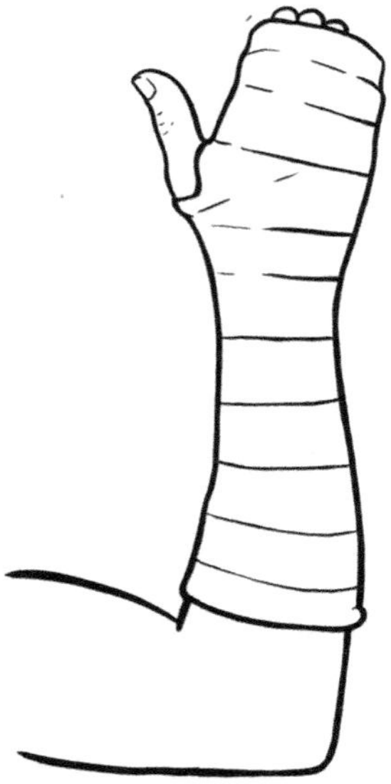

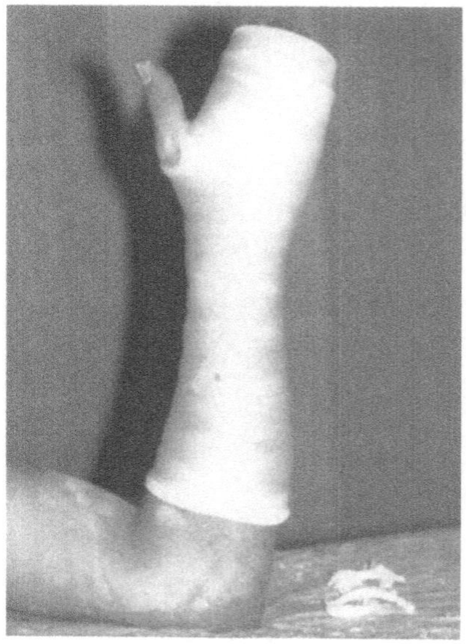

2.2 Unterarmschienenverband dorsal mit Langfingereinschluß: Gips

Material

1 Trikotschlauch, 1,5fache Unterarmlänge
4 Fingertrikotschläuche
1 Rolle Synthetikwatte, 6-10 cm breit
1 Rolle Kreppapier, 6 cm breit
1 Gipslonguette, 15 cm/unterarmlang, 12lagig
2 Mullbinden

Methode

Die dorsale Unterarmschiene mit Langfingereinschluß wird grundsätzlich nur bei leicht gebeugten Fingern angelegt, da sie sonst nicht regelmäßig fixiert werden kann. Die Finger werden erst zum Abschluß des Verbandes gebeugt.

Die Fingerbeugung sollte in den Grund- und Mittelgelenken der Langfinger um etwa 90° erfolgen. In den Endgelenken läßt sich in aller Regel noch eine Beugung von etwa 30° realisieren.

Um die Fingerbeugung am Ende auch durchführen zu können, darf das Polster in der Handinnenfläche und an der Beugeseite der Finger nicht zu stark auftragen, es würde die Fingerbeugung behindern.

Zunächst werden die Fingertrikotschläuche über jeden einzelnen Finger gezogen, dann folgt der Unterarmtrikotschlauch. Für den Daumen wird ein ausreichend großes Loch geschnitten. Über den möglichst faltenfrei sitzenden Trikotschlauch wird das Wattepolster mit 6 oder 10 cm breiter Synthetikwatte gewickelt, wobei die Wattebinde bei jeder Tour die darunterliegende Lage zur Hälfte überschneiden sollte. So wird von den Fingerspitzen bis 2 QF unter die Ellenbeuge gepolstert. Das Polster wird mit einer 6 cm breiten Kreppapierbinde geglättet.

Auf das Polster wird die Longuette dorsal aufgelegt, und zwar so, daß sie die Fingerspitzen zunächst um 2-3 cm überragt. Die Longuette wird dann mit einer Mullbinde fixiert, wobei sie auch anmodelliert wird. Danach werden die Enden der Longuette passend zurechtgeschnitten, die Finger gebeugt und die Trikotenden zusammen mit einer Wattekante umgeschlagen. Distal schließt die Schiene bündig mit den Fingerkuppen ab.

Die zweite Mullbinde wird übergewickelt und der Verband ist fertiggestellt.

Standardpolster, Unterarmverbände mit Langfingereinschluß

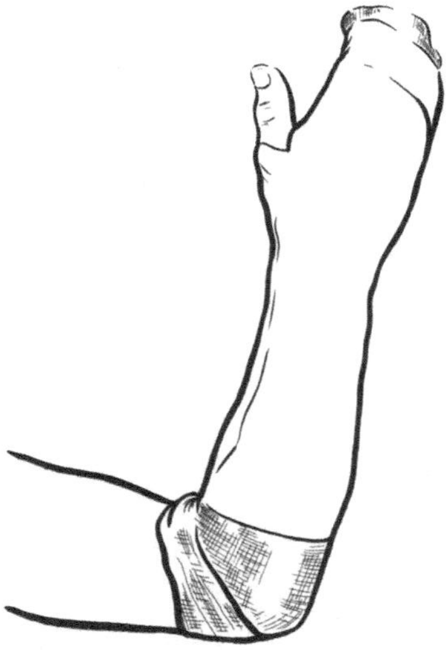

Dorsale Auflage der Longuette

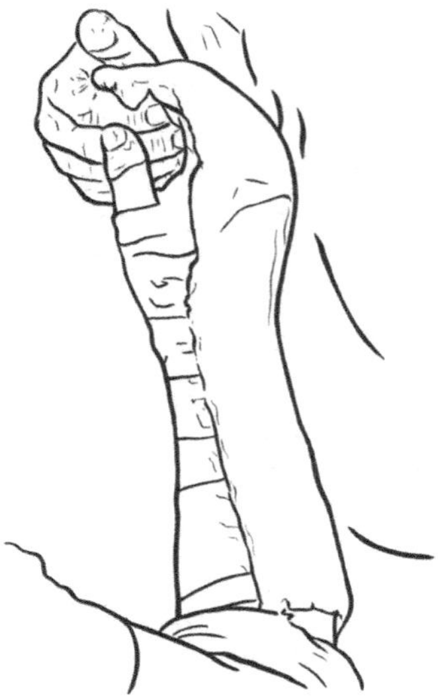

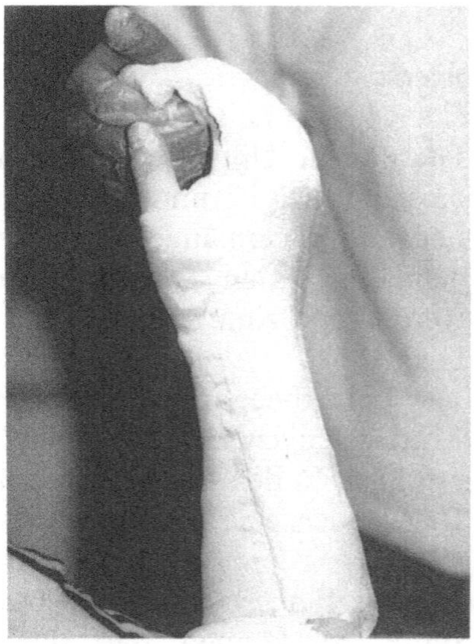

Fixieren der Longuette mit Mullbinde

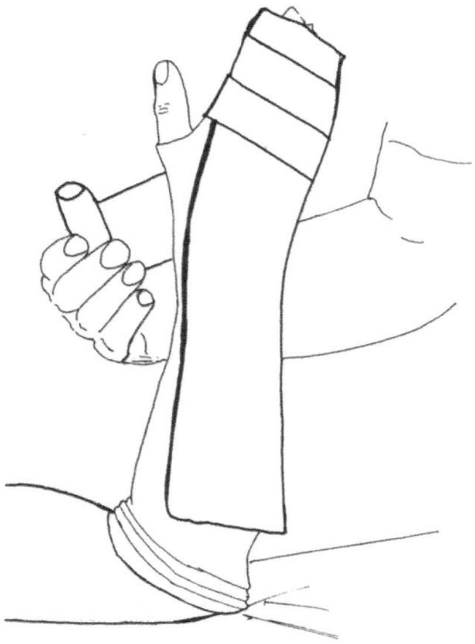

Zurechtschneiden der Longuette an den Fingerspitzen und am Unterarm

Fingerbeugung

- Zurückschlagen der Trikotenden

- Überwickeln der zweiten Mullbinde

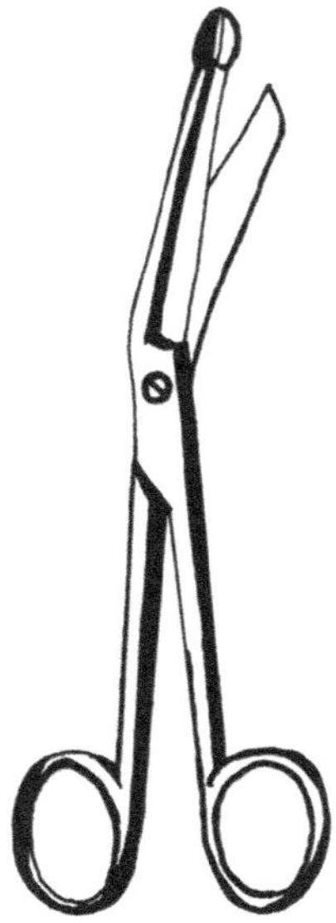

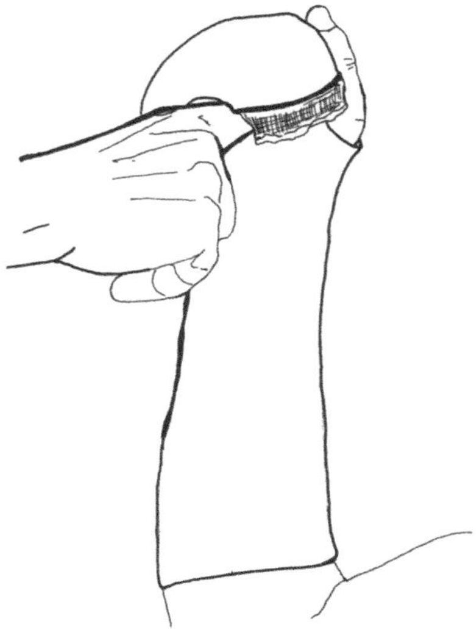

Fertiger Verband

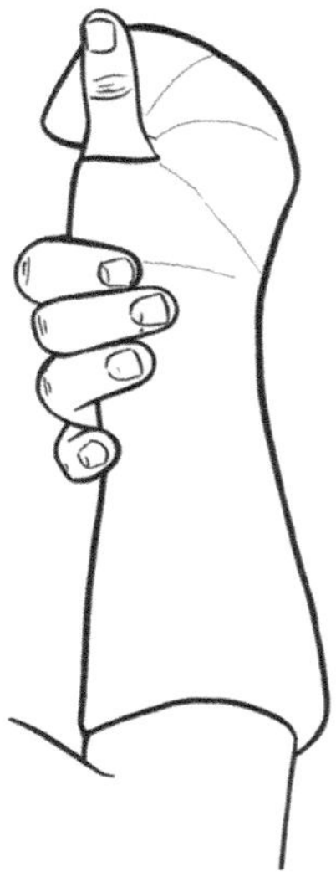

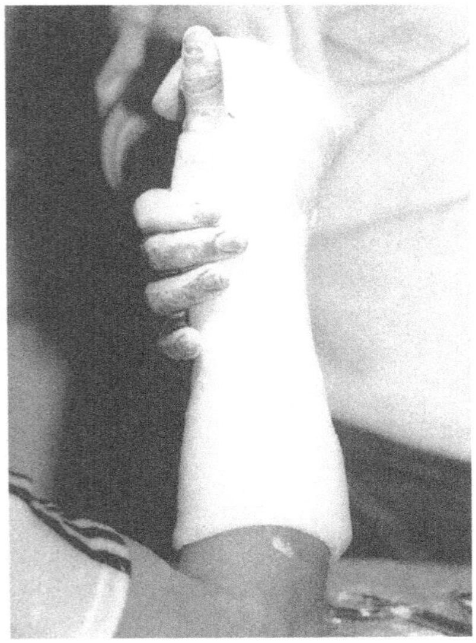

2.3 Unterarmschienenverband dorsal mit Langfingereinschluß: Polyurethan-Baumwolle

Material

1 Trikotschlauch, 1,5fache Unterarmlänge
4 Fingertrikotschläuche
1 Rolle Synthetikwatte, 6–10 cm breit
1 Rolle PU-Schaumbinde
1 Longuette PU-BW, 15/120 cm, 3fach gelegt
2 Mullbinden

Methode

Genau wie die dorsale Gipsschiene mit Langfingereinschluß wird auch die gleichnamige Schiene aus PU-BW bei nur leicht gebeugten Fingern angelegt. Erst abschließend werden die Finger gebeugt.
Das Polster wird wie das Standardpolster Unterarmschienenverbände mit Langfingereinschluß (2.00) ausgeführt, wobei die Glättung mit PU-Schaumbinde erfolgt.
Die PU-BW-Longuette wird dorsal aufgelegt und mit einer Mullbinde fixiert. Die Longuette soll über die Fingerspitzen noch ca. 3 cm überstehen, der ganze übrige Rest der Longuette wird an die Ellenbeuge gelegt. Diese überstehenden Anteile der Longuette werden nun abgeschnitten, so daß die Longuette endgültig mit den Fingerspitzen abschließt und 3 QF unterhalb der Ellenbeuge endet. Es folgt der Faustschluß (Fingerbeugung), die Enden des Trikotschlauchs werden mit der Polsterkante umgeschlagen und mit der zweiten Mullbinde fixiert.
Der Verband ist fertiggestellt.

Standardpolster, Unterarmverbände mit Langfingereinschluß

Dorsale Auflage der PU-BW-Longuette

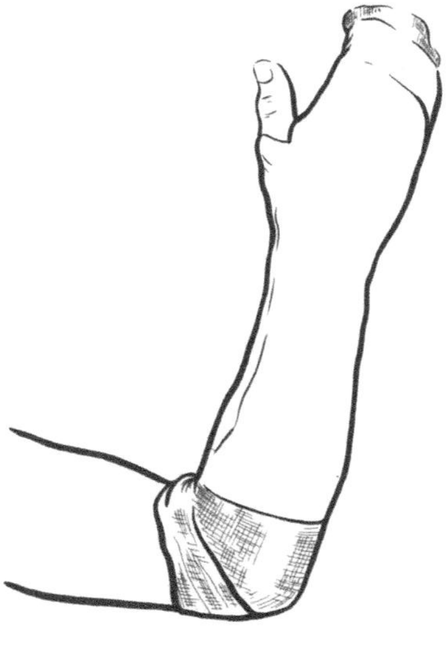

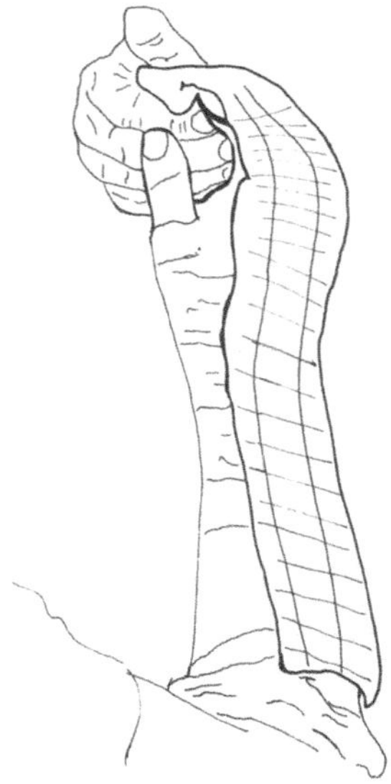

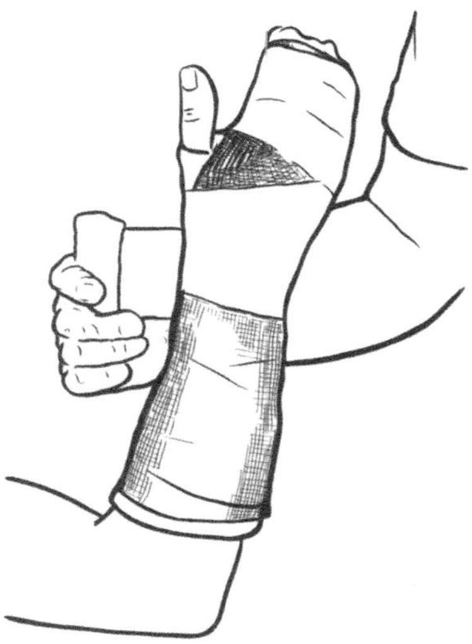

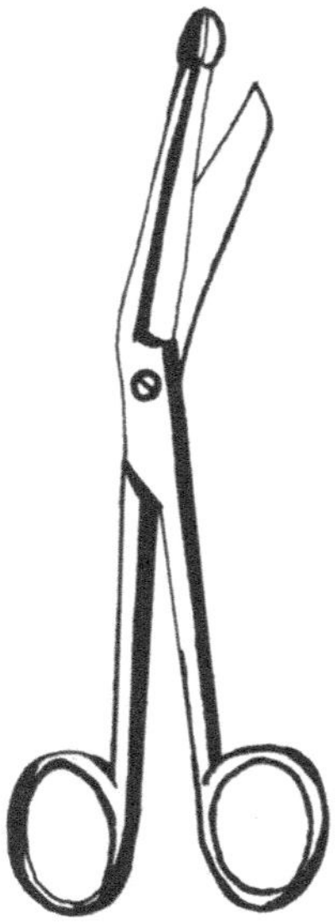

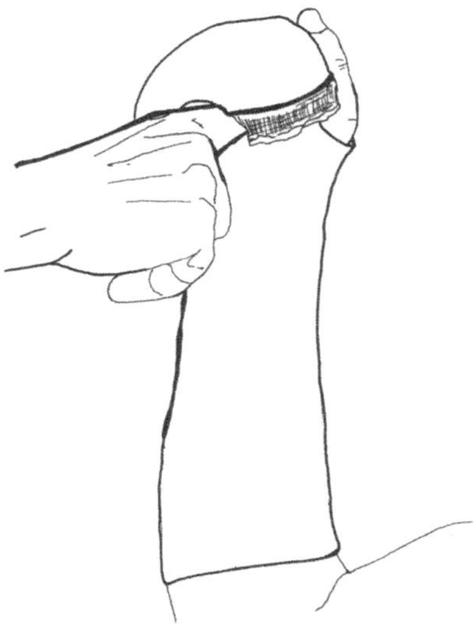

Fixieren der Longuette mit Mullbinde

Zurechtschneiden der Longuette an den Fingern und am Unterarm *(Mitte)*

Fingerbeugung, Zurückschlagen der Trikotenden *(Mitte: rechts)*

- Überwickeln der zweiten Mullbinde

Fertiger Verband *(unten)*

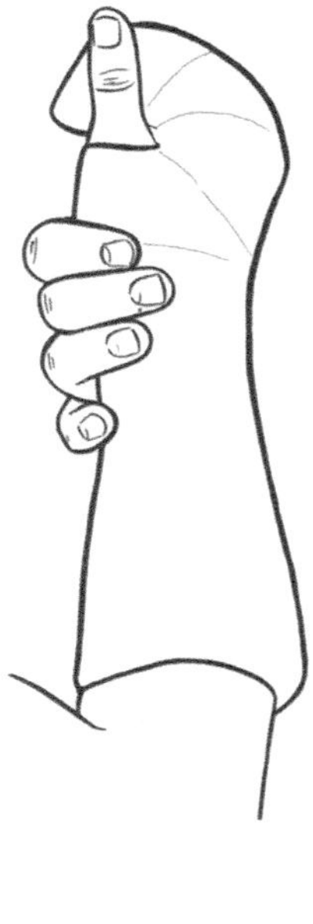

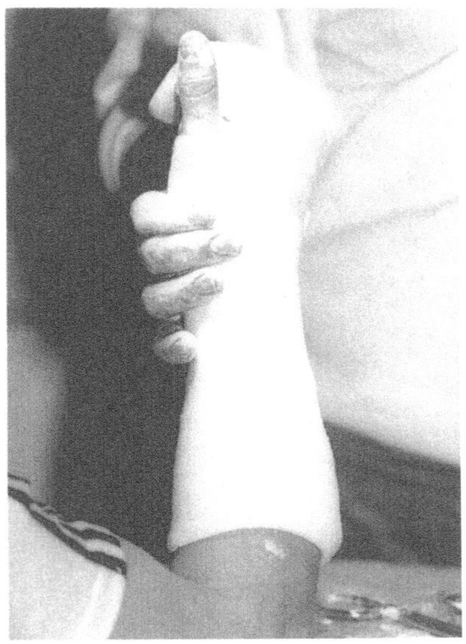

2.4 Unterarmverband mit Langfingereinschluß: Gips

Material

1 Trikotschlauch, 2fache Unterarmlänge
4 Fingertrikotschläuche
1 Rolle Synthetikwatte, 6–10 cm breit
1 Rolle Kreppapier, 6 cm breit
2 Gipsbinden, 6 cm breit
2 Gipsbinden, 8 cm breit

Methode

Die Wattepolsterung mit 6–10 cm breiter Synthetikwatte erfolgt über dem 2fach unterarmlangen Trikotschlauch. Das Wattepolster wird in einfacher Spiraltour in halber Bindenbreite überlappend gewickelt.

Die Glättung des Polsters erfolgt mit einer 6 cm breiten Kreppapierbinde. Der Gipsverband beginnt mit einer 6 cm breite Gipsbinde, die von den Fingern bis zum Handgelenk gewickelt wird. Dabei ist darauf zu achten, daß der Daumen im Grundgelenk nicht eingeengt wird, der Daumenballen jedoch auch nicht völlig frei liegt (Fensterödem).

Die 8 cm breite Gipsbinde schließt am Handgelenk an und wird bis zum Unterarm 3 QF unter die Ellenbeuge gewickelt.

Die zweiten 6 und 8 cm breiten Gipsbinden werden in gleicher Weise von distal nach proximal gewickelt.

Danach wird der am Ellenbogen aufbewahrte Trikotschlauch über den Gips zurückgezogen und der Verband wird modelliert. Es folgt der Faustschluß, wobei die Handinnenfläche exakt ausmodelliert wird.

Anschließend wird das distale Trikotschlauchende mit Wattesaum um die Gipskante umgeschlagen und mit einem Longuettenrest befestigt.

Standardpolster, Unterarmverbände mit Langfingereinschluß

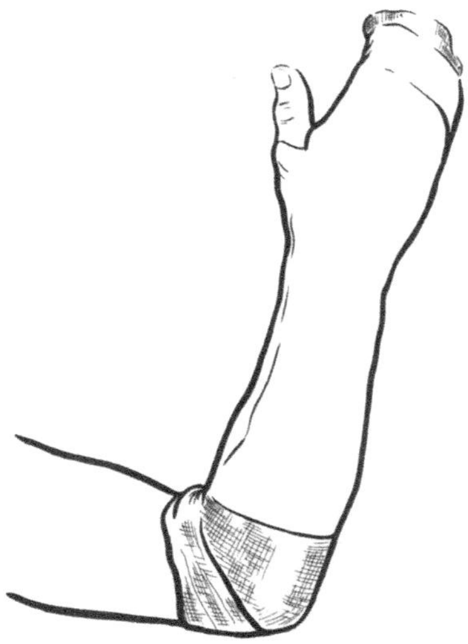

6-cm-Gipsbinde gewickelt Finger/Mittelhand/Handgelenk

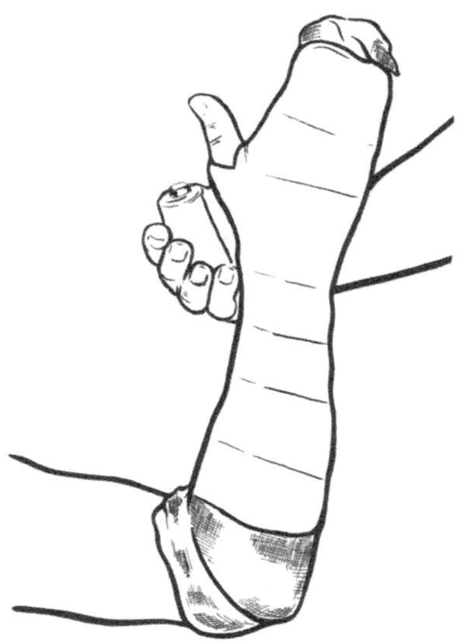

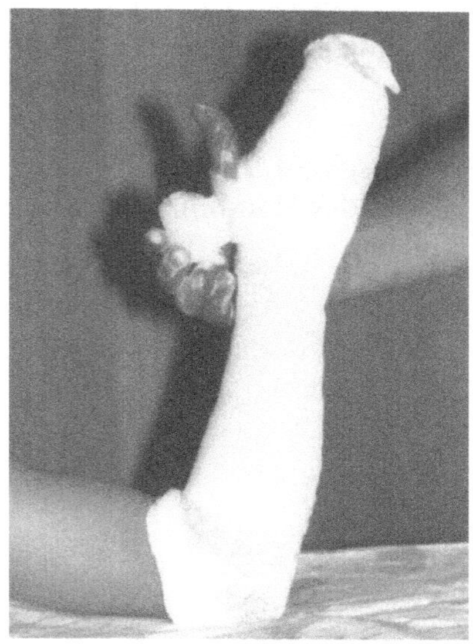

8 cm-Gipsbinde Handgelenk/Unterarm

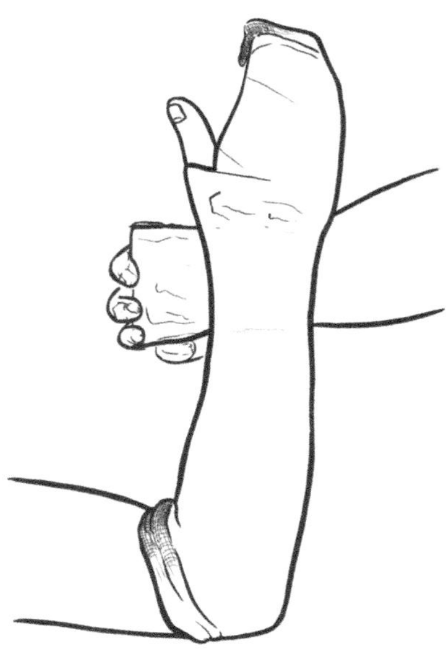

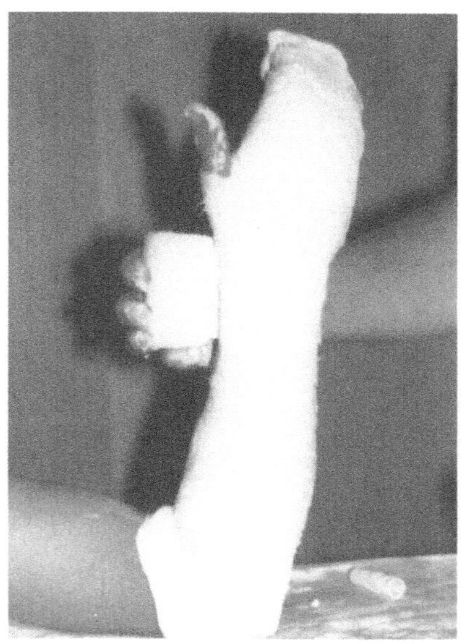

Die zweiten 6 und 8 cm breiten Gipsbinden werden wie die ersten Binden gewickelt

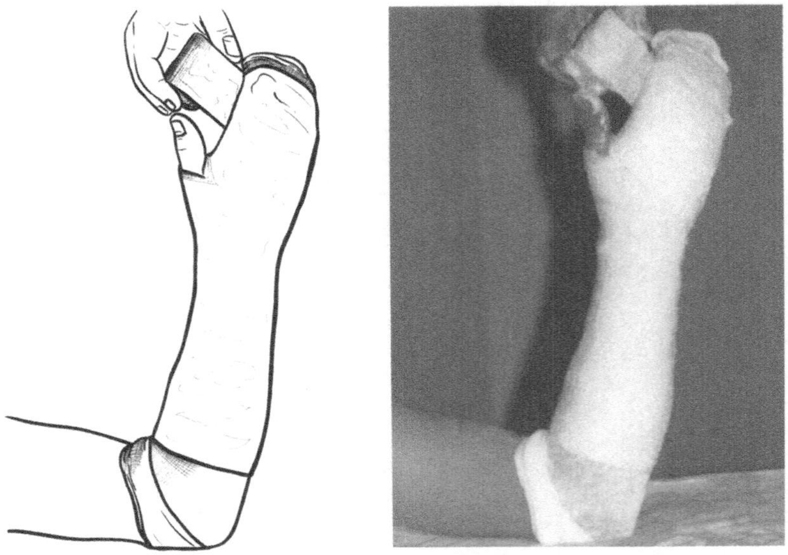

Zurückziehen des Trikotschlauchs und Modellieren

- Faustschluß, Ausmodellieren der Handinnenfläche

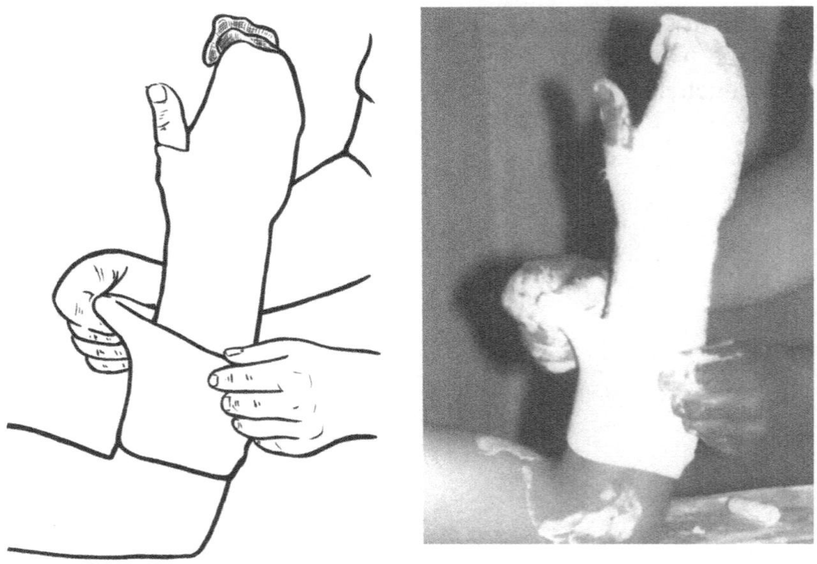

Befestigung der Trikotenden mit Longuettenresten oder Rest der letzten 8-cm-Gipsbinde

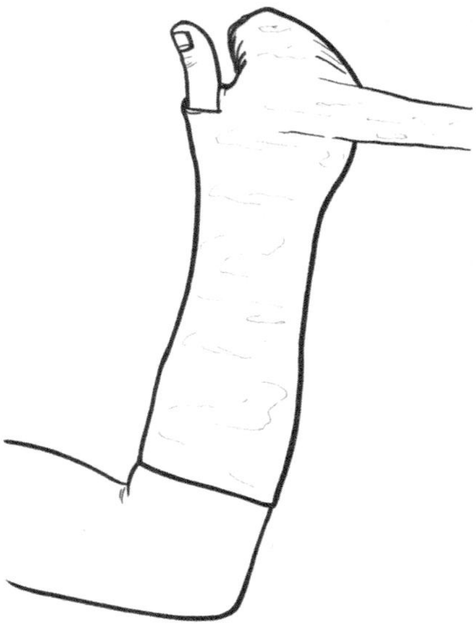

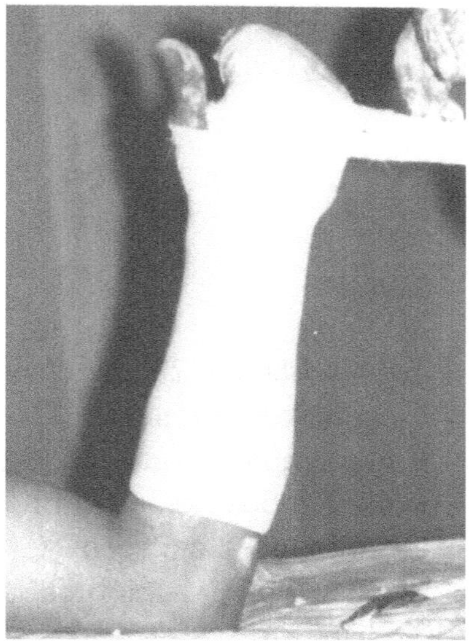

Fertiger Verband

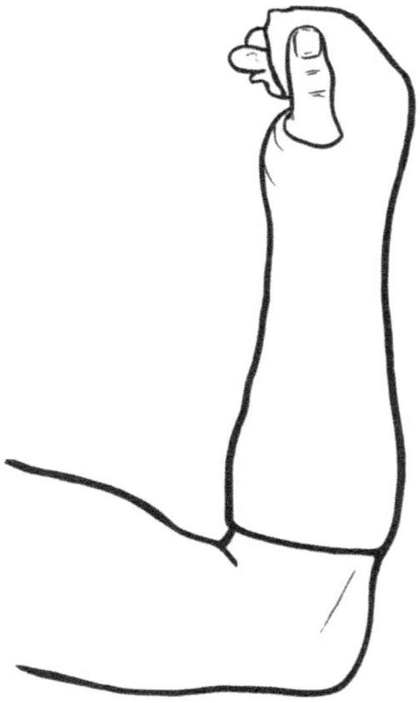

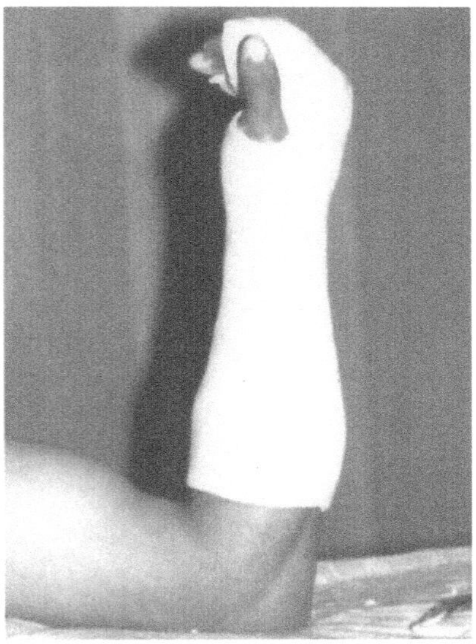

2.5 Unterarmverband mit Langfingereinschluß: Gips-Kunststoff-Laminat

Material

1 Trikotschlauch, 2fache Unterarmlänge
4 Fingertrikotschläuche
1 Rolle Synthetikwatte, 6–10 cm breit
1 Rolle Kreppapier, 6 cm breit
2 Gipsbinden, 8 cm breit
1 PU-BW-Binde, 5 cm breit
PU-Dispersion

Methode

Die Anlage des Wattepolsters erfolgt über dem 2fach unterarmlangen Trikotschlauch. Er steht an den Fingerspitzen um ca. 5 cm über und wird am Ellenbogen einfach unterarmlang gestaucht.
Nach abgeschlossener Wattepolsterung (Standardpolster Unterarmverbände mit Langfingereinschluß) wird mit 6 cm breitem Krepppapier geglättet. Anschließend wird bei nur leicht gebeugten Fingern die 8 cm breite Gipsbinde von distal nach proximal, bis 3 QF unter die Ellenbeuge, ausgewickelt. Es folgt die 5 cm breite PU-BW-Binde.
Zum Abschluß wird eine zweite 8 cm breite Gipsbinde wieder von den Fingerspitzen bis 3 QF unter die Ellenbeuge gewickelt. Der Trikotschlauch wird mit einem Wattesaum umgeschlagen und über den Verband zurückgeschlagen.
Der Faustschluß erfolgt.
Dann wird der Verband gut ausmodelliert, vor allem in der Handinnenfläche. Die Enden des Trikotschlauchs werden mit einem Longuettenrest befestigt.

Standardpolster, Unterarmverbände mit Langfinger

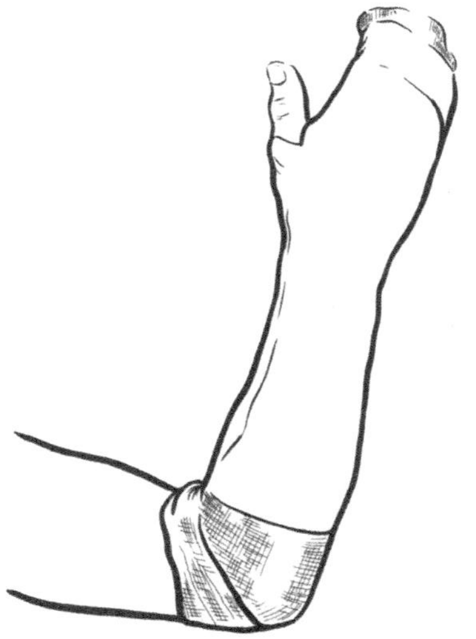

8 cm breite Gipsbinde von Fingerkuppen bis 3 QF unter Ellenbeuge

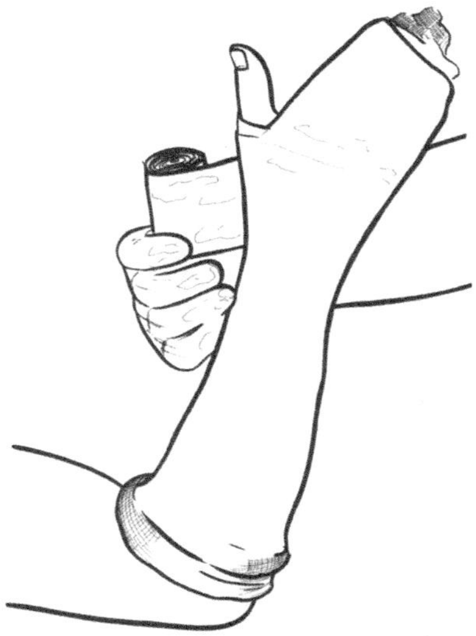

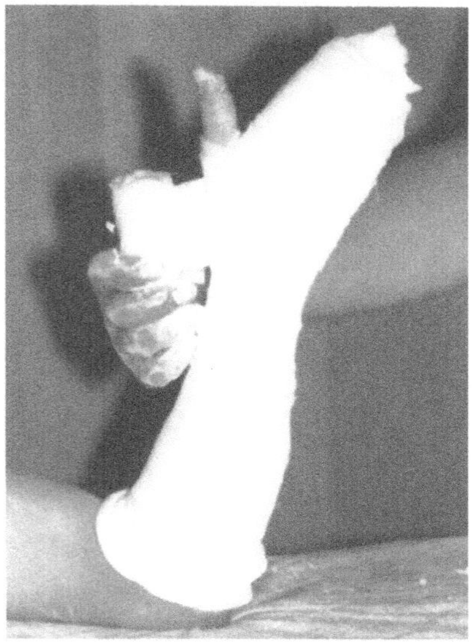

5 cm breite PU-BW-Binde von Fingerkuppen bis 3 QF unter Ellenbeuge

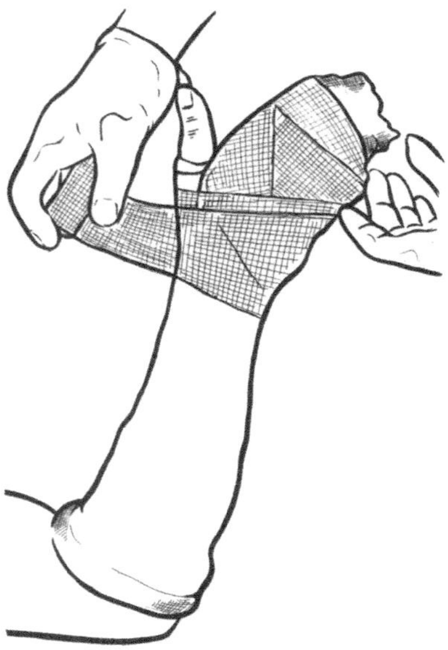

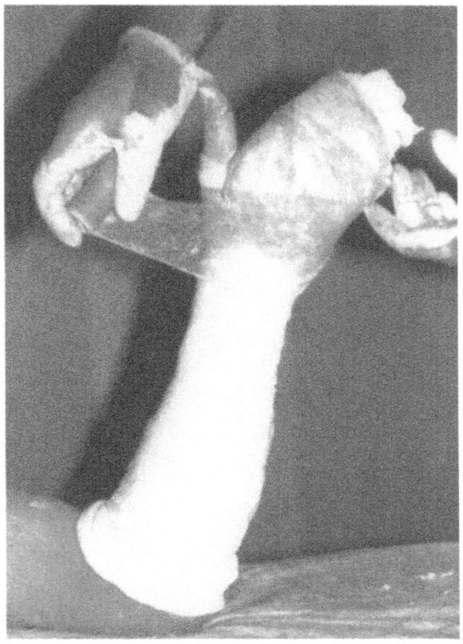

8-cm-Gipsbinde von Fingerkuppen bis 3 QF unter Ellenbeuge

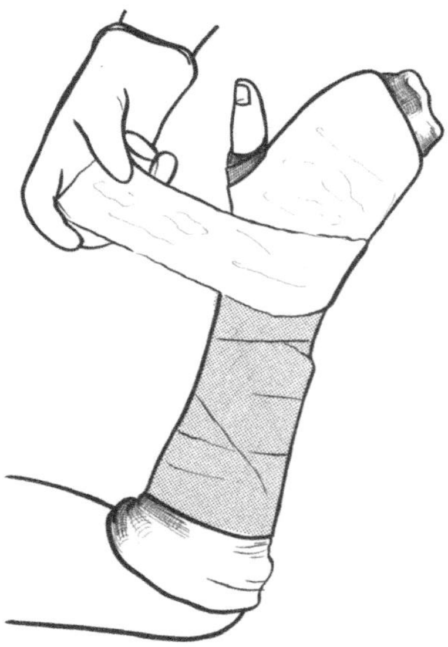

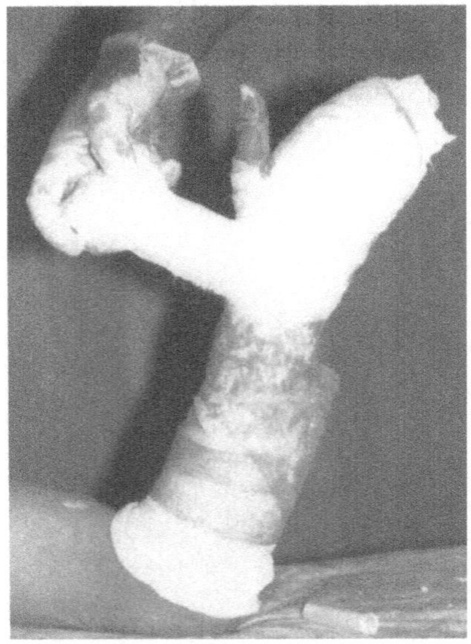

Umschlag Trikotschlauch, Faustschluß

- Modellierung

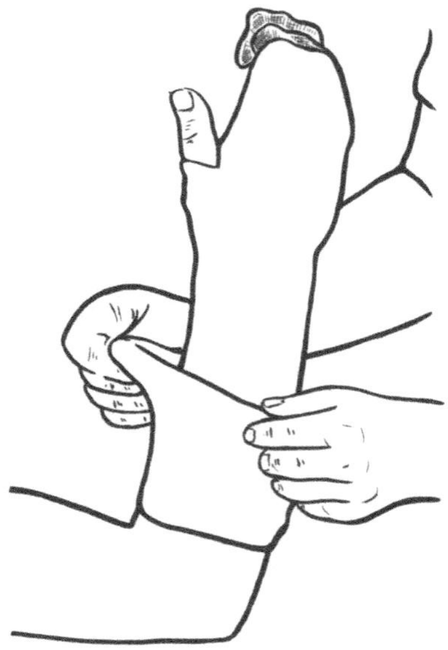

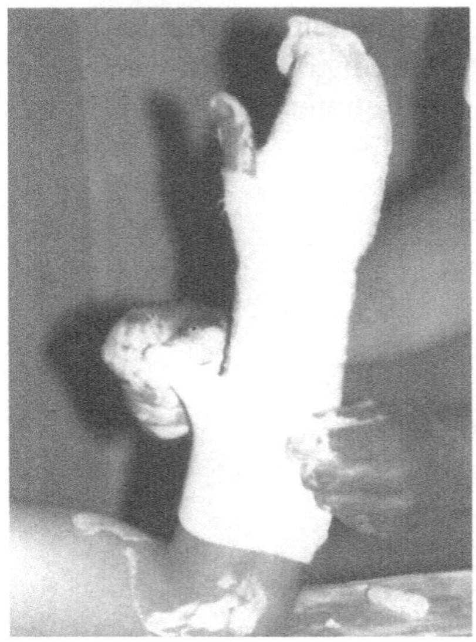

Befestigung der Trikotenden

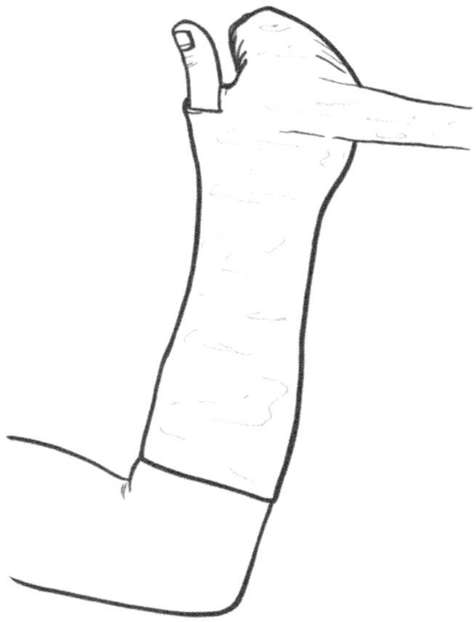

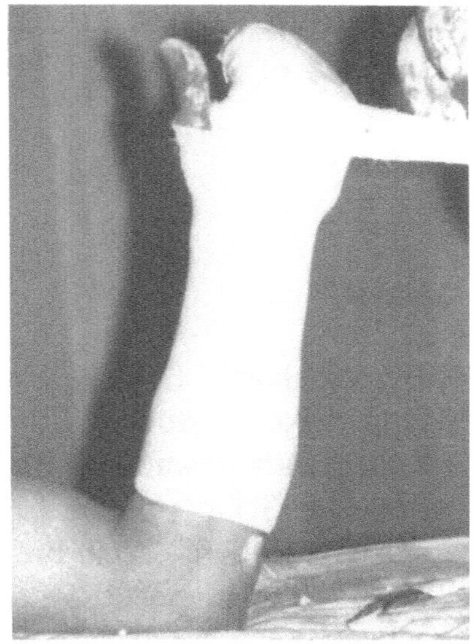

Fertiger Verband

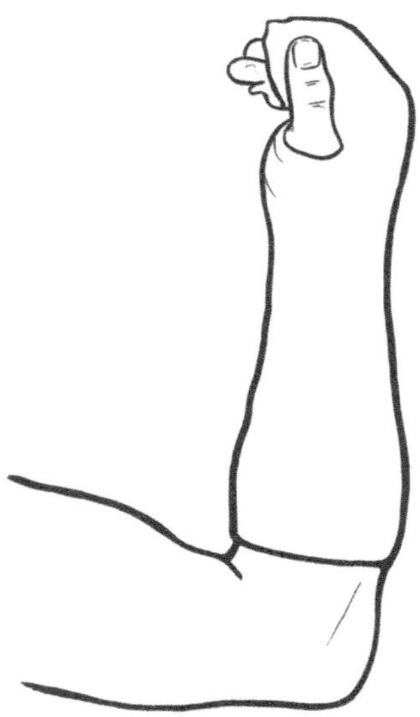

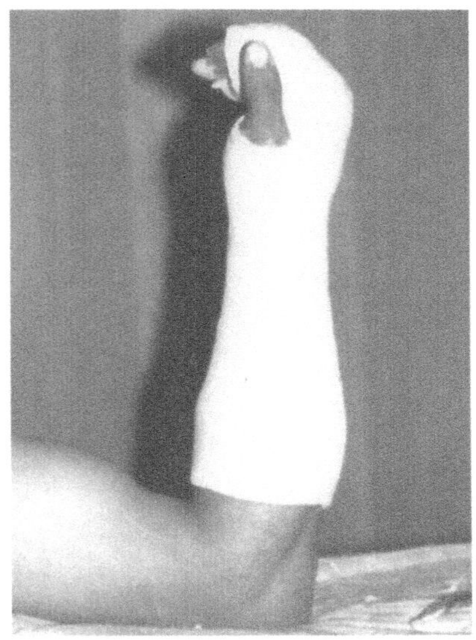

2.6 Unterarmverband mit Langfingereinschluß: Polyurethan-Baumwolle

Material

1 Trikotschlauch, 1,5fache Unterarmlänge
4 Fingertrikotschläuche
1 Rolle Synthetikwatte, 6-10 cm breit
1 Rolle PU-Schaumbinde
2 PU-BW-Binden, 7,5 cm breit
1 PU-BW-Longuette, 10/75 cm, 2fach gelegt
1 Mullbinde, 8 cm breit

Methode

Das Standardpolster Unterarmverbände mit Langfingereinschluß wird angelegt und mit PU-Schaumbinde geglättet.
Darauf wird nun von distal nach proximal, an den Fingerkuppen beginnend, die 7,5 cm breite PU-BW-Binde gewickelt. Der Verband endet 3 QF unterhalb der Ellenbeuge.
Die 10 cm breite, 75 cm lange Longuette wird einmal in der Mitte gefaltet (es entsteht eine 8lagige Longuette) und dorsal auf Hand und Unterarm aufgelegt. Ein eventueller Überstand der Longuette ist sofort abzuschneiden. Die Trikotschlauchenden werden zusammen mit einem 1 cm breiten Wattesaum umgeschlagen.
Die zweite 7,5 cm breite PU-BW-Binde folgt ebenfalls von distal nach proximal.
Zum Abschluß wird unter mäßigem Zug die nasse Mullbinde über den Verband gewickelt.
Nun folgt der Faustschluß sowie eine ausgiebige Modellierung, wobei wieder die Handinnenfläche intensiv modelliert werden sollte.
Nachdem der Verband ausgehärtet ist, wird die Mullbinde wieder entfernt.

Standardpolster, Unterarmverbände mit Langfinger
(hier modifiziert,
Versäuberung der Kanten
erfolgte vorab)

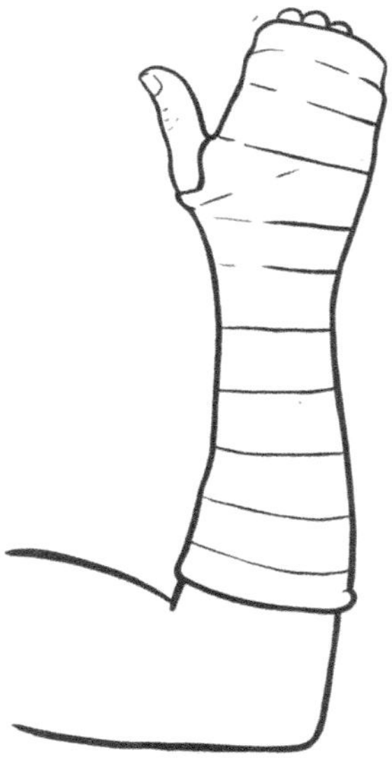

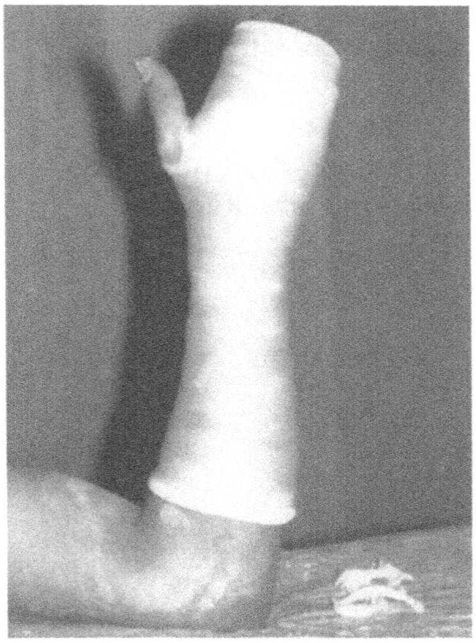

7,5 cm breite PU-BW-Binde von den Fingerkuppen bis 3 QF unterhalb der Ellenbeuge

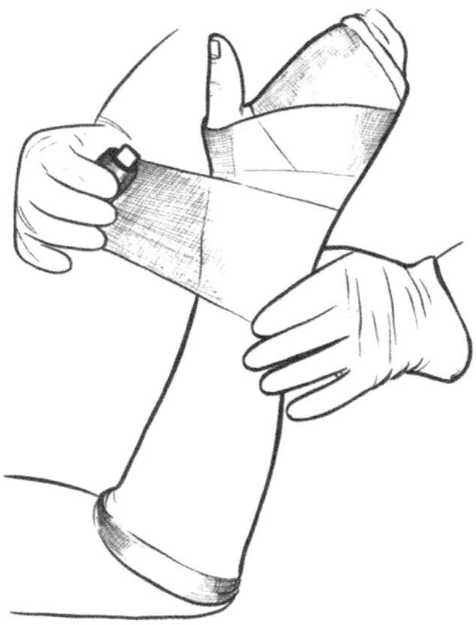

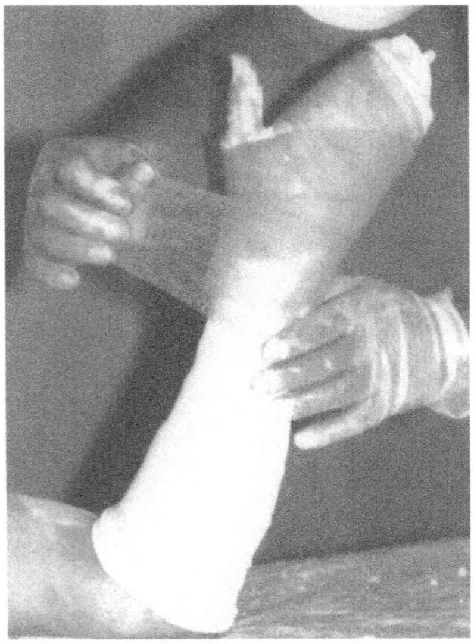

Dorsale Auflage der Longuette, 10/75 cm 2fach gelegt

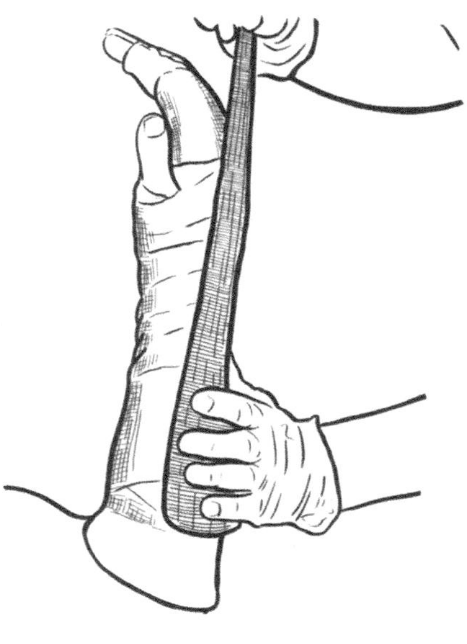

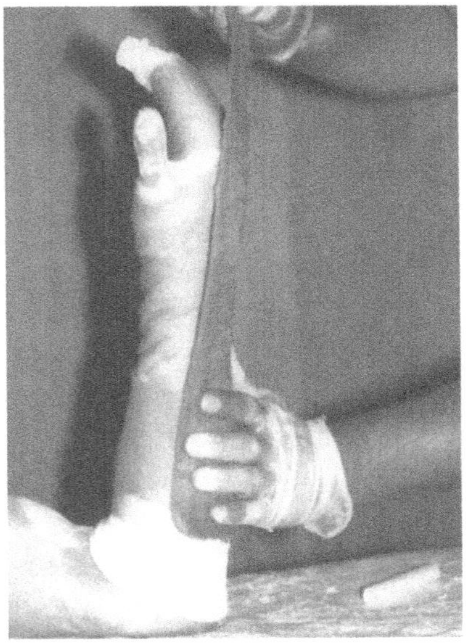

Zurechtschneiden der Longuette, Umschlag der Trikotenden

- Befestigen der Longuette mit 7,5 cm breiter PU-BW-Binde

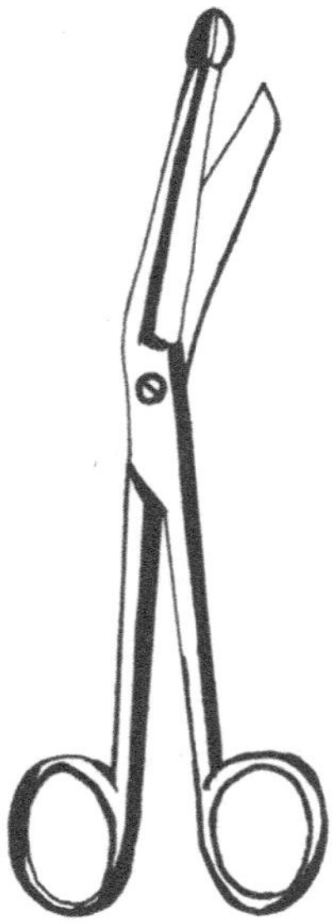

Überwickeln des Verbandes mit nasser Mullbinde, Modellierung, Faustschluß

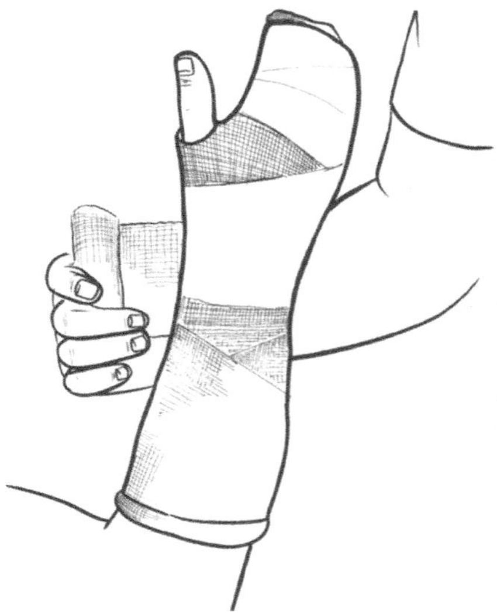

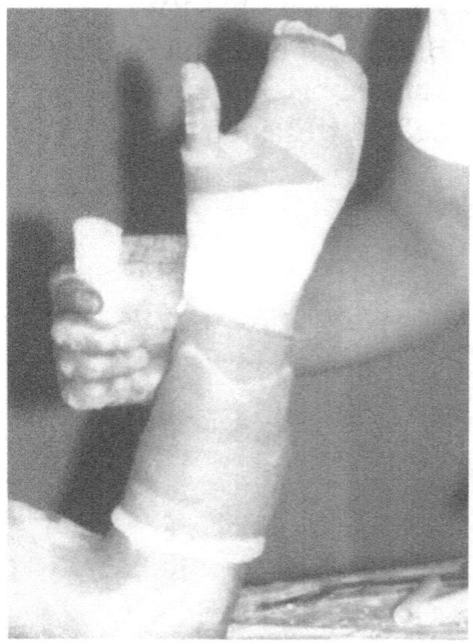

Fertiger Verband

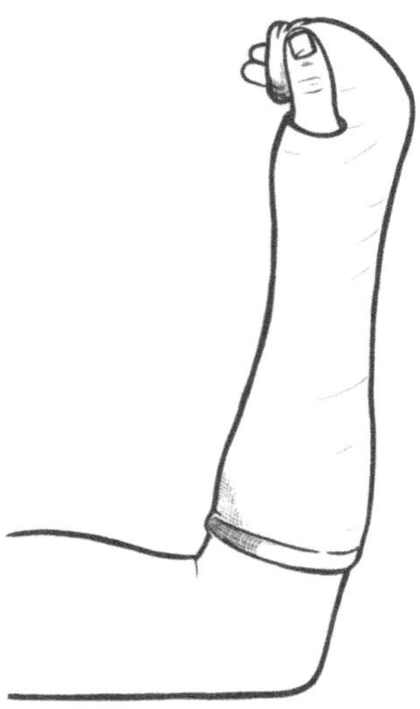

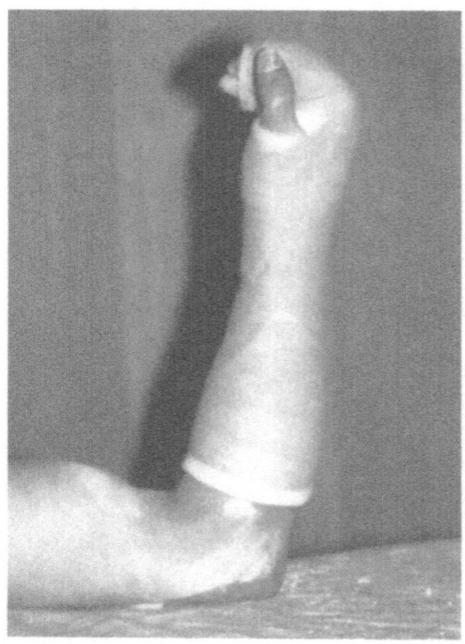

2.7 Unterarmverband mit Langfingereinschluß: Fiberglas

Material

1 Trikotschlauch, 1,5fache Unterarmlänge
4 Fingertrikotschläuche
1 Rolle Synthetikwatte, 6–10 cm breit
1 Rolle PU-Schaumbinde
1 Fiberglasbinde, 5 cm breit
1 Fiberglasbinde, 7,5 cm breit

Methode

Der Fiberglasverband für den Unterarm mit Langfingereinschluß beginnt wieder mit der Standardpolsterung, allerdings werden die Polsterkanten jetzt vor Anlage des Verbandes befestigt. Dazu wird das Polster zunächst in üblicher Weise angelegt, wobei jedoch vor Glättung des Polsters mit der PU-Schaumbinde die Enden des Trikotschlauchs umgeschlagen werden. Dieser Arbeitsgang entfällt also später.

Natürlich ist auch eine ganz normale Polsterung möglich, dann muß aber von der zweiten 7,5 cm breiten Fiberglasbinde ein Rest gelassen werden, um später die Kanten des Verbandes zu befestigen. Wird die modifizierte Polsterung gewählt, muß die Polsterkante so breit sein, daß sie ausreichend Schutz bietet.

Über das exakt angelegte Polster in modifizierter Form wird die 5 cm breite Fiberglasbinde über Hand und Handgelenk ausgewickelt. Die 7,5-cm-Binde schließt unmittelbar am Handgelenk an und wird bis zum Unterarm 3 QF unter die Ellenbeuge gewickelt.

Der Verband bedarf im Schaft des Unterarms keiner weiteren Modellierung mehr, dafür muß aber die Handinnenfläche wieder gut ausgearbeitet werden. Die Ausarbeitung der Handinnenfläche erfolgt erst nach dem Faustschluß.

Standardpolster, Unterarmverbände mit Langfingereinschluß (modifizierte Form)

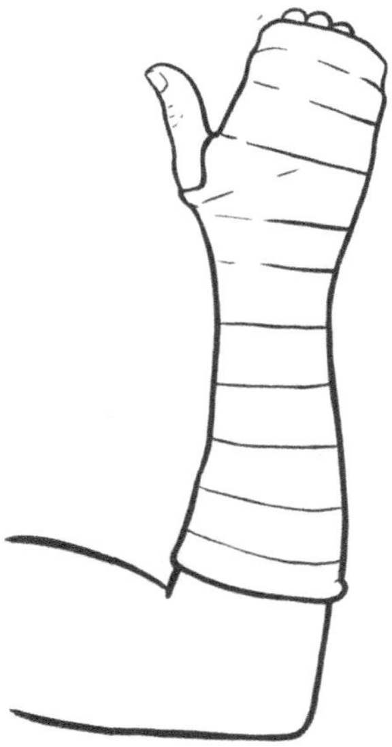

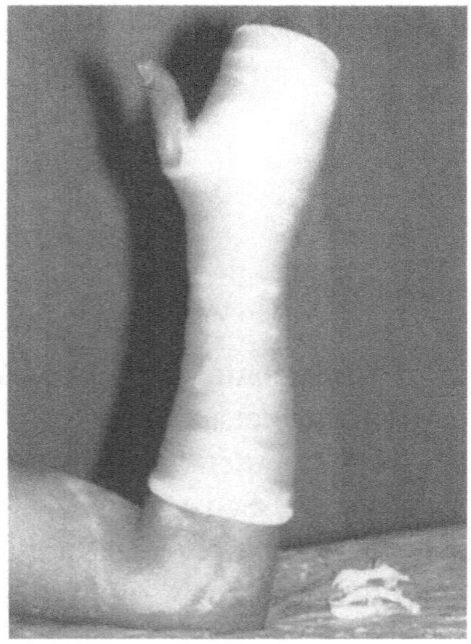

5 cm breite Fiberglasbinde von Hand bis Handgelenk

7,5 cm breite Fiberglasbinde vom Handgelenk bis 3 QF unter die Ellenbeuge
(unten: links und Mitte)

- Faustschluß, Modellierung

Fertiger Verband
(unten: rechts)

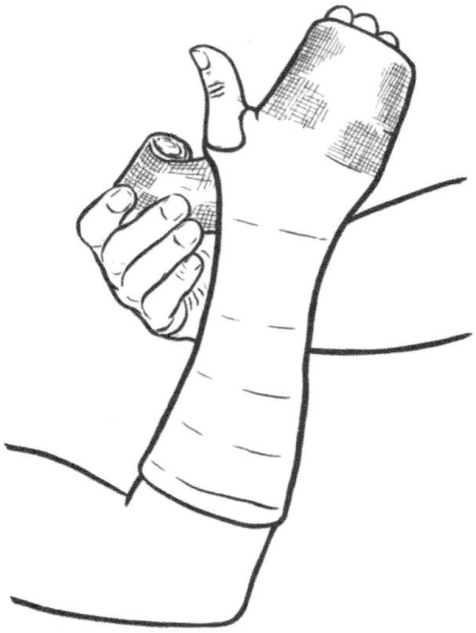

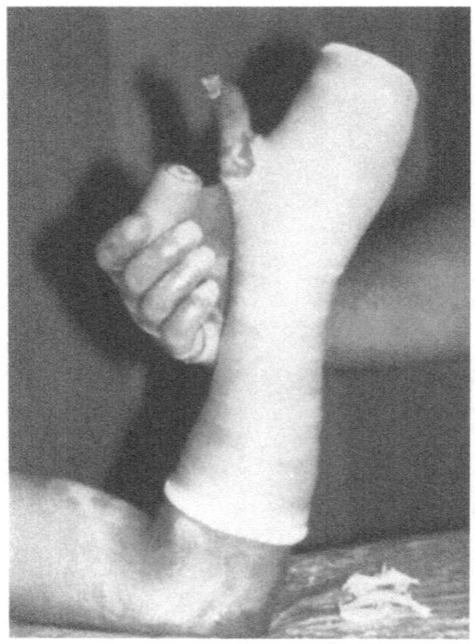

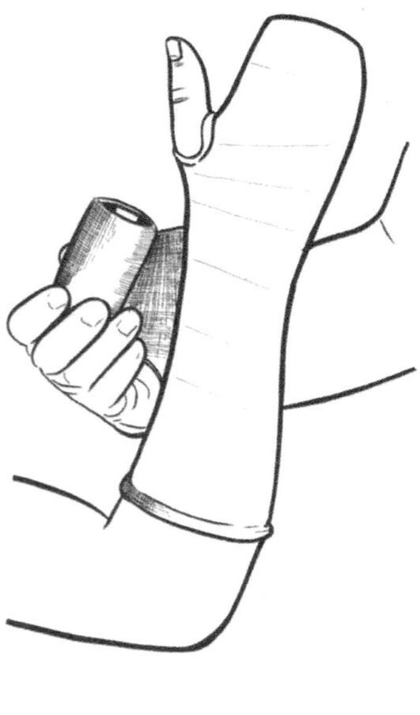

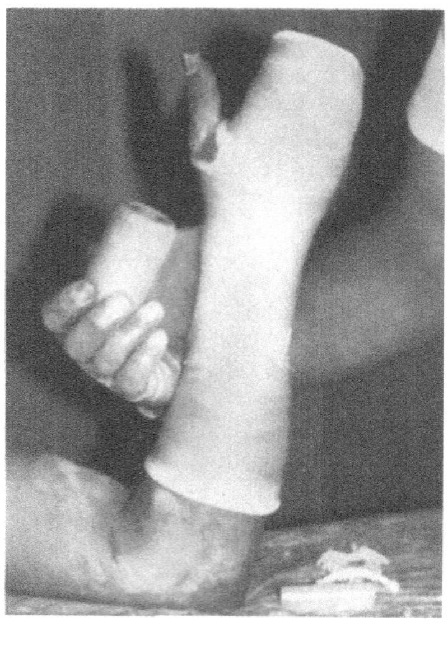

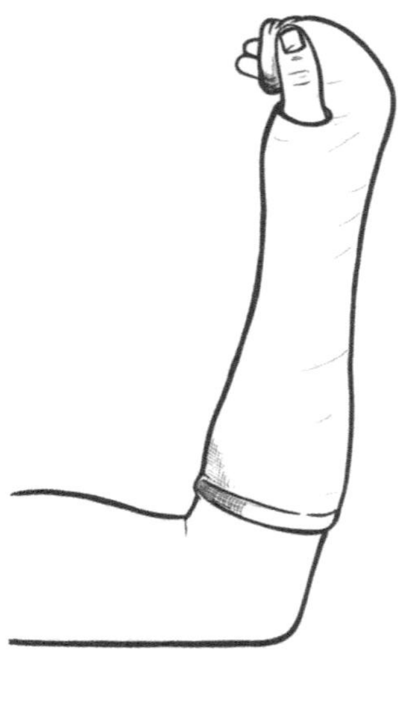

3 Unterarm-Daumen-Schiene, Unterarm-Daumen-Verband

3.1 Standardpolster

Material

1 Fingertrikotschlauch für Daumen
1 Trikotschlauch, 1,5fache Unterarmlänge bei Schienenverbänden und Kunststoffverbänden, 2fache Unterarmlänge bei geschlossenen Gipsverbänden
1 Rolle Synthetikwatte, 6 cm breit
1 Rolle Synthetikwatte, 8 cm breit
1 Rolle Kreppapier, 6 cm breit
oder
PU-Schaumbinde bei Kunststoffverbänden

Methode

Das Polster für den Unterarm-Daumen-Schienenverband oder den geschlossenen Unterarm-Daumen-Verband ist identisch. Die Länge des Unterarmtrikotschlauchs variiert. Bei Schienenverbänden und geschlossenen Kunststoffverbänden wird ein Trikotschlauch von 1,5facher Unterarmlänge, bei geschlossenen Gipsverbänden ein Trikotschlauch von 2facher Unterarmlänge benutzt.
Zunächst wird der Daumen mit einem Fingertrikotschlauch versehen. Anschließend wird der entsprechende Trikotschlauch über den Unterarm gezogen. Dabei wird darauf geachtet, daß bei zu modellierenden Verbänden am Ellenbogen ausreichend Trikot gestaucht wird. Mit der 6 cm breiten Wattebinde, die nicht vollständig benötigt wird, werden dann Daumen und Mittelhand bis hin zum Handgelenk gepolstert. Vom Handgelenk bis zum Unterarm 2 QF unterhalb der Ellenbeuge wird die Wattebinde (8 cm) in Spiraltour ausgewickelt. Auch von dieser Binde wird ein Rest bleiben.
Das Wattepolster wird mit dem 6 cm breiten Kreppapier oder je nach Verbandtyp mit der PU-Schaumbinde geglättet.

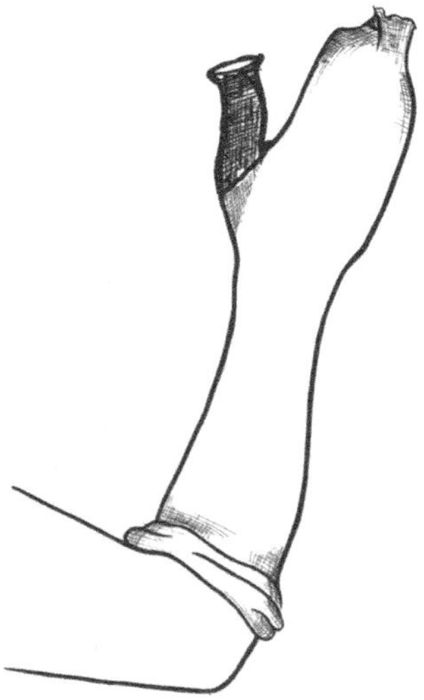

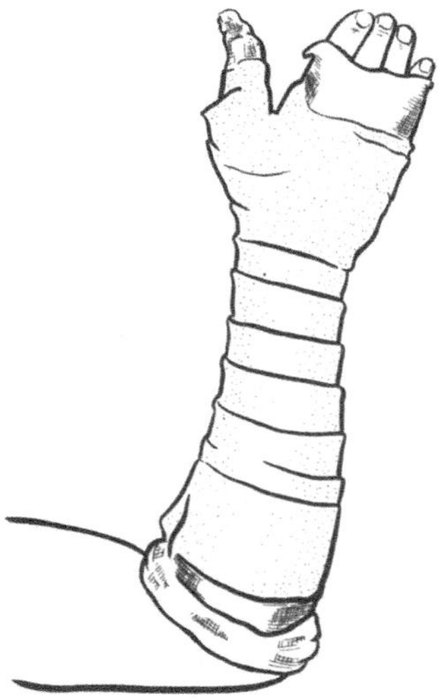

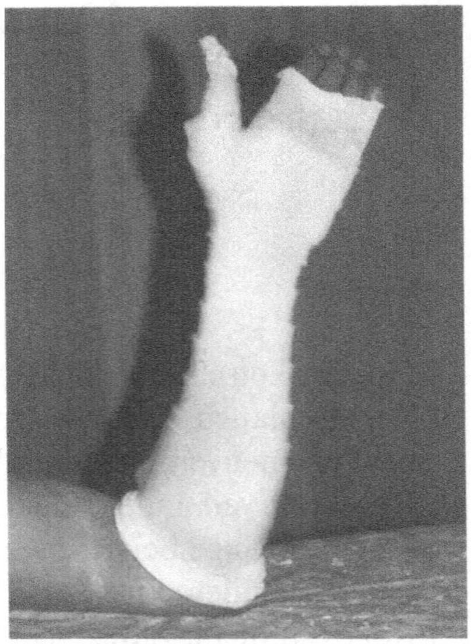

Überzug Trikotschlauch Daumen

- Überzug Trikotschlauch Unterarm

Wattepolster Daumen/ Mittelhand mit 6-cm-Watte
(oben: Mitte und rechts)

- Wattepolster Handgelenk/Unterarm mit 8-cm-Watte

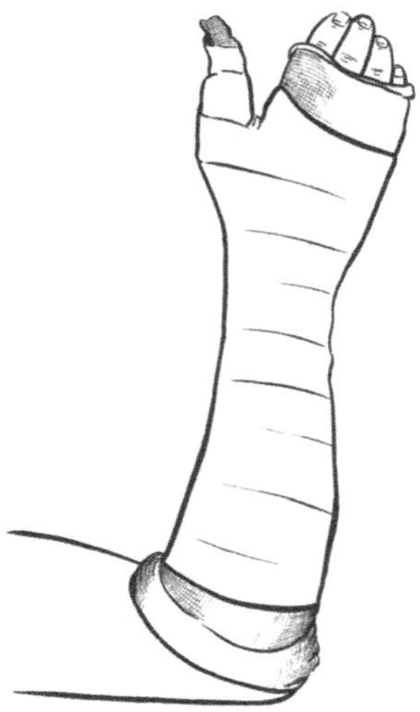

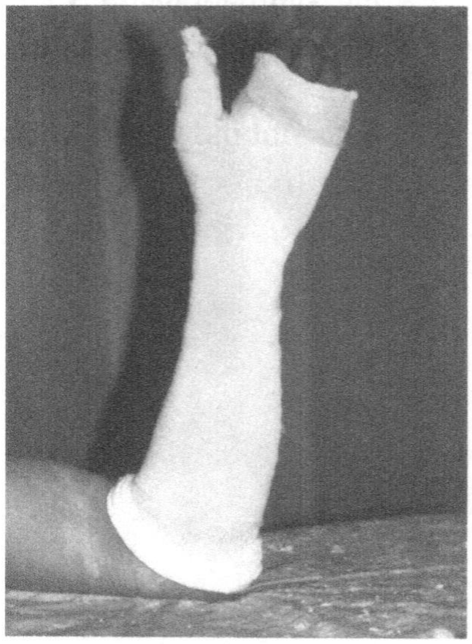

Glättung mit Kreppapier, alternativ PU-Schaumbinde *(Mitte)*

Fertiges Polster
(unten)

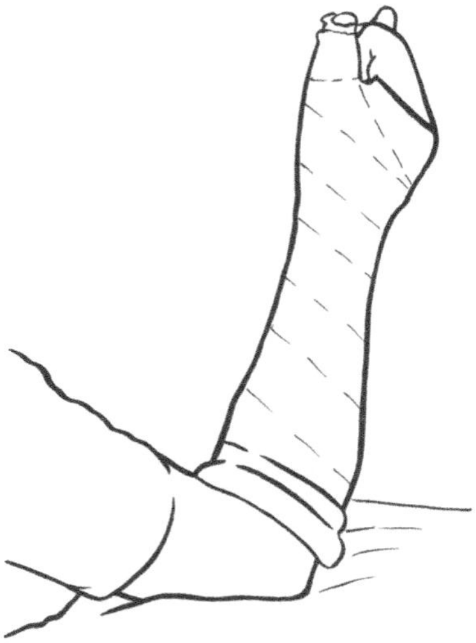

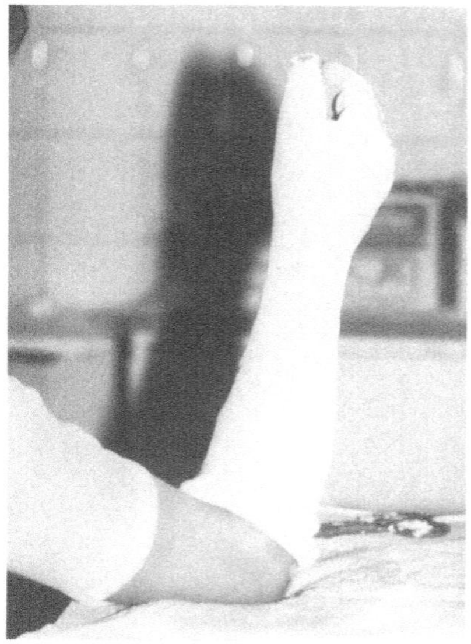

3.2 Daumen-Unterarm-Schiene: Gips

Material

1 Fingertrikotschlauch für Daumen
1 Trikotschlauch, 1,5fache Unterarmlänge
1 Rolle Synthetikwatte, 6 cm breit
1 Rolle Synthetikwatte, 8 cm breit
1 Rolle Kreppapier, 6 cm breit
1 Longuette, Gips, 10 cm/unterarmlang, 12lagig
1 Mullbinde, 6 cm breit
1 Mullbinde, 8 cm breit

Methode

Nach Aufbringen der Polsterung, die mit der 6 cm breiten Kreppapierbinde abschließt, wird die 10 cm breite, unterarmlange 12lagige Gipslonguette radial aufgelegt und angestrichen.
Die Longuette wird, am Daumen beginnend, mit der 6-cm-Mullbinde befestigt. Am Handgelenk und Unterarm wird die 8-cm-Mullbinde benutzt, von der jedoch ein Rest von ca. 80 cm gelassen wird. Nun werden die Verbandkanten zurechtgeschnitten. Die Trikotenden an Daumen, Mittelhand und Unterarm werden umgeschlagen, der Daumen wird gebeugt. Zum Abschluß werden die zurückgeschlagenen Trikotenden mit dem Rest der 8-cm-Mullbinde befestigt.

Standardpolster, Unterarm-Daumen-Schiene

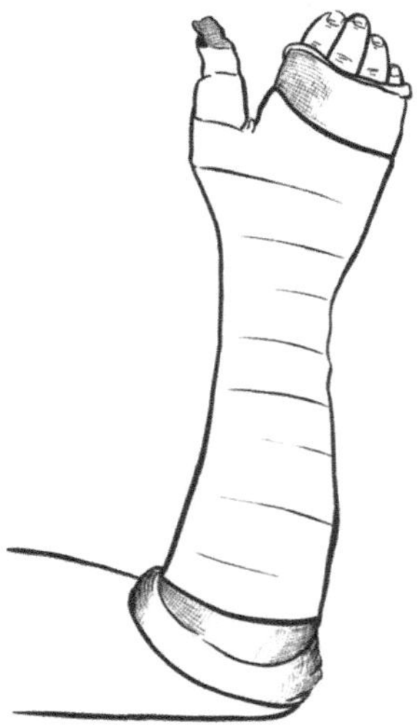

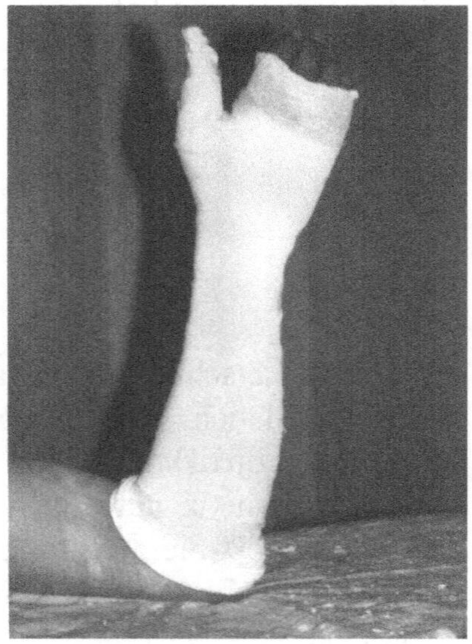

Anlage der 12lagigen Longuette radial

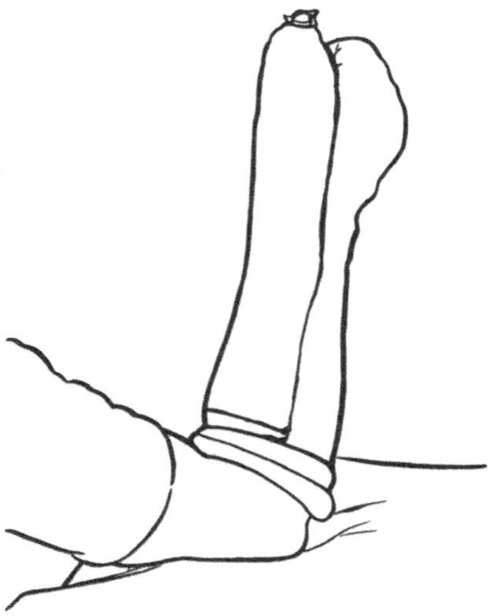

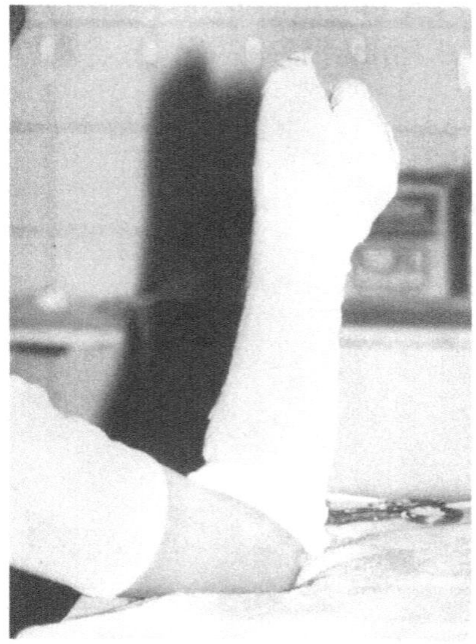

Befestigung der Longuette am Daumen und der Hand mit 6-cm-Mullbinde

- Befestigung der Longuette am Handgelenk und Unterarm mit 8-cm-Mullbinde (Rest lassen)

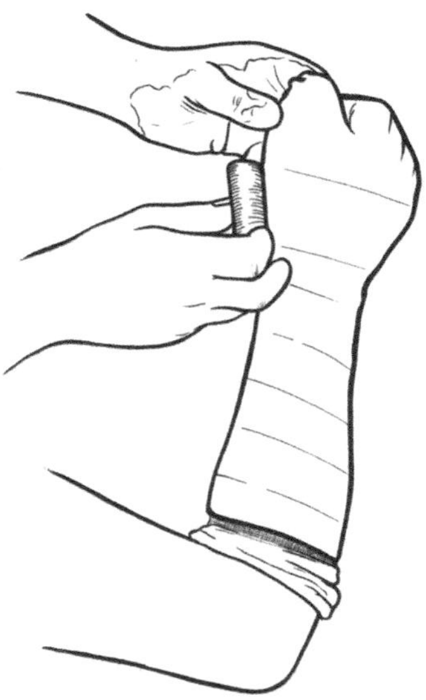

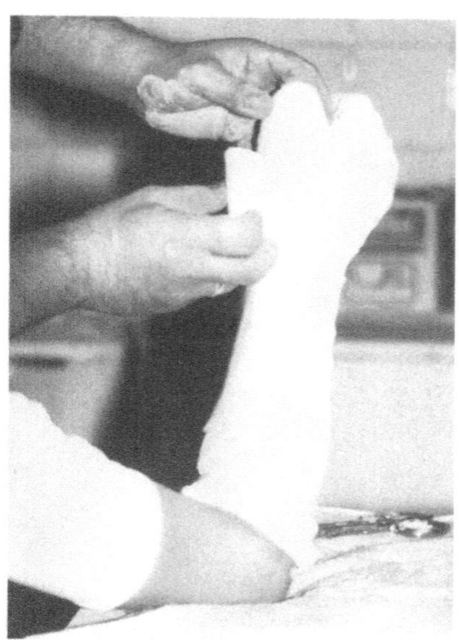

Umschlag Trikotschlauch, Modellierung, Daumenbeugung

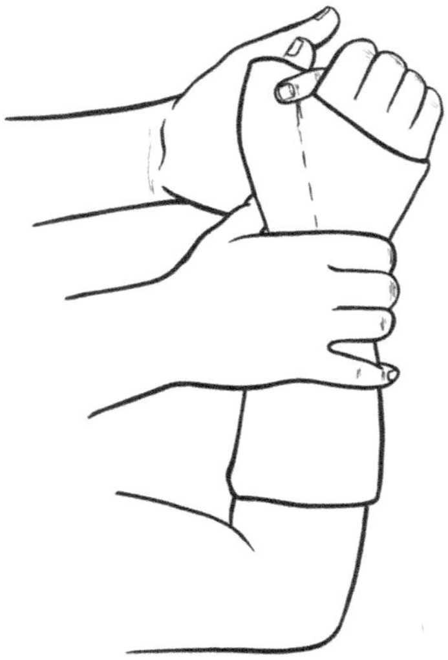

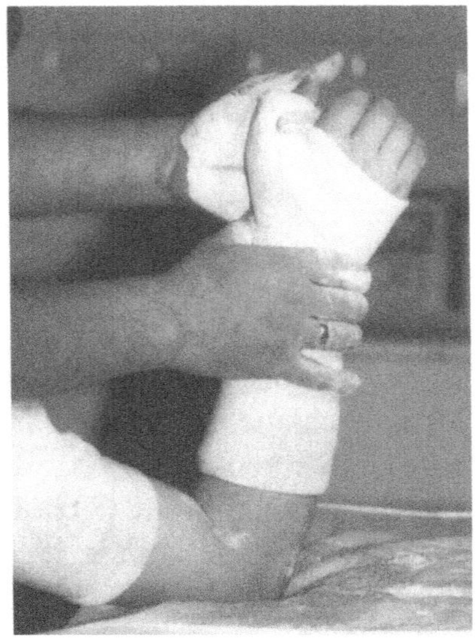

Fertiger Verband

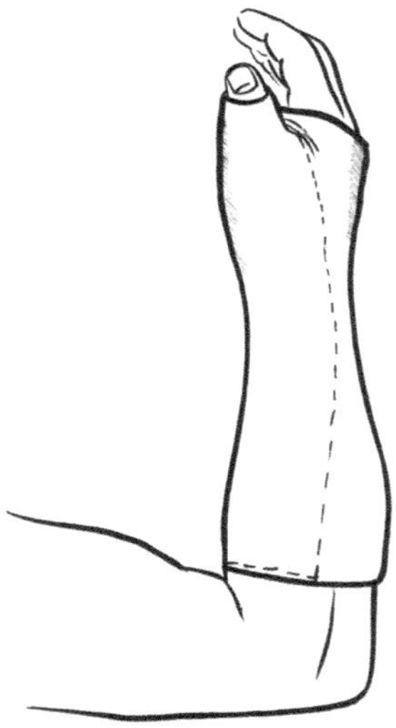

3.3 Daumen-Unterarm-Schiene: Polyurethan-Baumwolle

Material

1 Fingertrikotschlauch für Daumen
1 Trikotschlauch, 1,5fache Unterarmlänge
1 Rolle Synthetikwatte, 6 cm breit
1 Rolle Synthetikwatte, 8 cm breit
1 Rolle PU-Schaumbinde
1 Longuette PU-BW, 10/75, 3fach, 12lagig
2 Mullbinden, 6 cm breit

Methode

Das Polster wird in beschriebener Weise hergestellt. Die 10/75-cm-Longuette wird 3fach gelegt (bei längerem Unterarm 10/120-cm-Longuette benutzen) und radial auf Daumen und Unterarm angelegt. Am Daumen muß diese Longuette so zugeschnitten werden, daß sie den Daumen noch gut umfaßt, sie darf jedoch auch nicht zu breit sein, da sie sich dann in der 1. Zwischenfingerfalte nicht gut anmodellieren läßt.
Die Longuette wird zurechtgeschnitten und die Trikotenden werden über die Verbandkanten umgeschlagen. Anschließend wird, am Daumen beginnend, mit 2 6 cm breiten Mullbinden (feucht) die Longuette angewickelt. Beide Mullbinden sollten vollständig ausgenutzt werden. Die Binden müssen feucht sein, besser tropfnaß.

Standardpolster,
Unterarm-Daumen-
Schiene

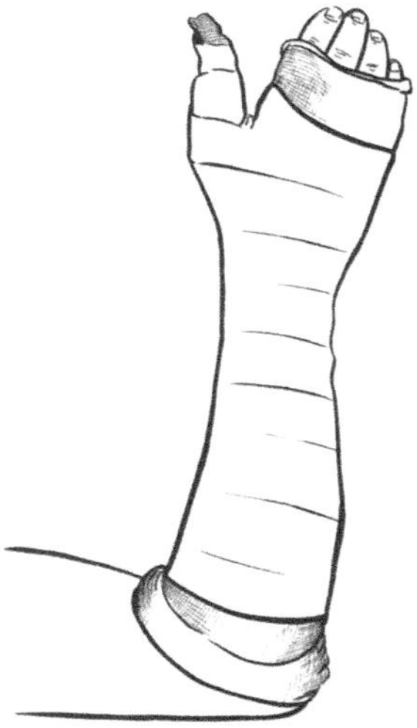

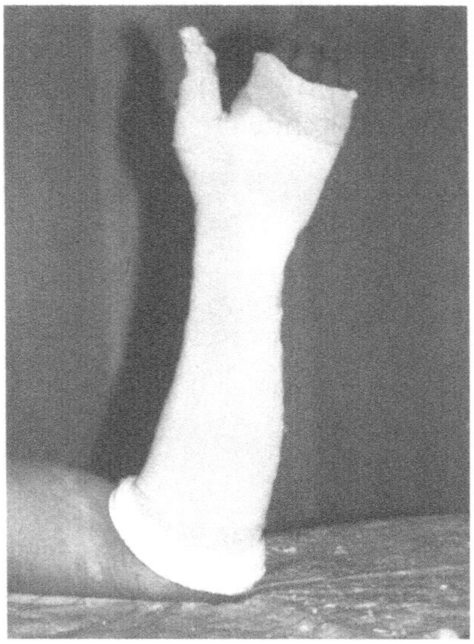

Anlage der PU-BW-Longuette mit Überstand an Daumen und Ellenbeuge

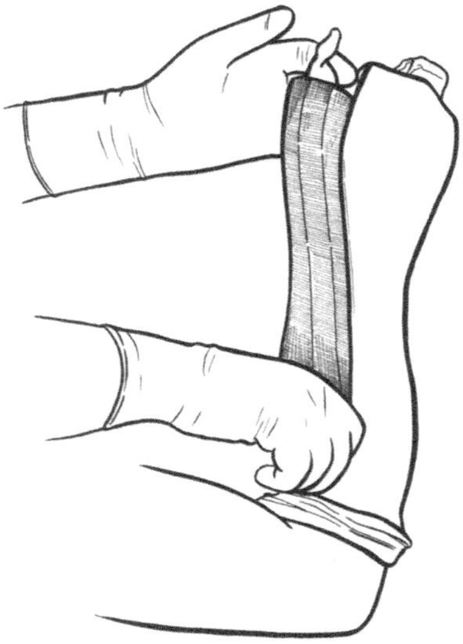

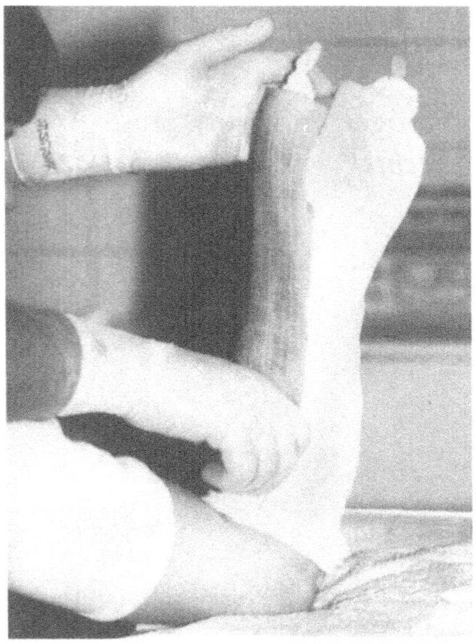

Zurechtschneiden,
Umschlag Trikotschlauch

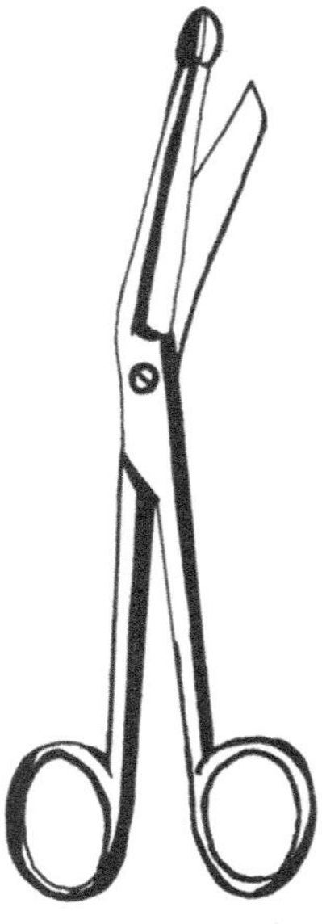

Befestigung der Longuette am Daumen/ Mittelhand/Unterarm mit Mullbinde

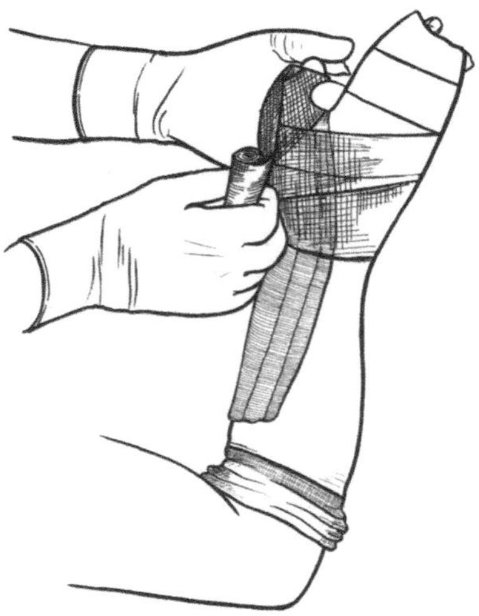

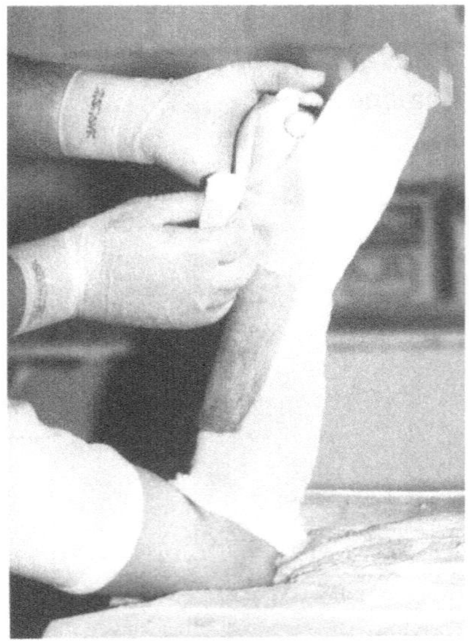

Daumenbeugung, Modellierung *(links)*

Fertiger Verband *(rechts)*

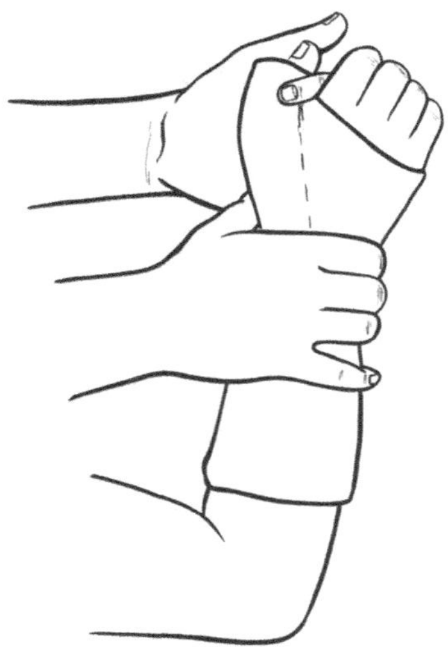

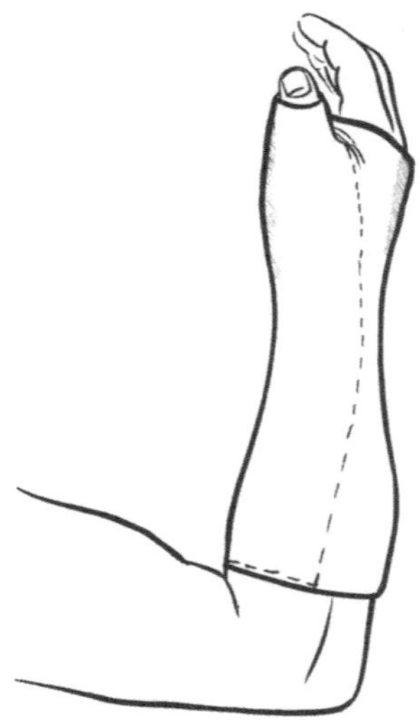

3.4 Daumen-Unterarm-Verband: Gips

Material

1 Fingertrikotschlauch für Daumen
1 Trikotschlauch, 2fache Unterarmlänge
1 Rolle Synthetikwatte, 6 cm breit
1 Rolle Synthetikwatte, 8 cm breit
1 Rolle Kreppapier, 6 cm breit
2 Gipsbinden, 6 cm breit
2 Gipsbinden, 8 cm breit

Methode

Der Daumen-Unterarm-Verband aus Gipsbinden ist sehr einfach herzustellen.
Auf die beschriebene Polsterung wird zunächst, am Daumen beginnend, die 6 cm breite Gipsbinde aufgewickelt. Mit dieser Binde werden Daumen, Mittelhand und Handgelenk bedeckt. Die 8 cm breite Gipsbinde schließt am Handgelenk an und endet am Unterarm 2 QF unterhalb der Ellenbeuge.
Die zweite 6 cm breite Gipsbinde wird in gleicher Art wie die erste aufgebracht, ebenso die zweite 8 cm breite Gipsbinde. Von dieser Binde wird ein Rest von ca. 30 cm belassen.
Nun werden die Trikotenden über den Verband zurückgezogen, der Daumen wird gebeugt und der Verband wird modelliert. Die Enden des Trikotschlauchs werden mit dem Rest der 8-cm-Gipsbinde verklebt.

Standardpolster, Unterarm-Daumen-Verband

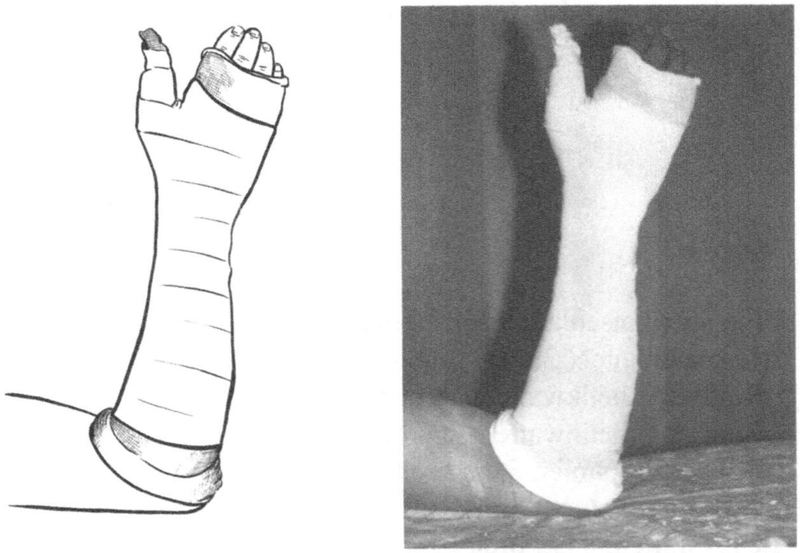

6-cm-Gipsbinde, Daumen/ Mittelhand/Handgelenk

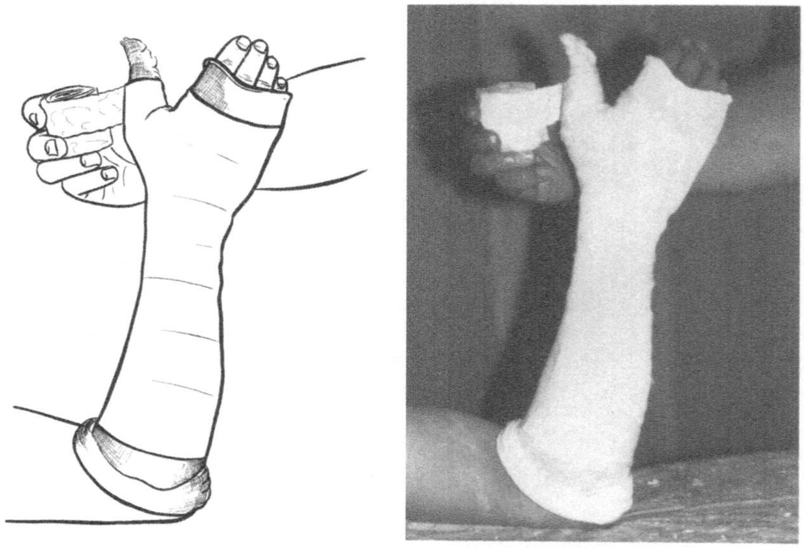

8-cm-Gipsbinde, Hand-gelenk/Unterarm

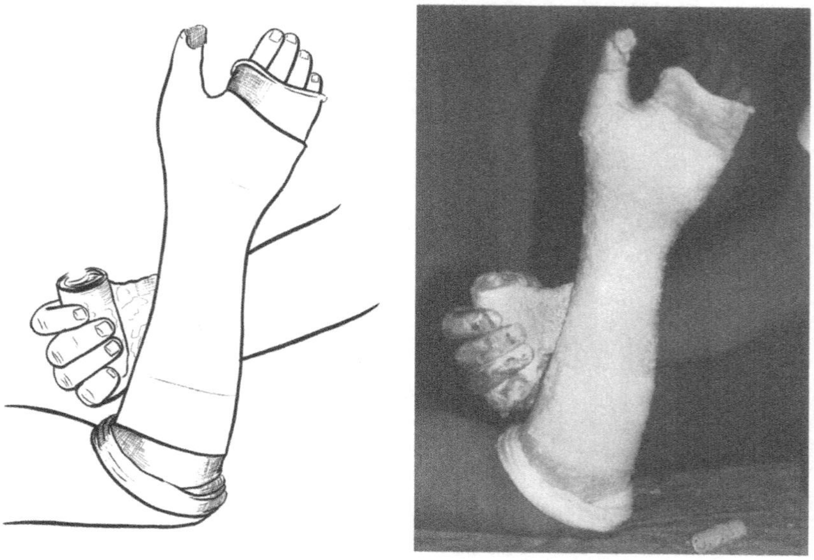

Wiederholung

- Umschlag Trikotschlauch und Zurückschieben von proximal nach distal

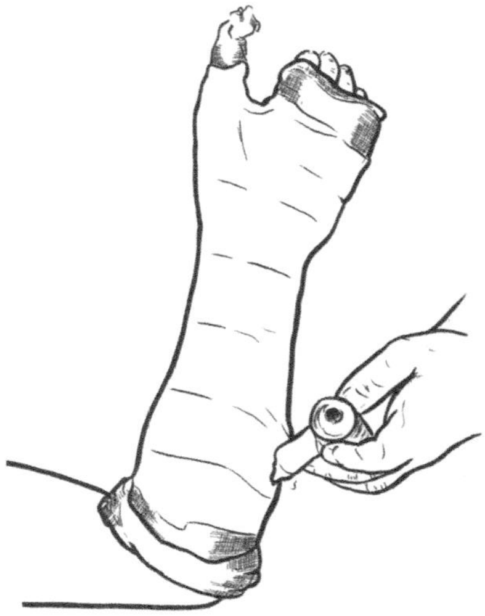

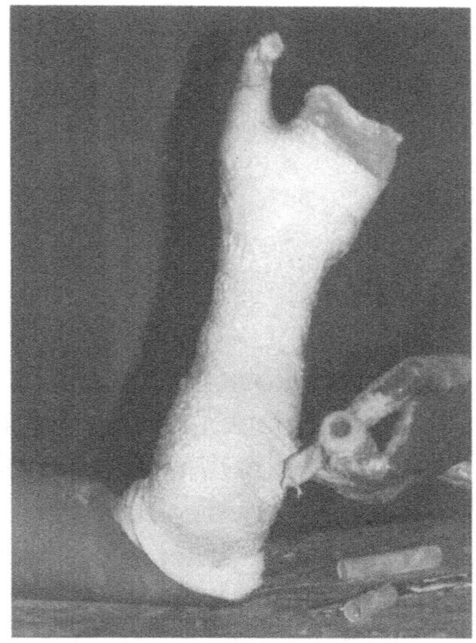

Modellierung und Versäuberung

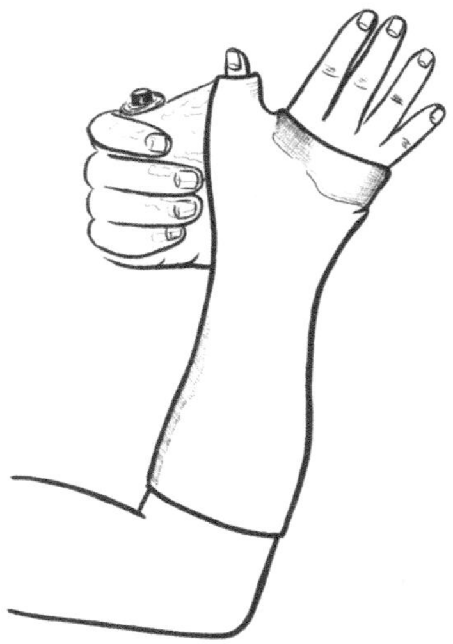

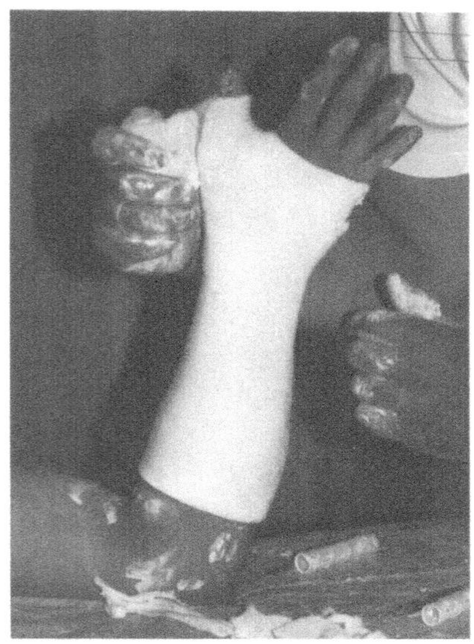

Fertiger Verband

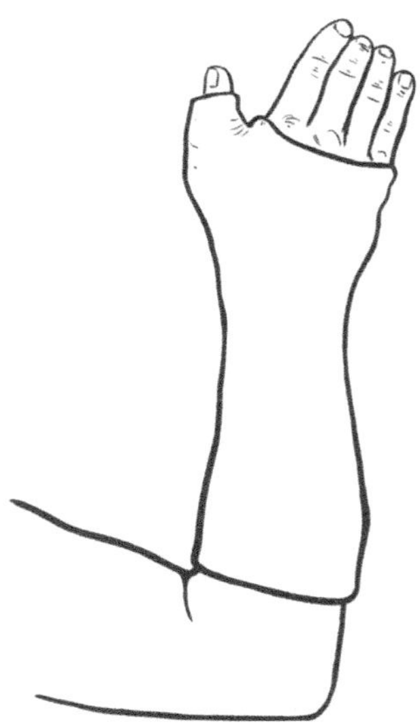

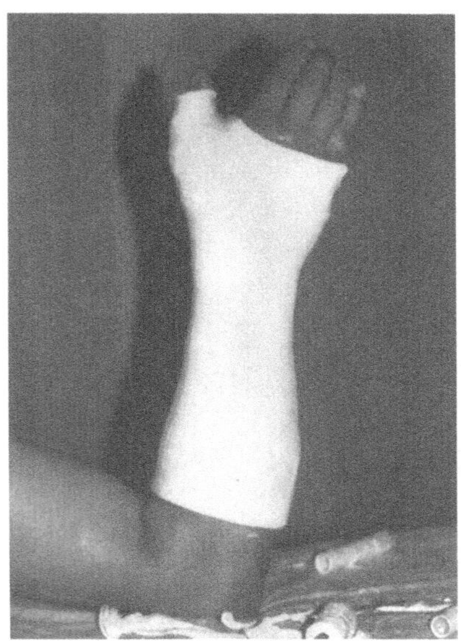

3.5 Daumen-Unterarm-Verband: Gips-Kunststoff-Laminat

Material

1 Fingertrikotschlauch für Daumen
1 Trikotschlauch, 2fache Unterarmlänge
1 Rolle Synthetikwatte, 6 cm breit
1 Rolle Synthetikwatte, 8 cm breit
1 Rolle Kreppapier, 6 cm breit
2 Gipsbinden, 8 cm breit
1 PU-BW-Binde, 5 cm breit
PU-Dispersion

Methode

Nach Polsterung in der oben genannten Art wird die erste 8-cm-Gipsbinde, am Daumen beginnend, über Mittelhand, Handgelenk und Unterarm ausgewickelt. Es folgt sogleich die 5 cm breite PU-BW-Binde, die in gleicher Weise gewickelt wird.

Zum Abschluß wird die zweite 5-cm-Gipsbinde so gewickelt, daß die PU-BW-Lage völlig bedeckt wird. Von dieser Binde muß ein ca. 30 cm langer Rest belassen werden.

Die Trikotenden werden zurückgezogen.

Der Daumen wird gebeugt, und der Verband wird über dem Trikot modelliert.

Die Enden des Trikotschlauchs werden mit dem Rest der 6 cm breiten Gipsbinde verklebt.

Standardpolster,
Unterarm-Daumen-
Verband

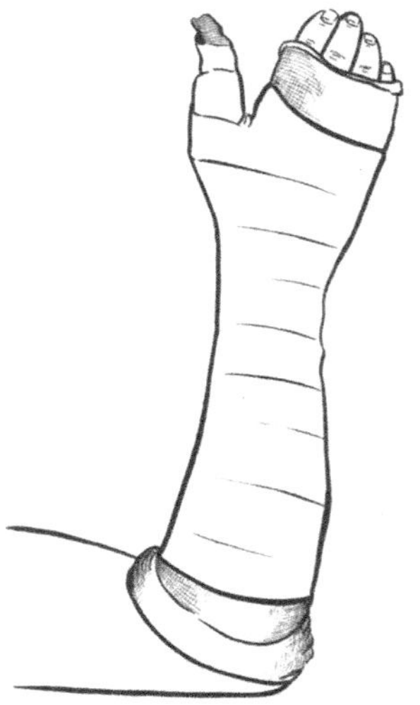

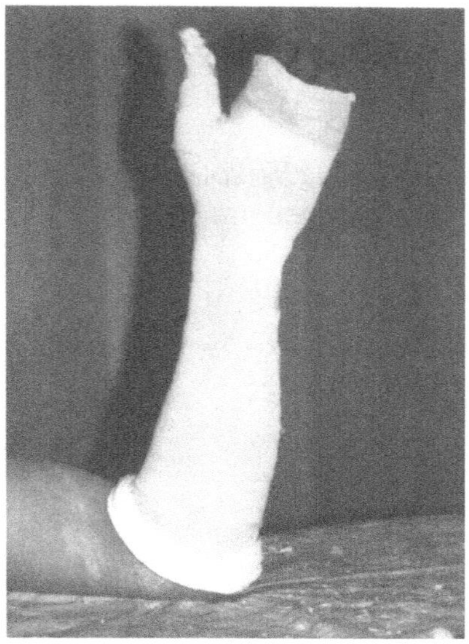

8-cm-Gipsbinde, Daumen/
Hand/Unterarm

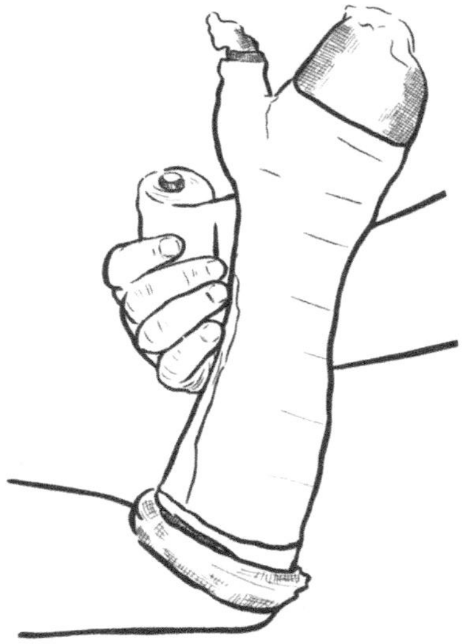

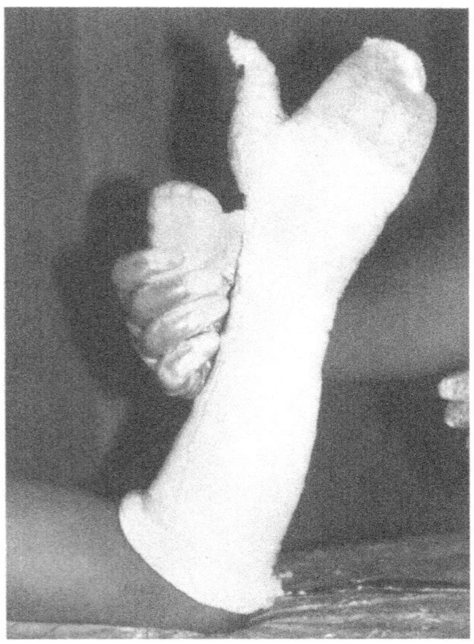

5 cm breite PU-BW-
Binde, Daumen/Hand/
Unterarm

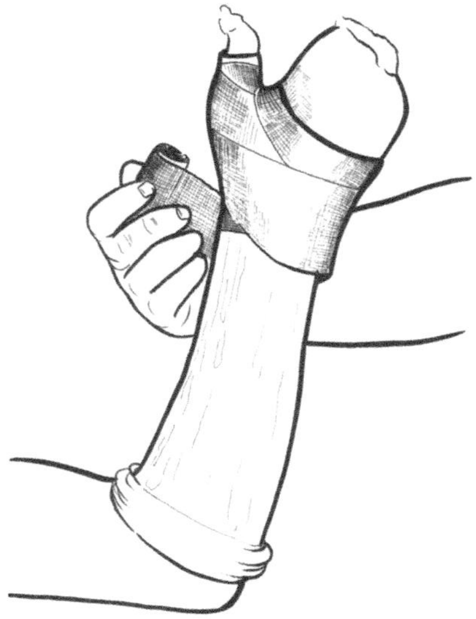

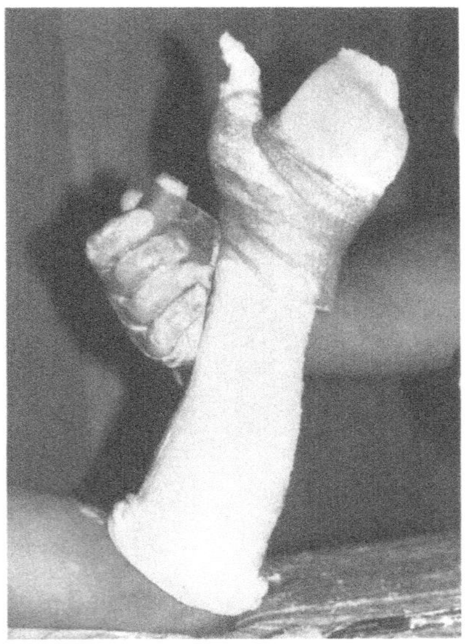

6-cm-Gipsbinde,
Daumen/Hand/Unterarm
(Rest lassen)

- Umschlag Trikot, Daumenbeugung
- Modellierung

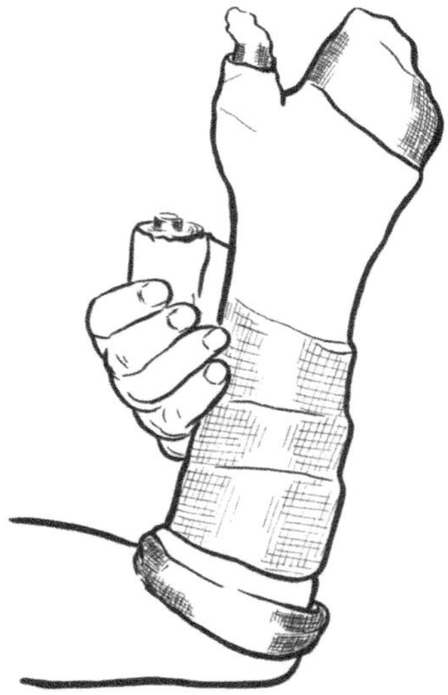

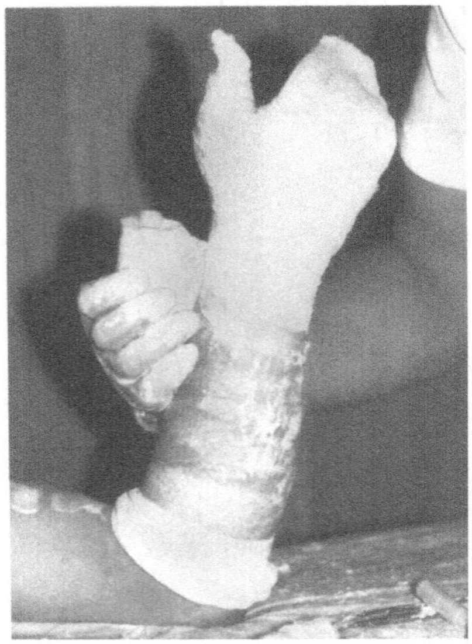

Verkleben der Trikotschlauchenden

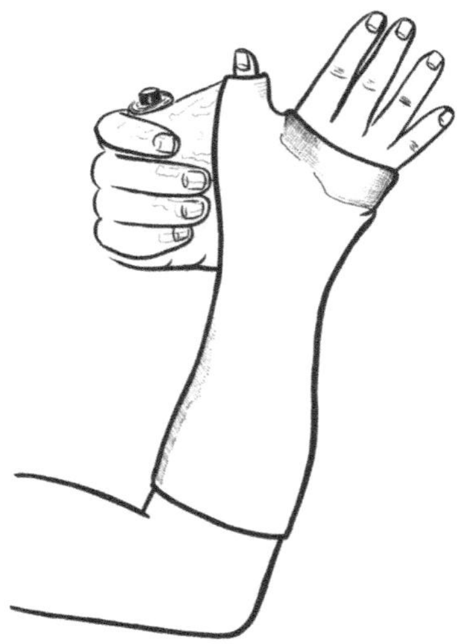

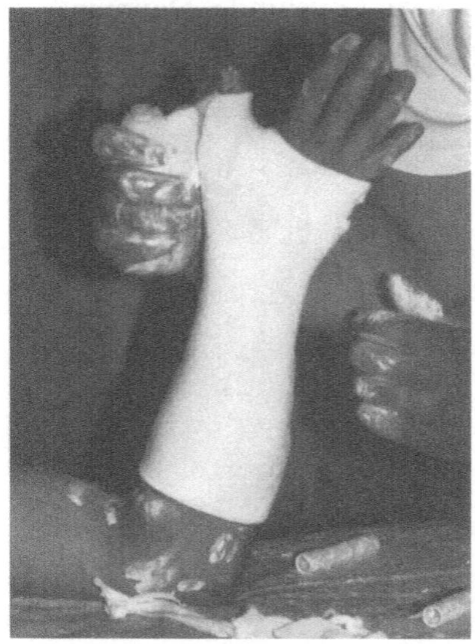

Fertiger Verband

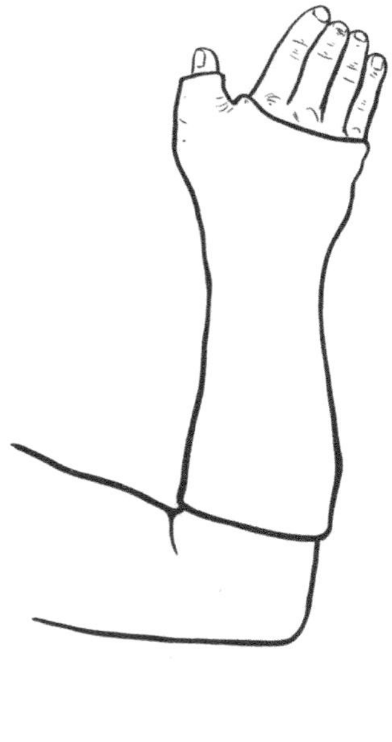

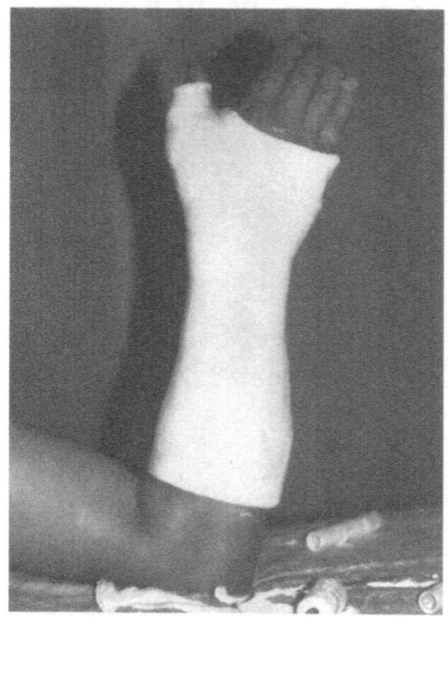

3.6 Daumen-Unterarm-Verband: Polyurethan-Baumwolle

Material

1 Fingertrikotschlauch für den Daumen
1 Trikotschlauch, 1,5fache Unterarmlänge
1 Rolle Synthetikwatte, 6 cm breit
1 Rolle Synthetikwatte, 8 cm breit
1 Rolle PU-Schaumbinde, 6 cm breit
2 PU-BW-Binden, 5 cm breit
1 PU-BW-Longuette, 10/75 cm, 2- bis 3fach
1 Mullbinde, 6 cm (feucht)

Methode

Der Verband beginnt mit dem Polster in der oben beschriebenen Art und Weise. Alternativ kann ein modifiziertes Standardpolster verwendet werden, wie in der Bildfolge gezeigt wird. Die Polsterkanten werden bei diesem modifizierten Polster vorab befestigt, so daß das Umschlagen der Trikotenden über die Verbandkante entfällt.
Die 5 cm breite PU-BW-Binde wird vom Daumen über Mittelhand/Handgelenk bis zum Unterarm 2 QF unter die Ellenbeuge ausgewickelt. Die 2- bis 3fach gelegte Longuette 10/75 cm wird radial aufgelegt und sofort zurechtgeschnitten.
Die Trikotenden werden über die Kante des Verbandes umgeschlagen, und es folgt die zweite 5 cm breite PU-BW-Binde, die wie die erste gewickelt wird.
Nun wird die tropfnasse Mullbinde vom Daumen bis zum Unterarm gewickelt. Der Daumen wird gebeugt und der Verband modelliert.
Nach Abbinden des Verbandes (ca. 3 min) wird die Mullbinde wieder entfernt.
Der Verband ist fertig.

Standardpolster, Unterarm-Daumen-Verband, alternativ: modifiziertes Polster

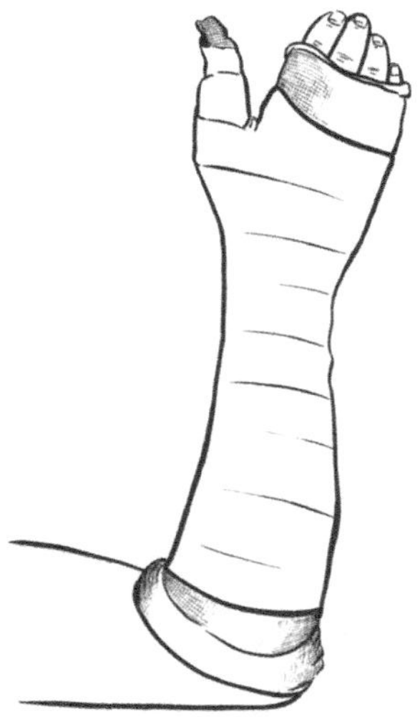

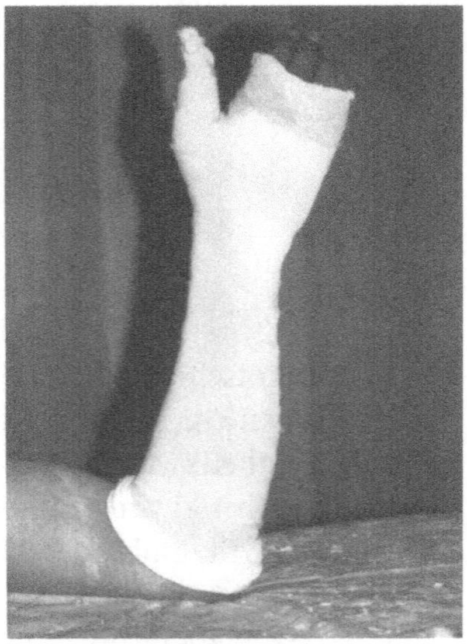

1 PU-BW-Binde, 5 cm Daumen/Hand/Unterarm

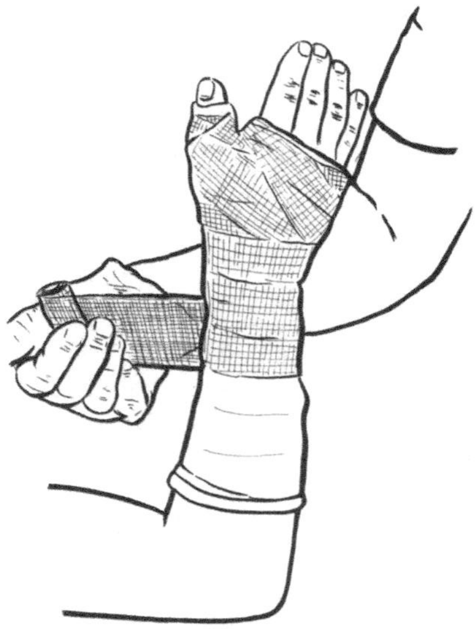

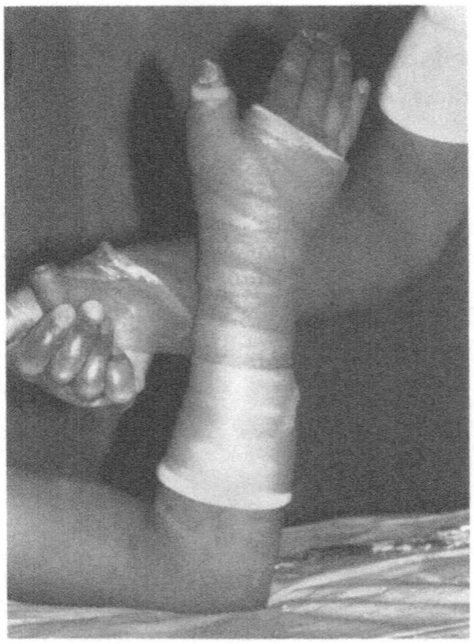

Longuette, 10/75 cm, 2- bis 3fach radial angelegt und zurechtgeschnitten

- Umschlagen Trikotschlauch (Modifikation s. Text)

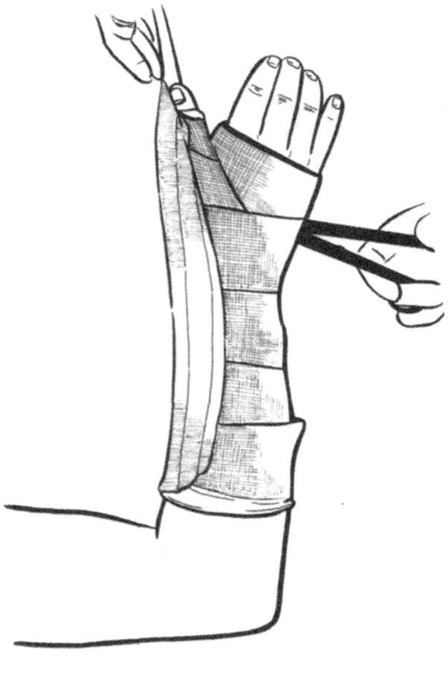

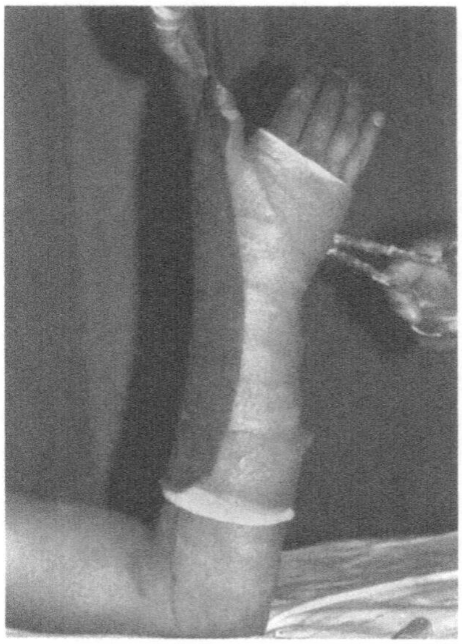

1 PU-BW-Binde, 5 cm, Daumen/Hand/Unterarm

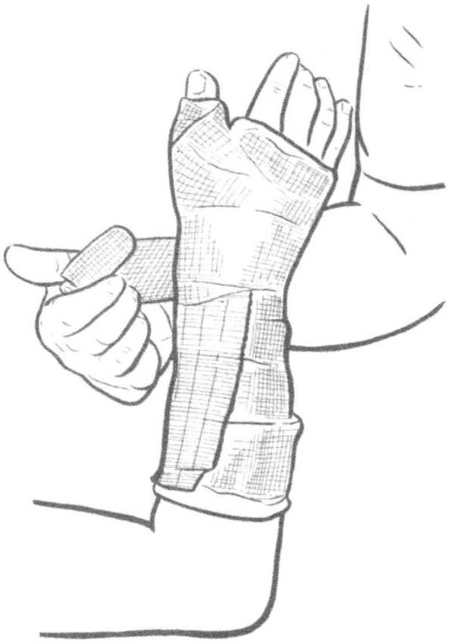

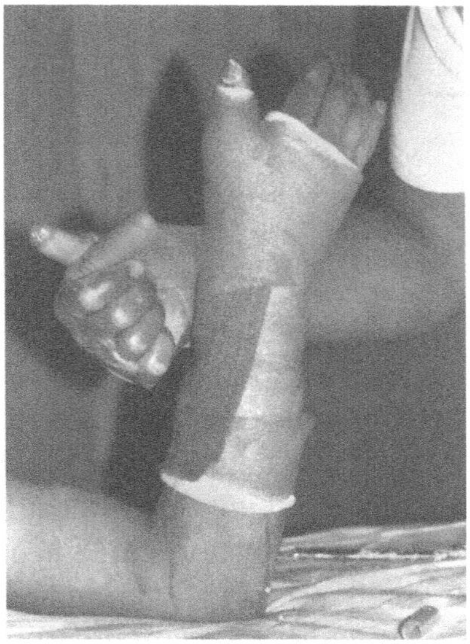

Feuchte Mullbinde
Daumenbeugung
Modellierung

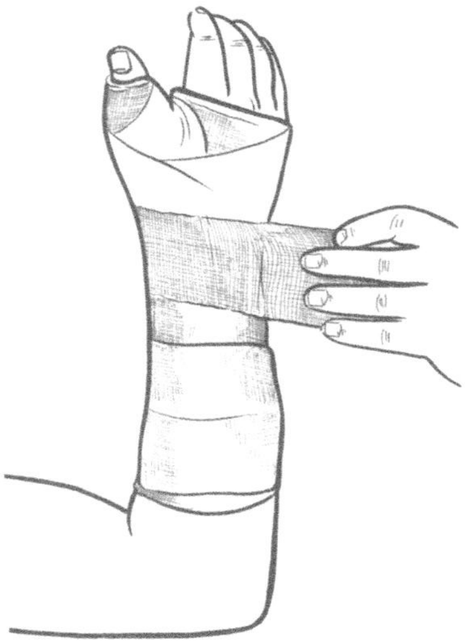

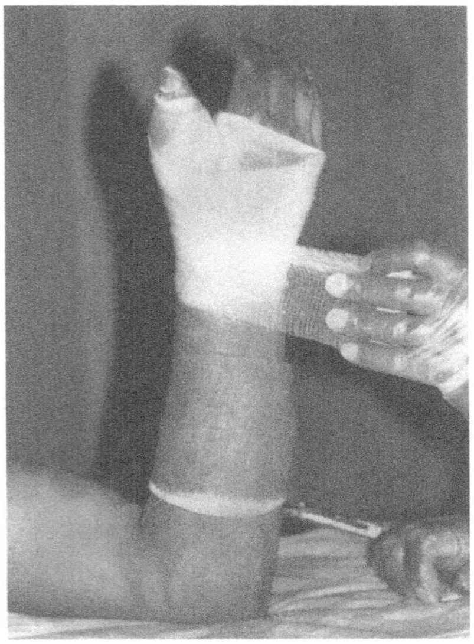

Fertiger Verband

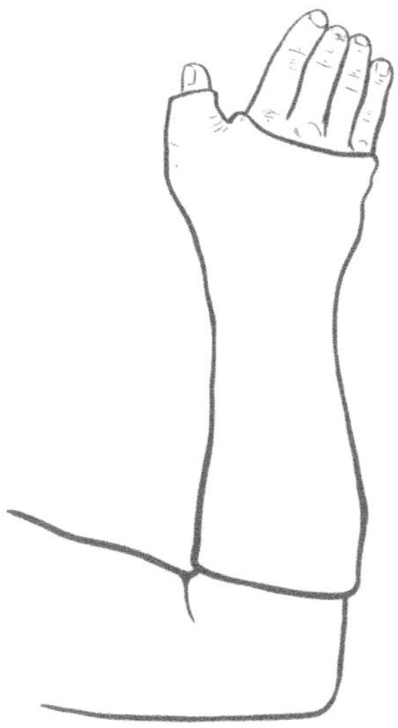

3.7 Daumen-Unterarm-Verband: Fiberglas

Material

1 Fingertrikotschlauch für den Daumen
1 Trikotschlauch, 1,5fache Unterarmlänge
1 Rolle Synthetikwatte, 6 cm breit
1 Rolle Synthetikwatte, 8 cm breit
1 Rolle PU-Schaumbinde, 6 cm breit
1 Fiberglasbinde, 5 cm breit
alternativ: 2 5 cm breite Fiberglasbinden
1 Fiberglasbinde, 7,5 cm breit

Methode

Zunächst wird über den untergezogenen Trikotschläuchen das Wattepolster angelegt und mit der PU-Schaumbinde geglättet. Alternativ kann das modifizierte Standardpolster angewendet werden. Da die Polsterkanten dann vorab durch Umschlag der Trikotenden befestigt werden, muß von der 7,5 cm breiten Binde kein Rest gelassen werden. Diese Binde kann vollständig ausgewickelt werden. Dann wird am Daumen beginnend die 5 cm breite Fiberglasbinde bis zum Handgelenk gewikkelt.

Die 7,5 cm breite Fiberglasbinde schließt am Handgelenk an und endet am Unterarm 2 QF unterhalb der Ellenbeuge. Von dieser Binde muß ein 20-30 cm langer Rest belassen werden.

Mit diesem Rest werden gleich anschließend die umgeschlagenen Trikotenden am Daumen, der Mittelhand und dem Unterarm verklebt. Es folgen die Beugung des Daumens und die Modellierung.

Bei schlanken Armen können zwei 5 cm breite Fiberglasbinden ausreichen.

Standardpolster Unterarm, Daumenverband, alternativ: modifiziertes Polster

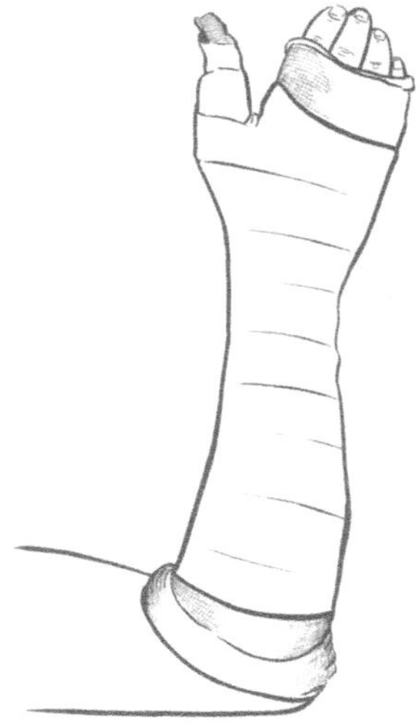

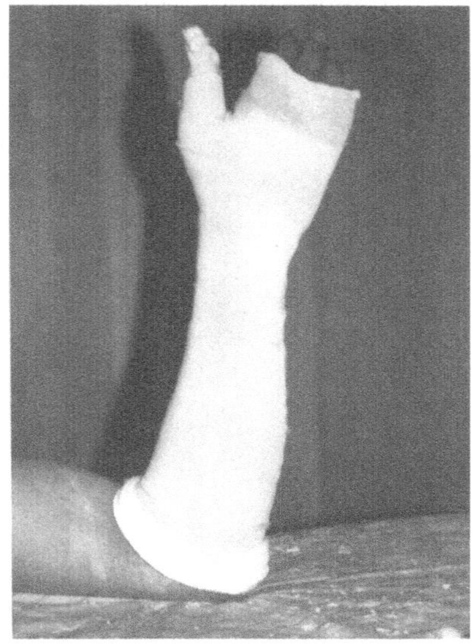

Fiberglasbinde, 5 cm, Daumen/Hand/Handgelenk

- Fiberglasbinde, 7,5 cm, Handgelenk/Unterarm (Rest lassen)
- Umschlag Trikot (Modifikation s. Text)

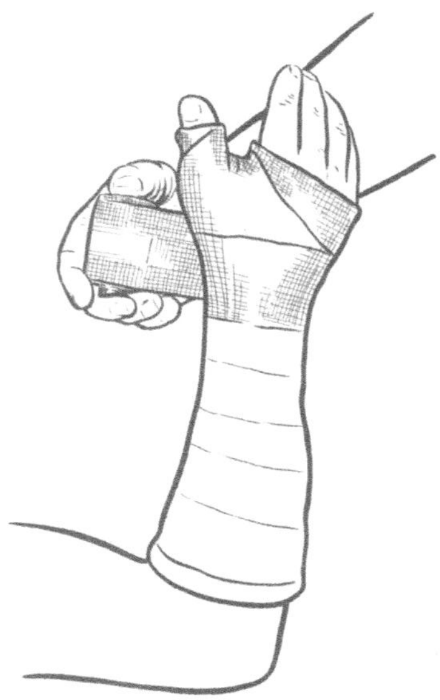

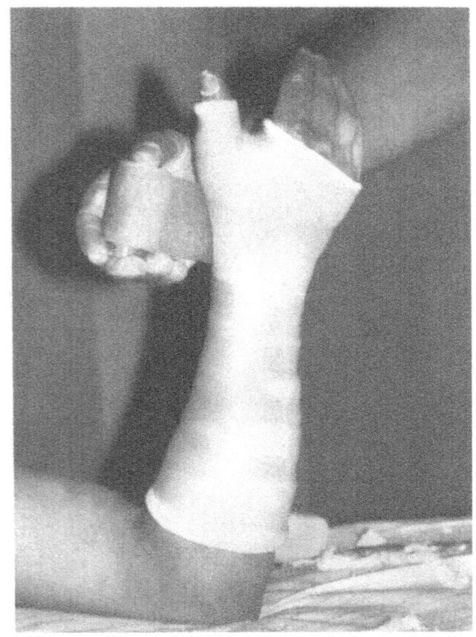

Befestigung des Trikotschlauchs mit Rest der Fiberglasbinde, 7,5 cm nur bei Standardpolster nötig

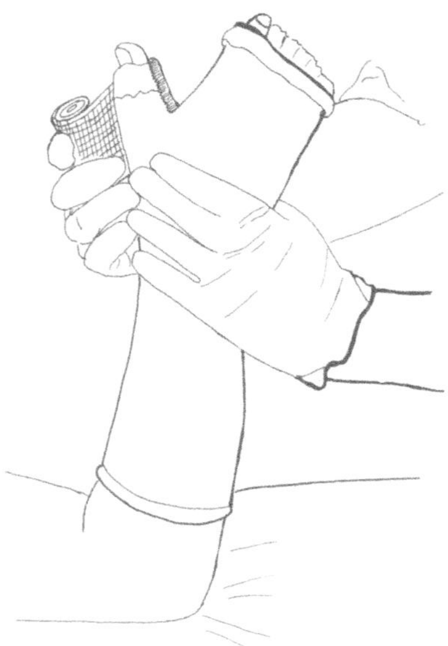

Daumenbeugung, Modellierung

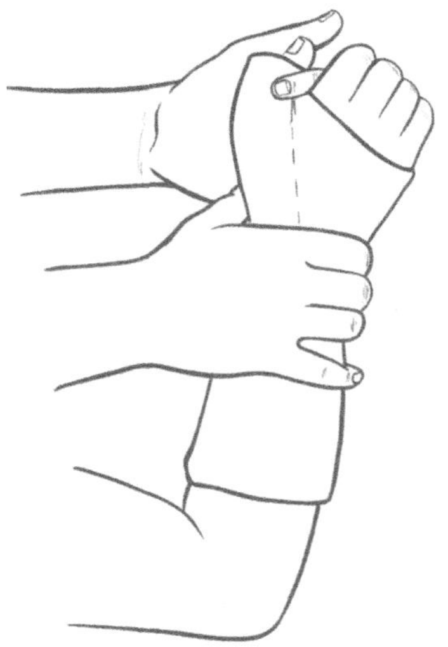

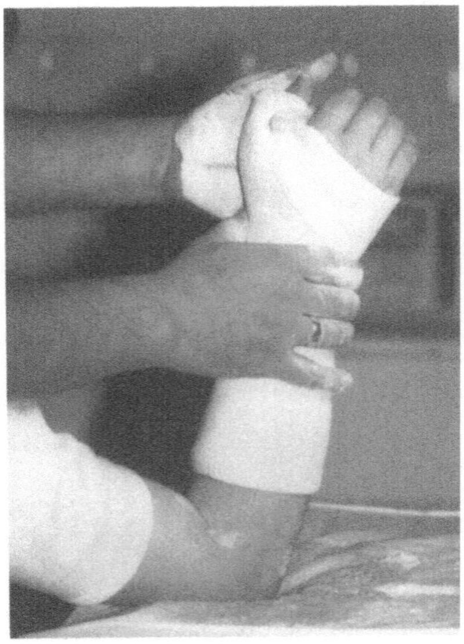

Fertiger Verband

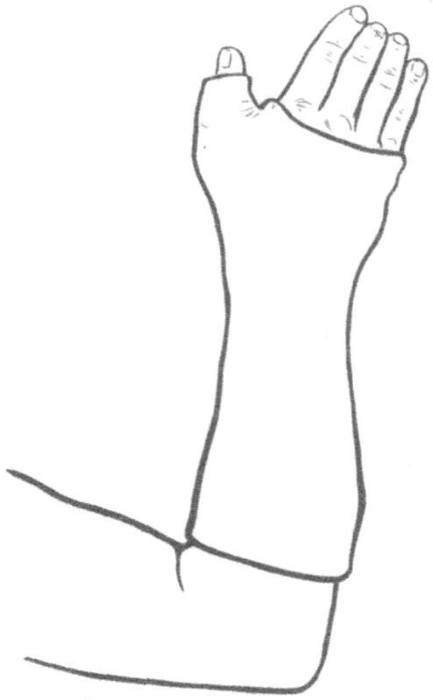

4 Unterarm-Faust-Verband

4.1 Standardpolster

Material

1 Trikotschlauch, 2fache Unterarmlänge für Gips und Gips-Kunststoff-Verbände, 1,5fache Unterarmlänge für Kunststoffverbände
5 Fingertrikotschläuche
2 Rollen Synthetikwatte, 6 cm und 8 cm breit
1 Rolle Kreppapier
1 Rolle PU-Schaumbinde bei Kunststoffverbänden

Methode

Bei der Polsterung des Unterarm-Faust-Verbandes ist darauf zu achten, daß die Polsterlagen in der Handinnenfläche möglichst dünn ausfallen. Der Faustschluß erfolgt nämlich bei diesen Verbänden erst abschließend, nachdem alle Verbandlagen aufgebraucht sind.

Bei zu starkem Polster in der Handinnenfläche würde sich dieses stark zusammenschieben, vermehrt auftragen und es könnte so zu Druckschäden oder Durchblutungsstörungen der Finger kommen.

Alle Finger erhalten einen Trikotschlauchüberzug. Der Unterarm wird mit einem 2fach unterarmlangen Trikotschlauch bei Gipsverbänden oder Gips-Kunststoff-Laminatverbänden versehen. Für Kunststoffverbände ist dieser Trikotschlauch nur 1,5fach unterarmlang.

Die Wattepolsterung beginnt mit einer 6 cm breiten Wattebinde an den Fingerspitzen der weitgehend gestreckten Hand und wird über den Daumen bis zum Handgelenk fortgeführt.

Vom Handgelenk bis zum Unterarm wird die Polsterung mit einer 8 cm breiten Wattebinde weitergeführt.

Das Polster wird mit einer 6 cm breiten Papierbinde, am Daumen beginnend, geglättet. Für Kunststoffverbände wird anstelle von Papier eine PU-Schaumbinde benutzt.

Die Modifikation des Polsters für Kunststoffverbände besteht wieder darin, daß die Polsterkanten vorab durch Umschlag der Trikotenden befestigt werden. Es werden bei den einzelnen Verbänden beide Variationen gezeigt.

Sämtliche Finger erhalten einen Trikotüberzug

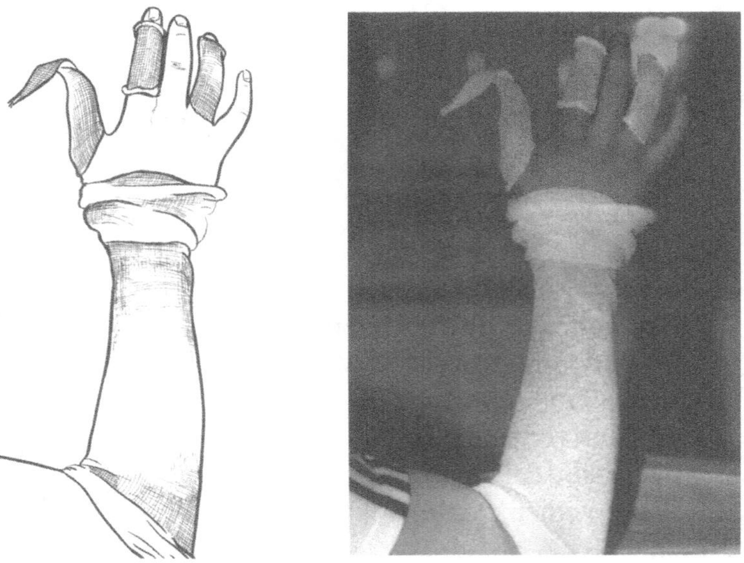

Der Unterarmtrikotschlauch wird übergezogen

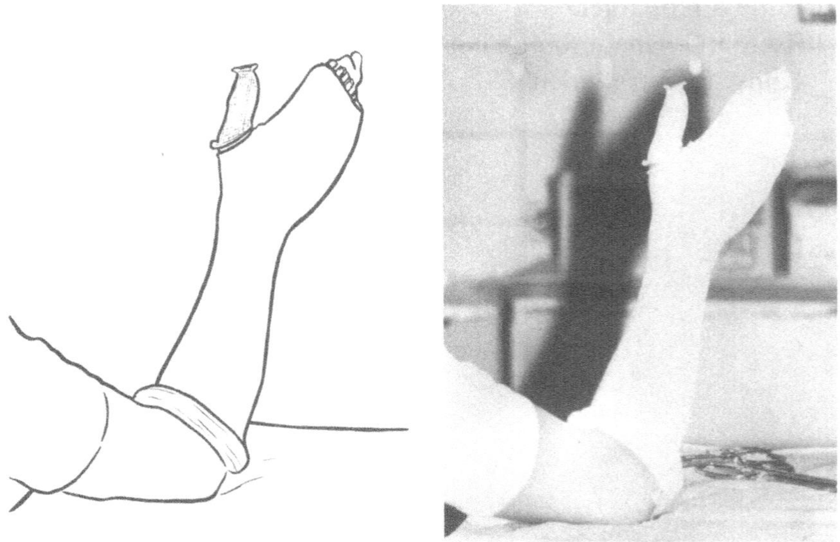

Wattepolster mit 6 cm breiter Wattebinde an Hand und Daumen

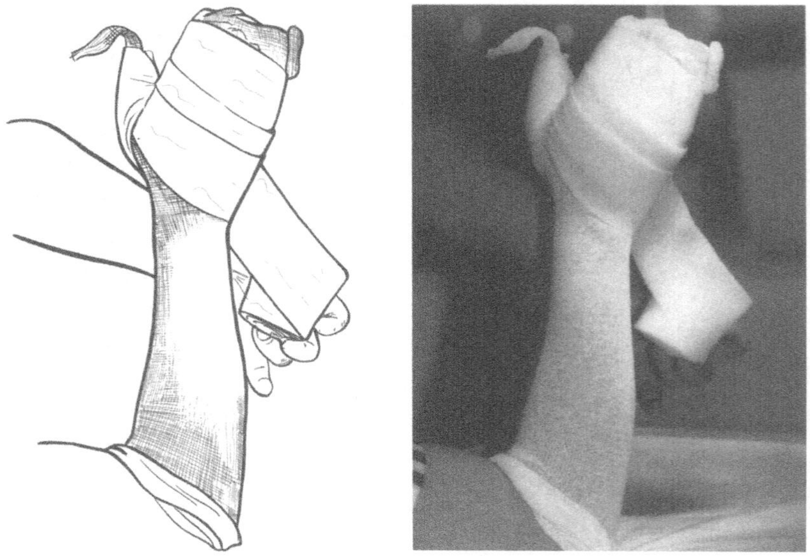

Wattepolster mit 8 cm breiter Wattebinde an Handgelenk und Unterarm

- Glättung des Polsters mit 6-cm-Papierbinde am Daumen beginnend. Alternativ für Kunststoffverbände: PU-Schaumbinde

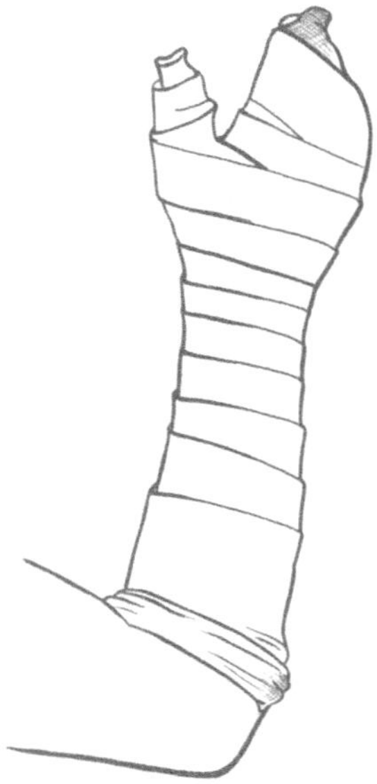

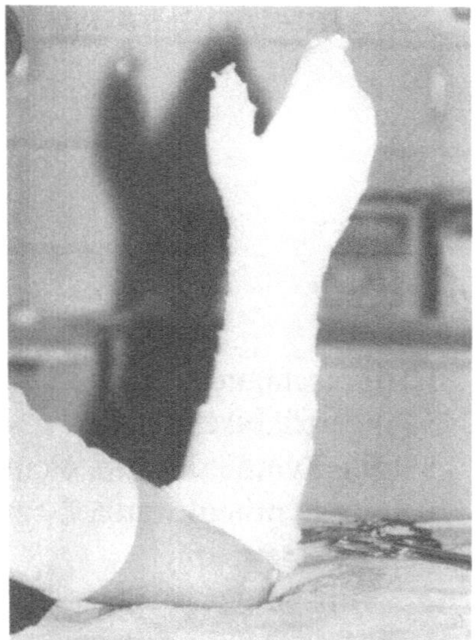

Fertiges Polster

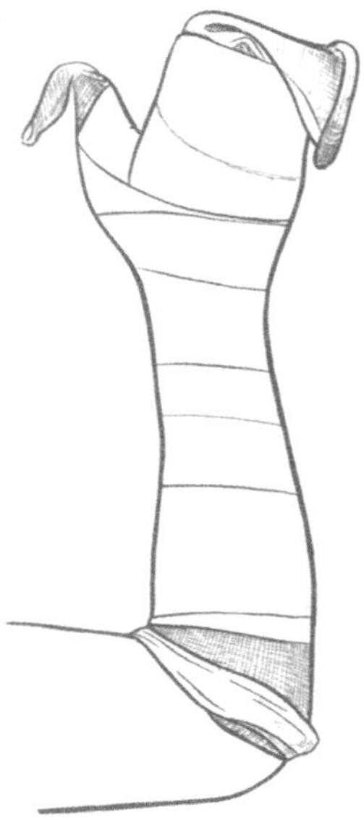

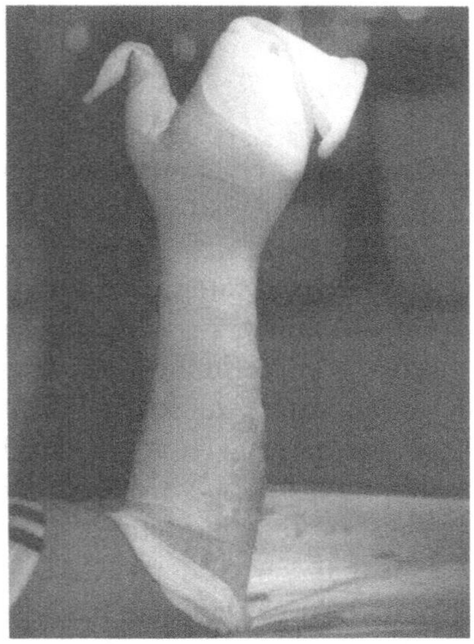

4.2 Unterarm-Faust-Verband: Gips

Material

1 Trikotschlauch, 2fache Unterarmlänge
5 Fingertrikotschläuche
1 Rolle Synthetikwatte, 6 cm breit
1 Rolle Synthetikwatte, 8 cm breit
1 Rolle Kreppapier
2–3 Gipsbinden, 6 cm breit
2 Gipsbinden, 8 cm breit

Methode

Beim Faustverband besteht grundsätzlich das Problem der Modellierung der Faust. Die Faust kann erst geschlossen werden, wenn sämtliches Material aufgebracht worden ist. Dabei kann es bei unsachgemäßer Anlage und schlechter Verteilung des Materials zu Druckstellen kommen. Solche Druckstellen sind nur zu vermeiden, wenn in der Handinnenfläche dünn gepolstert wird und der Verband in der Faust bestens modelliert wird.
Um den Verband nach Aufwickeln der Gipsbinden noch modellierfähig zu halten, muß schnell gearbeitet werden, und die Wassertemperatur sollte möglichst niedrig sein (ca. 20°).
Nach Überzug der Fingertrikotschläuche und des Unterarmtrikotschlauchs wird gepolstert.
Die 6 cm breite Wattebinde beginnt am Daumen mit 2 Touren, führt dann auf den Handrücken und die Finger. Mit der 8 cm breiten Wattebinde wird das Handgelenk und der Unterarm gepolstert. Das Polster wird mit einer 6 cm breiten Kreppapierbinde geglättet, wobei ebenfalls am Daumen begonnen wird. Die erste 6 cm breite Gipsbinde beginnt wieder am Daumen mit 2 Touren, dann werden Finger und Mittelhand gewickelt. Es folgt die erste 8 cm breite Gipsbinde für Handgelenk und Unterarm. Die zweite 6-cm-Gipsbinde schließt den Verband am Daumen, Hand und Handgelenk ab, die zweite, 8 cm breite Gipsbinde am Handgelenk und Unterarm. Von dieser letzten Binde sollte ein ca. 20 cm langer Rest belassen werden, um damit später die Trikotenden verkleben zu können.
Der Trikotschlauch wird nun distal und proximal umgeschlagen und zurückgezogen. Am Daumen wird der kleine Trikotschlauch ebenfalls über die Verbandkante geschlagen.
Es folgt die äußerst wichtige Modellierung und der exakte Faustschluß über dem Zeigefinger des „Gipsers“. Durch drehende Bewegungen dieses eingelegten Fingers wird der Verband in der Handinnenfläche und an den Beugeseiten der Finger modelliert.
Zum Abschluß werden die Trikotschlauchenden mit dem Rest der 8 cm breiten Gipsbinde verklebt.

Standardpolster,
Unterarm-Faust-Verband

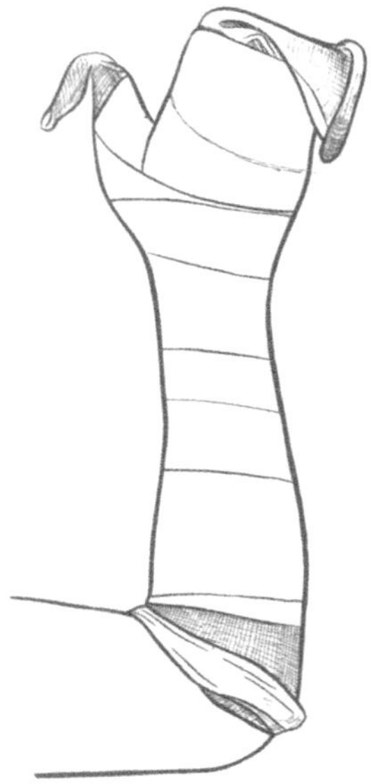

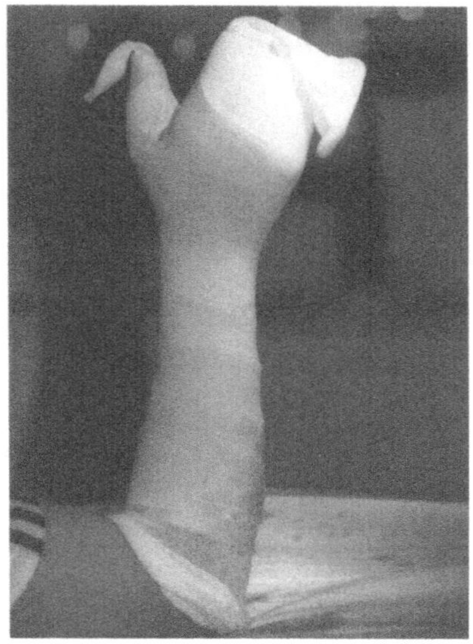

6-cm-Gipsbinde,
Hand/Handgelenk

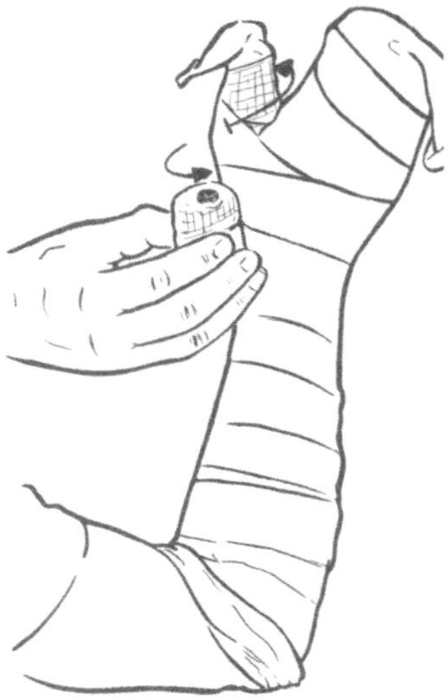

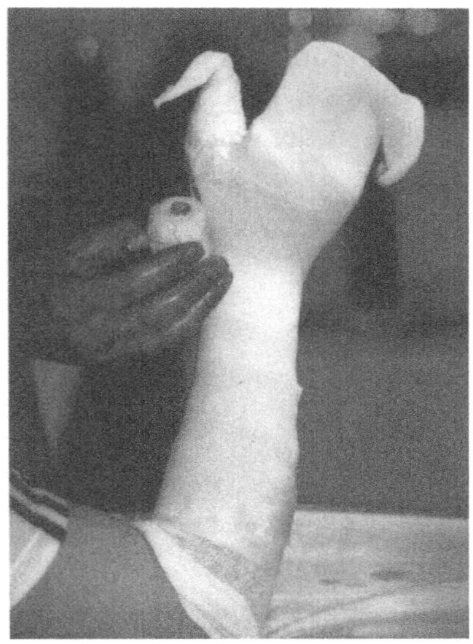

8-cm-Gipsbinde,
Handgelenk/Unterarm

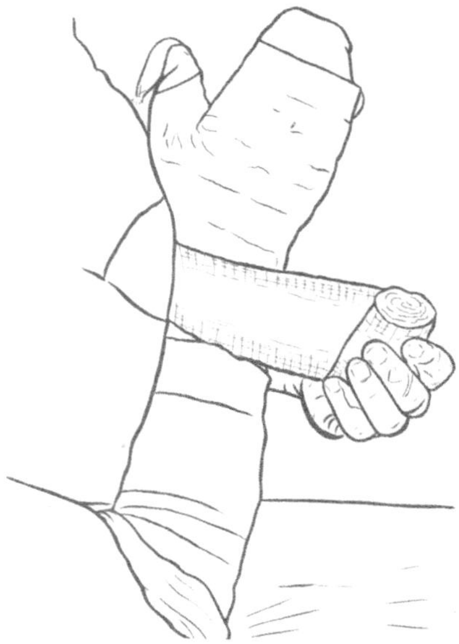

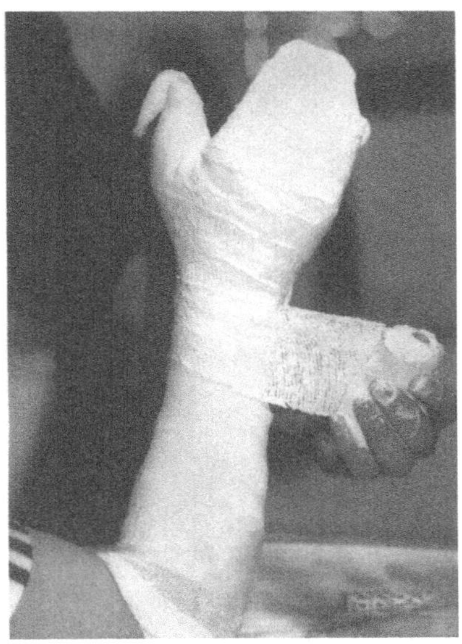

6-cm-Gipsbinde, Daumen/Hand/Handgelenk *(links)*

8-cm-Gipsbinde, Handgelenk/Unterarm *(rechts)*

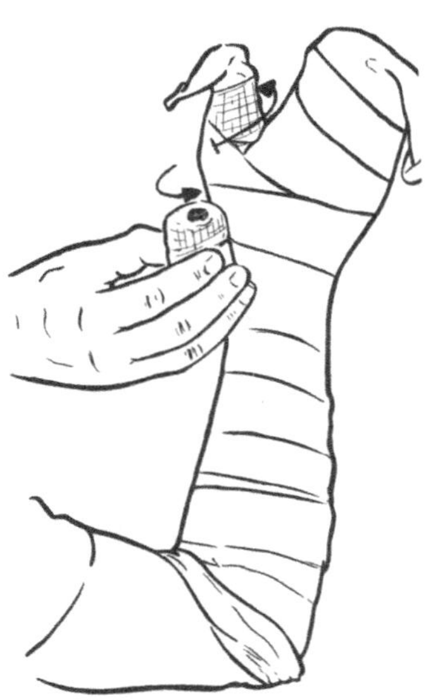

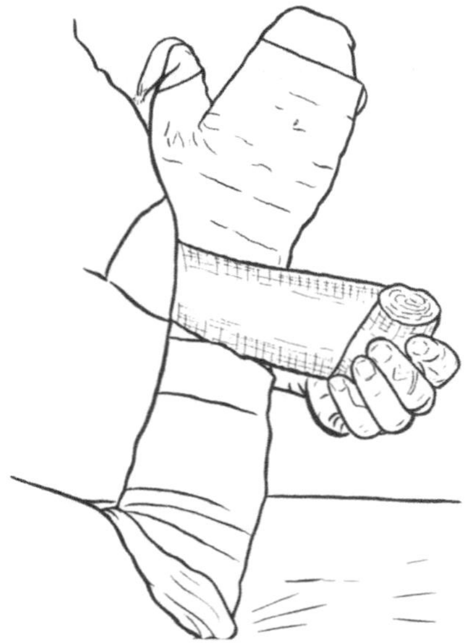

Rückzug Trikotschlauch, Modellierung, Faustschluß, Verkleben der Trikotenden

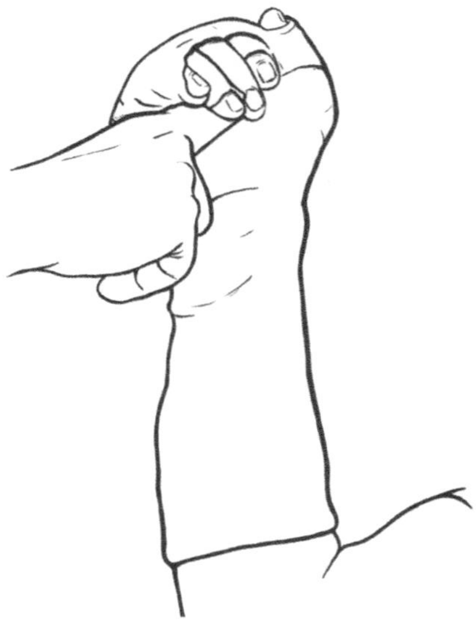

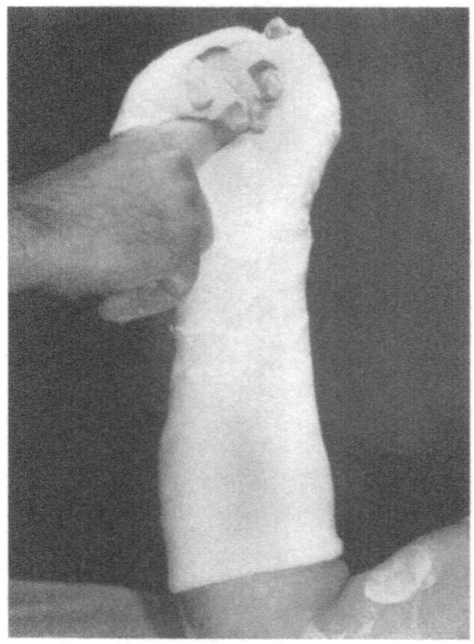

Fertiger Verband

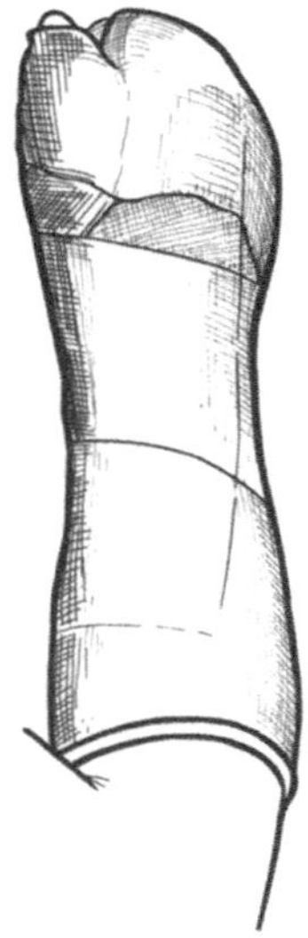

4.3 Unterarm-Faust-Verband: Gips-Kunststoff-Laminat

Material

1 Trikotschlauch, 2fache Unterarmlänge
5 Fingertrikotschläuche
1 Rolle Synthetikwatte, 6 cm breit
1 Rolle Synthetikwatte, 8 cm breit
1 Rolle Kreppapier, 6 cm breit
1 PU-BW-Binde, 5 cm breit
2 Gipsbinden, 8 cm breit
1 Gipsbinde, 6 cm breit
PU-Dispersion

Methode

Der Unterarm-Faust-Verband in Gips-Kunststoff-Laminat-Technik läßt sich ebenso gut modellieren wie der reine Gipsverband. Durch geringeren Gipsverbrauch ist der Verband allerdings leichter.

Nach Anlage des Standardpolsters Unterarm-Faust-Verband wird die erste 6 cm breite Gipsbinde aufgewickelt. Sie beginnt am Daumen, führt über Finger, Mittelhand bis hin zum Handgelenk. Die erste 8-cm-Gipsbinde schließt an. Damit wird das Handgelenk bis hin zum proximalen Unterarm gewickelt. Es folgt die 5 cm breite PU-BW-Binde, mit der der gesamte Unterarm und die Hand gewickelt wird. Mit der zweiten, 8 cm breiten Gipsbinde wird nun der gesamte Verband vom Daumen über Hand/Handgelenk und Unterarm gewikkelt. Ein Rest von 20 cm Länge sollte belassen werden, um damit zum Schluß die Trikotenden zu verkleben.

Nach Umschlag der Trikotschlauchenden und Zurückziehen des Schlauchs wird die Faust über den Zeigefinger des „Gipsers" geschlossen. Danach wird exakt modelliert. Die Trikotenden werden mit dem Rest der letzten Gipsbinde verklebt.

Standardpolster,
Unterarm-Faust-Verband

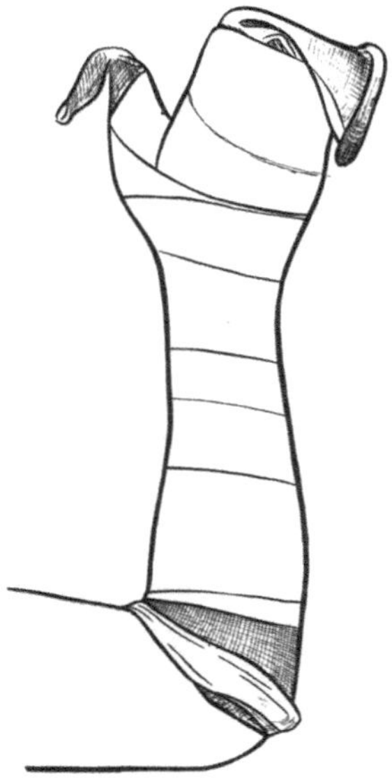
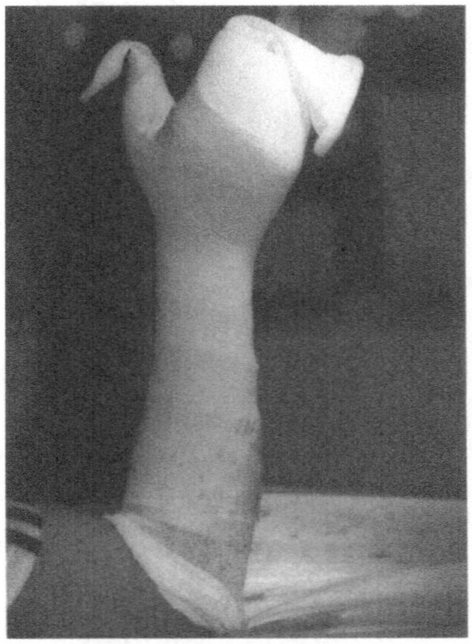

6-cm-Gipsbinde,
Daumen/Hand/Handgelenk

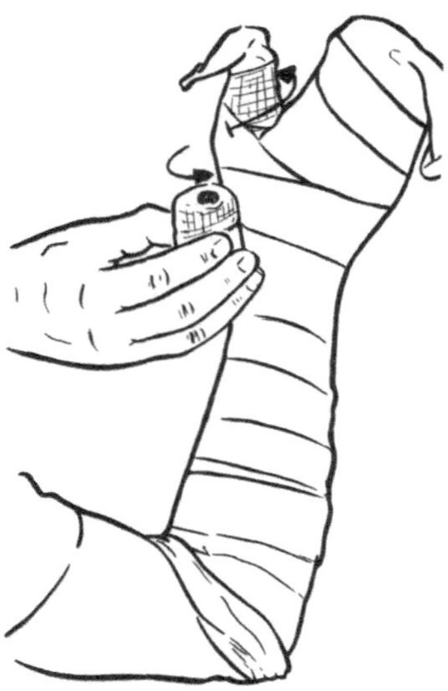
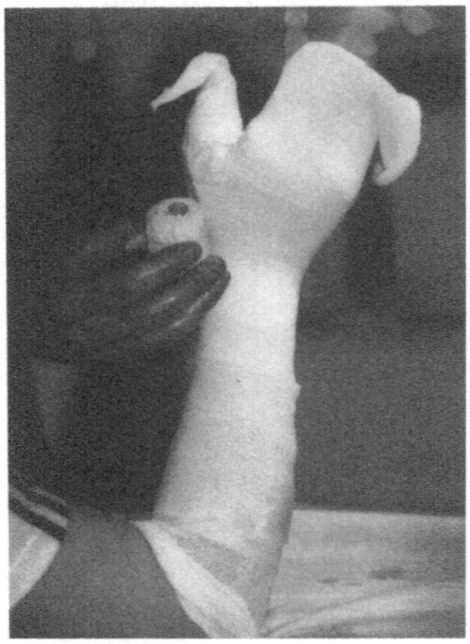

8-cm-Gipsbinde,
Handgelenk/Unterarm

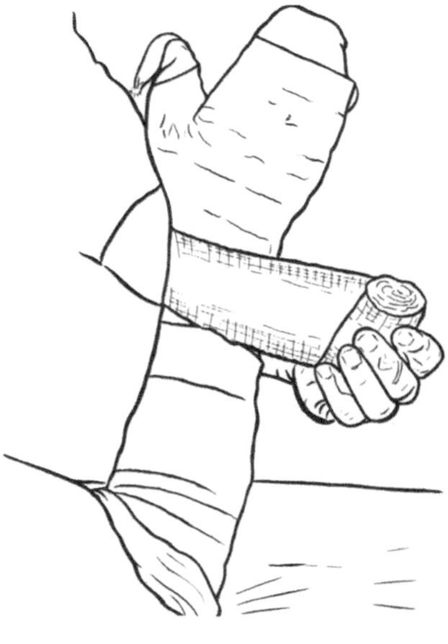
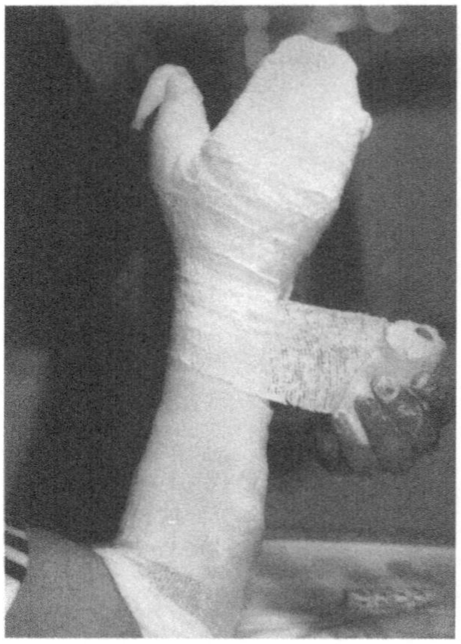

5 cm breite PU-BW-Binde, Daumen/Hand/Handgelenk/Unterarm

- 8-cm-Gipsbinde, Daumen/Hand/Handgelenk/Unterarm

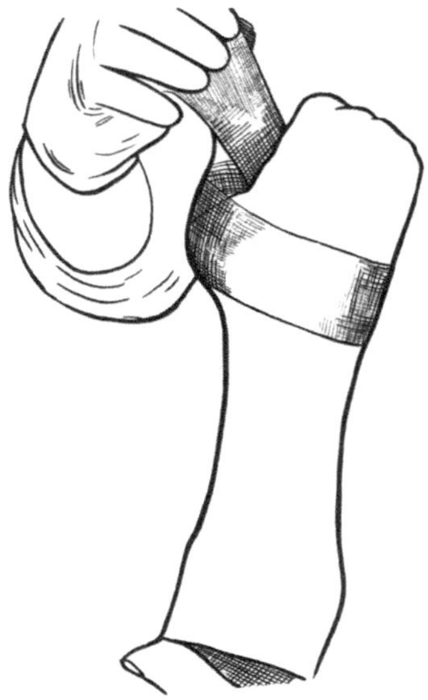

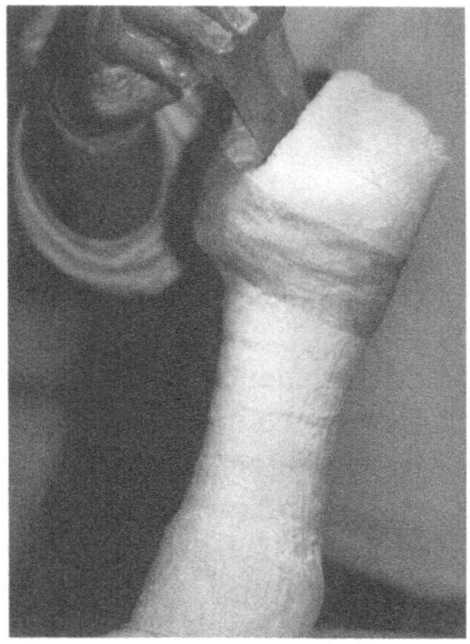

Zurückziehen des Trikotschlauchs, Faustschluß, Modellierung, Verkleben der Trikotenden

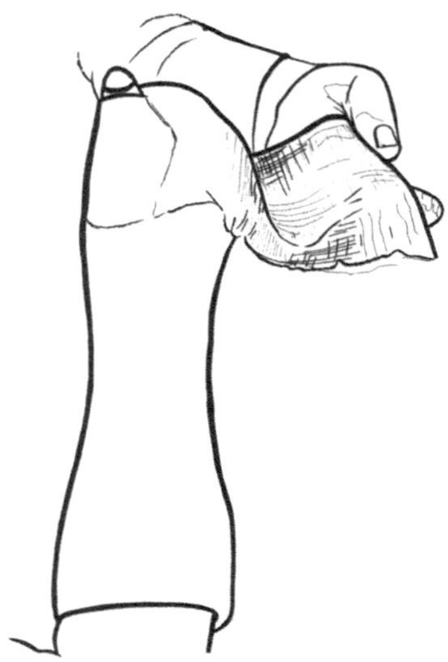

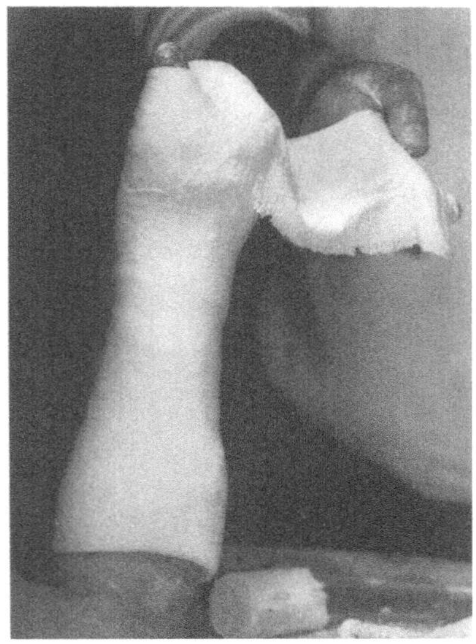

Fertiger Verband

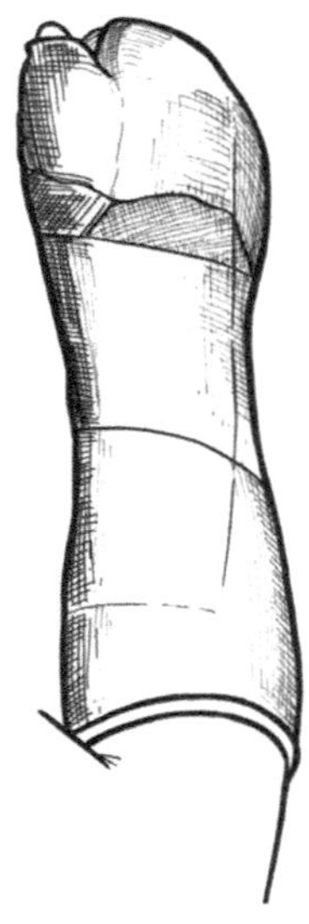

4.4 Unterarm-Faust-Verband: Polyurethan-Baumwolle

Material

1 Trikotschlauch, 1,5fache Unterarmlänge
5 Fingertrikotschläuche
1 Rolle Synthetikwatte, 6 cm breit
1 Rolle Synthetikwatte, 8 cm breit
1 Rolle PU-Schaumbinde
1 PU-BW-Binde, 5 cm breit
2 PU-BW-Binden, 7,5 cm breit
1 Longuette PU-BW, 10/75 cm
1 Mullbinde

Methode

Nach Anlage des Standardpolsters Unterarm-Faust wird mit PU-Schaumbinde geglättet.
Mit der 5 cm breiten PU-BW-Binde wird am Daumen begonnen und dann über Finger und Mittelhand bis zum Handgelenk weitergewikkelt. Es folgt die 7,5 cm breite PU-BW-Binde, mit der vom Handgelenk aufwärts bis zum Unterarm 2 QF unterhalb der Ellenbeuge gewickelt wird.
Anschließend wird die 2fach gelegte (8lagige) Longuette 10/75 cm dorsal auf Hand und Unterarm aufgelegt. Um den Daumen mit einzubeziehen, wird die Longuette distal am Übergang von ⅓ zu ⅔ in Längsrichtung bis zum Daumensattelgelenk eingeschnitten. Der entstehende Steg wird dorsal auf den Daumen gelegt. Umschlag Trikotschlauch. Nun wird die Longuette mit der zweiten 7,5 cm breiten PU-BW-Binde befestigt, wobei wieder am Daumen begonnen wird.
Zum Abschluß wird die feuchte Mullbinde übergewickelt.
Es erfolgt der Faustschluß und die Modellierung.

Standardpolster,
Unterarmfaust

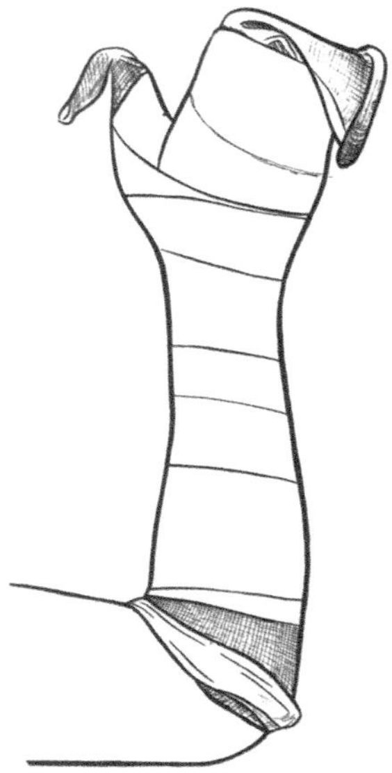

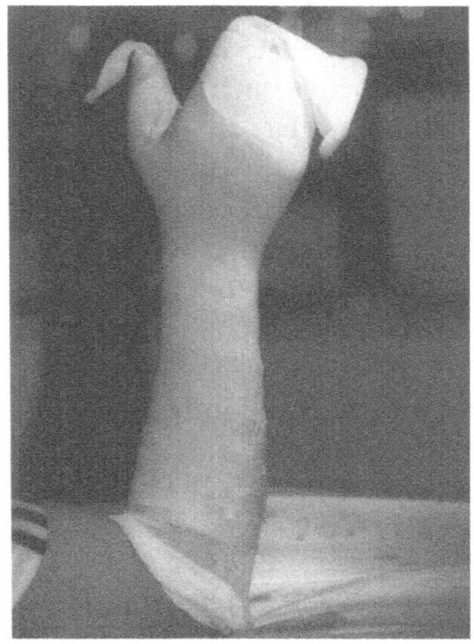

5 cm breite PU-BW-
Binde, Daumen/Hand

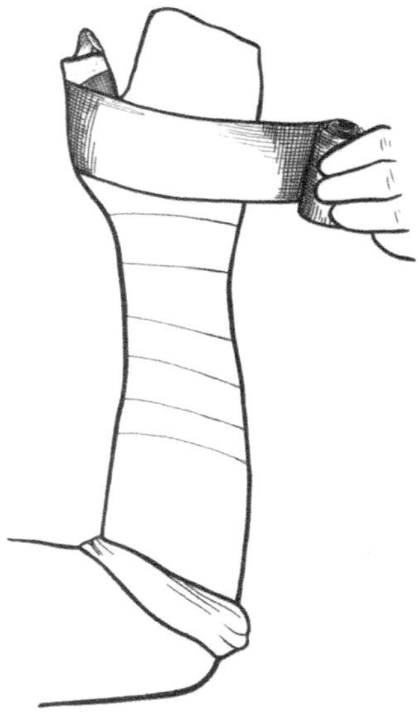

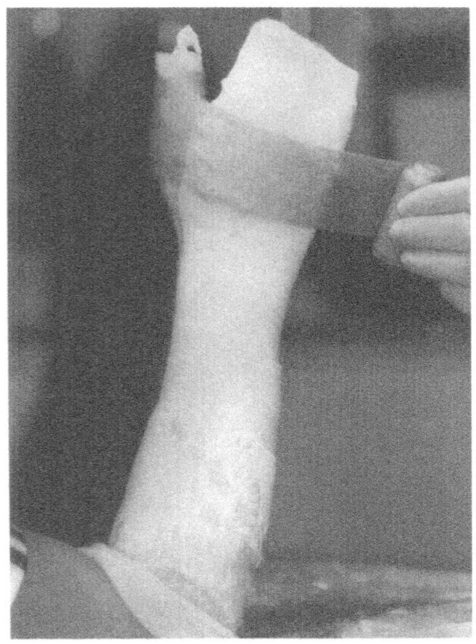

7,5 cm breite PU-BW-
Binde, Handgelenk/
Unterarm

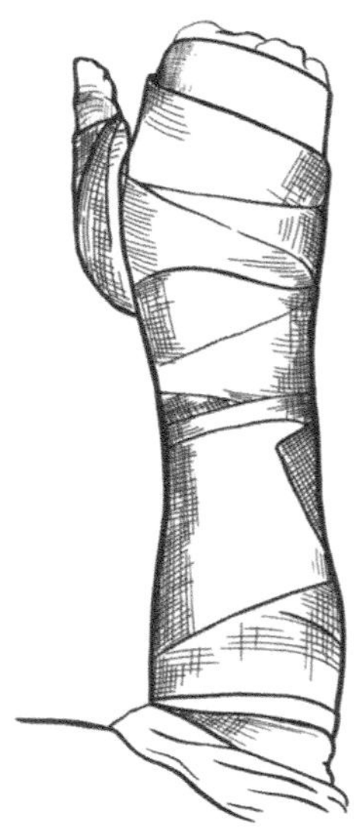

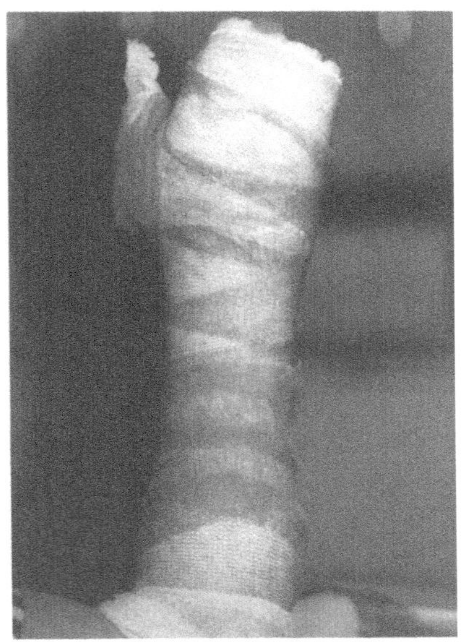

Dorsale Auflage,
Longuette PU-BW,
10/75 cm (2fach)
Daumensteg

- Umschlag Trikotschlauch, 7,5 cm breite PU-BW-Binde, Daumen/Hand/Handgelenk/Unterarm

- Feuchte Mullbinde, Modellierung

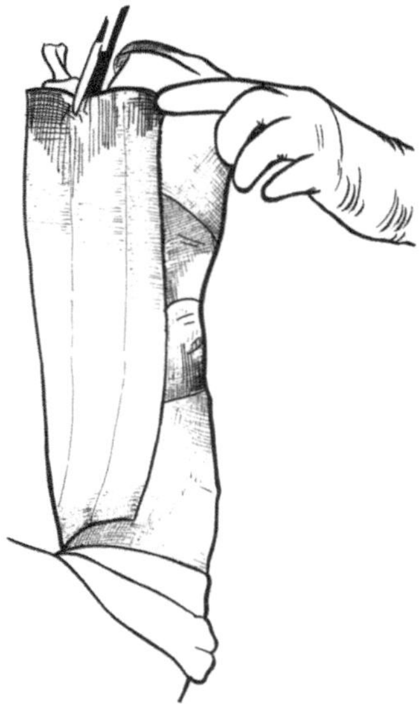

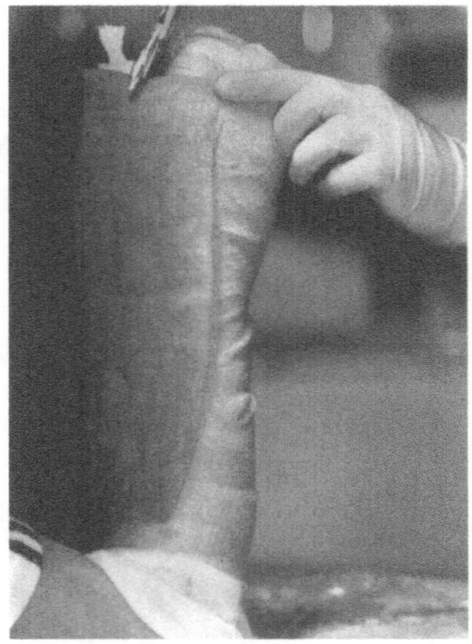

Fertiger Verband

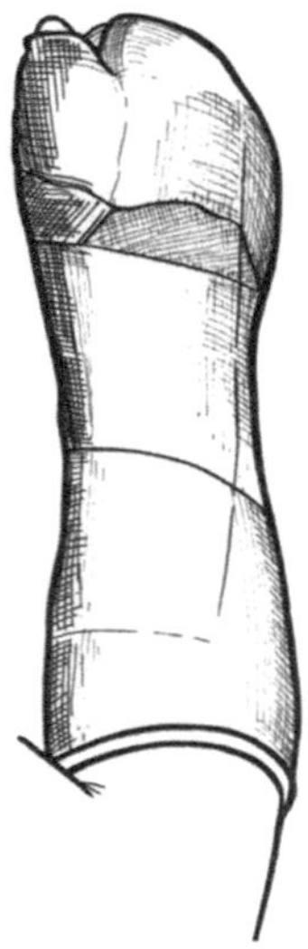

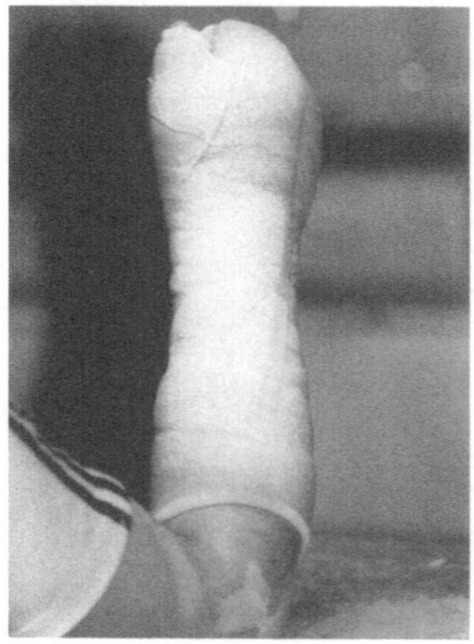

4.5 Unterarm-Faust-Verband: Fiberglas

Material

1 Trikotschlauch, 1,5fache Unterarmlänge
5 Fingertrikotschläuche
1 Rolle Synthetikwatte, 6 cm breit
1 Rolle Synthetikwatte, 8 cm breit
1 Rolle PU-Schaumbinde
1 Fiberglasbinde, 5 cm breit
1 Fiberglasbinde, 10 cm breit

Methode

Nach Anlage des Standardpolsters Unterarm-Faust-Verband und Glättung mit PU-Schaumbinde beginnt der Verband mit der 5 cm breiten Fiberglasbinde am Daumen. Es erfolgt die Auswicklung über Finger, Mittelhand und Handgelenk. Die 10 cm breite Fiberglasbinde schließt an. Sie wird vom Handgelenk bis 2 QF unterhalb der Ellenbeuge ausgewickelt. Von dieser 10 cm breiten Binde wird ein Rest von ca. 30 cm belassen, der anschließend zum Verkleben der Trikotschlauchenden benötigt wird.

Die Trikotschlauchenden werden nun distal und proximal mit einem ausreichenden Wattesaum um die Verbandkante geschlagen und mit dem Rest der 10 cm breiten Binde befestigt.

Es erfolgt anschließend der Faustschluß und die Modellierung des Verbandes.

Standardpolster,
Unterarm-Faust

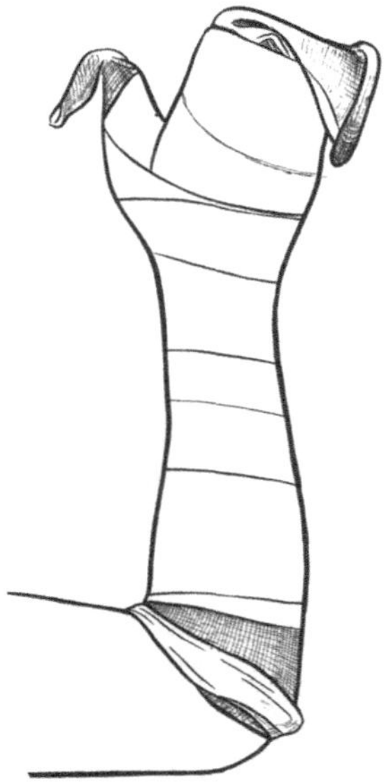

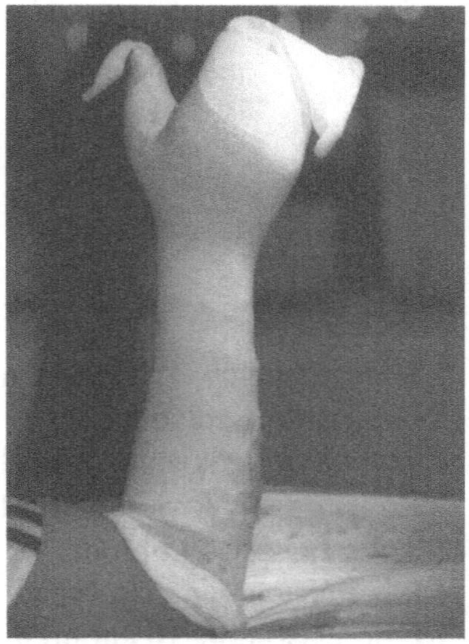

5-cm-Fiberglasbinde,
Daumen/Hand/Handgelenk *(rechts und unten)*

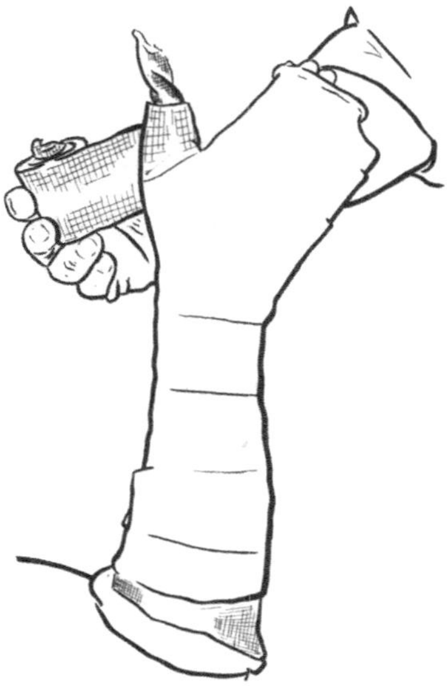

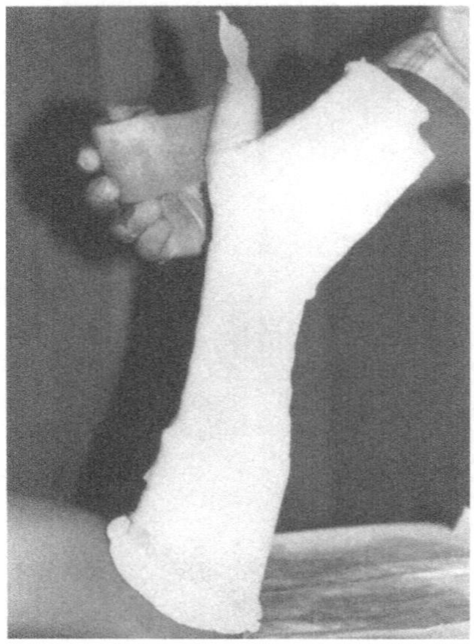

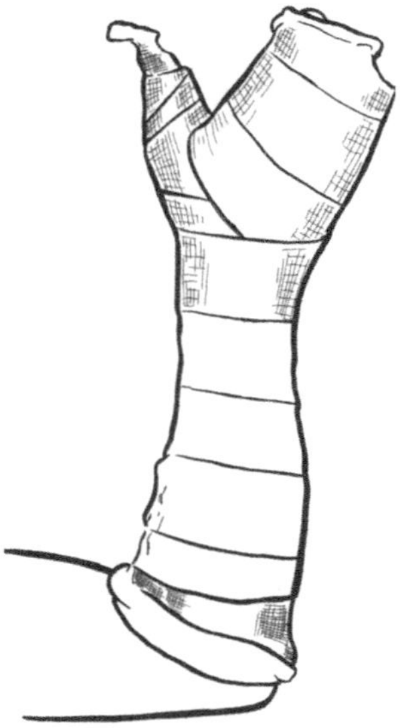

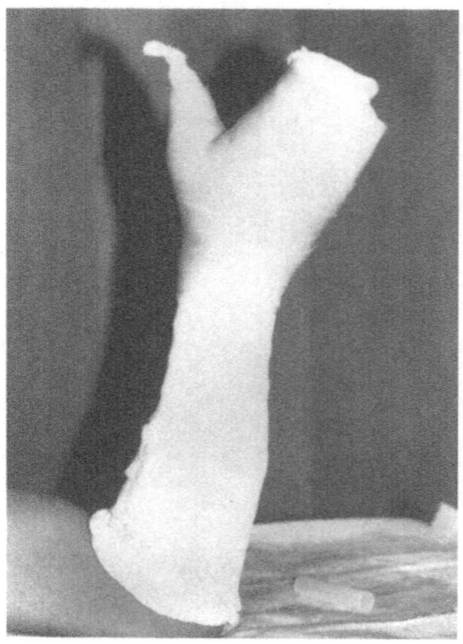

10-cm-Fiberglasbinde,
Handgelenk/Unterarm,
Rest belassen

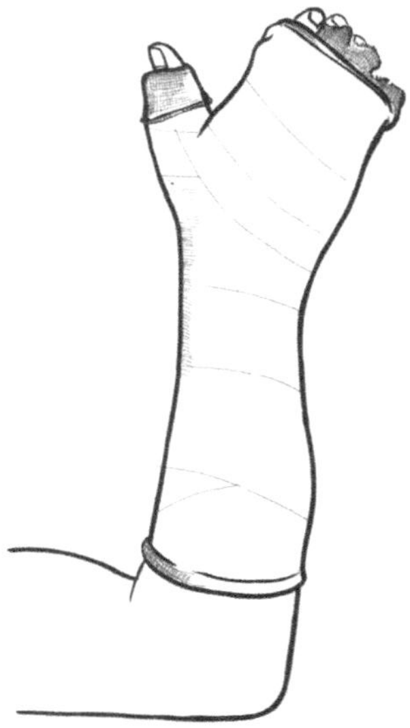

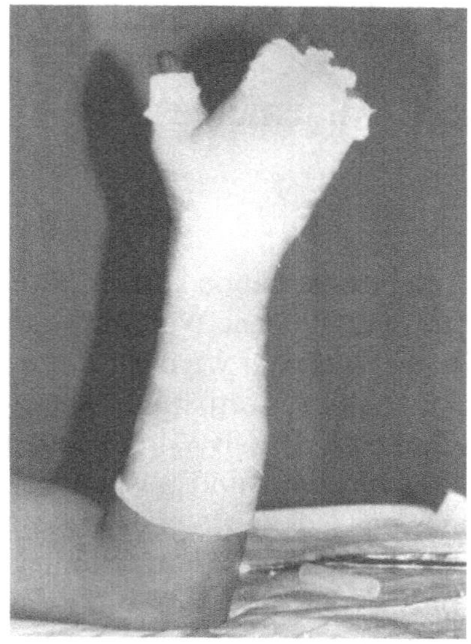

Umschlag Trikotschlauchenden, Befestigung
mit Bindenrest

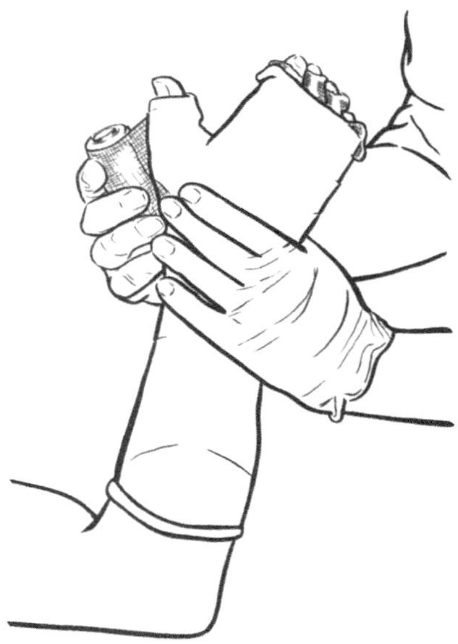

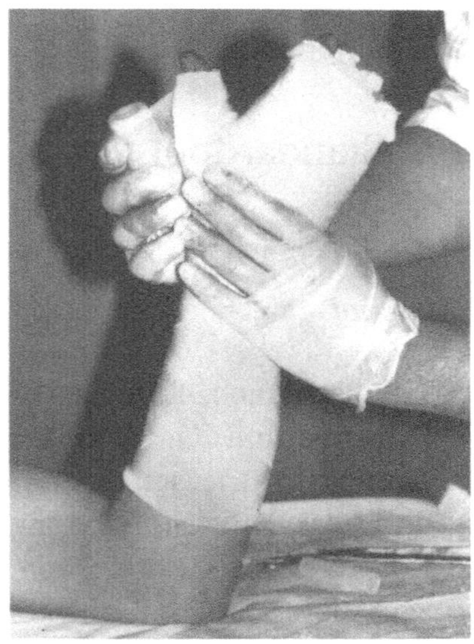

Faustschluß, Modellierung
(links)

Fertiger Verband
(rechts)

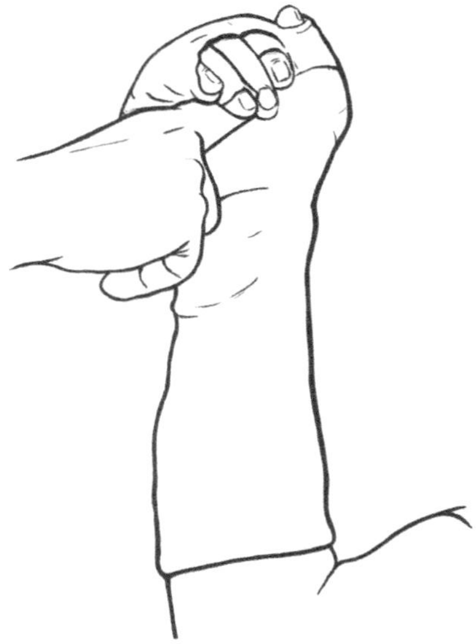

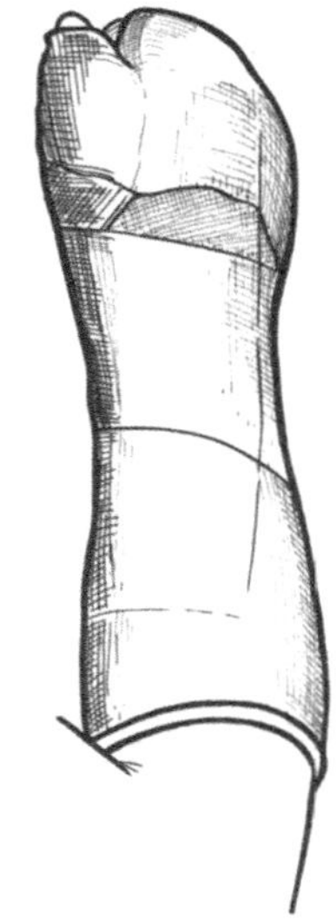

5 Oberarmverbände

5.1 Allgemeines

Oberarmverbände können als Schienenverbände, geschlossene Verbände und als Spaltverbände angelegt werden.
Für Schienenverbände eignen sich besonders Gips- oder PU-BW-Longuetten.
Geschlossene und gespaltene Verbände können aus jedem Material hergestellt werden.
Als Polsterung kommt einmal das „Standardpolster Oberarm" in Frage, das bei jedem Verband angewendet werden kann.
Für reine Kunststoffverbände aus PU-BW oder Fiberglas steht ein modifiziertes Standardpolster zur Verfügung.
In diesem Kapitel wird auf die Bebilderung weitestgehend verzichtet, da die wichtigen Schritte bereits vom Unterarmverband bekannt sind.

5.2 Standardpolster

Material

1 Trikotschlauch, 1,5fache Armlänge für Schienen und Kunststoffverbände, 2fache Armlänge für geschlossene Gipsverbände und Gips-Kunststoff-Laminat-Verbände
1 Rolle Synthetikwatte, 10 cm breit
1 Rolle Kreppapier, 8 cm breit oder
1 Rolle PU-Schaumbinde für Kunststoffverbände

Methode

Der Trikotschlauch wird faltenfrei übergezogen. Dabei wird der Arm bereits in der endgültigen Stellung gehalten: geringe Extension des Handgelenks, Beugung des Ellenbogengelenks auf 90°, Unterarmdrehung in Mittelstellung. Für den Daumen wird ein ausreichend großes Loch geschnitten.
Für den Oberarmrundgipsverband und den Gips-Kunststoff-Laminat-Verband wird am proximalen Ende des Oberarms der überschüssige Trikotschlauch gestaucht. Dieser überschüssige Trikotschlauch wird später über den Verband zurückgezogen. Der Verband wird über diesem Schlauch modelliert. Bei den Kunststoffverbänden ist ein Zurückziehen des Schlauchs nicht erforderlich, da diese Verbände nicht in althergebrachter Weise modelliert werden.
Das Wattepolster wird in einfachen Spiraltouren von distal nach proximal gewickelt. Im Anschluß wird das Wattepolster mit Kreppapier geglättet, ebenfalls in Spiraltour.
Diese Polsterung kann einheitlich für Oberarmschienenverbände und geschlossene Verbände aus Gips und Kunststoff benutzt werden. Bei Kunststoffverbänden kann das Kreppapier durch eine PU-Schaumbinde ersetzt werden.
Die modifizierte Polsterung wird so angelegt, daß bereits vor Anlage des stabilisierenden Materials die Polsterkanten befestigt werden. Dazu wird nach Anwickeln der Watte der Trikotschlauch über die Wattekanten geschlagen und bei Glättung des Polsters mit der PU-Schaumbinde gleich mit befestigt. Die so befestigte Wattekante soll den fertigen Verband um ca. 1 cm überragen.

Überzug des Trikotschlauchs *(links)*

Wattepolster in Spiraltour *(rechts)*

- Glätten des Polsters mit Kreppapier in Spiraltour

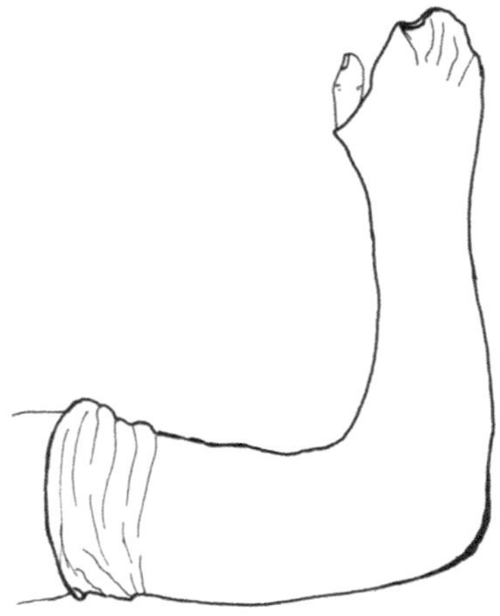

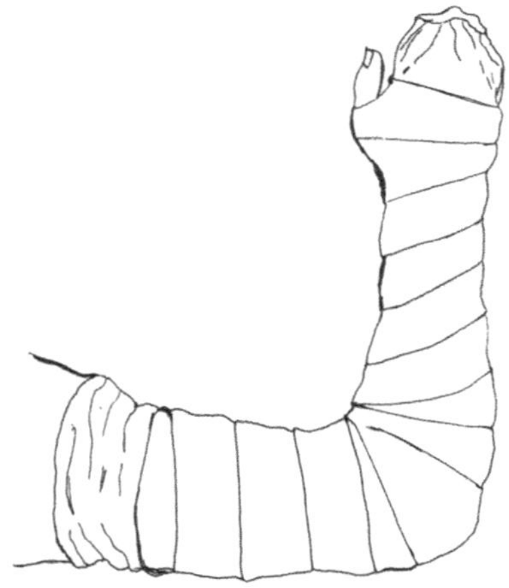

Fertiges Standardpolster

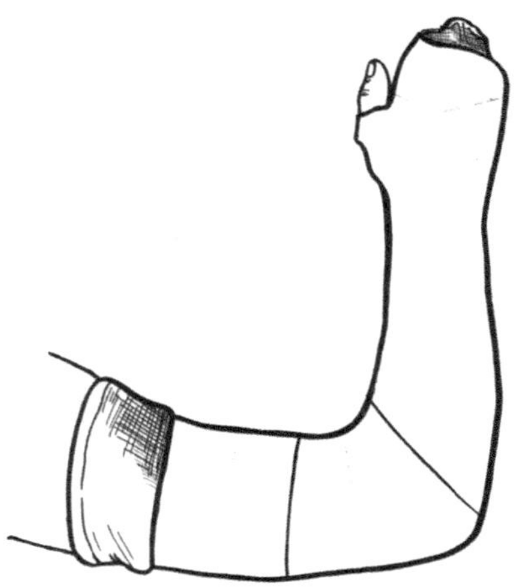

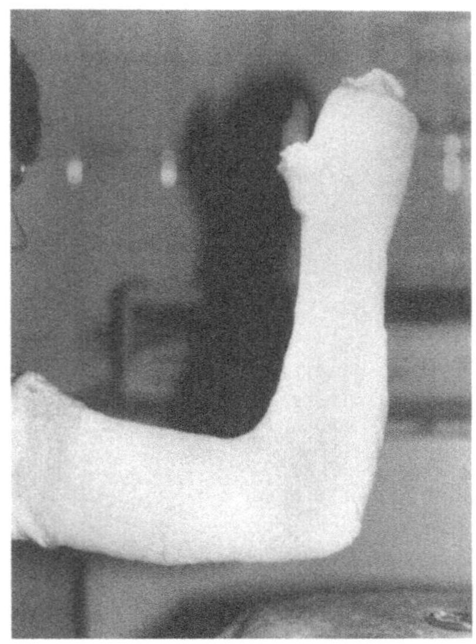

Fertiges Polster modifiziert für Kunststoffverbände, Polsterkanten bereits befestigt

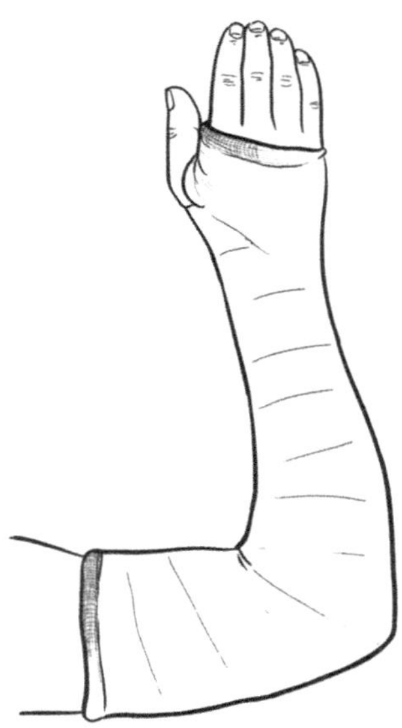

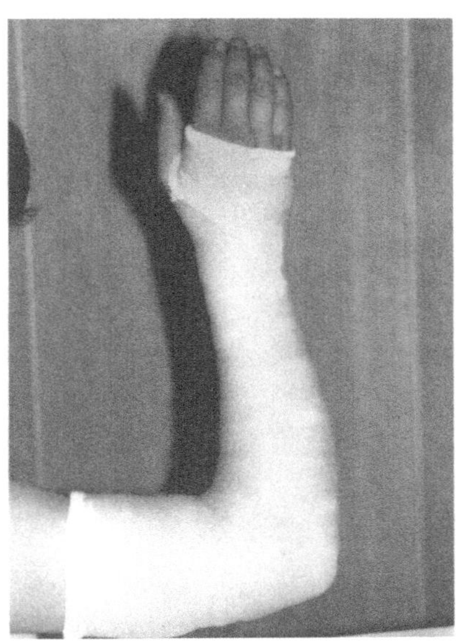

5.3 Oberarmschiene: Gips

Material

1 Trikotschlauch, 1,5fache Armlänge
1 Rolle Synthetikwatte, 10 cm breit
1 Rolle Kreppapier, 8 cm breit
1 Gipslonguette, 15 cm/armlang, 12lagig
1 Gipslonguette, 10 cm/unterarmlang, 4lagig
2 Mullbinden, 8 cm breit

Methode

Die Oberarmschienen sollten möglichst dorsal angelegt werden, d.h. am Unterarm streckseitig, dann herumgezogen dorsal über den Ellenhaken auf die Rückseite des Oberarms.
Der häufigste Fehler bei der Anlage dieser Schiene ist die laterale Anlage.
Nach üblicher Polsterung wird die 15-cm-Longuette auf den Arm aufgelegt und anmodelliert. Dabei ist auf die dorsale Lage der Longuette zu achten. Die Schiene soll den Ellenbogen weit umfassen. Eine harte Kante über der Ulnarisrinne muß vermieden werden.
Zur Verstärkung der Schiene wird die 10 cm breite, unterarmlange Longuette über den Ellenbogen gelegt, wobei diese Longuette am Unterarm streckseitig und am Oberarm lateral aufgelegt wird. So wird eine gute Zugentlastung für den gebeugten Ellenbogen erreicht. Die Schiene muß beugeseitig offen bleiben.
Nach sorgfältiger Modellierung der Schiene werden die Trikotenden distal und proximal mit einem Wattesaum umgeschlagen und die Schiene wird mit zwei 8 cm breiten Mullbinden angewickelt.

Standardpolster,
Oberarmverband

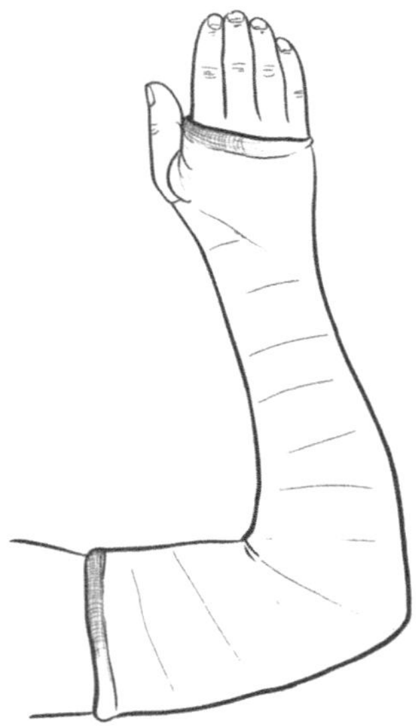

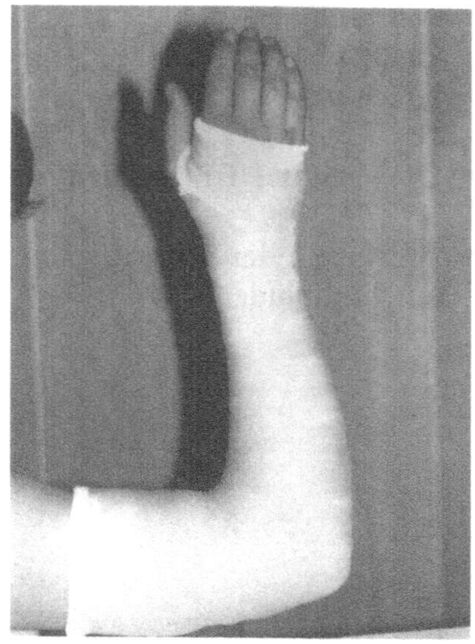

Anlegen der 15-cm-Longuette von den Fingergrundgelenken über den Ellenbogen zum Oberarm

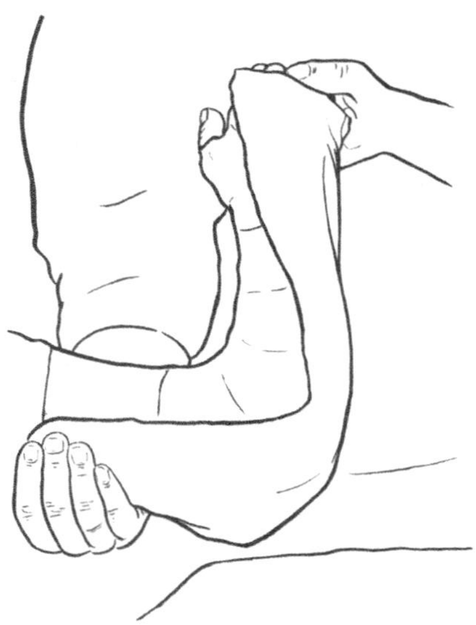

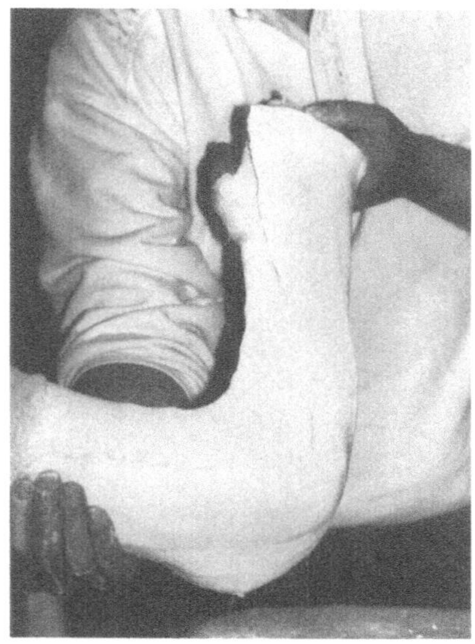

Auflegen der 10-cm-Longuette über den Ellenbogen als Verstärkung

- Umlegen der Trikotenden
- Anwickeln der Schiene mit Mullbinden

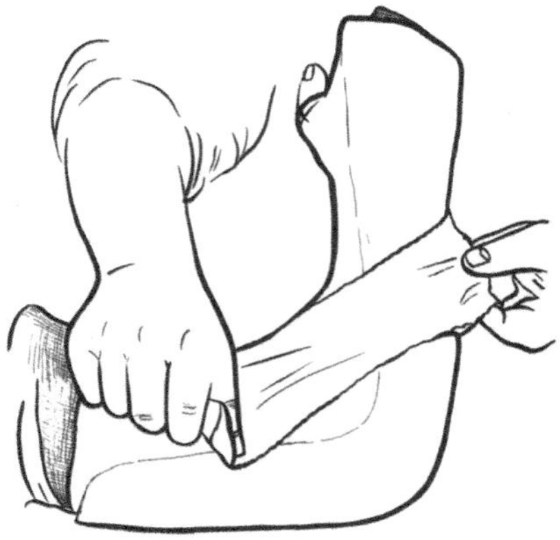

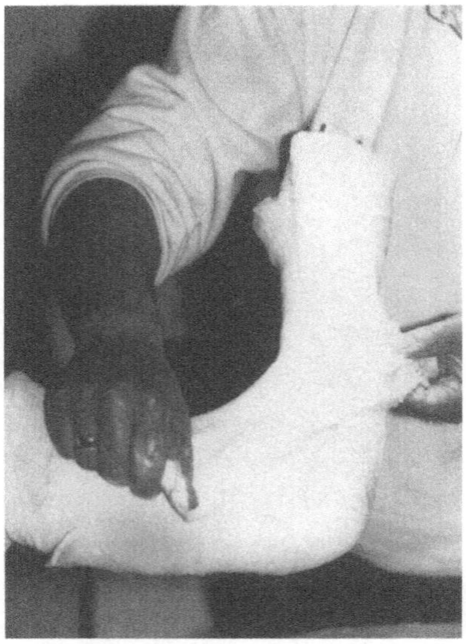

Fertiger Verband

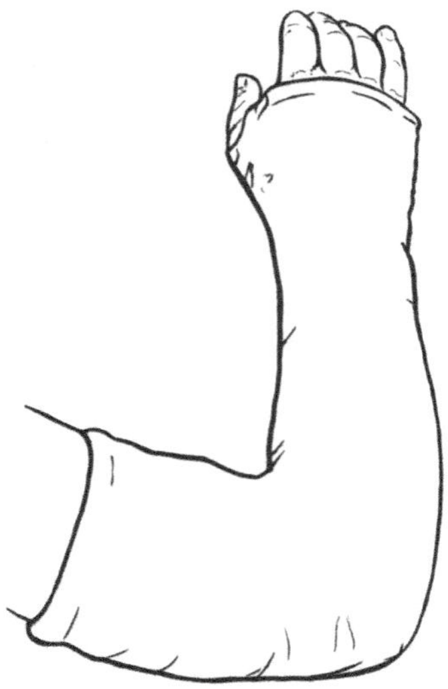

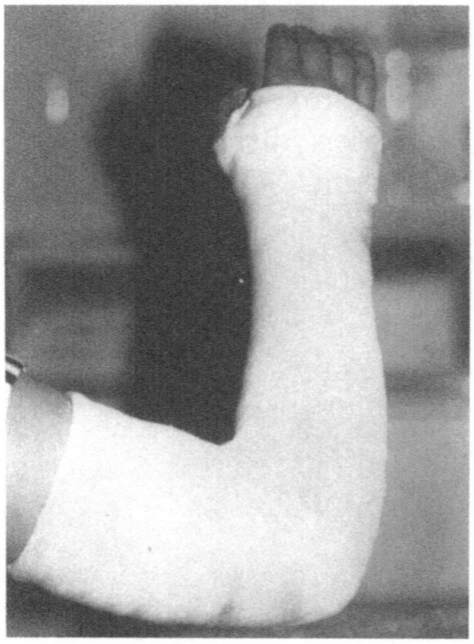

5.4 Oberarmschiene: Polyurethan-Baumwolle

Material

1 Trikotschlauch, 1,5fache Armlänge
1 Rolle Synthetikwatte, 10 cm breit
1 Rolle PU-Schaumbinde, 8 cm breit
1 PU-BW-Longuette, 15/120 cm, 3fach gelegt
1 PU-BW-Longuette, 10/75 cm, 2fach gelegt
2 Mullbinden, 8 cm breit

Methode

Die Oberarmschiene aus PU-BW wird wie die dorsale Oberarmgipsschiene angelegt. Die PU-BW-Longuetten sind nicht wie Gipslonguetten zu modellieren. Die Modellierung erfolgt durch Überwickeln der gut durchfeuchteten Mullbinden.

Über das übliche Polster wird die 15 cm breite, 120 cm lange, 3fach gelegte PU-BW-Longuette dorsal auf den Arm gelegt. Die Longuette wird weit über den Ellenbogen gezogen, so daß der Ellenhaken gut umfaßt wird.

Nun werden die Trikotschlauchenden zurückgeschlagen und die Longuette am Handgelenk und am Oberarm mit Mullbinde fixiert. Der mittlere Anteil der Longuette über dem Ellenbogen bleibt zunächst frei. Hier wird nun von der Streckseite des Unterarms auf die Außenseite des Oberarms die 10 cm breite, 2- bis 3fach gelegte Longuette aufgelegt. (Die Longuetten dürfen nicht durch Lagen von Mullbinden getrennt sein, da dann kein Verbund entsteht.)

Zum Abschluß wird die zweite 8 cm breite, feuchte Mullbinde über den Verband gewikkelt. Über dieser Binde wird der Verband ausgiebig durch Andrücken modelliert.

Standardpolster,
Oberarmverband

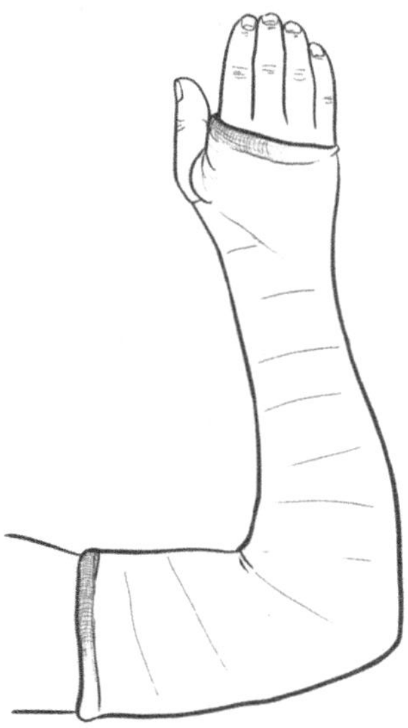

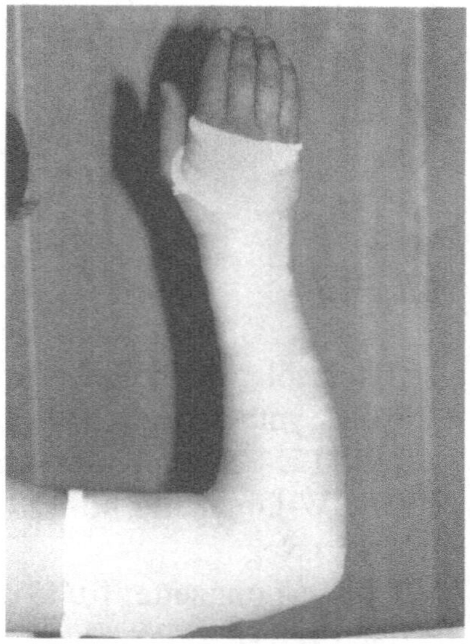

Auflegen der 15-cm-Longuette von den Fingergrundgelenken über den Ellenhaken zum Oberarm

- Umschlagen der Trikotschlauchenden
- Fixierung der Longuette am Handgelenk und am Oberarm

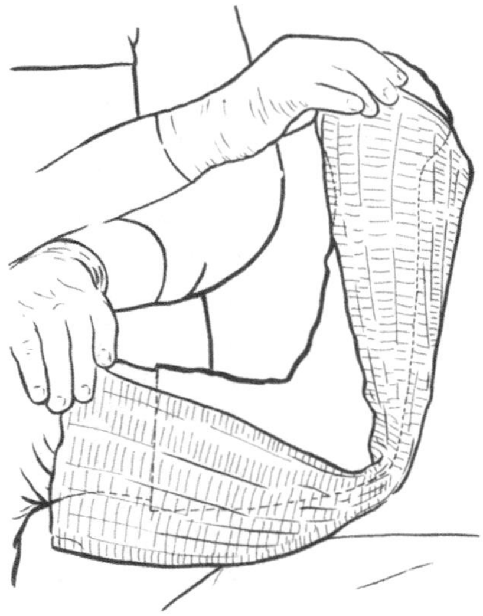

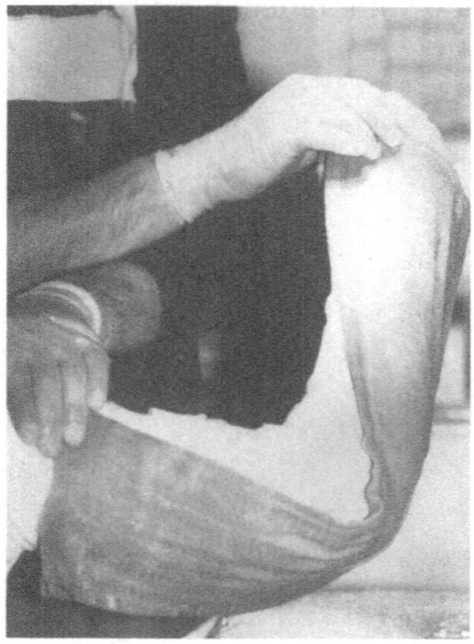

Auflegen der 10-cm-Longuette auf den Ellenbogen lateral zur Verstärkung

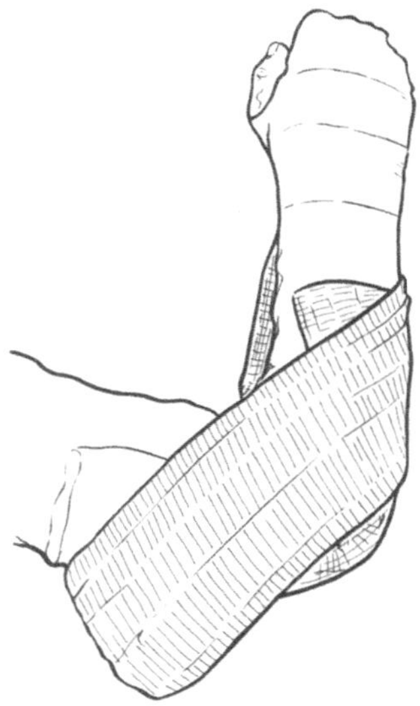

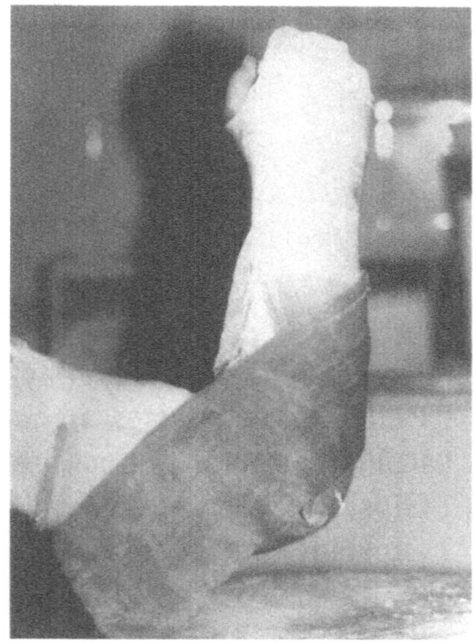

Anwickeln der Schiene mit feuchter Mullbinde *(links)*

Fertiger Verband *(rechts)*

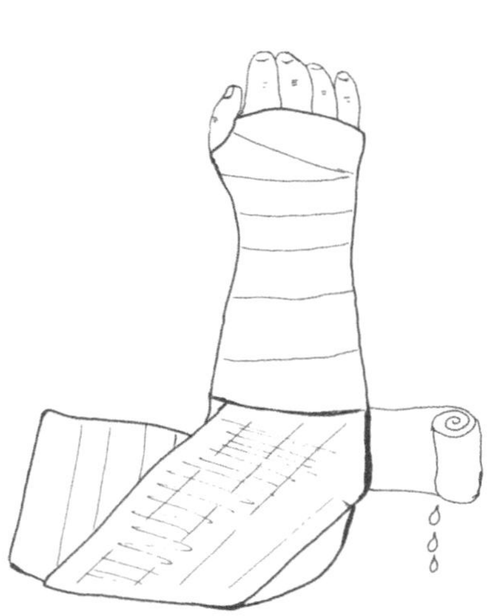

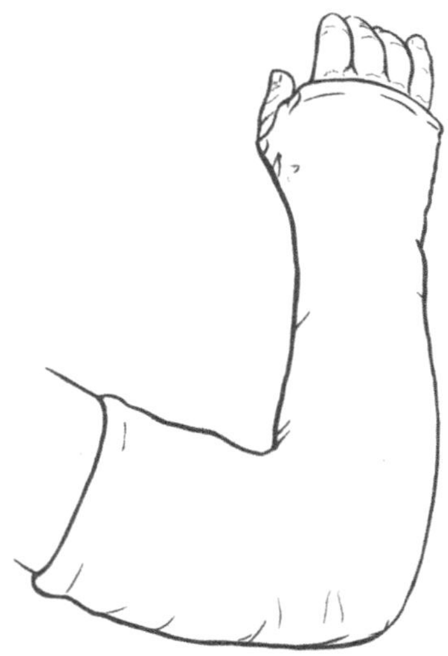

5.5 Oberarmrundverband: Gips

Material

1 Trikotschlauch, 2fache Armlänge
1 Rolle Synthetikwatte, 10 cm breit
1 Rolle Kreppapier, 8 cm breit
2 Gipsbinden, 8 cm breit
2 Gipsbinden, 12 cm breit

Methode

Der geschlossene Oberarmgipsverband reicht von den Fingergrundgelenken bis zum proximalen Ende des Oberarms. Er endet etwa 4 cm unterhalb der Achselhöhle. Das Ellenbogengelenk ist bis 90° gebeugt, das Handgelenk leicht extendiert und abduziert. Der Unterarm steht in Mittelstellung zwischen Pronation und Supination.

An der Hand ist darauf zu achten, daß der Verband mit den Fingergrundgelenken sowohl streckseitig als auch beugeseitig abschließt. Der Faustschluß darf nicht behindert sein. Der Daumen muß im Bereich des Grundgelenks frei beweglich bleiben.

Nach Anlage des Standardpolsters wird mit einer 8 cm breiten Gipsbinde auf dem Handrükken begonnen, diese wird 2mal durch die Hand und dann in einfachen Spiraltouren bis 2 QF unter die Ellenbeuge gewickelt. Die 12-cm-Gipsbinde wird angeschlossen. Mit dieser Binde wird der Ellenbogen kornährenartig und der Oberarm spiralig gewickelt. Es folgen eine weitere 8 cm breite Binde für den Unterarm und eine 12 cm Gipsbinde für Ellenbogen und Oberarm.

Dann wird der am Oberarm gestauchte Trikotschlauch nach distal gezogen. Über diesem Schlauch erfolgt die Modellierung mit flachen Händen. Zum Schluß wird das kurze, überstehende distale Schlauchende zurückgeschlagen. Auf eine ausführliche Bildfolge wird hier verzichtet, da sich der Ablauf wie beim Unterarmverband gestaltet.

Standardpolster, Oberarmverband

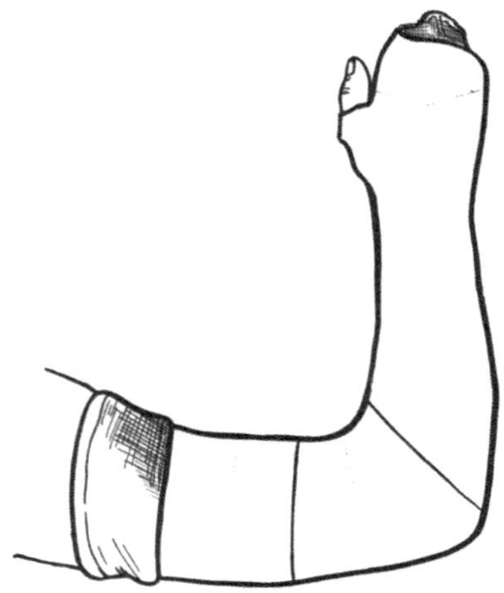

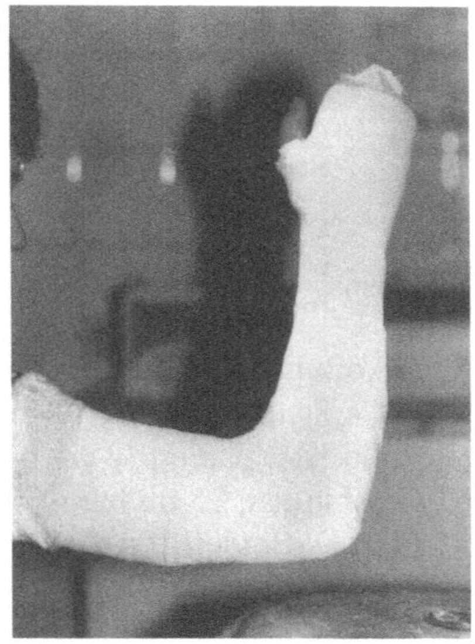

8-cm-Gipsbinde, Hand bis Ellenbogen, Spiraltour

12-cm-Gipsbinde, kornährenartig am Ellenbogen, Spiraltour am Oberarm

8-cm-Gipsbinde (wie Abb. *links*)

12-cm-Gipsbinde (wie Abb. *rechts*)

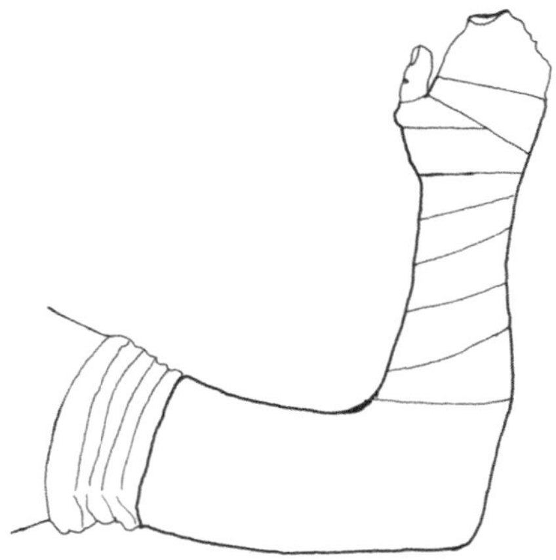

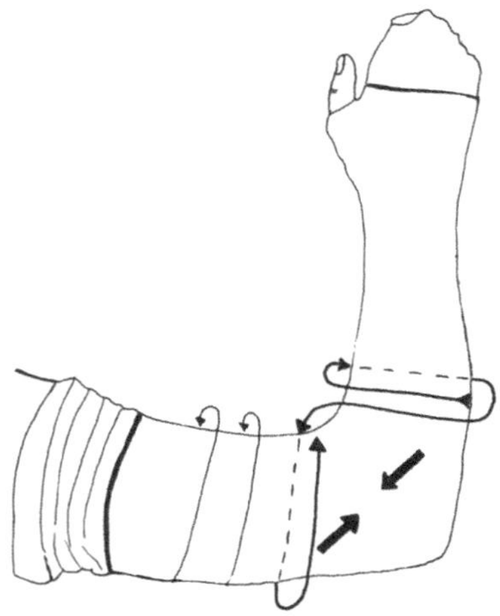

- Zurückziehen des Trikotschlauchs
- Modellierung

Fertiger Verband

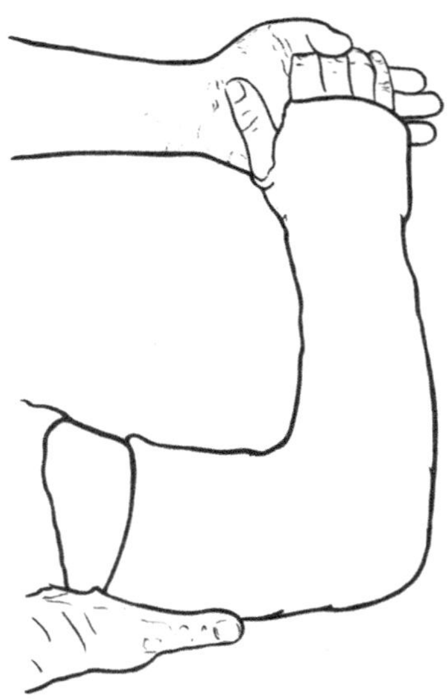

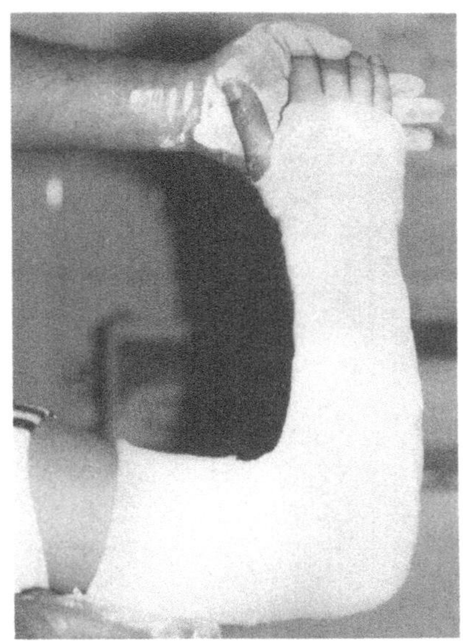

5.6 Oberarmrundverband: Gips-Kunststoff-Laminat

Material

1 Trikotschlauch, 2fache Armlänge
1 Rolle Synthetikwatte, 10 cm breit
1 Rolle Kreppapier, 10 cm breit
2 Gipsbinden, 12 cm breit
1 PU-BW-Binde, 10 cm breit
PU-Dispersion

Methode

Der Oberarmverband in Gips-Kunststoff-Laminat-Technik wird im Prinzip wie ein Gipsverband angelegt.
Die Gipsbinden werden im Unterschied zum normalen Gipsverband mit PU-Dispersion imprägniert.
Nach Anlage des Standardpolsters für Oberarmverbände wird die erste 12 cm breite Gipsbinde von der Hand bis zum Oberarm gewickelt (spiralig). Es folgt die 10 cm breite PU-Binde, die locker von distal nach proximal ausgewickelt wird. Zum Abschluß folgt die zweite, 12 cm breite Gipsbinde.
Der Trikotschlauch wird von proximal nach distal zurückgezogen, und der Verband wird wie ein normaler Gipsverband modelliert.
Zum Abschluß wird das kurze distale Trikotschlauchende zurückgeschlagen und mit einem Gipslonguettenrest verklebt.

Standardpolster,
Oberarmverband

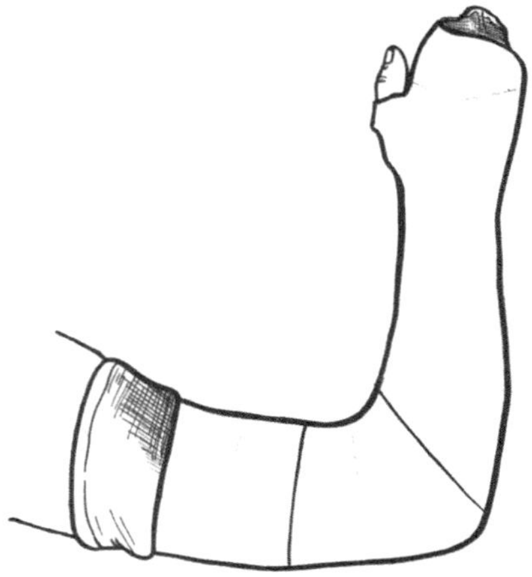

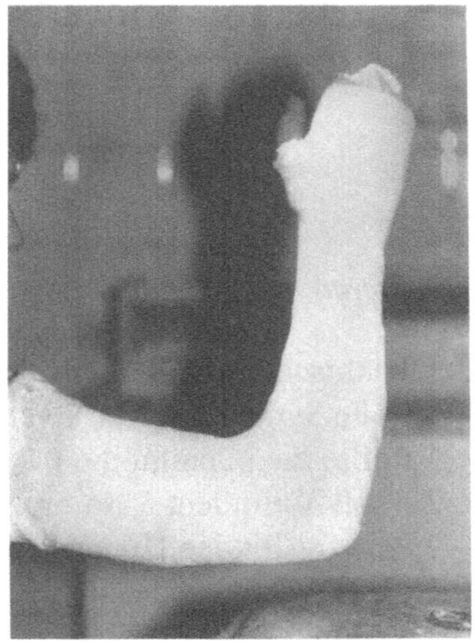

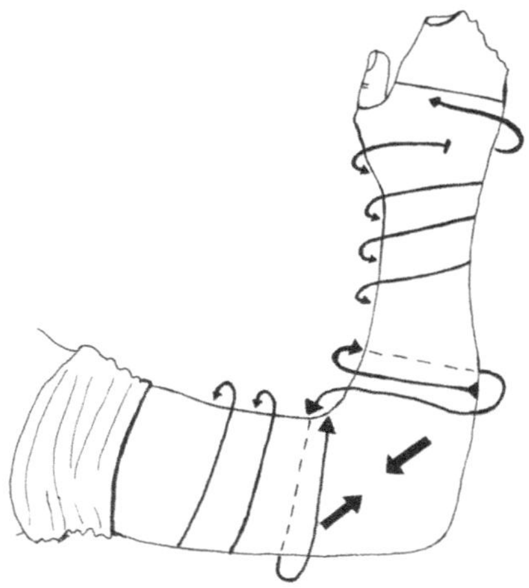

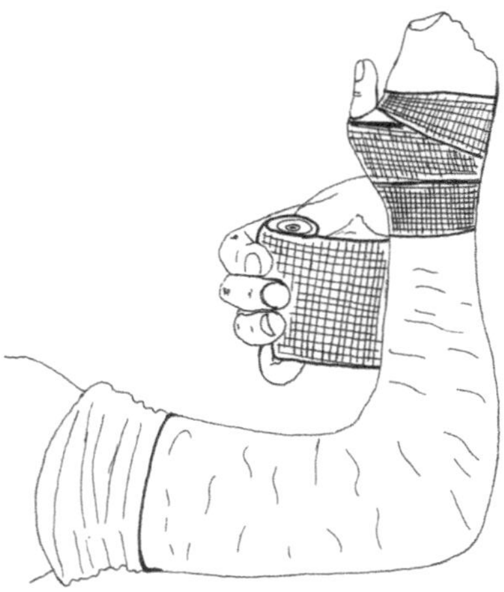

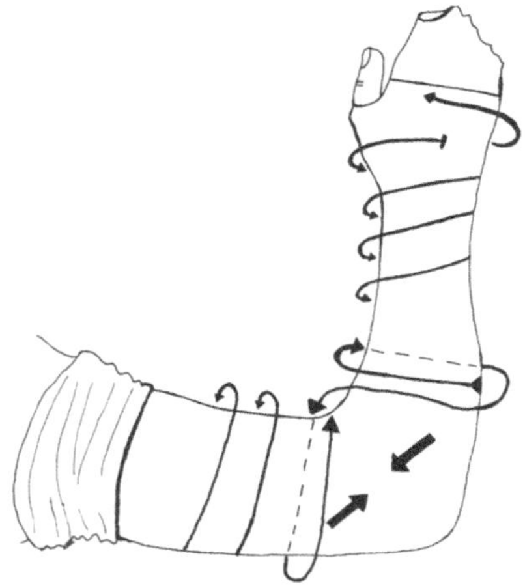

12-cm-Gipsbinde, Hand/Oberarm, spiralig

10 cm breite PU-BW-Binde, Hand/Oberarm, spiralig *(Mitte)*

12-cm-Gipsbinde, Hand/Oberarm, spiralig *(Mitte: rechts)*

- Zurückziehen des Trikotschlauchs
- Modellierung

Fertiger Verband *(unten)*

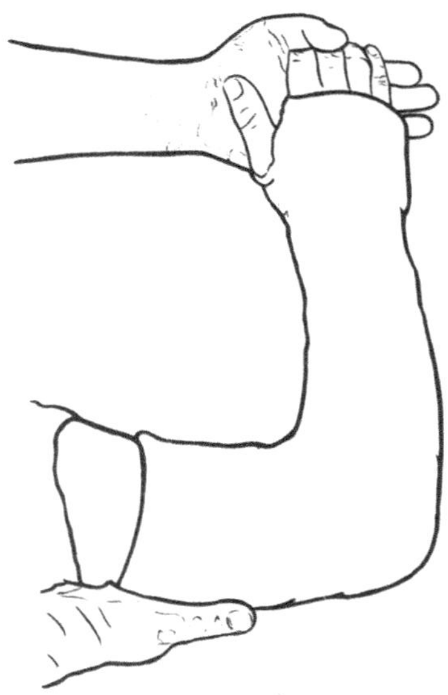

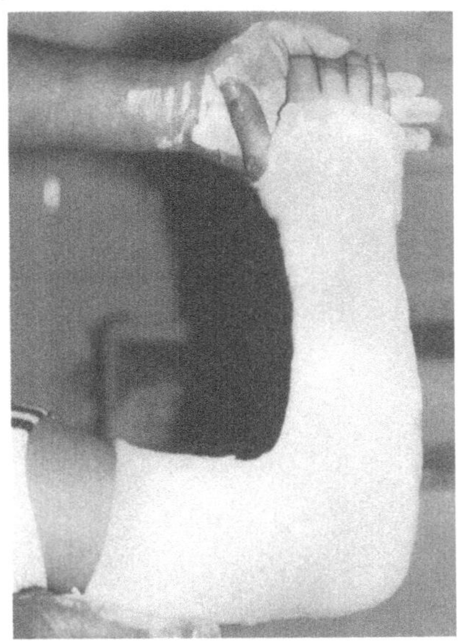

5.7 Oberarmrundverband: Polyurethan-Baumwolle

Material

1 Trikotschlauch, 1,5fache Armlänge
1 Rolle Synthetikwatte, 10 cm breit
1 Rolle PU-Schaumbinde, 8 cm breit
2 PU-BW-Binden, 5 cm breit
2 PU-BW-Binden, 10 cm breit
1 PU-BW-Longuette, 10/75 cm
1 Mullbinde, 10 cm breit

Methode

Nach Standardpolsterung wird die erste 5 cm breite PU-BW-Binde von der Hand über das Handgelenk bis knapp unter die Ellenbeuge gewickelt.

Es folgt die erste 10 cm breite PU-BW-Binde für Ellenbogen und Oberarm. Danach wird die 10 cm breite PU-BW-Longuette, einfach, 4lagig von der Hand bis zum Oberarm in typischer Weise aufgelegt. Proximal bleibt ein Überstand, der abgeschnitten und lateral über den Ellenbogen gelegt wird. Nun werden die kurzen Trikotschlauchenden mit Wattesaum proximal und distal umgeschlagen. Der Verband wird komplettiert durch Aufwickeln der zweiten 5 und 10 cm breiten PU-BW-Binden, und zwar in gleicher Weise wie die ersten beiden Binden.

Zum Abschluß wird die feuchte 10 cm breite Mullbinde unter gleichmäßigem Zug über den Verband gewickelt. Über dieser Binde wird der Verband durch gleichmäßiges Andrücken mit flachen Händen modelliert.

Bei Verwendung des modifizierten Standardpolsters sind die Polsterkanten bereits befestigt. Der Umschlag der Trikotenden muß also nicht mehr über die Verbandkanten erfolgen.

Modifiziertes Standardpolster

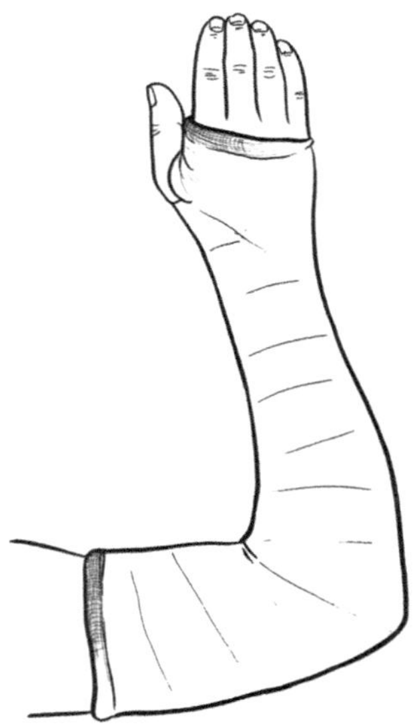

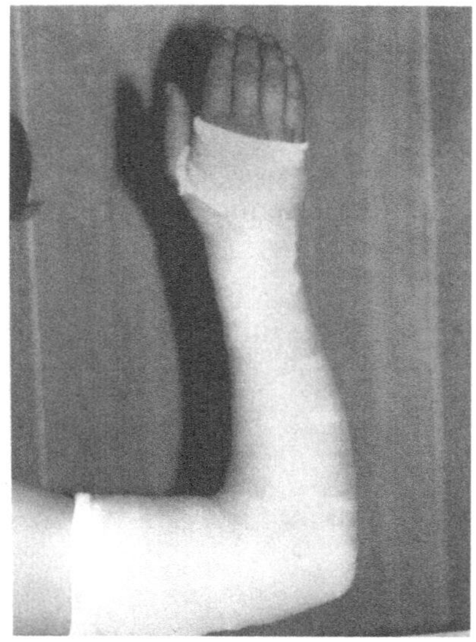

5 cm breite PU-BW-Binde, Hand/Ellenbogen *(links)*

10 cm breite PU-BW-Binde, Ellenbogen/Oberarm *(rechts)*

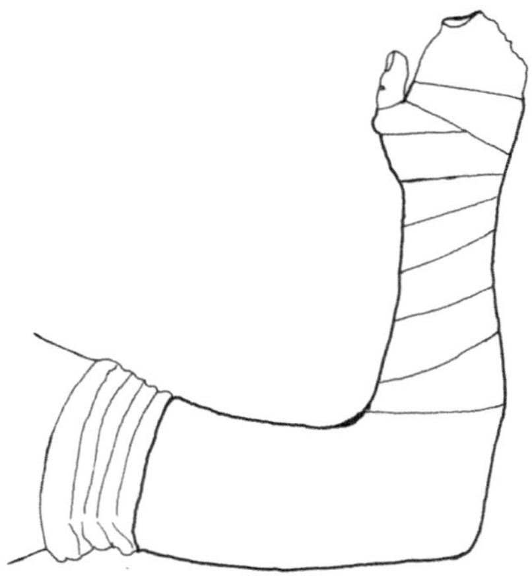

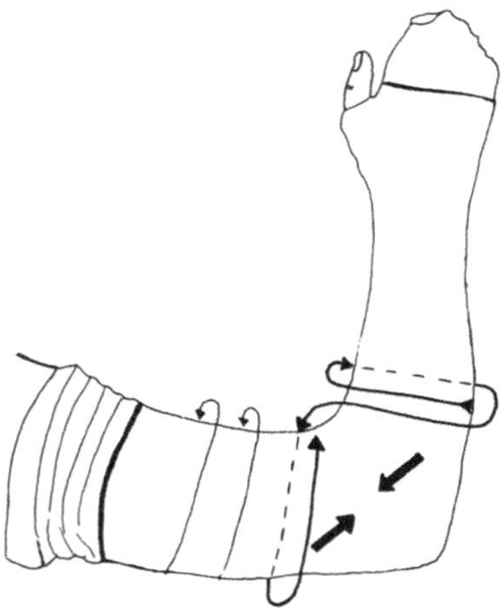

PU-BW-Longuette, 4lagig dorsal aufgelegt. Überstand wird abgeschnitten und über Ellenbogen gelegt

- Umschlag Trikotschlauchenden

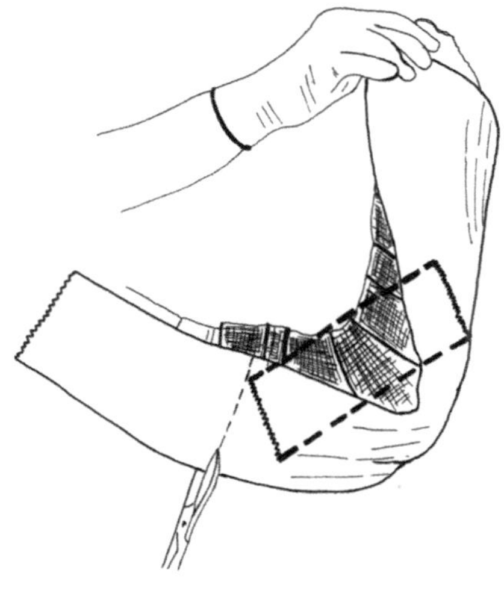

5 cm breite PU-BW-Binde, Hand/Ellenbogen *(links)*

10 cm breite PU-BW-Binde, Ellenbogen/Oberarm *(rechts)*

- Feuchte Mullbinde von distal nach proximal

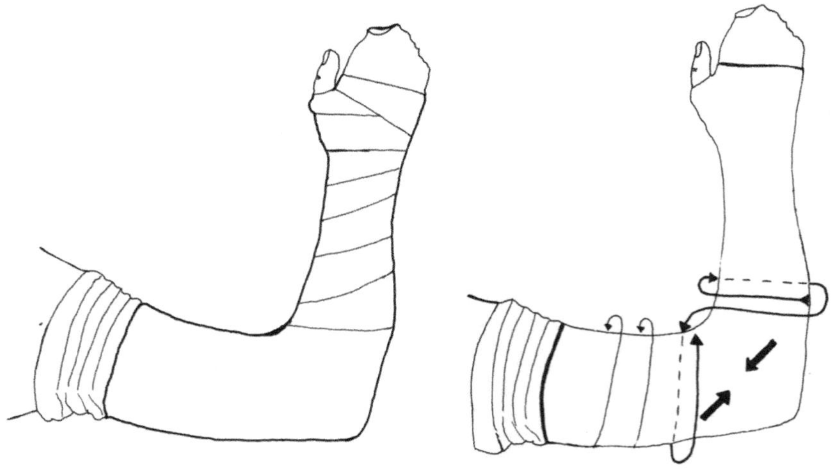

Modellierung

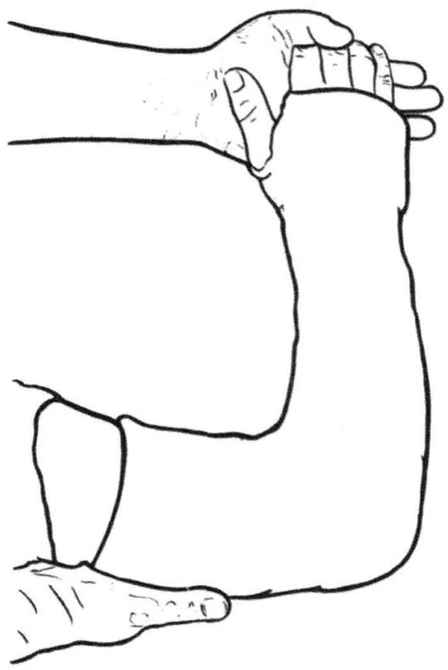

5.8 Oberarmrundverband: Fiberglas

Material

1 Trikotschlauch, 1,5fache Armlänge
1 Rolle Synthetikwatte, 10 cm breit
1 Rolle PU-Schaumbinde, 8 cm breit
1 Fiberglasbinde, 7,5 cm breit
1 Fiberglasbinde, 10 cm breit

Methode

Zunächst Standardpolster Oberarmverband. Dann wird die 7,5 cm breite (alternativ 5 cm breite) Fiberglasbinde von der Hand ausgehend bis knapp oberhalb des Ellenbogens gewickelt. Die 10 cm breite Fiberglasbinde wird unterhalb des Ellenbogengelenks angesetzt und spiralig bis 4 QF unter die Achselfalte gewickelt. Es sollte ein Rest von ca. 30 cm belassen werden.

Nun werden die kurzen Trikotschlauchenden distal und proximal umgeschlagen, zusammen mit einem mindestens 1 cm breiten Wattesaum. Diese Trikotschlauchenden werden mit dem Rest der 10 cm breiten Binde befestigt. Wie bei jedem Fiberglasverband ist darauf zu achten, daß die Binden nicht zu straff angezogen werden.

Bei Anwendung des modifizierten Polsters braucht kein Rest der 10 cm breiten Fiberglasbinde belassen werden, da die Polsterkanten, wie schon beschrieben, vorab befestigt worden sind.

Modifiziertes oder
Standardpolster, Oberarm

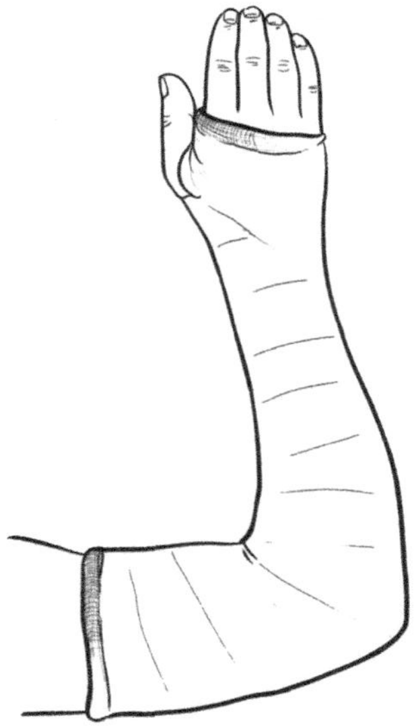

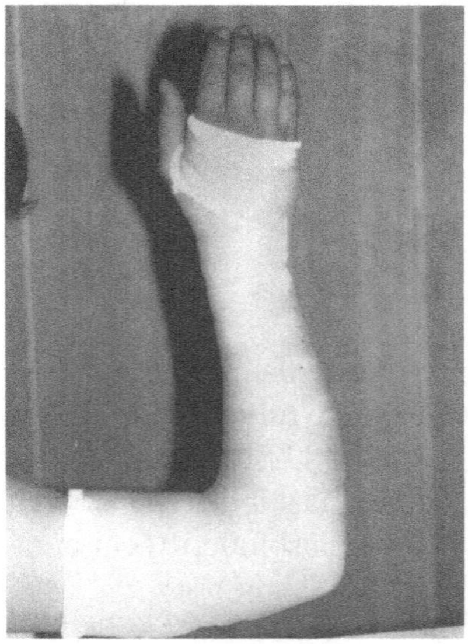

Erste Fiberglasbinde,
7,5 cm breit, von Hand
bis über Ellenbogen

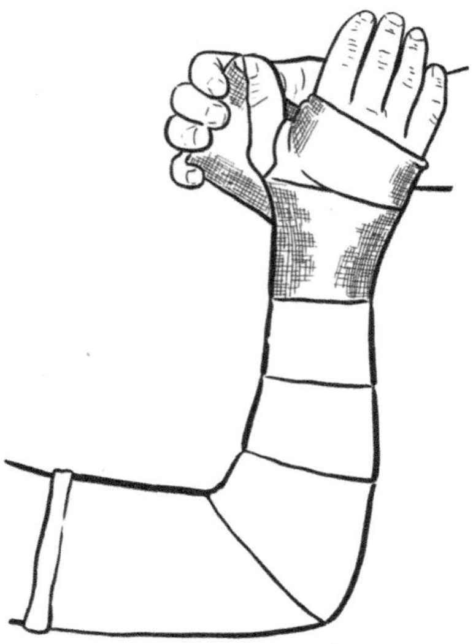

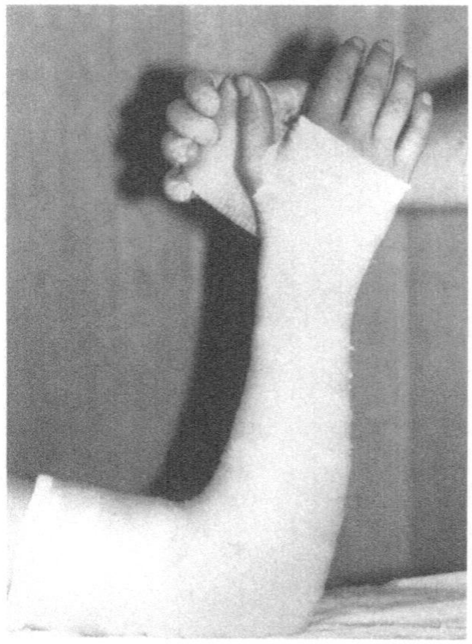

Zweite Fiberglasbinde, 10 cm breit, von Ellenbogen bis Oberarm (kleinen Rest lassen)

- Umschlag der Trikotschlauchenden und Befestigung der Trikotschlauchenden mit dem Rest der 10-cm-Binde (entfällt bei modifiziertem Polster)

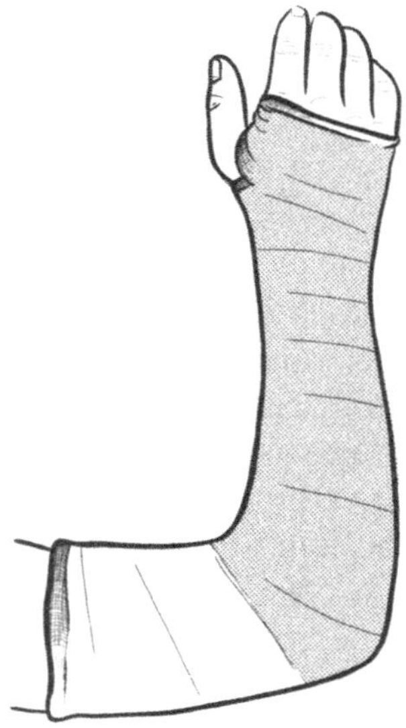

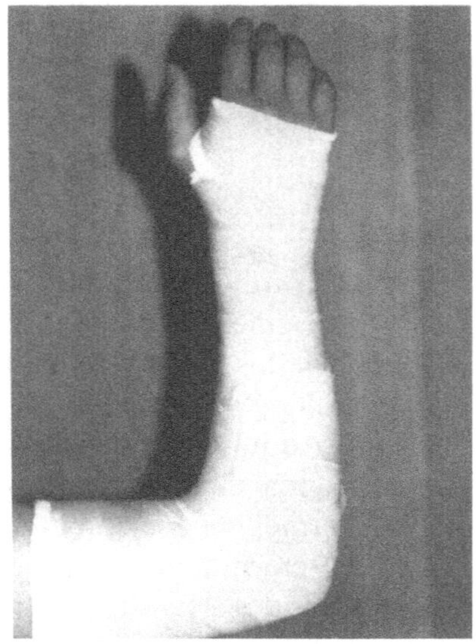

Fertiger Verband

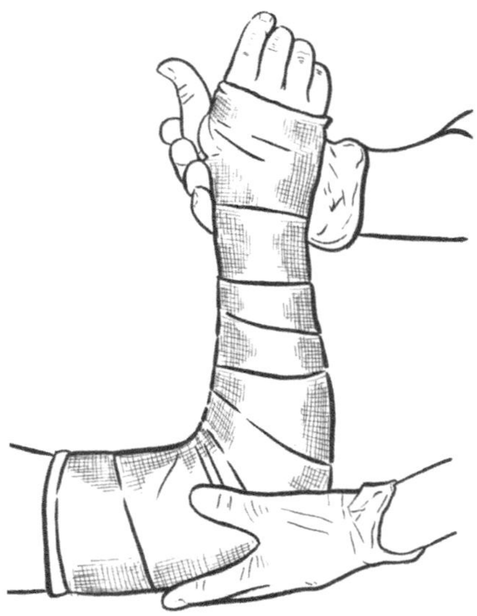

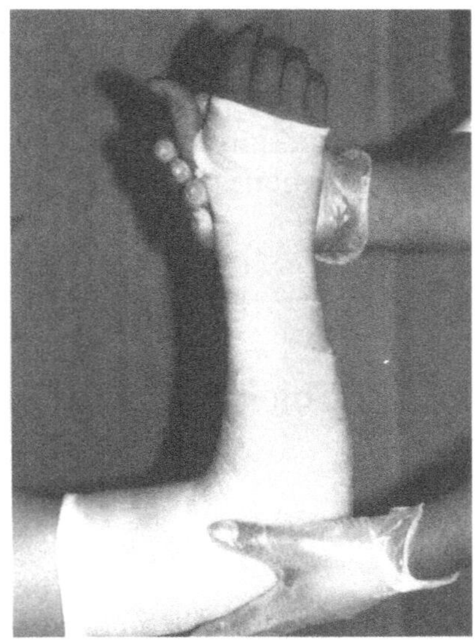

6 Böhler-Verband

6.1 Allgemeines

Beim Oberarmverband nach Böhler handelt es sich um einen Schienenverband, der ausschließlich das Ellenbogengelenk und teilweise das Schultergelenk ruhigstellt. Dieser Verband soll die Abduktion im Schultergelenk verhindern, jedoch Pendelbewegungen im Schultergelenk ermöglichen. Außerdem soll der Verband Unterarmdrehbewegungen sowie die Bewegungen des Handgelenks und der Finger ermöglichen.
Es handelt sich beim Böhler-Verband keineswegs um einen Oberarmhängeverband.
Der Böhler-Verband wird zur Behandlung von Oberarmschaftfrakturen, evtl. in der Primärphase, sicher aber in der Sekundärphase verwendet.

Der Böhler-Verband wird vorzugsweise aus Gips hergestellt, da er des öfteren gewechselt werden muß und Kunststoffe für die Verwendung im Böhler-Verband relativ teuer werden.
In Einzelfällen, besonders bei alten Patienten, kann wegen des geringen Gewichtes auch einmal ein Kunststoffverband aus PU-BW eingesetzt werden. Es muß jedoch darauf hingewiesen werden, daß dieser Verband aus Kunststoff schwerer herstellbar und nicht so gut modellierbar ist wie ein Gipsverband.

6.2 Böhler-Verband: Gips

Material

- 1 Trikotschlauch, 1fache Armlänge
- 3 Rollen Synthetikwatte, 15 cm breit
- 2 Rollen Kreppapier, 10 cm breit
- 1 Gipslonguette, 15 cm/2fache Armlänge, 4lagig
- 3 Mullbinden, 10 cm breit
- 1 schmaler Trikotschlauch, 1,5fache Länge des Brustkorbumfangs

Methode

Zunächst wird ein armlanger Trikotschlauch über den Arm gezogen, wobei die gesamte Schulter gut mitbedeckt sein muß. Der Trikotschlauch wird in der Achselhöhle in Längsrichtung eingeschnitten, so daß er weit über die Schulter hinausgezogen werden kann. Eventuell muß er hier zur Gegenseite hin mit 2 Pflasterstreifen fixiert werden.
Das Ellenbogengelenk wird um 90° gebeugt, und der Arm wird von einer Hilfsperson gehalten.
15 cm unterhalb des Ellenbogengelenks wird mit der Watte einfach überlappend 2lagig gepolstert, wobei die erste Wattebinde bis in die Achselhöhle gewickelt wird. Die beiden weiteren Wattebinden werden dann in Form eines typischen Schulterverbandes über die Schulter bis zur Gegenseite ausgewickelt, wobei korn-

ährenartig in Achtertouren gewickelt werden muß.
Das Polster wird anschließend mit 2 10 cm breiten Kreppapierbinden von distal nach proximal geglättet. Im Schulterbereich werden die Papierbinden in gleicher Weise gewickelt wie die Wattebinden.
Nunmehr erfolgt die Auflage der Gipslonguette. Der Oberarm wird im Schultergelenk geringfügig abduziert. Die Longuette wird an der Innenseite des Oberarms, knapp unterhalb der Axilla beginnend, angelegt, um den Ellenbogen herumgeführt und an der Außenseite des Oberarms zur Schulter hingeführt. Die Longuette wird über die Schulterhöhe auf den Rücken gelegt und bedeckt gerade eben das Schulterblatt.
Der vorbereitete gepolsterte Trikotschlauch wird mittig auf die Longuette an ihrem Endpunkt aufgelegt. Die Longuette wird über den gepolsterten Trikotschlauch zurückgeschlagen, um sodann an der Rückseite des Oberarms bis zum Ellenbogengelenk zurückgeführt zu werden.
Diese Longuette wird mit einer 10 cm breiten, nassen Mullbinde unterhalb des Ellenbogengelenks beginnend bis in die Achselhöhle festgewickelt.
Nun wird der Verband modelliert. Es können jetzt eventuelle Stellungskorrekturen bei einer Oberarmfraktur durchgeführt werden. Hierzu kann auch, wenn nötig, ein Bildwandler benutzt werden.
Nachdem der Verband ausgehärtet ist, werden die Trikotenden um die Verbandkante zusammen mit einem entsprechenden Wattesaum herumgeschlagen.
Distal, also am Ellenbogengelenk, wird der Trikotschlauch mit einer Mullbinde befestigt. Proximal, also im Bereich der Schulter, wird der Trikotschlauch mit Longuettenresten verklebt.
Die in die gegenseitige Achselhöhle gewickelte Watte wird weggeschnitten. Der gepolsterte Trikotschlauch wird in die gegenseitige Achselhöhle geführt, und die Enden des Trikotschlauchs werden auf der Brust verknotet. Dieser Knoten sollte niemals direkt in der Achselhöhle oder auf dem Rücken liegen, da er sonst den Patienten behindert.
Dieser Verband erlaubt es dem Patienten, Pendelbewegungen im Schultergelenk durchzuführen. Die Abduktion des Oberarms ist weitestgehend behindert, das gleiche gilt für Rotationsbewegungen.
Unterarmdrehbewegungen sowie Bewegungen des Handgelenks sind möglich.

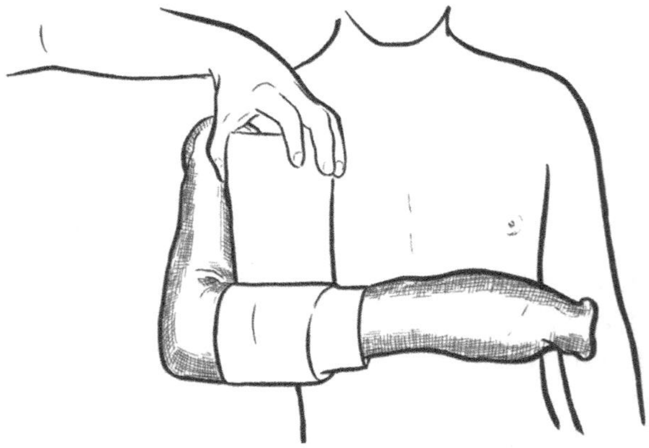
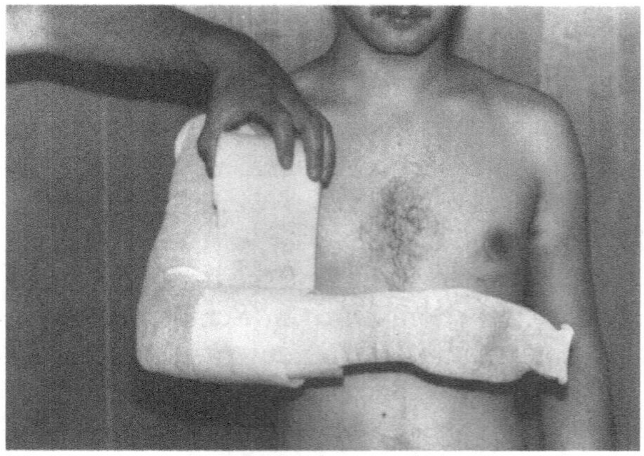

Polsterung: Der armlange Trikotschlauch wird über den Arm und die gesamte Schulter gezogen, er muß in der Achselhöhle gut um 20 cm eingeschnitten werden

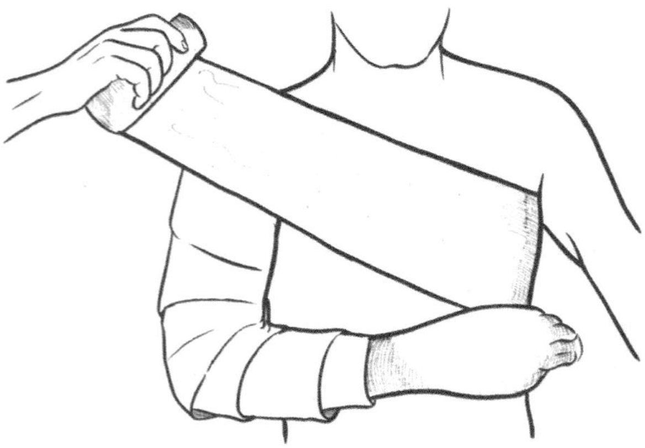
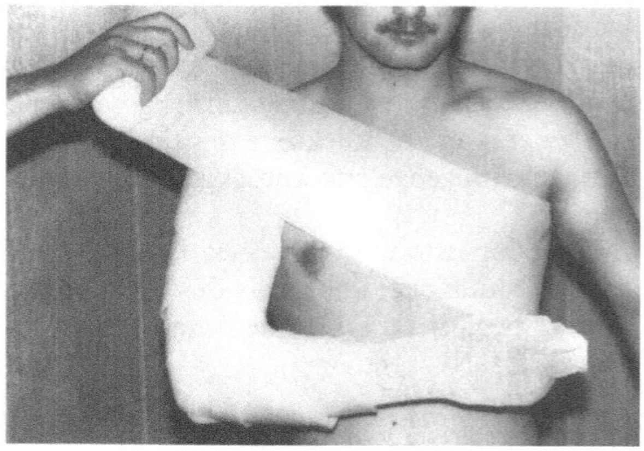

Das Ellenbogengelenk wird um 90° gebeugt. Mit 15 cm breiter Watte wird 15 cm unterhalb des Ellenbogens am Unterarm beginnend gepolstert. Die Schulter wird kornährenartig mit Watte wie ein Schulterverband gewickelt

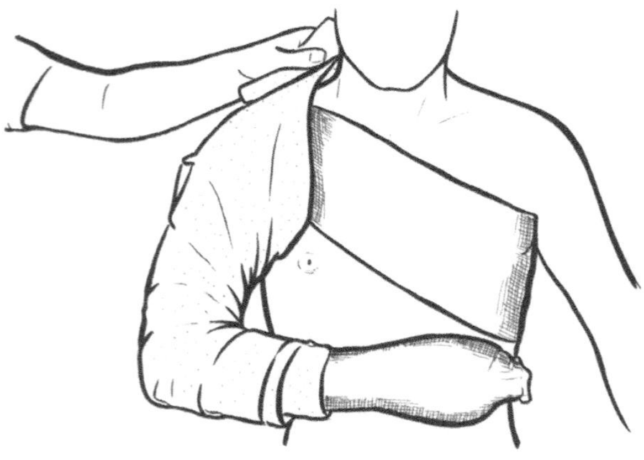
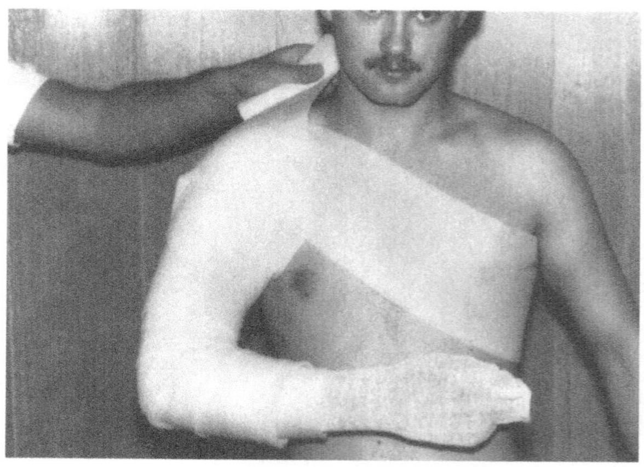

Das Polster wird mit Kreppapier geglättet

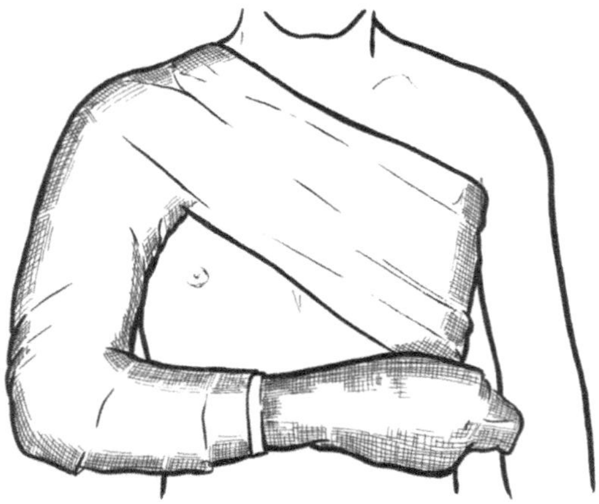
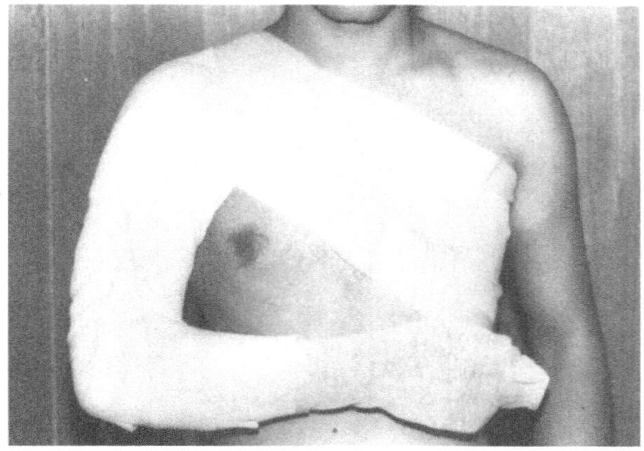

Fertiges Polster

- *Gipsanlage:* Der Arm wird im Ellenbogengelenk um 90° gebeugt. Das Schultergelenk leicht abduziert

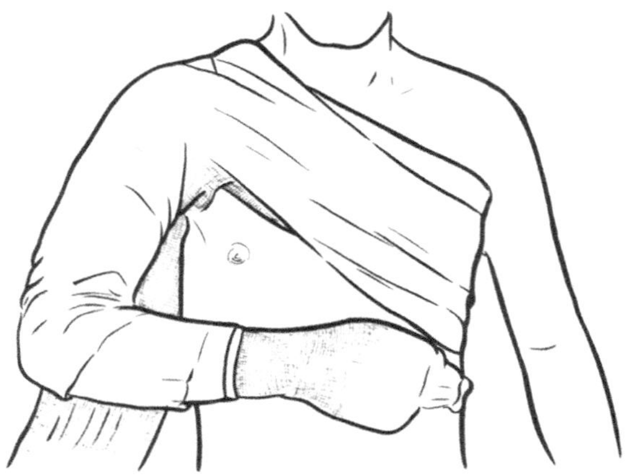
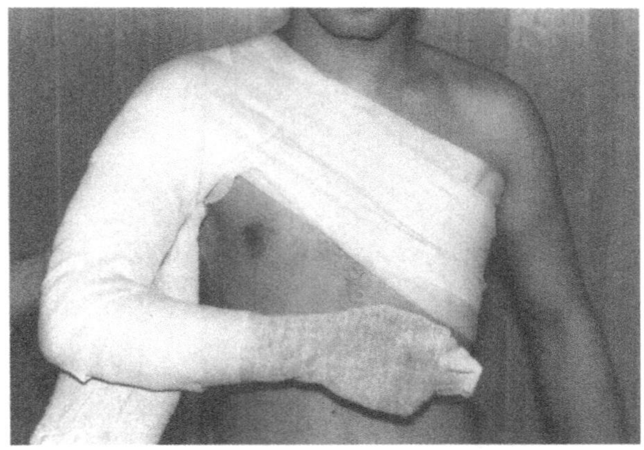

Die Longuette wird an der Innenseite des Oberarms knapp unterhalb der Axilla und um den Ellenbogen herum zur Außenseite des Oberarms geführt

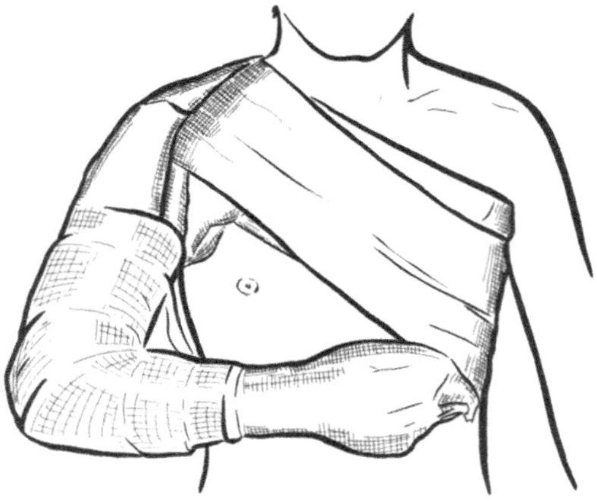
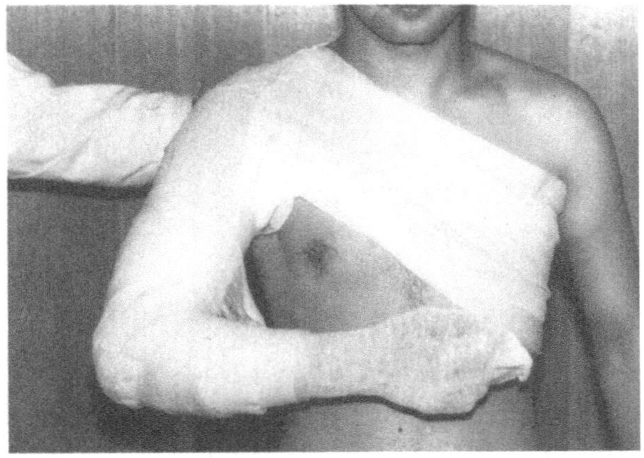

Die Longuette wird über die Schulter bis etwa 15 cm über die Schulterhöhe hinaus auf den Rükken geführt

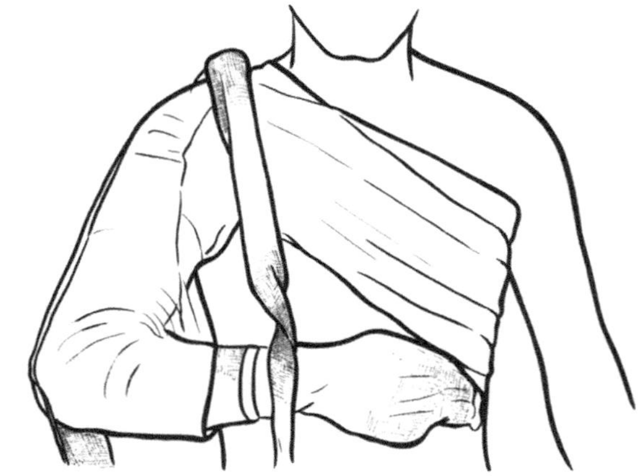
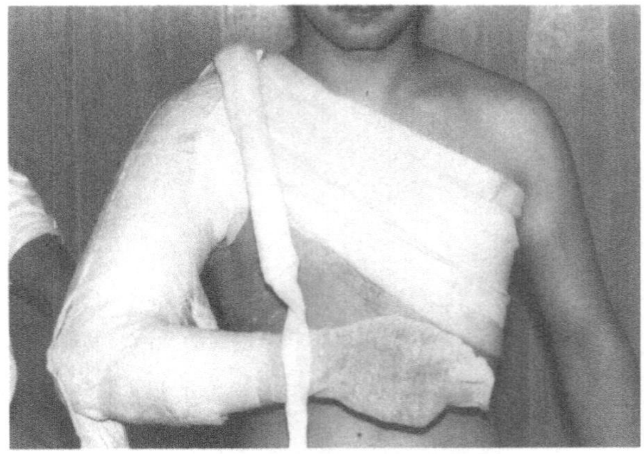

Der gepolsterte Trikotschlauch wird mittig auf die Longuette aufgelegt. Die Longuette wird nun umgeschlagen und an der Rückseite des Oberarms bis zum Ellenbogengelenk gelegt

- Longuette wird mit einer 10 cm breiten Mullbinde von distal nach proximal fixiert
- Der Verband wird modelliert

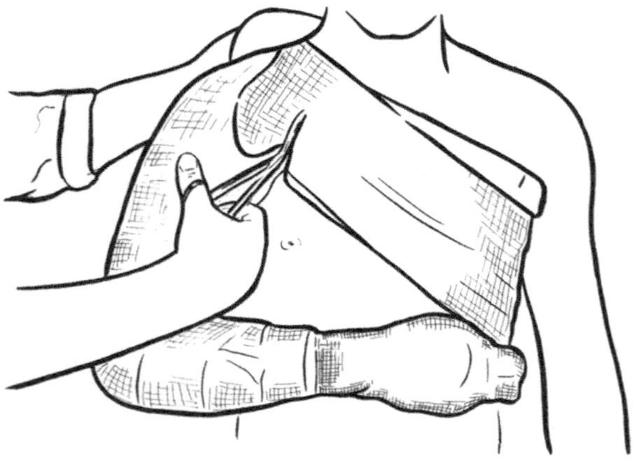
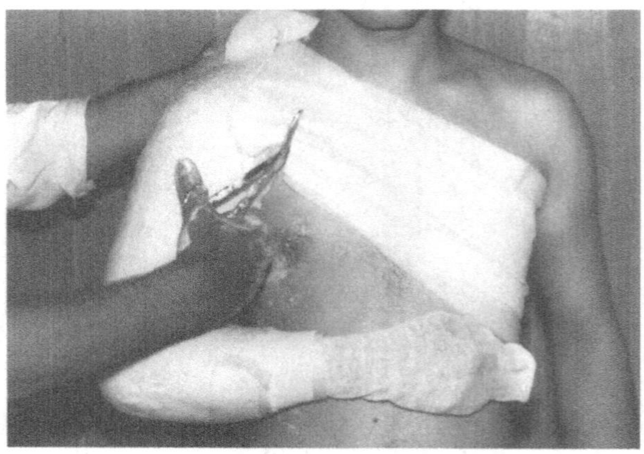

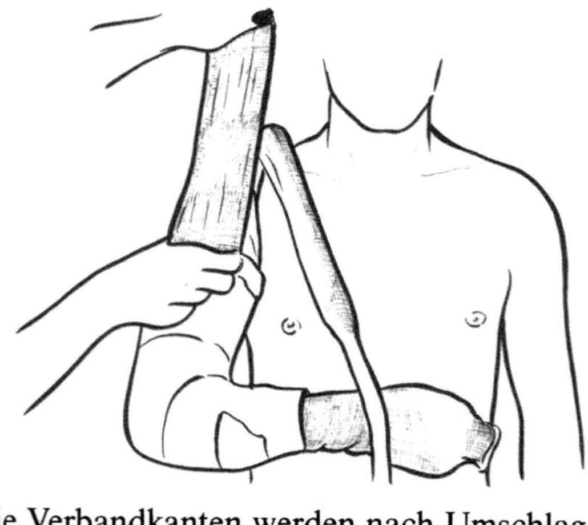
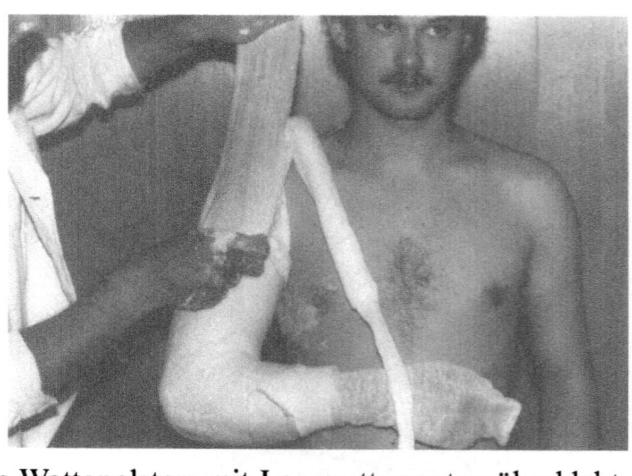

Die Verbandkanten werden nach Umschlagen des Wattepolsters mit Longuettenresten überklebt und nochmals mit einer Mullbinde überwickelt

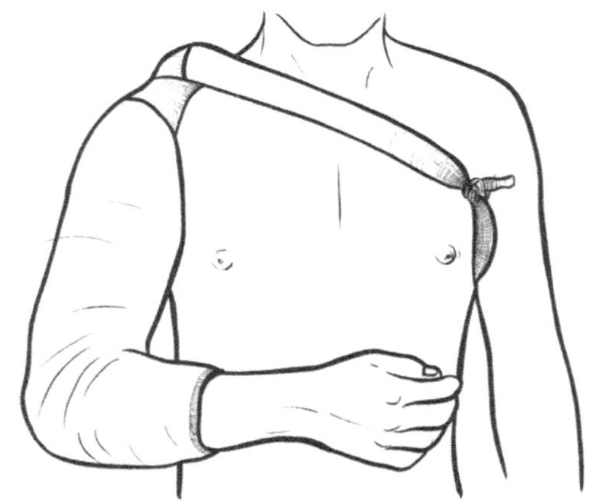
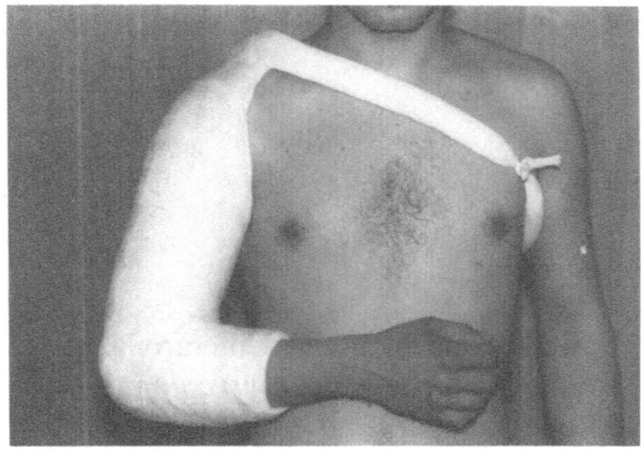

Der Trikotschlauch wird in die gegenseitige Achselhöhle geführt, und die Enden werden miteinander an der Brustvorderseite verknotet

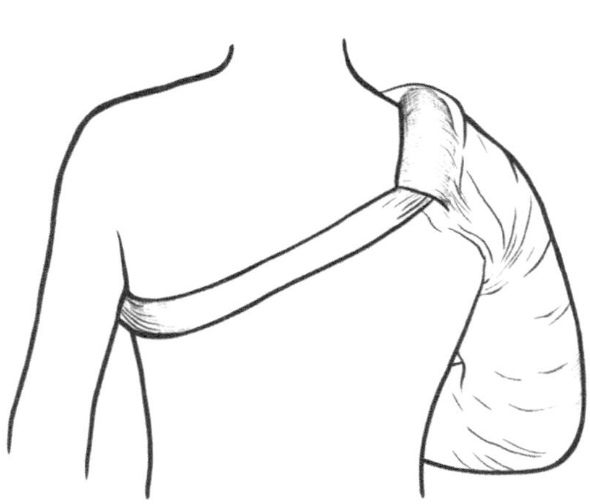
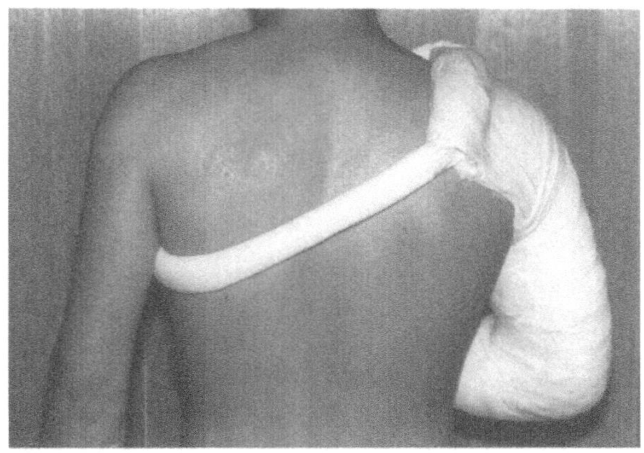

Fertiger Verband

7 Iselin-Verband: Gips

Material

1 Trikotschlauch, 2fache Unterarmlänge
1 Rolle Synthetikwatte, 6–10 cm breit
1 Rolle Kreppapier, 6–8 cm breit
1 Gipsbinde, 6 cm breit
2 Gipsbinden, 8 cm breit
1 Aluminiumschiene (gepolstert), 1,5–2 cm breit
1 Pflasterstreifen, 15 cm lang

Methode

Der Iselin-Verband dient der Ruhigstellung eines Fingers. Wegen seines aufwendigen Aufbaus ist er besonders zur Ruhigstellung von isolierten Frakturen der Mittelhandknochen geeignet. Die exakte anatomische Stellung der Mittelhandfraktur, besonders die Rotation, kann mit diesem Verband kontrolliert werden. Einzig dieser Verband kann die handrückenwärts gerichtete anatomische Krümmung der Mittelhandknochen nach Reposition fixieren. Dieser Verband kann aus allen Materialien hergestellt werden (Gips, Gips-Kunststoff, Kunststoff). Der Grundaufbau ist identisch mit dem des geschlossenen Unterarmverbandes.

Vor Aufbringen der letzten Gips- oder Kunststoffbinde wird eine Aluminiumschiene für den entsprechenden Finger angepaßt, die zunächst beugeseitig und dann streckseitig befestigt wird. Damit der Finger auf dieser Aluminiumschiene festliegt, wird abschließend ein Pflasterstreifen zirkulär um die Schiene gelegt.

Die physiologische Grundstellung des ruhiggestellten Fingers ist unbedingt zu beachten. Die Beugung im Fingergrundgelenk ist nur möglich, wenn der Gipsverband beugeseitig in Höhe der proximalen Hohlhandfurche endet.

Die richtige Rotationsstellung ist dann erreicht, wenn der Finger auf das Kahnbein zeigt.

Hier wird exemplarisch der Iselin-Verband aus Gips gezeigt.

Gleichartige Verbände aus anderem Material lassen sich unter Berücksichtigung des Aufbaus „Geschlossener Unterarmverband" jederzeit herstellen.

Standardpolster,
Unterarmverband

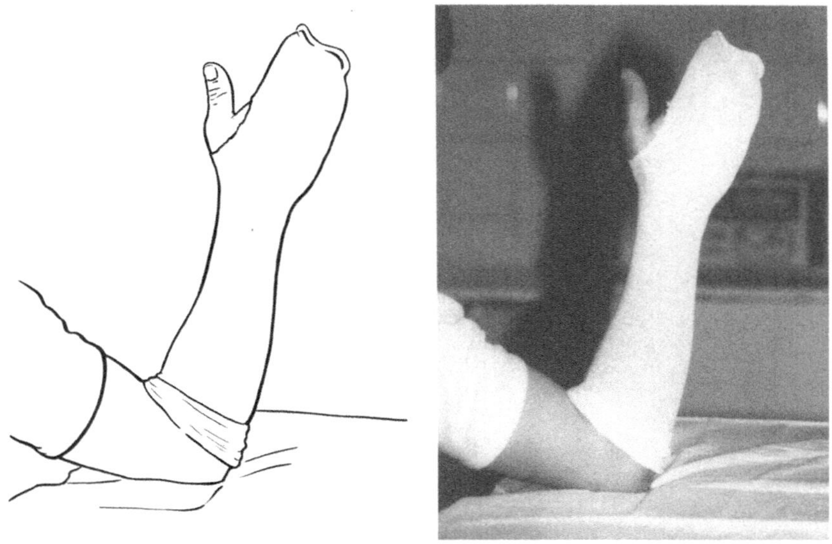

6-cm-Gipsbinde,
Mittelhand/Handgelenk

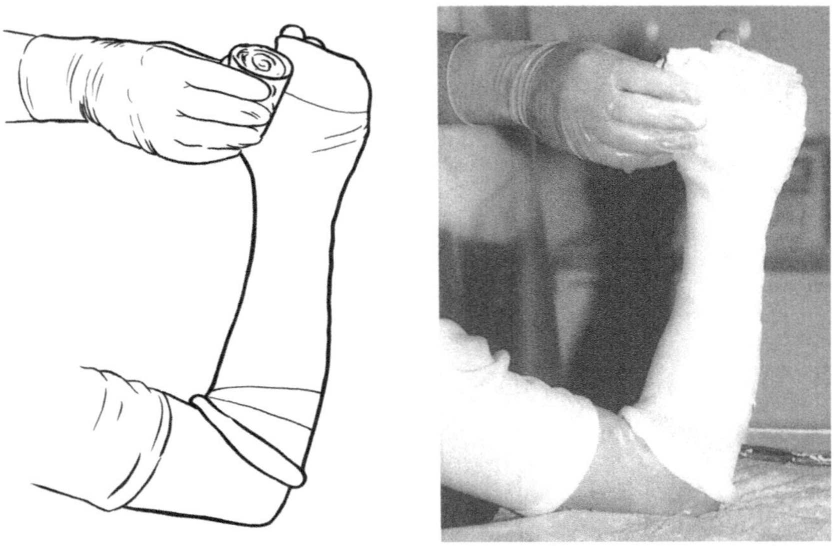

8-cm-Gipsbinde,
Handgelenk/Unterarm

- Umschlag und Zurückziehen des Trikotschlauchs von proximal nach distal

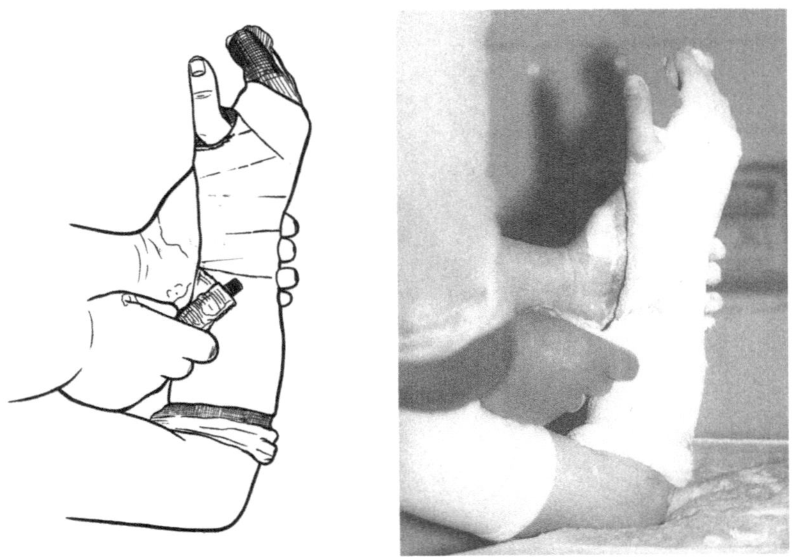

Modellieren mit flachen Händen

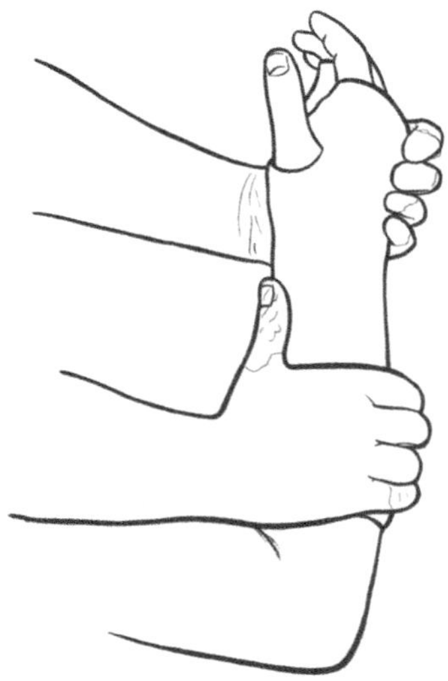

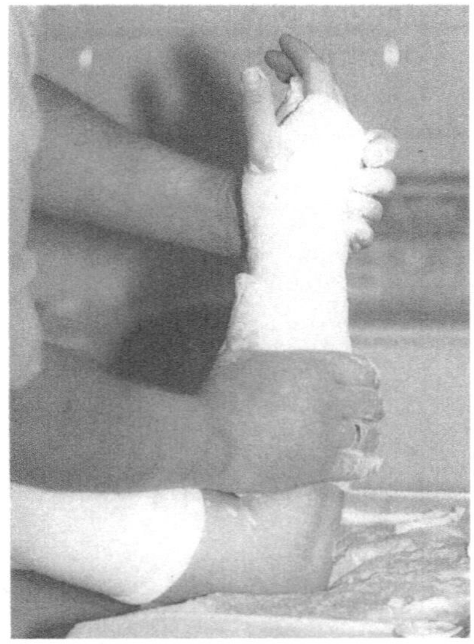

Einbau der Aluminiumschiene beugeseitig, Anpassung

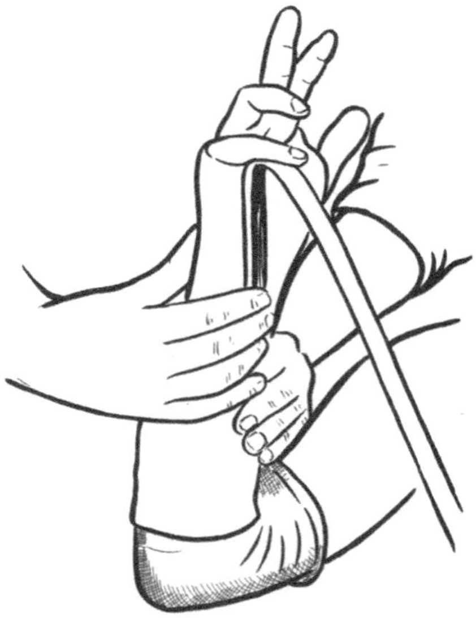

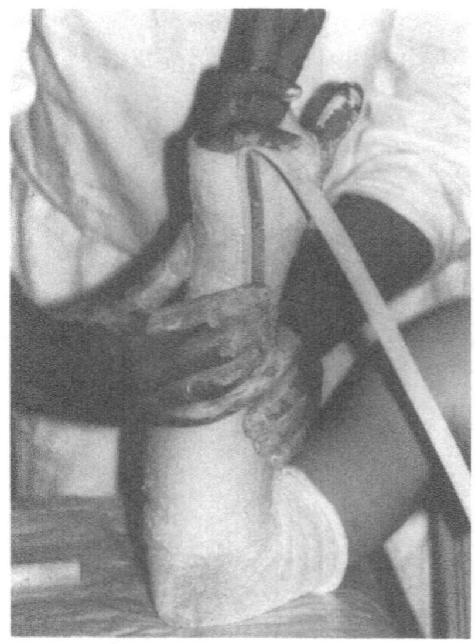

Einbau der Aluminiumschiene streckseitig und Fixierung mit 8-cm-Gipsbinde

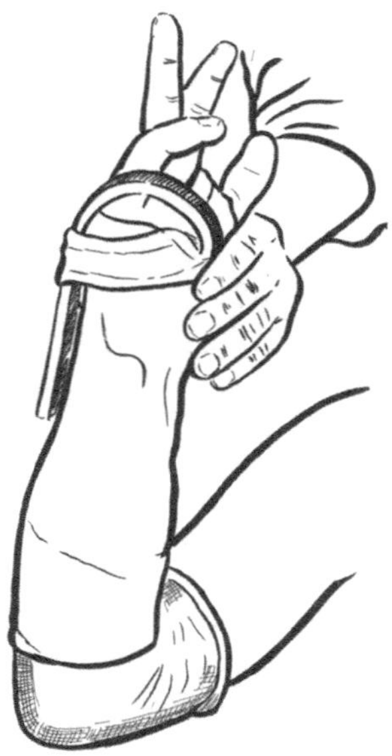

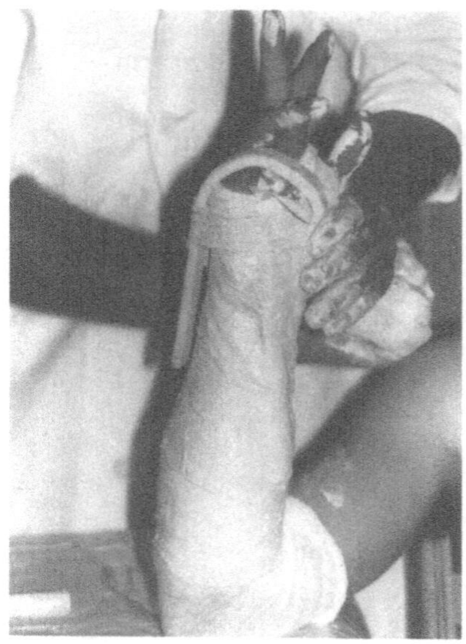

Fertiger Verband, exakte Rotation des Mittelhandknochens

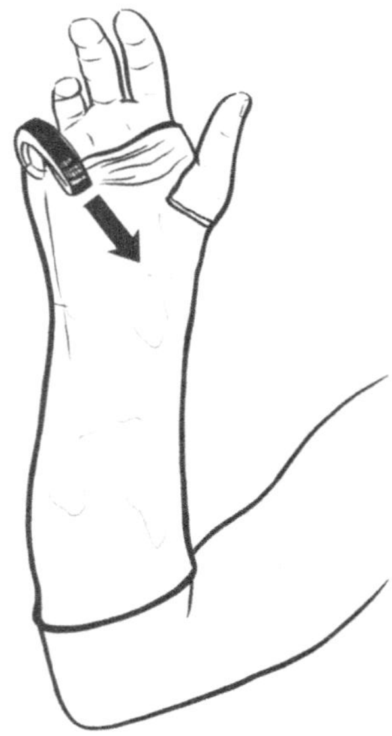

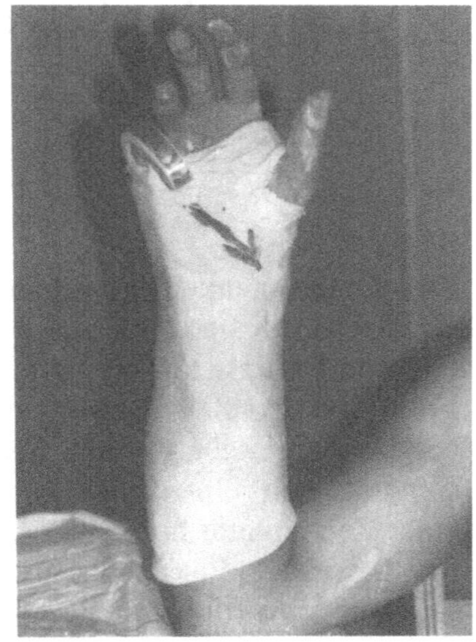

Fertiger Verband, richtige Beugung der Fingergelenke

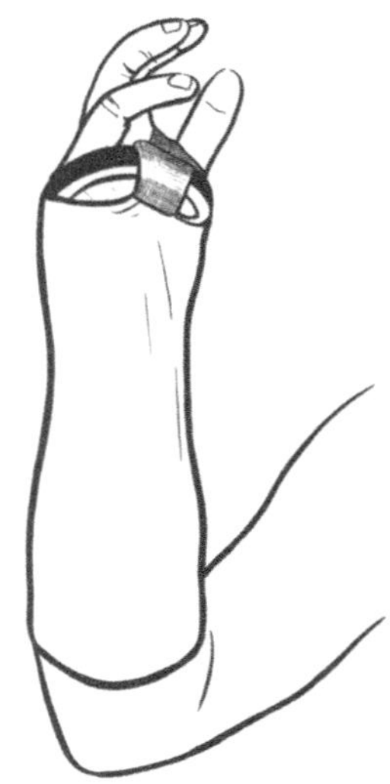

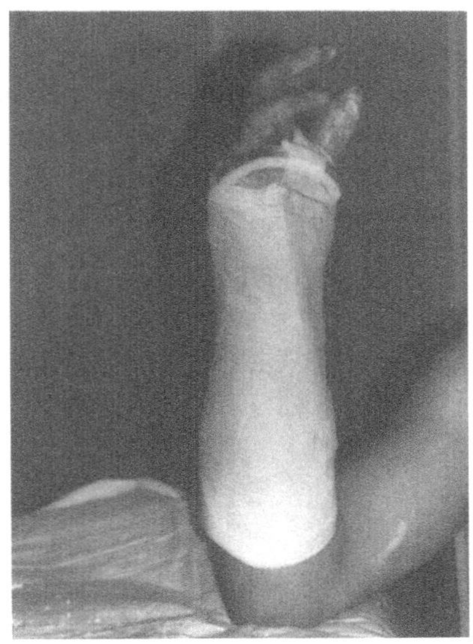

8 Unterschenkelverbände

8.1 Allgemeines

Der Unterschenkelliegeverband kann grundsätzlich aus Kunststoff, aus der Kombination Gips und Kunststoff sowie aus Kunststoff in Form von PU-BW-Gemischen, sowie aus Fiberglas hergestellt werden. Sehr häufig ist es sinnvoll, den Unterschenkelliegeverband mit einer Zehenplatte herzustellen, so daß die Zehen ausreichend geschützt und auch in gewisser Weise mit ruhiggestellt sind. Insbesondere trifft dies für Verletzungen im Mittelfußbereich zu. Es ist allerdings darauf hinzuweisen, daß Kunststoffe sich nicht so gut zur Herstellung einer Zehenplatte eignen wie Naturgips.

Um eine ausreichend stabile Zehenplatte zu erhalten, muß relativ viel Kunststoffmaterial aufgewendet werden. Es reicht jedoch bei den Kunststoffverbänden in aller Regel aus, daß man eine regelrechte Sohlenplatte in Form einer Longuette legt. Für die PU-BW-Verbände wird serienmäßig eine Longuette vorgefertigt angeboten. Für die Fiberglasverbände muß der jeweilige Anwender sich eine Longuette aus Binden legen.

Die Unterschenkelliegeverbände sind ohne Schwierigkeiten in Spaltverbände umzuwandeln. Es wird lediglich an der Vorderseite des Verbandes ein entsprechender Streifen herausgeschnitten und der Verband bis auf die letzte Faser gespalten; d.h. daß auch der Trikotschlauch vollständig durchgeschnitten werden muß.

8.2 Standardpolster

Material

1 Trikotschlauch, 1,5fache Unterschenkellänge für Schienenverbände und Kunststoffverbände, 2fache Unterschenkellänge für geschlossene Gipsverbände sowie Gips-Kunststoff-Laminatverbände
1-1½ Rollen Synthetikwatte, 10 cm breit
1 Rolle Kreppapier, 8 cm für Gipsverbände
1 Rolle PU-Schaumbinde für Kunststoffverbände

Methode

Die Polsterung für Unterschenkelverbände ist standardmäßig auszuführen, gleichgültig ob es sich um Liege- oder Gehverbände handelt.
Es ist darauf zu achten, daß das Polster nicht zu dick wird, da es sich sonst im Verband zusammenschieben kann und somit zu Druckstellen führt. Dies gilt besonders für Gehverbände.
Die Wattepolsterung ist 2lagig auszuführen, d.h. die Wattebinde wird spiralig einfach überlappend gewickelt. Im Bereich des Fußgelenks muß kornährenartig gewickelt werden. Es ist besondere Sorgfalt darauf zu verwenden, daß die Ferse zugewickelt wird.
Die Anlage des Polsters beginnt mit dem Überzug des Trikotschlauches in 1,5- bzw. 2facher Unterschenkellänge je nach Verbandart.
Der Trikotschlauch wird faltenfrei übergezogen. Das Fußgelenk wird vom Patienten selbst oder von einer Hilfsperson in 90°-Beugestellung gehalten. An den Vorfußballen beginnend wird mit Watte in einfacher Spiraltour nach proximal hin gepolstert. Im Bereich des Fußgelenks ist eine kornährenartige Wickelung vorzunehmen, so daß auch die Ferse vollständig bedeckt ist. Häufig ist es sinnvoll, die Watte einmal abzureißen, und nach Fertigstellung der Polsterung am Fußgelenk am Unterschenkel neu anzusetzen.
Bei kräftigen und langen Unterschenkeln ist es mitunter notwendig, nicht 1 Wattebinde, sondern 1½ Wattebinden zu benutzen. Das Wattepolster endet 2 QF unterhalb des Wadenbeinköpfchens.
Das Wattepolster wird geglättet, wozu für Gipsverbände Kreppapier und für Kunststoffverbände eine PU-Schaumbinde verwendet wird. Es ist darauf zu achten, daß keine Falten entstehen.
Das fertige Polster überragt die Vorfußballen gerade eben und endet 2 QF unterhalb des Wadenbeinköpfchens.

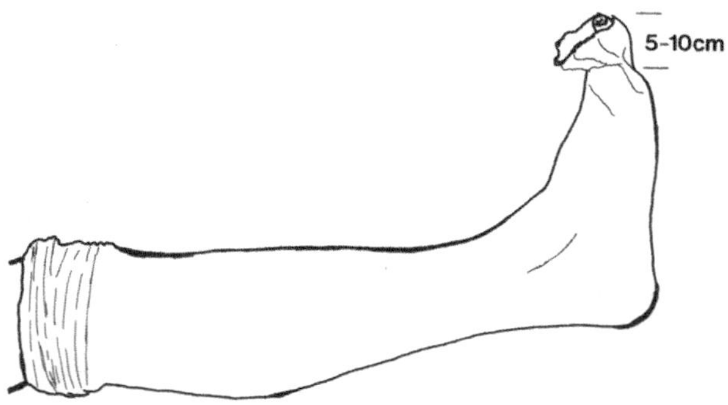

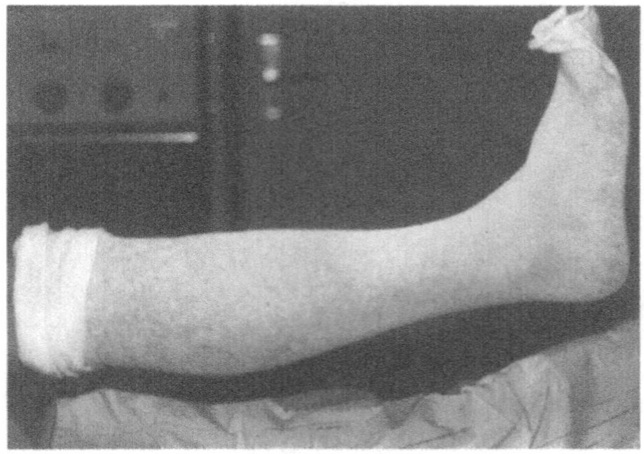

Überzug des Trikotschlauchs. Die Zehen werden vom Trikotschlauch um 5-10 cm überragt, der restliche Trikotschlauch wird am Knie gestaucht

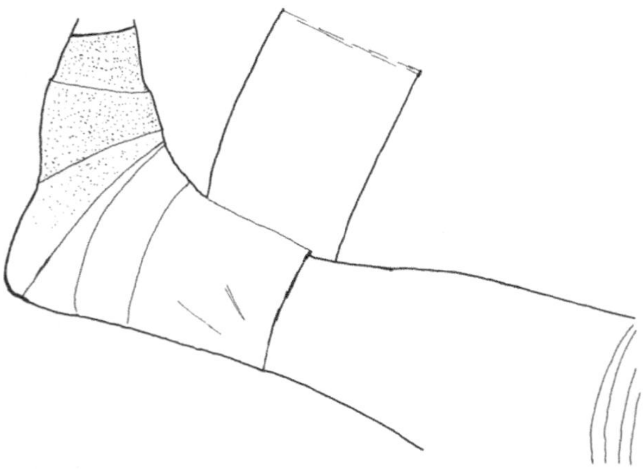
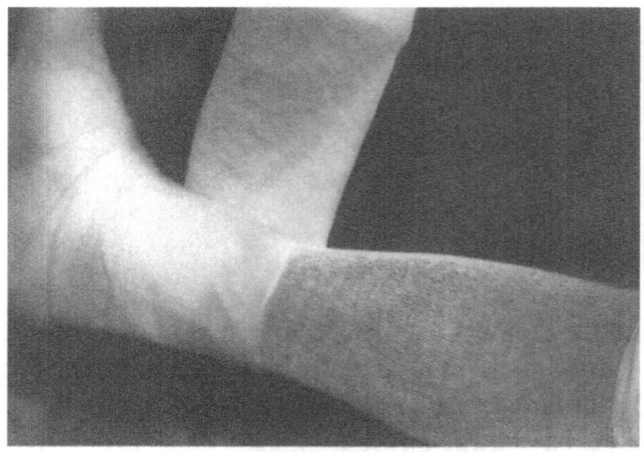

Spiralige Wickelung der Synthetikwatte an den Vorfußballen beginnend, einfach überlappend

- Glätten des Polsters mit Kreppapier oder für Kunststoffverbände mit PU-Schaumbinde, an den Vorfußballen beginnend

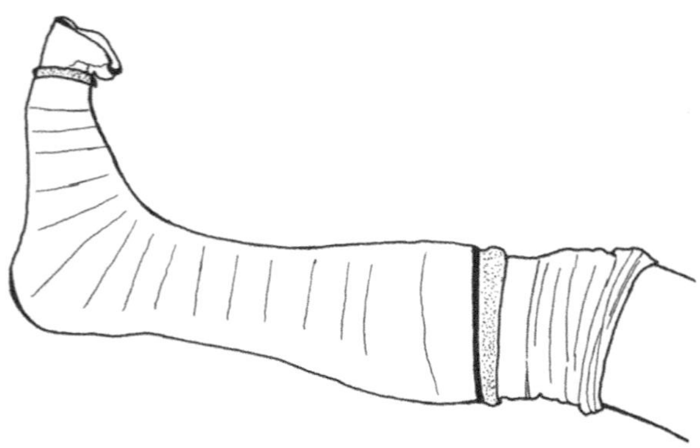
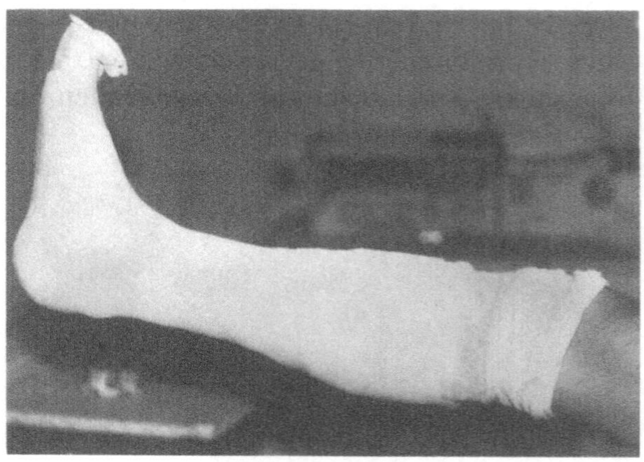

Fertiges Polster: Das Polster beginnt direkt an den Vorfußballen und endet 2 QF unterhalb des Fibulaköpfchens

8.3 Unterschenkelschiene: Gips

Material

- 1 Trikotschlauch, 1,5fache Unterschenkellänge
- 1-1½ Rollen Synthetikwatte, 10 cm breit
- 1 Rolle Kreppapier, 8 cm breit
- 1 Gipslonguette, 15 cm/1fache Unterschenkellänge, 12lagig
- 1 Gipslonguette, 10 cm/2fache Unterschenkellänge, 4lagig
- 2 Mullbinden, 10 cm breit

Methode

Das Polster wird über einem faltenfrei sitzenden Trikotschlauch von 1,5facher Unterschenkellänge angelegt. Der Trikotschlauch überragt die Zehen und das Fibulaköpfchen jeweils um gut 10 cm.

Nach Glättung des Polsters mit Kreppapier wird die 15-cm-Longuette, 12lagig, dorsal an den Unterschenkel angelegt (L-förmig). Es folgt die zweite Longuette, 10 cm, 4lagig, die U-förmig, wie ein Steigbügel angelegt wird. Beide Longuetten werden gemeinsam mit einer 10-cm-Mullbinde von distal nach proximal angewickelt. Danach wird die dorsale Longuette an der Zehenplatte und am proximalen Unterschenkel zurechtgeschnitten. Die Schiene soll die Zehenkuppen um etwa 1 cm überragen und proximal 2 QF unterhalb des Fibulaköpfchens enden.

Nach Umschlag der Trikotenden zusammen mit dem Wattesaum wird die gesamte Schiene mit der zweiten Mullbinde noch einmal überwickelt.

Bei Verzicht auf die U-Longuette wird der Verband zwar leichter, verliert aber auch deutlich an Stabilität.

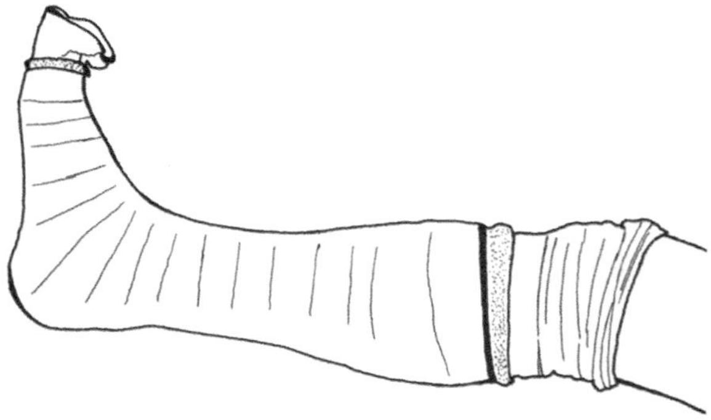
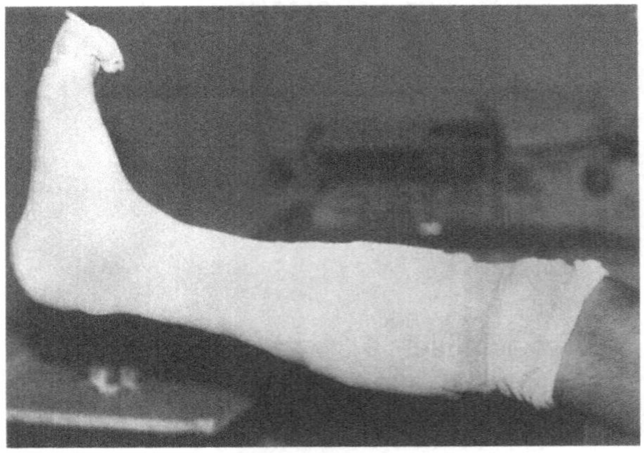

Standardpolster, Unterschenkelverbände

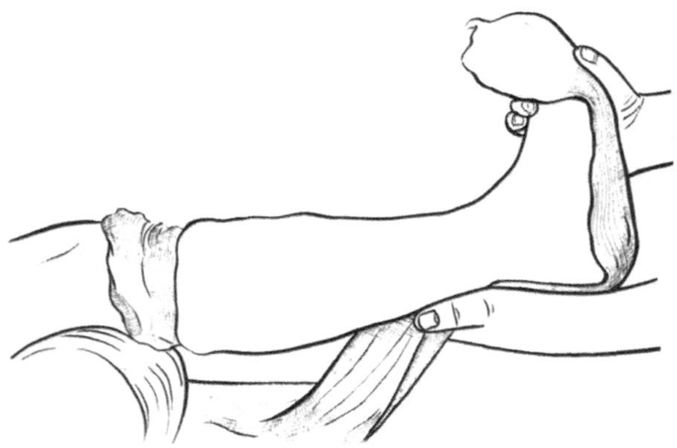
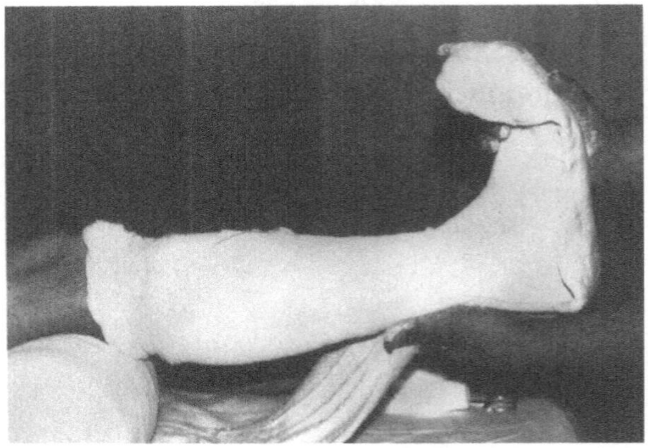

Anlage der dorsalen Longuette 15 cm, 3fache Unterschenkellänge, 12lagig

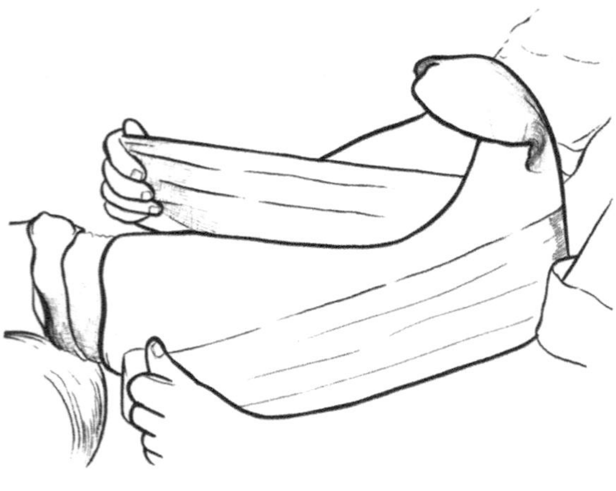
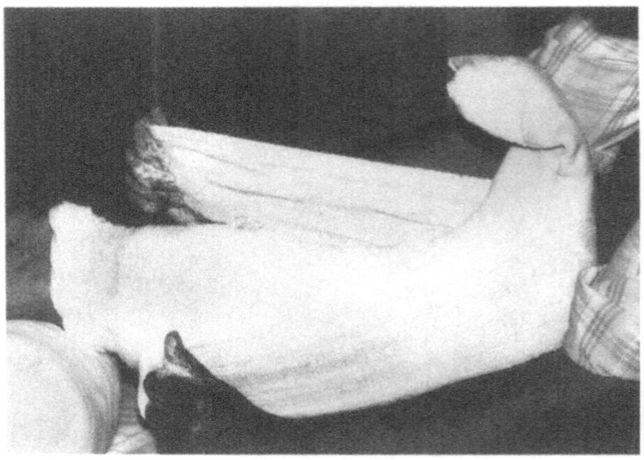

Anlage der Longuette 10 cm, 2fache Unterschenkellänge, 4lagig

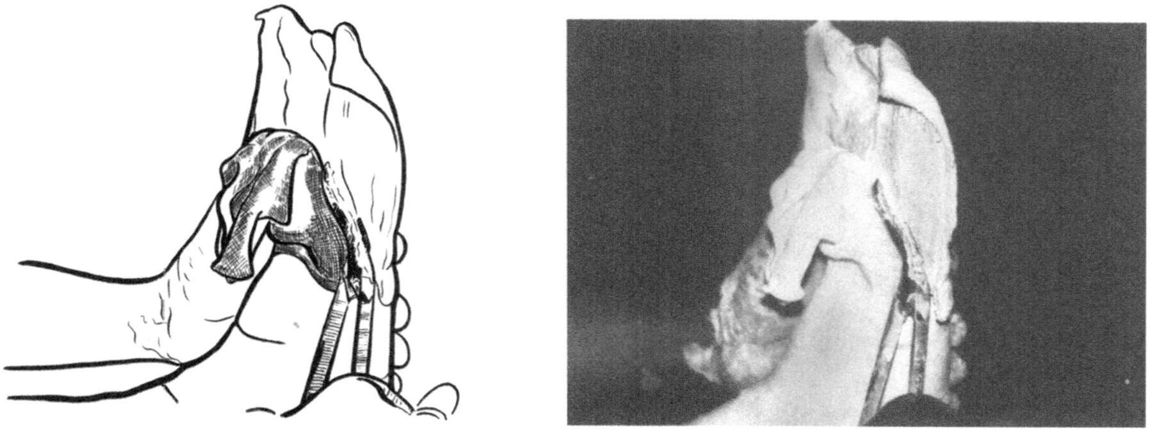

Anwickeln der Schiene mit Mullbinde, Abschneiden

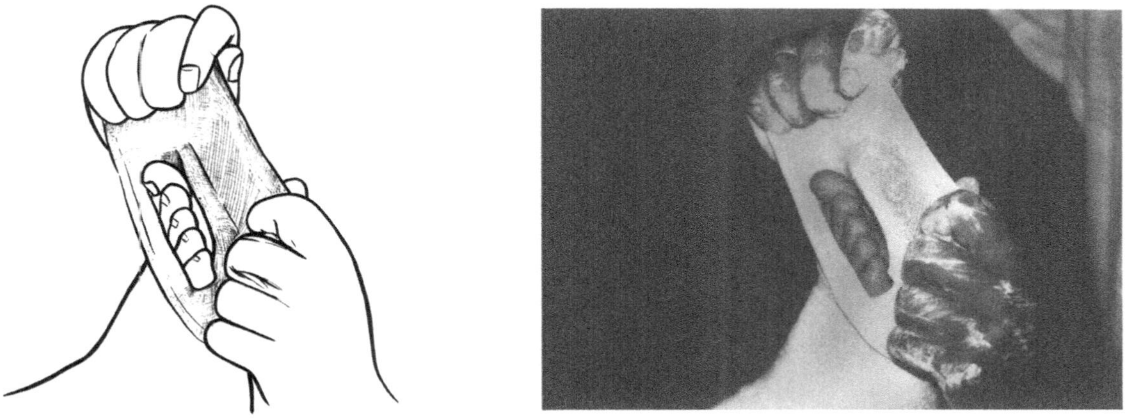

Umschlag der Trikotenden mit Wattesaum

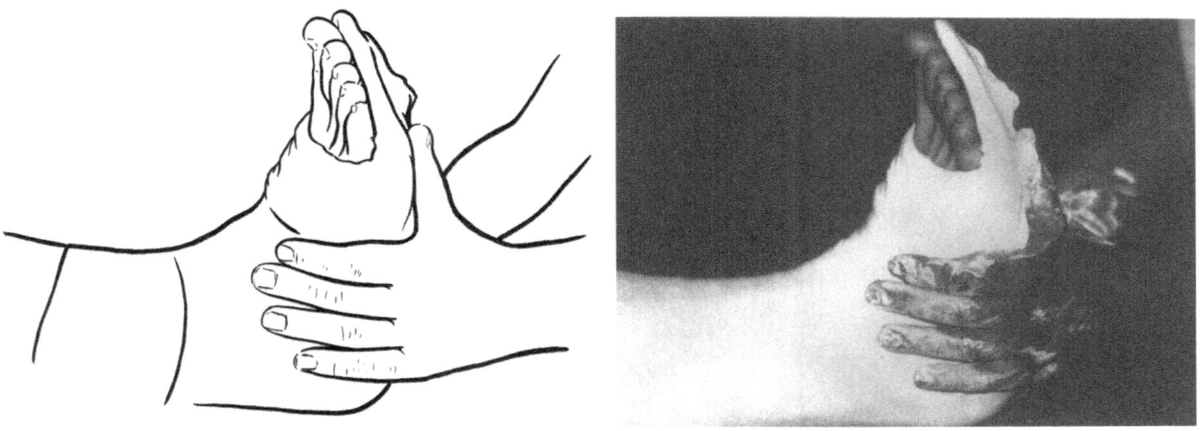

Überwickeln der Schiene mit 2 Mullbinden

8.4 Unterschenkelschiene: Polyurethan-Baumwolle

Material

1 Trikotschlauch, 1,5fache Unterschenkellänge
1-1½ Rollen Synthetikwatte, 10 cm breit
1 Rolle PU-Schaumbinde
1 Longuette PU-BW, 15 cm/120 cm, 3fach gelegt
1 Longuette PU-BW, 10 cm/75 cm, 1fach gelegt
2 Mullbinden (naß)

Methode

Um einen stabilen Verband zu erhalten, ist es bei diesem Verband unbedingt erforderlich, daß sich die beiden Longuetten wenigstens teilweise miteinander verbinden. Aus technischen Gründen ist es nicht möglich, eine vollständige Verbindung der Longuetten zu erreichen, es sei denn, der Verband wird mit einer Hilfsperson angelegt.
Das Standardpolster wird angelegt. Darauf erfolgt die dorsale Anlage der 3fach gelegten 15/120-cm-Longuette. Diese Schiene wird am Fuß und am Unterschenkelschaft nur jeweils mit einer Bindentour befestigt. Die 10/75-cm-Longuette wird U-förmig wie ein Steigbügel angelegt. Nun werden beide Longuetten gemeinsam mit dem Rest der ersten nassen Mullbinde angewickelt, wobei durch dosierten Zug an der Binde der Verband auch gleich modelliert wird.
Der Schienenverband wird an den Zehen mit einem Überstand von 1 cm über die Zehenkuppen und proximal 2 QF unter dem Fibulaköpfchen zurechtgeschnitten. Abschließend werden die Enden des Trikotschlauchs mit einem ca. 1 cm breiten Wattesaum umgeschlagen, und die gesamte Schiene wird mit der zweiten nassen Mullbinde überwickelt.
Bei langem Bein reicht eine 15/120 cm Longuette nicht aus, evtl. muß eine weitere 15/75 cm Longuette benutzt werden.

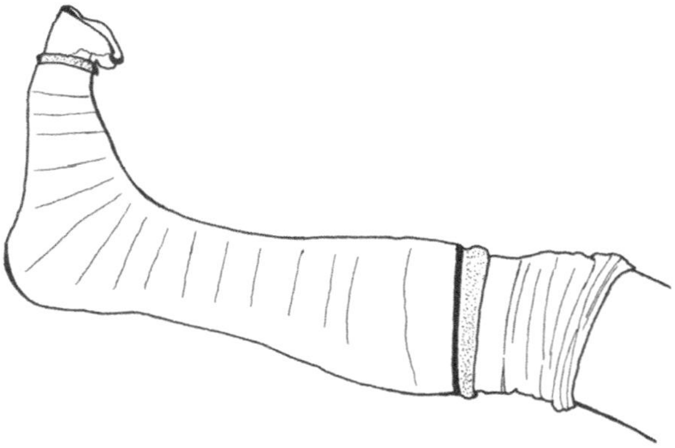

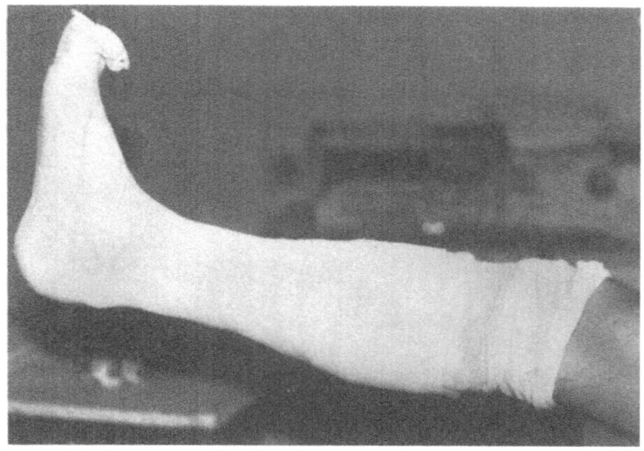

Standardpolster, Unterschenkelverbände

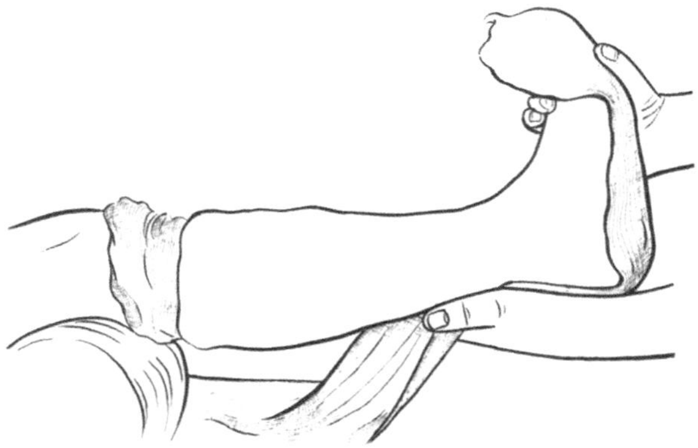

Anlage der dorsalen 3fach gelegten Longuette 15/120 cm

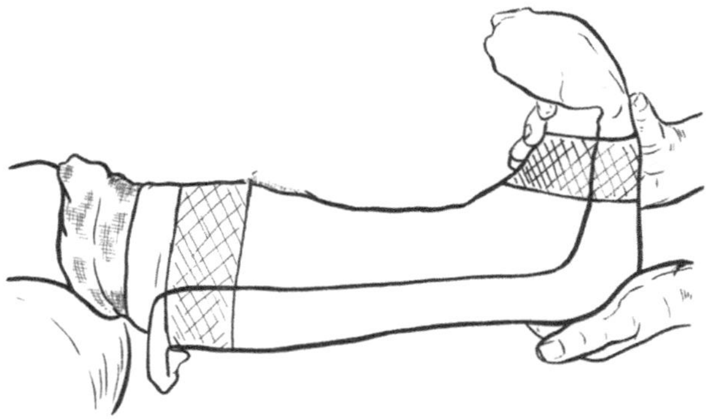

Anwickeln mit nasser Mullbinde am Fuß und Schaft mit je einer Tour

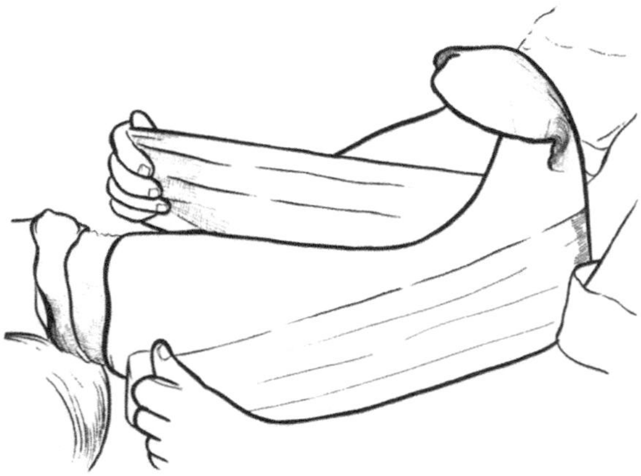

Anlage der U-Longuette, 1fach, 10/75 cm

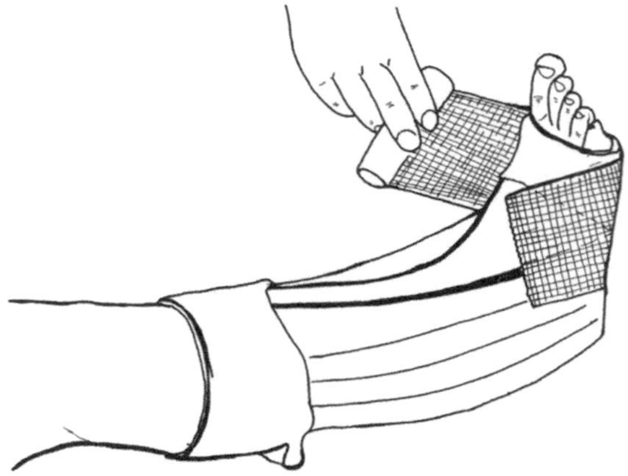

Gemeinsames Anwickeln der Longuetten mit dem Rest der ersten Mullbinde

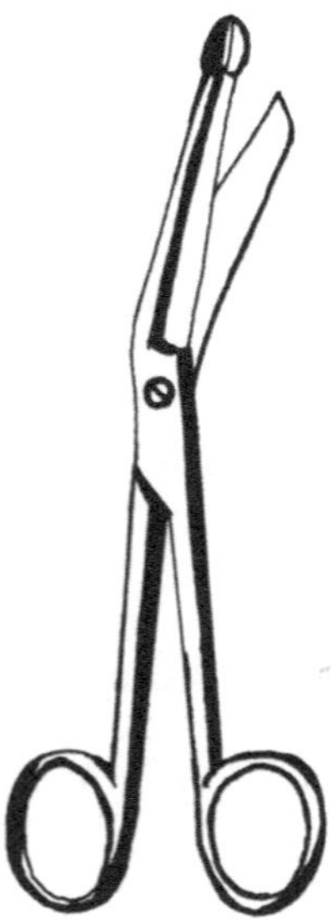

Zurechtschneiden, Umschlag Trikotschlauch

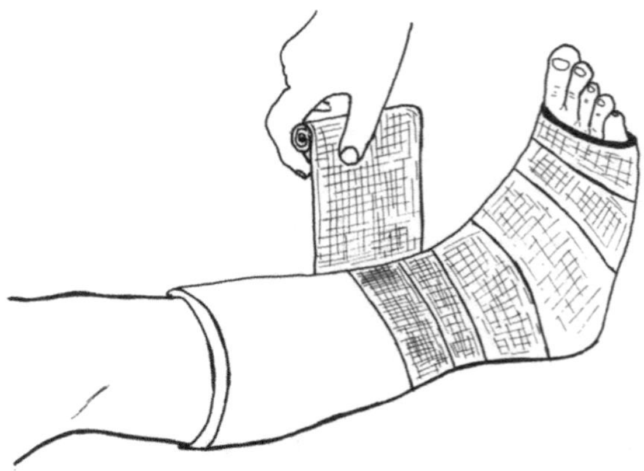

Überwickeln der gesamten Schiene mit der zweiten Mullbinde

8.5 Unterschenkelliegeverband: Gips

Material

1 Trikotschlauch, 2fache Unterschenkellänge
1-1½ Rollen Synthetikwatte, 10 cm breit
1 Rolle Kreppapier, 8 cm breit
1 Gipslonguette, 15 cm/1fache Unterschenkellänge, im Fußteil 12lagig, im Schaftteil 4lagig
3 Gipsbinden, 15 cm breit
1 Gipsbinde, 10 cm breit

Methode

Der Unterschenkelliegeverband aus Gips ist besonders als Spaltverband geeignet zur Erstbehandlung von nicht verschobenen Außenknöchelfrakturen, Frakturen von Mittelfußknochen sowie zur unmittelbaren postoperativen Nachbehandlung von Außenbandverletzungen oder nach operierten Fußgelenkverletzungen.
Zunächst wird der 2fach unterschenkellange Trikotschlauch übergezogen, so daß er 5-10 cm über die Zehen übersteht und der restliche Schlauch am Knie gestaucht aufbewahrt wird.
Nun wird mit synthetischer Watte (10 cm) distal an den Vorfußballen beginnend in einfacher Spiraltour nach proximal gewickelt. Die Wattepolsterung sollte 2lagig sein. Das Polster wird mit Kreppapier wieder distal beginnend geglättet.
Die erste 15-cm-Gipsbinde wird, an den Vorfußballen beginnend, nach proximal in einfacher Spiraltour ausgewickelt. Die erste Gipsbinde endet 3 QF unterhalb des Wadenbeinköpfchens. Nun wird die Longuette, die entsprechend vorbereitet wurde (im Fußteil 12lagig, im Schaftteil 4lagig), dorsal angelegt. Sie soll die Zehenspitzen um 2-3 cm überragen. Diese Longuette wird mit 2 weiteren 15-cm-Gipsbinden, von distal nach proximal gewikkelt, fixiert. Die Longuette wird zurechtgeschnitten, und die Rundung der Zehenplatte wird sauber herausgearbeitet.
Die Trikotenden werden distal und proximal um die Verbandkanten herumgeschlagen, wobei proximal eine Wattekante von 1 cm mitumgeschlagen werden sollte.
Der Trikotschlauch wird von proximal nach distal über den gesamten Verband zurückgezogen. Dann wird der Verband über dem Trikotschlauch mit nassen Händen modelliert.
Der Verband wird exakt durchmodelliert, wozu eine offene Zeit von 3 min zur Verfügung steht. Danach werden die Trikotenden mit einer 10-cm-Gipsbinde fixiert, die so geführt wird, daß sie noch einmal über die Zehenplatte verläuft, so daß auch hier ein sauberer Abschluß entsteht.
Der fertige Verband kann nach Antrocknen in einen Spaltverband umgewandelt werden. Dazu wird an der Vorderseite des Verbandes ein knapp 1 cm breiter Streifen herausgeschnitten, und der Verband wird dann mit der Schere bis auf die letzte Faser gespalten und mit einer lockeren elastischen Binde überwickelt.

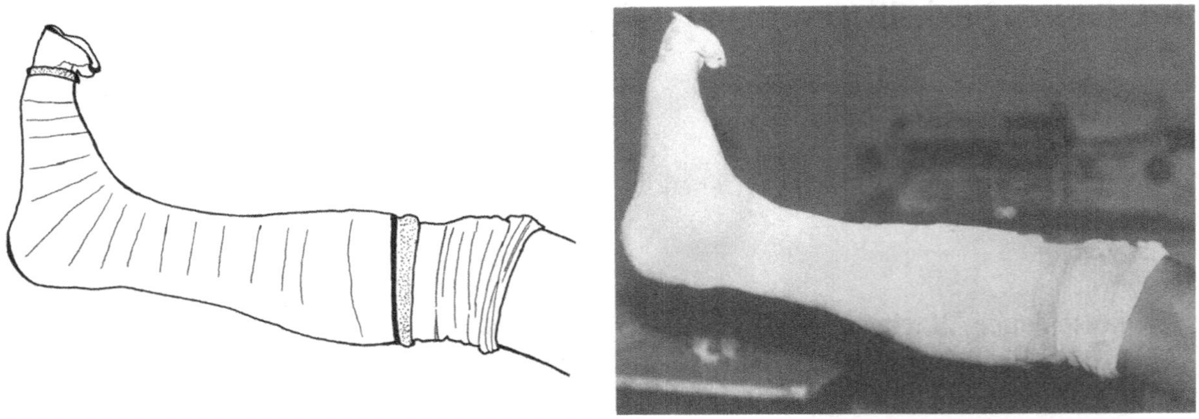

Standardpolster, Unterschenkelverbände

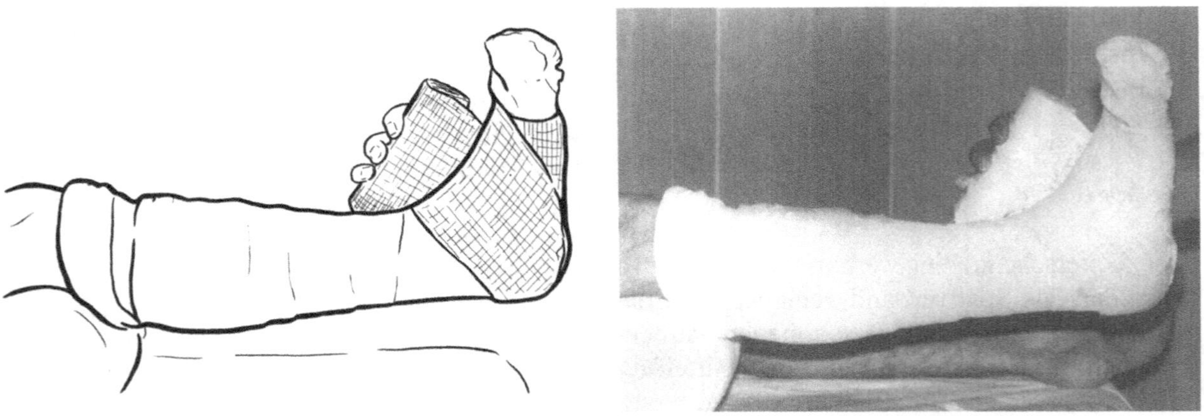

Anwickeln der ersten 15-cm-Gipsbinde vom Vorfußballen bis 2 QF unterhalb des Wadenbeinköpfchens

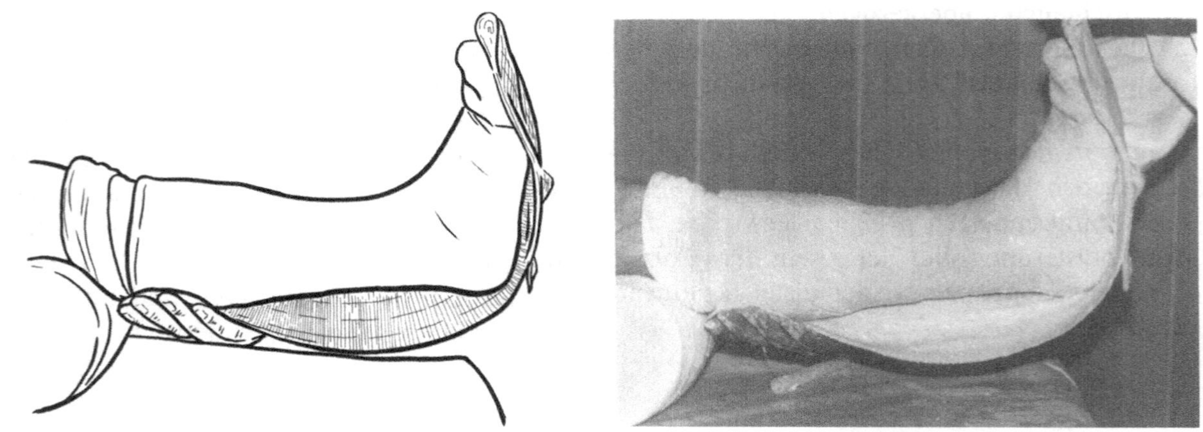

Dorsale Anlage der Longuette (12lagig im Fußteil, 4lagig im Schaftteil)

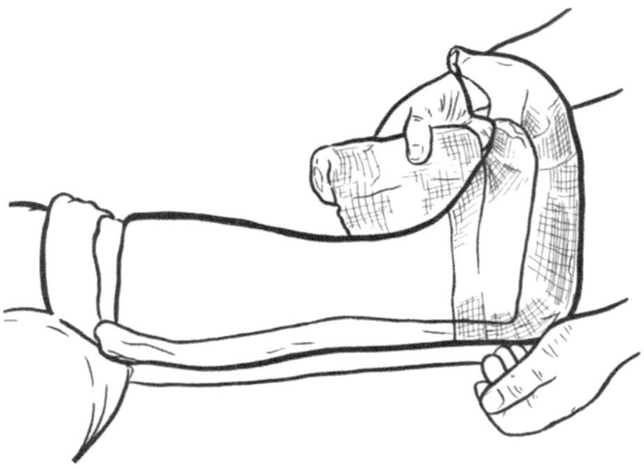

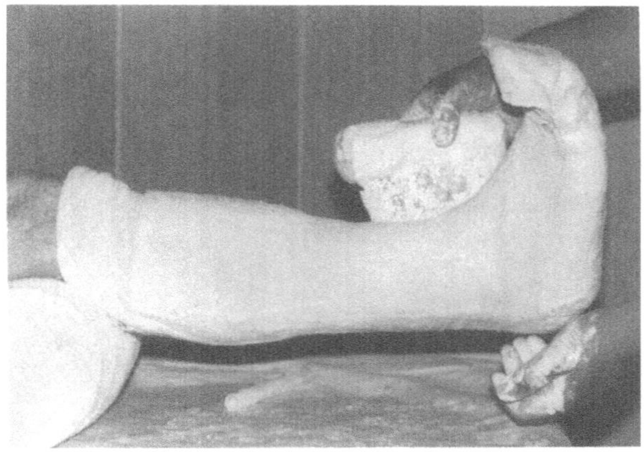

Überwickeln der zweiten und dritten 15-cm-Gipsbinde von distal nach proximal

Zurechtschneiden der Verbandkanten 2 QF unterhalb des Wadenbeinköpfchens, Rundung der Zehenplatte, Umschlag der Trikotenden *(rechts)*

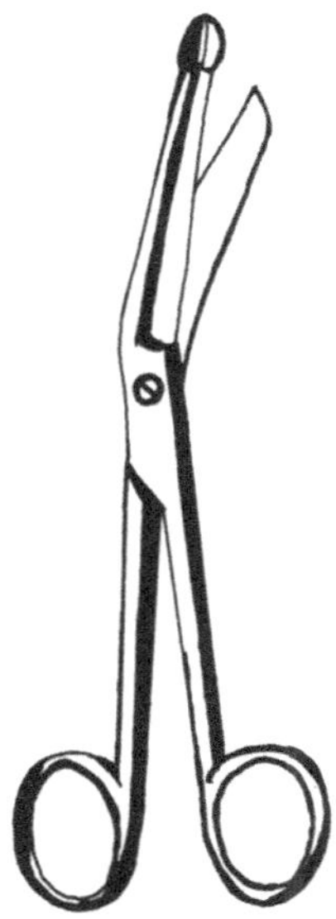

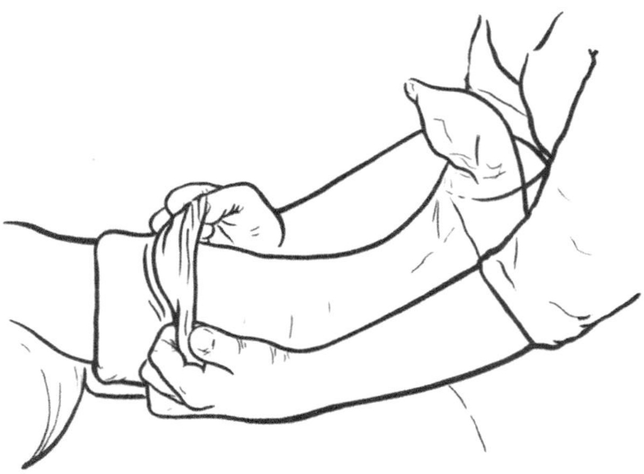

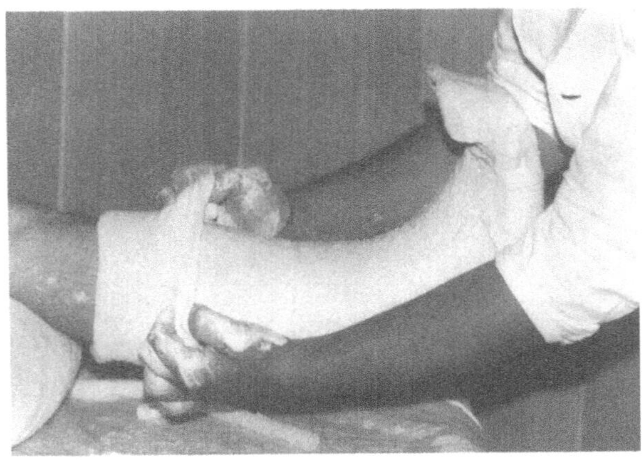

Rückzug des Trikotschlauchs vom proximal nach distal über den gesamten Verband

- Modellierung

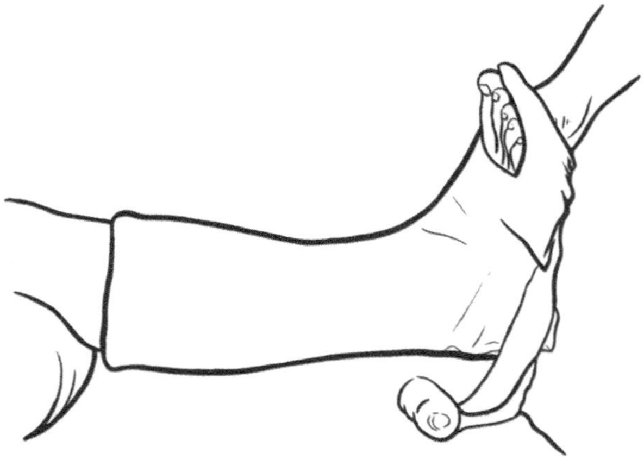

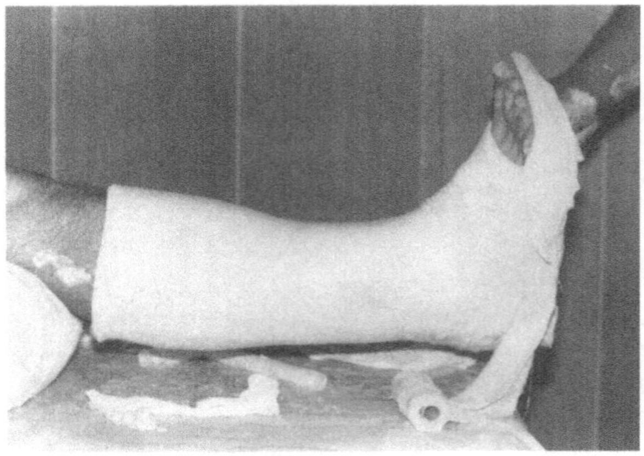

Versäubern der Trikotenden und der Zehenplatte mit der 10-cm-Gipsbinde

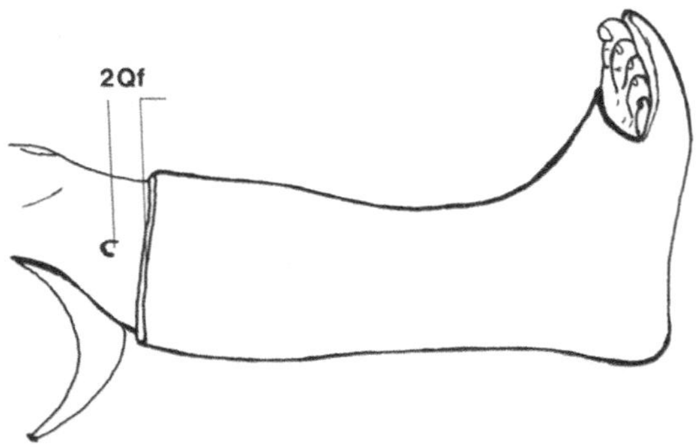

Fertiger Verband mit Zehenplatte

8.6 Unterschenkelliegeverband: Gips-Kunststoff-Laminat

Material

1 Trikotschlauch, 2fache Unterschenkellänge
1-1½ Rollen Synthetikwatte, 10 cm breit
1 Rolle Kreppapier, 8 cm breit
2 Gipsbinden, 15 cm breit
1 Gipslonguette, 15 cm/fußlang, 12lagig
1 PU-BW-Binde, 10 cm breit
PU-Dispersion im Anmachwasser
Longuettenreste

Methode

Der Unterschenkelliegeverband in Laminattechnik kann mit oder ohne Zehenplatte hergestellt werden. Er kann als Spaltverband ausgelegt werden, d.h. er muß zum Abschluß bis auf die letzte Faser längs gespalten werden. Wegen der höheren Zugbelastungsfähigkeit der PU-BW-Binde ist auf die Anlage einer Schaftlonguette zu verzichten.
Der Trikotschlauch wird faltenfrei übergezogen, er sollte die Zehen um 5-10 cm überragen. Der restliche Trikotschlauch wird am Knie gestaucht aufbewahrt. Es wird mit Watte in einfacher Spiraltour an den Vorfußballen beginnend nach proximal gepolstert. Das Polster wird mit Kreppapier geglättet.
Die erste 15-cm-Gipsbinde wird an den Vorfußballen beginnend in einfacher Spiraltour ausgewickelt und sie endet 2 QF unterhalb des Wadenbeinköpfchens. Die Fußlonguette (15 cm/fußlang, 12lagig) wird auf die Fußsohle aufgelegt, sie sollte die Zehen um 2 bis maximal 3 cm überragen. Die 10 cm breite PU-BW-Binde wird nun von distal nach proximal, wieder an den Vorfußballen beginnend, direkt über den nassen Gips ausgewickelt. Zum Abschluß wird eine zweite 15-cm-Gipsbinde, wieder an den Vorfußballen beginnend, nach oben hin in einfacher Spiraltour über die PU-BW-Binde gewickelt.
Der Trikotschlauch wird proximal umgeschlagen und über den gesamten Verband zurückgezogen. Die Zehenplatte wird zurechtgeschnitten, d.h. die Rundung wird sorgfältig ausgearbeitet. Auch hier wird der Trikotschlauch über die Longuettenkante zurückgeschlagen. Danach wird der Verband ausgiebig modelliert. Für die Modellierung bleibt eine offene Zeit von etwa 3 min.
Nach sorgfältiger Ausmodellierung des Verbandes werden die Trikotenden mit Longuettenresten verklebt, ein Longuettenrest sollte noch über die Zehenplatte gelegt werden, um auch hier eine ausreichende Festigkeit des Trikotschlauches zu erreichen.
Der fertige Verband kann in einen Spaltverband umgewandelt werden, dazu muß er in Längsrichtung aufgeschnitten werden, bzw. es muß ein schmaler Streifen herausgeschnitten werden. Danach wird das Polster inklusive des Trikotschlauchs bis auf die letzte Faser gespalten und der gesamte Verband mit einer leichten elastischen Binde überwickelt.

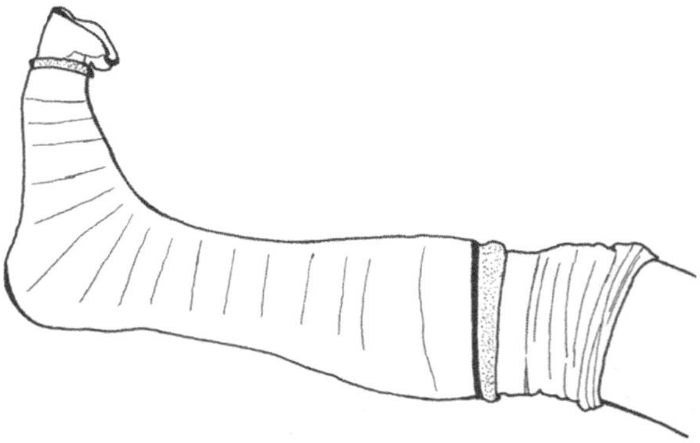
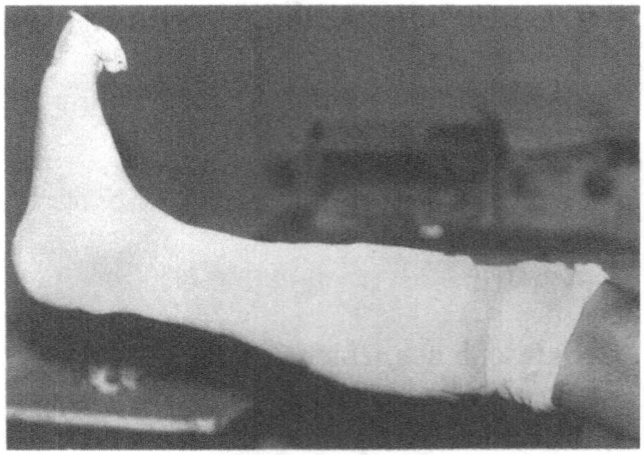

Standardpolster, Unterschenkelverbände

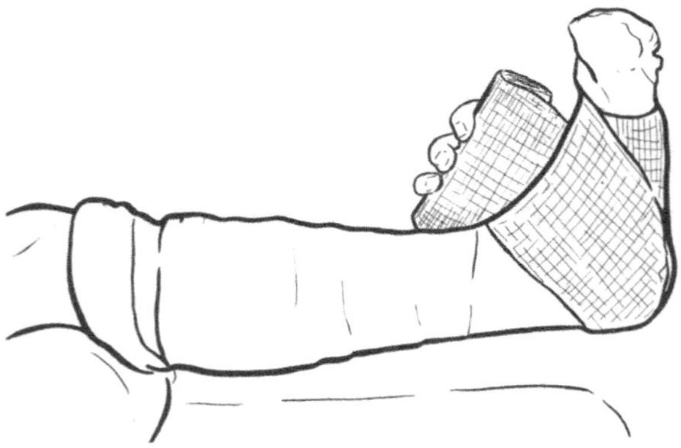
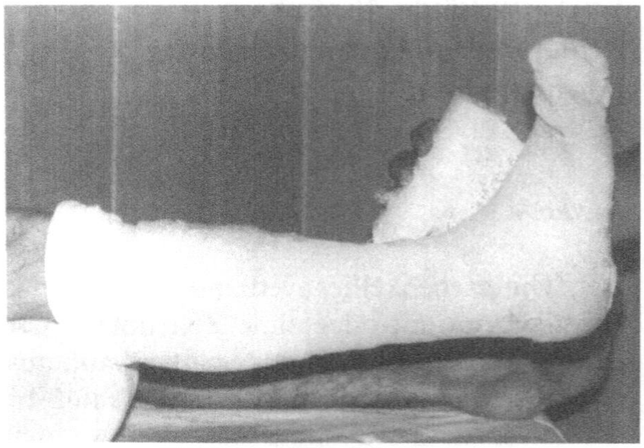

Erste 15-cm-Gipsbinde von den Vorfußballen bis 2 QF unterhalb des Wadenbeinköpfchens

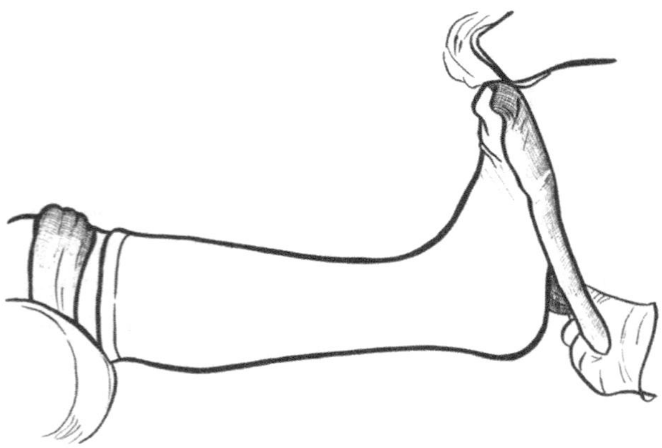
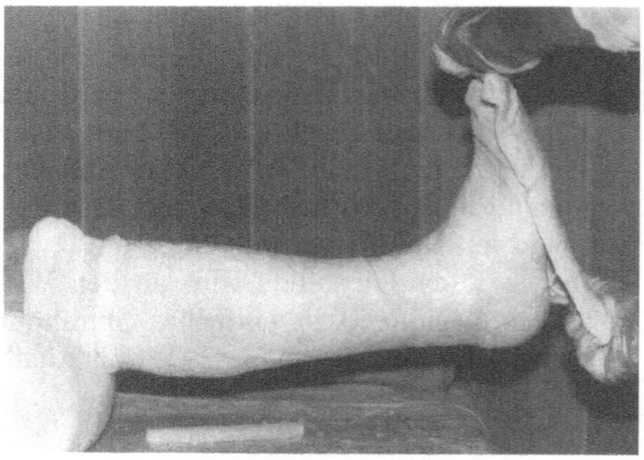

Anlage der Longuette auf die Fußsohle, die Zehen sollen um 2-3 cm überragt werden

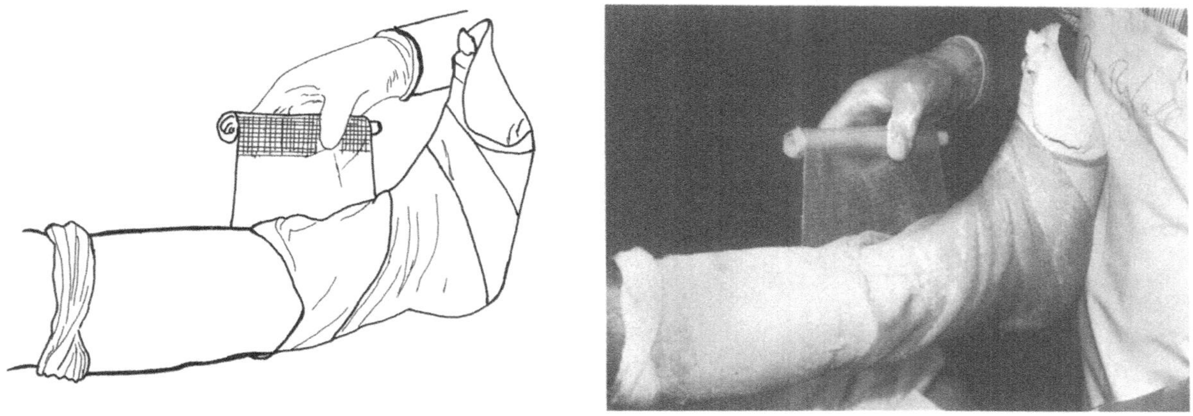

Fixieren der Longuette mit der 10 cm breiten PU-BW-Binde, in einfacher Spiraltour bis 2 QF unterhalb des Wadenbeinköpfchens

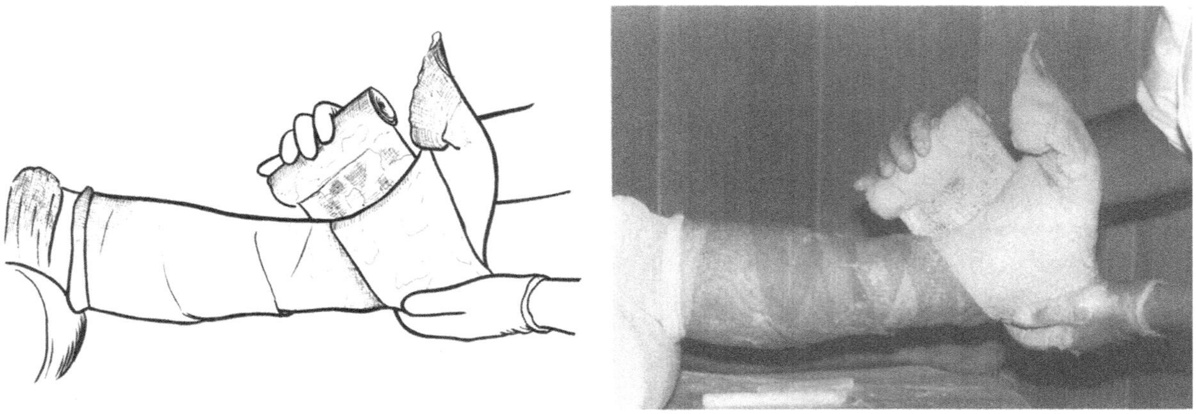

Zweite 15-cm-Gipsbinde von distal nach proximal in einfacher Spiraltour. Beschneiden der Zehenplatte, Zurückschlagen der Trikotenden und Rückzug Trikotschlauch von proximal nach distal über den gesamten Verband

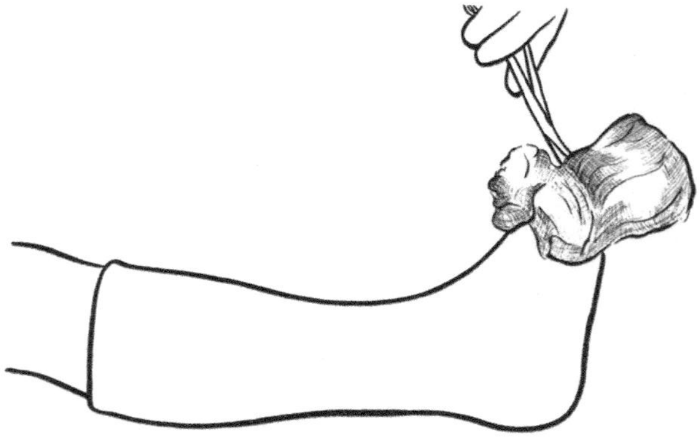

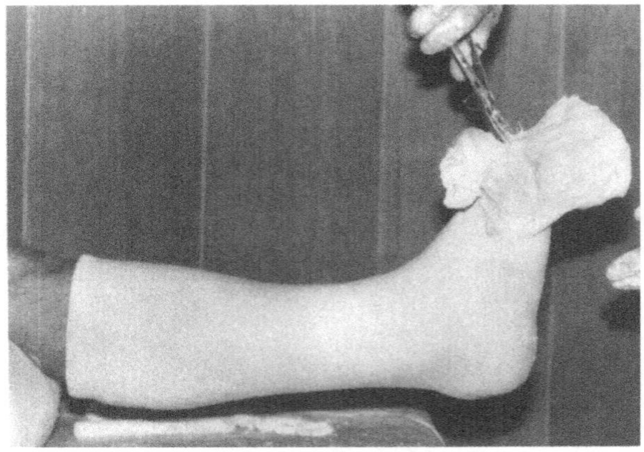

Modellierung

- Fixieren der Trikotenden mit Longuettenresten

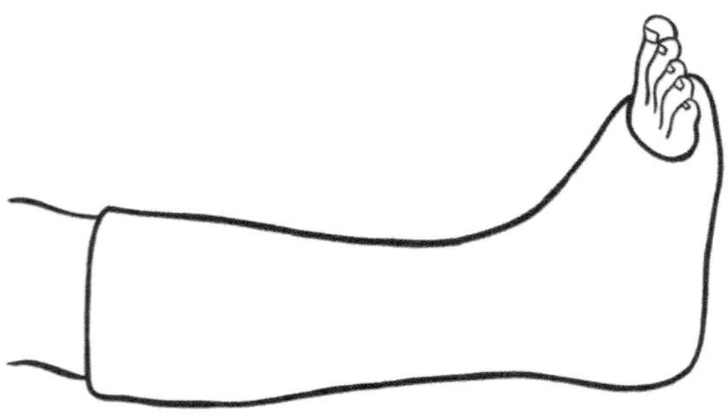

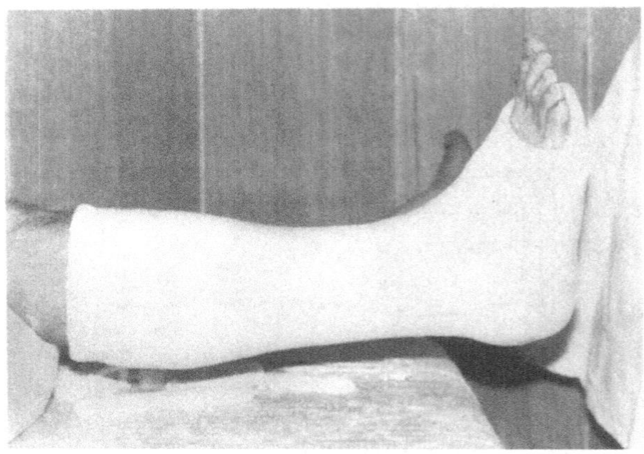

Fertiger Verband ohne Zehenplatte

8.7 Unterschenkelliegeverband: Polyurethan-Baumwolle

Material

1 Trikotschlauch, 1,5fache Unterschenkellänge
1–1½ Rollen Synthetikwatte, 10 cm breit
1 PU-Schaumbinde
4 PU-BW-Binden, 10 cm breit
1 PU-BW-Longuette, 15/75 cm
1 PU-BW-Longuette, 10/75 cm
1 Mullbinde, 8–10 cm breit

Methode

Der Unterschenkelliegeverband aus PU-BW kann alternativ mit oder ohne Zehenplatte hergestellt werden. In dem hier gezeigten Beispiel wird er ohne Zehenplatte hergestellt. Sollte eine Zehenplatte erwünscht sein, muß eine weitere 15 cm breite Longuette als Sohlenplatte vorbereitet werden; diese kann bei kurzem Fuß 3fach, bei langem Fuß 2fach gefaltet werden.
Zur Polsterung des Unterschenkelliegeverbandes aus PU-BW kann entweder das übliche Standardpolster benutzt werden; das ist besonders dann notwendig, wenn eine Zehenplatte vorgesehen ist. Wenn auf die Zehenplatte verzichtet wird, kann das modifizierte Standardpolster benutzt werden. In dem hier gezeigten Beispiel wird das modifizierte Standardpolster angewendet.

Der Trikotschlauch von 1,5facher Unterschenkellänge wird faltenfrei übergezogen, er überragt die Zehen um etwa 5 cm. Es wird mit 10-cm-Synthetikwatte in einfacher Spiraltour 2lagig gepolstert. Bei der modifizierten Polsterung werden die Trikotschlauchenden über die Wattekante zurückgeschlagen. Das Polster wird mit einer PU-Schaumbinde von distal nach proximal geglättet; dabei werden die Polsterkanten gleich mitverstärkt. Das Polster sollte über die Vorfußballen knapp 1 cm überstehen und 2 QF unterhalb des Wadenbeinköpfchens enden.
Die erste 10 cm breite PU-BW-Binde wird an den Vorfußballen beginnend bis über das Fußgelenk gewickelt. Im Bereich des Fußgelenks muß eine kornährenartige Wicklung vorgenommen werden. Die zweite 10 cm breite PU-BW-Binde wird am Fußgelenk angesetzt und nach proximal ausgewickelt; sie endet 3 QF unterhalb des Wadenbeinköpfchens; das Wattepolster muß noch 1 cm überstehen.
Die 15/75-cm-Longuette wird wie ein Steigbügel U-förmig um die Fußsohle gelegt und innen und außen am Unterschenkel hochgeführt. Eventuell muß sie zur besseren Modellierung in Höhe des Fußgelenks innen und außen eingeschnitten werden. Diese Longuette wird nun mit der dritten PU-BW-Binde von distal nach proximal angewickelt. Die 10/75-cm-PU-BW-Longuette wird im nächsten Schritt dorsal auf die Fußsohle wie auf den Unterschenkelschaft aufgelegt und mit der letzten 10 cm breiten PU-BW-Binde von distal nach proximal fixiert. Der eventuelle Überstand der Longuette wird proximal in Höhe der Verbandkante abgeschnitten. Der gesamte Verband wird mit einer nassen 8–10 cm breiten Mullbinde von distal nach proximal überwickelt und sorgfältig modelliert. Anschließend wird die Mullbinde wieder entfernt.

Die offene Zeit beträgt etwa 3 min. In dieser Zeit kann der Verband exakt ausmodelliert werden.

Sollte eine Zehenplatte notwendig sein oder aus speziellen Gründen besonders gewünscht werden, ist diese aus einer 15/75-cm-Longuette herzustellen. Sie sollte 8- bis 12lagig sein, d.h. die Longuette muß 2- oder 3mal gefaltet sein. Diese Longuette wird zusammen mit der dorsalen 10 cm langen Schaftlonguette angelegt und mit der letzten PU-Binde fixiert. Das Polster ist allerdings bei Anlage einer Zehenplatte in üblicher Standardform herzustellen und die Verbandkanten sind wie beim Gipsverband zum Abschluß zu versäubern. Hier wird zusätzlich noch eine PU-BW-Binde benötigt, um die Trikotenden am Verband zu befestigen.

Standardpolster, Unterschenkelverbände, modifiziert

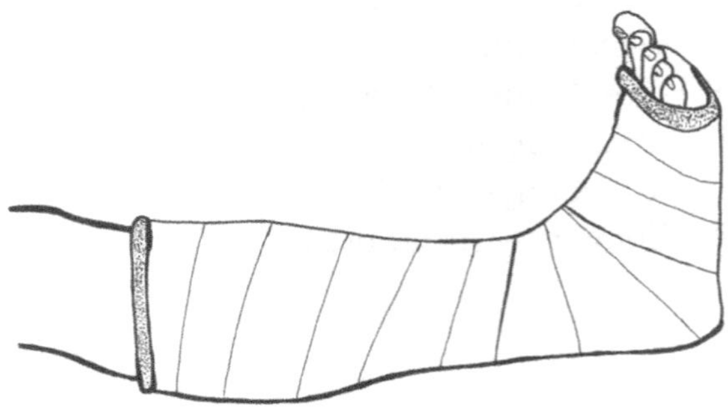

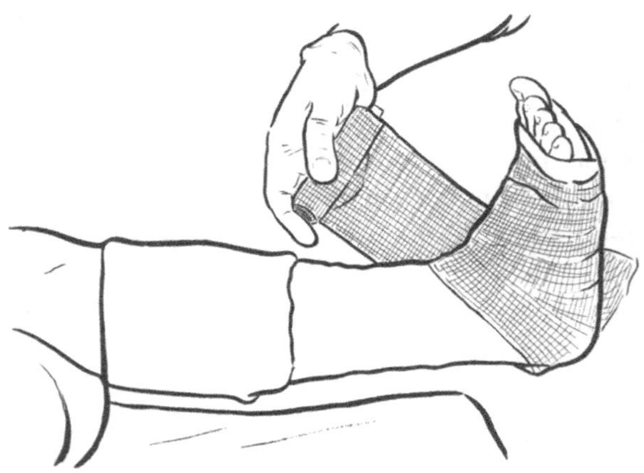

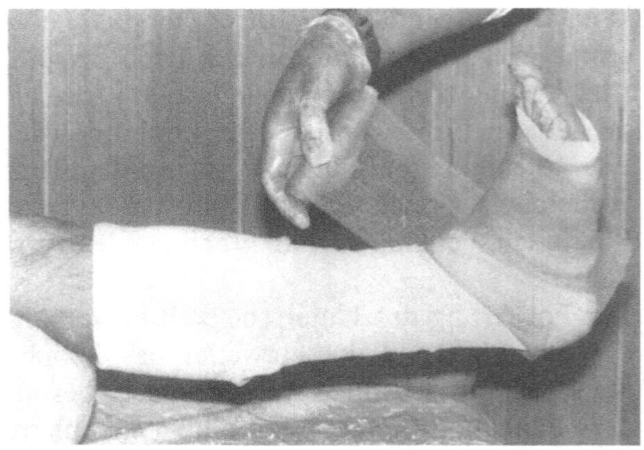

10 cm breite PU-BW-Binde, Vorfußballen bis zum Fußgelenk

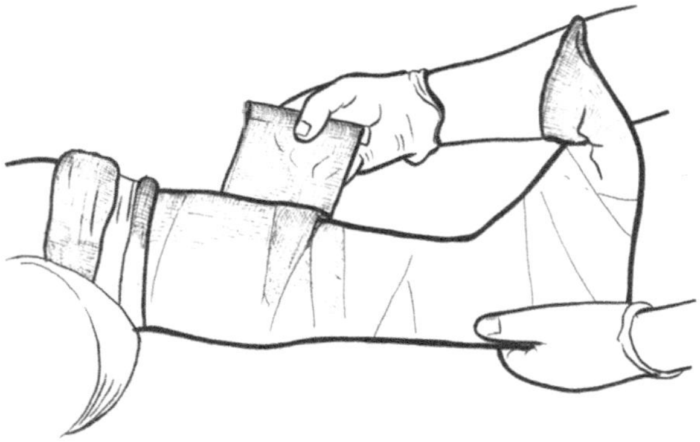
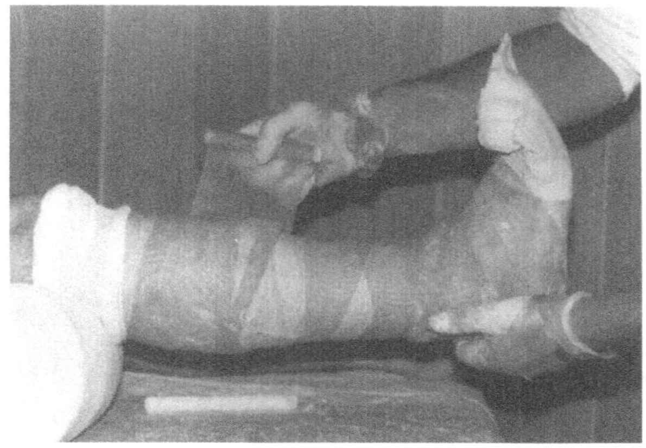

Zweite PU-BW-Binde, 10 cm, vom Fußgelenk bis 3 QF unter das Wadenbeinköpfchen

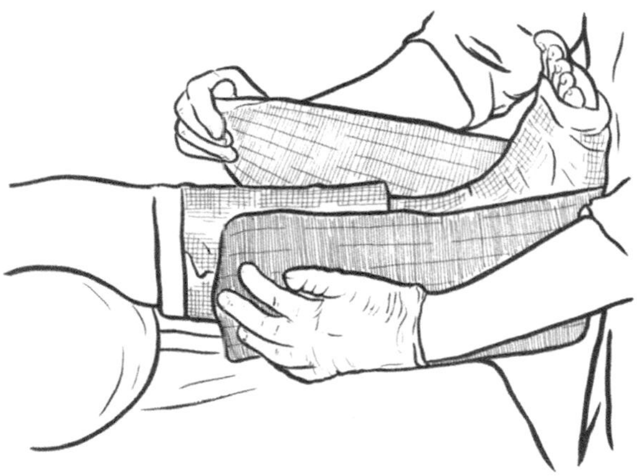
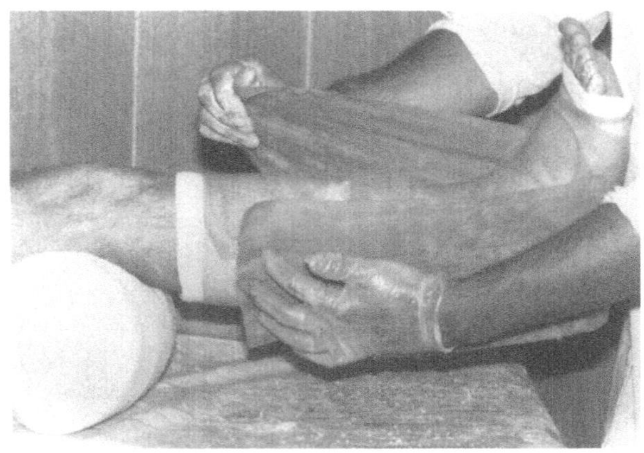

U-förmige Anlage der 15/75 cm Longuette

- Anwickeln dieser Longuette mit 10 cm breiter PU-BW-Binde von distal nach proximal

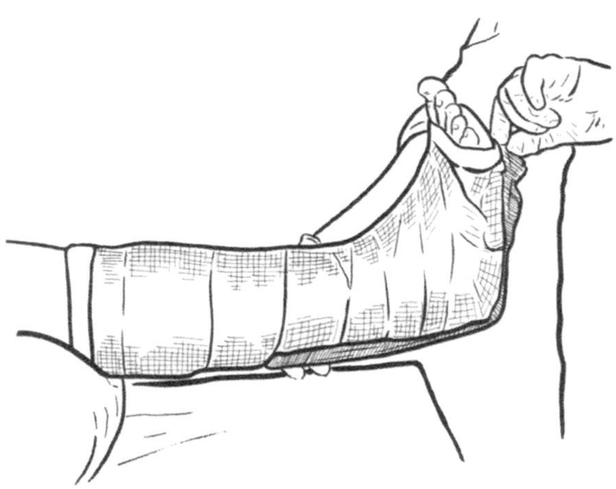
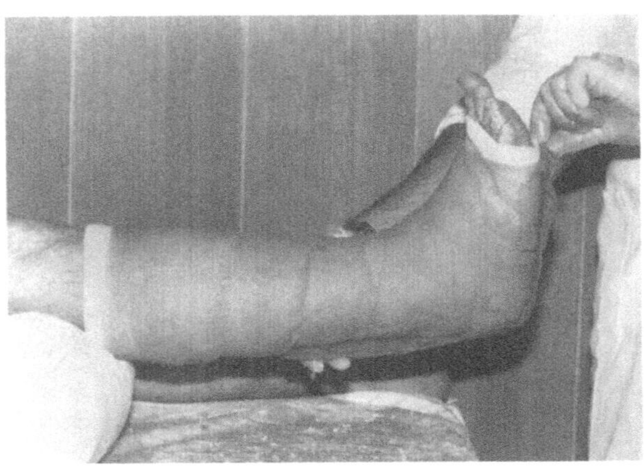

Dorsale Anlage der 10/75-cm-PU-BW-Longuette

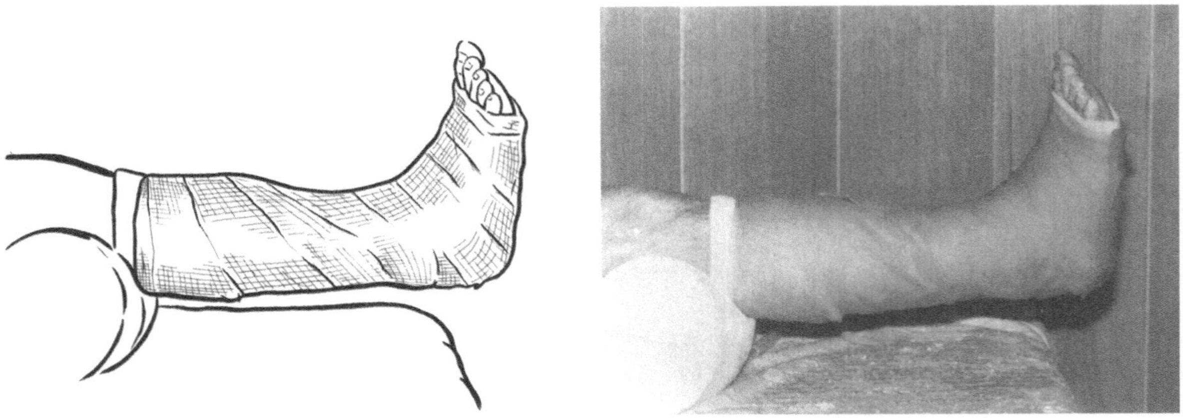

Anwickeln dieser Longuette mit der letzten 10 cm breiten PU-BW-Binde

- Überwickeln des gesamten Verbandes mit einer nassen Mullbinde von distal nach proximal, Modellierung

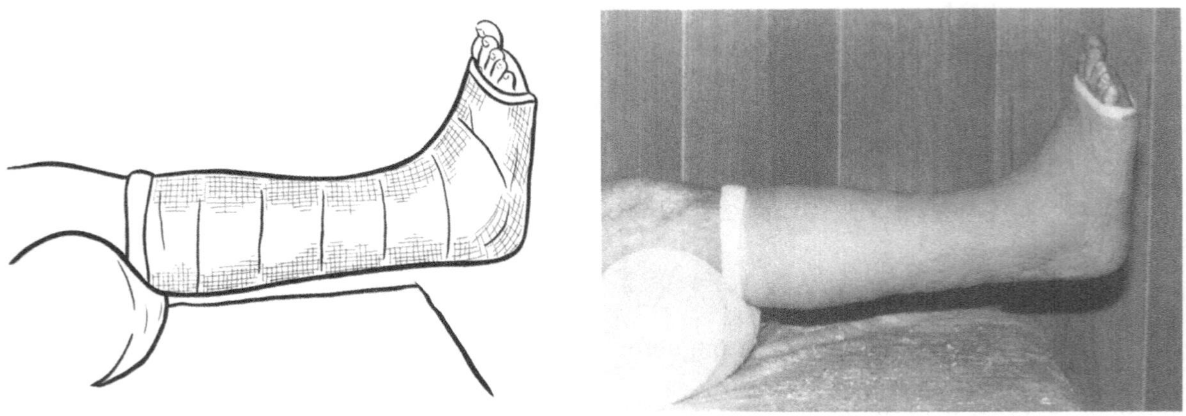

Fertiger Verband

8.8 Unterschenkelliegeverband: Fiberglas

Material

1 Trikotschlauch, 1,5fache Unterschenkellänge
1–1½ Rollen Synthetikwatte, 10 cm breit
1 Rolle PU-Schaumbinde
1 Fiberglasbinde, 10 cm breit
1 Fiberglasbinde, 12,5 cm breit

Methode

Der Unterschenkelliegeverband aus Fiberglas läßt sich sehr einfach herstellen. Die entsprechenden Fiberglasbinden werden lediglich in mehrfacher Spiraltour ausgewickelt. Da die Binden längselastisch sind, ist eine weitere Modellierung in der Regel nicht erforderlich. Hier wird der Unterschenkelliegeverband ohne Zehenplatte demonstriert. Dazu wird das modifizierte Standardpolster benutzt (s. hierzu Unterschenkelliegeverband PU-BW.
Auf das exakt angelegte Polster wird die 10-cm-Fiberglasbinde an den Vorfußballen beginnend bis 15 cm oberhalb des Fußgelenks in mehrfacher Spiraltour ausgewickelt. Die 12,5-cm-Fiberglasbinde wird weit überlappend etwas unterhalb des Fußgelenks angesetzt und in mehrfacher Spiraltour am Unterschenkel bis 3 QF unterhalb des Wadenbeinköpfchens weitergewickelt. Der Verbund der ersten und zweiten Binde ist nur dann ausreichend und bietet ausreichende Stabilität im Bereich des Fußgelenks, wenn sich die beiden Binden gut überlappen. Eine weitere Modellierarbeit ist nicht nötig, da die Fiberglasbinden längselastisch sind und sich beim Wickeln von selbst modellieren.
Sollte eine Zehenplatte erwünscht sein, ist diese aus einer 12,5-cm-Fiberglasbinde herzustellen. In der Regel reichen 6 Lagen Fiberglas aus, die dann in Form einer Sohlenplatte angelegt werden und mit der zweiten Binde mitfixiert werden.
Allerdings ist bei Anwendung einer Zehenplatte das modifizierte Polster nicht anzuwenden, da die Verbandkante distal, also im Bereich der Zehenplatte versäubert werden muß. Dazu müßte der Trikotschlauch über die Verbandkante geschlagen und mit einer weiteren Fiberglasbinde fixiert werden.

Standardpolster, Unterschenkelverbände, modifiziert

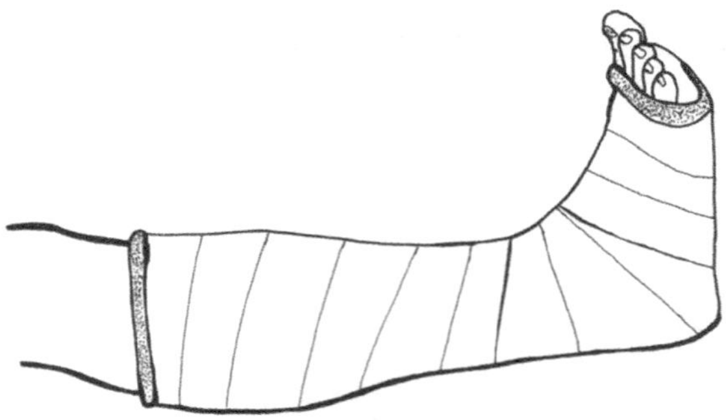

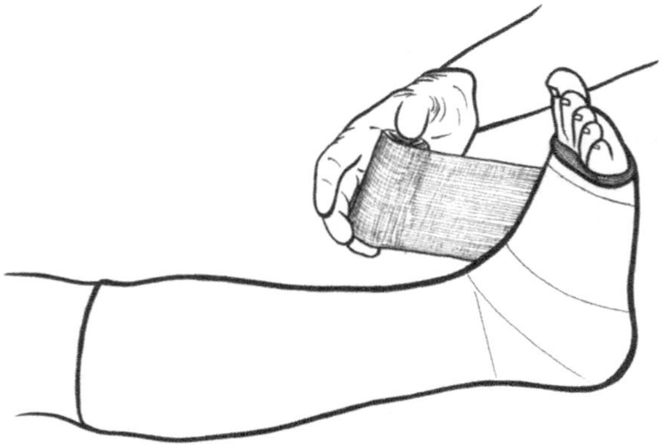

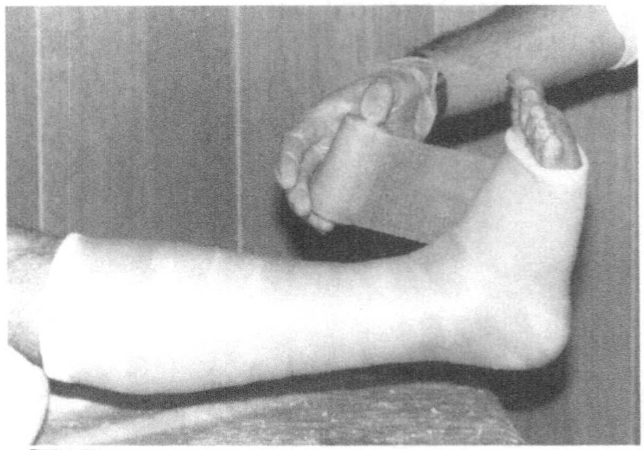

10-cm-Fiberglasbinde an den Vorfußballen beginnend bis Wadenmitte in mehrfacher Spiraltour gewickelt

12,5-cm-Fiberglasbinde am Fußgelenk beginnend bis 2 QF unterhalb des Wadenbeinköpfchens in mehrfacher Spiraltour gewickelt *(rechts)*

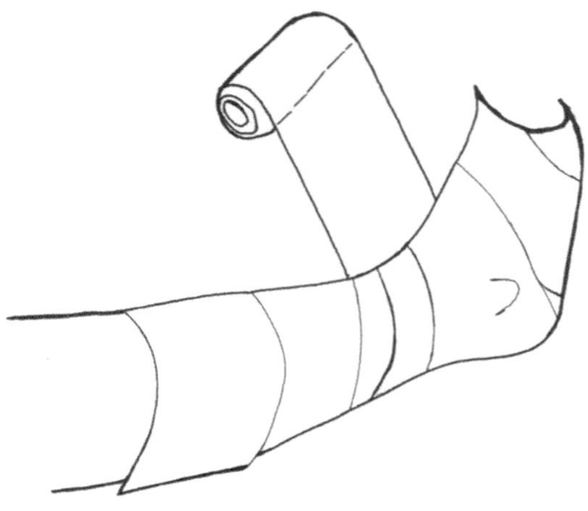

Fertiger Verband

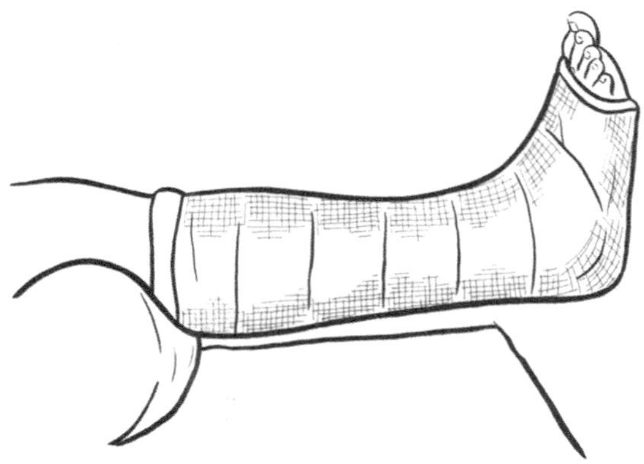

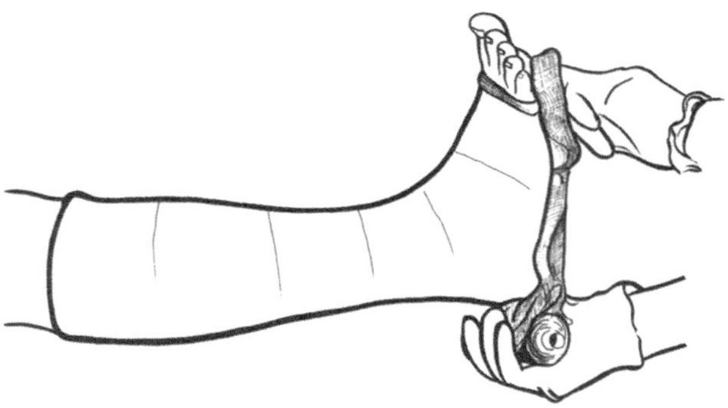

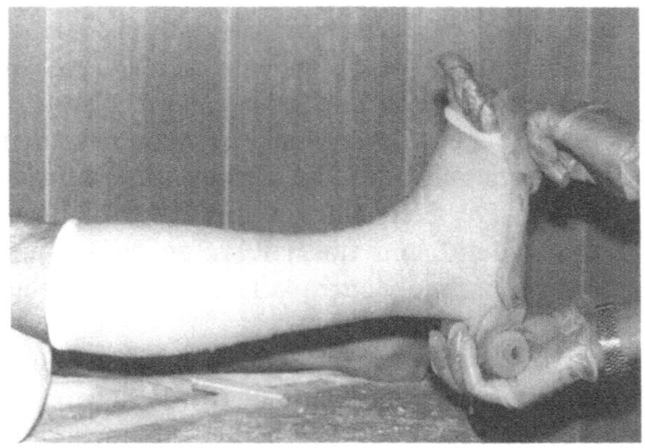

Bei Zehenplatte wird eine weitere 12,5-cm-Fiberglasbinde benötigt, die zwischen die beiden Binden als Sohle eingelegt wird

9 Unterschenkelgehverband

9.1 Allgemeines

Der Unterschenkelgehverband sollte die Gehübungen des Patienten fördern und unterstützen und nicht behindern.
Dazu muß der Gehverband möglichst leicht und bequem sein. Darüber hinaus muß er so gestaltet sein, daß das physiologische Gangbild so wenig wie möglich gestört wird.
Um einen möglichst physiologischen Gang zu erzielen, muß im Fußgelenk die *90°-Stellung* exakt eingehalten und eine *Gehwiege* statt eines einfachen Gehstollens verwendet werden; außerdem muß auf die *Zehenplatte verzichtet werden*. Der Verzicht auf die Zehenplatte ist entscheidend, um normal laufen zu können, denn nur ohne Zehenplatte kann der Patient über den Vorfuß abrollen.
Es gibt nur wenige Indikationen, bei denen eine Zehenplatte unbedingt erforderlich ist, so z. B. bei Frakturen der Mittelfußknochen im distalen Anteil, also im Bereich der Mittelfußköpfchen. Frakturen der Zehen benötigen in der Regel keinen Gehverband, sondern können bis auf ganz wenige Ausnahmen mit anderen Mitteln ruhiggestellt werden, wenn sie überhaupt der Ruhigstellung bedürfen.

Der Laufkomfort eines Gehverbandes kann durch die Beachtung folgender Punkte gesteigert werden:

1. leichter Verband,
2. exakt modellierter Verband,
3. Verwendung einer Gehwiege,
4. Verzicht auf die Zehenplatte,
5. Erhöhung der Schuhsohle der anderen Seite um die Höhe der Gehwiege.

Bei Berücksichtigung aller dieser Einzelfaktoren ist zu erwarten, daß der auf diese Art versorgte Patient schneller und sicherer remobilisiert wird als einer, der einen Gehverband „alter Schule“ trägt.

9.2 Unterschenkelgehverband: Gips

Material

1 Trikotschlauch, 2fache Unterschenkellänge
1-1½ Rollen Synthetikwatte
1 Rolle Kreppapier, 8 cm breit
3 Gipsbinden, 15 cm breit
2 Gipsbinden, 10 cm breit
1 Gipslonguette, 15 cm/1fache Unterschenkellänge, 12lagig
1 Gehwiege

Methode

Der Unterschenkelverband aus Gips wird aus Gipsbinden und Gipslonguette hergestellt.
Zur Polsterung wird zunächst ein 2fach unterschenkellanger Trikotschlauch übergezogen. Dieser Trikotschlauch überragt die Zehenspitzen um 5-10 cm. Der zunächst überschüssige Rest wird am Kniegelenk gestaucht gelagert.
Mit 10-cm-Synthetikwatte wird, an den Vorfußballen beginnend, gepolstert. Dazu wird die Wattebinde in einfacher Spiraltour überlappend gewickelt. Das Wattepolster endet 2 QF unterhalb des Wadenbeinköpfchens. Das Wattepolster wird mit 8-cm-Kreppapier geglättet.
Auf dieses Polster wird, wieder an den Vorfußballen beginnend, die erste 15-cm-Gipsbinde nach proximal gewickelt. Sie endet 2 QF unter dem Wadenbeinköpfchen. Die Gipslonguette 15 cm/1fach unterschenkellang, 12lagig, wird dorsal auf den Unterschenkel und auf die Fußsohle aufgelegt. Sie wird mit 2 15-cm-Binden von unten nach oben überwickelt.
Die Longuette wird zurechtgeschnitten. Die Grenzen sind so einzuhalten, daß der Verband distal mit den Vorfußballen abschließt und proximal 2 QF unter dem Wadenbeinköpfchen endet.
Die Trikotschlauchenden werden mit der überstehenden Wattekante über die Gipskante umgeschlagen und der Strumpf wird von oben nach unten über den Verband zurückgezogen.
Der Verband wird exakt durchmodelliert.
Nach der Modellierung wird der Verband am Fuß mit einer 10-cm-Gipsbinde versäubert, die Trikotenden werden verklebt.
Zum Abschluß wird die Gehwiege mit der letzten 10-cm-Gipsbinde befestigt. Ein Teil dieser Binde muß dazu benutzt werden, die Gehwiege im gut ausmodellierten Hohlfuß zu unterfüttern. Dazu kann auch der Rest der vorletzten Binde benutzt werden.
Die Gehwiege ist so anzubringen, daß das Zentrum der Gehwiege in Verlängerung der Schienbeinachse zu liegen kommt. Die Gehwiege darf nicht verkantet werden, da sonst die Standfestigkeit leidet.

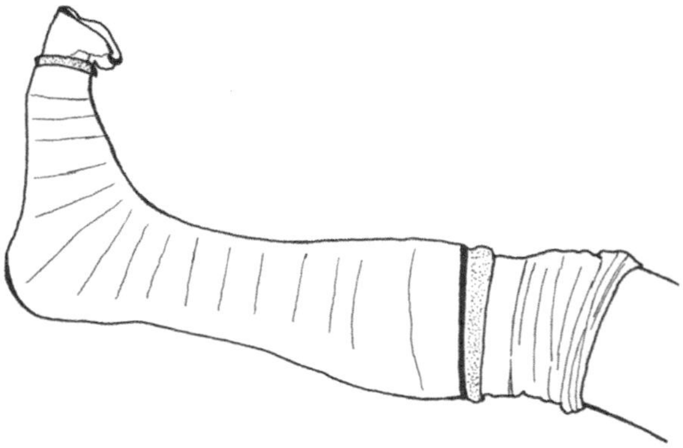
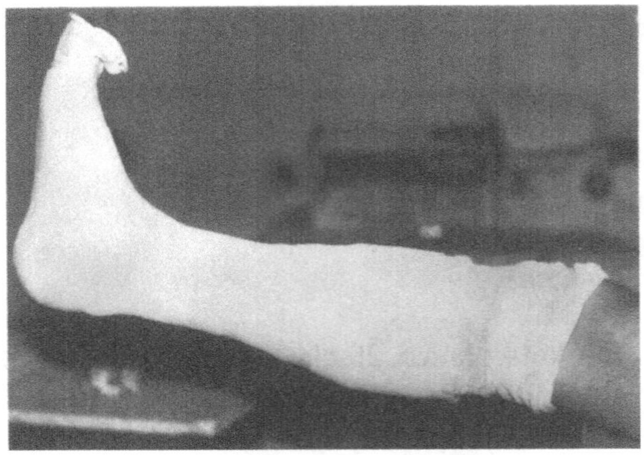

Standardpolster, Unterschenkelverbände

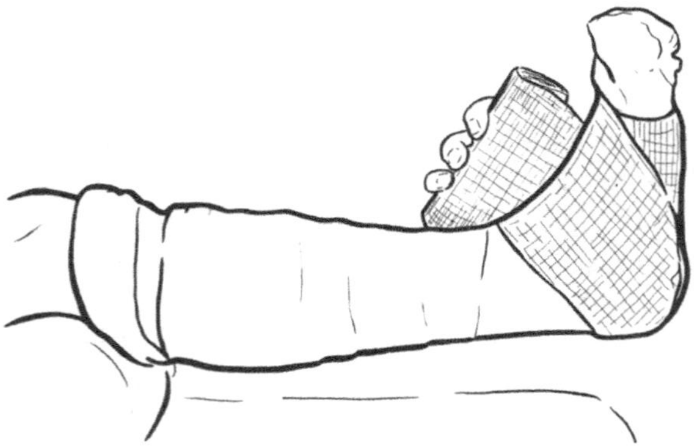
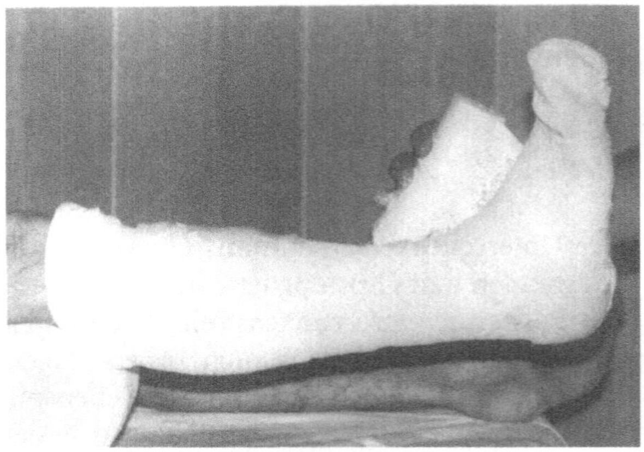

15-cm-Gipsbinde von den Vorfußballen bis 2 QF unter das Wadenbeinköpfchen

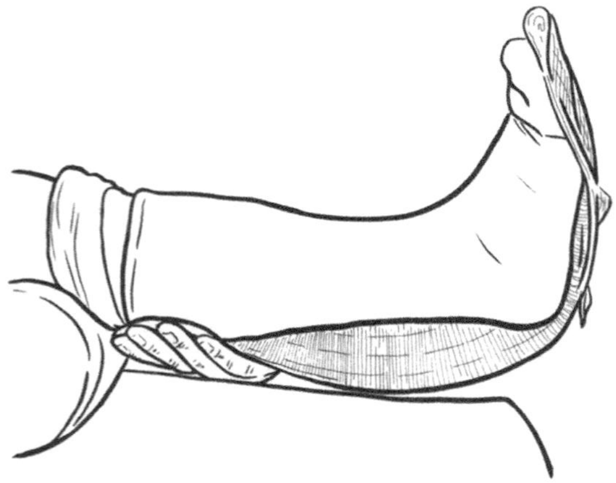
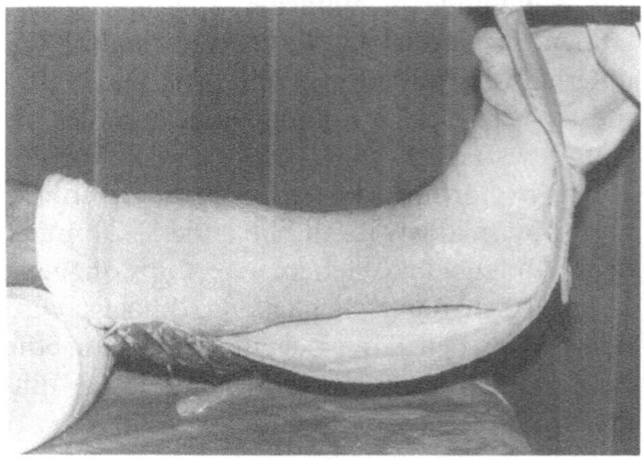

Dorsale Anlage der Longuette 15 cm/1fache Unterschenkellänge

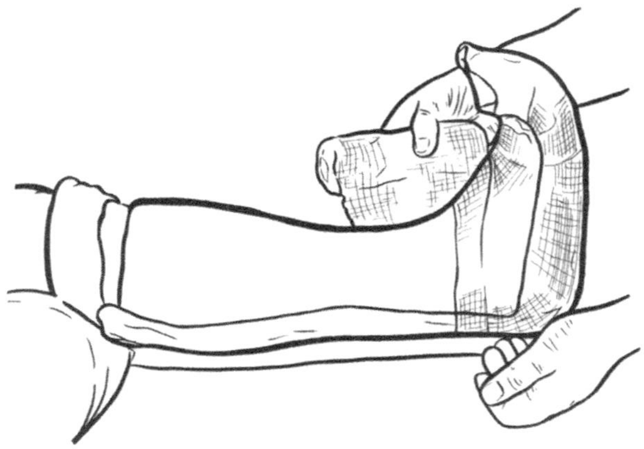

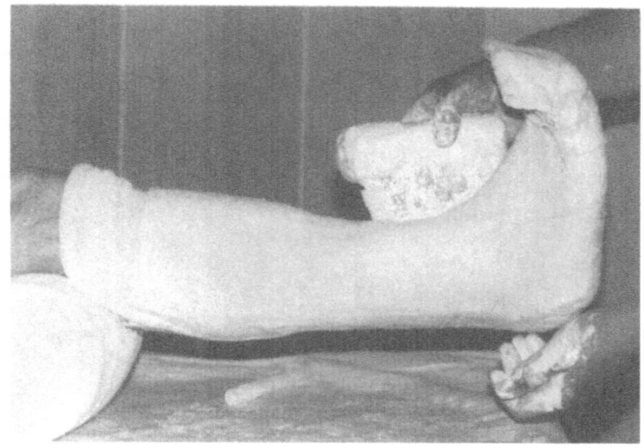

2 Gipsbinden, 15 cm breit, von distal nach proximal

- Beschneiden der überstehenden Longuette

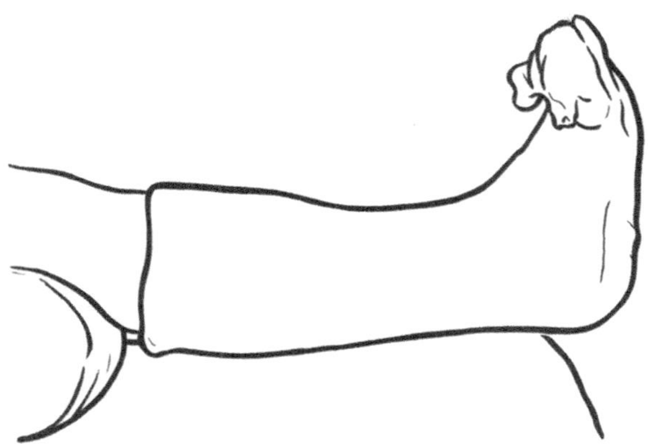

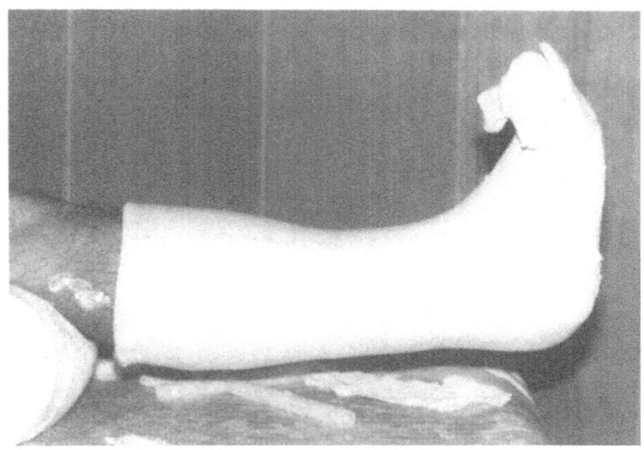

Umschlag/Rückzug, Trikotschlauch, Modellierung

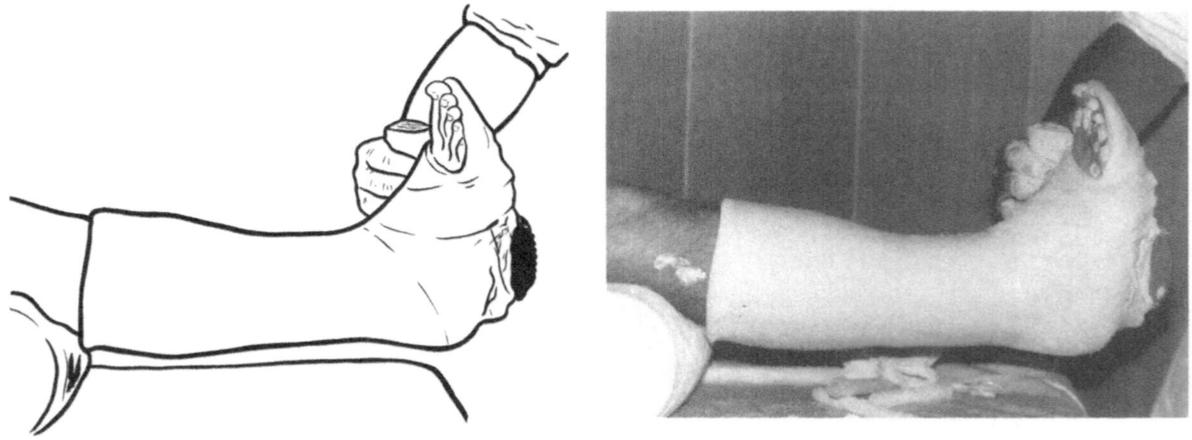

Abschluß und Verkleben der Trikotschlauchenden mit 10-cm-Gipsbinde; Fixieren der Gehwiege

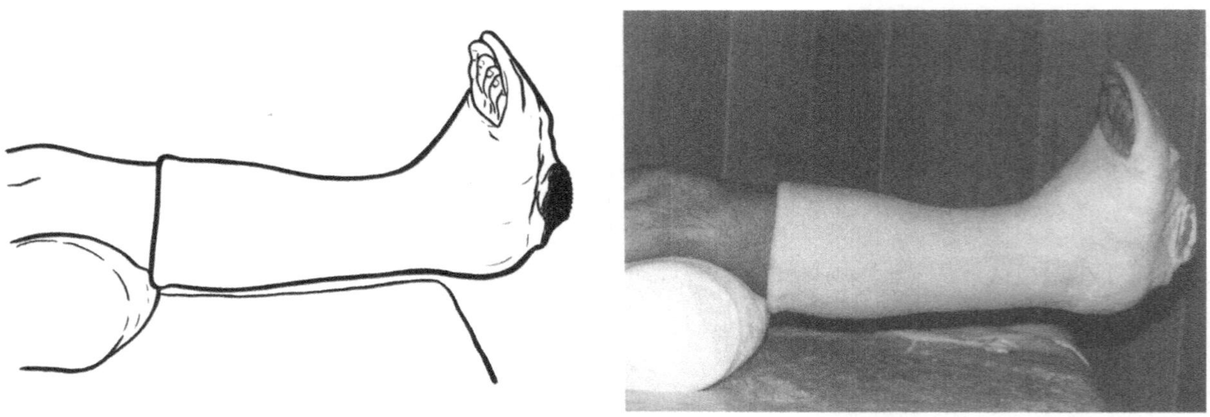

Fertiger Verband, hier Darstellung mit Zehenplatte (nur Ausnahme bei wenigen Indikationen)

9.3 Unterschenkelgehverband: Gips-Kunststoff-Laminat

Material

1 Trikotschlauch, 2fache Unterschenkellänge
1-1½ Rollen Synthetikwatte, 10 cm breit
1 Rolle Kreppapier, 8 cm breit
2 Gipsbinden, 15 cm breit
2 PU-BW-Binden, 10 cm breit
1 Gips-Longuette, 15 cm/fußlang, 12lagig
Longuettenreste
PU-Dispersion
1 Gehwiege

Methode

Über das exakt angelgte Standardpolster Unterschenkelverbände (8.00) wird die erste 15-cm-Gipsbinde, an den Vorfußballen beginnend, bis 2 QF unter das Wadenbeinköpfchen gewickelt.
Im Bereich des Fußgelenks muß kornährenartig gewickelt werden, im Schaftbereich wird einfach spiralig gewickelt. Die Binde reicht in der Regel aus, um den Unterschenkel vollständig zu bedecken.
Danach wird die Fußlonguette aufgelegt. Sie wird gerade eben um die Ferse herumgeführt und kann gleich so angelegt werden, daß sie mit dem Vorfußballen abschließt. Mit diesem Arbeitsgang wird das Beschneiden der Longuette eingespart.
Auf diese ersten Gipslagen wird die 10 cm breite PU-BW-Binde ausgewickelt, wobei die Gipslage völlig bedeckt werden muß. Zuletzt wird die zweite Gipsbinde übergewickelt.
Die Trikotenden werden mit einem Wattesaum um die Kanten des Verbandes umgeschlagen und der proximale Anteil des Schlauchs wird über den Verband zurückgezogen.
Dann wird mit flachen Händen modelliert. Die offene Zeit beträgt 3-4 min. Die Gehwiege wird exakt plaziert, mit Longuettenresten unterfüttert und mit einer 10 cm breiten PU-BW-Binde befestigt.
Der fertige Verband schließt am Fuß direkt mit den Vorfußballen ab und endet 2 QF unterhalb des Wadenbeinköpfchens.

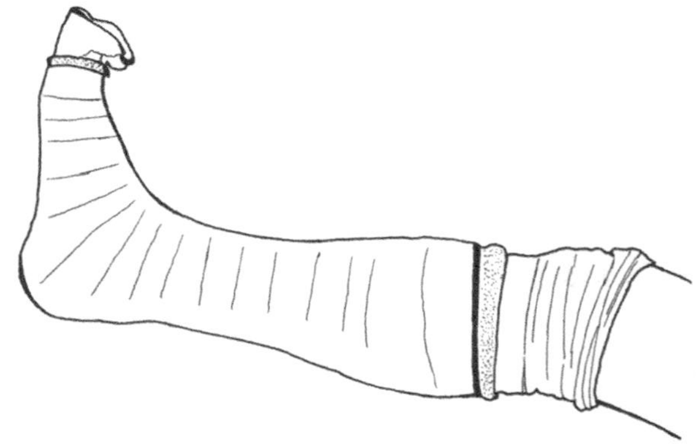
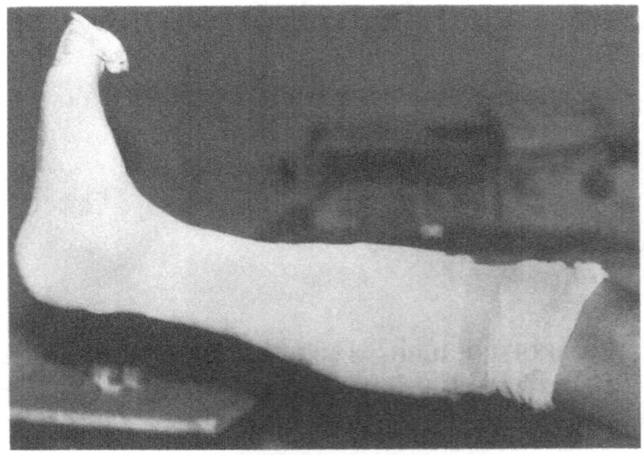

Standardpolster, Unterschenkelverbände

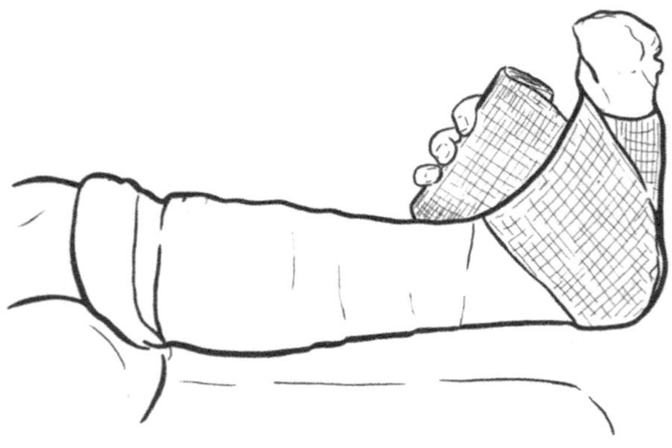
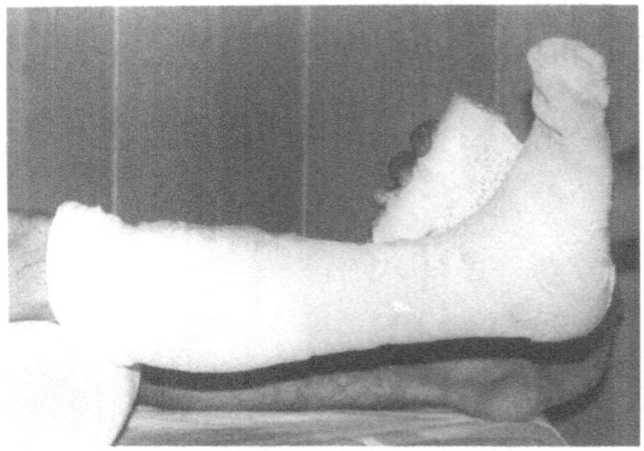

15-cm-Gipsbinde von den Vorfußballen bis 2 QF unter das Wadenbeinköpfchen

- Auflage der Fußlonguette 15 cm/fußlang 12lagig

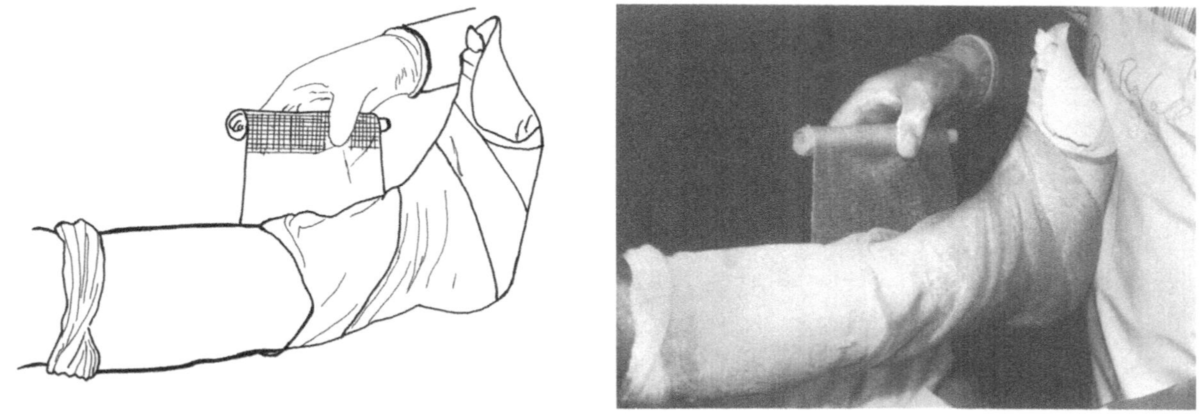

10 cm breite PU-BW-Binde von den Vorfußballen bis 2 QF unter das Wadenbeinköpfchen

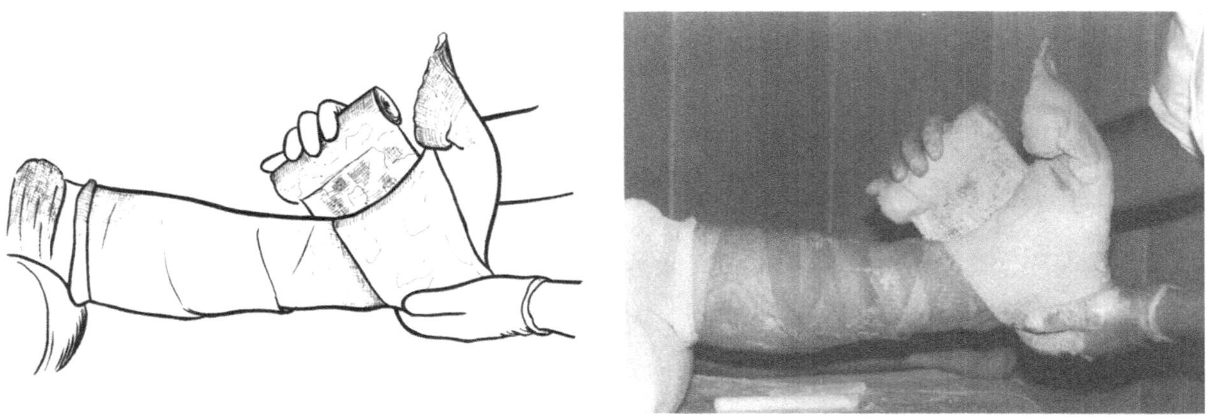

15-cm-Gipsbinde gewickelt wie die erste Gipsbinde

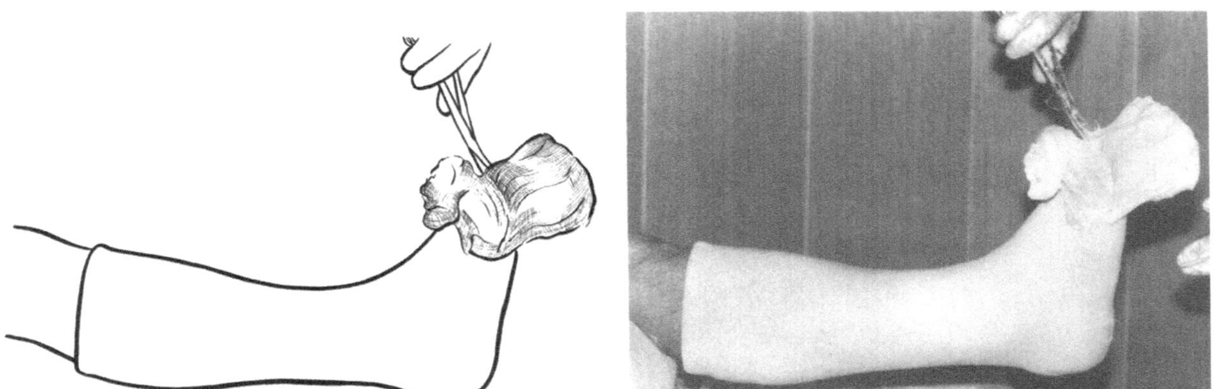

Beschneiden der Longuette, Umschlag der Trikotenden und Zurückziehen des proximalen Schlauchs

- Modellieren des Verbandes mit flachen Händen

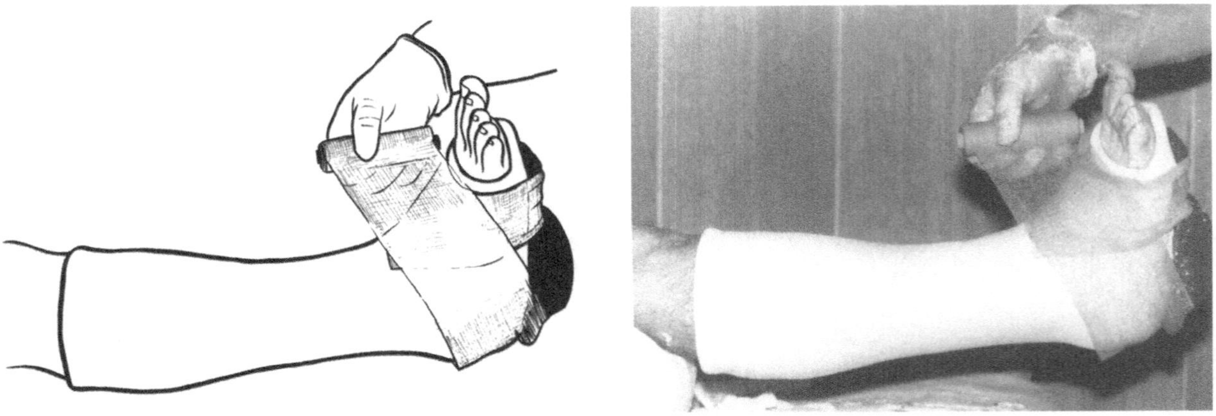

Befestigung der Gehwiege, die mit Longuettenresten unterfüttert wurde, und zwar mit 10 cm breiter PU-BW-Binde

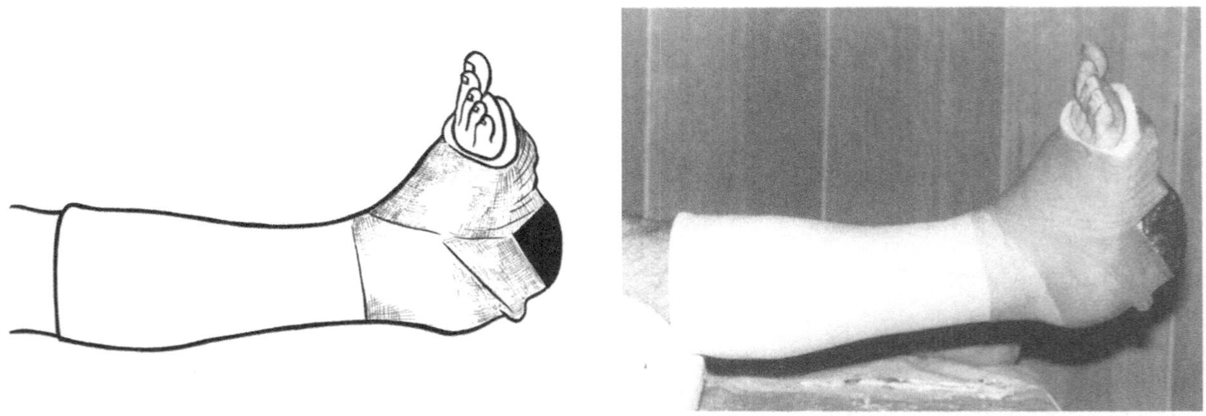

Fertiger Verband

9.4 Unterschenkelgehverband: Polyurethan-Baumwolle

Material

1 Trikotschlauch, 1,5fache Unterschenkellänge
1-1½ Rollen Synthetikwatte, 10 cm breit
1 Rolle PU-Schaumbinde
5 PU-BW-Binden 10 cm
1 PU-BW-Longuette, 15/75 cm
1 PU-BW-Longuette, 10/75 cm
2 Mullbinden

Methode

Der Unterschenkelgehverband aus PU-BW kann über ein übliches Polster gewickelt werden.

Der vorliegende Verband wird hier mit dem modifizierten Standardpolster dargestellt. Der Überzug des Trikotschlauches und die Wickelung der 10-cm-Wattebinde sind ebenso auszuführen wie beim Standardpolster. Die Glättung des Polsters erfolgt jedoch mit PU-Schaumbinde. Dazu werden die Enden des Trikotschlauchs um die Wattekante geschlagen und mit Hilfe der PU-Schaumbinde bereits vorab gehörig verstärkt und versäubert.

Es wird mit 2 10 cm breiten PU-BW-Binden begonnen. Die erste wird von den Vorfußballen bis über das Fußgelenk, die zweite von Fußgelenk bis 2 QF unter das Wadenbeinköpfchen gewickelt.

Die 15/75-cm-Longuette wird U-förmig wie ein Steigbügel um den Fuß gelegt und beidseitig am Unterschenkel hinaufgeführt.

Die Longuette wird mit der dritten 10 cm breiten PU-BW-Binde von unten nach oben befestigt. Dabei sollte der gesamte Unterschenkel mit einer Binde bewickelt werden. Anschließend wird die 10/75-cm-Longuette dorsal, L-förmig angelegt und mit der vierten 10-cm-Binde befestigt.

Der gesamte Verband wird mit einer nassen 10-cm-Mullbinde überwickelt und mit flachen Händen modelliert.

Nachdem der Verband ausgehärtet ist, wird diese Binde wieder entfernt.

Die Gehwiege wird exakt plaziert und gut mit dem Anfangsteil einer 10 cm breiten PU-BW-Binde unterfüttert sowie mit dem Rest (⅔) der letzten Binde am Verband befestigt.

Der fertige Verband reicht von den Vorfußballen bis 2 QF unter das Wadenbeinköpfchen. Am Fuß und am Unterschenkel steht ein ca. 1 cm breiter Polsterrand über.

Standardpolster, Unterschenkelverbände, modifiziert

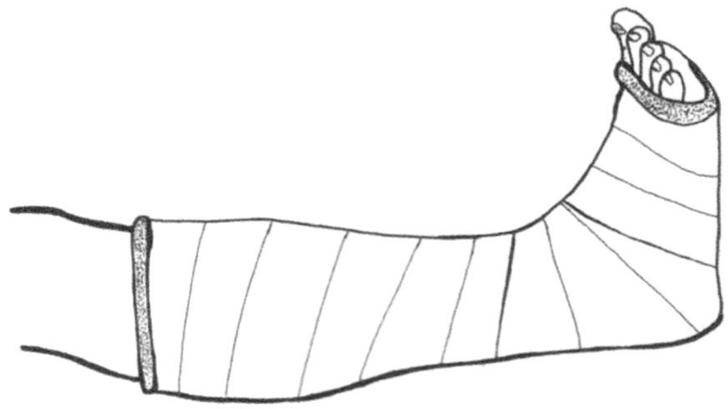

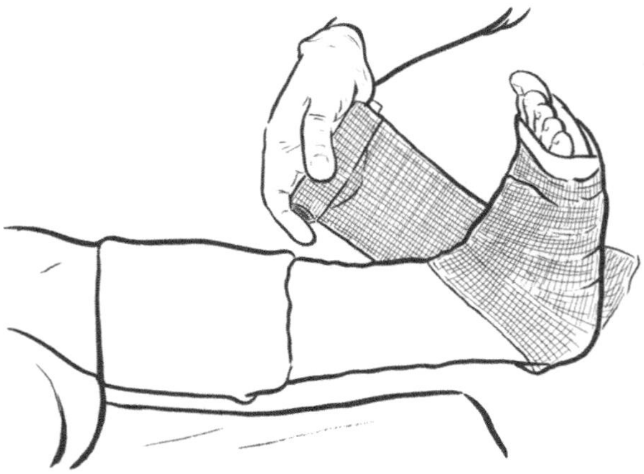

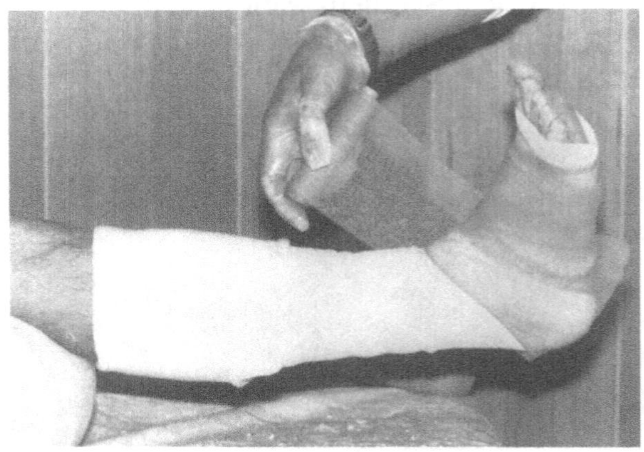

10 cm breite PU-BW-Binde von den Vorfußballen bis über das Fußgelenk. 10 cm breite PU-BW-Binde vom Fußgelenk bis 2 QF unter das Wadenbeinköpfchen

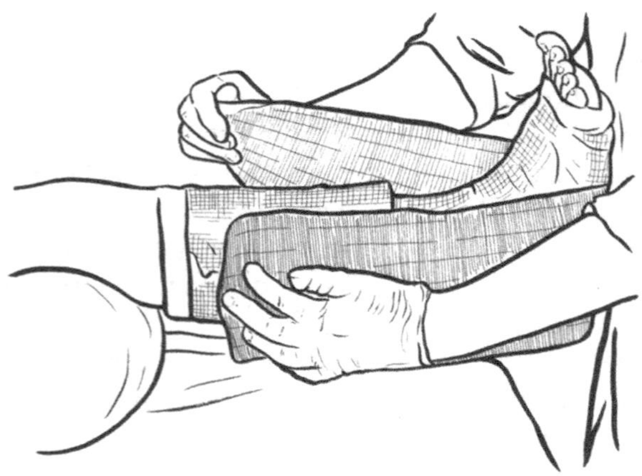

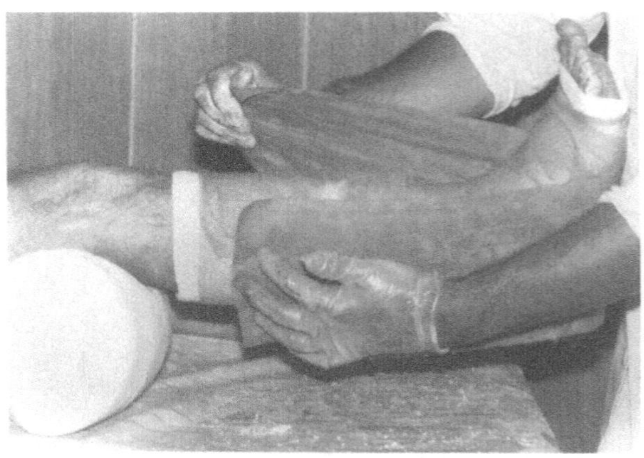

U-förmiges Anlegen der 15/75-cm-Longuette, Befestigung der Longuette vom Fuß bis Unterschenkel mit 10 cm breiter PU-BW-Binde

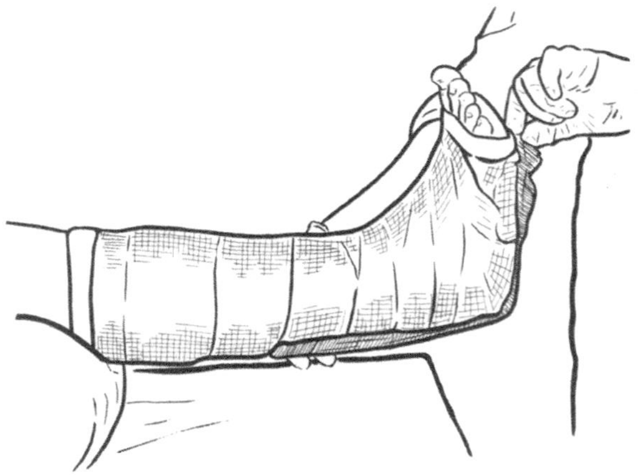

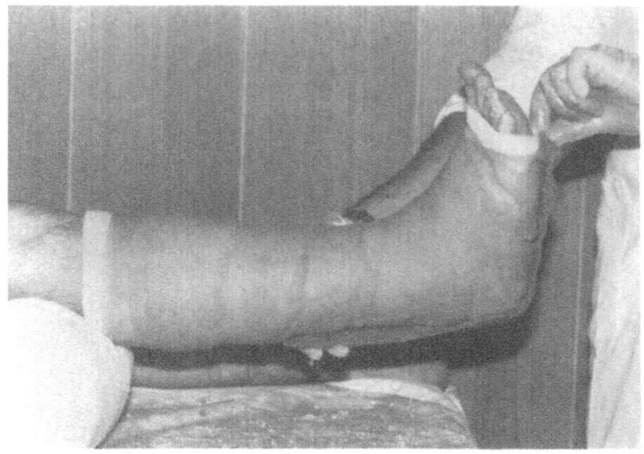

L-förmiges Anlegen der 10/75-cm-Longuette (dorsal), Befestigung der Longuette mit 10 cm breiter PU-BW-Binde von unten nach oben

- Überwickeln des gesamten Verbandes mit einer nassen 10-cm-Mullbinde

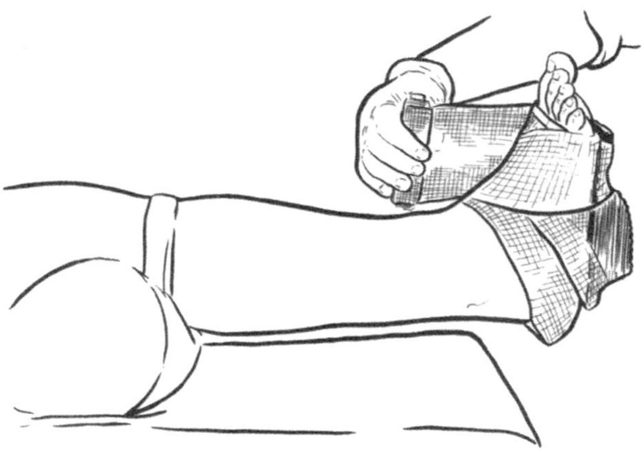

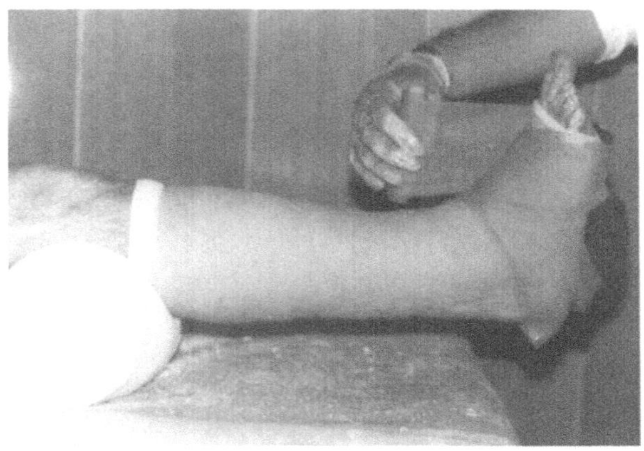

Nach Aushärten des Verbandes Befestigung der Gehwiege mit 10 cm breiter PU-BW-Binde

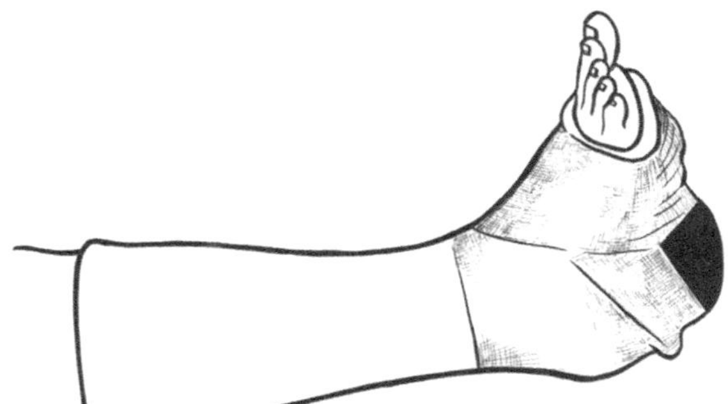

Fertiger Verband

9.5 Unterschenkelgehverband: Fiberglas

Material

1 Trikotschlauch, 1,5fache Unterschenkellänge
1-1½ Rollen Synthetikwatte, 10 cm breit
1 Rolle PU-Schaumbinde
1 Fiberglasbinde, 10 cm breit
1 Fiberglasbinde, 12,5 cm breit
1 Fiberglasbinde, 5 cm breit

Methode

Nach Anlage des modifizierten Standardpolsters (s. 9.4) für Unterschenkelverbände erfolgt die Anlage der Fiberglasbinden. Es stehen hier 2 Varianten zur Verfügung.
Bei der ersten Variante werden die Binden nur gewickelt. Bei der zweiten Variante wird aus einem Bindenteil eine Fußlonguette (4lagig) gelegt.
Beide Varianten bieten eine gute Stabilität.

Variante 1. Über das Polster wird, an den Vorfußballen beginnend, die 10-cm-Binde mehrfach spiralig um den Fuß und über das Fußgelenk bis 15 cm über dieses hinaus gewickelt. Die 12,5-cm-Binde schließt knapp unterhalb des Fußgelenks oder auch am Fuß an und wird bis 3 QF unter das Wadenbeinköpfchen gewickelt.
Die Gehwiege wird am ausgehärteten Verband befestigt (5-cm-Binde); der Anfangsteil dieser Binde wird benutzt, um die Gehwiege gut zu unterfüttern.

Variante 2. Die Variante beginnt genau wie Variante 1.
Es wird jedoch aus dem Anfangsteil der 12,5-cm-Binde eine 4lagige Longuette für den Fuß gelegt und an der Fußsohle aufgelegt.
Der Rest der 12,5-cm-Binde wird am Fußgelenk beginnend benutzt, um die Longuette zu fixieren und den Schaftteil des Verbandes fertigzustellen.
Bei dieser Variante wird der Schaft etwas dünnwandiger, was jedoch der Stabilität des gesamten Verbandes nicht schadet.

Die 1. Variante ist leichter herzustellen.
Die Gehwiege wird in beiden Fällen in gleicher Weise befestigt.

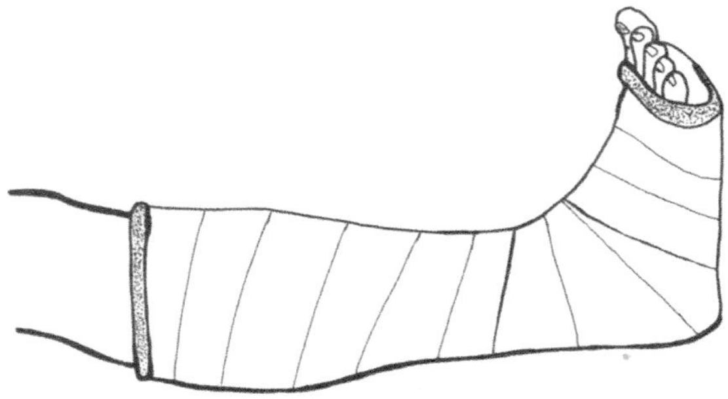

Standardpolster, Unterschenkelverbände, modifiziert

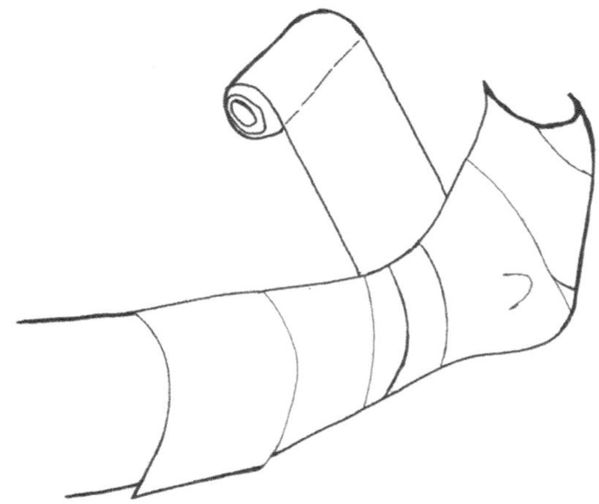

12,5-cm-Fiberglasbinde mehrfach spiralig vom Fußgelenk bis 2 QF unter das Wadenbeinköpfchen gewickelt

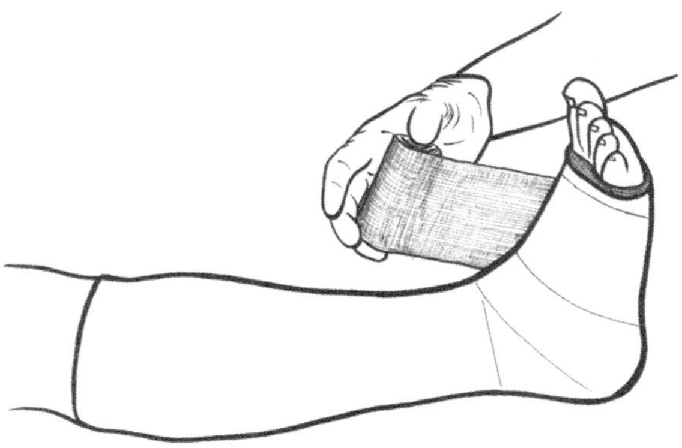

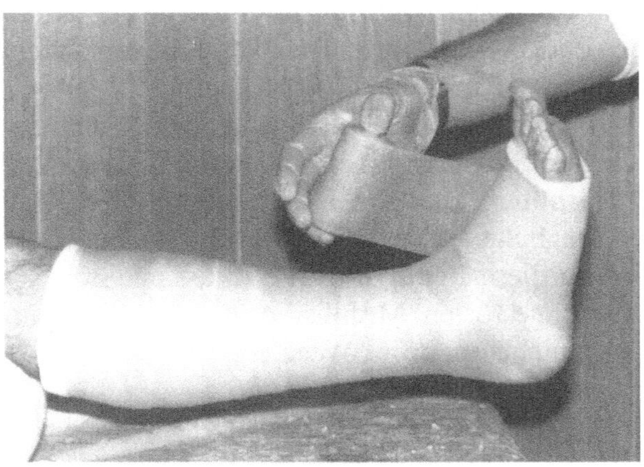

10-cm-Fiberglasbinde mehrfach spiralig von den Vorfußballen bis 15 cm über das Fußgelenk gewickelt

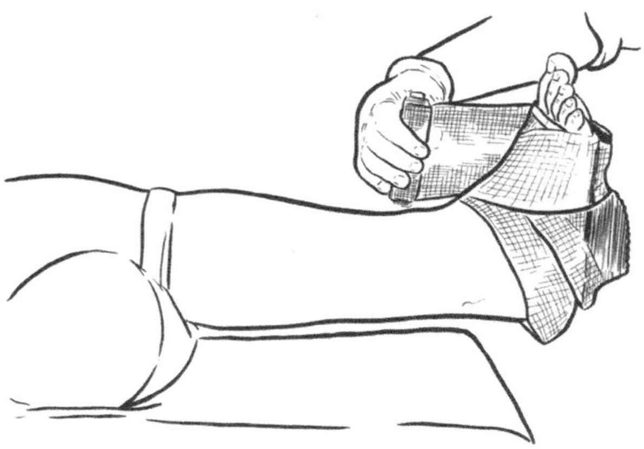

Fixieren der Gehwiege mit 5-cm-Fiberglasbinde, im Hohlfuß gut unterfüttert mit Anfangsteil dieser Binde

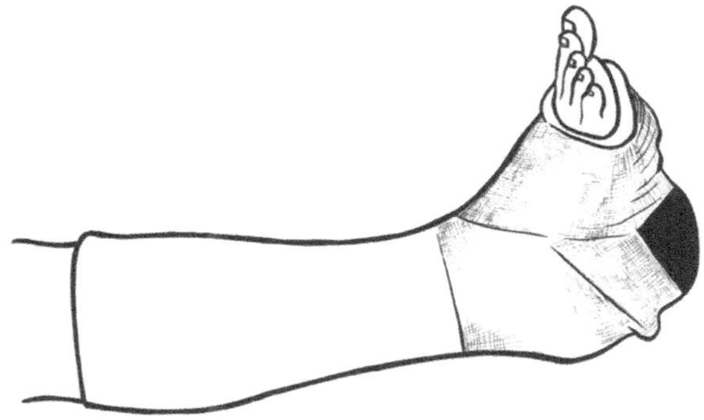

Fertiger Verband

10 Patella-tendon-brace (PTB) nach Sarmiento

10.1 Allgemeines

Der Unterschenkelverband nach Sarmiento ist zur frühzeitigen Mobilisierung von Patienten mit Unterschenkelfrakturen geeignet. Nach Angabe von Sarmiento lassen sich fast alle Typen der Unterschenkelfraktur mit diesem Verband behandeln.

Im deutschsprachigen Raum hat sich der Sarmiento-Verband vor allem bei der Behandlung von distalen kompletten Unterschenkelfrakturen durchgesetzt, wenngleich er noch nicht in allen Kliniken bekannt ist.

Der Gehverband nach Sarmiento kann in der *Sekundärphase* der Behandlung eingesetzt werden, also wenn die Folgen der begleitenden Weichteilverletzungen abgeklungen sind. Außerdem sollte die Fraktur vor Anlage des Verbandes durch elastischen Kallus stabilisiert sein; in der Regel ist die Kallusbildung nach 3 Wochen weit genug entwickelt.

Bis zu diesem Zeitpunkt sollte die Unterschenkelfraktur in einem Oberschenkelliegeverband ruhiggestellt werden.

Dieser Oberschenkelliegeverband sollte anfangs als leichter Spaltverband angelegt werden. Der Spaltverband kann nach 1 Woche geschlossen werden und soll dann noch 2 Wochen verbleiben.

Die Mobilisierung im Sarmiento-Verband gelingt um so müheloser, je eher der Patient schon vorher außerhalb des Bettes an Gehstützen mobilisiert war. Deshalb ist ein möglichst leichter Erstverband von Vorteil.

Der PTB nach Sarmiento muß exakt und eng anmodelliert sein. Vor allem muß der Verband sich fest an den Tibiakondylen und über der Patellasehne (Lig. patellae) abstützen. Um ihn hier fest anzumodellieren, muß ein kräftiger Druck ausgeübt werden. Damit keine Druckstellen auftreten, darf die anmodellierte Auflagefläche nicht zu klein sein. In der Regel erfüllt ein anhaltender fester Druck mit dem Daumen diese Bedingungen; die Andruckfläche ist ausreichend groß und der Andruck kann mit den Daumen ausreichend kräftig ausgeführt werden.

Der Sarmiento-Verband wird grundsätzlich als Gehverband angelegt.

So kann frühzeitig mit einer dosierten, zunehmenden Belastung begonnen werden, so daß das Prinzip der „dynamischen Kompression“ verwirklicht wird.

Um dem Patienten einen möglichst physiologischen Gang zu ermöglichen, sollte auf eine Zehenplatte bei dem Verband grundsätzlich verzichtet werden.

Die Gehwiege muß mit ihrem Zentrum genau in der Verlängerung der Tibia liegen, sonst kann der Patient nicht richtig laufen.

Außerdem hat es sich bewährt, den Schuh der Gegenseite durch eine Sohlenerhöhung so weit zu erhöhen, daß die Differenz zur Gehwiege ausgeglichen wird, in der Regel 2–3 cm.

Wenn diese Bedingungen erfüllt sind, steht einer ungestörten Mobilisierung und Gehschulung nichts mehr im Wege.

10.2 Standardpolster

Material

1 Trikotschlauch, 2,5fache Unterschenkellänge für Gips und Gips-Kunststoff-Laminatverbände, 1,5fache Unterschenkellänge für Kunststoffverbände
2 Rollen Synthetikwatte, 10 cm breit
2 Rollen Kreppapier, 10 cm breit
oder
1 Rolle PU-Schaumbinde für Kunststoffverbände

Methode

Für den PTB nach Sarmiento gibt es ein Standardpolster.
Nach dem richtigen Zuschnitt der Verbandkanten müssen diese mit einem breiten Wattesaum abgepolstert werden. Dazu muß der Trikotschlauch mit Wattepolster um die Verbandkante geschlagen werden.
Das modifizierte Standardpolster für Kunststoffverbände kann am Fuß bereits so hergestellt werden, daß die Polsterkante vorab befestigt wird. Oberhalb des Kniegelenks erfolgt die weitere Verarbeitung wie beim Gipsverband. Die Polsterkante wird über die ausgehärtete und zurechtgeschnittene Verbandkante umgeschlagen.
Der Verband sollte in jedem Fall am sitzenden Patienten angelegt werden; so kann die Schwerkraft ausgenutzt werden, um den Unterschenkelbruch in der richtigen Achsenstellung zu halten.
Da der Verband zunächst zirkulär bis über das Knie gewickelt wird, sollte dieses unbedingt frei liegen. Nur der Oberschenkel im oberen und mittleren Drittel darf auf dem Gipstisch aufliegen. Der Behandelnde sitzt zur Anlage des Verbandes vor dem Patienten. Diese Position von Patient und Behandelndem wird während der gesamten Verbandanlage nicht geändert. Wenn der Patient nicht selbst in der Lage ist, das Fußgelenk in der notwendigen 90°-Stellung zu fixieren, muß eine seitlich sitzende Hilfsperson den Fuß leicht stützen, darf ihn dabei jedoch nicht nach vorn ziehen, da sonst die Gefahr der späteren Achsenfehlstellung (Rekurvation) der Unterschenkelknochen besteht.
Nach exakter Vorbereitung in dieser Weise wird zunächst der Trikotschlauch übergezogen. Für Gipsverbände wird ein Trikotschlauch mit 2,5facher Unterschenkellänge, für Kunststoffverbände 1,5fache Unterschenkellänge benutzt.
Für einen Gipsverband wird, anders als sonst üblich, die Hälfte des Trikotschlauchs zunächst nicht nach oben gezogen und dort aufbewahrt, sondern sie verbleibt am Fuß, wird also vorerst nicht übergezogen. Später wird diese Hälfte von unten nach oben über den Verband gezogen, und der Verband wird über diesem Schlauch modelliert. Bei Kunststoffverbänden wird der Trikotschlauch so übergezogen, daß er distal und proximal etwa gleich weit über die späteren Verbandkanten übersteht.
Das Wattepolster mit 10 cm breiter Synthetikwatte beginnt an den Vorfußballen und wird in einfach überlappender Spiraltour bis eine Handbreit über das Knie gewickelt. Mehr als bei allen anderen Verbänden kommt es beim PTB darauf an, daß das Polster dünn genug gewickelt wird, damit der Verband später exakt und fest anliegt.
Das Wattepolster wird mit Kreppapier für Gipsverbände und mit PU-Schaumbinde für Kunststoffe geglättet.

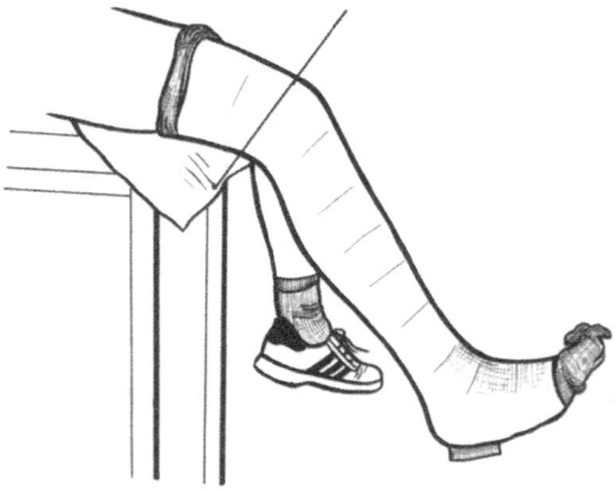

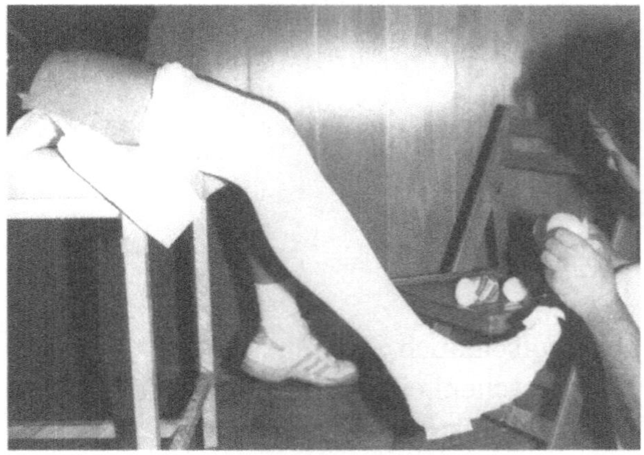

Überzug des Trikotschlauchs bis eine Handbreit über das Knie

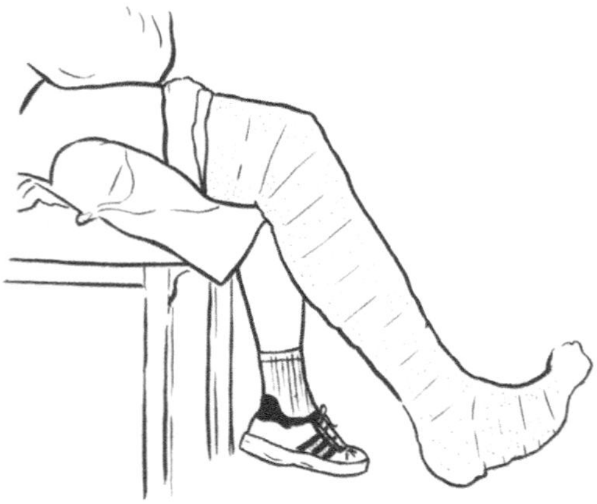

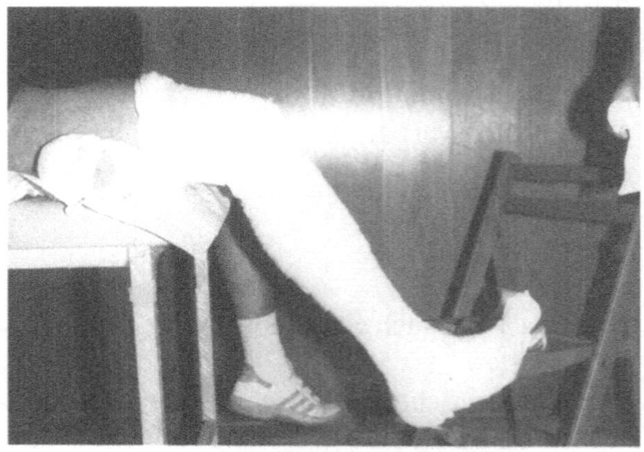

Wattepolster in einfach überlappender Spiraltour von den Vorfußballen bis 3 cm über das Knie

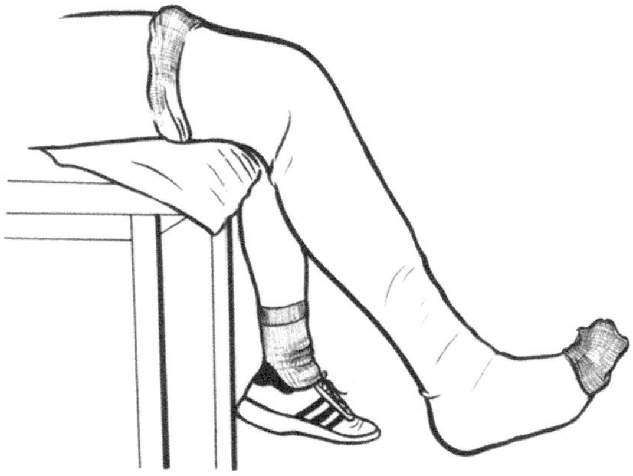

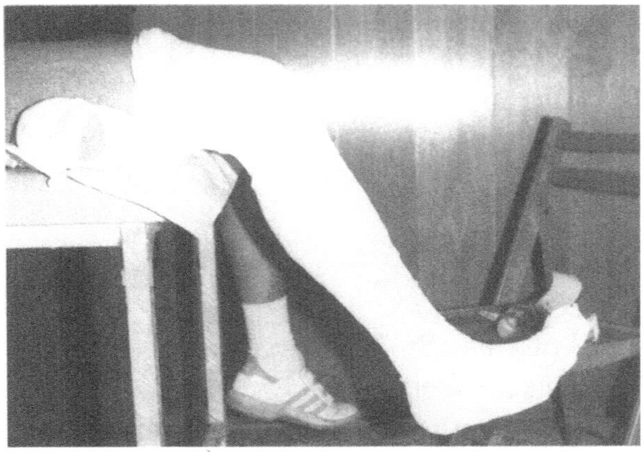

Glätten des Polsters mit Kreppapier/PU-Schaumbinde von unten nach oben. Fertiges Polster

Modifiziertes Polster: Die distale Polsterkante wird für Kunststoffverbände gleich befestigt

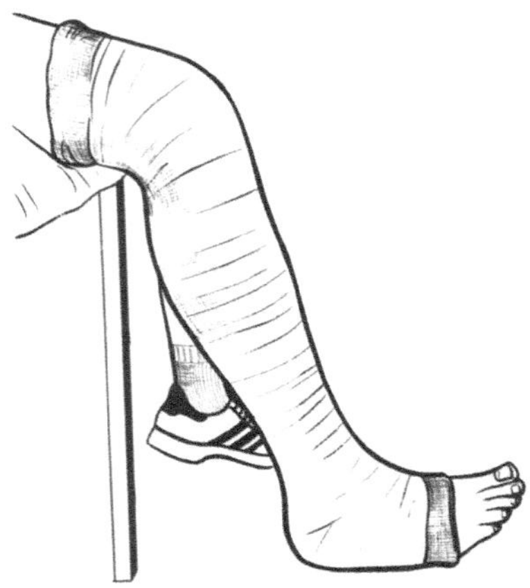

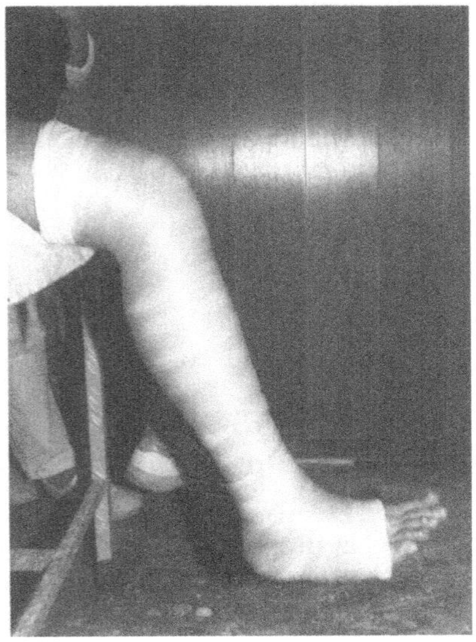

10.3 PTB: Gips

Material

1 Trikotschlauch, 2,5fache Unterschenkellänge
2 Rollen Synthetikwatte, 10 cm breit
2 Rollen Kreppapier, 8 cm breit
4 Gipsbinden, 15 cm breit
2 Gipsbinden, 10 cm breit
1 Longuette 10 cm/1fache Unterschenkellänge, 4lagig
1 Longuette, 15 cm/1fache Unterschenkellänge, Schaftteil: 4lagig/Fußteil: 12lagig
1 Gehwiege

Methode

Der Patient wird auf den Gipstisch gesetzt.
Das Knie wird über die Tischkante gebeugt. Nur der mittlere und proximale Teil des Oberschenkels liegen auf dem Tisch auf.
Das Standardpolster PTB wird angelegt.
An den Vorfußballen beginnend, wird die erste 15 cm breite Gipsbinde bis über das Fußgelenk gewickelt. Es folgt die zweite 15 cm breite Gipsbinde, die vom Fußgelenk bis 3-4 cm über das Kniegelenk gewickelt wird.
Die 10 cm breite, 4lagige unterschenkellange Longuette wird ventral angelegt, sie reicht vom Fußrücken bis über die Kniescheibe. Diese Longuette wird mit der dritten 15 cm breiten Gipsbinde, die von unten nach oben gewickelt wird, fixiert. Im Anschluß wird die 15 cm breite Longuette dorsal aufgelegt. Im Sohlenteil wird die Longuette 12fach und im Schaftteil 4fach gelegt. Sie reicht vom Vorfußballen bis in die Kniekehle. Diese Longuette wird ebenfalls mit einer 15 cm breiten Gipsbinde fixiert.

Der Modellierung kommt bei diesem Verband entscheidende Bedeutung für den Heilverlauf zu, denn nur ein fest anliegender Verband kann die Unterschenkelfraktur ausreichend stabilisieren.
Am Fuß und im Schaftteil wird mit flachen Händen wie üblich modelliert. Am Knie wird der Verband im Bereich der Tibiakondylen und des Kniescheibenbandes mit kräftigem Daumendruck anmodelliert. Dieser Teil der Modellierung sollte erst erfolgen, wenn der Verband kurz vor dem Abbinden steht. Über dem Kniescheibenband muß eine regelrechte quere Furche entstehen, die allerdings breitflächig auf dem Kniescheibenband aufliegen muß. Scharfe Kanten an der Innenseite des Verbandes dürfen nicht entstehen.
Der erste Teil der Verbandanlage ist damit beendet.
Der Verband wird nun mit der Säge zurechtgeschnitten. Dazu wird die Schnittlinie angezeichnet. Der Verband soll ventral am Oberrand der Kniescheibe und dorsal in der Kniekehle enden. Die Beugung des Kniegelenks bis 90° sollte unbehindert möglich sein. Das Wadenbeinköpfchen muß noch gut bedeckt sein.
Die Verbandkante wird abgepolstert, indem zusammen mit einem breiten Wattesaum der dorsale Anteil des Trikotschlauchs nach außen umgeschlagen wird. In der Kniekehle darf ein kräftiges Polster stehen bleiben.
Der zurückgezogene Trikotschlauch wird mit einer 10 cm breiten Gipsbinde verklebt. Diese Binde wird in der Regel nicht vollständig verbraucht. Der Rest kann gut gebraucht werden, um die Gehwiege zu unterfüttern, die gleich im Anschluß mit der letzten 10 cm breiten Gipsbinde an der Sohle fixiert wird. Das Zentrum der Gehwiege soll in der Verlängerung der Tibiaachse liegen.

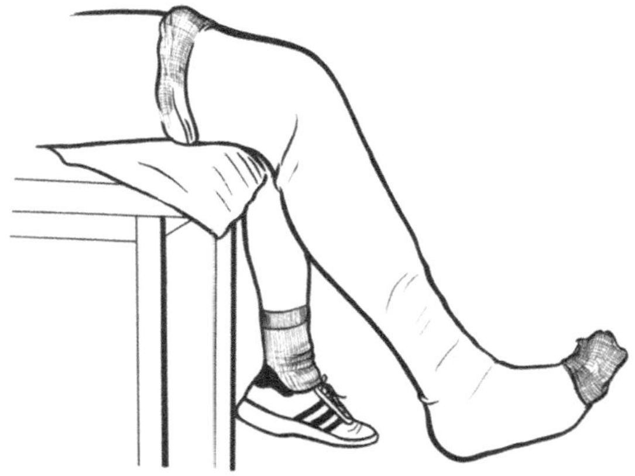
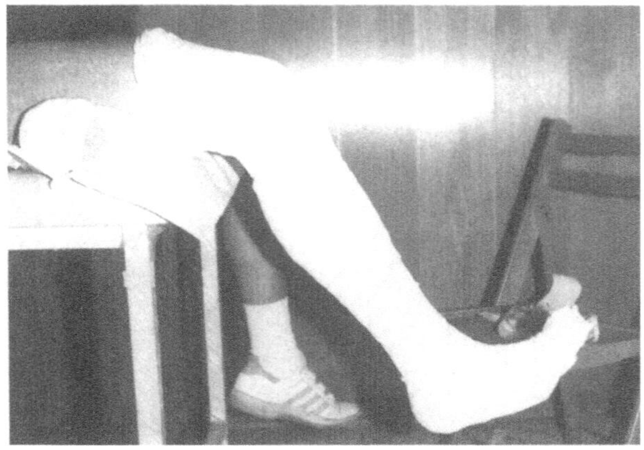

Standardpolster, PTB

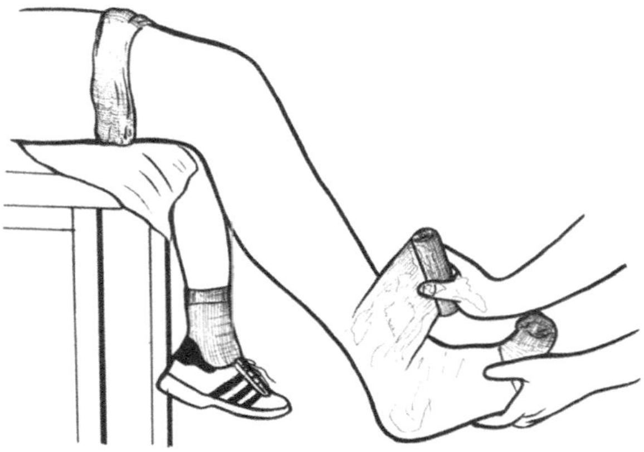
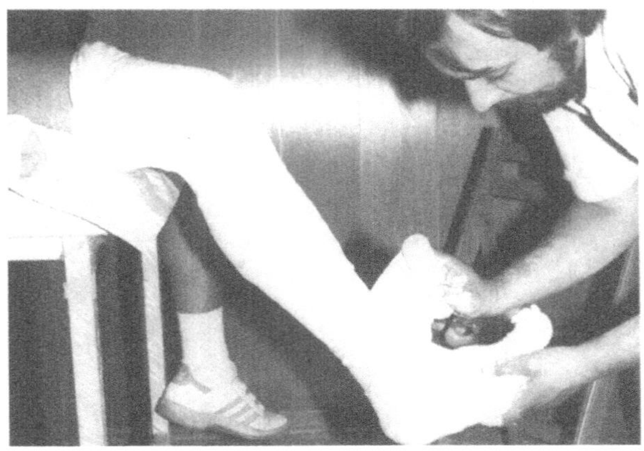

15 cm breite Gipsbinde von den Vorfußballen bis knapp über das Fußgelenk

- 15 cm breite Gipsbinde vom Fußgelenk bis 3-4 cm über das Kniegelenk

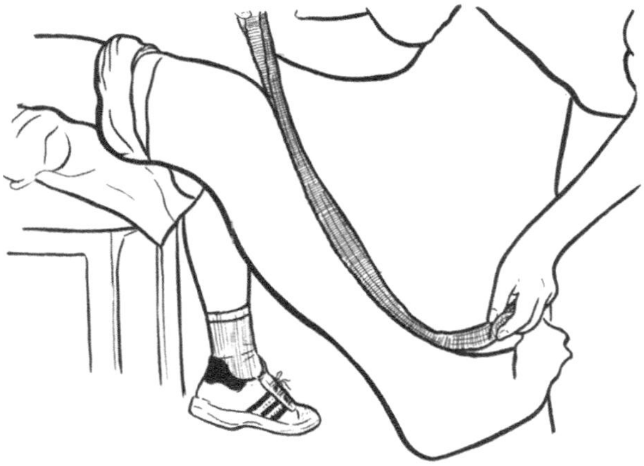
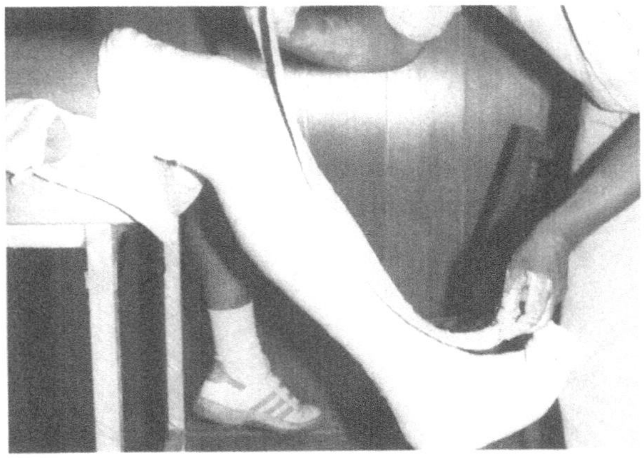

10 cm breite Longuette ventral auf den Fußrücken aufgelegt und bis über die Kniescheibe gelegt

- Fixieren der 10 cm breiten Longuette mit 15 cm breiter Gipsbinde von unten nach oben

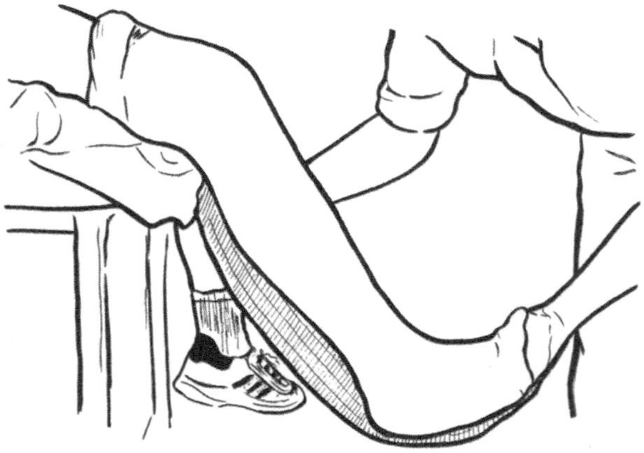
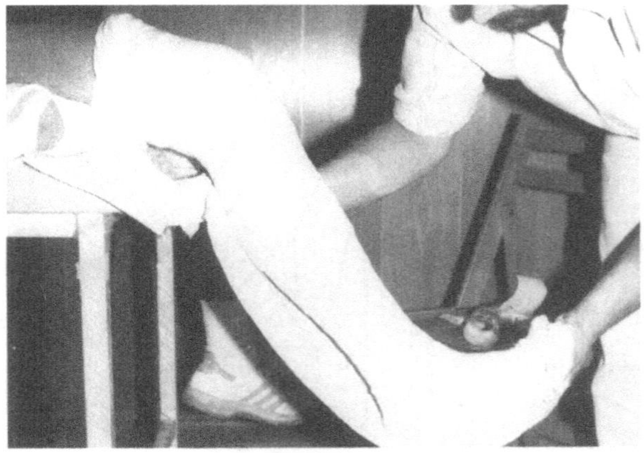

Dorsale Anlage der 15 cm breiten Longuette (4lagig im Schaftteil, 12lagig im Sohlenteil) in die Kniekehle

- Fixieren der 15 cm breiten Longuette mit 15 cm breiter Gipsbinde von unten nach oben

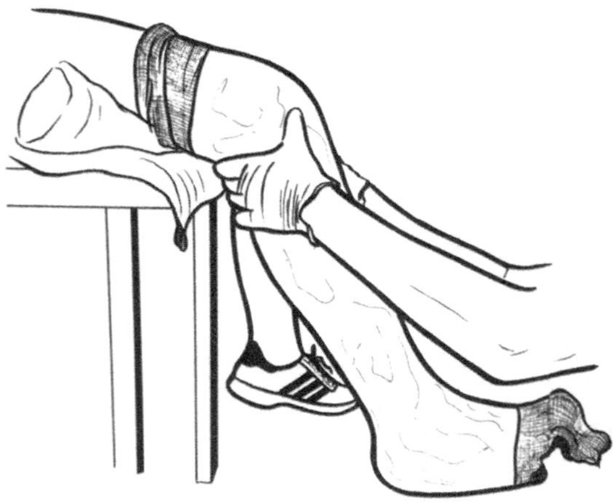
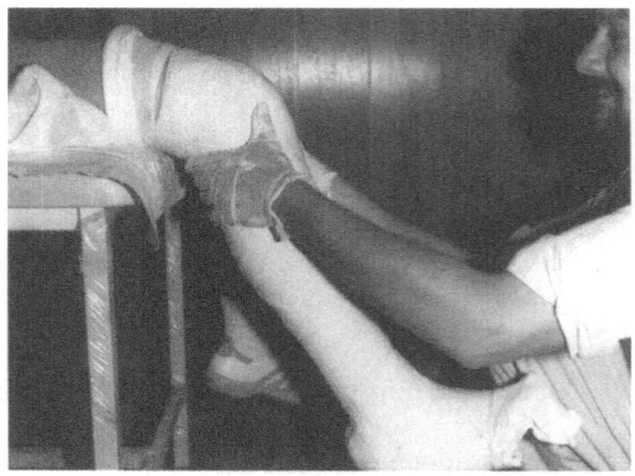

Modellierung mit flachen Händen. Die Anmodellierung an die Tibiakondylen und das Lig. patellae erfolgt mit kräftigem Daumendruck

Der Verband wird mit der Säge am oberen Rand zurechtgeschnitten nach Anzeichnung der Schnittlinie

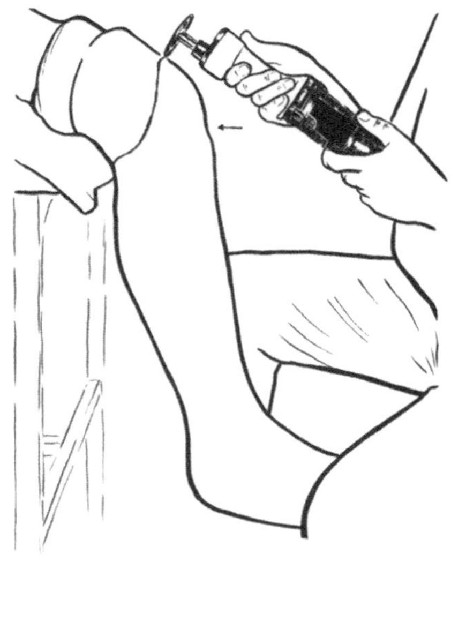
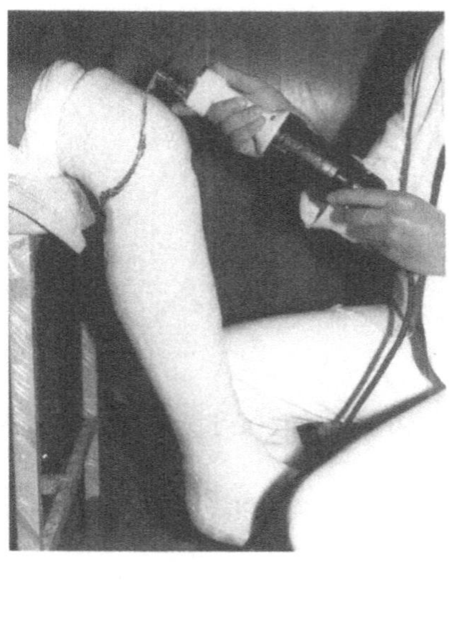

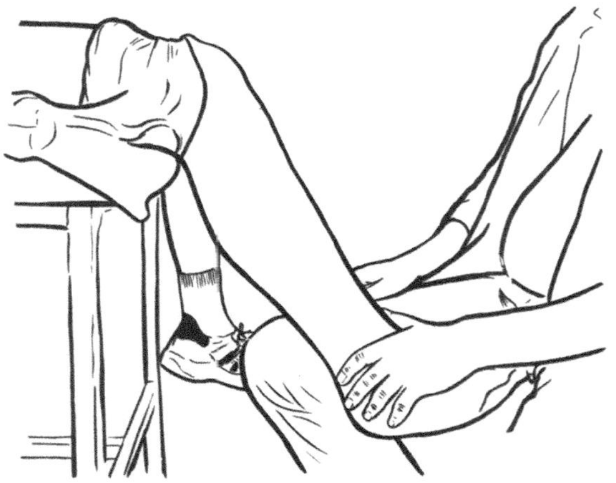

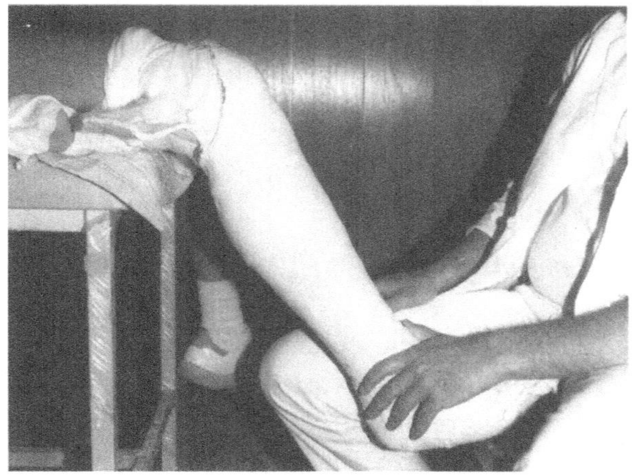

Der Trikotschlauch wird proximal mit einem breiten Wattesaum umgeschlagen

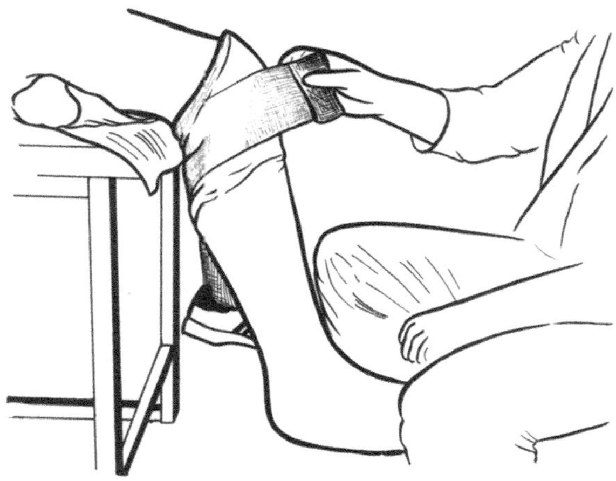

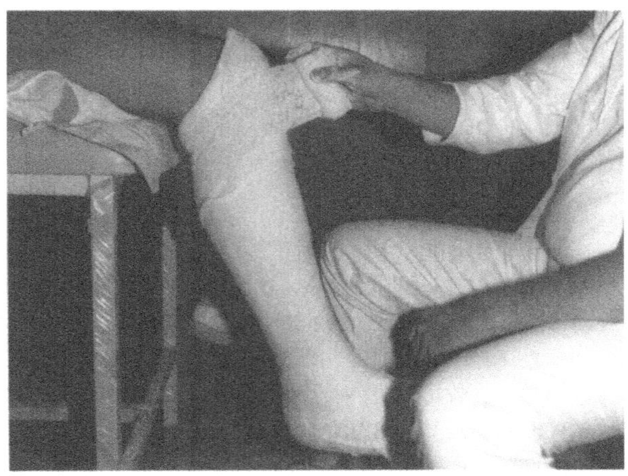

Befestigung des Trikotschlauchs am Verband mit 10 cm breiter Gipsbinde

- Anwickeln der exakt plazierten Gehwiege mit 10 cm breiter Gipsbinde

Fertiger Verband

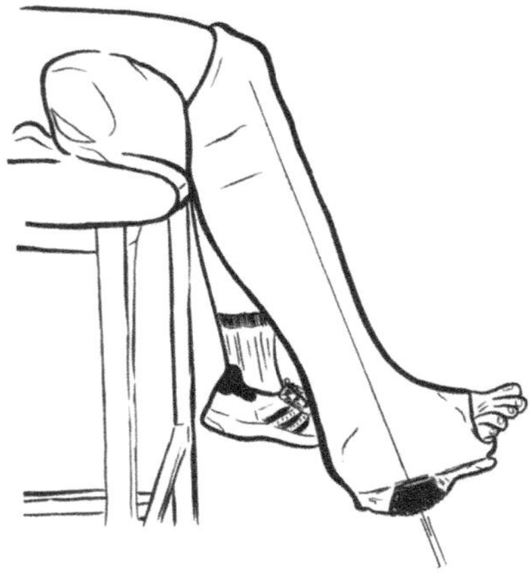

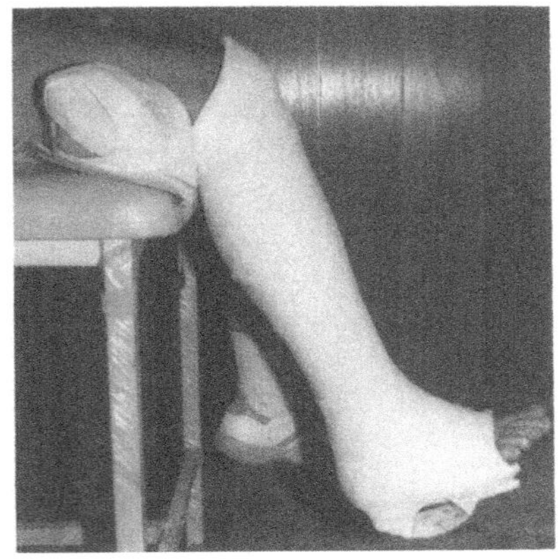

10.4 PTB: Gips-Kunststoff-Laminat

Material

1 Trikotschlauch, 2fache Unterschenkellänge
2 Rollen Synthetikwatte, 10 cm breit
2 Rollen Kreppapier, 8 cm breit
2 Gipsbinden, 15 cm breit
2 Gipsbinden, 12 cm breit
2 PU-BW-Binden, 10 cm breit
1 Gipslonguette, 15 cm/fußlang, 12lagig
Longuettenreste
PU-Dispersion
1 Gehwiege

Methode

Wegen der höheren Stabilität des Gips-Kunststoff-Laminat-Verbandes kann beim PTB in dieser Kombination auf stabilisierende Longuetten verzichtet werden. Dadurch wird das Gewicht des Verbandes entscheidend reduziert.
Nach Anlage des Standardpolsters wird mit einer 12 cm breiten Gipsbinde an den Vorfußballen beginnend diese Binde bis über das Fußgelenk gewickelt. Eine 15 cm breite Gipsbinde schließt überlappend an und wird 3-4 cm über das Knie gewickelt.
Die Longuette (15 cm/fußlang, 12lagig) wird als Sohle angelegt. Diese Sohle sollte gleich mit den Vorfußballen abschließen und diese nicht überragen.
Eine 10 cm breite PU-BW-Binde wird im Anschluß von unten nach oben über den gesamten Verband gewickelt.
Es folgen wieder eine 12 cm breite Gipsbinde und eine 15 cm breite Gipsbinde, die wie die ersten beiden Binden angelegt werden. Dabei wird naß in naß gearbeitet.
Der Schaft wird mit flachen Händen modelliert, ebenso Fuß und Fußgelenk. Am Knie, d.h. an den Tibiakondylen und dem Lig. patellae, muß sich der Verband abstützen. Hier muß mit kräftigem Daumendruck anmodelliert werden.
Nach Aushärtung des Verbandes wird die spätere Kante des Verbandes proximal angezeichnet, und der Verband wird mit der oszillierenden Säge zurechtgeschnitten. Er muß ventral mit dem oberen Rand der Kniescheibe abschließen, fällt lateral schräg ab und wird gerade so weit in der Kniekehle heruntergezogen, daß das Knie um 90° gebeugt werden kann.
Nun wird der obere Anteil des Trikotschlauches mit einem breiten Wattesaum über die Kante des Verbandes umgeschlagen und mit Longuettenresten am Verband verklebt.
Die Gehwiege wird nach Unterfütterung mit Gipsresten mit einer 10 cm breiten PU-BW-Binde fixiert.
Das Zentrum der Gehwiege liegt in der Verlängerung der Schienbeinachse.

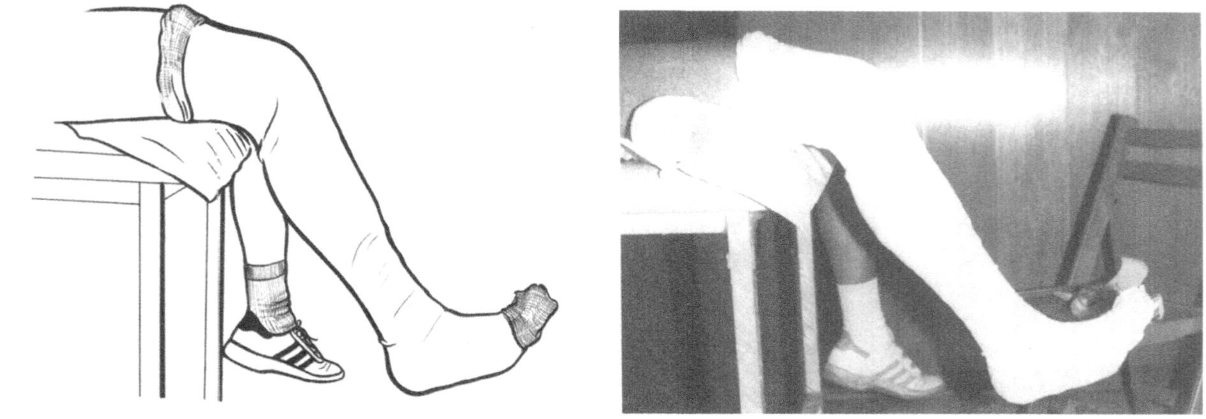

Standardpolster, PTB

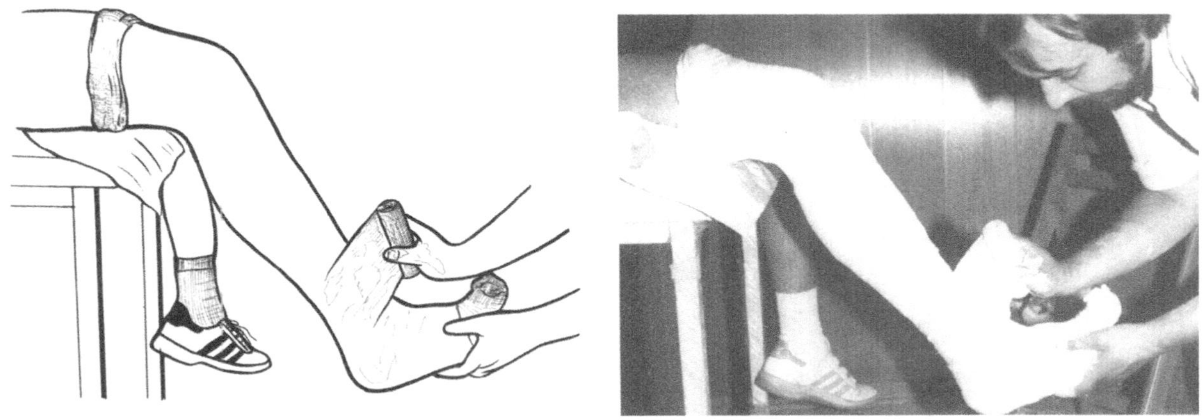

12-cm-Gipsbinde von den Vorfußballen bis über das Fußgelenk

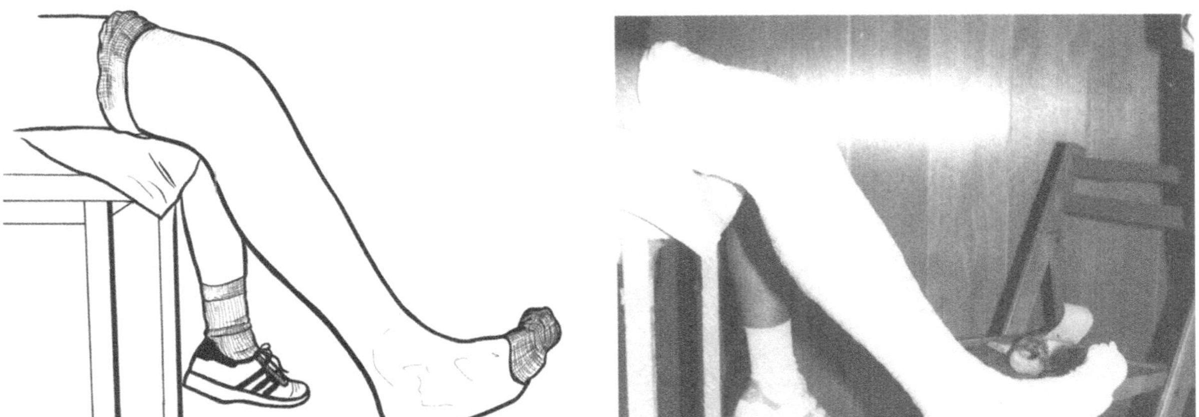

15-cm-Gipsbinde vom Fußgelenk bis 3-4 cm über das Kniegelenk

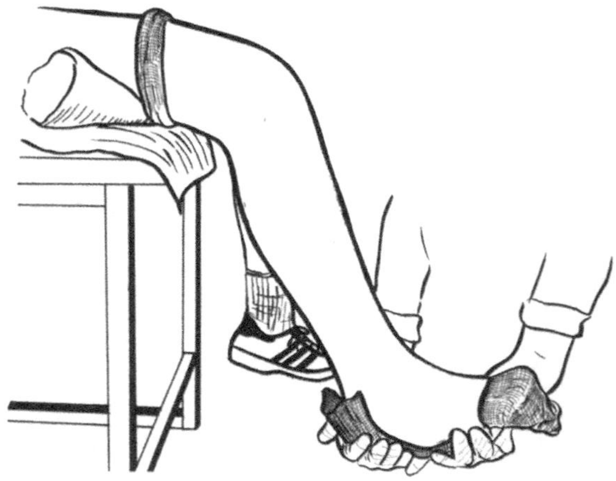

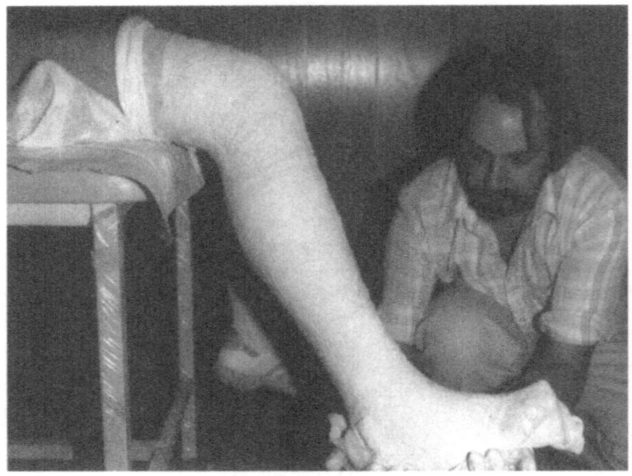

Anlegen der Sohlenlonguette

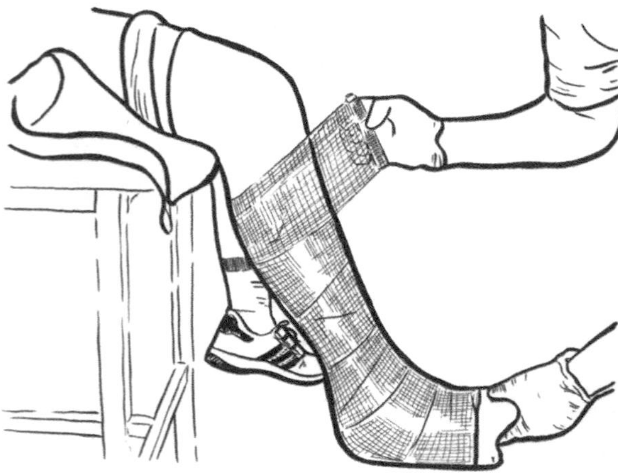

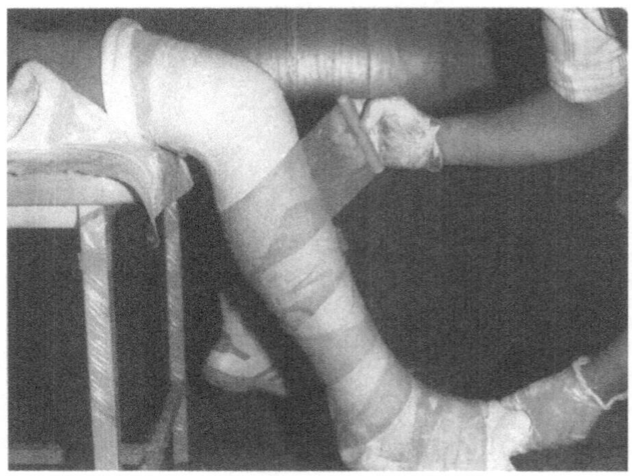

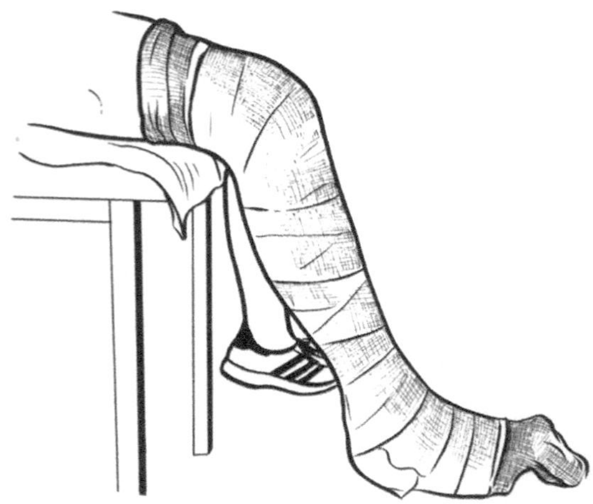

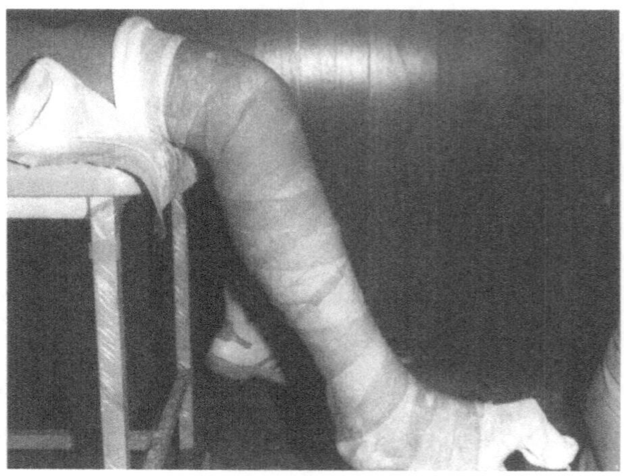

10 cm breite PU-BW-Binde vom Fuß bis über das Knie

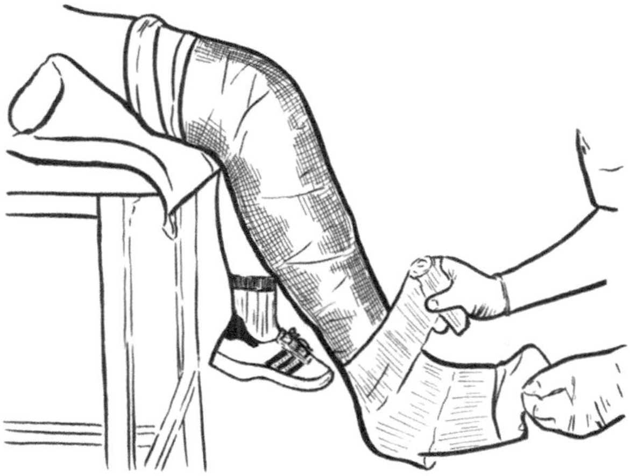

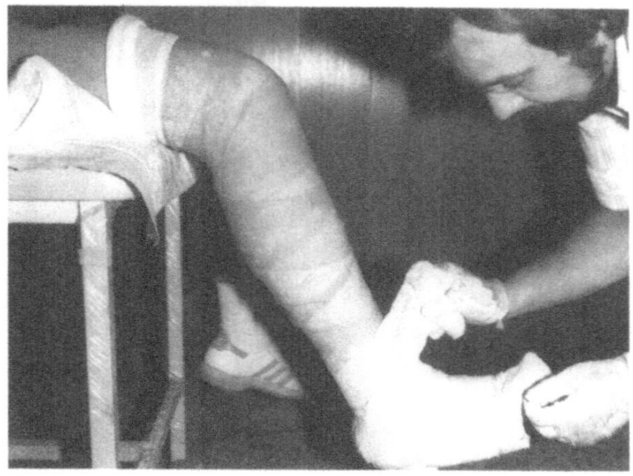

12 cm breite Gipsbinde von den Vorfußballen bis über das Fußgelenk

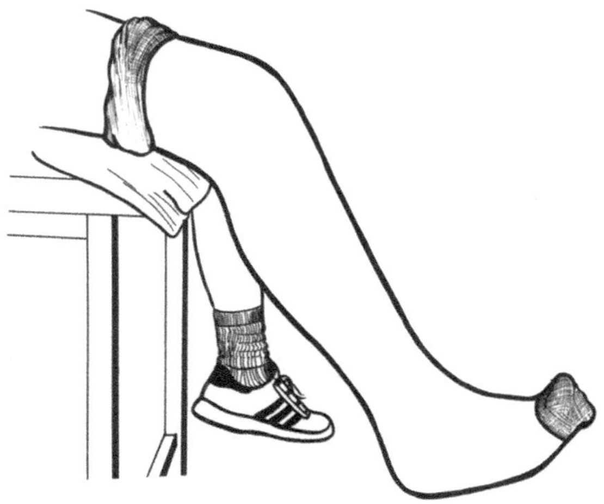

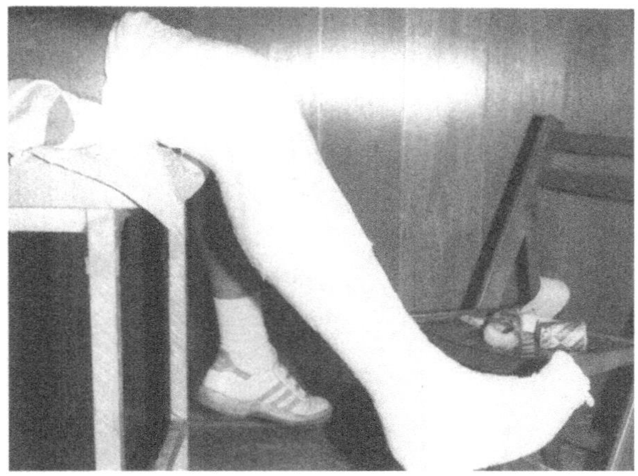

15 cm breite Gipsbinde vom Fußgelenk bis über das Kniegelenk

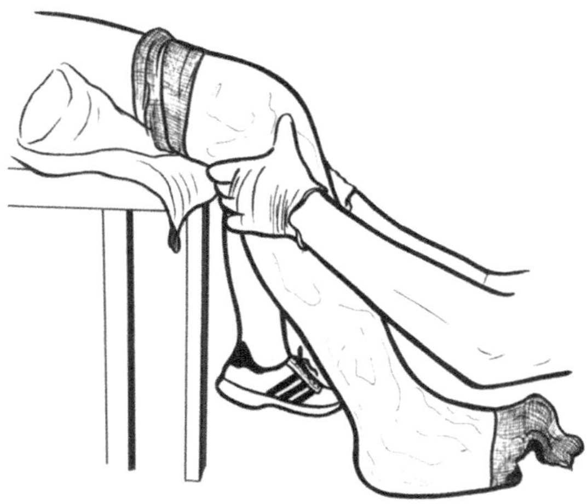

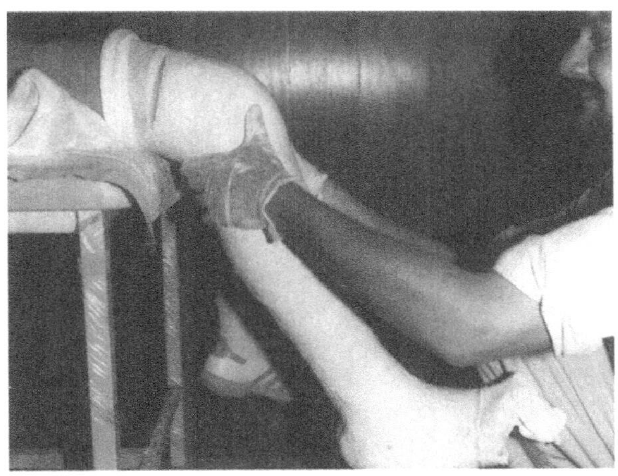

Modellierung im Schaftteil mit flachen Händen an den Tibiakondylen und über dem Kniescheibenband mit kräftigem Daumendruck

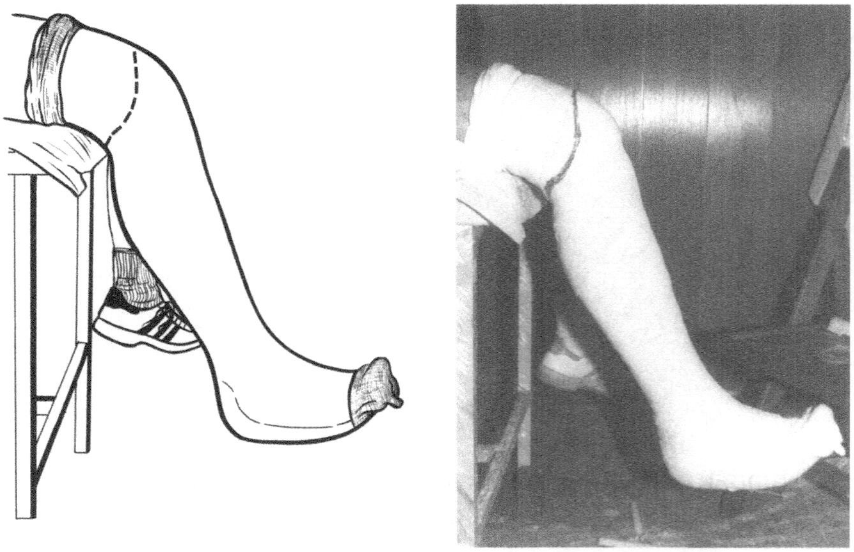

Anzeichnen der Schnittkante am Knie, Beschneiden des Verbandes mit der Säge

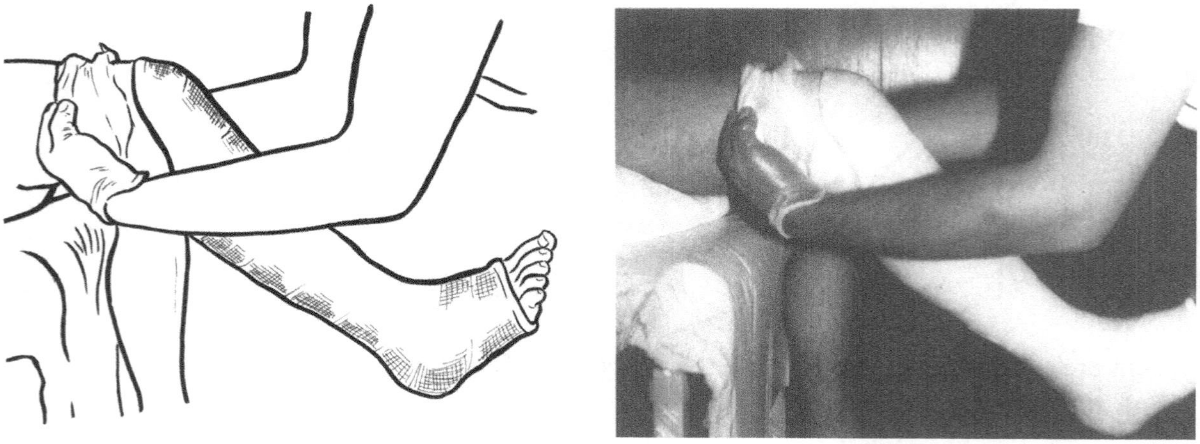

Umschlag des Trikotschlauchs proximal mit Wattekante

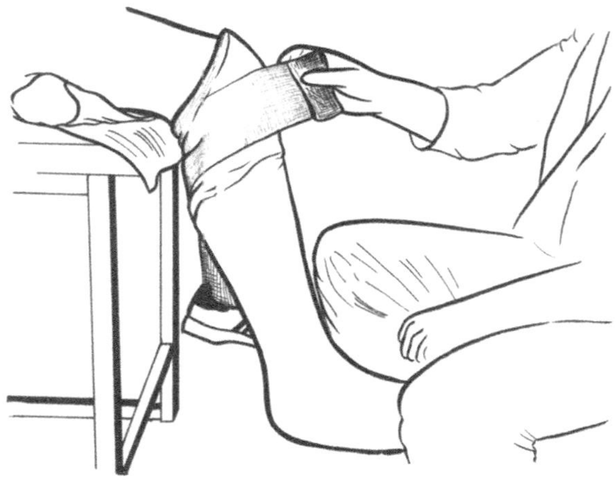

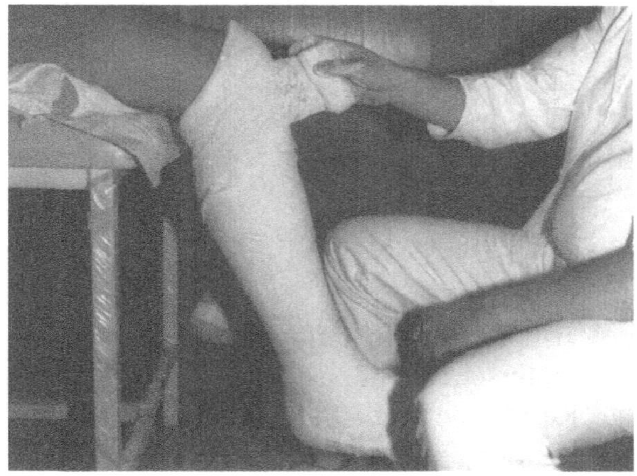

Verkleben der Trikotenden mit Longuettenresten

- Fixieren der Gehwiege mit 10 cm breiter PU-BW-Binde

Fertiger Verband

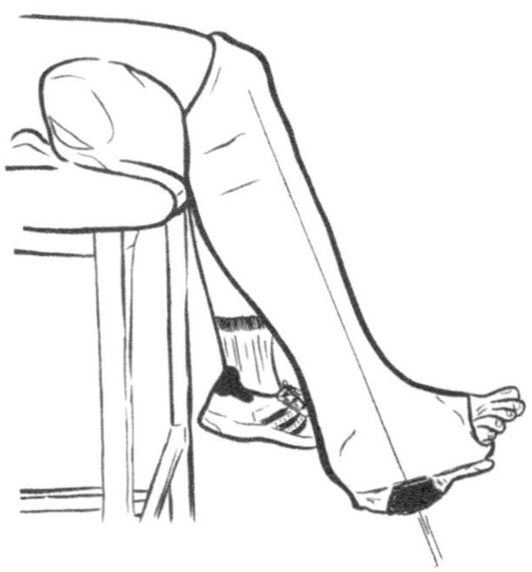

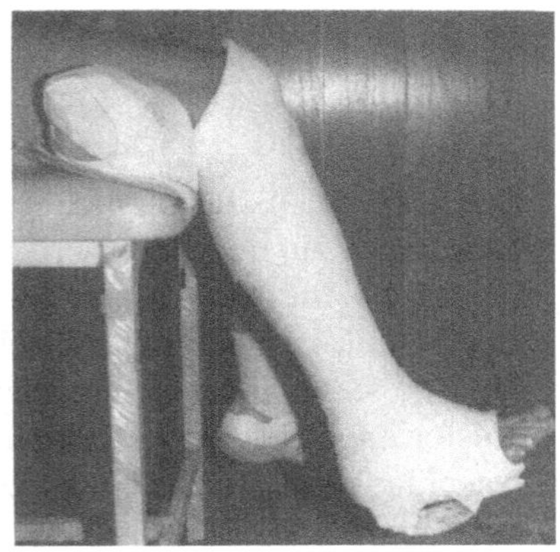

10.5 PTB: Polyurethan-Baumwolle

Material

1 Trikotschlauch, 1,5fache Unterschenkellänge
2 Rollen Synthetikwatte, 10 cm breit
1 PU-Schaumbinde
4 PU-BW-Binden, 10 cm breit
2 PU-BW-Binden, 7,5 cm breit
2 PU-BW-Longuetten, 10/75 cm
2 Mullbinden, 8-10 cm breit
1 Gehwiege

Methode

Der PTB nach Sarmiento aus PU-BW ist im Gegensatz zu den Gipsverbänden ein echtes Leichtgewicht. Bei exakter Beachtung der Anlegetechnik ist der Verband sehr stabil.
Das Polster wird als modifiziertes Standardpolster angelegt, wobei jedoch der kürzere Trikotschlauch (1,5fache Unterschenkellänge) benutzt wird.
Dieser Schlauch wird so übergezogen, daß er sowohl am Knie wie auch an den Zehen um etwa 10 cm übersteht. Die distale Polsterkante wird gleich befestigt. Das Polster wird nicht mit Kreppapier, sondern mit einer PU-Schaumbinde geglättet.
Die erste Binde des Verbandes wird von den Vorfußballen bis über das Fußgelenk, die zweite vom Fußgelenk bis 3-4 cm über das Kniegelenk hinaus gewickelt.
Nun erfolgt die Anlage der Longuetten (10/75), die ventrolateral bzw. ventromedial angelegt werden und sich über der Kniescheibe überkreuzen. Eine Longuette wird lateral am Unterschenkel, die andere medial am Unterschenkel zum Fuß geführt. Dort werden die Longuetten wie ein Steigbügel, sich breit überlappend, zusammengeführt.
Mit 2 weiteren PU-BW-Binden werden diese Longuetten fixiert. Die Binden werden in gleicher Weise wie die ersten gewickelt. Der Verband wird mit einer feuchten Mullbinde überwickelt und modelliert.
Dabei gilt wieder, daß im Fuß- und Schaftteil mit flachen Händen und am Schienbeinkopf sowie über dem Kniescheibenband mit kräftigem gleichmäßigem Daumendruck modelliert wird. Die Modellierung im Kniebereich soll ganz zum Schluß kurz vor dem endgültigen Aushärten des Verbandes erfolgen.
Nach der Aushärtung des Verbandes werden die proximalen Grenzen des Verbandes angezeichnet. Dann wird er mit der oszillierenden Säge an der Anzeichnung beschnitten.
Zusammen mit einem breiten Wattesaum wird der Trikotschlauch über die Kanten des Verbandes zurückgeschlagen. Das Ende des Trikotschlauchs wird mit einer 7,5 cm breiten PU-BW-Binde befestigt.
Zum Abschluß wird die Gehwiege mit einer 7,5 cm breiten Binde am Verband fixiert.

Standardpolster,
PTB, modifiziert

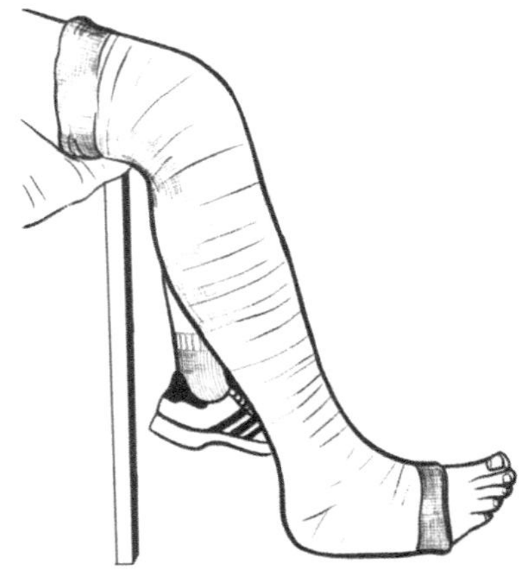
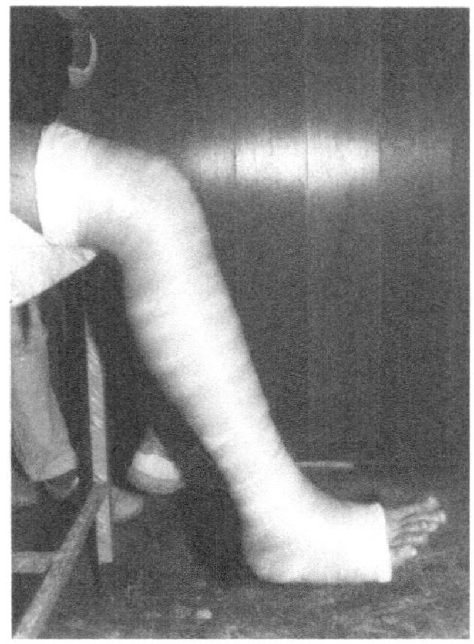

10 cm breite PU-BW-Binde
Vorfußballen bis über das
Fußgelenk

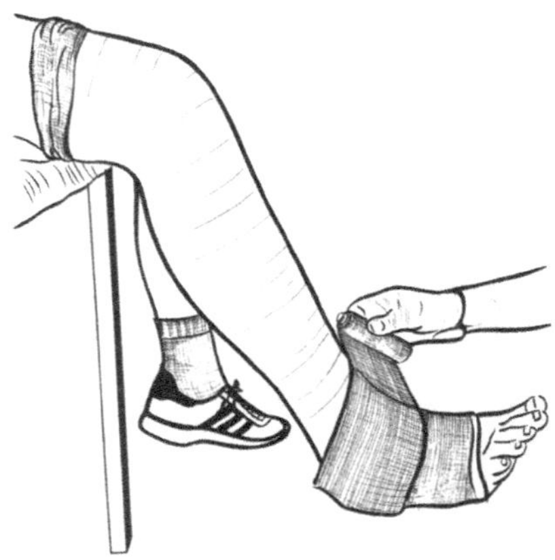
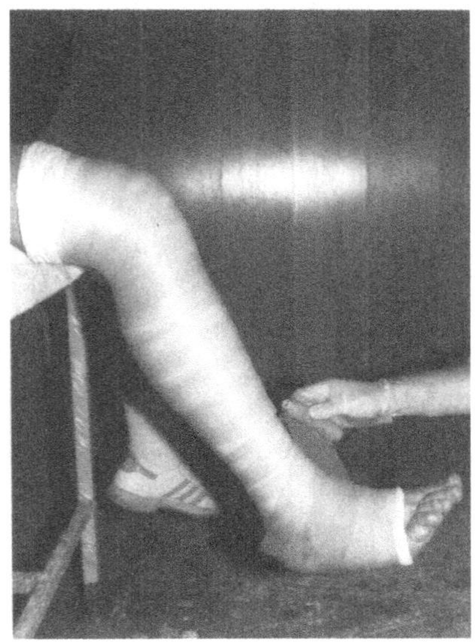

10 cm breite PU-BW-Binde
Fußgelenk bis 3-4 cm
über das Knie

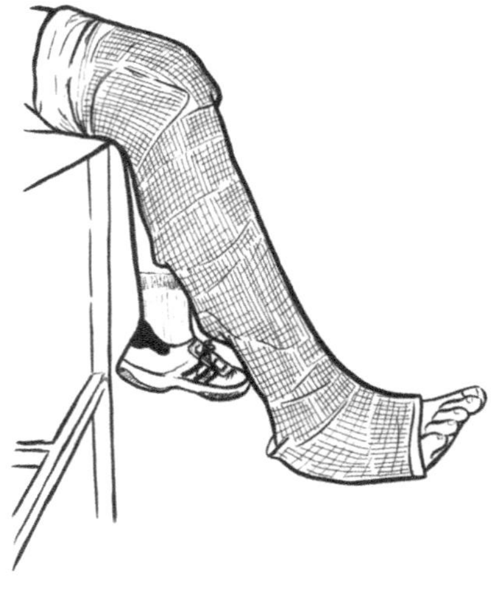
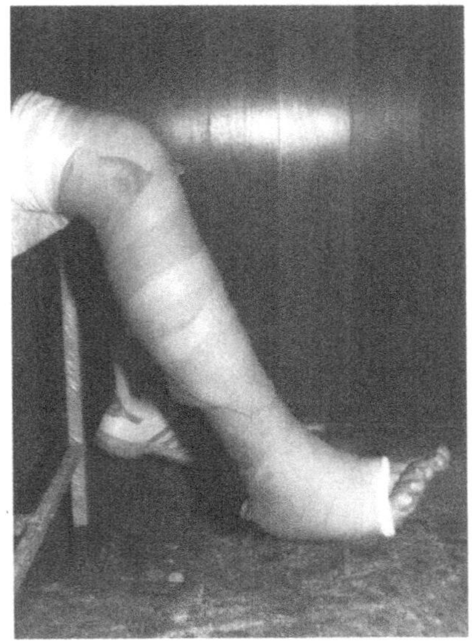

Ventrolaterale Anlage der Longuetten, 10/75 cm, über der Kniescheibe gekreuzt und steigbügelartig um den Fuß gelegt

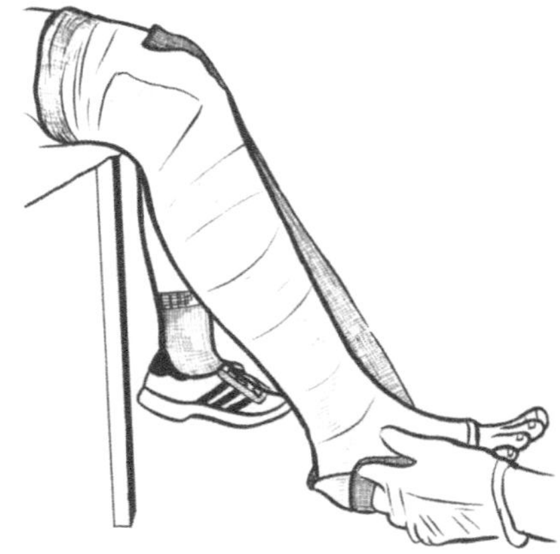

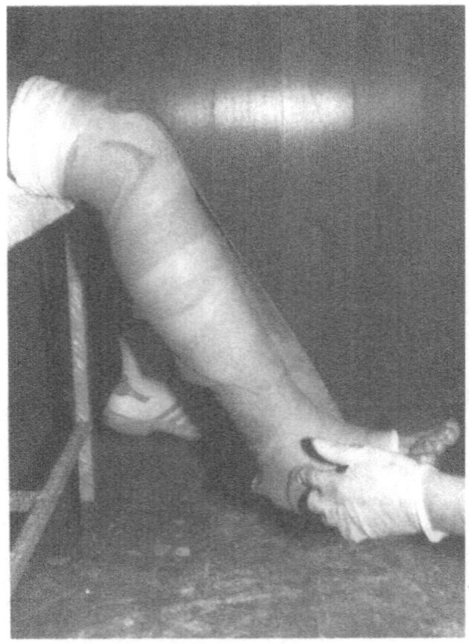

10 cm breite PU-BW-Binde Vorfußballen bis über das Fußgelenk

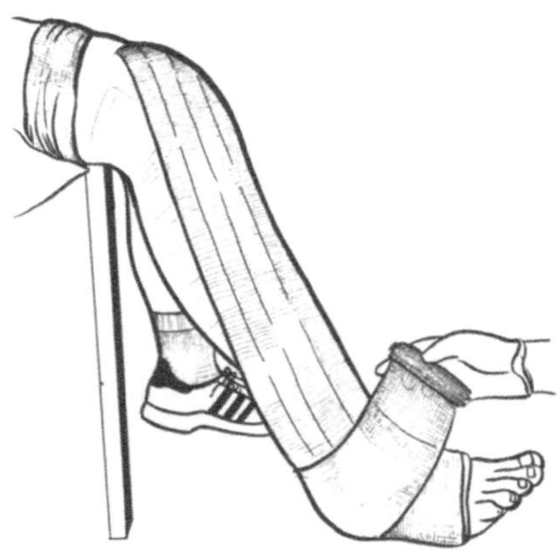

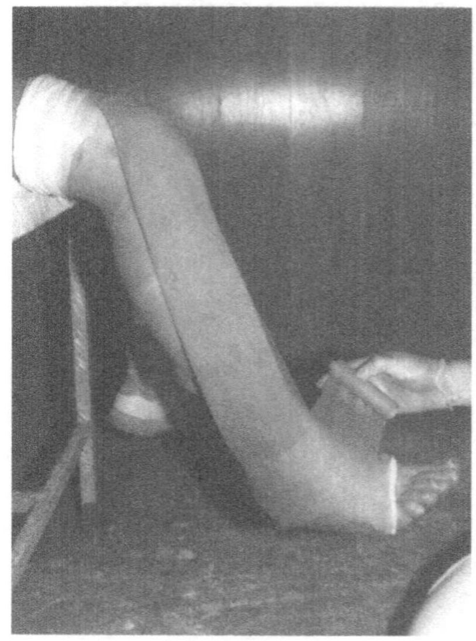

10 cm breite PU-BW-Binde Fußgelenk bis über das Knie

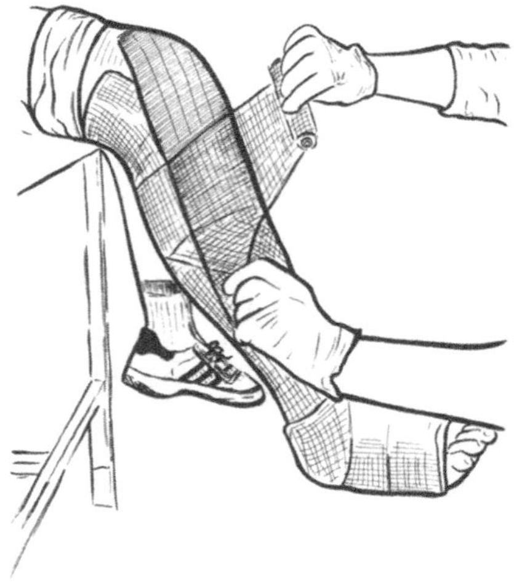

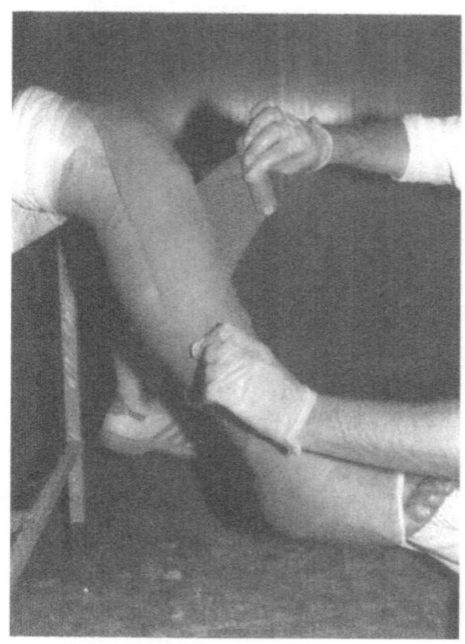

Feuchte Mullbinde über den gesamten Verband

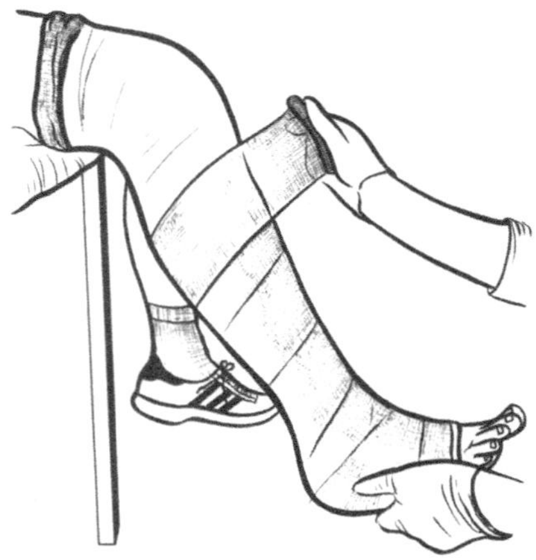

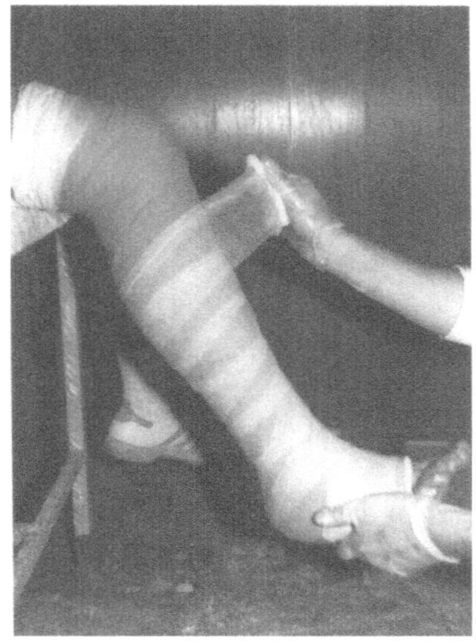

Modellierung mit Daumendruck am Schienbeinkopf und über dem Kniescheibenband

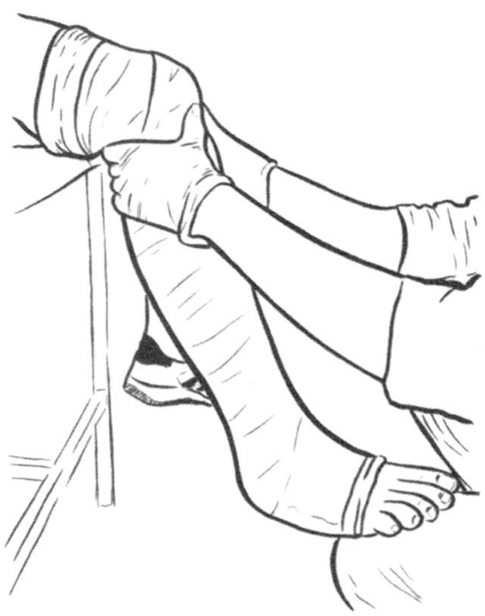

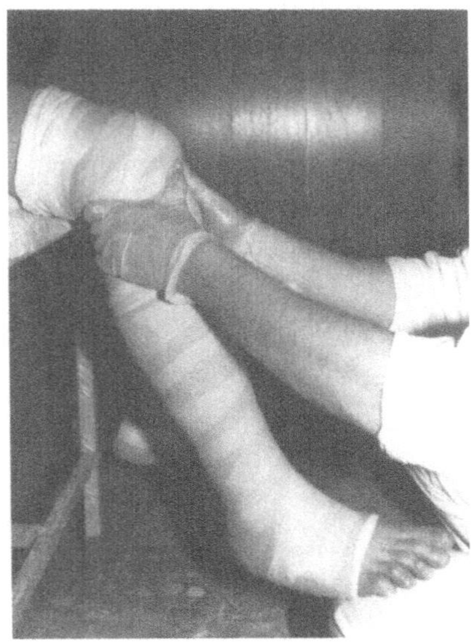

Anzeichnen der Verbandgrenzen am Knie und Ausschneiden

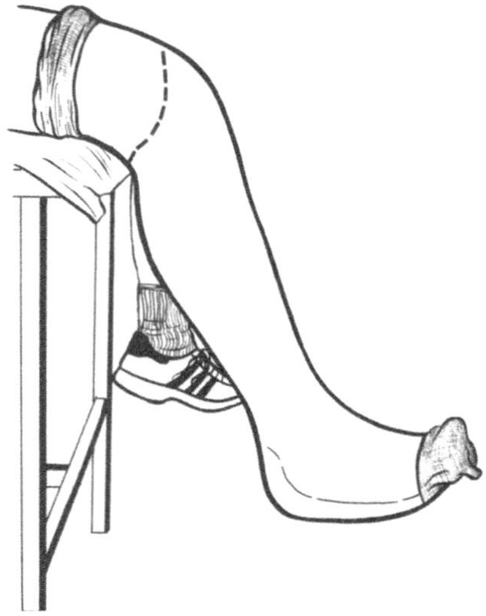

Umschlag des Trikotschlauchs mit Wattesaum (nicht bei modifiziertem Polster)

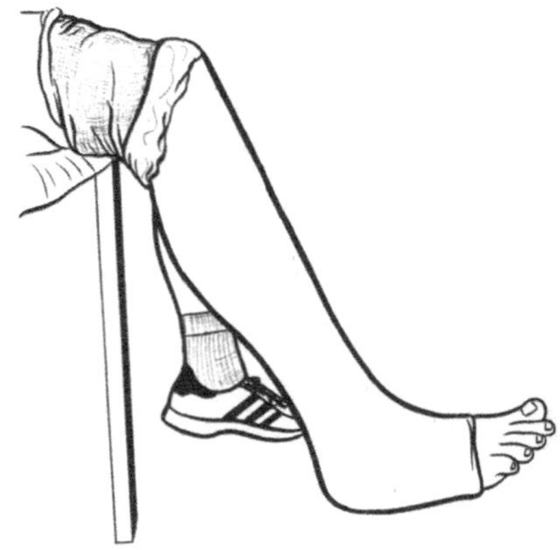

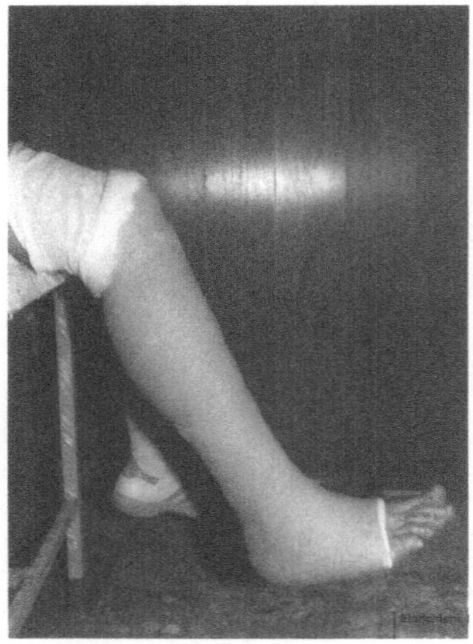

Befestigung des Trikotschlauchs mit 7,5 cm breiter PU-BW-Binde

- Anwickeln der Gehwiege mit 7,5 cm breiter PU-BW-Binde

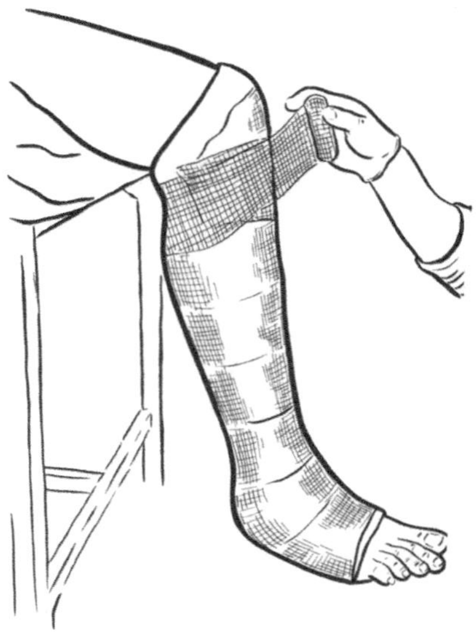

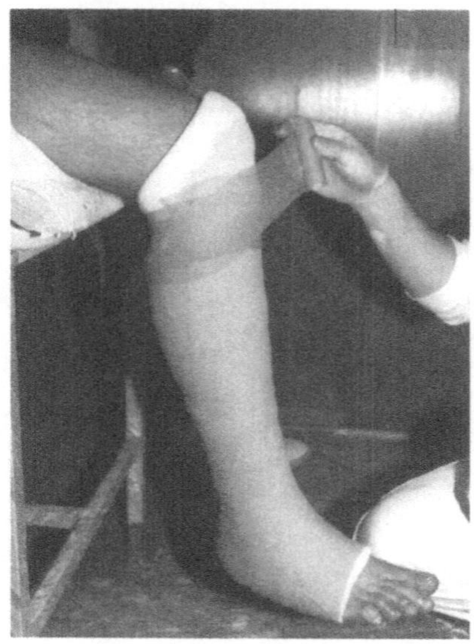

Fertiger Verband

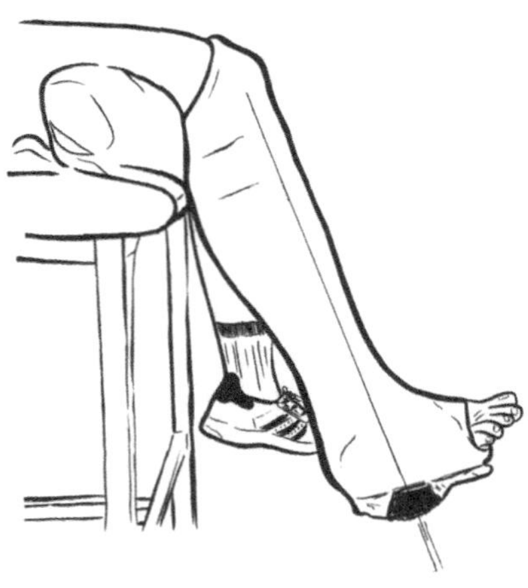

10.6 PTB: Fiberglas

Material

1 Trikotschlauch, 1,5fache Unterschenkellänge
2 Rollen Synthetikwatte, 10 cm breit
1 Rolle PU-Schaumbinde
2 Fiberglasbinden, 10 cm breit
1 Fiberglasbinde, 12,5 cm breit
1 Fiberglasbinde, 5 cm breit
1 Gehwiege

Methode

Mit dem Fiberglasmaterial kann der PTB ohne Zweifel am elegantesten angelegt werden. Die Polsterung erfolgt nach dem vorgegebenen Standardpolster.
Begonnen wird dann mit der 10 cm breiten Fiberglasbinde, die von den Vorfußballen bis über das Fußgelenk in mehrfacher Spiraltour gewickelt wird. Es folgt eine weitere 10 cm breite Binde, die am Mittelfuß angesetzt und bis knapp über das Kniegelenk gewickelt wird. Die nächste 12,5 cm breite Binde setzt in der Mitte des Unterschenkels an und wird in mehrfacher Spiraltour 3-4 cm über das Knie gewickelt.
Nun wird der Verband modelliert, im Schaftteil mit flachen Händen, am Knie wieder durch kräftigen, gleichmäßigen Daumendruck über den Schienbeinkondylen und über dem Lig. patellae. Am Knie wird erst kurz vor Aushärtung des Verbandes modelliert.
Anschließend werden die Grenzen am Knie angezeichnet, und der Verband wird mit der oszillierenden Säge zurechtgeschnitten. Das Ende des Trikotschlauchs wird oben über die Verbandkante umgeschlagen, wobei ein breiter Wattesaum entstehen muß, da die Fiberglaskanten doch recht scharf sind.
Die Enden des Trikotschlauchs können alternativ mit einer breiten Pflasterbinde, z. B. Tape- oder mit einem kleinen Teil der 5 cm breiten Fiberglasbinde befestigt werden. Zu bevorzugen ist die Befestigung mit einer Pflasterbinde.
Zum Abschluß wird die Gehwiege mit einer 5 cm breiten Fiberglasbinde am Verband befestigt. Zu berücksichtigen ist wieder die achsengerechte Montage der Gehwiege.

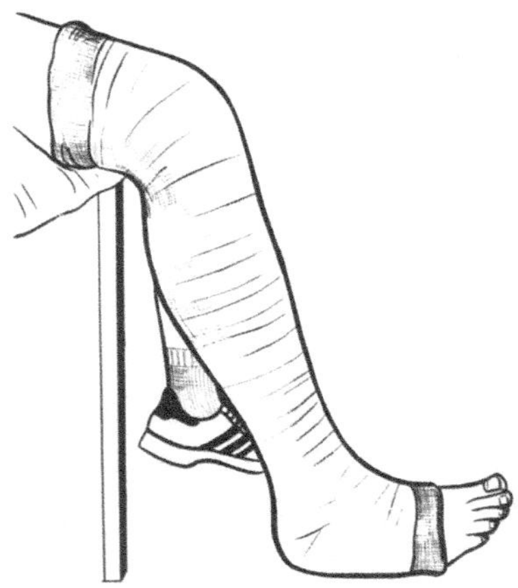

Standardpolster, PTB, oder modifiziertes Polster

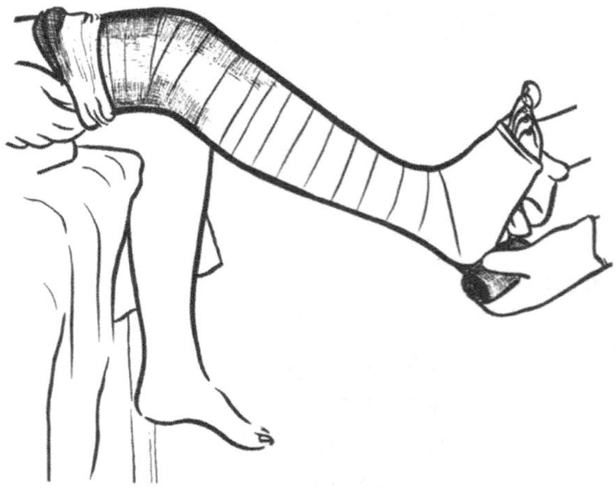

10-cm-Fiberglasbinde vom Vorfußballen bis Fußgelenk in mehrfacher Spiraltour

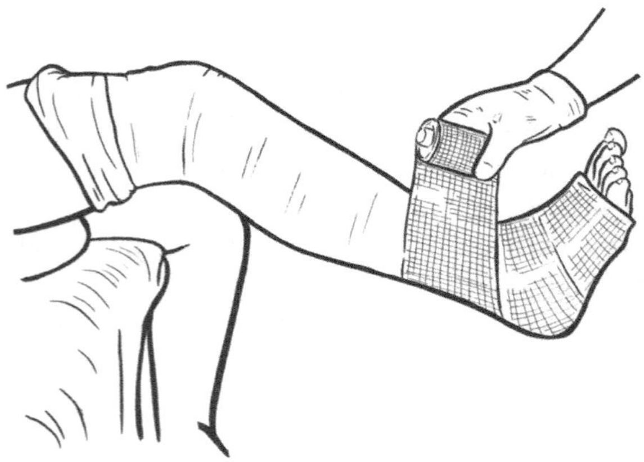

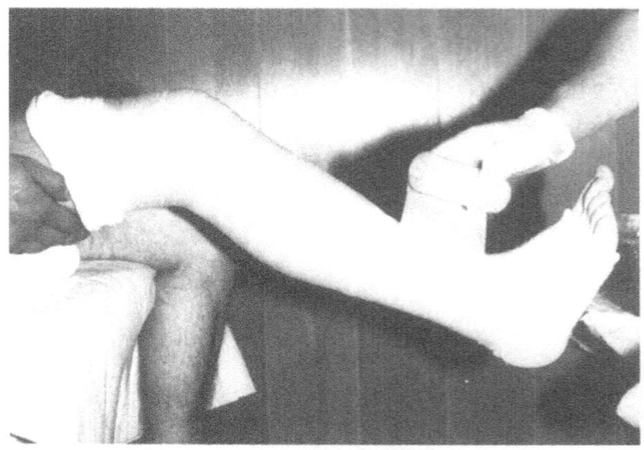

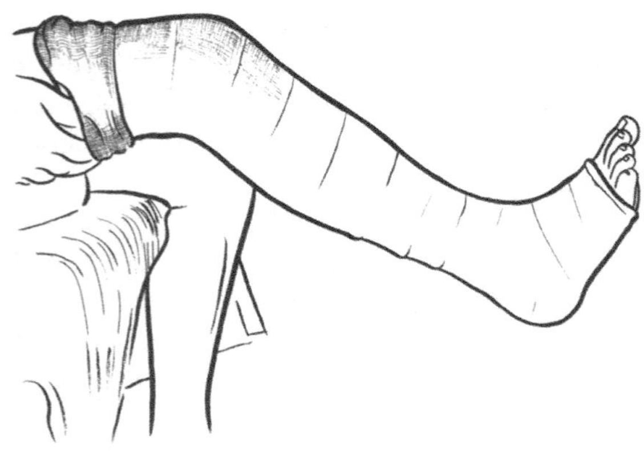

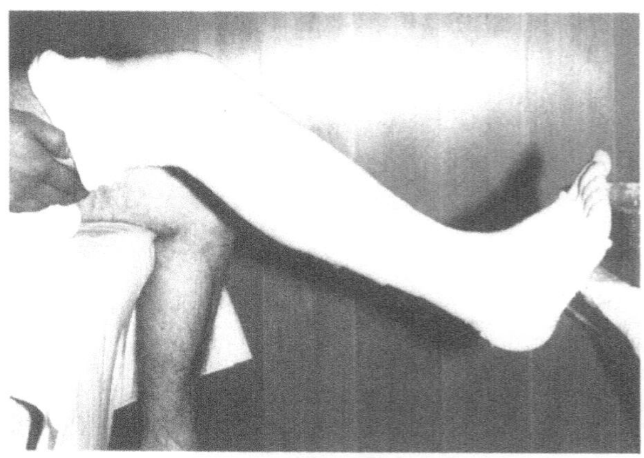

10 cm und 12,5 cm breite Fiberglasbinde vom Fuß bis knapp über das Kniegelenk in mehrfacher Spiraltour

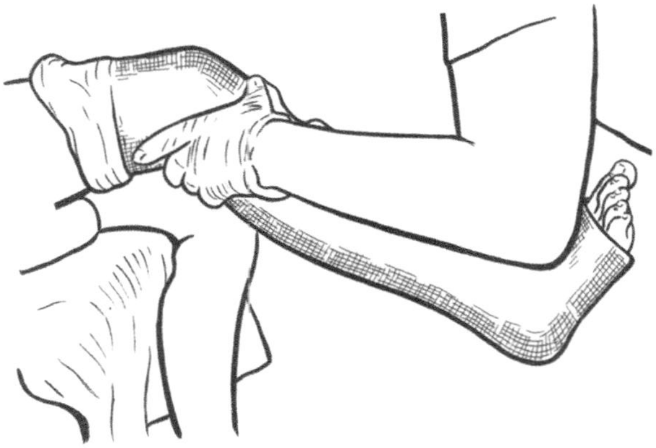
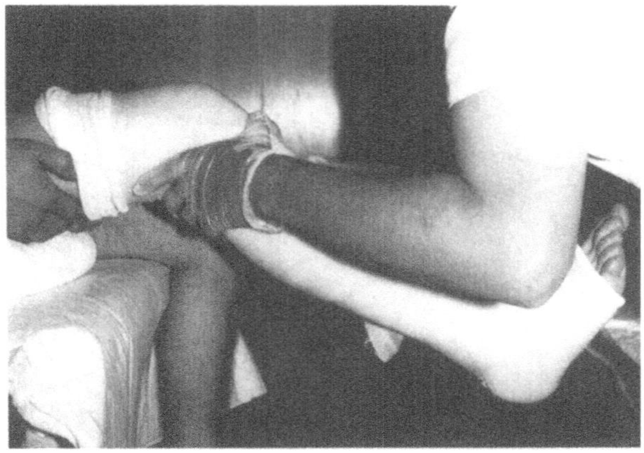

Modellierung, im Schaftteil mit flachen Händen, an den Tibiakondylen und über dem Kniescheibenband mit dem Daumen

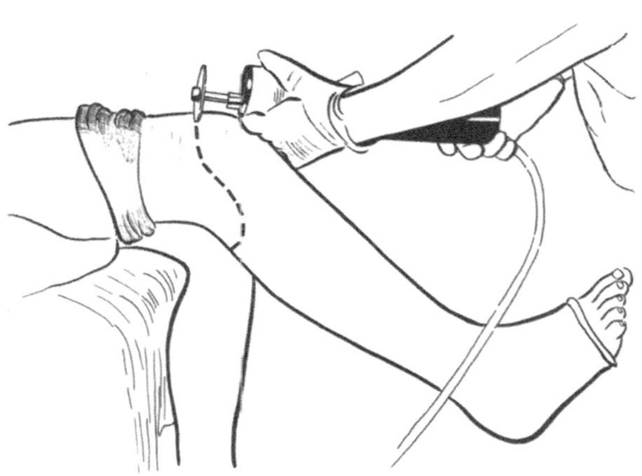
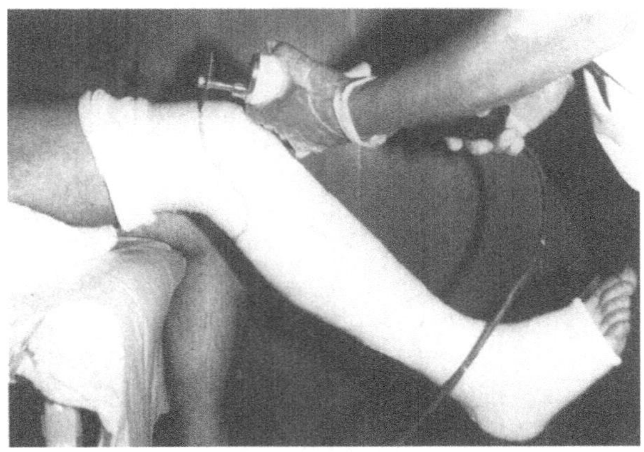

Anzeichnen der Verbandgrenzen, Ausschneiden des Verbandes mit der Säge

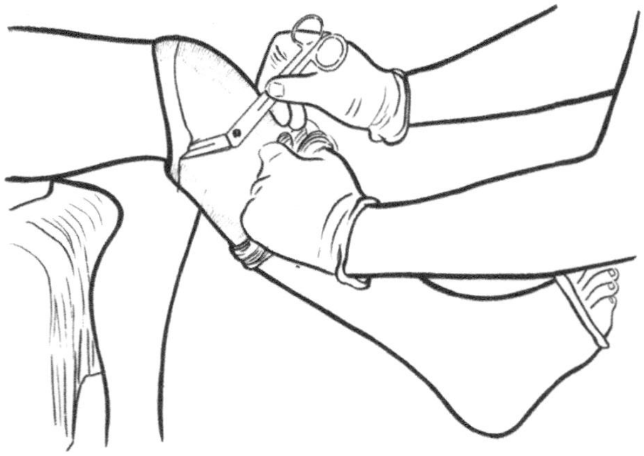
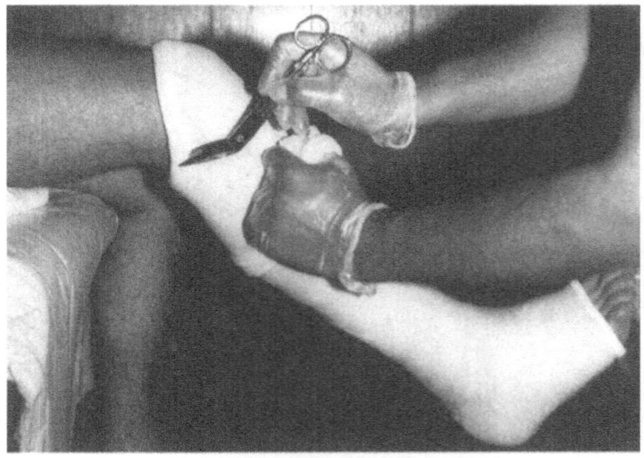

Umschlag der Trikotenden mit einem breiten Wattesaum (nur bei Standardpolster)

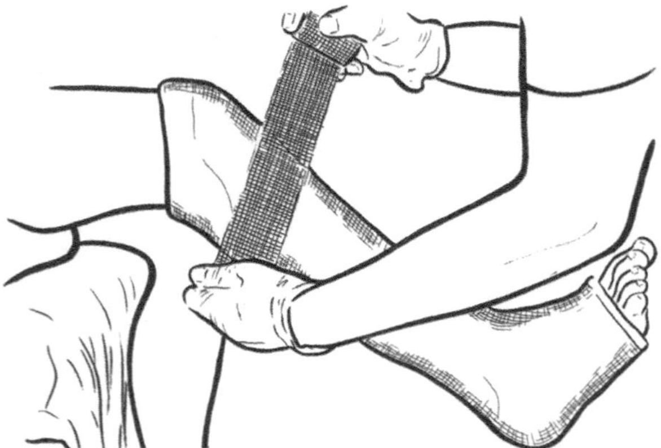
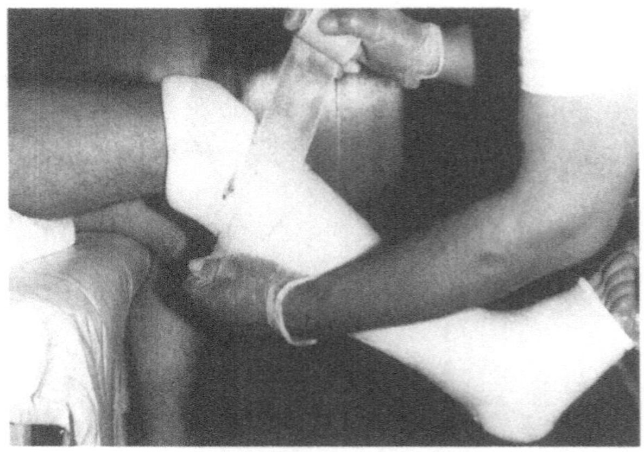

Fixieren der Trikotenden mit einem Teil der 5 cm breiten Fiberglasbinde

- Anwickeln der Gehwiege mit dem größeren Teil der 5 cm breiten Fiberglasbinde
- Alternativ kann die Verklebung der Trikotenden auch mit Pflasterbinde erfolgen

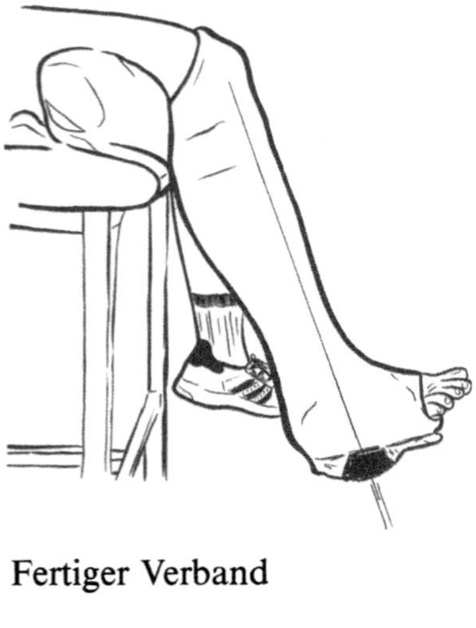

Fertiger Verband

11 Tutor (Beinhülse)

11.1 Allgemeines

Der Tutor stellt nur das Kniegelenk ruhig. Das Fußgelenk bleibt frei und soll vom Patienten kräftig bewegt werden.

Die freie Beweglichkeit des Fußgelenks darf durch den Verband nicht behindert werden. So muß der Verband gut 2 QF oberhalb der Knöchel enden und am Rand gut abgepolstert sein. Es muß dafür Sorge getragen werden, daß der Tutor nicht im Behandlungsverlauf zu weit nach unten rutscht, d.h. er muß so fest wie möglich sitzen. Um einen festen Halt des Verbandes zu gewährleisten, muß dieser so weit wie möglich nach oben reichen; er soll eine Handbreit unterhalb der Leistenbeuge enden. Außerdem ist es durchaus sinnvoll, an der Innenseite den Verbandes am Oberschenkel, also über einem dicken Muskelmantel, eine schräge 20-30 cm lange Rinne in den Verband zu modellieren. Diese Rinne kann das Rutschen des Verbandes vermindern, jedoch allein nicht verhindern. Auf keinen Fall darf in den Verband eine quere Delle ober- oder unterhalb der Patella einmodelliert werden. Dadurch würde die Beweglichkeit der Kniescheibe behindert, und es würde vor allem zu Druckschäden der Quadrizepssehne und des Lig. patellae kommen.

Das freie Spiel der Patella ist äußerst wichtig für die schnelle Remobilisation des Patienten, denn nur wenn sich die Patella frei in Längsrichtung bewegen kann, ist der Patient in der Lage, die notwendigen Muskelkräftigungsübungen auch schon während der Ruhigstellungsphase durchzuführen (isometrisches Muskeltraining).

Andernfalls kommt es zu einer Muskelatrophie, die später nur sehr langsam zu beheben ist.

In vielen Kliniken ist es üblich, den Tutor am stehenden Patienten anzulegen. Dagegen ist nichts einzuwenden.

11.2 Standardpolster

Material

1 Trikotschlauch, 2fache Beinlänge bei Gips- und Gips-Kunststoff-Laminatverbänden, 1,5fache Beinlänge bei Kunststoffverbänden
1 Rolle Synthetikwatte, 10 cm breit
1 Rolle Synthetikwatte, 15 cm breit
1 Rolle Kreppapier, 10 cm bei Gips- und Gips-Kunststoff-Laminat-Verbänden
oder
1 Rolle PU-Schaumbinde für Kunststoffverbände

Methode

Zum Tutor sollte der Patient mit dem Gesäß etwas höher gelagert werden. Dazu ist sehr gut ein 15 cm starkes, 40 × 40 cm großes, hartes Schaumgummikissen geeignet. Eine Hilfsperson muß eingesetzt werden. Diese Hilfsperson soll das Bein mit flachen Händen in der Kniekehle und an der Ferse halten. Die Kniebeugung ist von Verletzung zu Verletzung unterschiedlich einzustellen. Wenn spezielle Anweisungen fehlen, ist eine normale Beugestellung von 20° zu wünschen.

Bei Gipsverbänden wird der 2fach beinlange Trikotschlauch benutzt.

Er überragt das Fußgelenk um etwa 10 cm nach distal und wird bis hoch in die Leistenbeuge gezogen. Dort wird er am proximalen Oberschenkel gelagert, um später über den Verband zurückgezogen zu werden.

Für Kunststoffverbände reicht 1,5fache Beinlänge aus.

Für Kunststoffverbände kann das modifizierte Polster angewendet werden, das hier ebenfalls neben der normalen Polsterung demonstriert wird.

Nach Überzug des Trikotschlauchs wird ab der Oberkante des Innenknöchels mit synthetischer Watte gepolstert. Die ersten Touren der 10 cm breiten Wattebinde werden auf der Stelle gewickelt, so daß eine kräftige, durchgängige 2lagige Wattepolsterung an der unteren Kante des Verbandes entsteht. Mit dieser Wattebinde wird in einfach überlappender Spiraltour nach oben gewickelt. Die 15 cm breite Wattebinde schließt unmittelbar an und beendet das Wattepolster etwa eine Handbreit unterhalb der Leistenbeuge. Bis zu diesem Arbeitsgang sind beide Polstervarianten gleich.

Für Kunststoffverbände werden die kurzen Enden des 1,5fach beinlangen Trikotschlauchs über die Wattekanten geschlagen, und das Polster wird unter gleichzeitiger Verstärkung der Polsterkanten mit der PU-Schaumbinde geglättet.

Für Gipsverbände und Gips-Kunststoff-Laminat-Verbände wird der Trikotschlauch wie ursprünglich belassen, und das Polster wird mit Kreppapier geglättet.

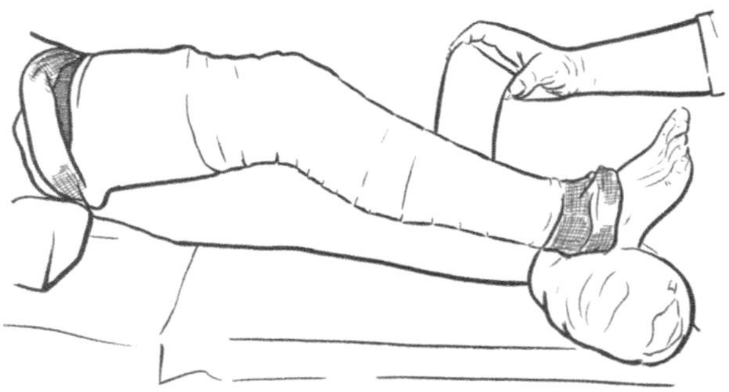

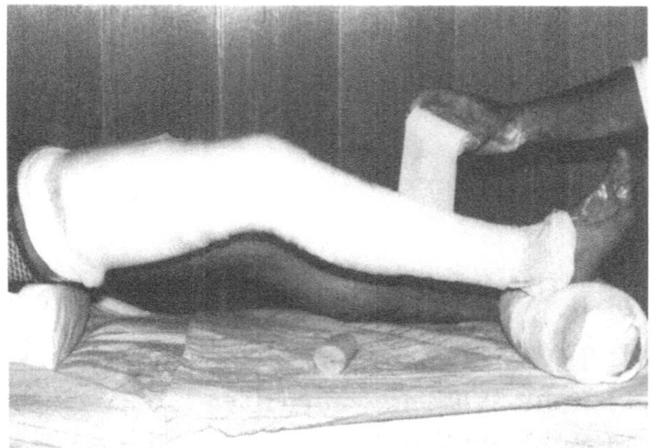

Überzug des Trikotschlauchs (bei Gipsverbänden wird 1 Beinlänge am Oberschenkel gelagert)

- 10 cm breite Wattebinde am Oberrand des Innenknöchels beginnend, 2mal zirkulär und dann spiralig nach oben gewickelt
- 15-cm-Wattebinde schließt an und wird spiralig einfach überlappend bis knapp unter die Leistenbeuge gewickelt
- Das Polster wird bei Gipsverbänden mit Kreppapier geglättet, bei Kunststoffverbänden mit Schaumbinde

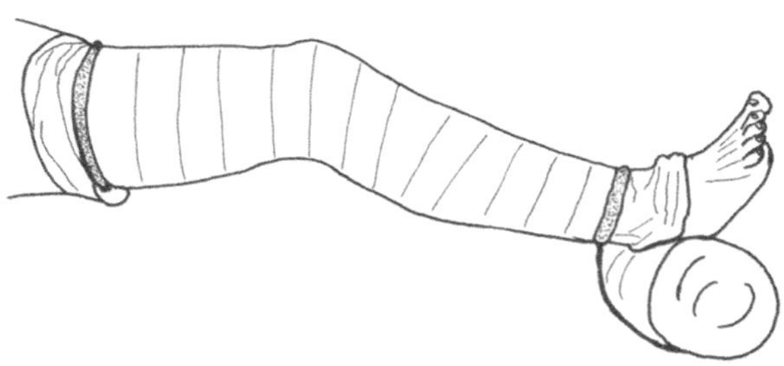

Fertiges Standardpolster

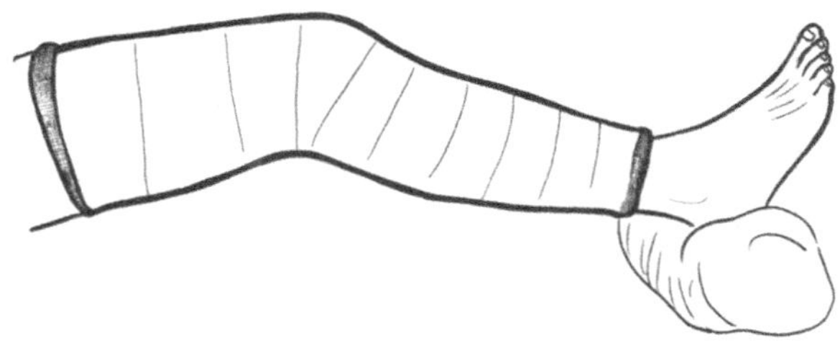

Fertiges modifiziertes Standardpolster

11.3 Tutor: Gips

Material

1 Trikotschlauch, 2fache Beinlänge
1 Rolle Synthetikwatte, 10 cm breit
1 Rolle Synthetikwatte, 15 cm breit
1 Rolle Kreppapier, 10 cm breit
3 Gipsbinden, 15 cm breit
2 Gipsbinden, 20 cm breit
2 Longuetten, 10 cm/unterschenkellang
Longuettenreste

Methode

Das Polster wird als Standardpolster Tutor ausgeführt und mit Kreppapier geglättet.
Die Stellung des Kniegelenks wird, wenn nötig, korrigiert und die erste 15 cm breite Gipsbinde wird 2 QF oberhalb der Knöchel beginnend in einfach überlappender Spiraltour bis zum Knie gewickelt. Hier schließt die 20 cm breite Gipsbinde an, die bis eine Handbreit unter die Leistenbeuge gewickelt wird. Nun werden die Longuetten kreuzförmig angelegt, so daß sie sich in der Kniekehle und oberhalb des Kniegelenks überkreuzen.
Die erste Longuette wird an der Außenseite des Oberschenkels oberhalb des Kniegelenks angesetzt, dann schräg über die Vorderseite des Oberschenkels an dessen Innenseite geführt. Von dort aus wird sie schräg durch die Kniekehle an die Außenseite des Unterschenkels gelegt. Die zweite Longuette wird gegenläufig gelegt, also von Oberschenkelinnenseite zu Unterschenkelinnenseite. Es wird wieder unten begonnen und die weiteren Gipsbinden werden wie die erste und zweite Binde ausgelegt. Zum Abschluß wird die dritte 15 cm breite Gipsbinde über das Knie in kornährenartiger Wickelung gelegt, um das Kniegelenk besonders zu verstärken.
Der Trikotschlauch wird nun von oben nach unten über den Verband zurückgezogen und dieser mit der flachen Hand gut durchmodelliert. Nachdem der Verband abgebunden hat, wird das untere Trikotende zusammen mit dem Wattesaum über die Verbandkante nach oben umgeschlagen, und beide Trikotenden werden mit einem Longuettenrest am Verband verklebt.
Der fertige Verband beginnt 2 QF oberhalb der Knöchel und endet eine Handbreit unterhalb der Leistenbeuge. Die Kanten des Verbandes sind gut abgepolstert.

Standardpolster, Tutor

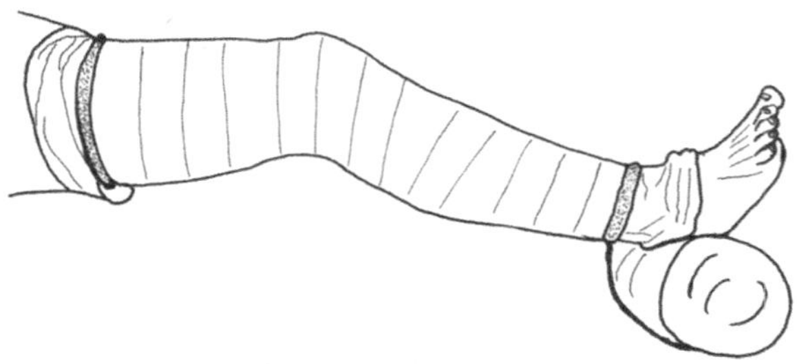

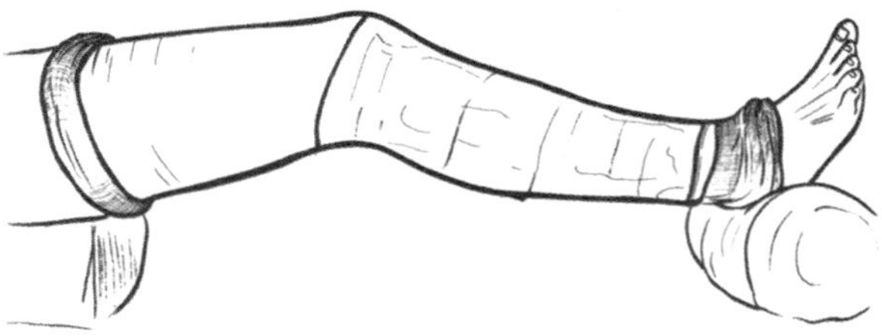

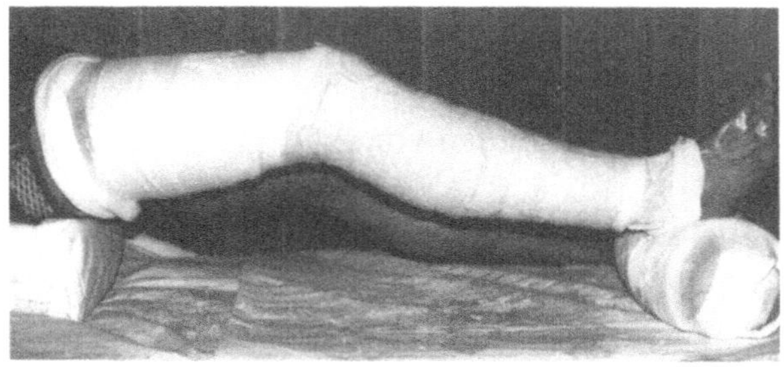

15-cm-Gipsbinde von 2 QF über das Fußgelenk bis an das Knie gewickelt

- 20-cm-Gipsbinde schließt überlappend an und endet eine Handbreit unter der Leistenbeuge

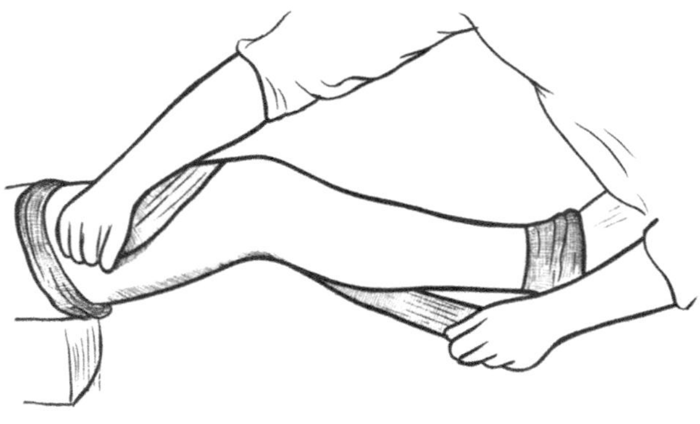

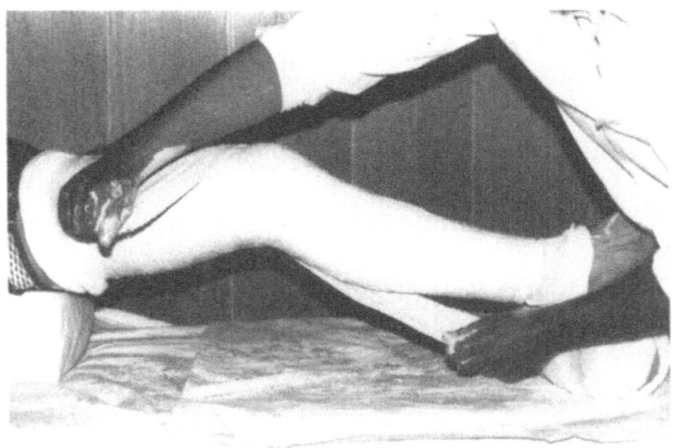

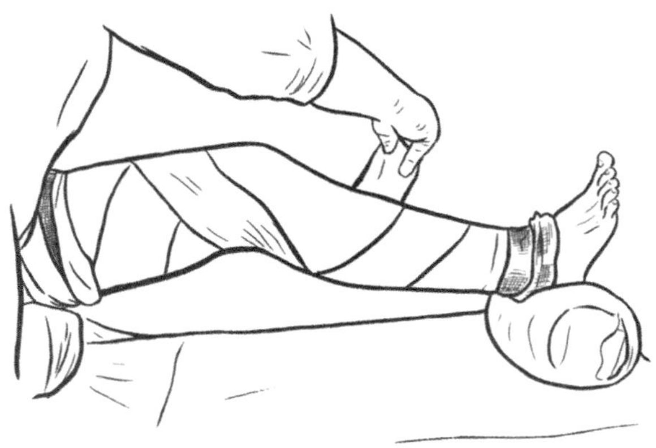

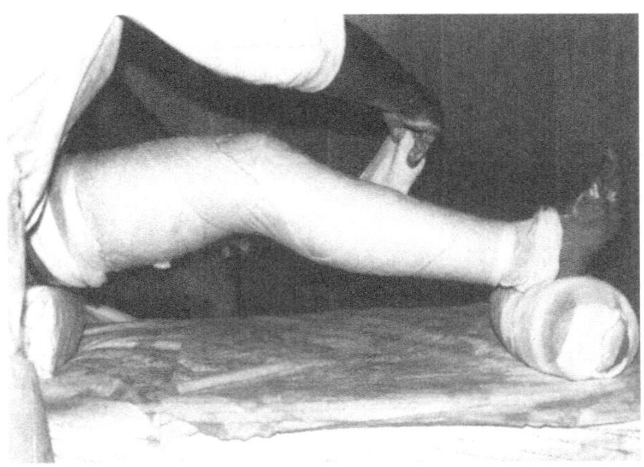

Kreuzförmige Auflage der Longuetten, die sich in der Kniekehle kreuzen

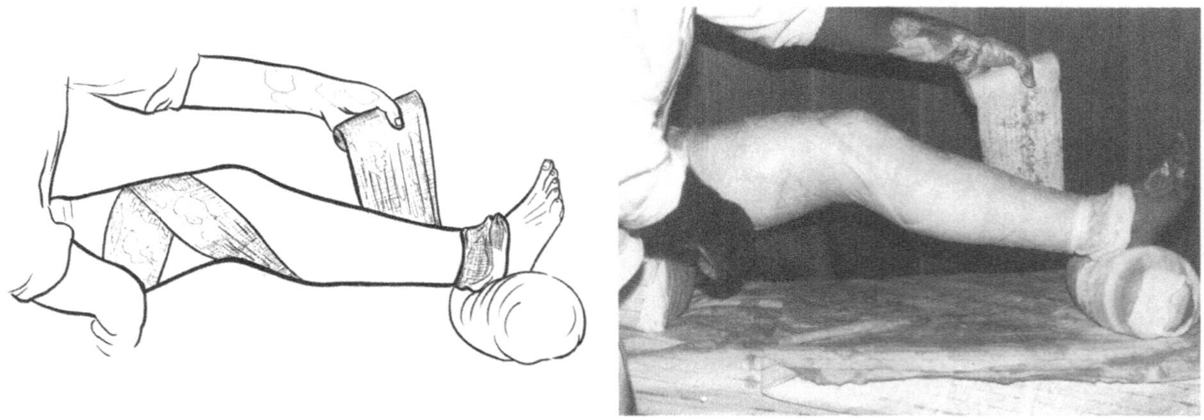

15-cm-Gipsbinden von 2 QF über Fußgelenk bis zum Knie

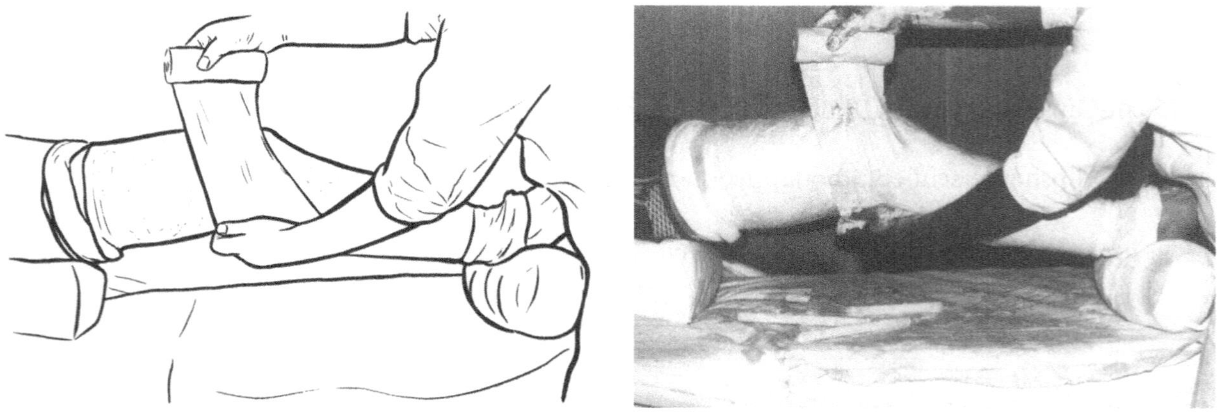

20-cm-Gipsbinde schließt an und endet eine Handbreit unter der Leistenbeuge

- 15-cm-Gipsbinde wird zusätzlich in Kornährenwicklung um das Knie gewickelt

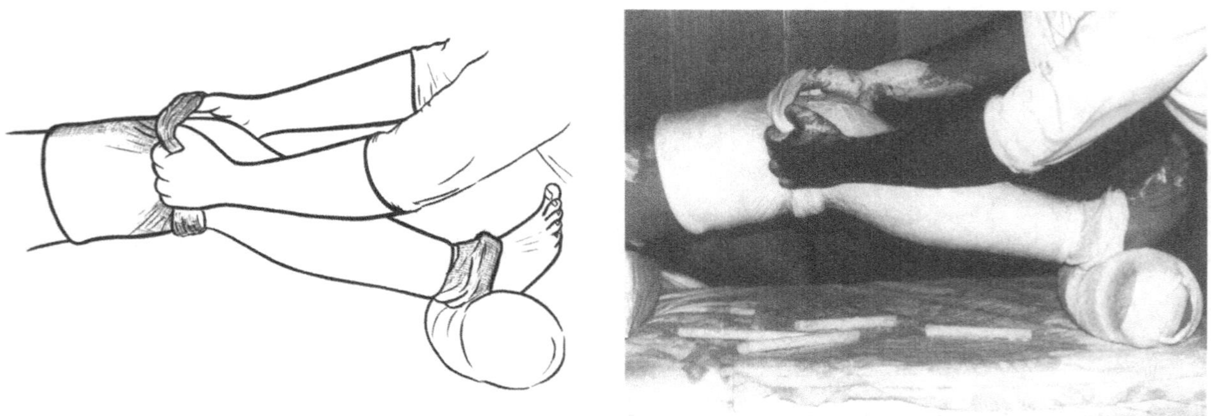

Trikotschlauch wird von oben nach unten über den Verband zurückgezogen

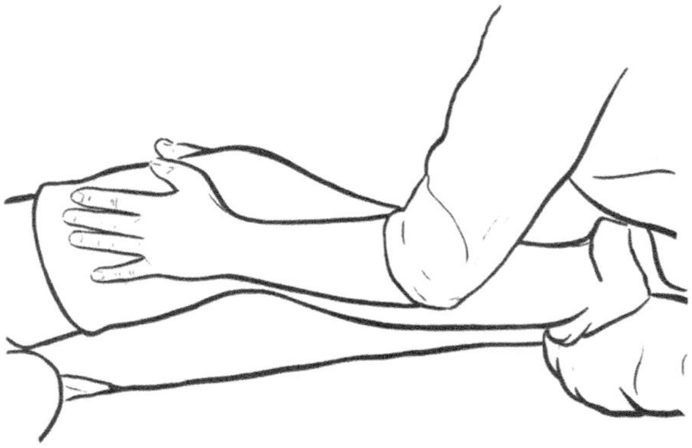

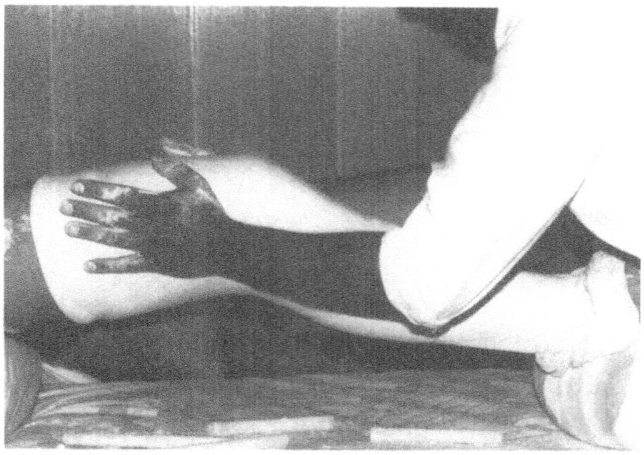

Modellierung mit flachen Händen

- Verkleben der Trikotschlauchenden am unteren Verbandende mit Longuettenresten

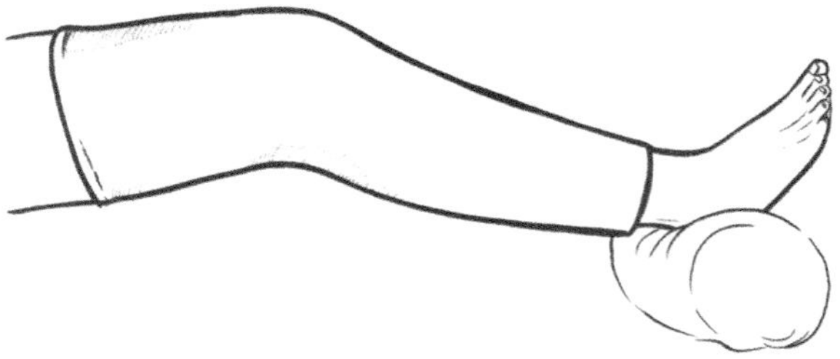

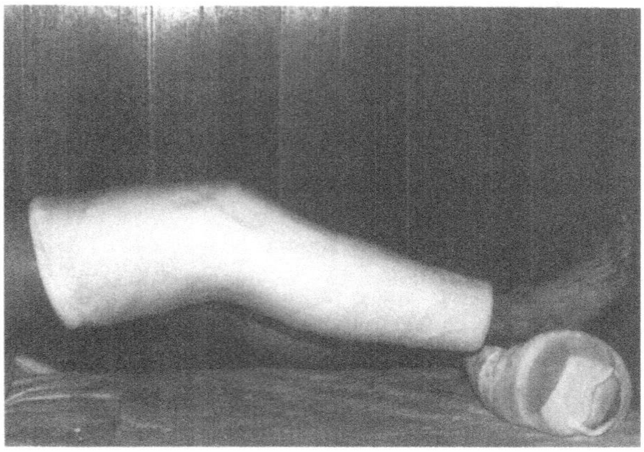

Fertiger Verband

11.4 Tutor: Gips-Kunststoff-Laminat

Material

1 Trikotschlauch, 2fache Beinlänge
1 Rolle Synthetikwatte, 10 cm breit
1 Rolle Synthetikwatte, 15 cm breit
1 Rolle Kreppapier, 10 cm breit
4 Gipsbinden, 15 cm breit
1 PU-BW-Binde, 10 cm breit
1 PU-BW-Binde, 15 cm breit
Longuettenreste
PU-Dispersion

Methode

Der Tutor im Gips-Kunststoff-Laminat-System bietet extreme Stabilität bei geringem Gewicht. Der Verband wird aus Gipsbinden und PU-BW-Binden im Verbund hergestellt.
Das Polster wird als normales Standardpolster Tutor angelegt. Mit 2 15 cm breiten Gipsbinden wird 2 QF oberhalb der Fußknöchel begonnen. Beide Binden werden bis eine Handbreit unter der Leistenbeuge ausgewickelt. Auf diese noch nassen Gipsbinden, die nicht weiter modelliert werden, werden eine 10 cm breite PU-BW-Binde vom Fußgelenk bis knapp unterhalb des Kniegelenks und eine 15 cm breite PU-BW-Binde vom Kniegelenk bis zum Oberschenkel ausgewickelt. Auch hier erfolgt keine weitere Modellierung.
Abschließend werden 2 15 cm breite Gipsbinden ebenfalls wieder von unten nach oben aufgewickelt. Danach wird der Trikotschlauch proximal umgeschlagen und über den gesamten Verband zurückgezogen.
Der Verband wird über diesem zurückgeschlagenen Trikotschlauch mit flachen Händen exakt modelliert.
Das Trikotende wird distal umgeschlagen und so weit wie nötig zurückgeschnitten. Die Trikotenden werden mit Longuettenresten, wozu nur wenig Gips benötigt wird, verklebt.
Damit ist der Verband beendet.
Der fertige Verband reicht vom Unterschenkel 2–3 QF oberhalb der Fußknöchel bis eine Handbreit unterhalb der Leistenbeuge.

Standardpolster, Tutor

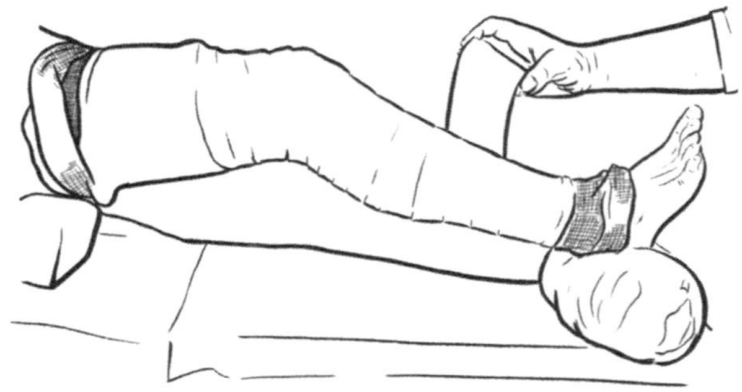

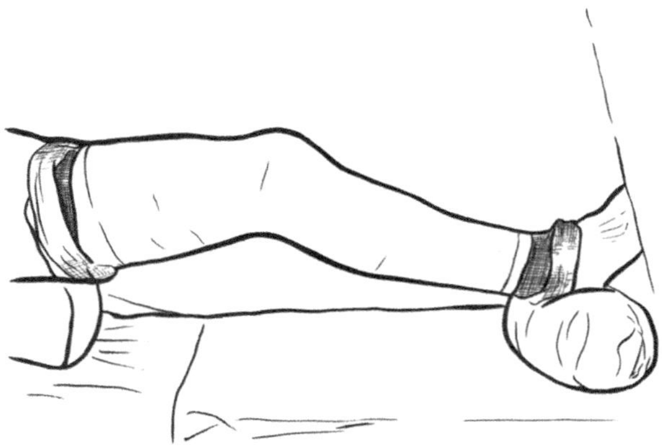

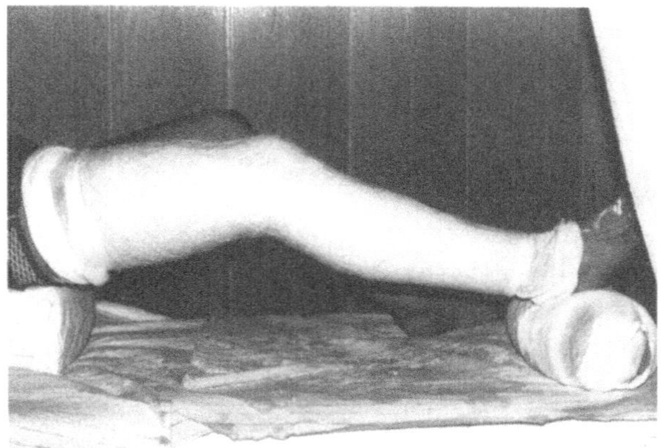

2 15 cm breite Gipsbinden von 2 QF oberhalb der Fußknöchel bis eine Handbreit unter die Leistenbeuge

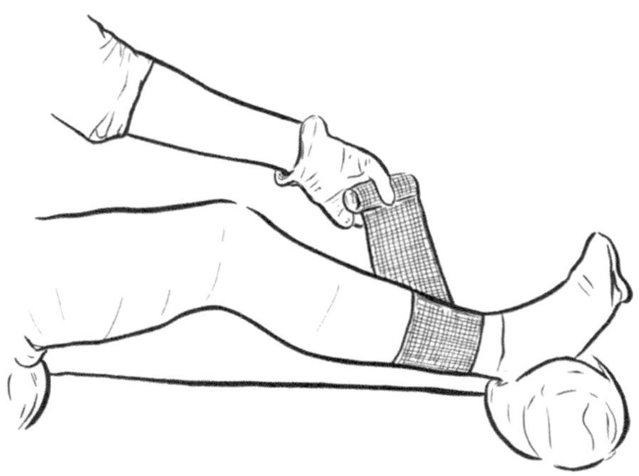

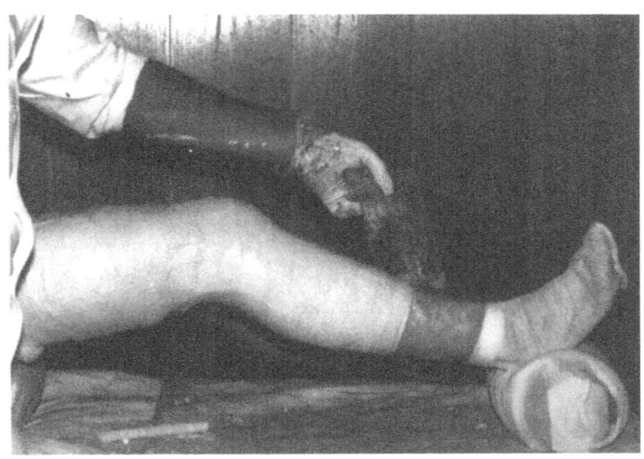

Die 10 cm und 15 cm breite PU-BW-Binde werden naß in naß mit dem Gips von distal nach proximal aufgewickelt

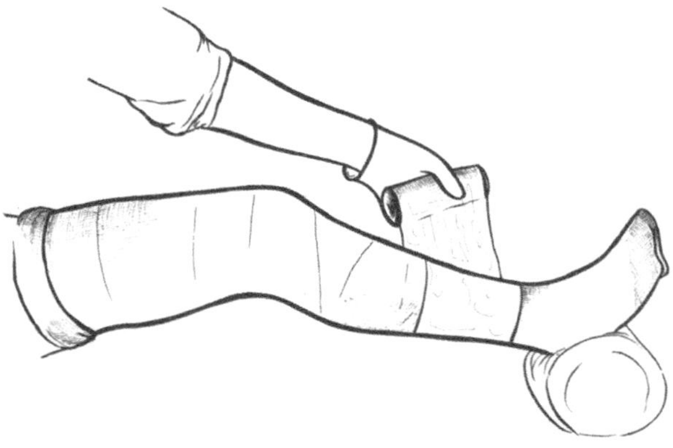

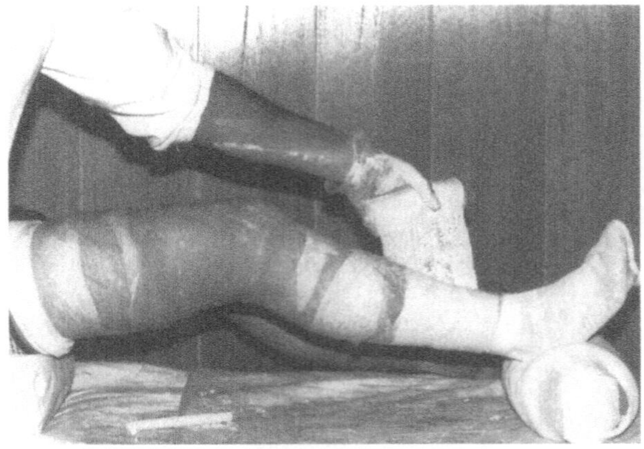

Der Verband wird geschlossen mit 2 weiteren 15 cm breiten Gipsbinden

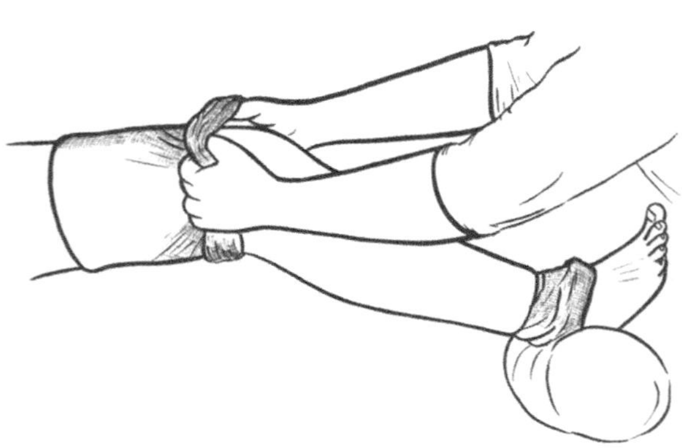

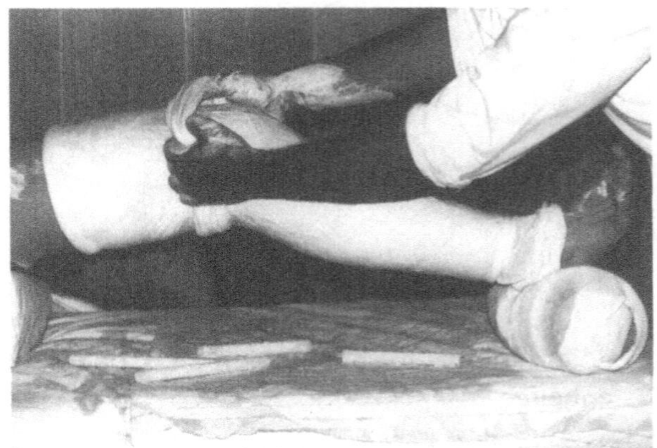

Umschlag der Trikotenden und Zurückziehen des proximalen Anteils über den gesamten Verband

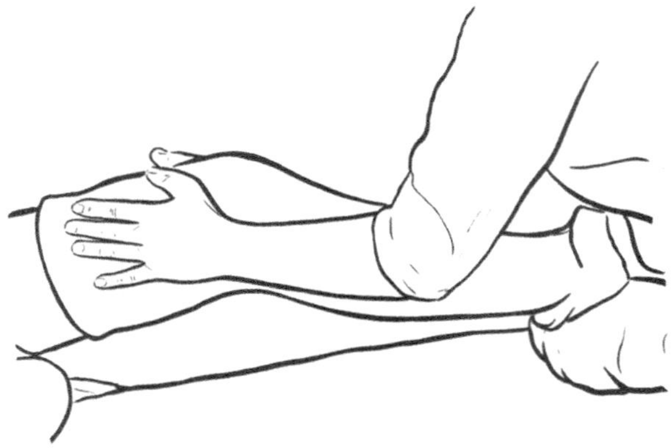

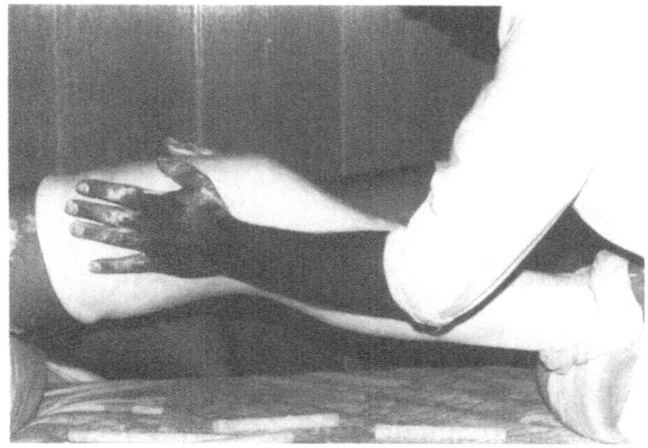

Modellierung mit flachen Händen

- Trikotenden werden mit Longuettenresten verklebt

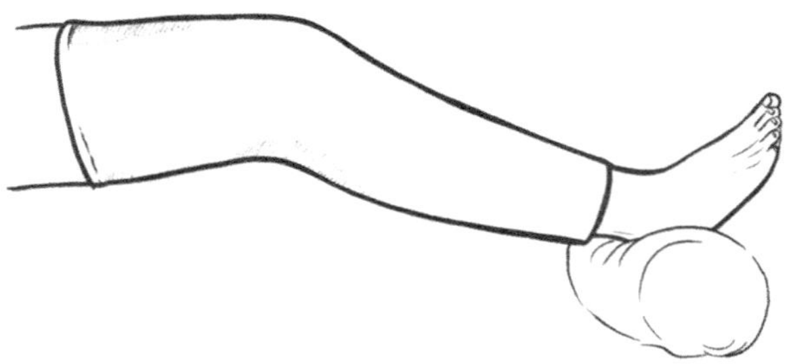

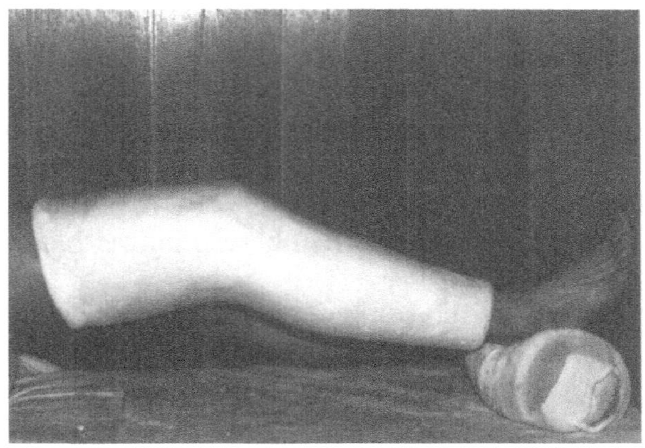

Fertiger Verband

11.5 Tutor: Polyurethan-Baumwolle

Material

1 Trikotschlauch, 1,5fache Beinlänge
1 Rolle Synthetikwatte, 10 cm breit
1 Rolle Synthetikwatte, 15 cm breit
1 PU-Schaumbinde
4 PU-BW-Binden, 15 cm breit
2 PU-BW-Longuetten, 10/75 cm
2 Mullbinden

Methode

Das Polster wird als Standardpolster Tutor in modifizierter Form angelegt, d.h. die Polsterkanten sind vor Anlage der PU-BW-Binden und PU-BW-Longuetten bereits umgeschlagen und befestigt.
Nach exakter Vorbereitung und Anlage des Polsters werden 2 15 cm breite PU-BW-Binden von 2-3 QF oberhalb der Fußknöchel bis eine Handbreit unterhalb der Leistenbeuge ausgewickelt. Es erfolgt keine ausgiebige Modellierung. Die 2 10 cm breiten PU-BW-Longuetten (10/75) werden kreuzförmig über das Knie gelegt. Dabei wird die erste Longuette von der Innenseite des Oberschenkels über die Vorderseite des Oberschenkels bis in die Kniekehle geführt, von dort aus an die Innenseite des Unterschenkels bis an die Vorderseite des Unterschenkels.

Die nächste Longuette wird gegenläufig an die Außenseite des Oberschenkels angelegt, auf die Vorderseite des Oberschenkels geführt, von dort aus innenseitig in die Kniekehle, dann wieder an die Außenseite des Unterschenkels, um an der Vorderseite des Unterschenkels zu enden. Somit überkreuzen sich die Longuetten an 3 Stellen, nämlich:

1. an der Vorderseite des Oberschenkels,
2. in der Kniekehle,
3. an der Vorderseite des Unterschenkels.

Sie bieten somit ausreichende Stabilität.
Die Longuetten werden mit 2 15 cm breiten PU-BW-Binden von unten nach oben nochmals überwickelt.
Dann wird der gesamte Verband unter leichtem Zug mit 2 nassen 10 cm breiten Mullbinden überwickelt.
Der Verband wird mit flachen Händen modelliert.
Nach Aushärten werden die Mullbinden wieder entfernt.
Die volle Belastungsfähigkeit tritt nach etwa 20-30 min ein.

Standardpolster, Tutor, modifiziert

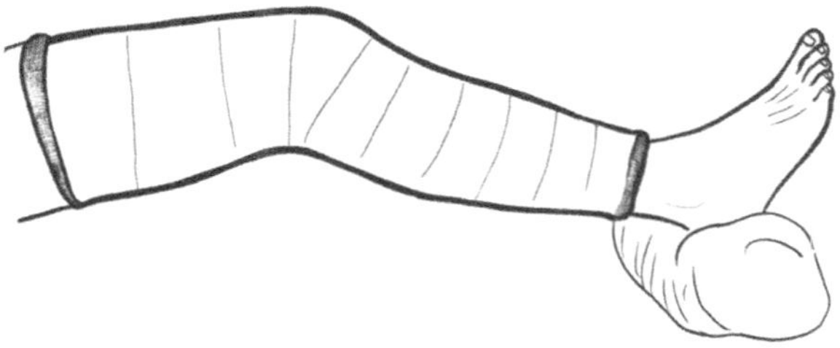

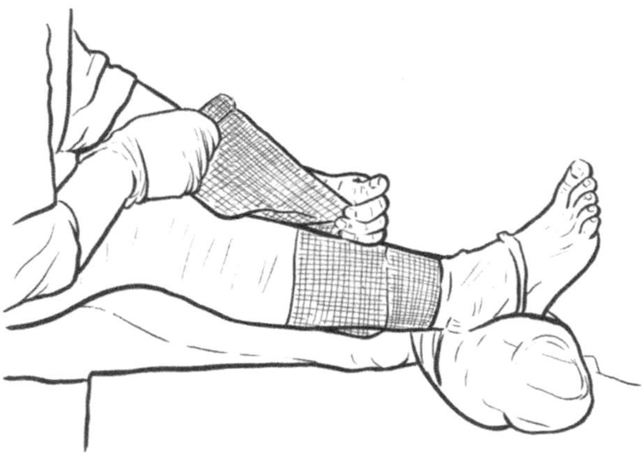

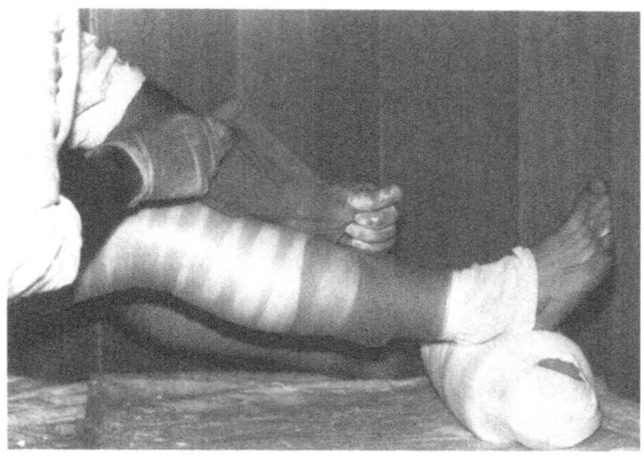

2 15 cm breite PU-BW-Binden werden vom Unterschenkel bis eine Handbreit unterhalb der Leistenbeuge ausgewickelt

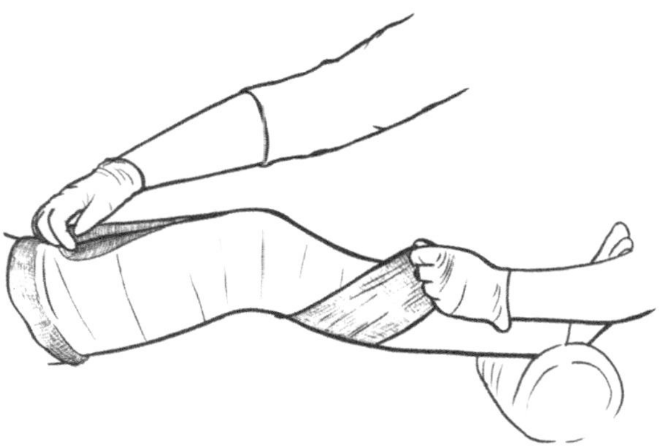

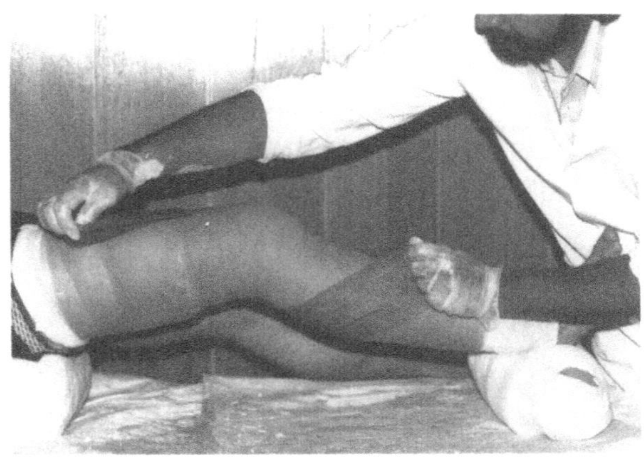

Die PU-BW-Longuette (10/75) wird kreuzförmig über das Kniegelenk gelegt, Kreuzungsstelle in der Kniekehle

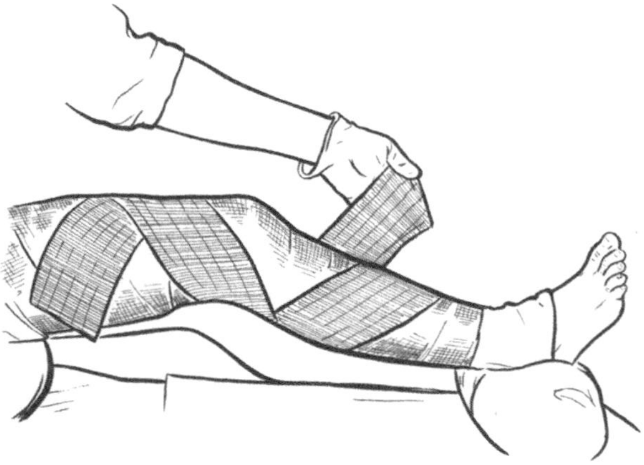

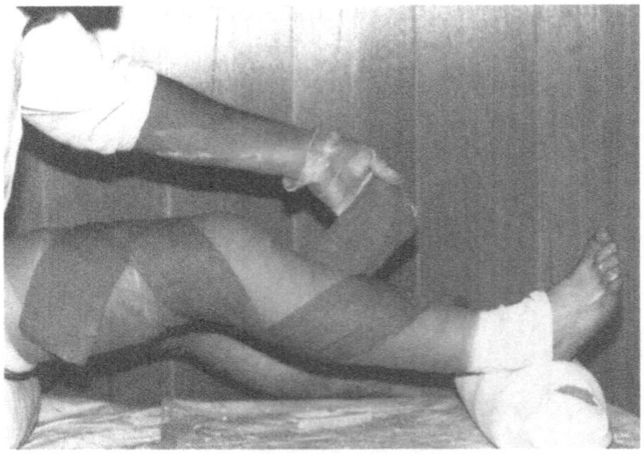

2 15 cm breite PU-BW-Binden werden vom Unterschenkel bis eine Handbreit unter der Leistenbeuge über die Longuetten gewickelt

- 2 feuchte Mullbinden werden von unten nach oben unter leichtem Zug über den Verband gewikkelt

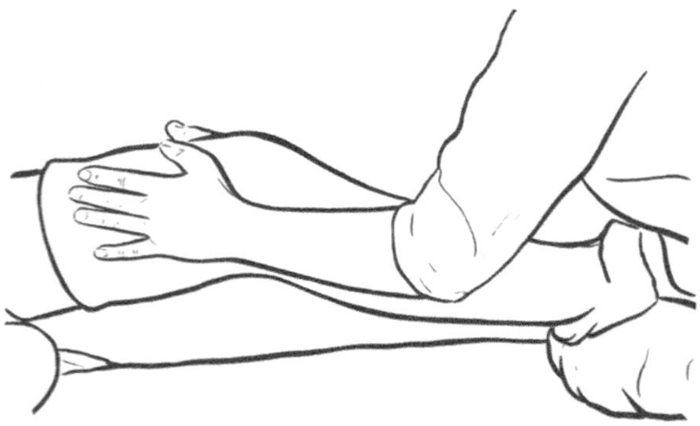

Modellierung des Verbandes mit flachen Händen

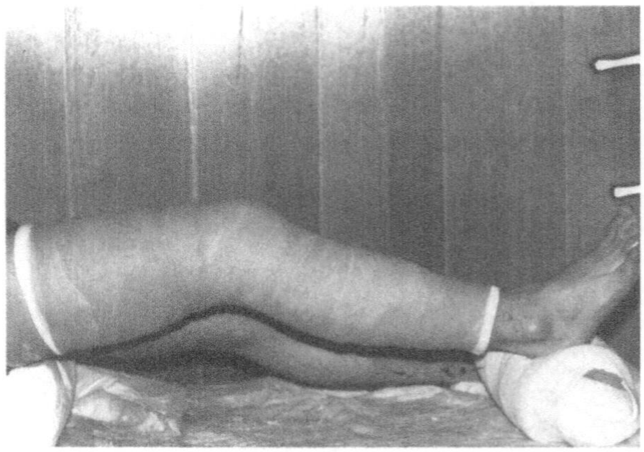

Fertiger Verband:
Die Mullbinden sind entfernt

11.6 Tutor: Fiberglas

Material

1 Trikotschlauch, 1,5fache Beinlänge
1 Rolle Synthetikwatte, 10 cm breit
1 Rolle Synthetikwatte, 15 cm breit
1 PU-Schaumbinde
2 Fiberglasbinden, 10 cm breit
1 Fiberglasbinde, 12 cm breit

Methode

Das Polster für den Tutor aus Fiberglas wird in modifizierter Form angelegt, d.h. die Polsterkanten sind vor Anlage des Fiberglasverbandes bereits umgeschlagen und verstärkt.
Mit der 10 cm breiten Fiberglasbinde wird 2–3 QF oberhalb der Fußknöchel begonnen. Die Binde wird in mehrfacher Spiraltour bis knapp oberhalb des Kniegelenks gewickelt.
Eine 12 cm breite Fiberglasbinde schließt etwas unterhalb des Kniegelenks an die erste Bindentour breit überlappend an und wird ebenfalls in mehrfacher Spiraltour bis eine Handbreit unterhalb der Leistenbeuge ausgewickelt.
Abschließend wird in Achtertour mit einer 10 cm breiten Fiberglasbinde das Kniegelenk verstärkt.
Der Verband ist nach 20–30 min voll belastungsfähig.
Die Modellierung erfolgt über das konzentrische Anwickeln der längselastischen Fiberglasbinde.

Standardpolster, Tutor, modifiziert

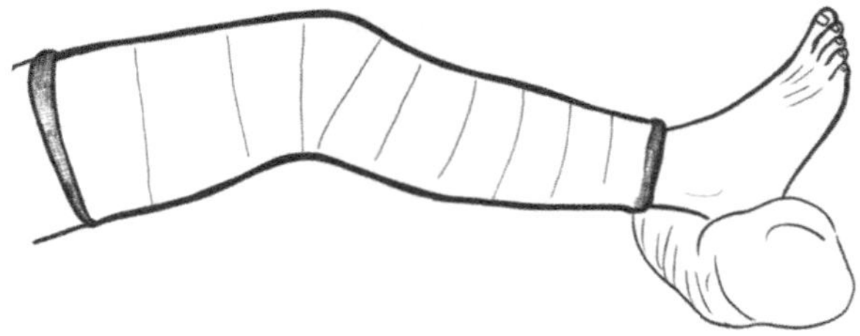

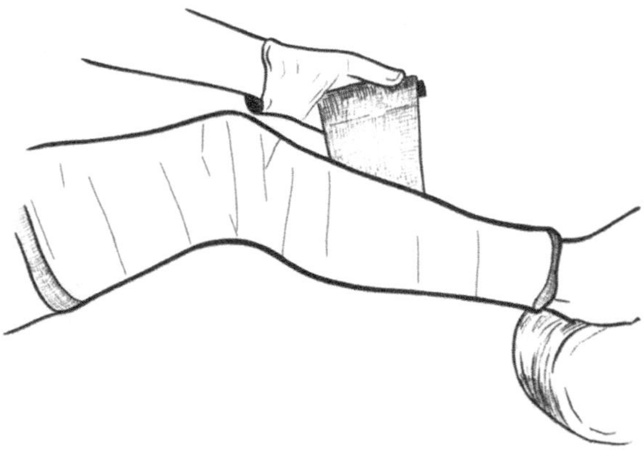

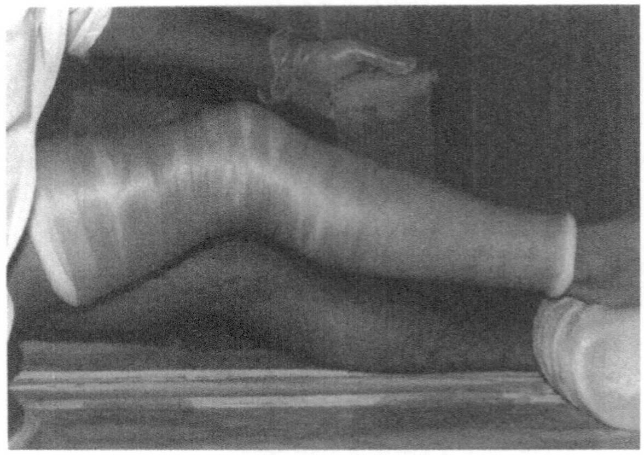

10-cm-Fiberglasbinde vom Fußgelenk bis über das Kniegelenk

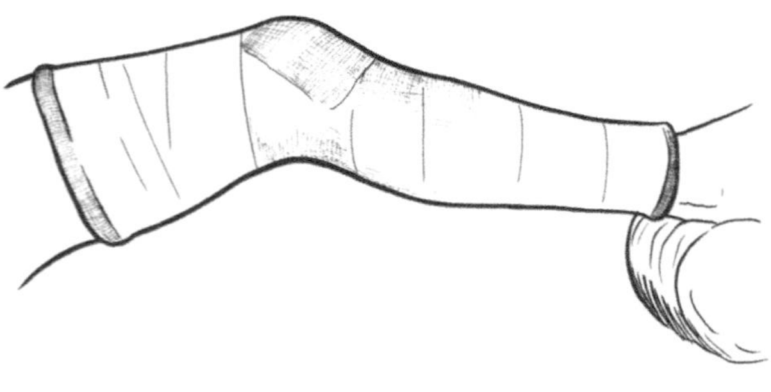

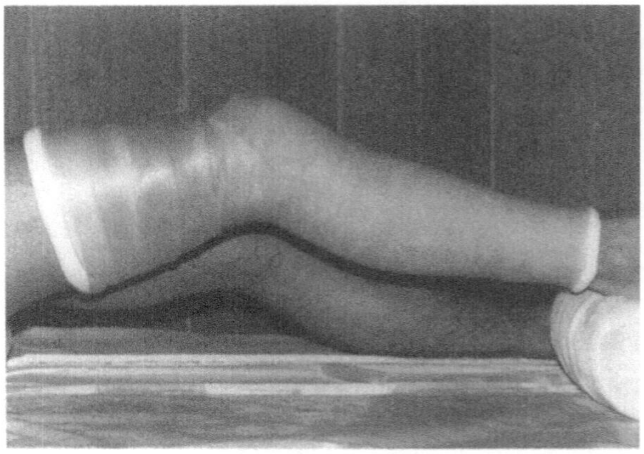

Anschluß unterhalb des Kniegelenks mit 12 cm breiter Fiberglasbinde bis eine Handbreit unter die Leistenbeuge

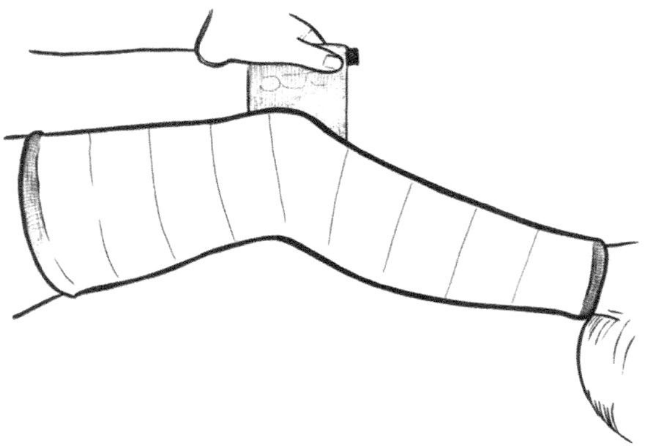

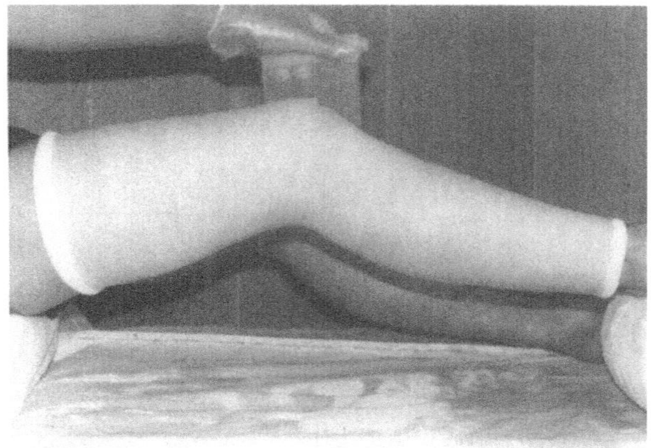

Verstärkung des Verbandes mit 10-cm-Fiberglasbinde im Kniegelenkbereich (Achtertour)

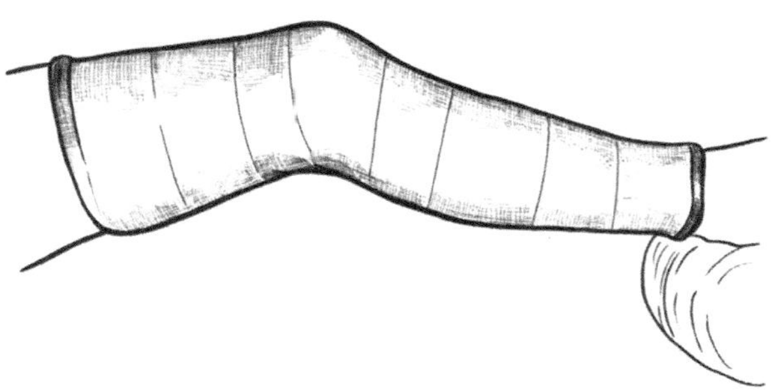

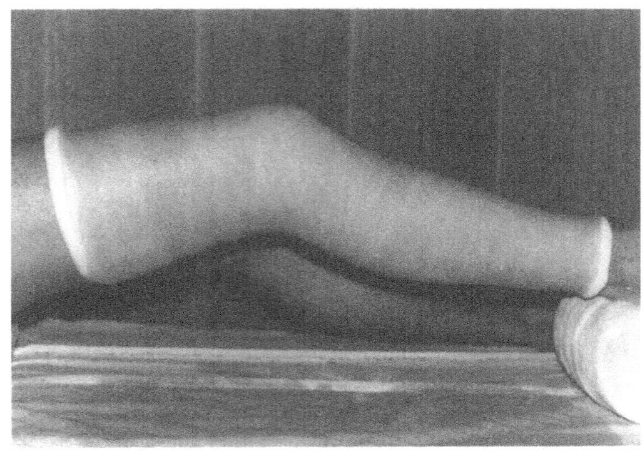

Fertiger Verband

12 Oberschenkelverband

12.1 Standardpolster

Material

1 Trikotschlauch, 2fache Beinlänge für Gipsverbände, 1,5fache Beinlänge für Schienenverbände und Kunststoffverbände
1 Rolle Synthetikwatte, 10 cm breit
1 Rolle Synthetikwatte, 15 cm breit
1 Rolle Kreppapier, 8 cm breit
1 Rolle Kreppapier, 10 cm breit
1 PU-Schaumbinde für Kunststoffverbände

Methode

Das Standardpolster für Oberschenkelverbände kann generell für jeden Verband aus dieser Gruppe angewendet werden.
Alternativ kann für geschlossene Kunststoffverbände das modifizierte Polster eingesetzt werden.
Für Kunststoffverbände werden die Kanten des Polsters vor Anlage des stabilisierenden Materials befestigt. Die Enden des Trikotschlauchs werden über die Wattekante umgeschlagen und mit der PU-Schaumbinde befestigt.
Die Polsterung wird wie üblich mit dem Überzug des Trikotschlauchs begonnen. Für Gipsverbände wird ein 2fach beinlanger, für Kunststoffverbände ein 1,5fach beinlanger Trikotschlauch verwendet.
Die Watte wird in einfach überlappender Spiraltour gewickelt. Dazu benötigt man vom Fuß bis zum Knie eine 10-cm-Wattebinde, und vom Knie bis eine Handbreit unter die Leistenbeuge eine 15-cm-Binde.
Für Kunststoffverbände werden die Enden des Trikotschlauchs nun sofort über die Wattekanten geschlagen und beim Glätten des Polsters mit der PU-Schaumbinde befestigt.
Für Gips- und Gipsschienenverbände bleibt der Trikotschlauch liegen. Er wird erst später über den Verband zurückgezogen. Das Polster wird hier mit Kreppapier geglättet, wozu für den Unterschenkel eine 8-cm- und für den Oberschenkel eine 10-cm-Binde benötigt wird.

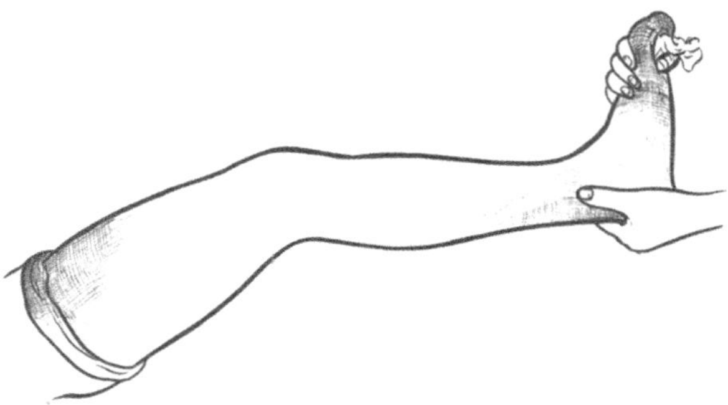

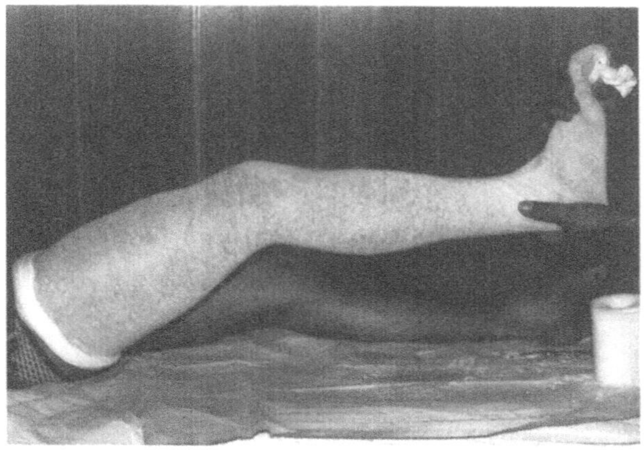

Überzug des Trikotschlauchs. Eine Beinlänge wird proximal gestaucht gelagert.
Für Kunststoffverband und Schienenverband oben und unten gleich langer Überstand

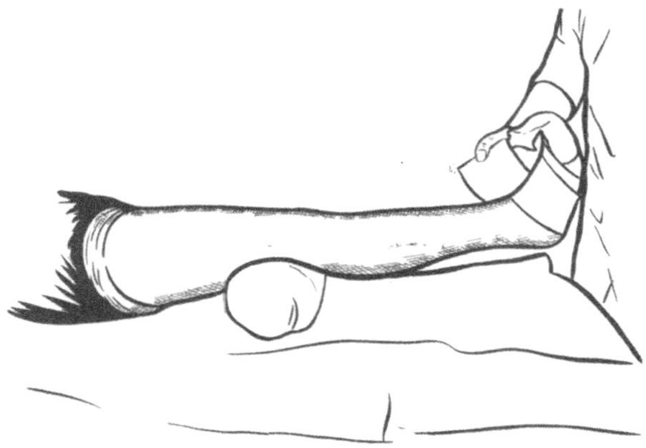

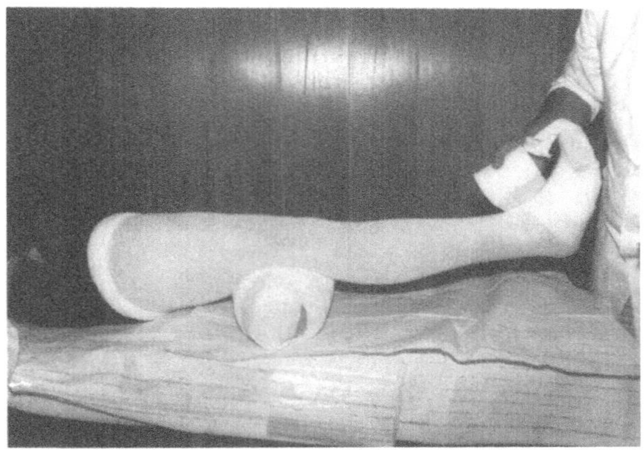

10 cm breite Wattebinde von den Vorfußballen bis zum Fußgelenk in einfacher überlappender Spiraltour

15 cm breite Wattebinde vom Knie bis zum Oberschenkel, 1 Handbreit unter die Leistenbeuge *(rechts)*

- Glätten des Polsters mit 8 cm breiter Kreppapierbinde bis zum Knie, 10-cm-Kreppapierbinde vom Knie bis zum Oberschenkel

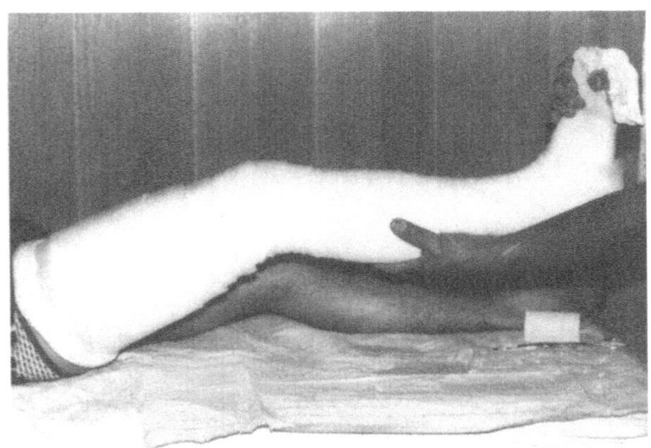

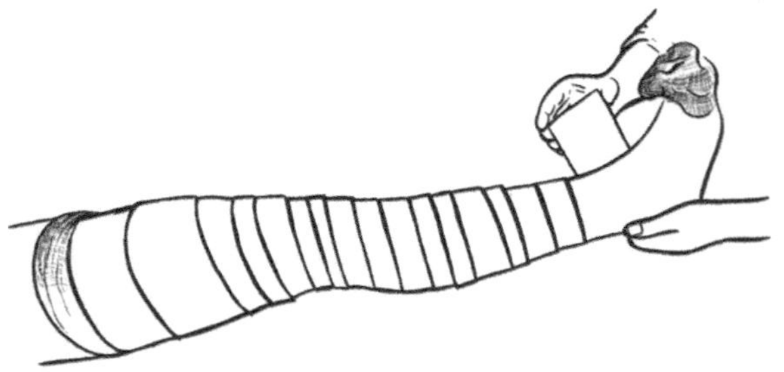

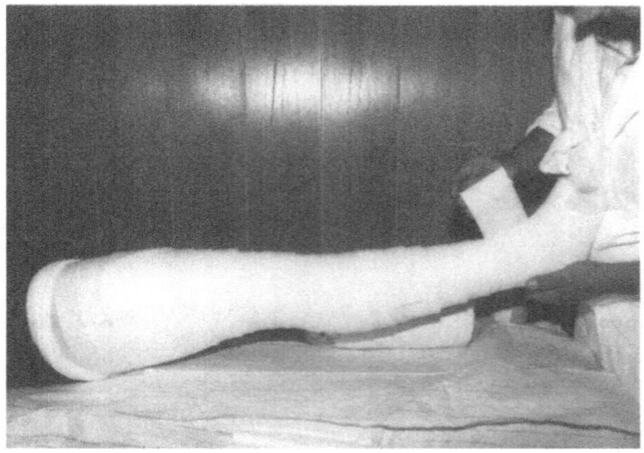

Für Kunststoffverbände wird das Polster mit PU-Schaumbinde geglättet

Fertiges Polster, Standard

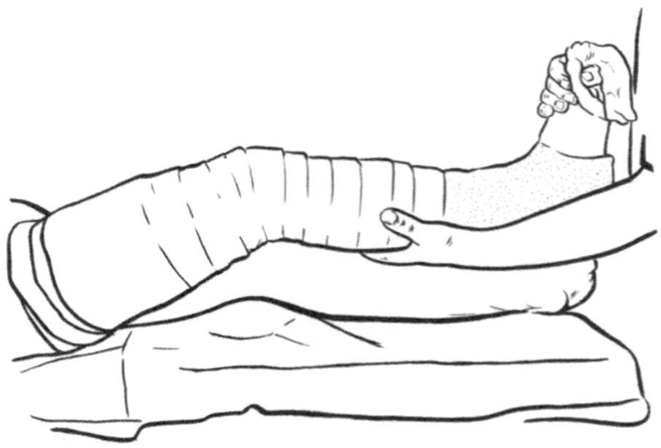

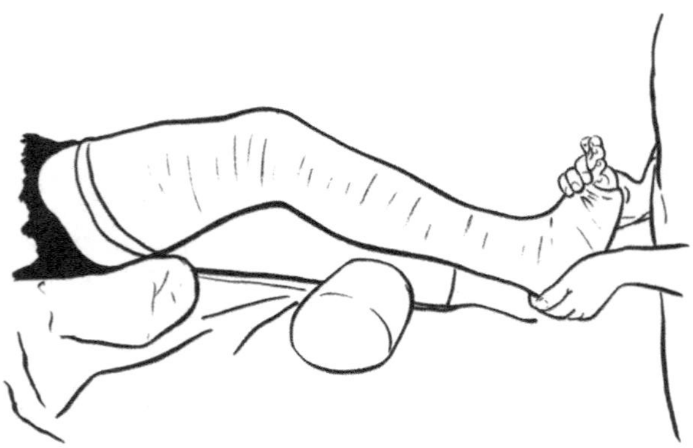

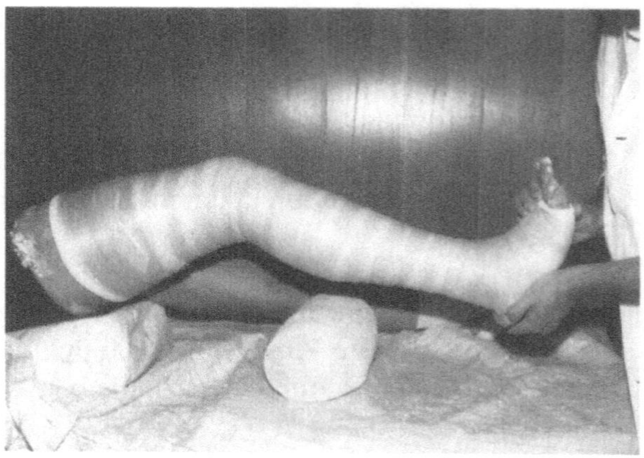

Fertiges Polster, modifiziert

12.2 Oberschenkelschiene: Gips

Material

1 Trikotschlauch, 1,5fache Beinlänge
1 Rolle Synthetikwatte, 10 cm breit
1 Rolle Synthetikwatte, 15 cm breit
1 Rolle Kreppapier, 8 cm breit
1 Rolle Kreppapier, 10 cm breit
1 Gipslonguette, 15 cm/beinlang, 12lagig
1 Gipslonguette, 10 cm/beinlang, 4lagig
4 Mullbinden, 10 cm breit

Methode

Die Oberschenkelschiene aus Gips ist aus mehreren Gründen ein problematischer Verband.

1. Er ist schwierig anzulegen.
2. Er bietet nur wenig Sicherheit.
3. Er ist schwer und für den Patienten unbequem.

Erst durch einige unbedingt zu berücksichtigende Tricks bei der Anlage wird der Verband akzeptabel. Daß sich der Oberschenkelschienenverband nur schwer anlegen läßt, liegt an der langen schweren und nicht leicht zu handhabenden Longuette. In der Regel wird ein zusätzlicher Helfer benötigt, um der Longuette überhaupt „Herr zu werden". Der Patient sollte möglichst auf den Bauch gelegt werden. Dabei liegt das Knie auf dem Tisch auf und wird um 20° gebeugt.

Um diese Beugung zu fixieren, wird fußgelenknah unter den Unterschenkel eine Rolle gelegt. Das Fußgelenk wird um 90° gebeugt. Die Longuetten können leicht aufgelegt und anmodelliert werden. Wenn die Longuette ausgehärtet ist, wird der Patient auf den Rücken gelegt, die Longuette wird versäubert und mit Mullbinden oder elastischen Binden angewickelt. In vielen Fällen ist die Lagerung auf dem Bauch, die die Arbeit erheblich erleichtert, jedoch nicht möglich.

In diesen Fällen muß unbedingt eine Hilfsperson das Bein des Patienten und die angelegte Longuette halten, während der Behandelnde die Longuetten anwickelt.

Der Oberschenkelschienenverband bietet bei der Anlage nur einer Longuette wenig Sicherheit, da er bei akzeptablem Gewicht im Kniegelenk und Fußgelenk besonders instabil ist. Die Stabilität kann dadurch erhöht werden, daß eine 10 cm breite 4lagige Longuette, U-förmig um die Fußsohle gelegt, außen am Unterschenkel hochgeführt und kreuzförmig in die Kniekehle gelegt wird. So läßt sich sowohl das Fußgelenk wie auch das Kniegelenk zusätzlich sichern.

Es ergibt sich folgende Anlagetechnik, um einen ausreichend stabilen Oberschenkelschienenverband aus Gips herzustellen:

Das Polster wird als Standardpolster Oberschenkelverband mit kurzem Trikotschlauch angelegt. Die 15 cm breite, beinlange Longuette wird 12fach und am proximalen Ende gefächert gelegt.

Zuerst wird die 15 cm breite Longuette dorsal angelegt und mit einer 10 cm breiten Mullbinde fixiert. Über der Ferse muß diese Longuette gut anmodelliert werden. Dann wird die 10 cm breite Longuette U-förmig, wie ein Steigbügel, um den Fuß gelegt und innen und außen am Unterschenkel hochgeführt.

In der Kniekehle, bzw. knapp oberhalb der Kniekehle, werden die Longuettenenden kreuzförmig übereinandergelegt. Beide Longuetten werden nun vom Fuß bis zum Oberschenkel mit 2 10 cm breiten Mullbinden angewickelt. Nach Aushärten des Verbandes werden die Enden der Longuette (15 cm breit) zurechtgeschnitten.

Die Enden des Trikotschlauchs werden über die Gipskante zurückgeschlagen und mit der letzten Mullbinde fixiert.

Zum Abschluß kann eine elastische Binde übergewickelt werden.

Standardpolster, Oberschenkel

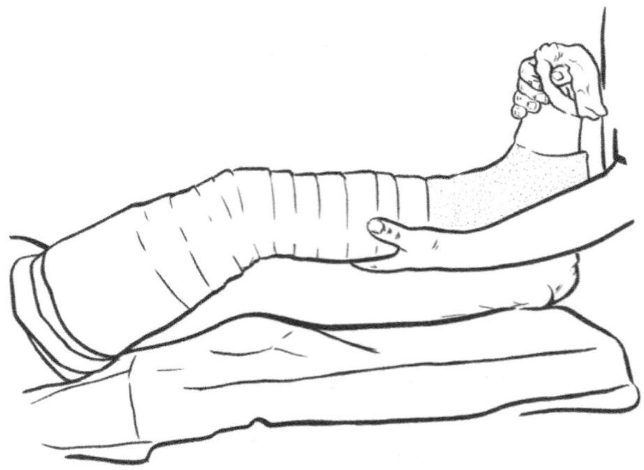

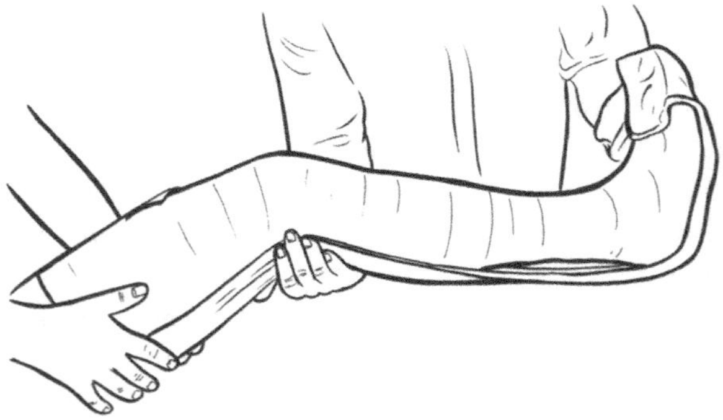

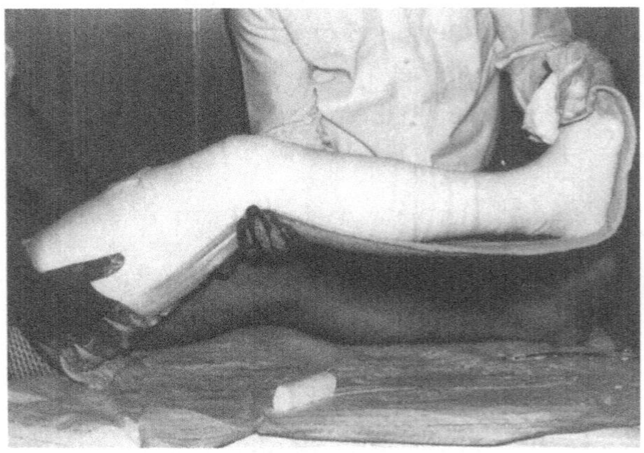

Dorsale Anlage der 15 cm breiten, 12lagigen Longuette, die Zehen werden um 3 cm überragt

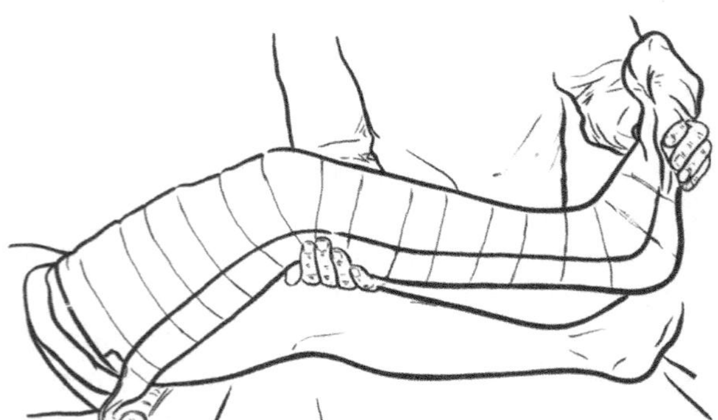

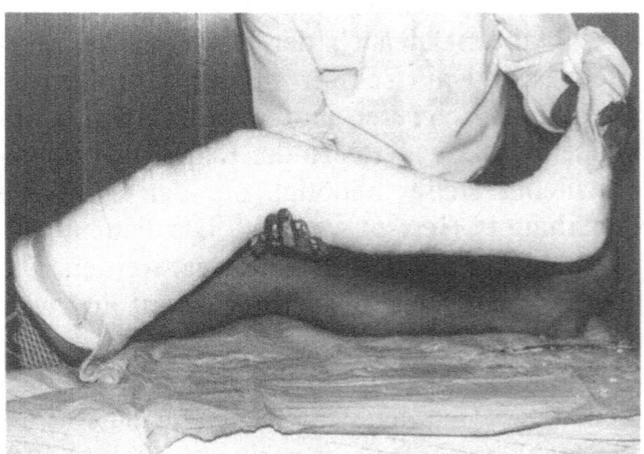

Anwickeln der Longuette mit lockeren Bindentouren einer 10 cm breiten Mullbinde

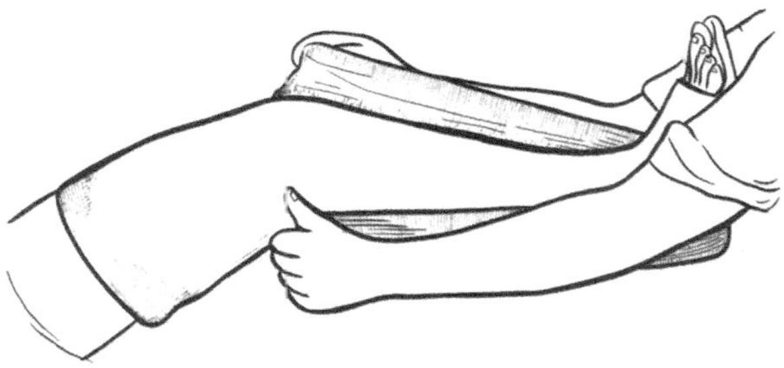

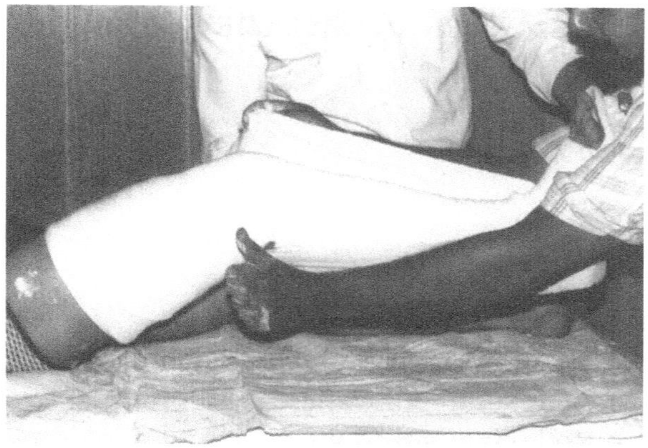

U-förmige Anlage der 10 cm breiten, 4lagigen Longuette

- Anwickeln beider Longuetten mit 2 10 cm breiten Mullbinden vom Fuß bis zum Oberschenkel
- Zurechtschneiden der Gipskanten. Die Zehenplatte sollte etwa 1,5 cm die Zehenkappen überragen
- Umschlag der überstehenden Trikotschlauchenden
- Überwickeln des gesamten Verbandes mit der letzten Mullbinde
- Anschließend zur Verbesserung der Stabilität Überwickeln einer elastischen Binde

Fertiger Verband

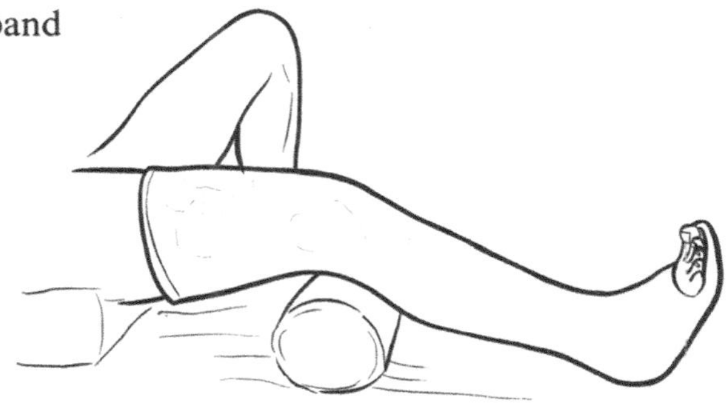

12.3 Oberschenkelschiene: Polyurethan-Baumwolle

Material

1 Trikotschlauch, 1,5fache Beinlänge
1 Rolle Synthetikwatte, 10 cm breit
1 Rolle Synthetikwatte, 15 cm breit
1 PU-Schaumbinde
2 PU-BW-Longuetten, 15/120 cm
2 PU-BW-Longuetten, 10/75 cm
4 Mullbinden, 10 cm breit

Methode

Der Oberschenkelschienenverband aus PU-BW läßt sich ebenso schwer anlegen wie ein gleichartiger Verband aus Gips und ist im Vergleich zum Gipsverband nicht stabiler. Er ist nur sehr viel leichter und somit bequemer für den Patienten als ein Gipsverband.
Die Anlage des Verbandes erfolgt über dem Standardpolster Oberschenkelverband mit kurzem Trikotschlauch.
Zuerst werden die 2 120 cm langen und 15 cm breiten Longuetten im proximalen Anteil etwas gefächert und im distalen Anteil dekkungsgleich übereinandergelegt. Nach Möglichkeit sollten sie gleichzeitig dorsal L-förmig angelegt werden. Diese Longuetten werden vom Helfer am Bein gehalten und vom Behandler mit einer nassen Mullbinde locker fixiert.
Dann werden die 10/75 cm langen Longuetten U-förmig an den Unterschenkel angelegt. Sie überkreuzen sich an der Fußsohle und in der Kniekehle. Sie liegen an der Innen- und der Außenseite des Unterschenkels.
Der gesamte Verband wird mit 2 nassen Mullbinden von unten nach oben unter gleichmäßigem Zug an der Binde angewickelt und dabei gleich modelliert.
Nachdem die Longuetten ausgehärtet sind, werden die Zehenplatte und das obere Ende des Verbandes zurückgeschnitten. Der Trikotschlauch wird über die Longuettenkante geschlagen und mit der letzten Mullbinde fixiert.

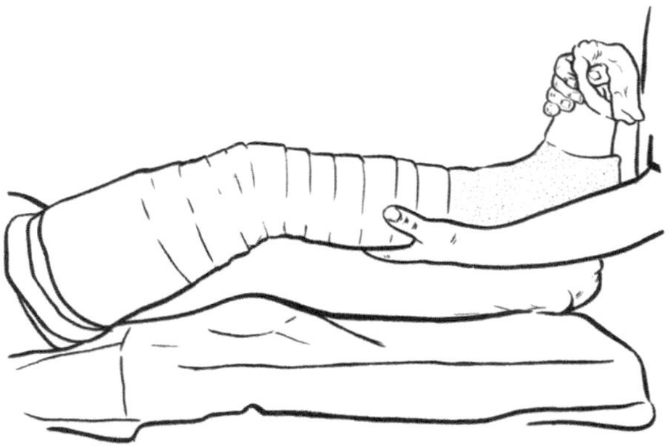

Standardpolster, Oberschenkelverband

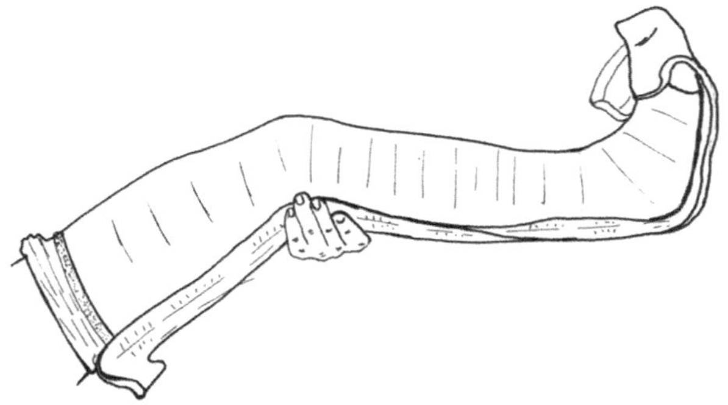

Dorsale Anlage der übereinandergelegten 2 15/120 Longuetten

- Fixierung mit einer nassen Mullbinde in lockerer Wickeltour

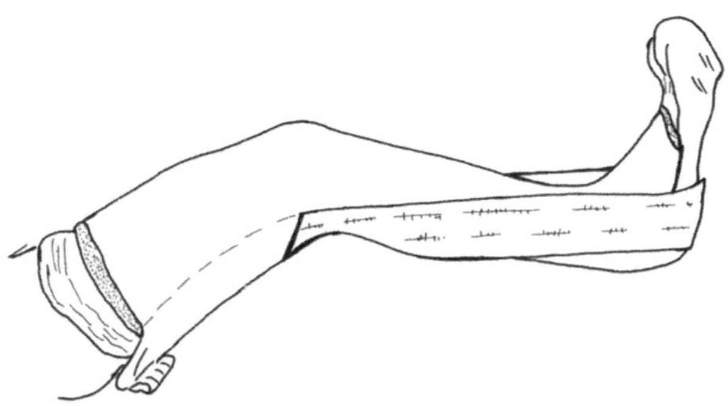

U-förmige Anlage der beiden 10 cm breiten 75 cm langen Longuetten innen und außen am Unterschenkel, Kreuzung an der Fußsohle und in der Kniekehle

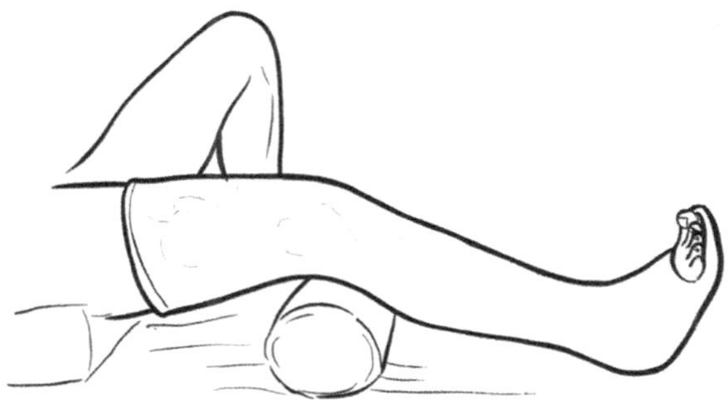

Fertiger Verband

- Fixierung der Longuetten bei gleichzeitiger Modellierung mit 2 nassen Mullbinden
- Beschneiden der Zehenplatten und des proximalen Longuettenendes
- Umschlag des Trikotschlauchs
- Fixieren des Trikotschlauchs mit der letzten Mullbinde

12.4 Oberschenkelliegeverband: Gips

Material

1 Trikotschlauch, 2fache Beinlänge
1 Rolle Synthetikwatte, 10 cm breit
1 Rolle Synthetikwatte, 15 cm breit
1 Rolle Kreppapier, 8 cm breit
1 Rolle Kreppapier, 10 cm breit
3 Gipsbinden, 15 cm breit
2 Gipsbinden, 20 cm breit
1 Gipslonguette, 15 cm/1fache Beinlänge, 4lagig im Schaftteil, 12lagig im Fußteil
Longuettenreste

Methode

Der Oberschenkelliegeverband aus Gips wird über dem Standardpolster Oberschenkelverband angelegt. Der Trikotschlauch ist wie bei jedem zu modellierenden Verband doppelt beinlang.

Begonnen wird mit einer 15 cm breiten Gipsbinde, von den Fußballen bis zum Kniegelenk. Es schließt eine 20-cm-Gipsbinde an, die etwas unterhalb des Kniegelenks angesetzt und bis eine Handbreit unter die Leistenbeuge gewikkelt wird. Der Helfer hält das Bein mit flachen Händen unter der Ferse und knapp unterhalb der Kniekehle. Das Knie muß um 20° gebeugt sein.

Nun wird die 15 cm breite Longuette angelegt, im Schaftteil 4lagig, im Fußteil 12lagig. Der Helfer muß umfassen und die Longuette mithalten. Die Longuette wird mit je einer weiteren 15 cm bzw. 20 cm breiten Gipsbinde befestigt, die in gleicher Weise wie die ersten beiden Binden gewickelt werden.

Zum Abschluß wird eine 15-cm-Gipsbinde zur Verstärkung über das Knie gewickelt, wobei einer Achtertour der Vorzug zu geben ist. Die Zehenplatte wird zurechtgeschnitten, der Trikotschlauch von oben nach unten über den Verband zurückgezogen, wobei der Helfer nochmals umgreifen muß. Danach wird der gesamte Verband mit flachen Händen modelliert. Dabei ist dem Knie- und Fußgelenk besondere Beachtung zu schenken.

Nach Aushärten des Verbandes wird der Trikotschlauch distal um die Zehenplatte umgeschlagen und mit einem Longuettenrest am Verband fixiert.

Standardpolster, Unterschenkelverbände

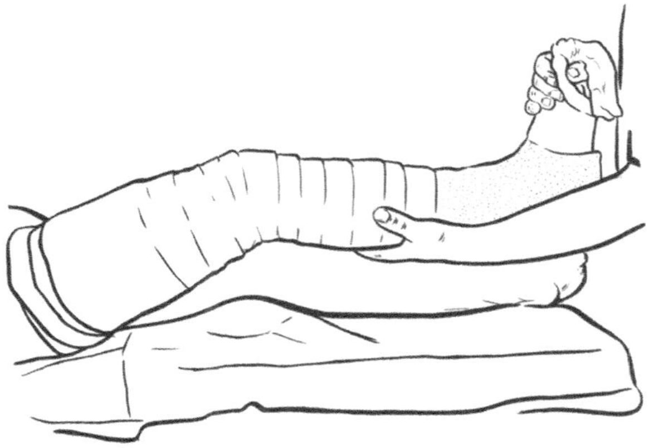

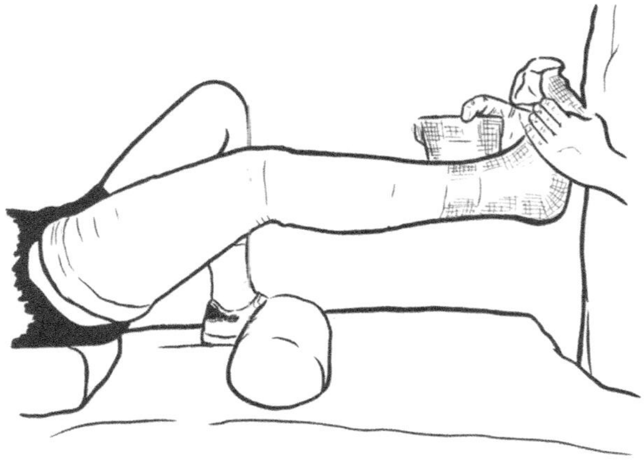

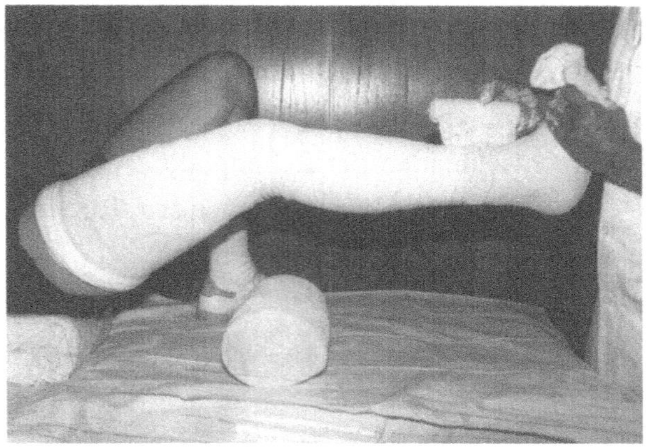

15-cm-Gipsbinde von den Vorfußballen bis zum Kniegelenk

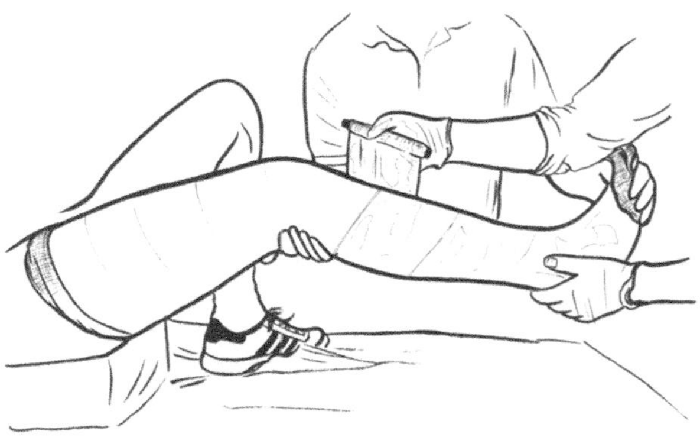

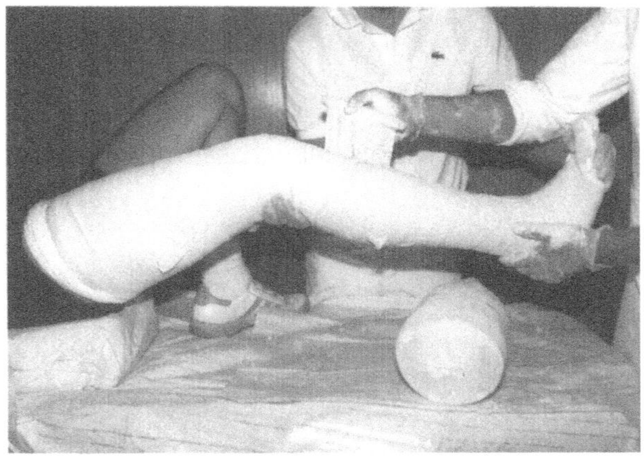

20-cm-Gipsbinde vom Kniegelenk bis eine Handbreit unter die Leistenbeuge

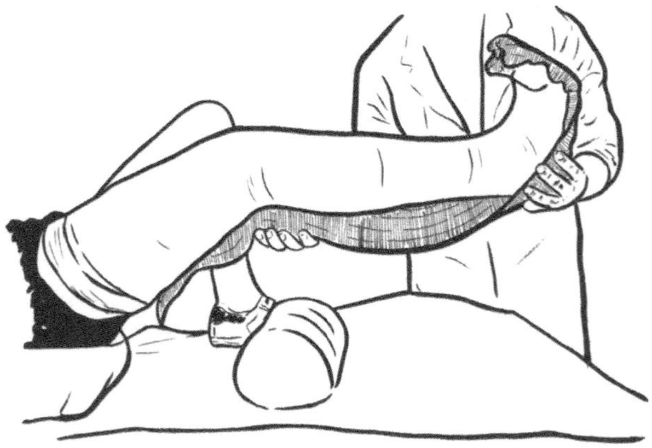 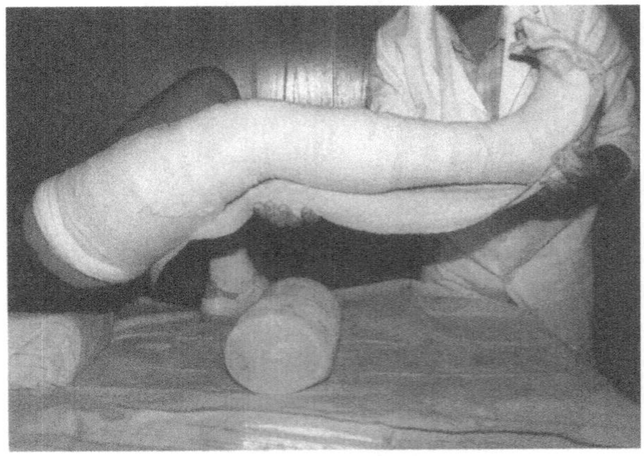

Dorsale Anlage der Longuette, Schaftteil: 4lagig, Fußteil: 12lagig

- 15 cm breite Gipsbinde von den Vorfußballen bis zum Knie
- 20 cm breite Gipsbinde vom Knie bis eine Handbreit unter die Leistenbeuge
- 15 cm breite Gipsbinde über das Kniegelenk
- Zurechtschneiden der Zehenplatte
- Umschlag der Trikotschlauchenden, Rückzug des Trikotschlauchs von oben nach unten
- Modellierung mit flachen Händen

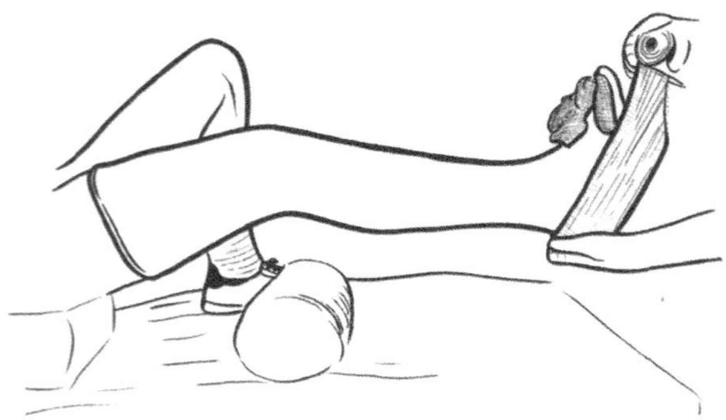 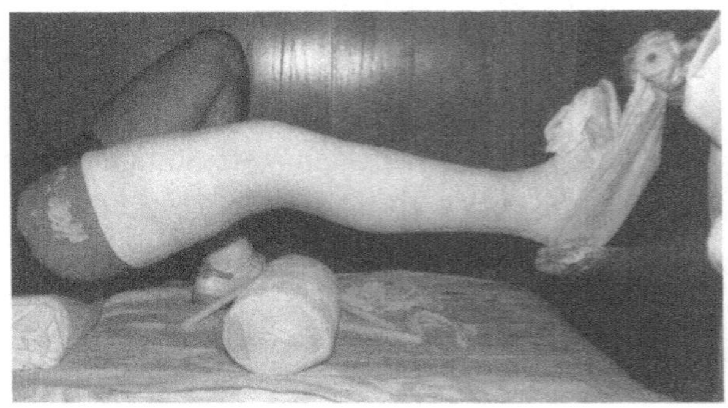

Fixieren des Trikotschlauchs mit Longuettenrest

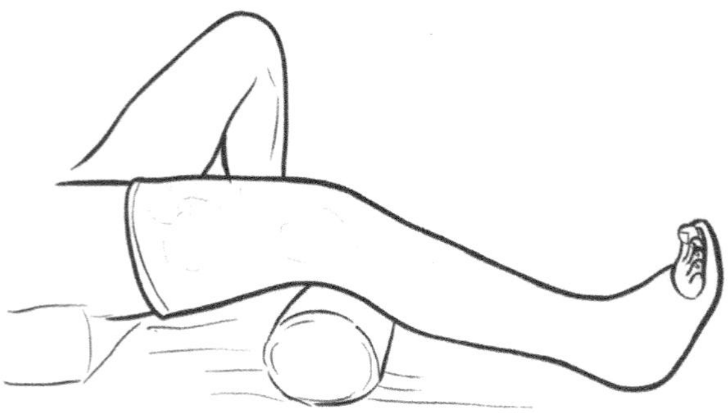 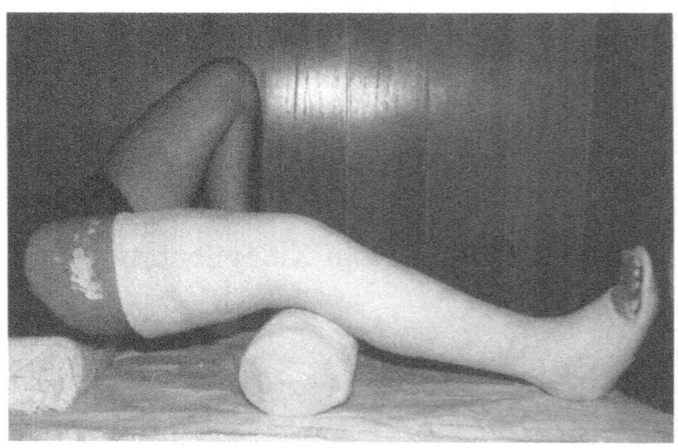

Fertiger Verband

12.5 Oberschenkelliegeverband: Gips-Kunststoff-Laminat

Material

1 Trikotschlauch, 2fache Beinlänge
1 Rolle Synthetikwatte, 10 cm breit
1 Rolle Synthetikwatte, 15 cm breit
1 Rolle Kreppapier, 8 cm breit
1 Rolle Kreppapier, 10 cm breit
4 Gipsbinden, 15 cm breit
2 PU-BW-Binden, 10 cm breit
1 Gipslonguette, 15 cm/fußlang, 12lagig
Longuettenreste
PU-Dispersion

Methode

Der Oberschenkelliegeverband in Gips-Kunststoff-Laminat-Technik wird über dem Standardpolster angelegt. Der Trikotschlauch ist 2fach beinlang.
Die erste Gipslage wird aus 2 15-cm-Gipsbinden erstellt, die in einfach überlappender Spiraltour von den Vorfußballen bis eine Handbreit unter die Leistenbeuge gewickelt werden.
Die Sohlenplatte (inklusive Zehenplatte) wird aufgelegt, dazu wird eine fußlange, 15 cm breite Longuette benutzt.
Darüber werden 2 10 cm breite PU-BW-Binden ebenfalls in einfach überlappender Spiraltour vom Fuß bis zum Oberschenkel gewikkelt.
Zum Abschluß folgt die zweite Gipslage, in gleicher Wickeltechnik, aus 2 15-cm-Gipsbinden.
Wegen der hohen Stabilität des Verbundsystems kann auf eine weitere Binde am Kniegelenk verzichtet werden.
Die Zehenplatte wird rund geschnitten.
Der Trikotschlauch wird von oben nach unten über den Verband gezogen, und der Verband wird mit flachen Händen modelliert.
Nun wird der distale Trikotschlauch über die Zehenplatte umgeschlagen, und beide Trikotenden werden mit Longuettenresten versäubert.

Standardpolster, Oberschenkelverbände

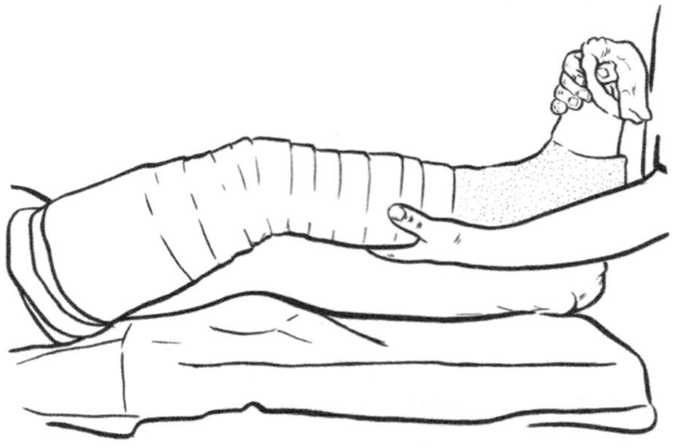

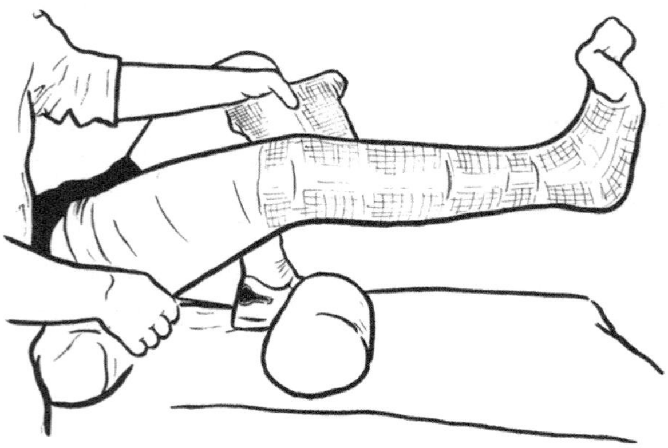

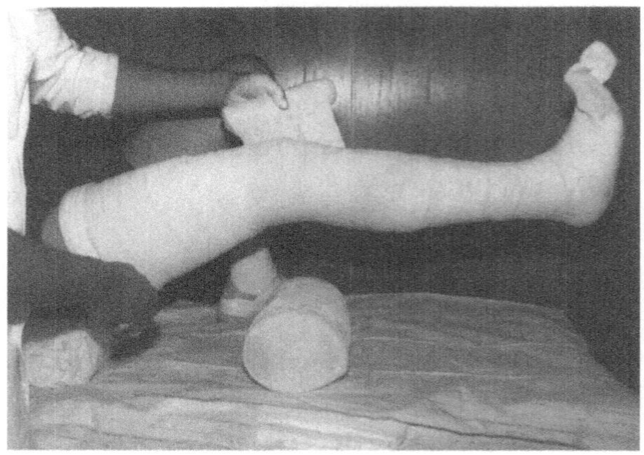

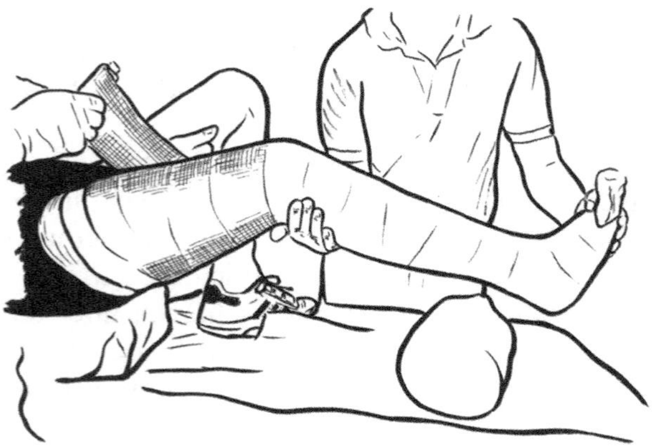

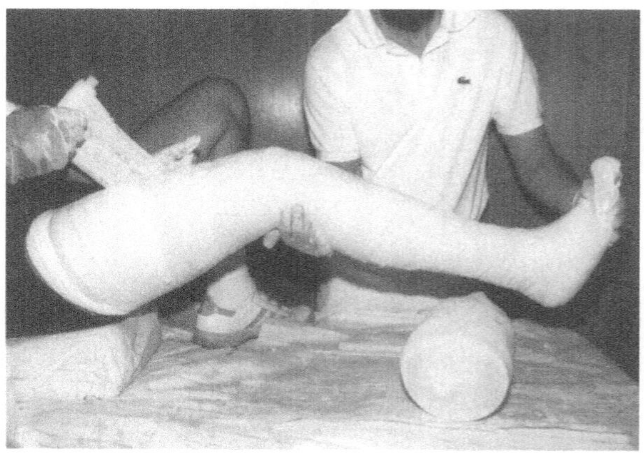

Erste Gipslage mit 2 15-cm-Gipsbinden von den Vorfußballen bis eine Handbreit unter die Leistenbeuge

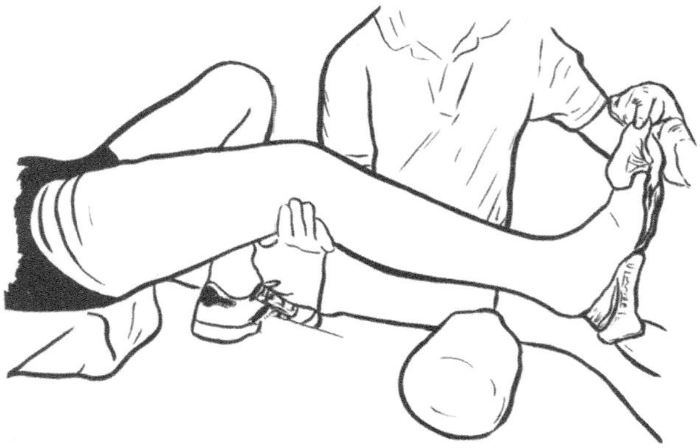
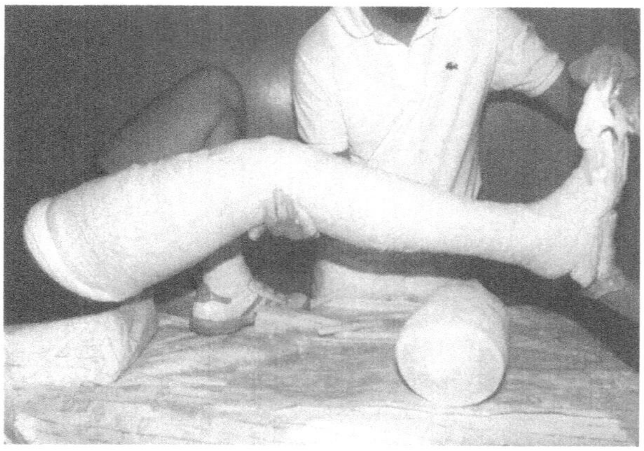

Anlage der 15 cm breiten 12lagigen Fußlonguette

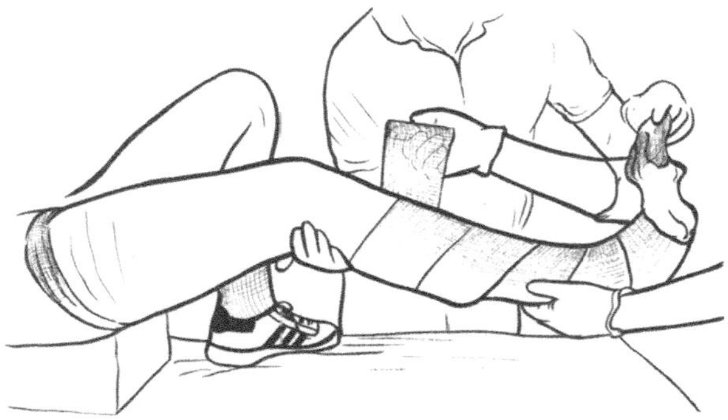
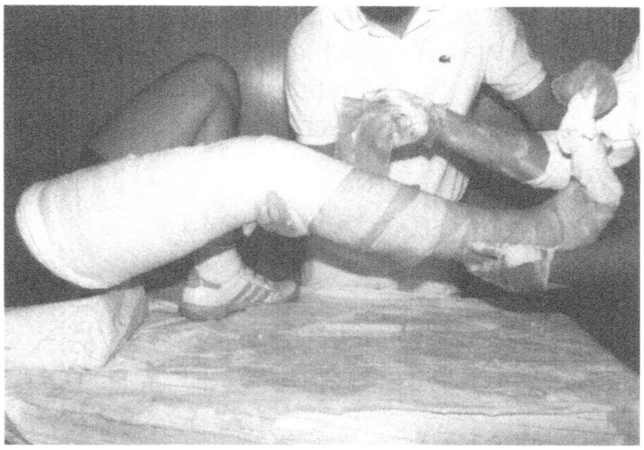

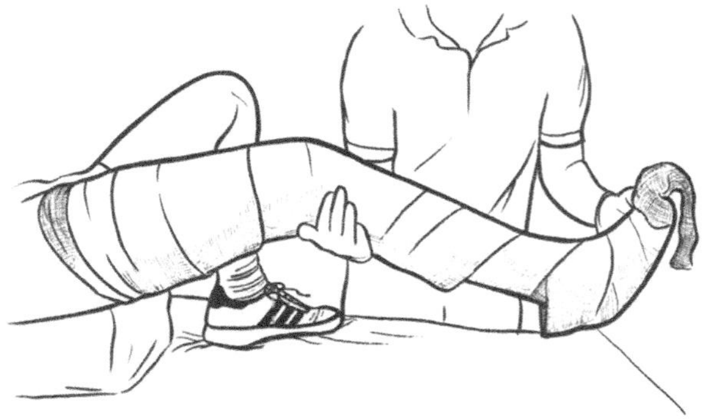
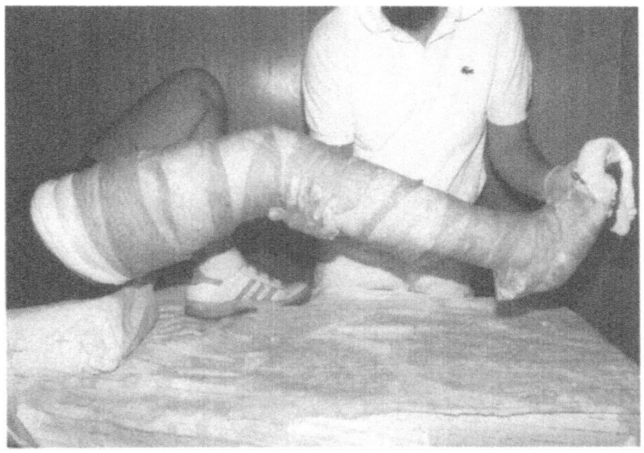

PU-BW-Lage mit 2 PU-BW-Binden von den Vorfußballen bis eine Handbreit unter die Leistenbeuge

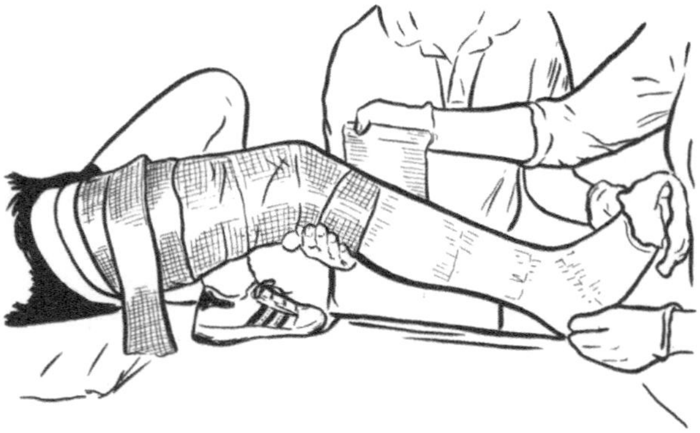
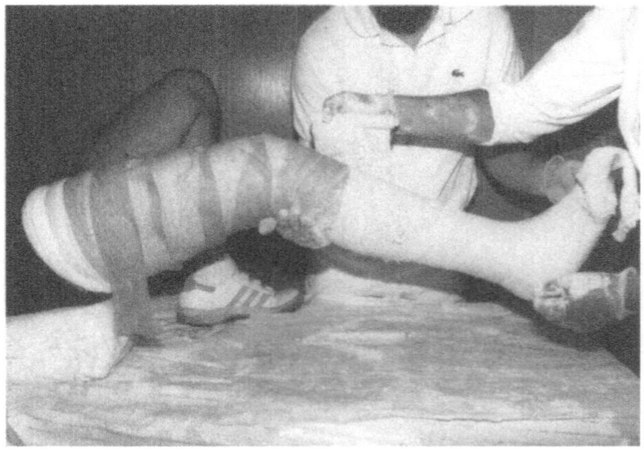

Zweite Gipslage mit 2 15-cm-Gipsbinden von den Vorfußballen bis eine Handbreit unter die Leistenbeuge

- Zurechtschneiden der Zehenplatte
- Rückzug des Trikotschlauchs von oben nach unten
- Modellierung mit flachen Händen
- Umschlag des Trikotschlauchs über die Zehenplatte

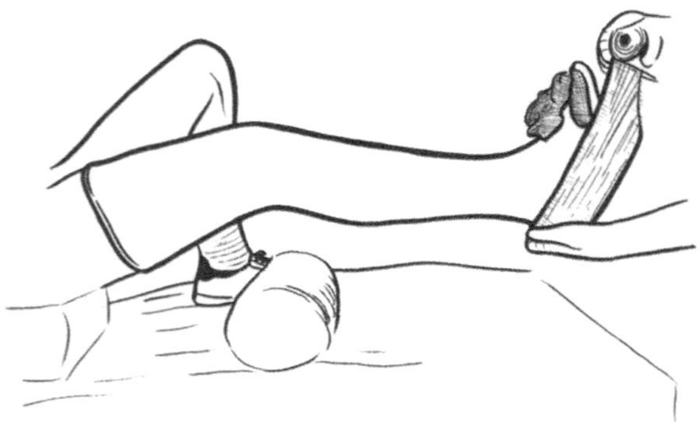
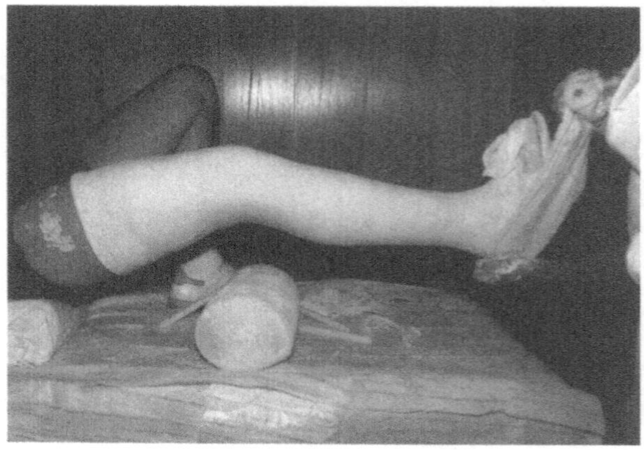

Verkleben des Trikotschlauchs mit Longuettenresten

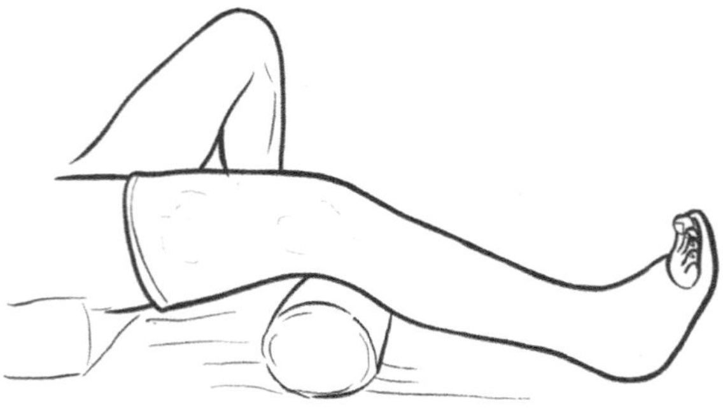
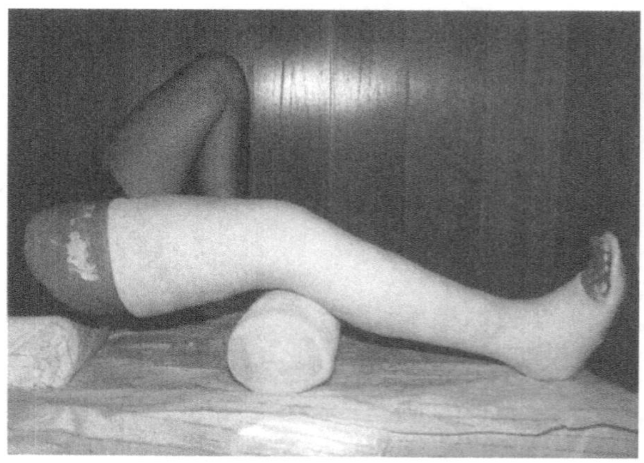

Fertiger Verband

12.6 Oberschenkelliegeverband: Polyurethan-Baumwolle

Material

1 Trikotschlauch, 1,5fache Beinlänge
1 Rolle Synthetikwatte, 10 cm breit
1 Rolle Synthetikwatte, 15 cm breit
1 Rolle PU-Schaumbinde
6 PU-BW-Binden, 10 cm breit
2 PU-BW-Longuetten, 10/75 cm
1 PU-BW-Longuette, 15/120 cm
3 Mullbinden, 10 cm breit

Methode

Das Polster wird als modifiziertes Standardpolster angelegt, d.h. die Polsterkanten werden mit der PU-Schaumbinde schon vorab befestigt. Ein Umschlagen der Trikotenden über den Verband ist nicht mehr erforderlich.

2 10 cm breite PU-BW-Binden werden von den Vorfußballen bis eine Handbreit unter die Leistenbeuge gewickelt.

Darauf werden 2 10/75 cm lange Longuetten zur Stabilisierung des Kniegelenks angelegt. Die erste dieser Longuetten wird von der Innenseite des Oberschenkels oberhalb des Kniegelenks in weiter Spiraltour um das Kniegelenk herum an die Innenseite des Unterschenkels geführt. Die zweite Longuette wird gegenläufig von der Außenseite des Oberschenkels an die Außenseite des Unterschenkels gelegt. Die Longuetten überkreuzen sich einmal an der Vorderseite des Oberschenkels oberhalb des Kniegelenks und ein zweites Mal in der Kniekehle.

Die so gelegten Longuetten werden mit einer 10 cm breiten PU-BW-Binde befestigt. Nun wird die 15/120 cm lange Longuette L-förmig dorsal angelegt und von distal nach proximal mit 2 10-cm-Binden angewickelt.

Zum Abschluß wird die letzte 10-cm-Binde nochmals von den Vorfußballen bis zum Knie gewickelt, um das Fußgelenk ausreichend zu stabilisieren.

Der gesamte, noch weiche Verband wird anschließend mit insgesamt 3 nassen Mullbinden überwickelt und mit flachen Händen modelliert. Die Mullbinden werden nach dem Aushärten des Verbandes wieder entfernt.

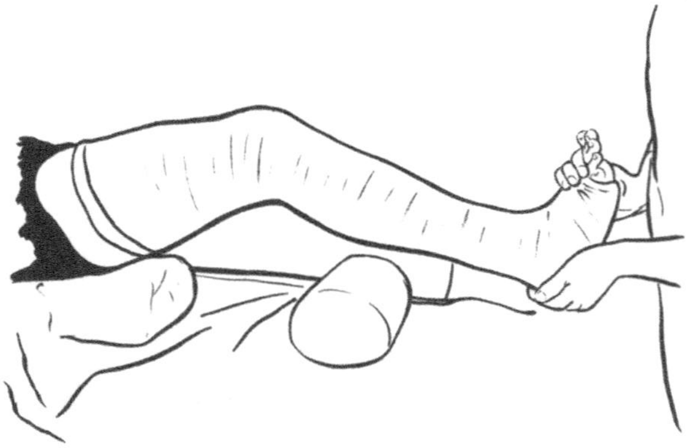
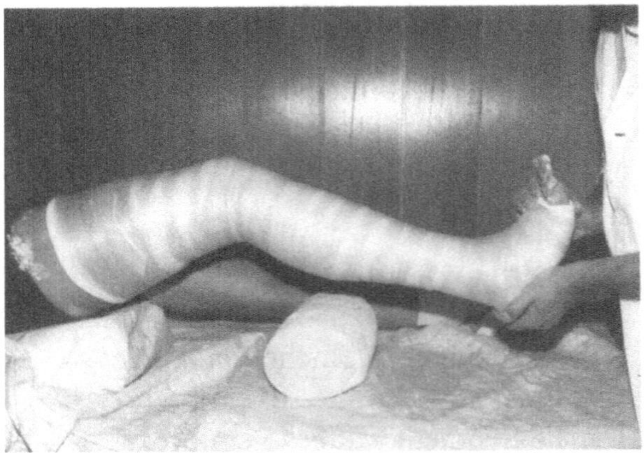

Standardpolster, Oberschenkelverbände, modifiziert

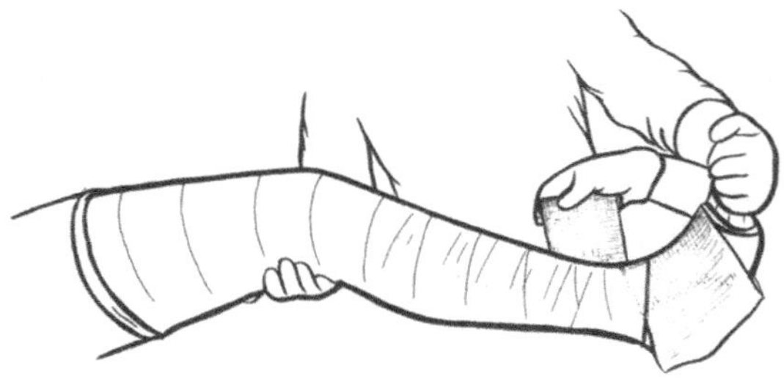
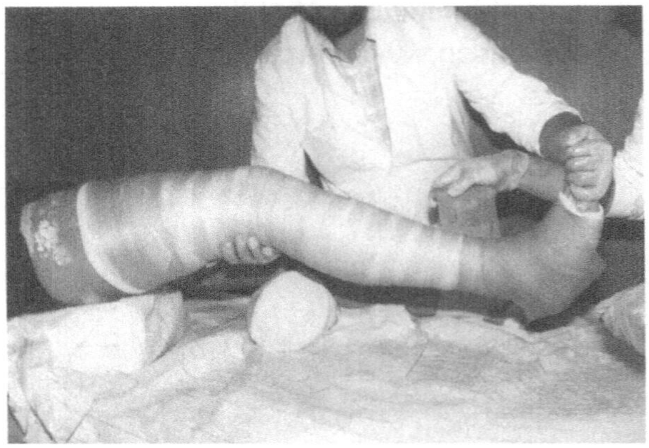

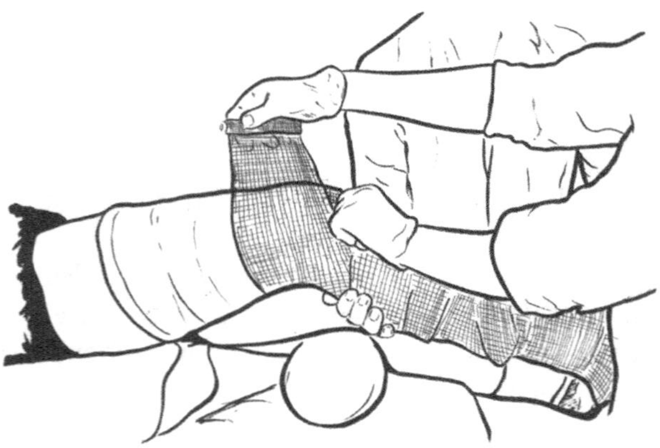
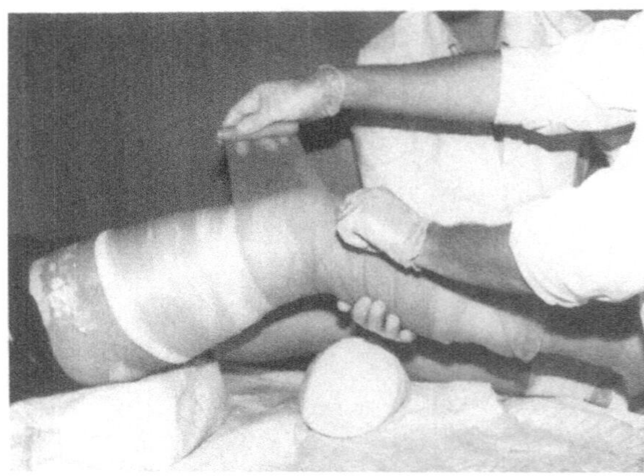

2 10 cm breite PU-BW-Binden von den Vorfußballen bis eine Handbreit unter die Leistenbeuge

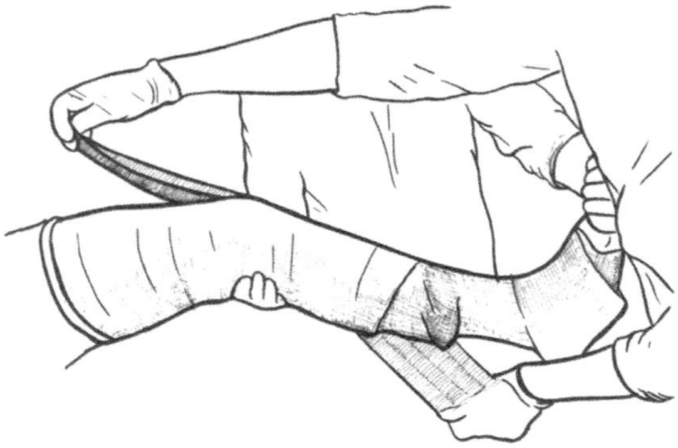
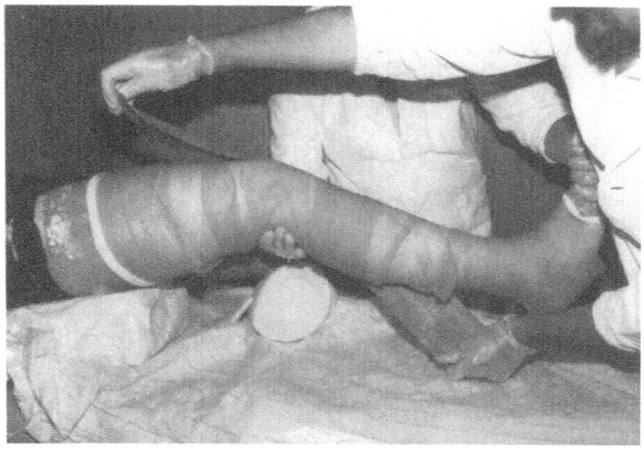
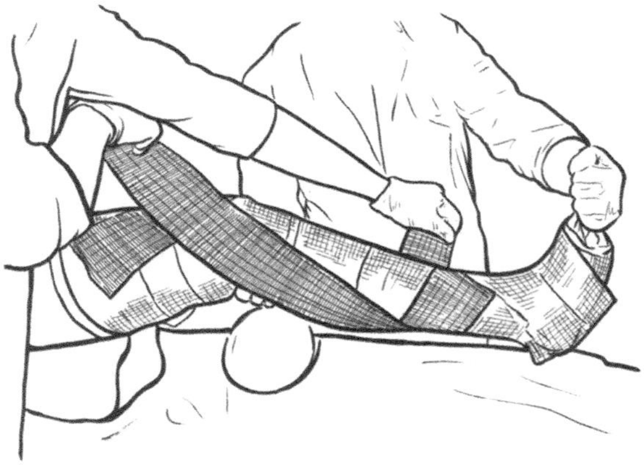
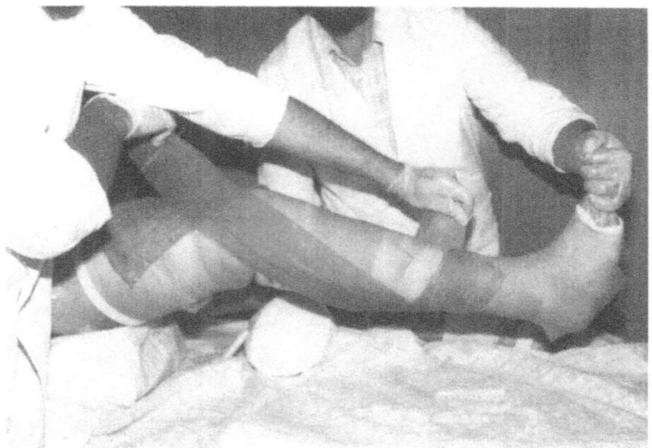

Anlage der 10/75 cm langen Longuetten, in der Kniekehle gekreuzt

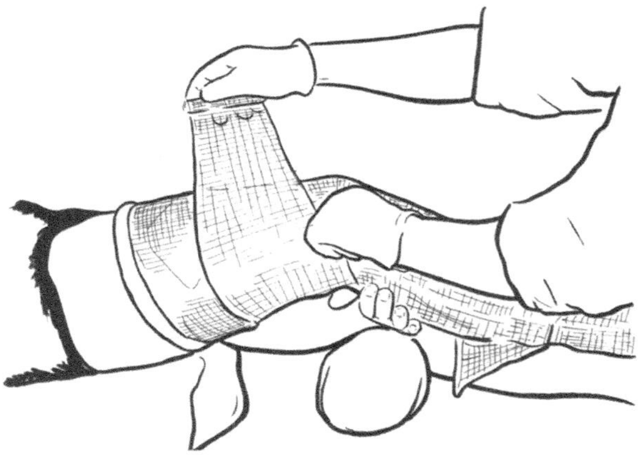
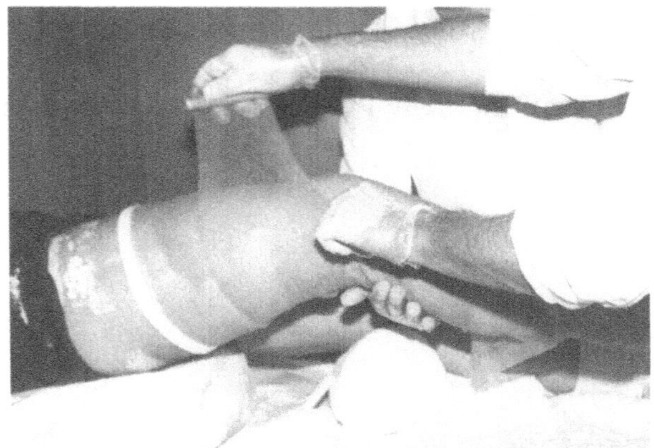

Fixieren dieser Longuetten mit einer 10-cm-Binde

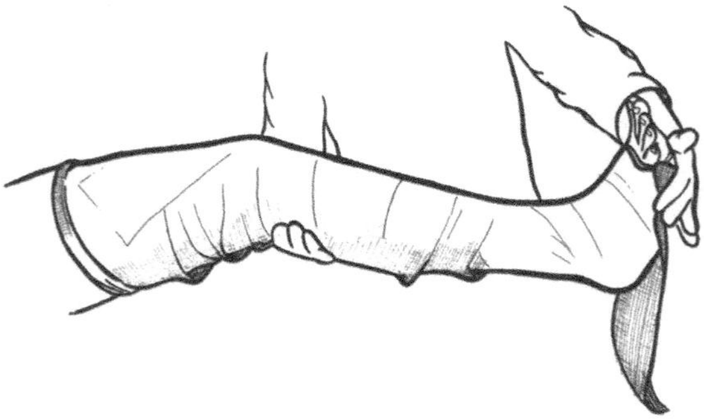
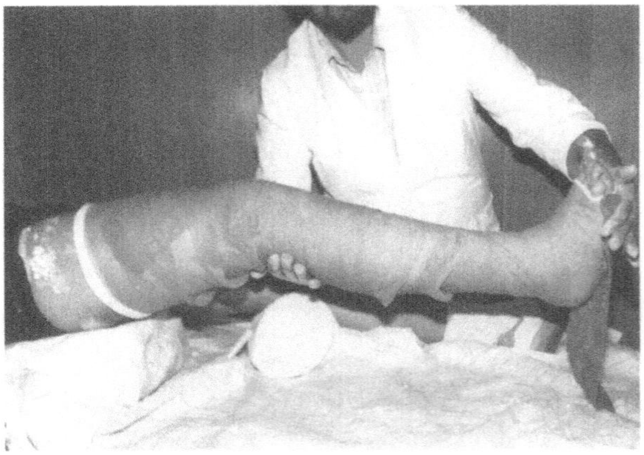

Anlage der 15/120-cm-Longuette, dorsal, L-förmig

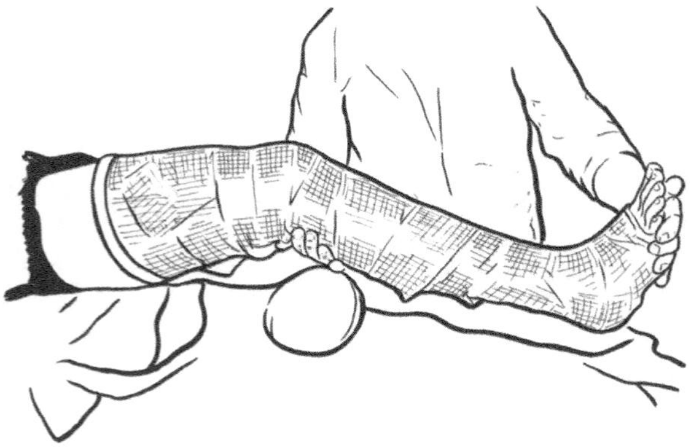
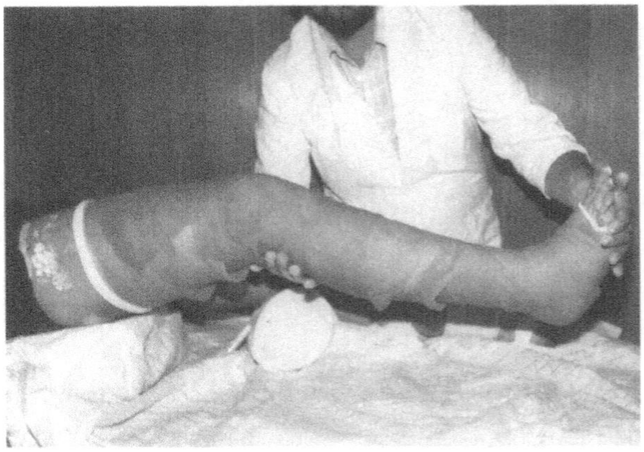

Fixieren der 15/120 cm langen dorsalen Longuette mit 2 10 cm breiten PU-BW-Binden von distal nach proximal

- Eine 10 cm breite PU-BW-Binde vom Fuß bis zum Knie gewickelt

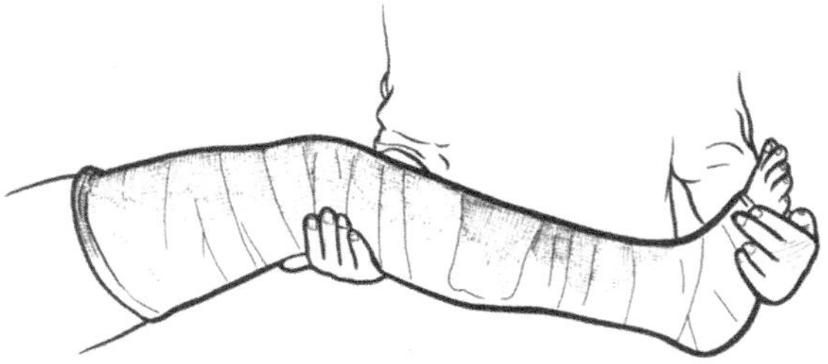

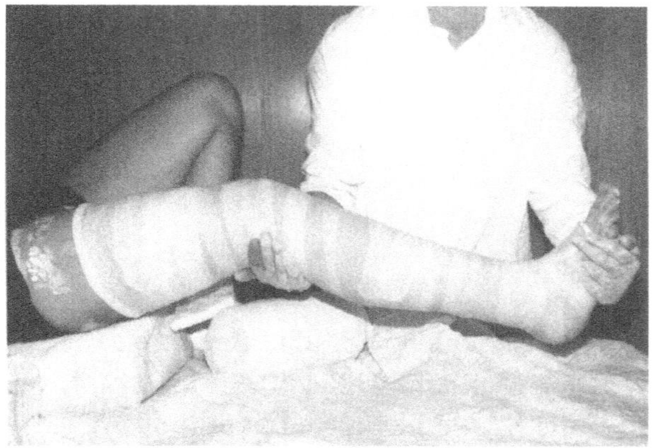

Überwickeln des gesamten Verbandes mit 3 nassen 10-cm-Mullbinden

- Modellierung mit flachen Händen

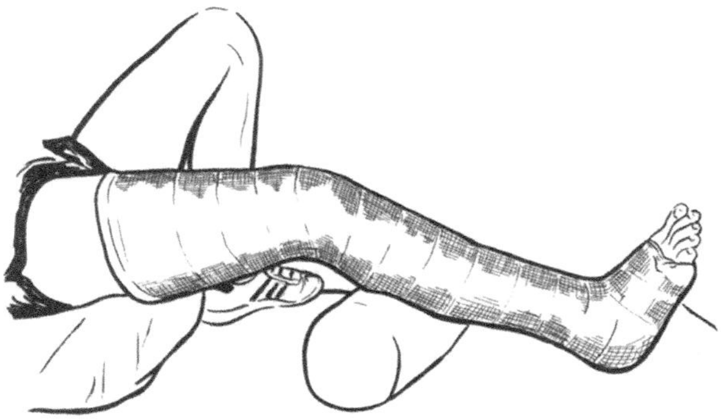

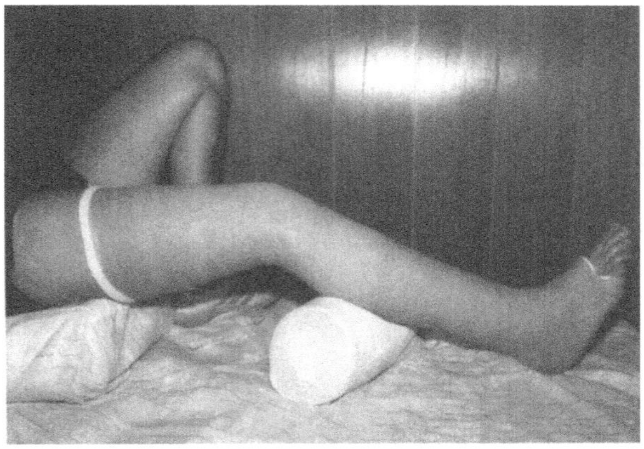

Fertiger Verband

12.7 Oberschenkelliegeverband: Fiberglas

Material

1 Trikotschlauch, 1,5fache Beinlänge
1 Rolle Synthetikwatte, 10 cm breit
1 Rolle Synthetikwatte, 15 cm breit
1 Rolle PU-Schaumbinde
2 Fiberglasbinden, 10 cm breit
2 Fiberglasbinden, 12 cm breit

Methode

Der Oberschenkelliegeverband aus Fiberglas ist ohne Zweifel am elegantesten und am schnellsten anzulegen. Die Polsterung wird als modifiziertes Standardpolster angelegt.

Nunwerden 1 10-cm-Fiberglasbinde von den Vorfußballen bis zum Kniegelenk und 1 12-cm-Fiberglasbinde vom proximalen Unterschenkel bis eine Handbreit unter die Leistenbeuge in mehrfacher Spiraltour gewickelt.

Je eine weitere 10 und 12 cm breite Fiberglasbinde werden in gleicher Weise nochmals vom Fuß bis zum Oberschenkel angelegt.

Die Binden legen sich aufgrund der Längselastizität so gut an, daß eine weitere Modellierung nicht notwendig ist.

Bei sehr kräftigen Patienten kann im Kniegelenk noch eine weitere 10-cm-Binde zur Verstärkung überwickelt werden, was jedoch nur in seltenen Fällen nötig sein wird.

In der Regel ist eine Sohlenplatte nicht erforderlich. Sollte sie jedoch gewünscht werden, kann aus der zweiten 12-cm-Binde eine 4lagige Sohlenplatte gelegt werden.

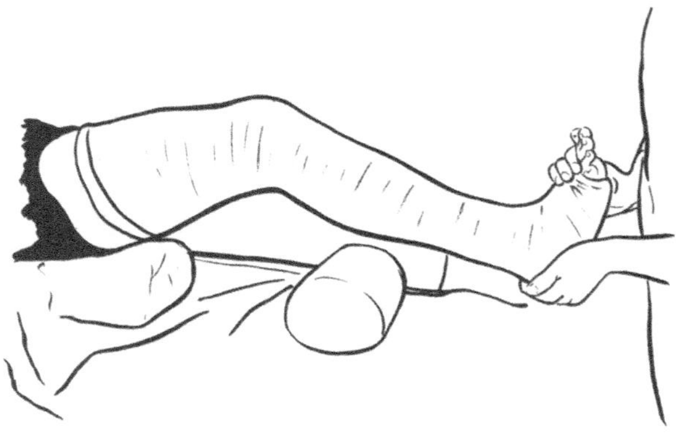
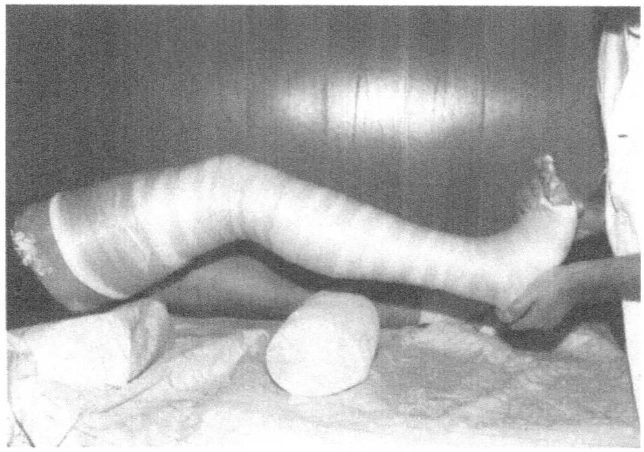

Standardpolster, Oberschenkelverbände, modifiziert

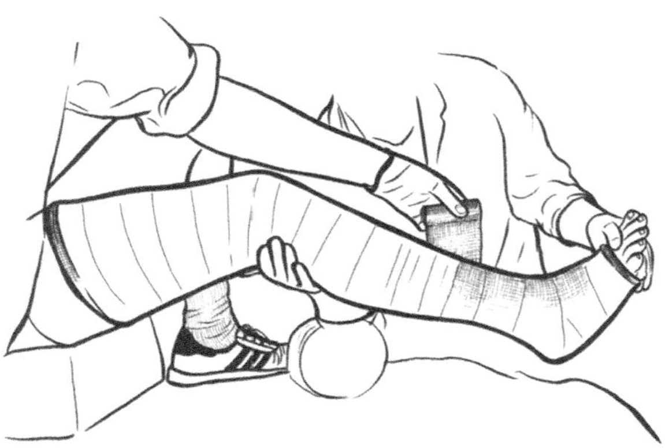
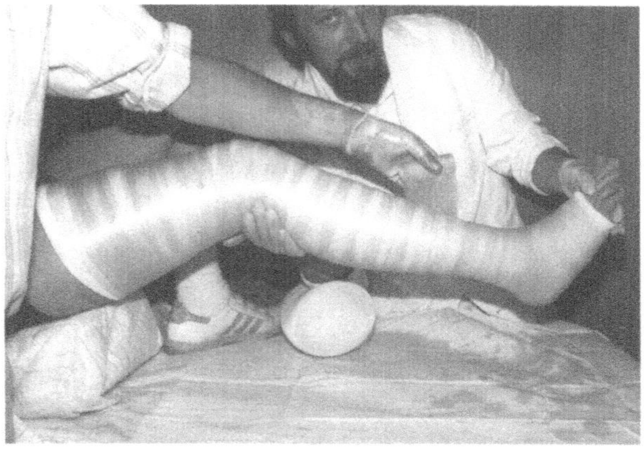

10-cm-Binde von den Vorfußballen bis zum Kniegelenk in mehrfacher Spiraltour

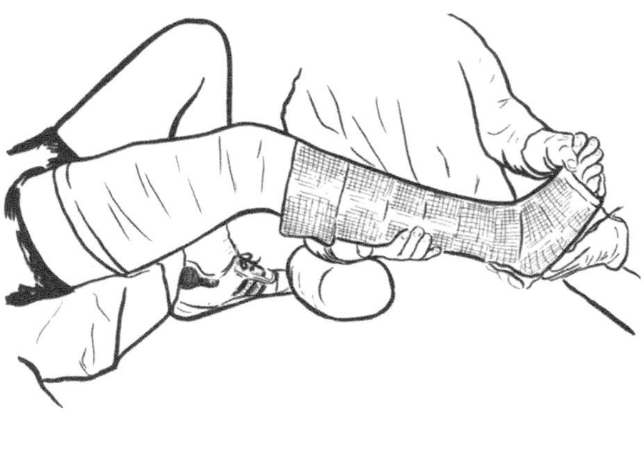
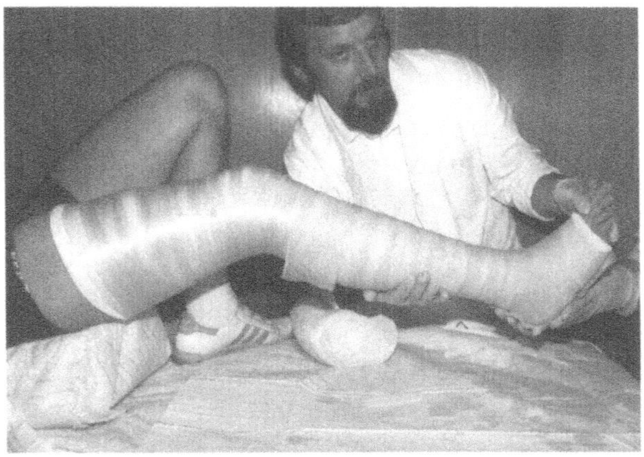

12-cm-Binde vom proximalen Anteil des Unterschenkels bis eine Handbreit unter die Leistenbeuge

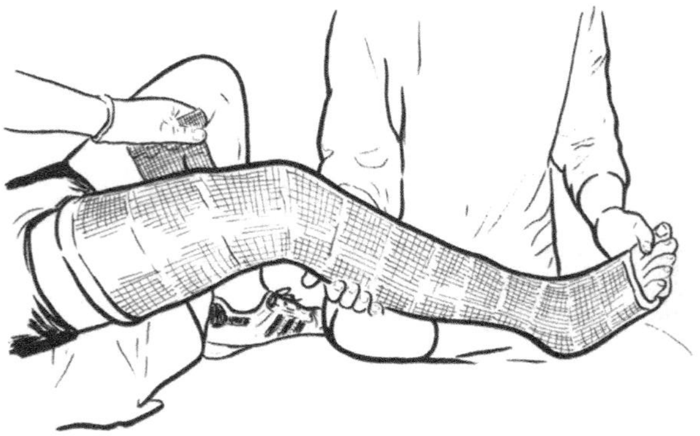

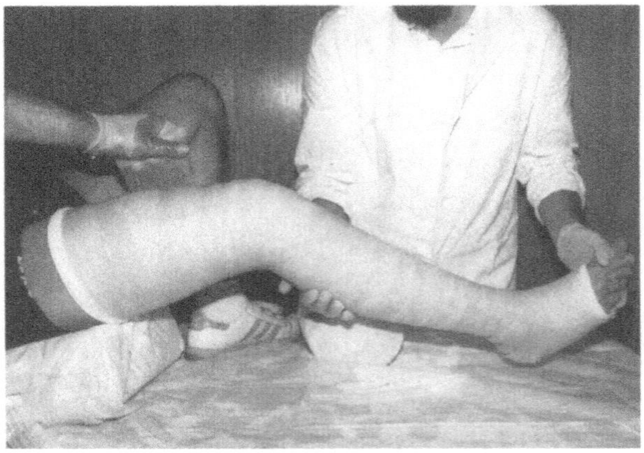

2 weitere Binden werden gleichartig zu den ersten beiden Binden gewickelt

Fertiger Verband

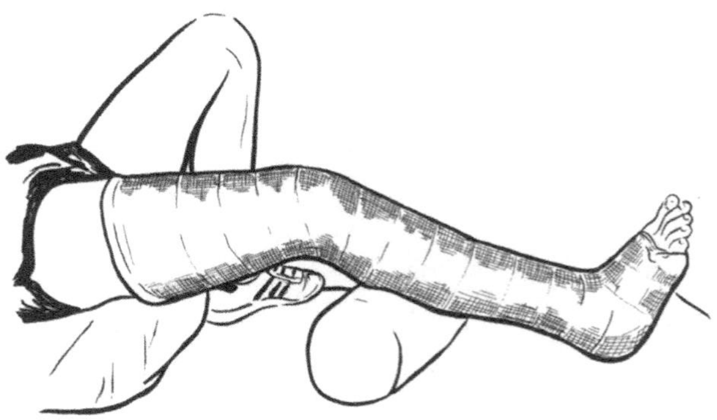

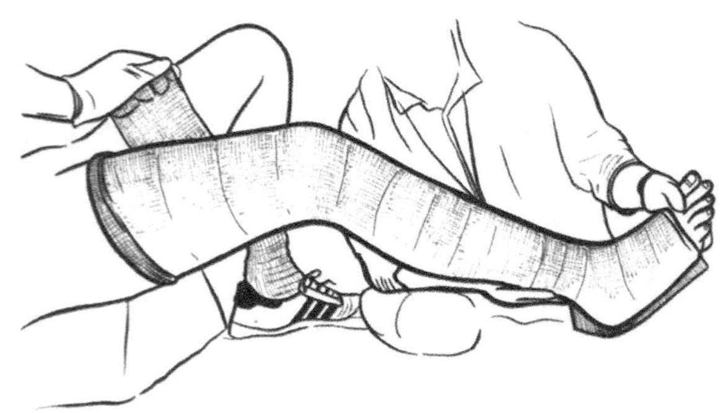

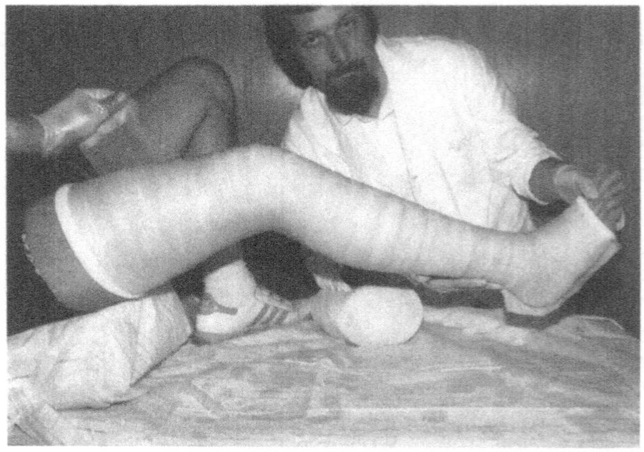

Zur Verstärkung der Sohle kann alternativ noch eine Sohlenplatte gelegt werden

12.8 Oberschenkelgehverbände

Die Oberschenkelgehverbände aus den verschiedenen Materialien werden im Aufbau gleichartig zum Liegeverband erstellt.
Die Gehwiege wird mit dem jeweils passenden Material unterfüttert und am Verband fixiert.
Verbände, die in der Liegeverbandversion eine Zehenplatte haben, werden als Gehverbände ohne Zehenplatte hergestellt. Die Zehenplatte kann auch nachträglich abgeschnitten werden, wenn ein primärer Liegeverband nicht gewechselt, sondern in einen Gehverband umgewandelt wird.
Die Gehwiege wird in jedem Fall wie beim Unterschenkelgehverband montiert, also mit ihrem Zentrum in der Verlängerung der Tibiaachse.

Die Gehwiege wird fixiert:

- am Gipsverband: mit Gipsbinde,
- Gips-Kunststoff-Laminat-Verband: mit PU-BW-Binde,
- am PU-BW-Verband: mit PU-BW-Binde,
- am Fiberglasverband: mit Fiberglasbinder.

Alternativ kann selbstverständlich auch eine „Gehgalosche" übergezogen werden.
Um dem Patienten einen weitestgehend einwandfreien Gang zu ermöglichen, ist die Sohlenerhöhung des Schuhes der gesunden Seite erforderlich.
Da das Kniegelenk nicht bewegt werden kann, ist ein physiologisches Gangbild natürlich nie zu erreichen.

13 Korsett

13.1 Allgemeines

Das Korsett dient der Abstützung der Lendenwirbelsäule. Da es sich an 3 Punkten abstützt, kann es als Dreipunktstützkorsett bezeichnet werden. Die Abstützpunkte sind der obere Anteil des Brustbeins (Übergang Manubrium/Corpus sterni), die Symphyse und die „dorsolumbale Raute".

Um ventral eine sichere und breite Abstützung zu erreichen, wird das Korsett fest an die Bekkenkämme anmodelliert. Damit können übermäßige Rotationsbewegungen der Lendenwirbelsäule unterbunden werden, und gleichzeitig kann die Abstützung auf der Symphyse verbreitert werden.

Mit dem Korsett kann jede gewünschte, notwendige Stellung der Lendenwirbelsäule fixiert werden.

Durch Schulterstücke kann die Stabilität des Korsetts nicht erhöht werden, auch führen die Schulterstücke nicht zu einer weiteren Verringerung der Rotationsbewegungen in der Lendenwirbelsäule, so daß ohne weiteres auf sie verzichtet werden kann.

Das Korsett kann aus jedem Material hergestellt werden. Da solche Verbände in der Regel lange belassen werden, ist es natürlich günstig, das leichteste Material auszuwählen.

Bei Verwendung von Kunststoffen ist es sogar möglich, den Verband so auszurüsten, daß er abnehmbar wird. Dazu wird er an einer Schmalseite aufgeschnitten und mit Klettverschlüssen versehen. Das Material bietet ausreichende Elastizität, der Verband kann ohne Probleme so weit aufgebogen werden, daß er vom Patienten entfernt und später wieder angelegt werden kann.

In der frühen Mobilisierungsphase von Wirbelfrakturen der Lendenwirbelsäule bietet diese Methode viele Vorteile. Der Patient trägt das Korsett nur außerhalb des Bettes, kann mit dem Korsett z. B. im Bewegungsbad schwimmen und es später wieder trocknen lassen, und er wird während der Bettruhe durch sein Korsett nicht behindert.

Auch bei Verwendung des teuersten Materials ist ein handgefertigtes, anmodelliertes Korsett immer noch wesentlich preiswerter als ein Konfektionsstahlkorsett.

Außerdem ist das handgefertigte Korsett individuell anpaßbar und leichter.

13.2 Standardpolster

Material

1 Körpertrikotschlauch, 2fache Rumpflänge
2–3 Rollen Synthetikwatte, 15 cm breit
2 Rollen Kreppapier, 10 cm breit für Gipsverbände
1 Rolle PU-Schaumbinde für Kunststoffverbände
Eventuell: 2 Schaumgummipolster, 10 × 15 × 1 cm

Methode

Das Polster des Korsetts wird aus dem passenden Körpertrikotschlauch hergestellt, der entsprechend lang gewählt werden muß, d.h. etwa doppelte Rumpflänge, 2 15 cm breite Synthetikwattebinden, evtl. 2 zusätzliche Schaumgummipolster für Beckenkämme und 2 10 cm breite Kreppapierbinden. Für Kunststoffverbände wird das Kreppapier durch PU-Schaumbinde ersetzt.
Zunächst wird der Körpertrikotschlauch übergezogen. Er sollte bis zum Hals und bis über die Symphyse reichen.
Es ist notwendig, den Schlauch mit 2 gegenüberliegenden Armlöchern am Übergang vom 1. und 2. Viertel zu versehen. Durch diese Löcher werden dann die Arme gesteckt, so daß der Schlauch wie ein Hemd übergezogen werden kann. Das Wattepolster wird in einfach überlappender Spiraltour aus 2, evtl. 3 15-cm-Wattebinden hergestellt. Das Polster muß weit nach oben reichen, damit auch das Brustbein gut abgepolstert ist. Man kommt sicher hoch genug, wenn man die Schulterpartien in V-förmiger Wattelage mitabpolstert. Dieses Vorgehen ist jedoch nicht in jedem Fall nötig.
Auch mit der Glättung des Polsters wird unten, noch unterhalb der Symphyse begonnen. Zur zusätzlichen Polsterung der Beckenkämme, auf denen sich der Verband später abstützt, können 15 × 10 cm große Schaumgummistücke in das Polster eingebaut werden. Da die Schulterpartien nicht in den stabilisierenden Verband einbezogen werden, muß hier das Polster auch nicht geglättet werden; es wird ohnehin später entfernt.

Überzug des Trikotschlauchs wie ein ärmelloses Hemd

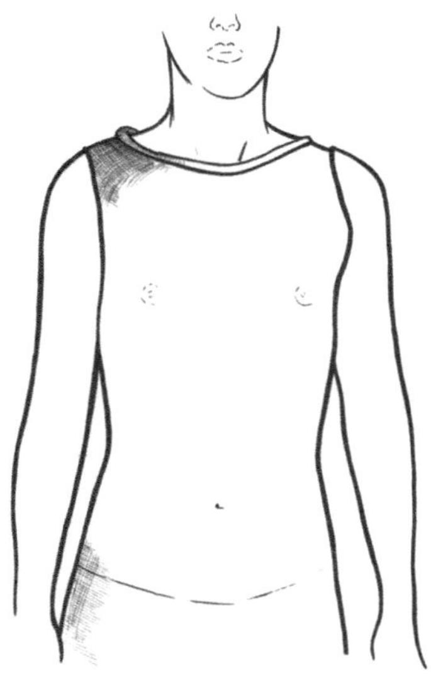

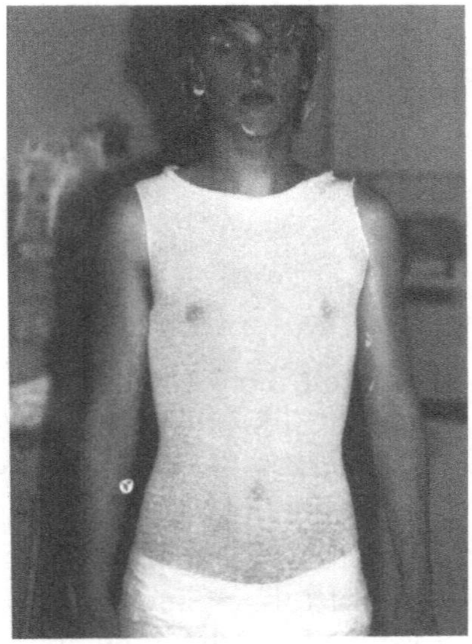

Wattepolsterung in einfach überlappender Spiraltour unterhalb der Symphyse beginnend *(links)*

Ausreichend hohe Wattepolsterung, wenn nötig V-förmige Lage über die Schulter *(rechts)*

- Glättung des Polsters mit Kreppapier oder PU-Schaumbinde

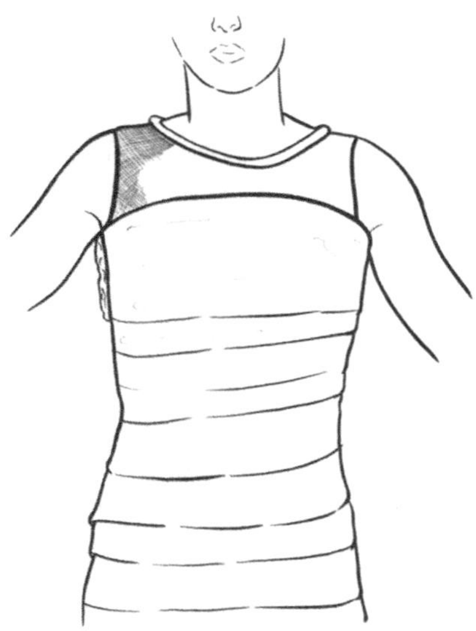

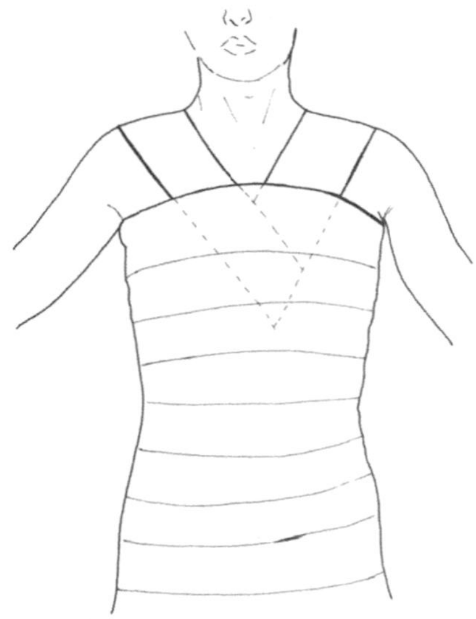

- Zusätzlich kann zwischen Strumpf und Watte auf die Beckenkämme ein Schaumgummipolster gelegt werden

Fertiges Polster *(links und rechts)*

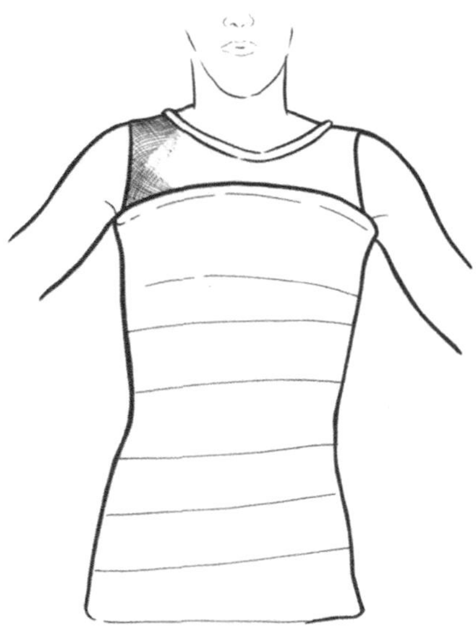

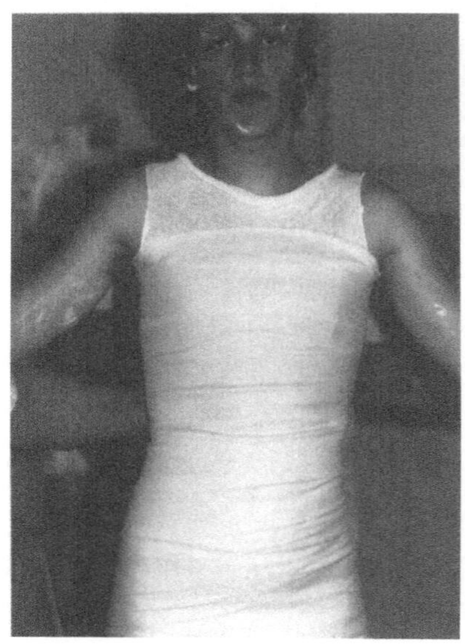

13.3 Korsett: Gips

Material

1 Körpertrikotschlauch, 2fache Rumpflänge
2–3 Rollen Synthetikwatte, 15 cm breit
2 Rollen Kreppapier, 10 cm breit
4–5 Gipsbinden, 20 cm breit
1 Gipsbinde, 10 cm breit
4 Gipslonguetten, 15 cm/1fache Rumpflänge, 2lagig

Methode

Das Korsett aus Gips ist sicher recht gut modellierbar, aber es ist im Vergleich zu den Kunststoffverbänden zu schwer. Darüber hinaus bietet es keine Wasserfestigkeit.

Die Anlage des Gipskorsetts erfolgt über dem Standardpolster. Das Gipskorsett besteht aus 2 gewickelten Gipslagen und einer stabilisierenden Einlage von Longuetten. Begonnen wird mit der ersten Gipslage distal knapp unterhalb der Symphyse. Diese Lage wird aus 2–3 20-cm-Gipsbinden gewickelt und endet direkt hoch in beiden Achselhöhlen, hart herangewickelt an die vordere und hintere Achselfalte.

Nun werden die Longuetten angelegt. Die Longuetten sind einfach rumpflang, 15 cm breit und 2lagig. Sie werden beidseits lateral sowie ventral und dorsal in Längsrichtung aufgebracht.

Zum Abschluß wird mit 2 20-cm-Gipsbinden die zweite Gipslage aufgewickelt. Der Verband wird nun ausgiebig modelliert, wobei jetzt sowohl redressierende Maßnahmen als auch nur einfache Stellungskorrekturen möglich sind.

Nach Aushärten des Verbandes werden die Grenzen angezeichnet, und der Verband wird entsprechend dieser Markierung ausgeschnitten. Das Korsett soll sich breit über dem Sternum am Übergang vom oberen zum mittleren Drittel des Sternums abstützen, die Achselfalten müssen jedoch frei liegen, d.h. der Verband muß ventral bogenförmig nach oben konvex zugeschnitten sein. Dorsal wird er in gerader, quer über die Schulterblätter laufender Linie begrenzt.

Auch an der Symphyse stützt sich der Verband breit ab, die Leisten müssen aber zur Hüftbeugung frei liegen. So wird der Verband auch hier bogenförmig ausgeschnitten.

Die noch scharfen Kanten des Korsetts werden nun durch Umschlagen des Trikotschlauchs und des überstehenden Wattepolsters weich abgepolstert, und die Enden des Trikotschlauchs werden mit einer 10-cm-Gipsbinde verklebt. Der fertige Verband stabilisiert die Lendenwirbelsäule. Er verhindert Beugung und Streckung und vermindert Rotationsbewegungen.

Er darf weder die Hüftbeugung bis 90° (Sitzen!) noch die Schulterbeweglichkeit beeinträchtigen.

Standardpolster, Korsett

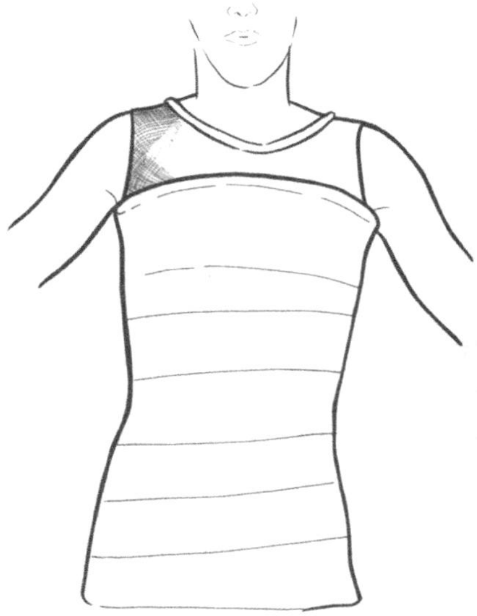

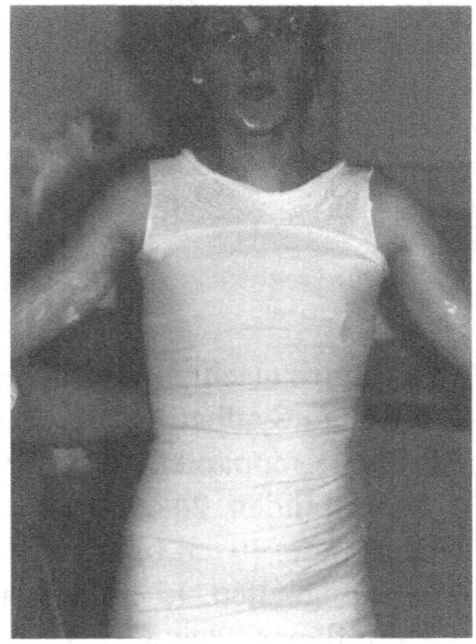

Erste Gipslage aus 2–3 20 cm-Gipsbinden unterhalb der Symphyse beginnend bis in Höhe des Übergangs vom Manubrium zum Corpus sterni

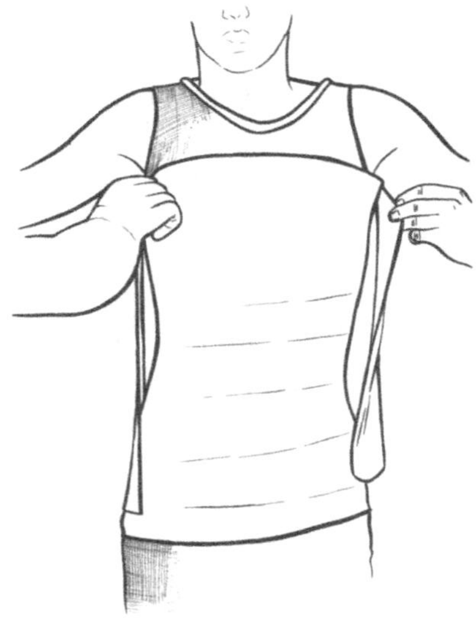

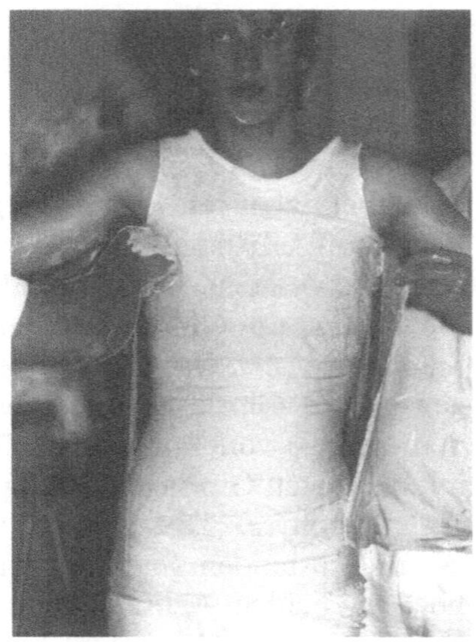

Anlage der Longuetten beidseitig lateral, sowie ventral und dorsal *(rechts und Mitte)*

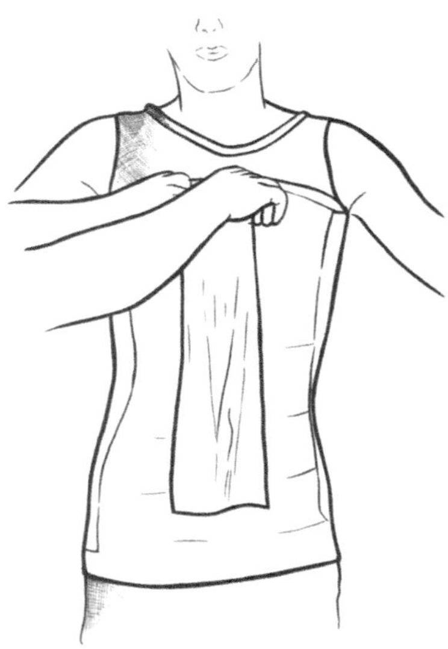

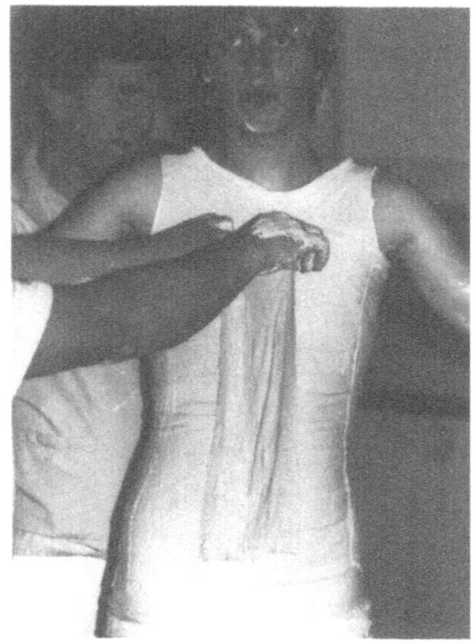

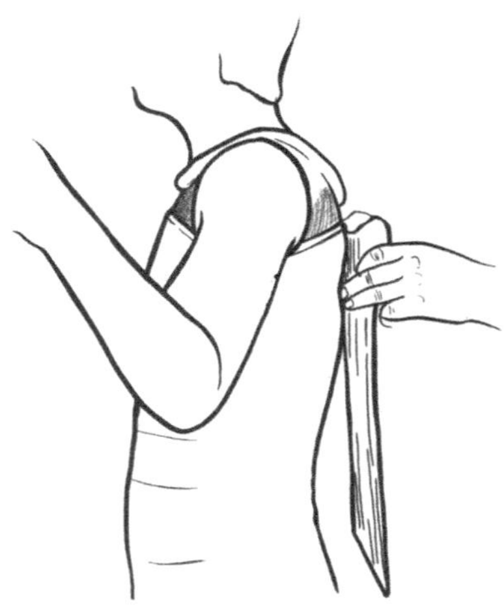

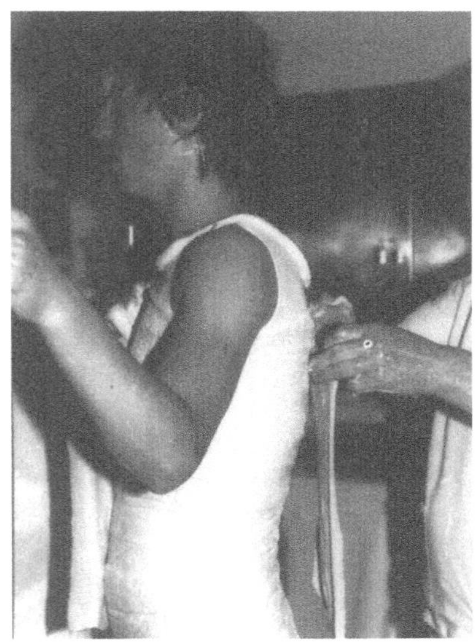

Zweite Gipslage von unten nach oben gewickelt aus 2 20-cm-Gipsbinden

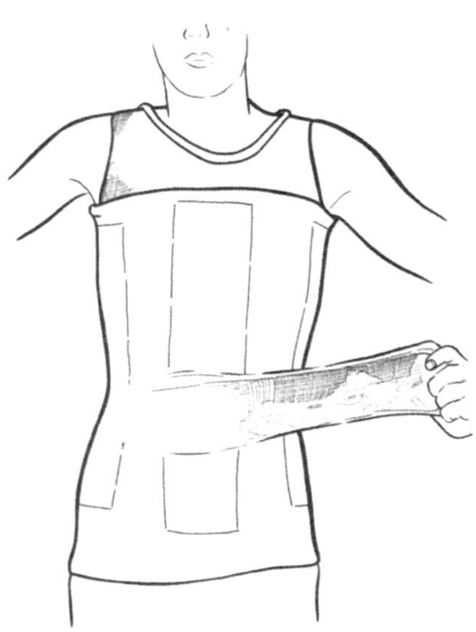

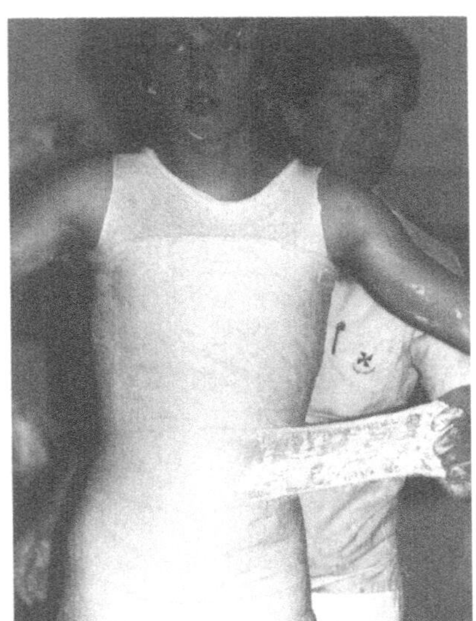

Modellierung, Abstützung am Sternum, Symphyse und der dorsolumbalen Raute, feste Anmodellierung an den Beckenkämmen

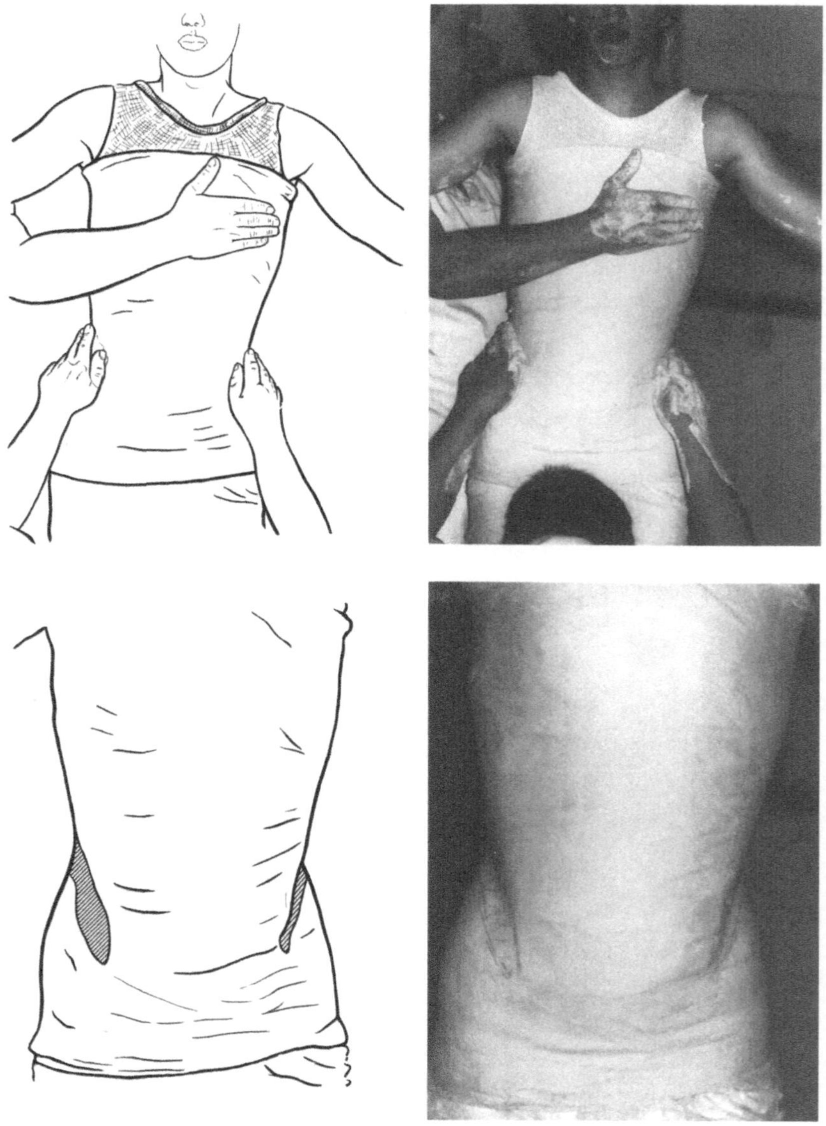

Anzeichnen der Verbandgrenzen

- Ausschneiden mit oszillierender Säge
- Umschlag der Trikotenden mit Wattesaum
- Befestigung des Trikotschlauchs mit 10-cm-Gipsbinde

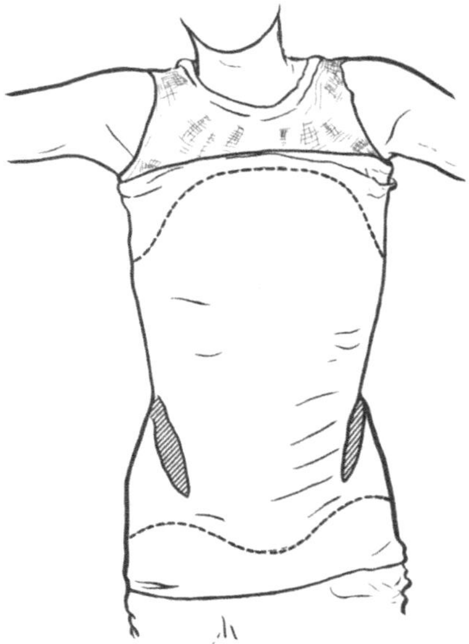

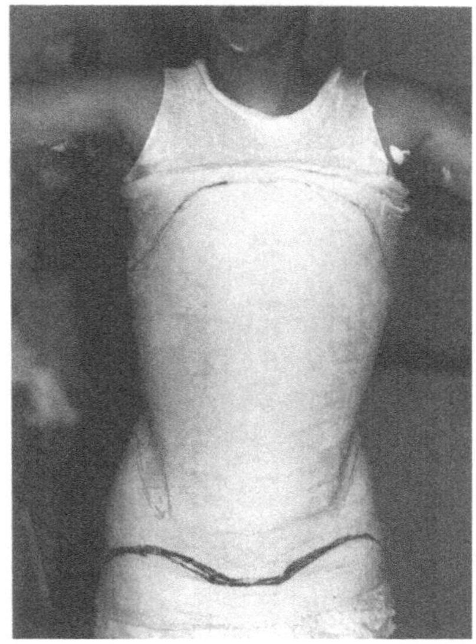

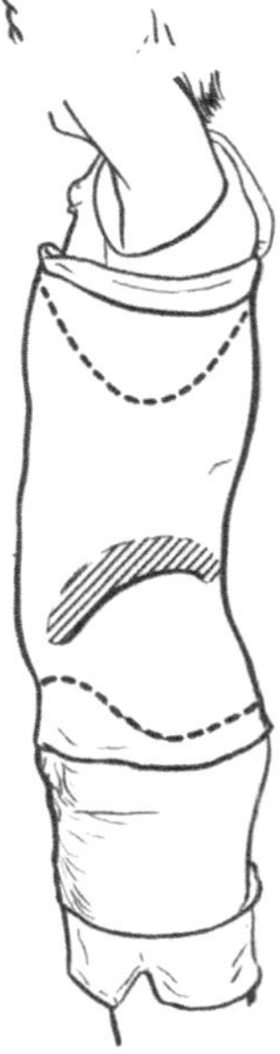

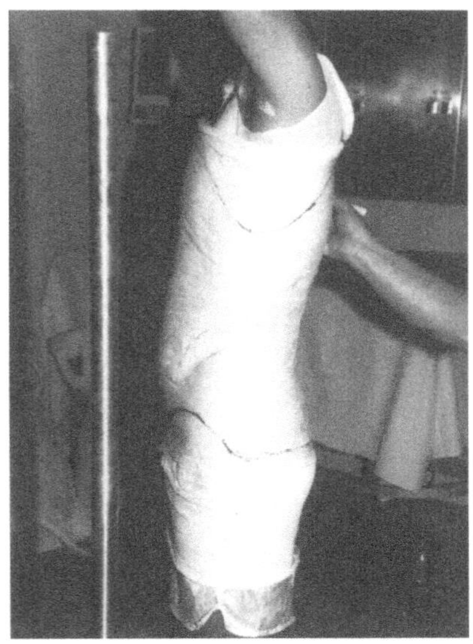

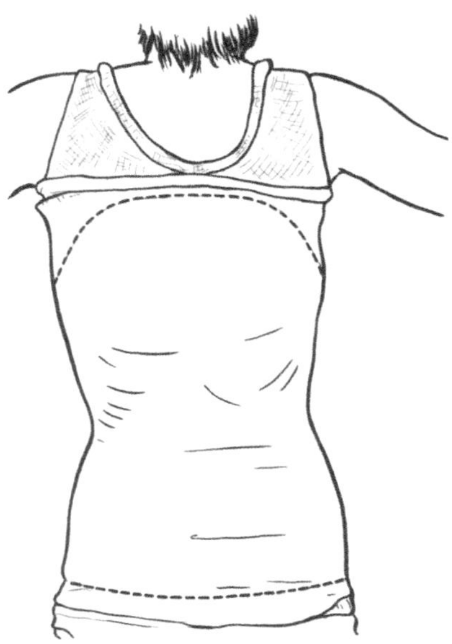

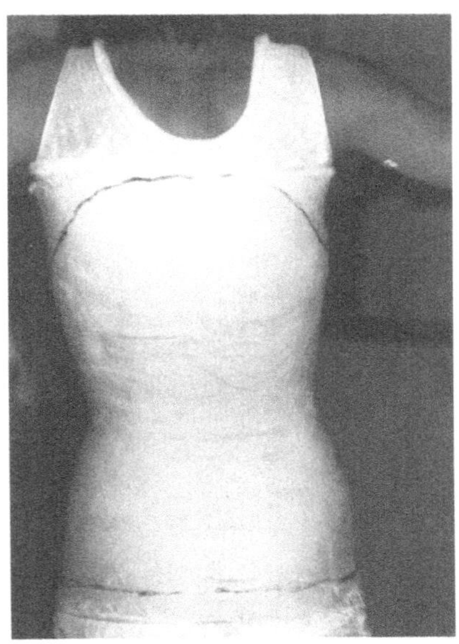

Fertiger Verband

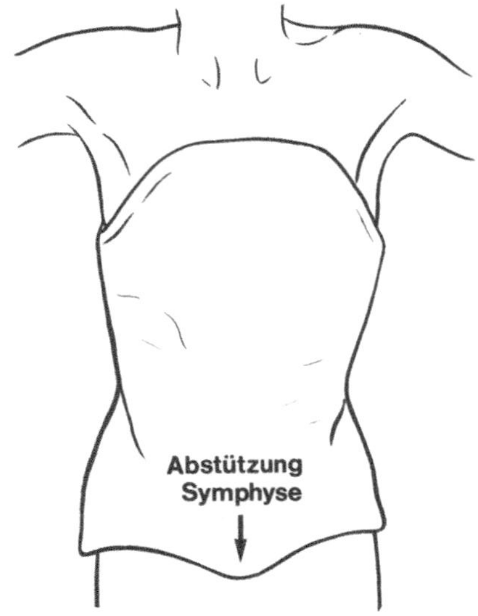

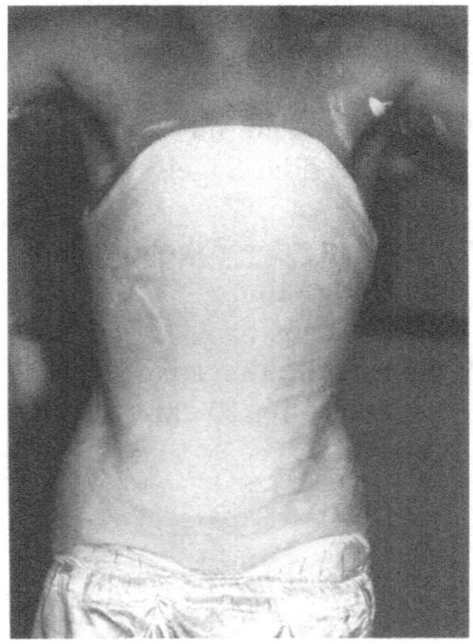

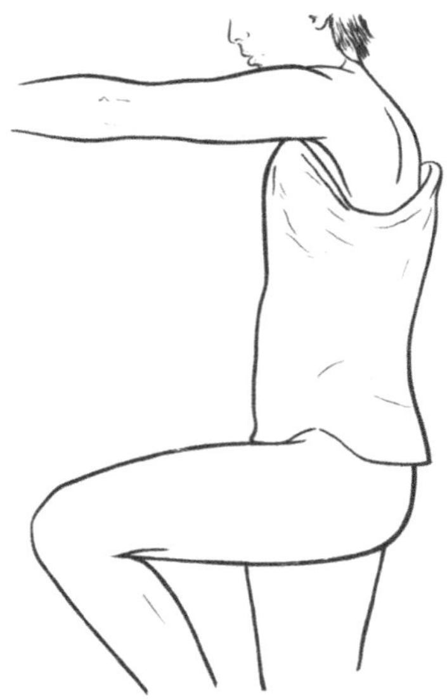

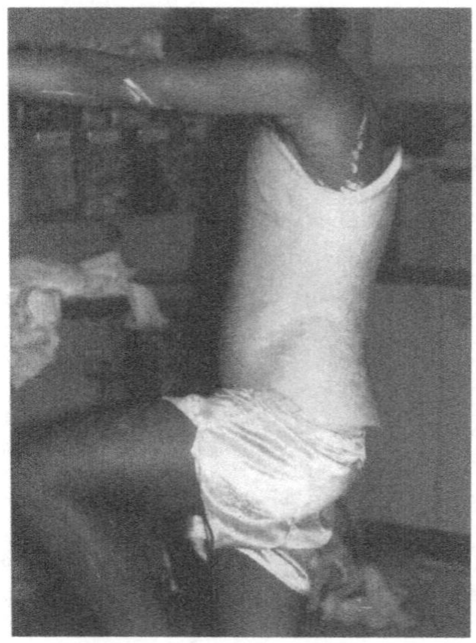

13.4 Korsett: Gips-Kunststoff-Laminat

Material

1 Körpertrikotschlauch, 2fache Rumpflänge
2–3 Rollen Synthetikwatte, 15 cm breit
2 Rollen Kreppapier, 10 cm breit
4 Gipsbinden, 15 cm breit
1 Gipsbinde, 10 cm breit
2 PU-BW-Binden, 15 cm breit
PU-Dispersion

Methode

Das Korsett in Gips-Kunststoff-Laminat-Technik ist aufgrund der PU-Imprägnierung gegen Wasser geschützt, allerdings ist die Wasserfestigkeit im Vergleich zu den reinen Kunststoffverbänden nicht so ausgeprägt. Es ist nicht möglich, mit diesem Korsett über längere Zeit ins Wasser zu gehen.

Auf das Standardpolster wird die erste Gipslage, bestehend aus 2 15 cm-Gipsbinden, aufgewickelt. Man beginnt unterhalb der Symphyse und wickelt in einfach überlappender Spiraltour bis hart an die Achselfalten heran. Sofort anschließend werden 2 15 cm breite PU-BW-Binden in gleicher Weise über den feuchten Gips gewickelt. Es folgen wieder 2 Gipsbinden, 15 cm breit.

Nun wird der Verband modelliert, wobei besonders auf eine gute Abstützung im oberen Drittel des Sternums, über der Symphyse und über der dorsolumbalen Raute geachtet wird.

Für die Modellierung ist ausreichend Zeit.

Nachdem der Verband ausgehärtet ist, werden die Grenzen des Verbandes markiert und entlang der Markierung ausgeschnitten.

Der überstehende Trikotschlauch wird zusammen mit einer 3–4 cm breiten Wattekante über die Kante des Verbandes umgeschlagen und mit einer 10 cm breiten Gipsbinde verklebt.

Die Achselhöhlen und die Leistenbeugen müssen frei sein, damit Schulter- und Hüftgelenke gut bewegt werden können.

Standardpolster, Korsett

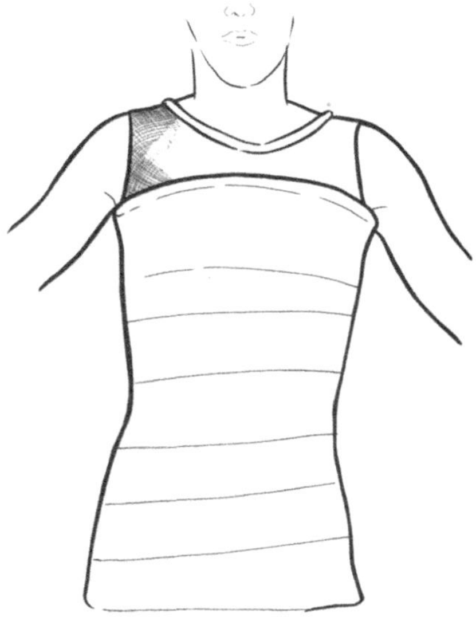

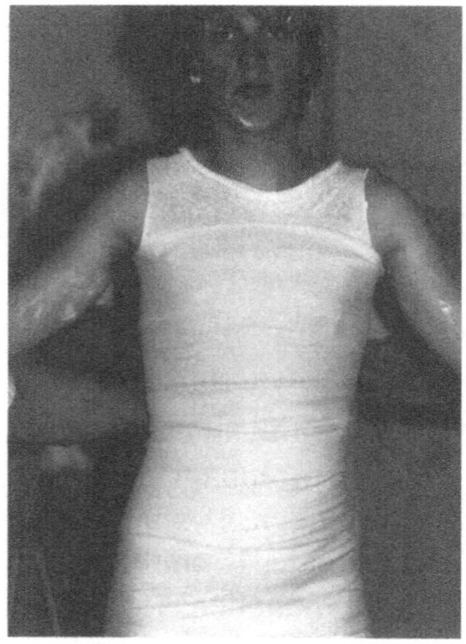

Erste Gipslage aus 2 15-cm-Gipsbinden von unterhalb der Symphyse bis hart an die Achselfalten

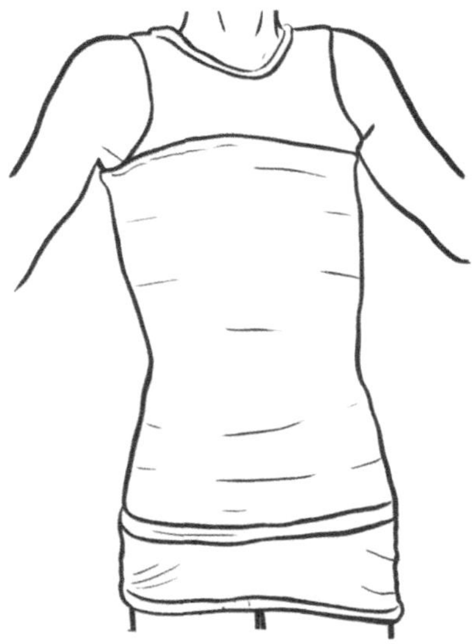

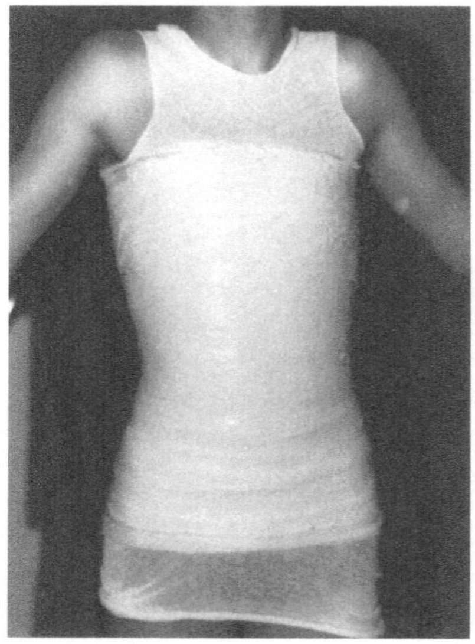

PU-BW-Lage aus 2 15 cm breiten PU-BW-Binden

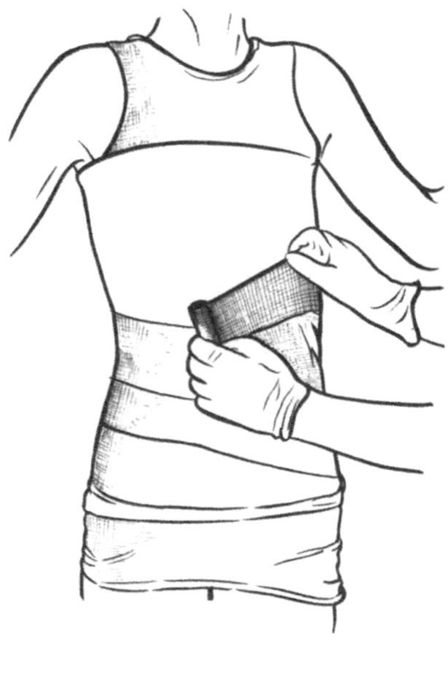

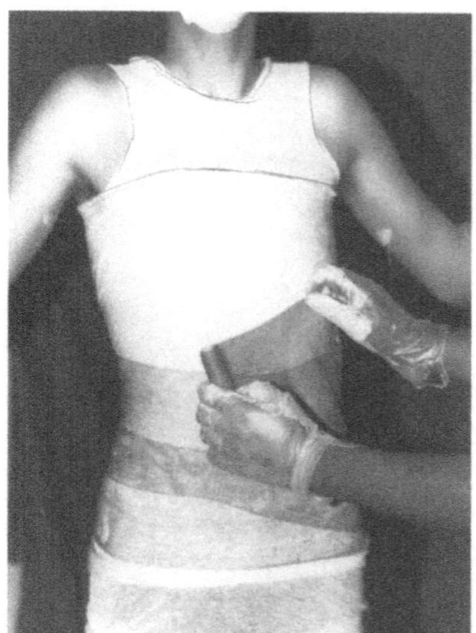

Zweite Gipslage in gleicher Weise gewickelt

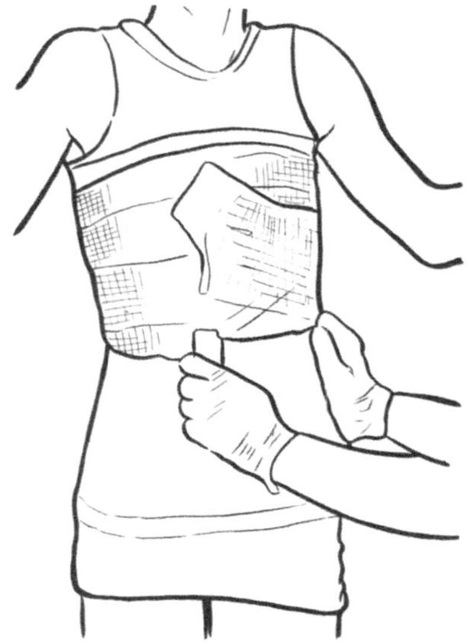

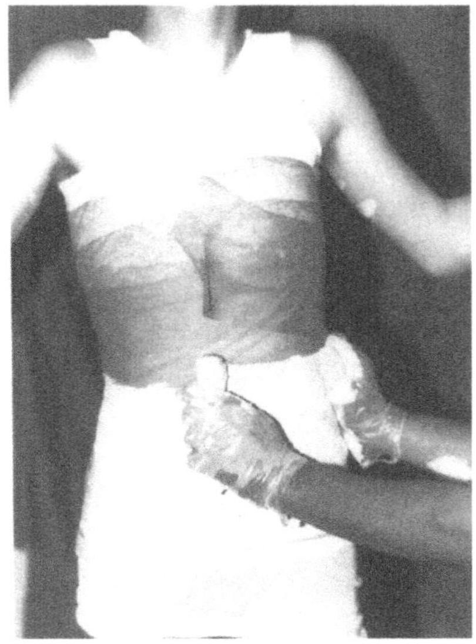

Modellierung, Abstützung Sternum, Symphyse, dorsolumbale Raute *(rechts und unten)*

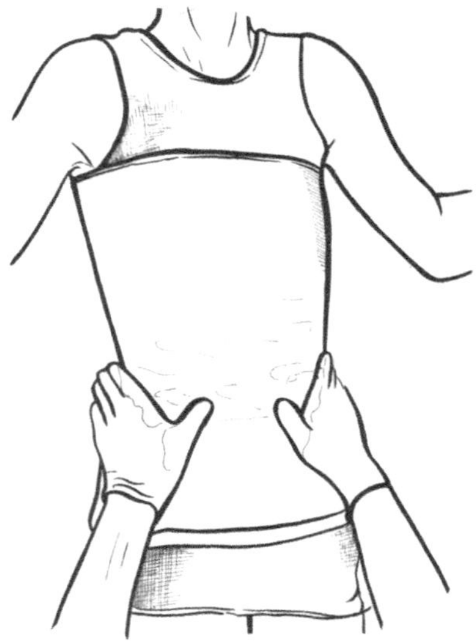

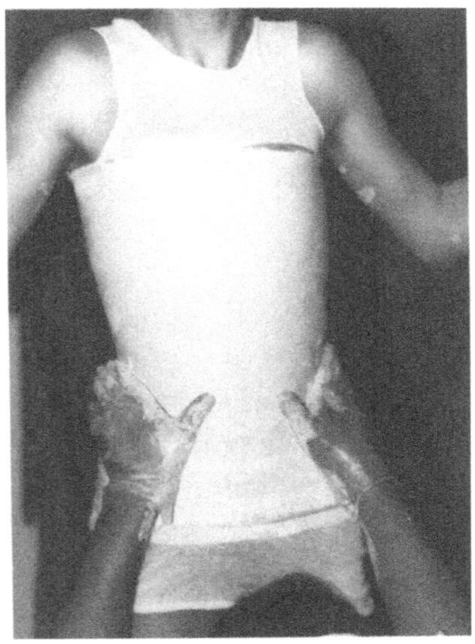

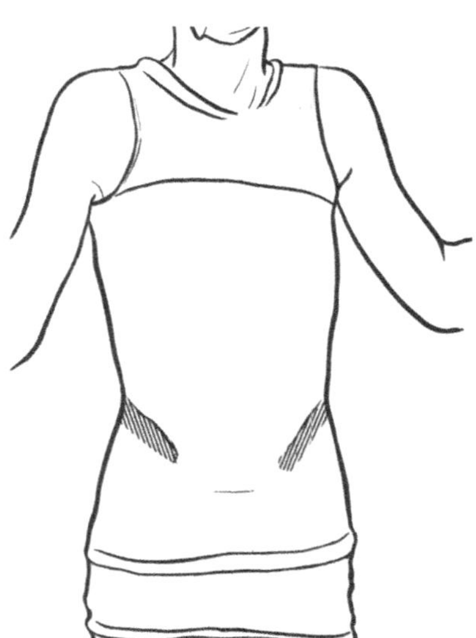

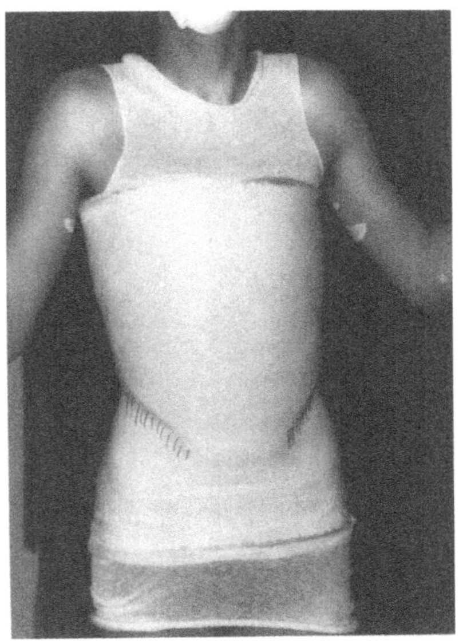

Anzeichnen der Verbandgrenzen

- Ausschneiden des Verbandes an der Markierung mit der oszillierenden Säge
- Umschlag der Polsterkanten und Verkleben mit 10-cm-Gipsbinde

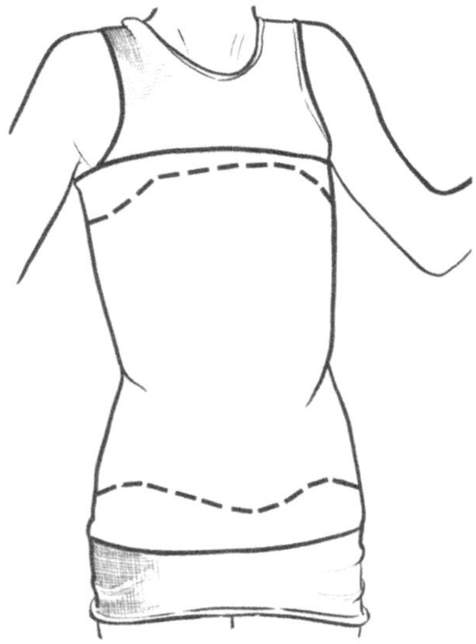

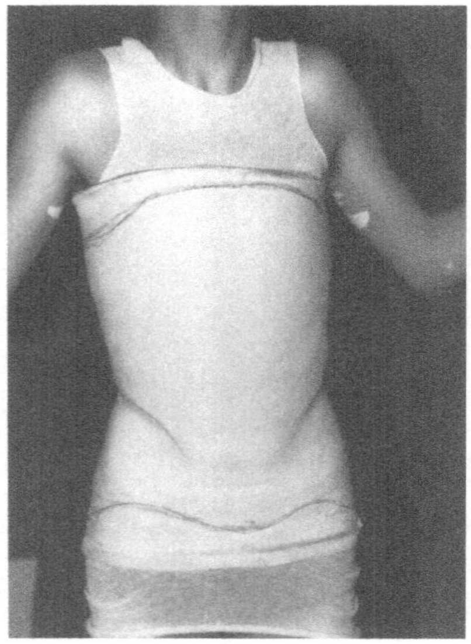

Fertiger Verband
(rechts und unten)

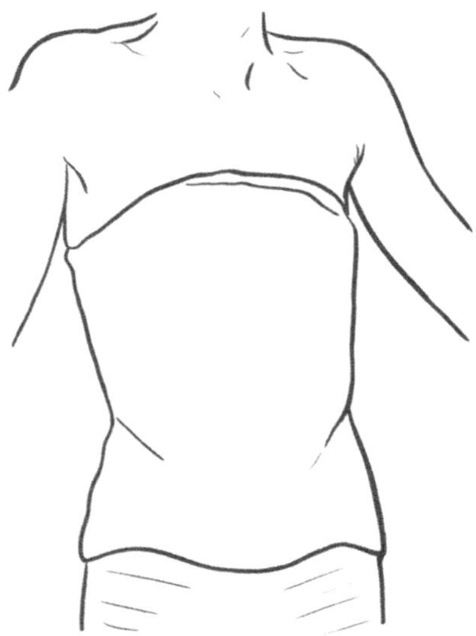

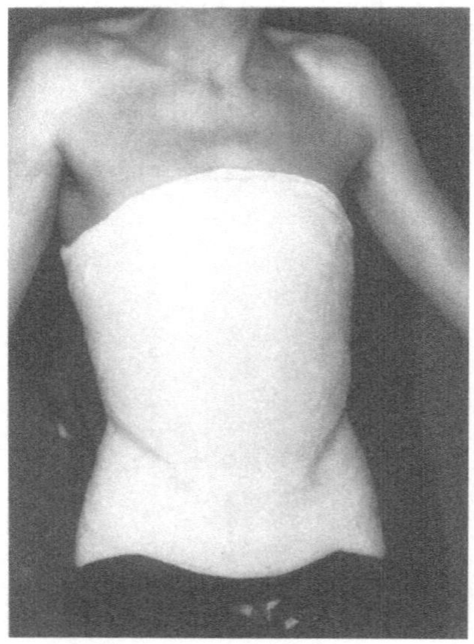

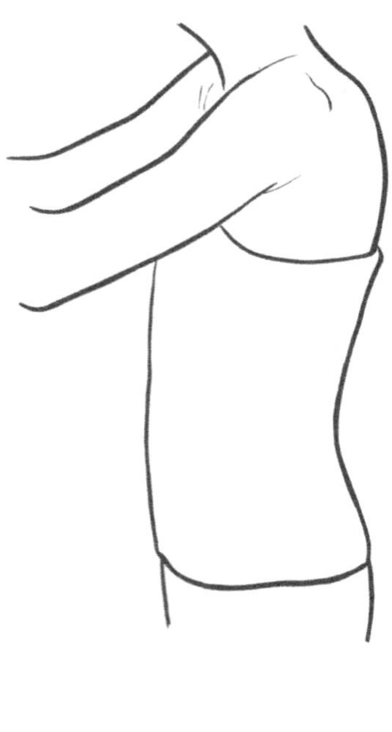

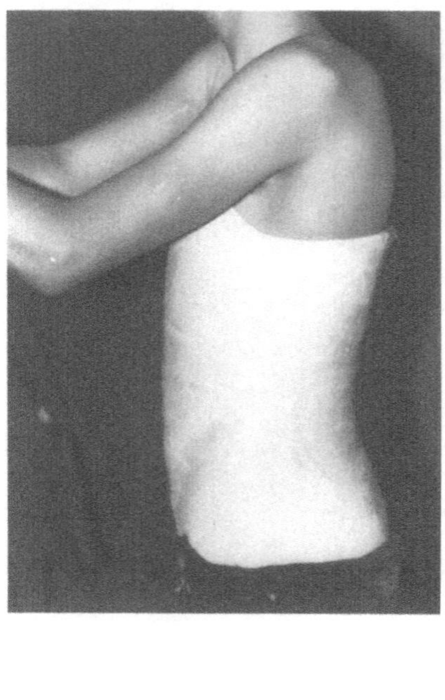

13.5 Korsett: Polyurethan-Baumwolle

Material

1 Körpertrikotschlauch, 2fache Rumpflänge
2–3 Rollen Synthetikwatte, 15 cm breit
1 Rolle PU-Schaumbinde
5 PU-BW-Binden, 15 cm breit
1 PU-BW-Binde, 10 cm breit
4 PU-BW-Longuetten, 15/75 cm
2 Mullbinden, 10 cm breit

Methode

Das Korsett aus PU-BW ist leicht und wasserfest. Es kann mit Klettverschlüssen versehen werden, die es ermöglichen, den Verband zu entfernen und wieder anzulegen (z. B. nach Aufenthalt im Bewegungsbad). Die Klettverschlüsse werden mit kräftigen Nieten befestigt. Sollte der Verband in dieser Weise ausgestattet werden, muß natürlich das Polster an der Trennlinie (seitlich am Verband) befestigt werden. Dazu eignet sich entweder ein gut klebendes, wasserfestes Klebeband oder ein kräftiges, textiles Klebeband.
Die Anlage des Verbandes erfolgt auf dem Standardpolster.
Mit 2 15 cm breiten PU-BW-Binden wird die erste Verbandlage erstellt. Man beginnt knapp unterhalb der Symphyse, wickelt in einfach überlappender Spiraltour nach oben und endet hart an den Achselfalten.
Die 4 Longuetten 15/75 cm werden nacheinander am oberen Rand des Verbandes angelegt und mit einer 15 cm breiten PU-BW-Binde befestigt. Die Longuetten werden von oben nach unten insgesamt fixiert, wobei die unten überstehenden Anteile der Longuetten nochmals nach oben umgeschlagen werden, um den Verband zu verstärken. Es verbleiben noch 2 15 cm breite PU-BW-Binden, mit denen der Verband nochmals überwickelt wird.
Mit 2 nassen Mullbinden wird unter gleichmäßigem, konzentrischem Zug der Verband modelliert. Die Abstützpunkte am Brustbein, Symphyse, Rücken und Beckenkamm benötigen noch zusätzlichen, kräftigen Andruck.
Nach völliger Polymerisation des Verbandes werden die Grenzen angezeichnet, und der Verband wird entsprechend dieser Markierung ausgeschnitten.
Die Kanten werden in üblicher Weise mit dem überstehenden Wattesaum und dem Trikotschlauch abgepolstert. Der Trikotschlauch wird mit einer 10 cm breiten PU-BW-Binde befestigt. Alternativ kann auch ein gut klebendes Klebeband benutzt werden, das bei Verwendung des Verbandes als abnehmbarer Verband sicher Vorteile hat, denn ein solches Klebeband hält entschieden länger.

Standardpolster, Korsett

- Erste Verbandlage von unterhalb der Symphyse bis hart an die Achselfalten mit 2 15 cm breiten PU-BW-Binden

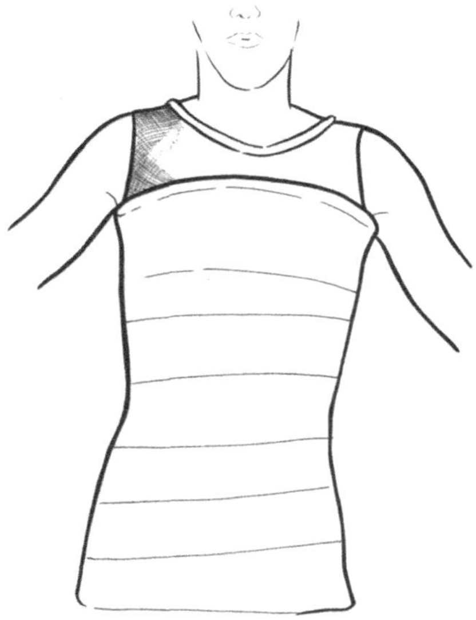

Nacheinander werden die 4 Longuetten 15/75 cm zunächst am oberen Rand des Verbandes eingewikkelt und dann gemeinsam nach unten hin fixiert

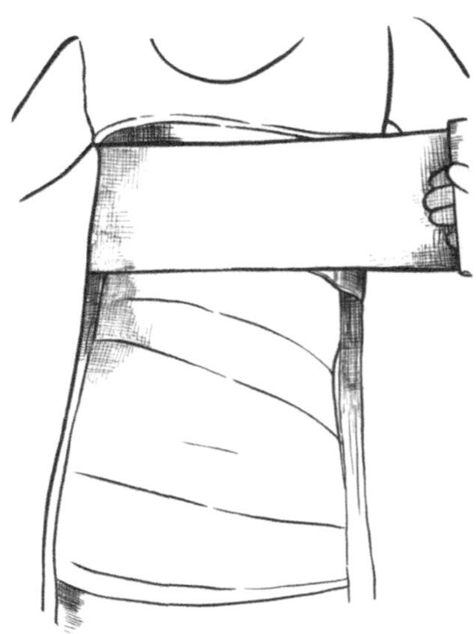

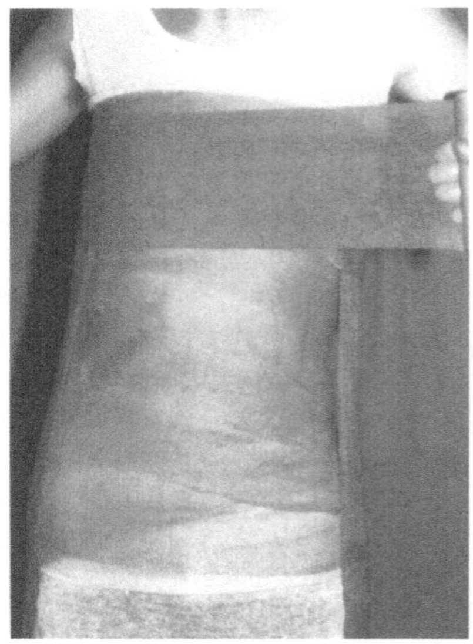

Die überstehenden Anteile der Longuetten werden nacheinander nach oben umgeschlagen und befestigt

- Mit 2 PU-BW-Binden wird der gesamte Verband nochmals überwickelt

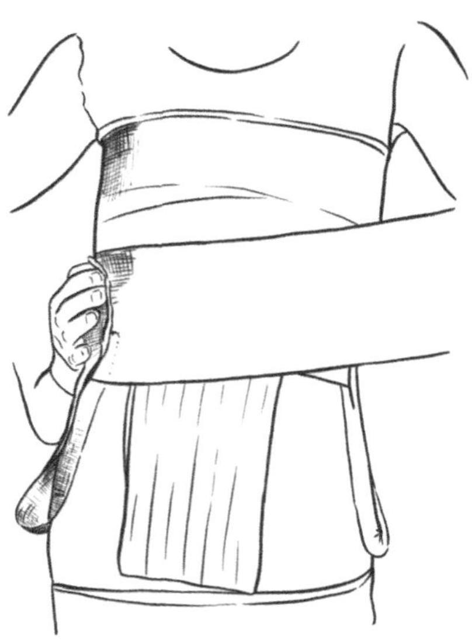

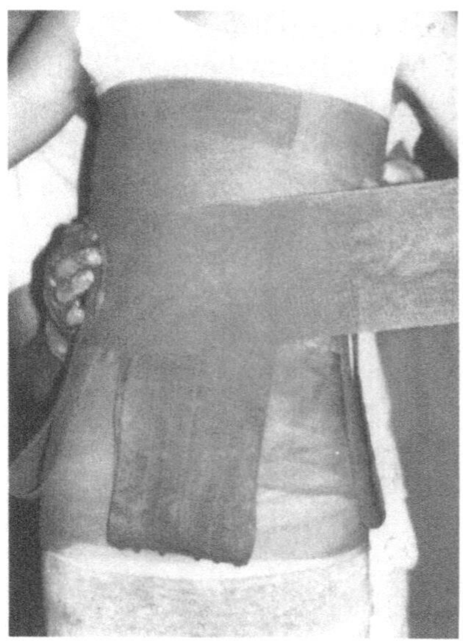

Zur Modellierung werden 2 nasse Mullbinden (10 cm) unter leichtem, gleichmäßigem Zug gewickelt

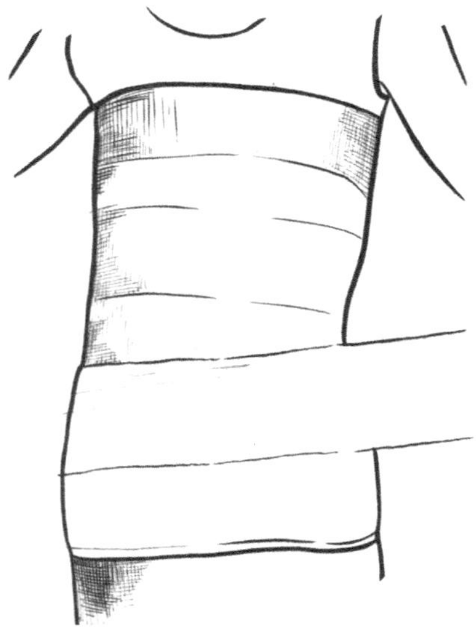

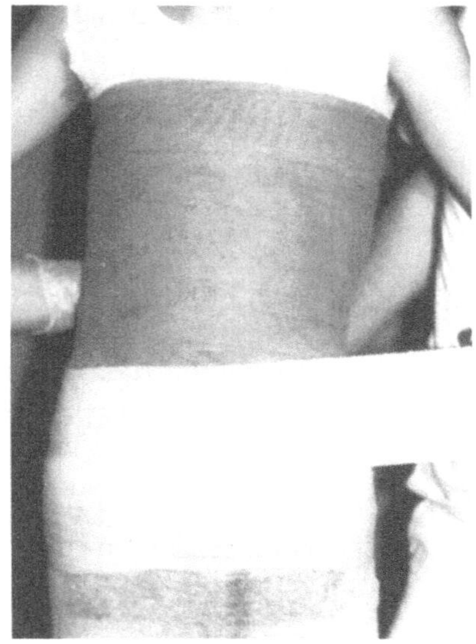

- Der Verband wird zusätzlich an den Abstützpunkten und über den Beckenkämmen angedrückt
- Anzeichnen der Grenzen des Verbandes und Ausschneiden mit der oszillierenden Säge
- Umschlagen und Befestigen der Polsterkanten mit 10 cm breiter PU-BW-Binde oder Klebeband

Fertiger Verband *(rechts)*

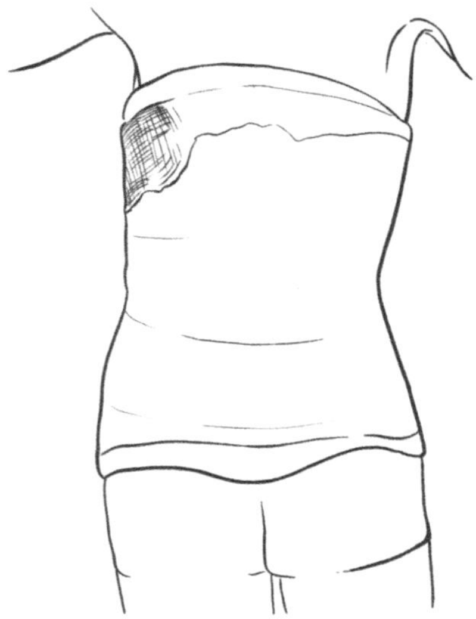

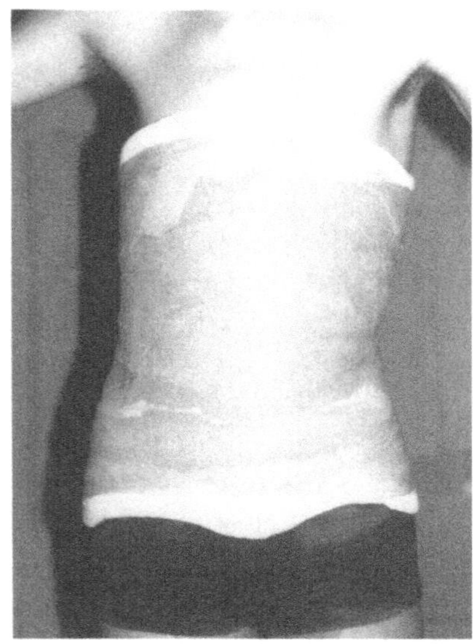

13.6 Korsett: Fiberglas

Material

1 Körpertrikotschlauch, 2fache Rumpflänge
2–3 Rollen Synthetikwatte, 15 cm breit
1 Rolle PU-Schaumbinde
4 Fiberglasbinden, 12 cm breit
1 Fiberglasbinde, 10 cm breit

Methode

Die Polsterung erfolgt mit dem Standardpolster. Auf dieses Polster werden dann insgesamt 4 12-cm-Fiberglasbinden aufgewickelt.
Man beginnt damit knapp unterhalb der Symphyse und wickelt bis dicht unter die Achselfalten. Dabei ist es günstig, jede Binde jeweils von unten nach oben zügig durchzuwickeln und immer wieder neu unten zu beginnen. So ist am ehesten eine gleichmäßige Verteilung des Materials zu erreichen.
Die Anlage des Verbandes endet wieder mit der Modellierung, die sich beim Fiberglasverband tatsächlich auf die typischen Abstützpunkte beschränken kann. Nach entsprechender Markierung der Verbandgrenzen wird der Verband ausgeschnitten. Die noch recht scharfen Kanten des Verbandes müssen mit einer breiten Wattekante abgepolstert werden.
Die umgeschlagenen Enden des Trikotschlauchs werden entweder mit einer 10-cm-Fiberglasbinde oder mit breitem Klebeband befestigt.
Auch der Fiberglasverband kann zu einem abnehmbaren Verband ausgerüstet werden.

Standardpolster, Korsett

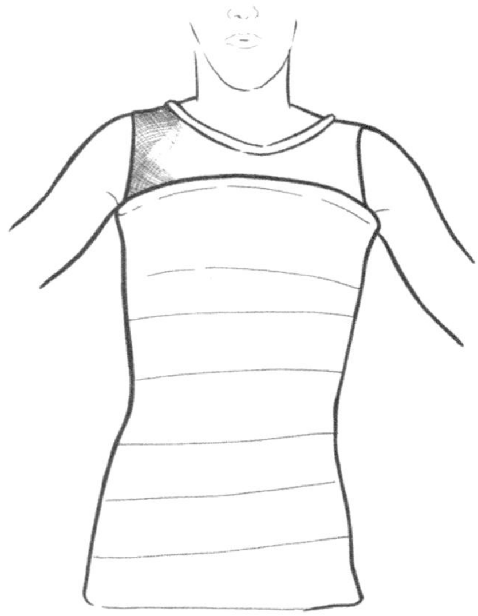

Knapp unterhalb der Symphyse beginnend werden insgesamt nacheinander 4 12-cm-Fiberglasbinden bis hart an die Achselfalten herangewickelt

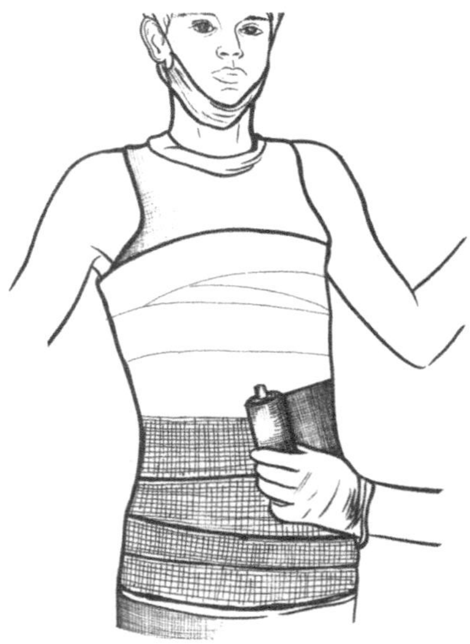

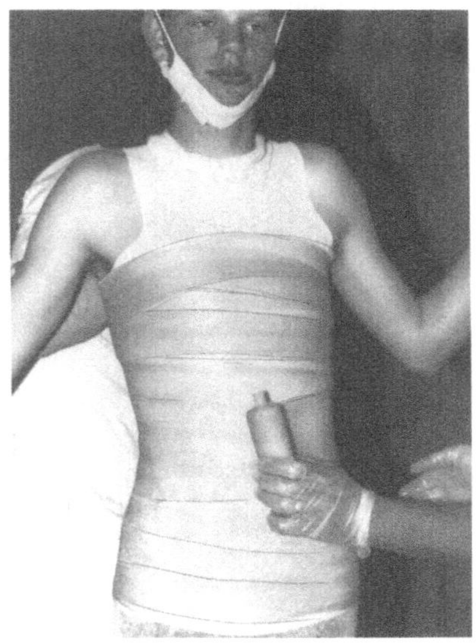

Modellierung mit Abstützung am Sternum, auf der Symphyse, den Beckenkammen und im Rücken

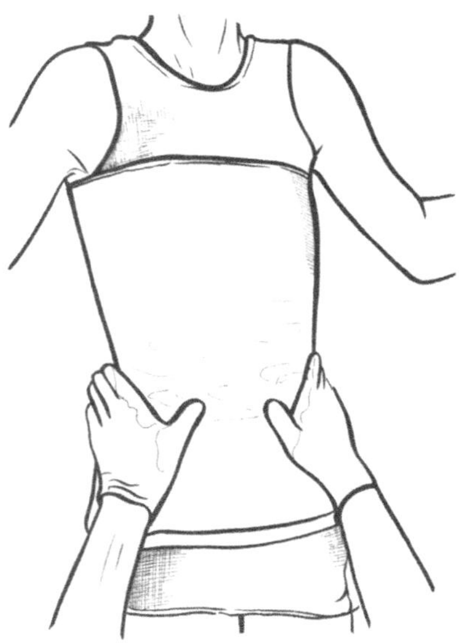

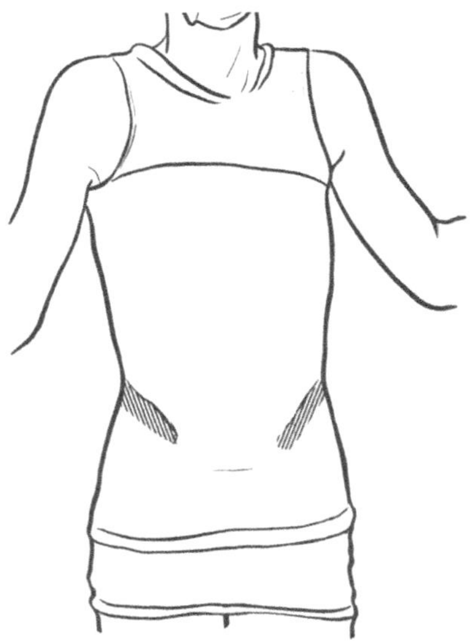

Markierung der Verbandgrenzen und Ausschneiden mit der oszillierenden Säge

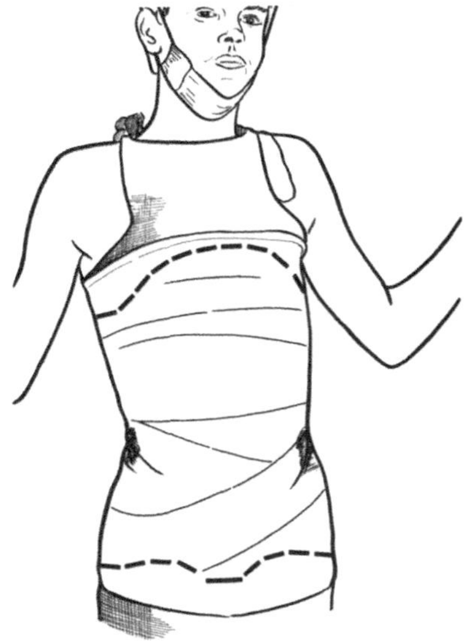

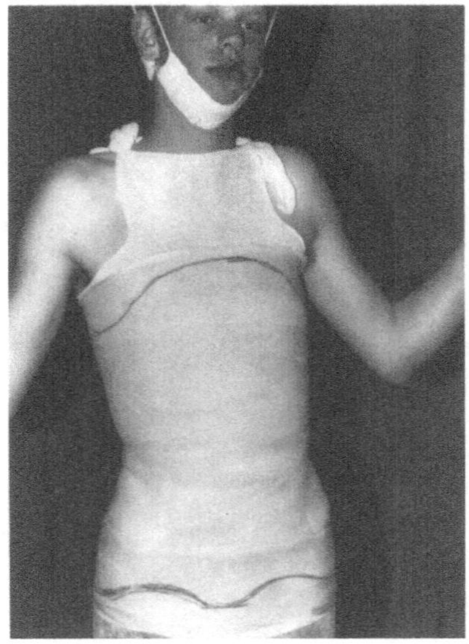

Umschlagen und Befestigen der Polsterkante mit 10-cm-Fiberglasbinde, alternativ Klebeband *(rechts und unten)*

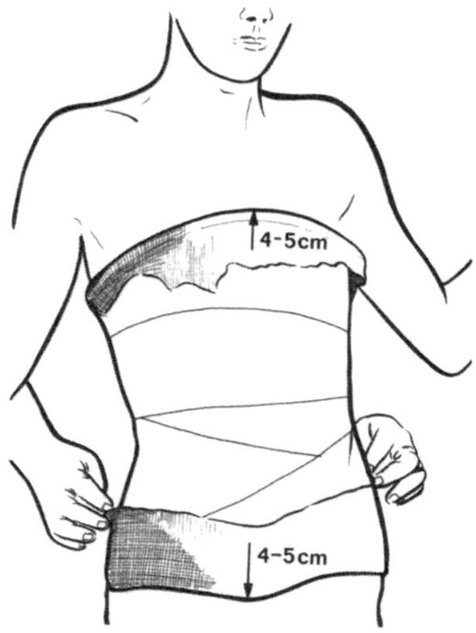

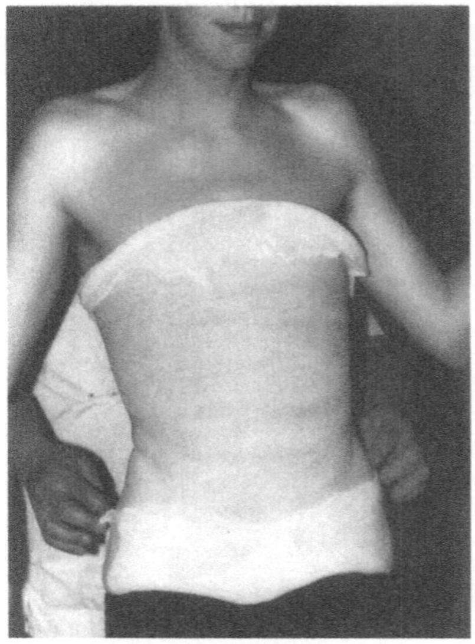

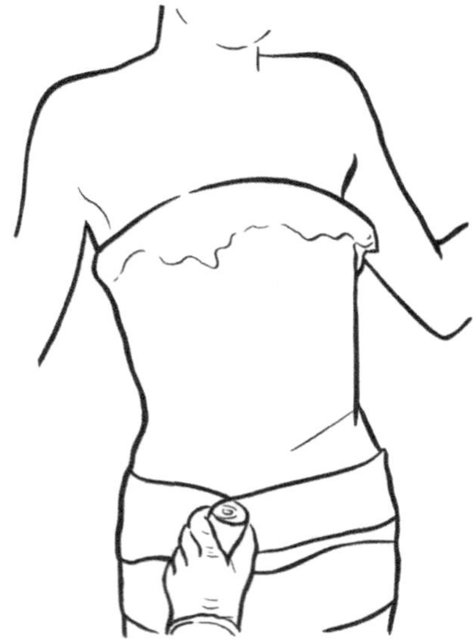

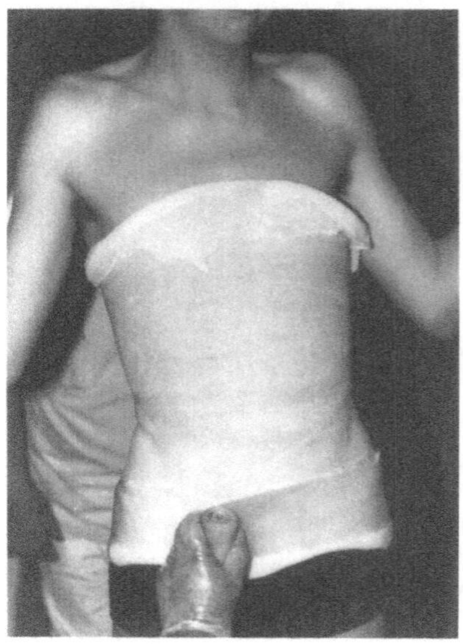

Fertiger Verband
(rechts und unten)

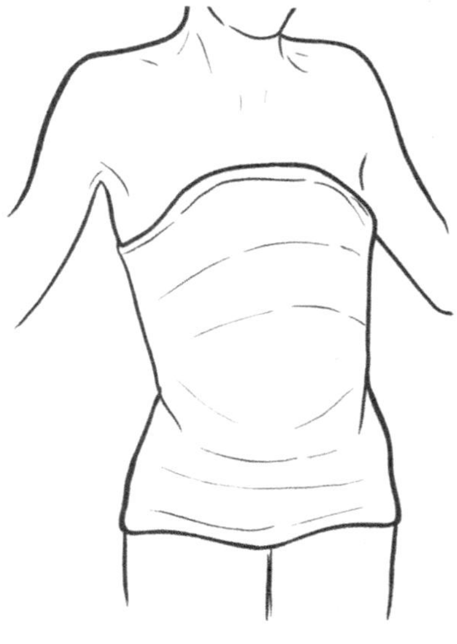

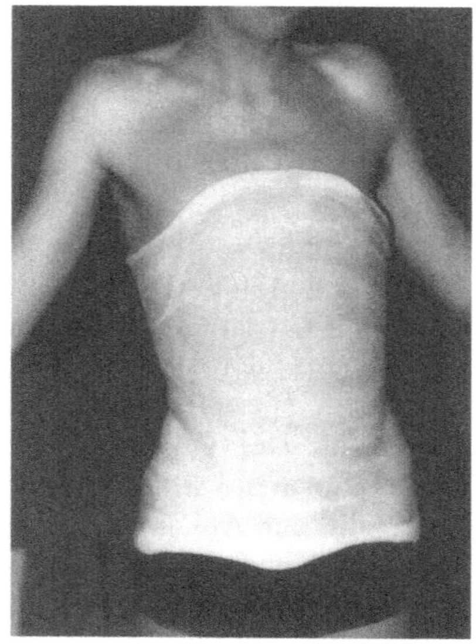

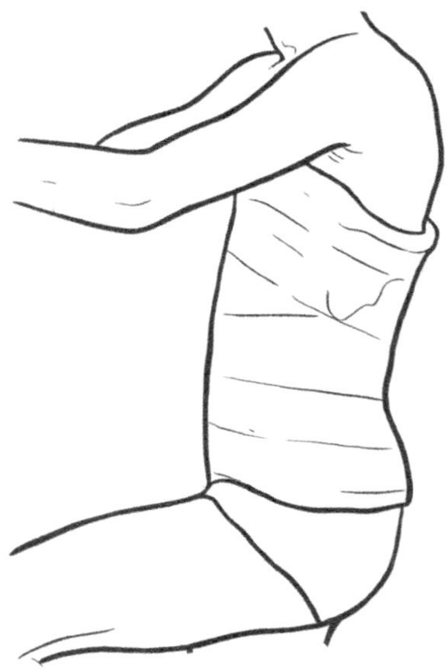

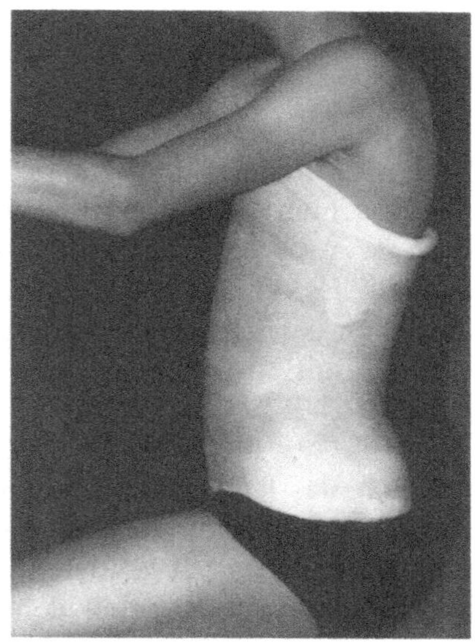

Anlage des Korsetts im Liegen auf einem speziellen Rahmen

Bisher wurde ausschließlich die Anlage des Korsetts im Stehen mit und ohne Verwendung einer Längsextension der Wirbelsäule gezeigt.
In einer Reihe von Fällen ist es nicht möglich, den Patienten außerhalb des Bettes im Stehen mit einem Gipskorsett zu versorgen.
In solchen Fällen ist es ratsam, den Patienten auf einem speziellen Redressionsrahmen zu behandeln. Der Patient wird auf einem solchen Rahmen auf straff gespannten Gurten gelagert, die zur Anlage des Korsetts so eingestellt werden, daß eine Auflage unter den Schulterblättern sowie eine Auflage im Bereich des Gesäßes am Übergang zu den Oberschenkeln möglich ist. Weiterhin wird ein Gurt längs so gespannt, daß er zentral unter der Wirbelsäule zu liegen kommt. Mittels einer Glisson-Schlinge sowie 2 Fußschlingen ist eine dosierte Extension möglich und zur stabilen Lagerung des Patienten auf diesem Rahmen auch erforderlich. Außerdem sind an den oberen Längsstreben des Rahmens Handgriffe angebracht, an denen der Patient sich zusätzlich festhalten kann, damit eine ausreichende Seitenstabilität gewährleistet ist.
Mit Hilfe des hier dargestellten Rahmen ist es möglich, das Korsett im Liegen vollständig anzulegen und auszumodellieren. Nach Aushärtung des jeweils verwendeten Materials wird der Patient vom Rahmen gehoben, und das Korsett wird zunächst in Rückenlage bauchseitig und dann in Bauchlage rückenseitig versäubert. Der längs angebrachte Gurt, auf dem der Patient gelegen hat, wird mit in den Verband einbezogen und später entfernt.

Die Anlage des Verbandes unterscheidet sich nur in wenigen Punkten von der Anlage des Korsetts im Stehen. Die Polsterung ist identisch zum bereits dargestellten Korsett.

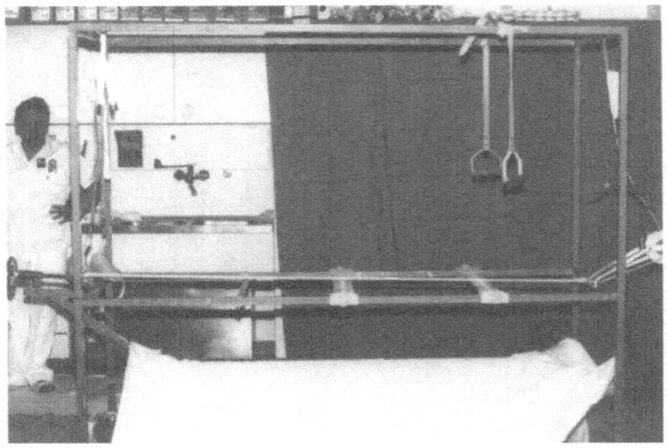

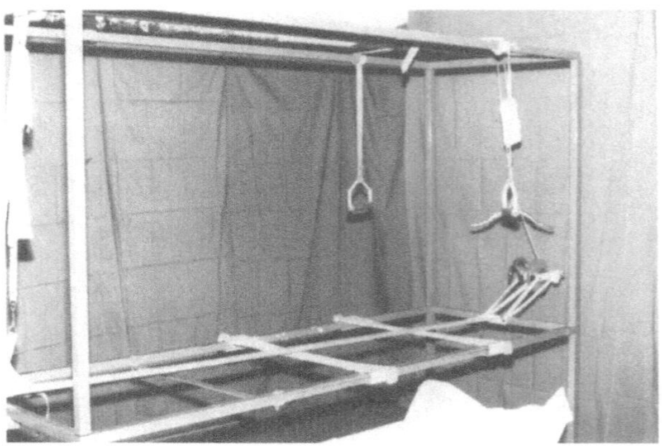

13.7 Korsett auf Rahmen: Gips

Material

1 Körpertrikotschlauch, 2fache Rumpflänge
2-3 Rollen Synthetikwatte, 15 cm breit
2 Rollen Kreppapier, 10 cm breit
4-5 Gipsbinden, 20 cm breit
1 Gipsbinde, 10 cm breit
4 Gipslonguetten, 15 cm/einfache Rumpflänge, 2lagig
1 Gipslonguette, 15 cm/2fache Rumpflänge, 4lagig

Methode

Die Anlage des Gipskorsetts bei Lagerung auf dem Redressionsrahmen unterscheidet sich von der Anlage des Gipskorsetts im Stehen nur unwesentlich.
Der Körpertrikotschlauch wird dem Patienten noch im Bett übergezogen. So vorbereitet wird der Patient dann endgültig auf dem Redressionsrahmen gelagert. Dabei ist zu beachten, daß die Gurte straff gespannt sind. Je 2 quere Gurte stützen den Patienten einmal unter den Schulterblättern und zum anderen unter dem Gesäß ab. Ein längsgerichteter Gurt, der ebenfalls straff gespannt sein muß, stützt den Patienten im Verlauf der gesamten Wirbelsäule ab. Der Kopf wird in einer Glisson-Schlinge eingehängt. Die Füße werden beidseits ebenfalls in Schlingenkonstruktionen eingehängt. Der Patient wird unter einen milden längsgerichteten Extensionszug gebracht.
Um die seitliche Stabilität zu gewährleisten, sind am Rahmen 2 Handgriffe angebracht, an denen sich der Patient festhalten kann.
Die Wattepolsterung mit 15 cm breiter Synthetikwatte erfolgt von unten nach oben in typischer Weise. Das Polster wird mit Kreppapier geglättet. Die erste Gipslage wird mit zwei 20 cm breiten Gipsbinden aufgebracht.
Es folgt die Anlage der 2lagigen 15 cm rumpflangen „Verstärkungslonguetten", die ventral, lateral und dorsal angelegt werden.
Darauf wird eine zweite Gipsschicht aus 2-3 20 cm breiten Gipsbinden gewickelt. Es ist darauf zu achten, daß die Gipslagen gleichmäßig verteilt werden, so daß das Korsett an allen Stellen gleichmäßig stark ist.
Zur Aufrichtung der lumbalen Lordose wird nun eine doppelt rumpflange, 4lagige 15 cm breite Gipslonguette auf die Lendenwirbelsäule aufgelegt und beidseits um den Rumpf herumgezogen. An dieser Longuette kann nun ein deckenwärts gerichteter dosierter Zug ausgeübt werden, bis die Lendenlordose in gewünschter Form aufgerichtet worden ist.
Nun wird abgewartet, bis der Verband endgültig ausgehärtet ist.
Gleichzeitig zur Ausformung der lumbalen Lordose ist der zweite Helfer damit beschäftigt, den Verband ventral gut auszumodellieren, insbesondere im Bereich der übrigen Abstützungspunkte, also an der Symphyse, den Beckenkämmen sowie über dem Brustbein.
Im Anschluß werden die endgültigen Verbandgrenzen ventral angezeichnet, der Patient verbleibt noch auf dem Rahmen.
Der Verband wird nun ventral mit der oszillierenden Säge ausgeschnitten, und der Trikotschlauch wird oben und unten um die Verbandkanten zusammen mit einem breiten Wattesaum umgeschlagen und versäubert. Der Trikotschlauch wird mit 10 cm breiten Gipsbindenresten oder Longuettenresten am Verband befestigt. Danach wird der Patient aus dem Rahmen herausgehoben. Der längsgerichtete Auflagegurt wird im Verband belassen. Der Patient wird auf einem Gipstisch bäuchlings gelagert. Die Verbandgrenzen werden dorsal angezeichnet, und der Verband wird auch hier mit der oszillierenden Säge ausgeschnitten. Daraufhin werden die Trikotenden zusammen mit einem breiten Wattesaum wieder um die Verbandkanten umgeschlagen und mit 10 cm breiten Resten verklebt.
Damit ist der Verband fertiggestellt und der Patient kann in das Bett gehoben werden.

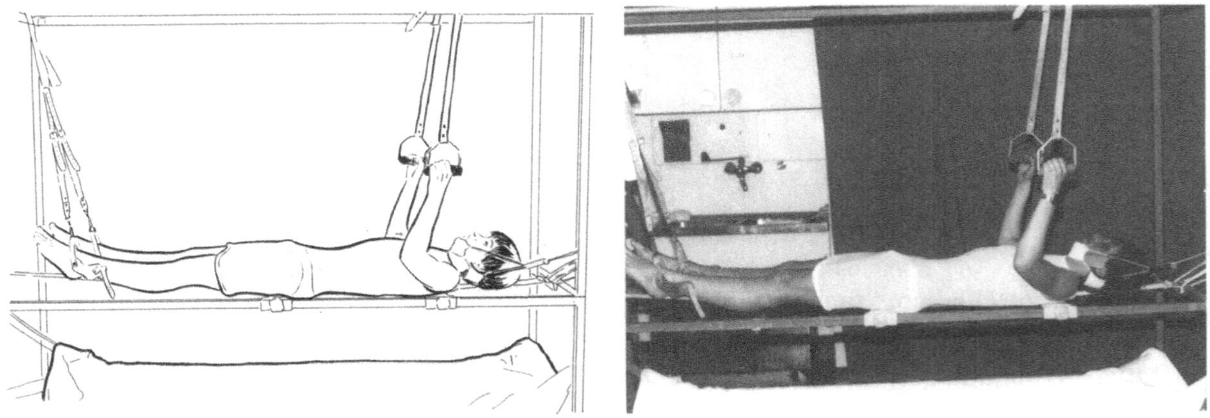

Überzug des Körpertrikotschlauchs noch im Bett. Lagerung des Patienten auf dem Redressionsrahmen

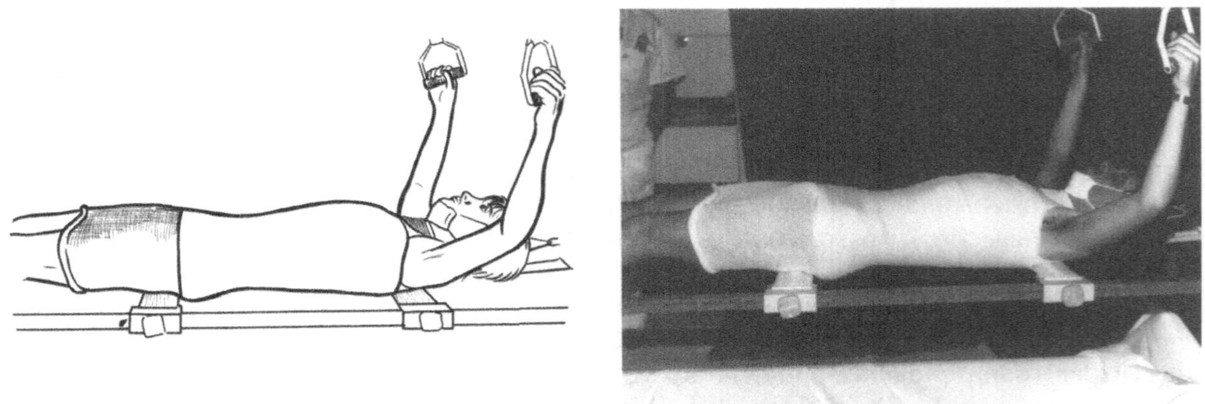

Polsterung mit 3 Rollen Synthetikwatte, 15 cm breite Glättung des Polsters mit Kreppapier

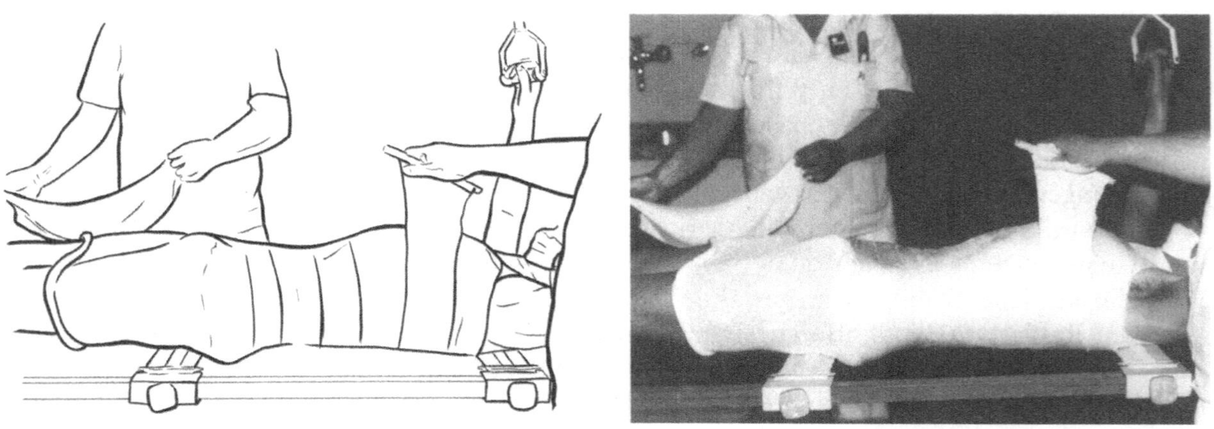

Anlage der ersten Gipsschicht mit 2-20 cm breiten Gipsbinden an der Symphyse beginnend bis zum Brustbein gewickelt

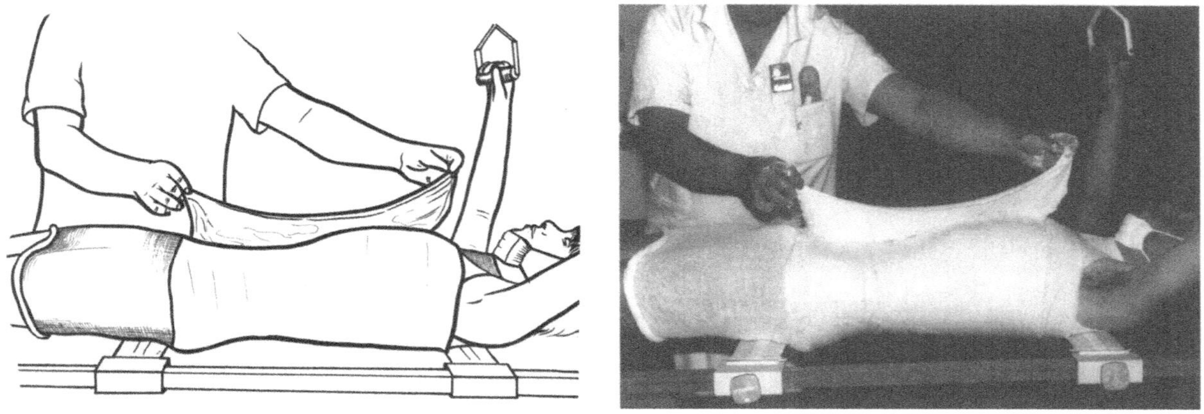

Auflage der rumpflangen 2lagigen Longuette ventral

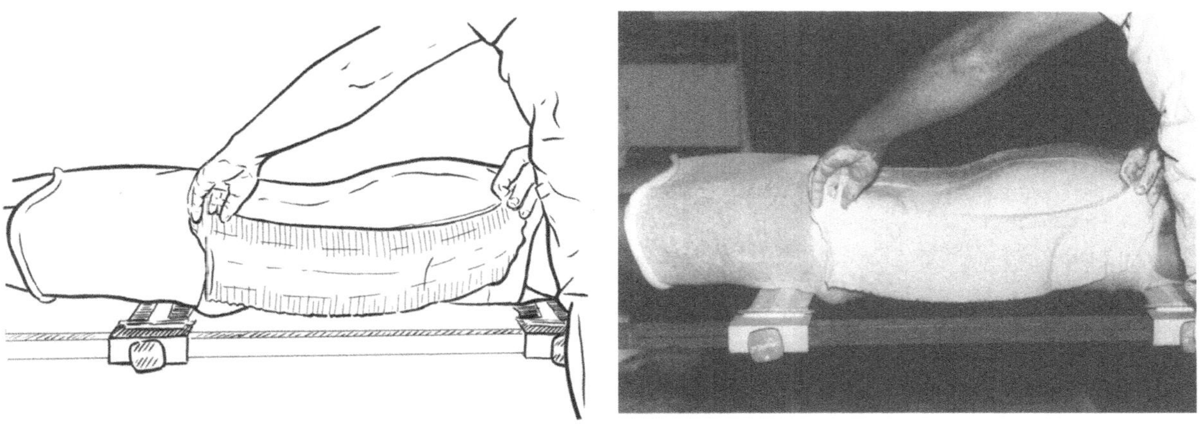

Auflage der Verstärkungslonguetten lateral und dorsal

- Die Verstärkungslonguetten werden mit der zweiten gewickelten Gipsschicht aus 2-3 20 cm breiten Gipsbinden von der Symphyse aufwärts bedeckt

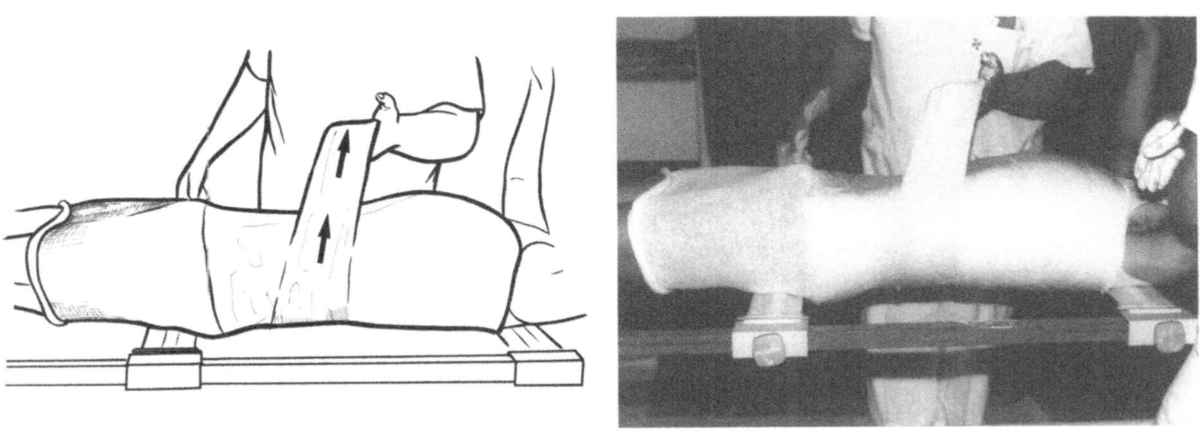

Zur Ausmodellierung der lumbalen Lordose wird eine Longuette zirkulär angelegt und mit einem kräftigen Zug nach oben so lange gehalten, bis die lumbale Lordose fixiert ist

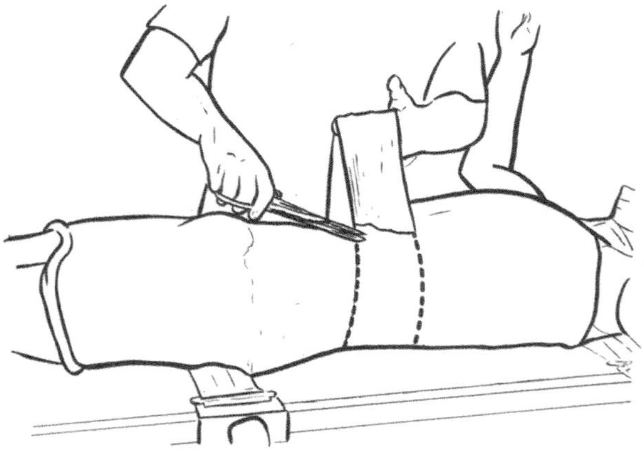
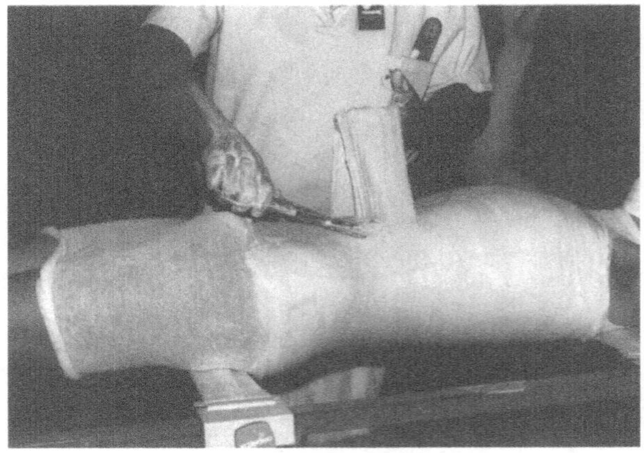

Die überstehenden Anteile der sog. Modellierlonguette werden abgeschnitten

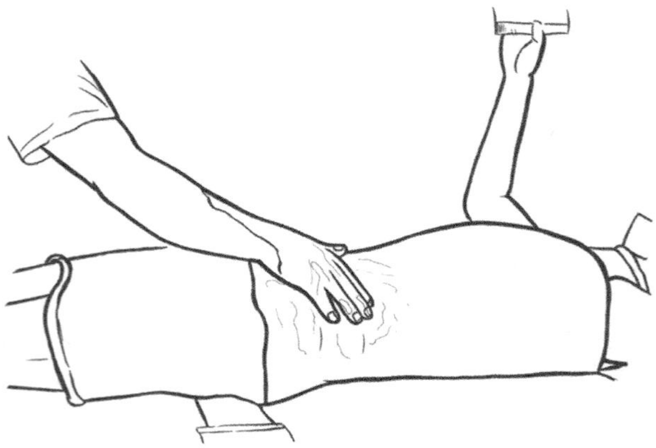
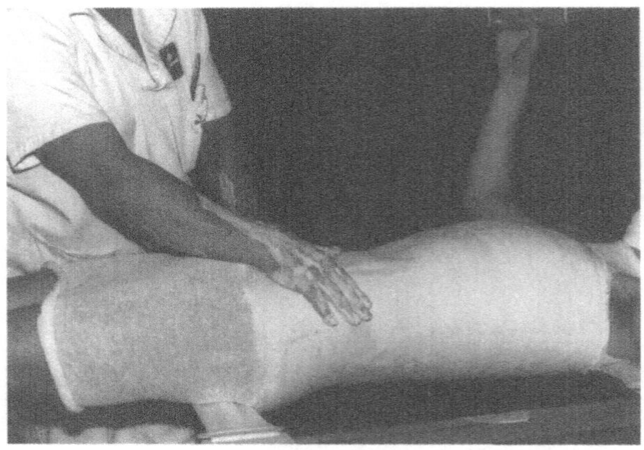

Das Gipskorsett wird endgültig ausmodelliert

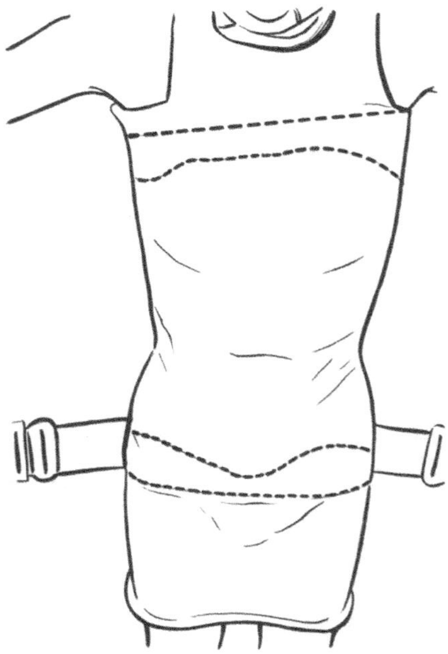
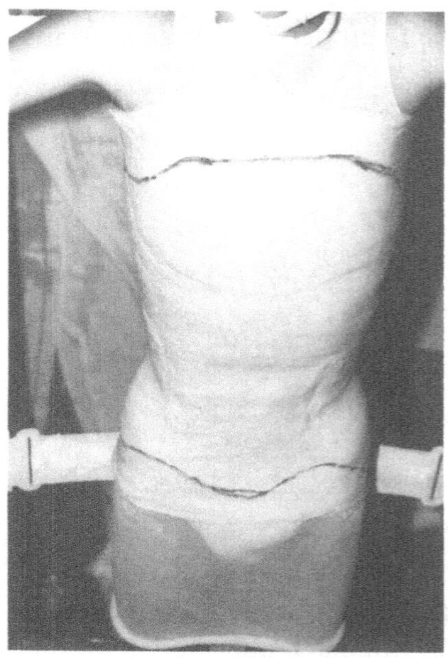

Die endgültigen Verbandgrenzen werden ventral eingezeichnet

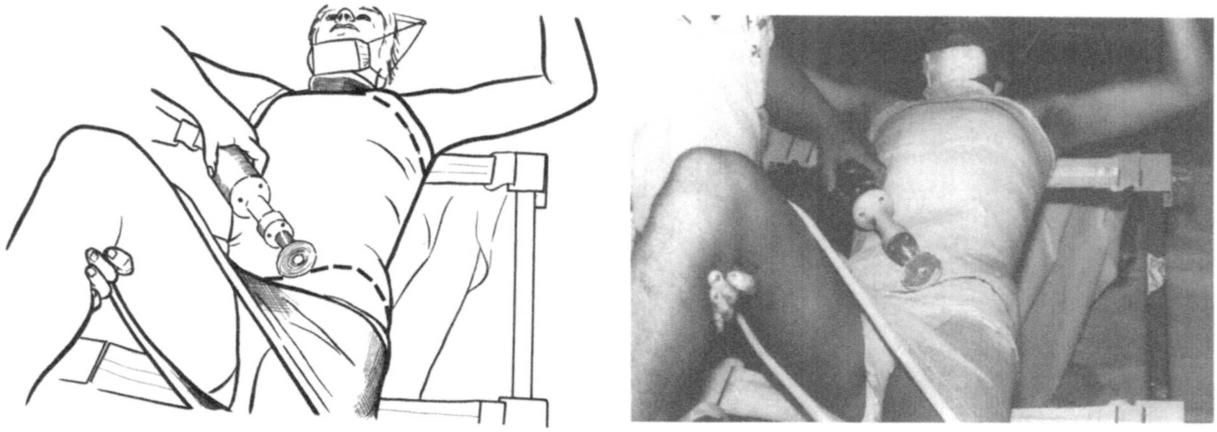

Der Patient liegt noch auf dem Rahmen. Der Verband wird mit der oszillierenden Säge an der angezeichneten Grenze ausgeschnitten

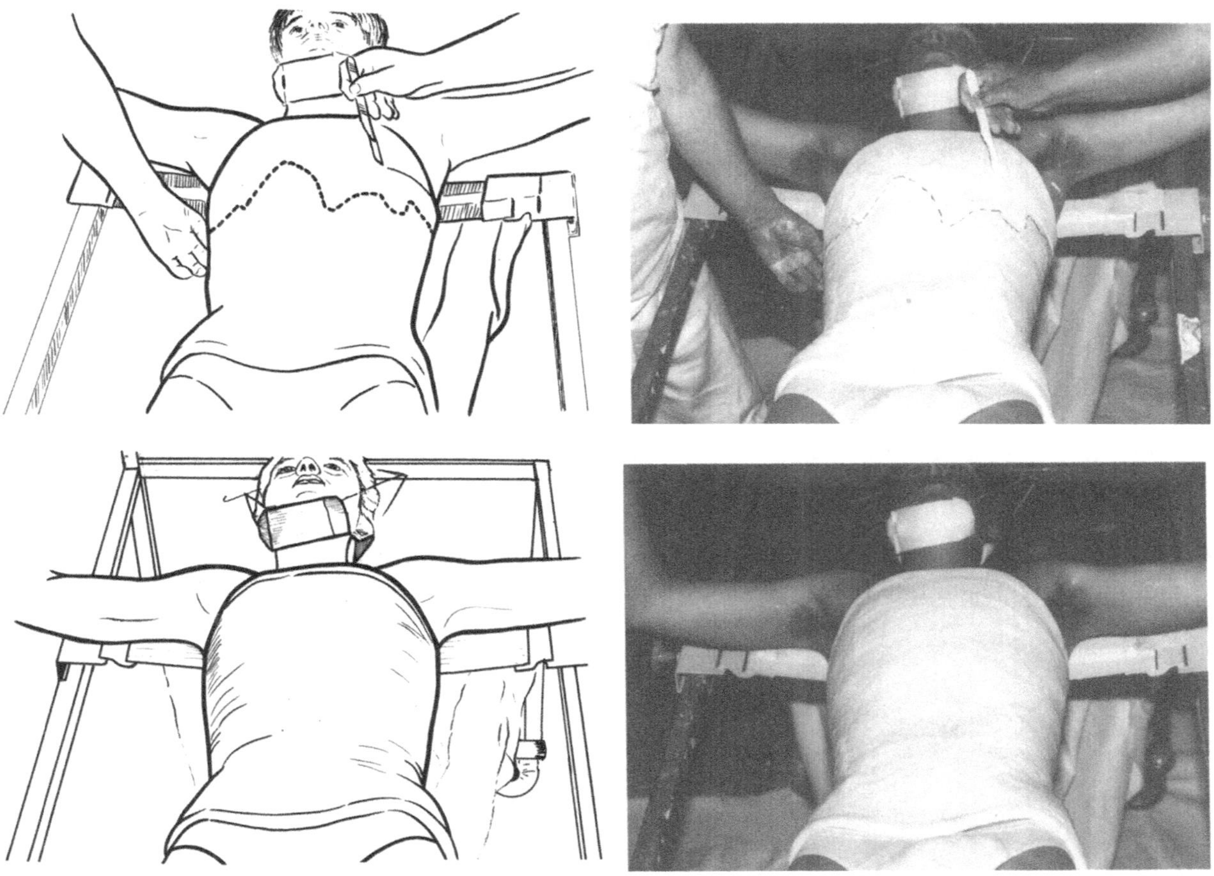

Der Trikotschlauch wird oben und unten zusammen mit einem kräftigen Wattesaum um die Verbandkante umgeschlagen und versäubert

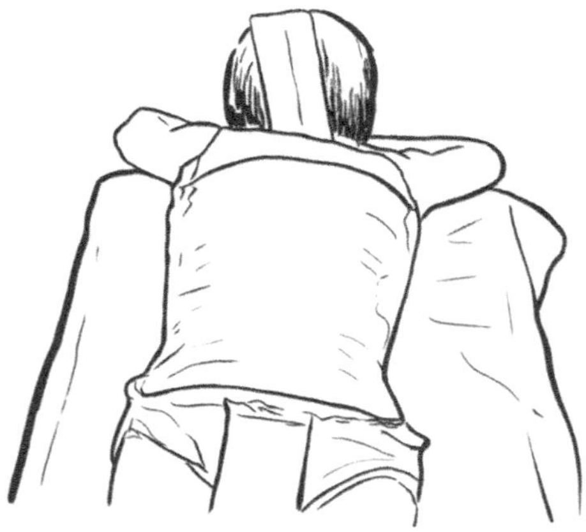
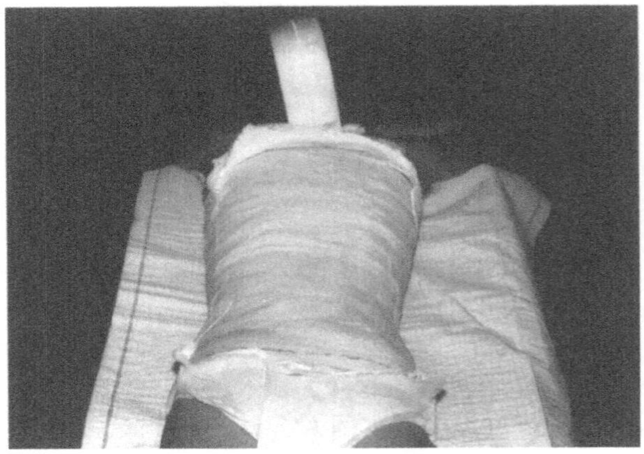

Der Patient wird aus dem Rahmen gehoben und bäuchlings auf einen Gipstisch gelegt. Die Verbandgrenzen dorsal werden eingezeichnet

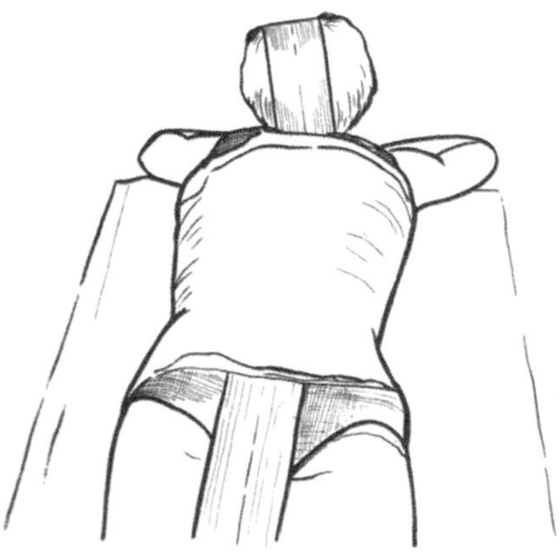
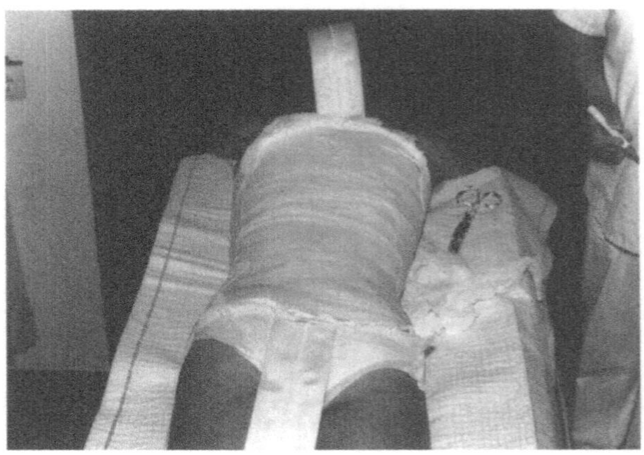

Anhand der Anzeichnung werden die Verbandgrenzen mit der oszillierenden Säge ausgeschnitten. Der dorsale Gürtel wird entfernt

- Der Trikotschlauch wird oben und unten dorsal um die Verbandkante mit einem breiten Wattesaum umgeschlagen und befestigt

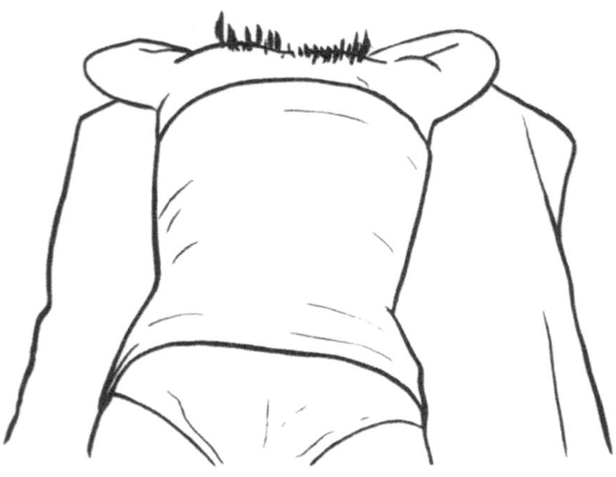
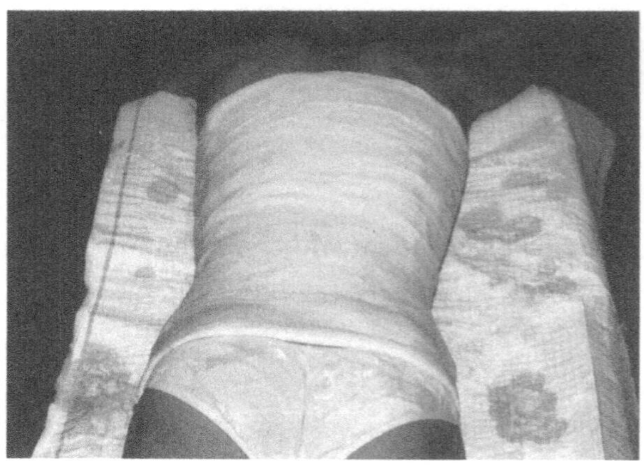

Fertiger Verband von dorsal

13.8 Korsett auf Rahmen: Fiberglas

Material

1 Körpertrikotschlauch, 2fache Rumpflänge
2–3 Rollen Synthetikwatte, 15 cm breit
1 Rolle PU-Schaumbinde
4 Fiberglasbinden, 12 cm breit
1 Fiberglasbinde, 10 cm breit

Methode

Auch ein Korsett aus Fiberglas kann auf dem Rahmen angelegt werden. Es liegt auf der Hand, daß aufgrund der günstigen Eigenschaften des Materials dieses Korsett sich sehr schnell anlegen läßt und der Patient nicht übermäßig beansprucht wird.
Besonders interessant ist dieses Vorgehen bei Patienten, die alt oder krankheitsgeschwächt sind.
Die Technik der Verbandanlage unterscheidet sich nicht von der Verbandanlage im Stehen.

- Überzug des Körpertrikotschlauchs noch im Bett. Lagerung des Patienten auf dem Redressionsrahmen

Standardpolster, Korsett (s. 13.2, S. 224)

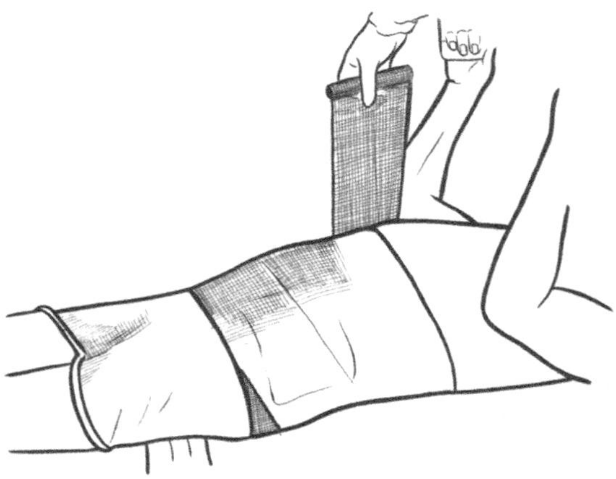

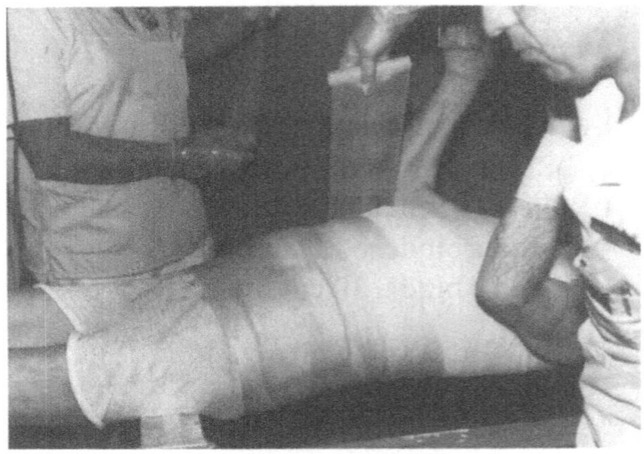

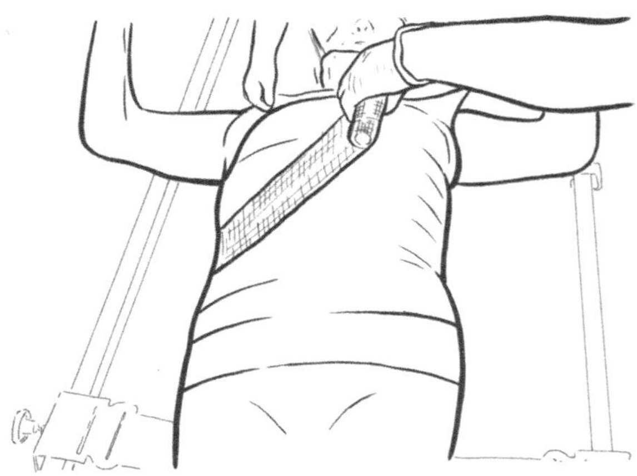

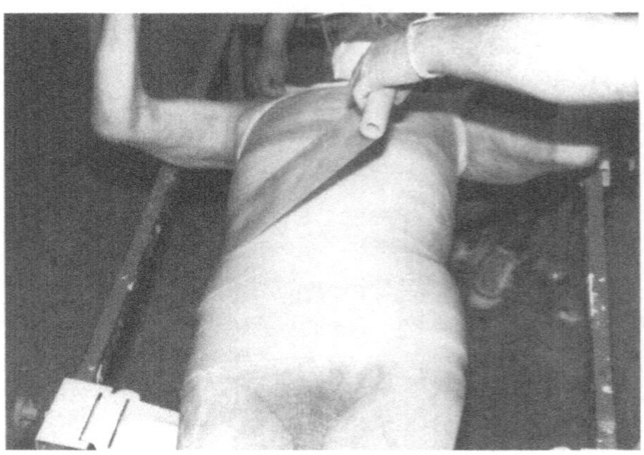

Zirkuläre Wickelung der 4 12 cm breiten Fiberglasbinden, von unten nach oben in mehrfach spiraliger Wickelung bei gleichmäßiger Verteilung des Materials

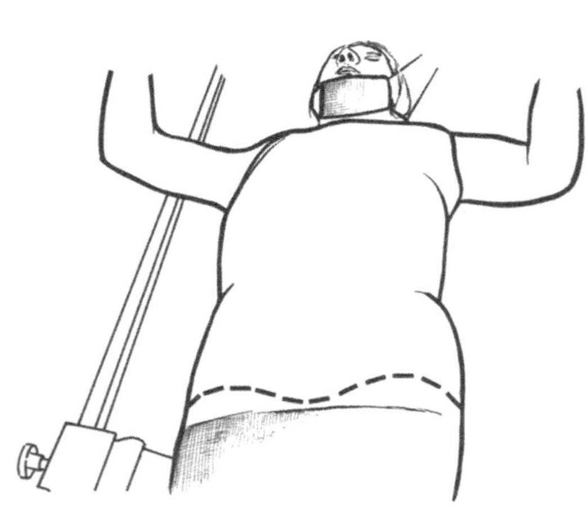

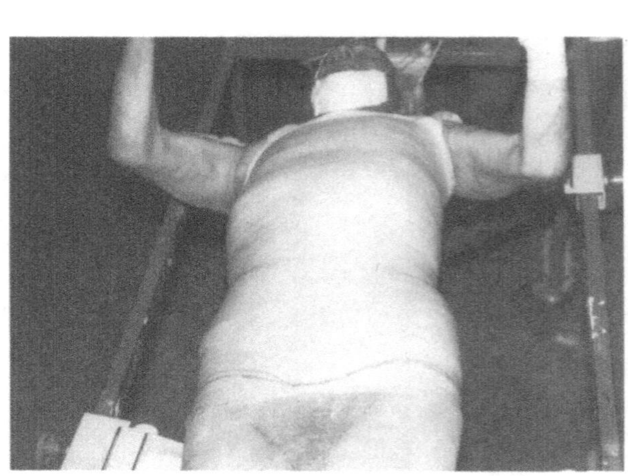

Nach Aushärten des Materials, Anzeichnen der Verbandgrenzen, ventral Aussägen mit der oszillierenden Säge

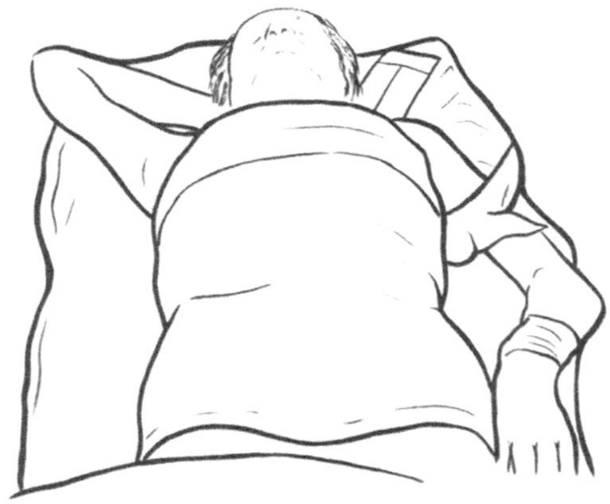

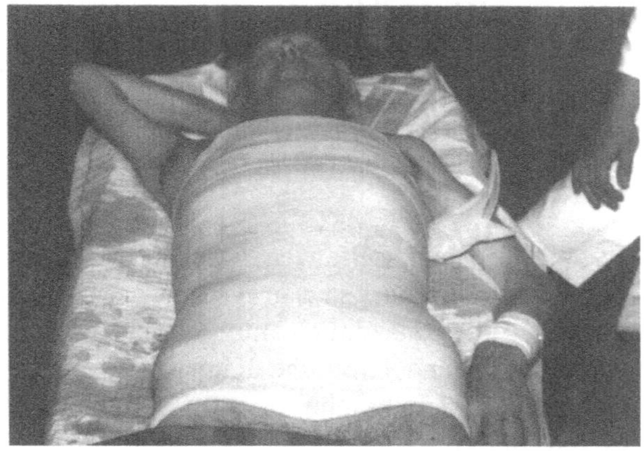

Versäubern der Verbandkanten ventral, entweder mit 10 cm breiter Fiberglasbinde oder Klebeband

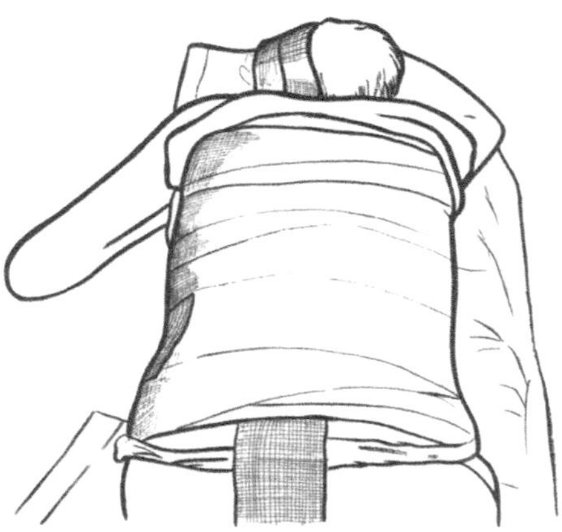

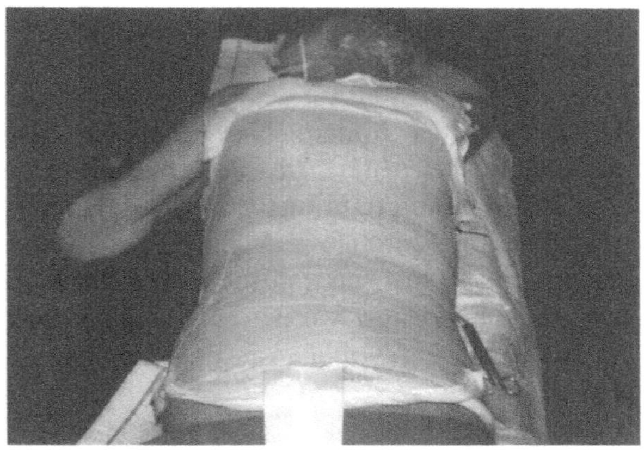

Anzeichnen und Ausschneiden des Verbandes dorsal, dazu wird der Patient auf dem Bauch gelagert. Entfernung des Rückengurtes

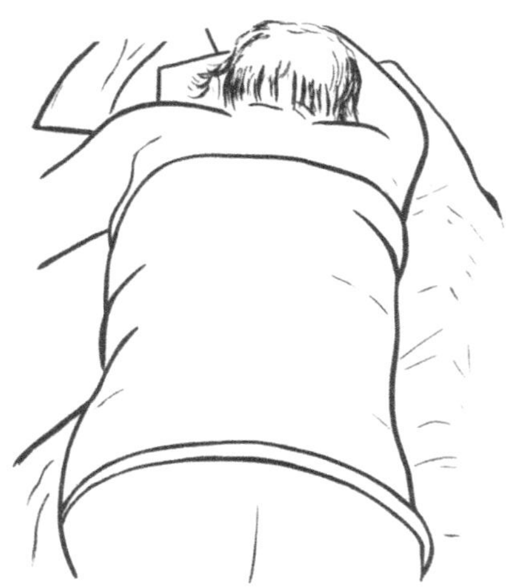

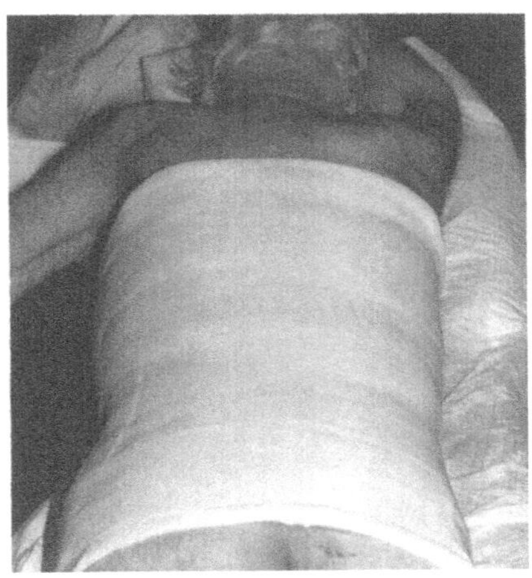

Fertigstellung des Verbandes dorsal, entweder mit 10 cm breiter Fiberglasbinde zum Verkleben der Trikotenden oder Klebeband

14 Gipsbett

14.1 Allgemeines

Für ein Gipsbett sollte wegen der hervorragenden Modellierbarkeit und der einfachen Handhabung tatsächlich nur Naturgips verwendet werden. Sämtliche Kunststoffe eignen sich nicht für ein solches Bett. Darüber hinaus bieten die Kunststoffe keine wesentlichen Vorteile. Gewichtsprobleme spielen für den Patienten keine Rolle.

Der sog. Tragekomfort, der in diesem Zusammenhang nur indirekt so bezeichnet werden kann, wird ausschließlich von der exakten Modellierung bestimmt.

Eine primäre Polsterung des Gipsbettes ist weder nötig noch üblich. Das Gipsbett wird nachträglich gepolstert. Das Polster Moltopren oder PU-Schaumgummi wird in das völlig ausgehärtete und durchgetrocknete Gipsbett eingeklebt. Dabei müssen natürlich auch die Ränder gut abgepolstert werden. Es sollte immer ein frisches Baumwollaken in das Gipsbett gelegt werden.

Um den Patienten umlagern zu können, ist es sinnvoll, das Gipsbett mit einem Deckel zu versehen. Dieser Deckel wird nur zur Umlagerung aufgelegt; der Patient liegt dann wie in einem „Schildkrötenpanzer“. Die Umlagerung vom Rücken auf den Bauch, die zur Pflege unbedingt notwendig ist, wird dadurch erleichtert und sehr viel sicherer.

Das Gipsbett kann je nach Notwendigkeit einen ventralen wie auch einen dorsalen Durchhang realisieren. Dazu muß der Patient jeweils entsprechend auf dem Gipstisch gelagert werden.

Für den ventralen Durchhang muß er unter der Brust und unter dem Becken bzw. den Oberschenkeln, für den dorsalen Durchhang unter dem Bauch abgepolstert werden.

Diese Lagerpolsterung muß exakt vorbereitet und vor Lagerung des Patienten auf den Tisch aufgelegt werden.

Es werden entsprechende Schaumgummikeile benutzt.

Das Gipsbett wird grundsätzlich in Bauchlage des Patienten angelegt. Zur Lagerung des Patienten auf dem Gipstisch werden 3 Personen benötigt, die gleiche Anzahl von Personen legt den Verband an.

14.2 Technische Durchführung des Gipsbetts

Material

Mildes Hautöl (z. B. Babyöl)
2 Breitlonguetten, 60 cm/in ausgemessener Länge vom Hinterkopf bis zur Kniekehle, 6lagig
2 Gipslonguetten, 15 cm/in ausgemessener Länge von der Schulter zur gegenseitigen Kniekehle, 4lagig
1 Vierkantholzstab, ca. 50 cm lang, 2 × 2 bis 2,5 × 2,5 cm

Methode

Der Patient wird auf dem vorbereiteten Gipstisch in Bauchlage, ventraler oder dorsaler Durchhang oder neutrale Lage, gelagert. Dazu müssen 3 Hilfspersonen zur Verfügung stehen.
Der gesamte Rücken wird mit einem milden Pflegeöl eingerieben. In die Rima ani wird ein Zelltuchstreifen gelegt, damit sich hier keine Gipskrümel ansammeln.
Die erste 60-cm-Longuette, ausgemessene Länge vom Hinterkopf bis zur Kniekehle, 6lagig, die wie demonstriert vorbereitet wurde, wird getaucht, ausgedrückt und auf den Rücken aufgelegt.
Es ist zu beachten, daß die Longuette weit in den Nacken bis auf den Hinterkopf heraufreicht.
An den Beinen soll die Longuette bis zur Oberschenkelmitte reichen. Die Longuette wurde im distalen Anteil bereits bei der Vorbereitung in Längsrichtung mittig gespalten, etwa ¼ der Gesamtlänge. Die so entstehenden Teile der Longuette werden auf die Oberschenkel aufgelegt.
Sollte die Teilung nicht ausreichen, wird sie nach oben bis hin zum Steißbein erweitert. Die Longuette wird sorgfältig anmodelliert.

Um die Longuette an Hals, Schultern und Oberarmkugeln gut anmodellieren zu können, muß sie ensprechend eingeschnitten werden. Dazu sind insgesamt 3 Einschnitte nötig:

1. in der Mitte des Nackens,
2. am linken Oberarm,
3. am rechten Oberarm.

Im nächsten Schritt werden die 15-cm-Longuetten, in ausgemessener Länge von der Schulter zur gegenseitigen Kniekehle, 4lagig, kreuzförmig aufgelegt, und zwar von der linken Schulter zum rechten Oberschenkel und umgekehrt.
Anschließend wird ein Vierkantholz, das die Stabilität des Oberschenkelteils verstärken soll, am unteren Ende der Longuette quer über die Oberschenkel gelegt.
Dann wird die zweite Breitlonguette (60 cm) aufgelegt und anmodelliert. Auch diese Longuette wird entsprechend der ersten Breitlonguette durch Einschnitte angepaßt. Weitere Einschnitte werden an den Oberschenkeln nötig, um den Holzstab gut zu fixieren.
Die offene Zeit des Materials muß zur Modellierung ausgenutzt werden. Außerdem können in diesem Arbeitsgang noch die Kanten des Gipsbettes mit dem Gipsmesser ausgeschnitten und geglättet werden. Die Ausschnitte haben so zu erfolgen, daß

- die Oberarmkugeln und die Schultern,
- die seitlichen Brustkorbanteile,
- die seitlichen Bauchanteile,
- das Becken,
- die Oberschenkel bis in das untere Drittel

abgestützt werden.

Ausgespart werden dabei

- der Hals,
- der zentrale Anteil des Gesäßes.

Nach Aushärtung wird das Gipsbett vom Rükken entfernt und zum Trocknen mindestens

24 h beiseite gestellt. Erst nach vollständiger Trocknung kann das Gipsbett ausgepolstert werden.

Die Polsterung aus Moltopren oder PU-Schaumgummi sollte mit einem dauerelastischen Kleber eingeklebt werden.

Der Patient wird in sein Gipsbett gelegt und auf dem Rücken wieder auf dem Gipstisch gelagert. Der Deckel des Gipsbettes wird aus einer 60 cm breiten Longuette hergestellt. Diese Longuette muß aus 6 Lagen bestehen und vom Hals bis zu den Oberschenkeln reichen. Der Deckel wird ansonsten in gleicher Weise wie das eigentliche Gipsbett hergestellt und erhält ebenso ein Polster. So besteht die Möglichkeit, den Patienten auch für kurze Zeit einmal auf dem Bauch zu lagern.

Im Regelfall liegt der Patient in einem Gipsbett auf dem Rücken.

Zur Umlagerung wird der Deckel aufgelegt und mit 2 elastischen Binden am Gipsbett fixiert. So kann der Patient gefahrlos umgelagert werden.

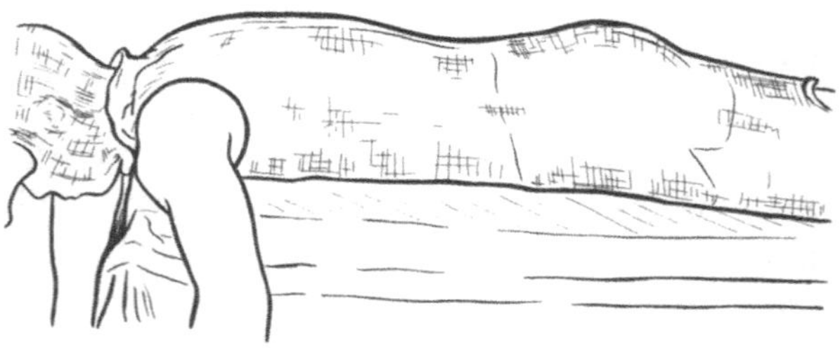

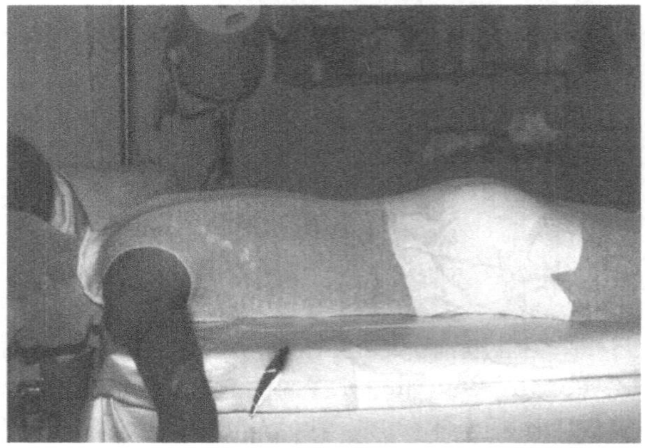

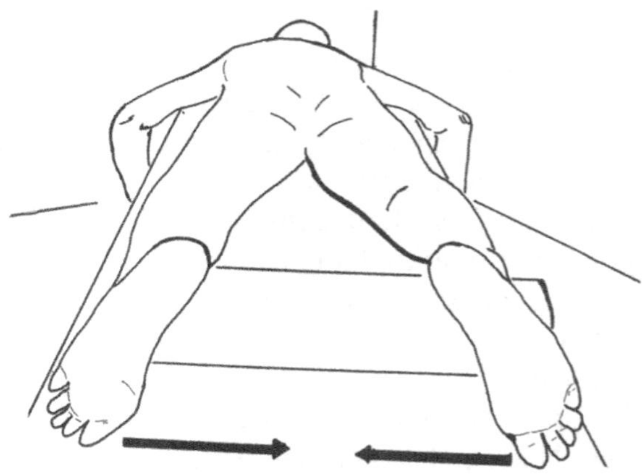

Lagerung des Patienten auf dem Gipstisch in Bauchlage, Arme seitlich über den Tisch herabhängend, Beine innenrotiert.

Der hier gezeigte Trikotschlauch ist im vorliegenden Fall ausnahmsweise aus technischen Gründen angelegt worden

- Einölen des Rückens und der Oberschenkel

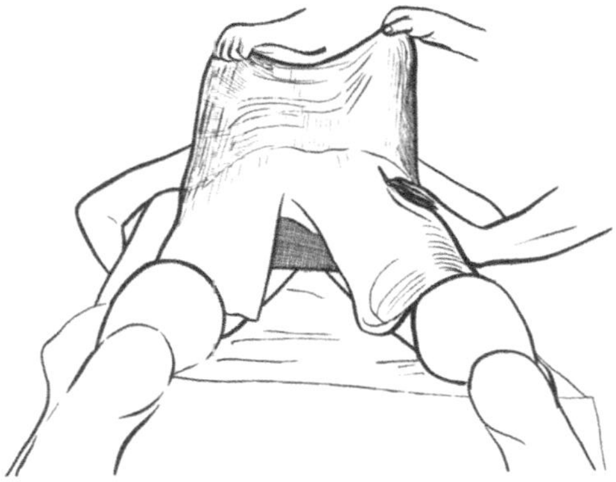

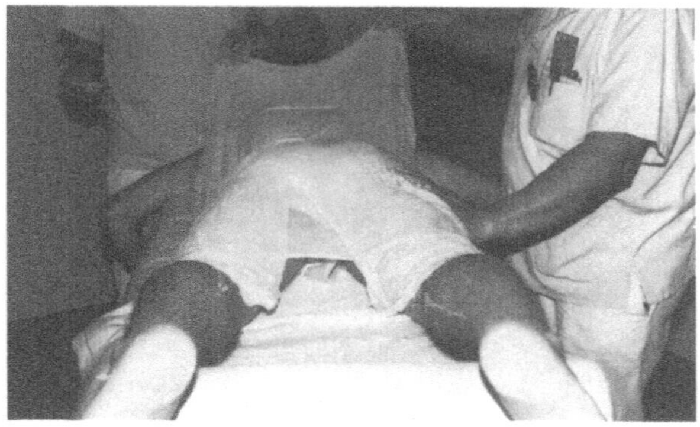

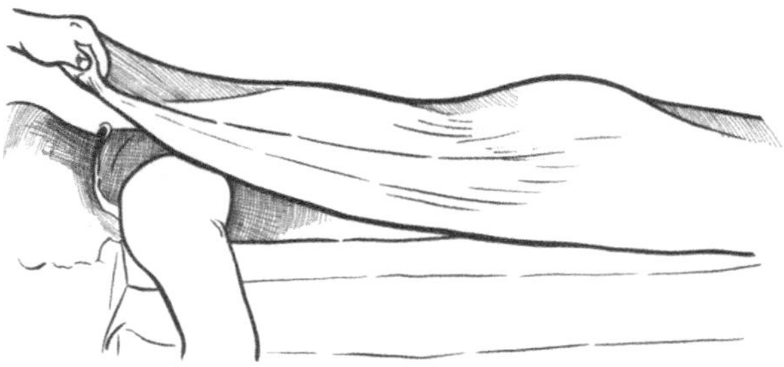

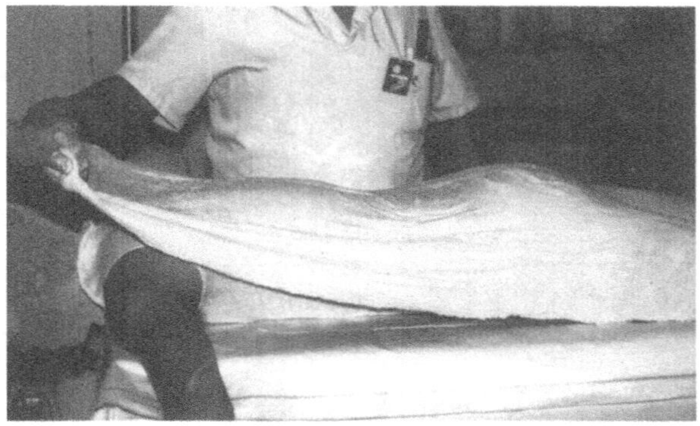

Auflage der ersten Breitlonguette

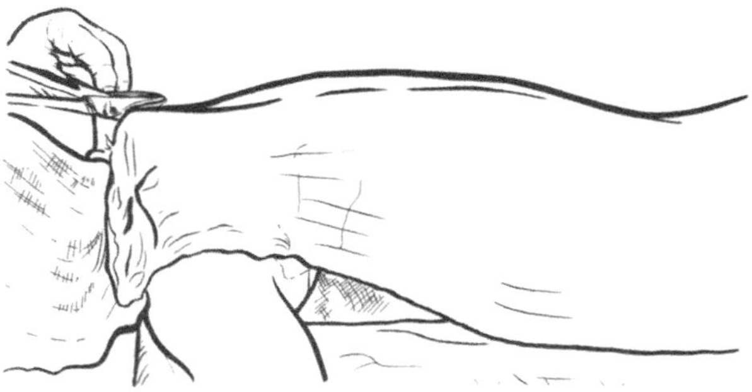

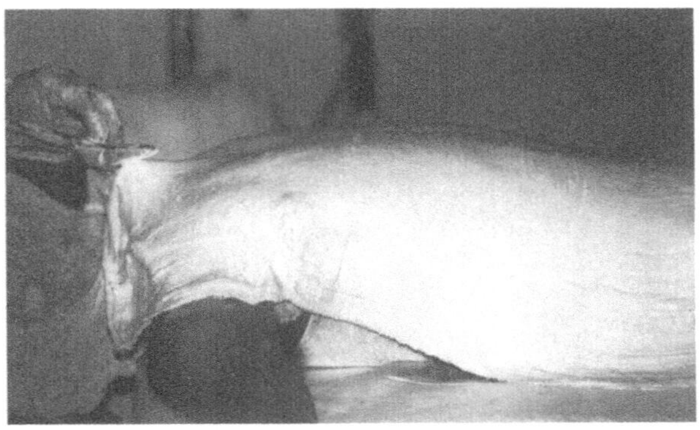

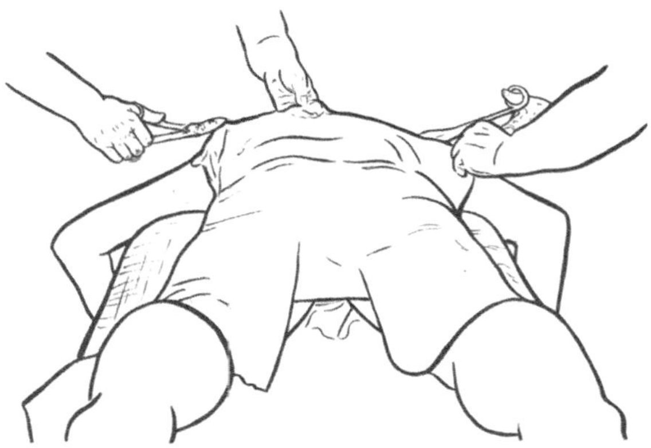

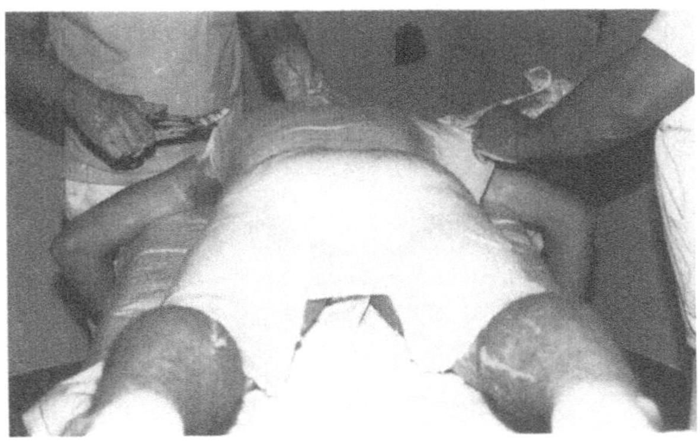

Einschnitte an Hals, an beiden Oberarmen und evtl. Nachschneiden am Gesäß

- Erste Modellierung

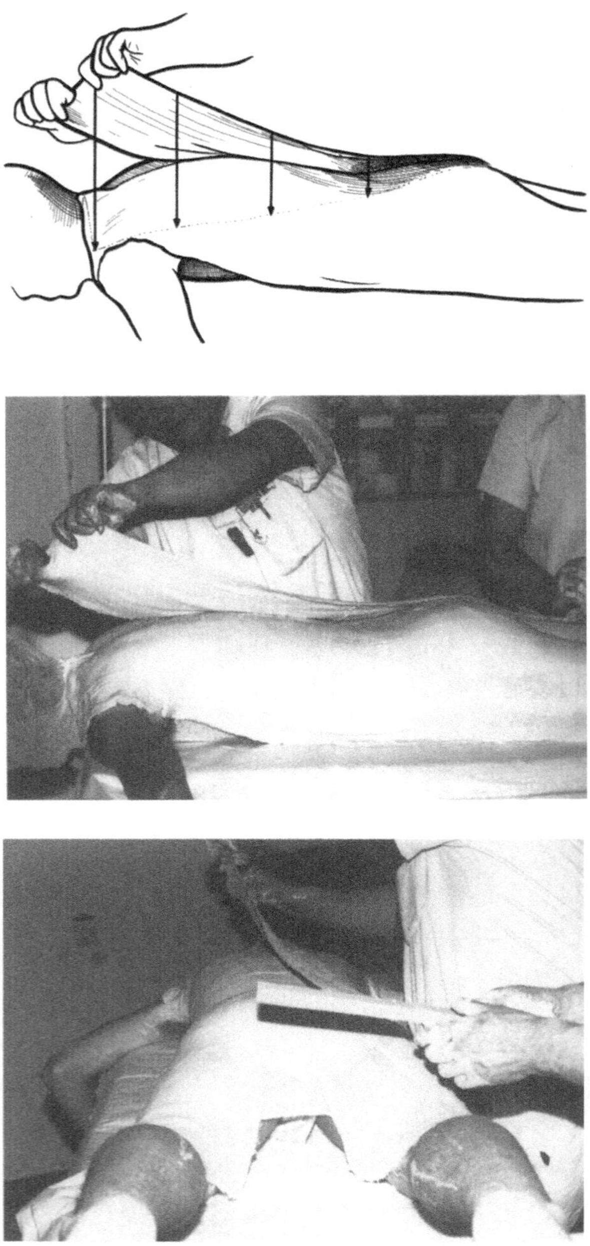

Auflage der ersten 15-cm-Longuette von der Schulter bis zum gegenseitigen Oberschenkel

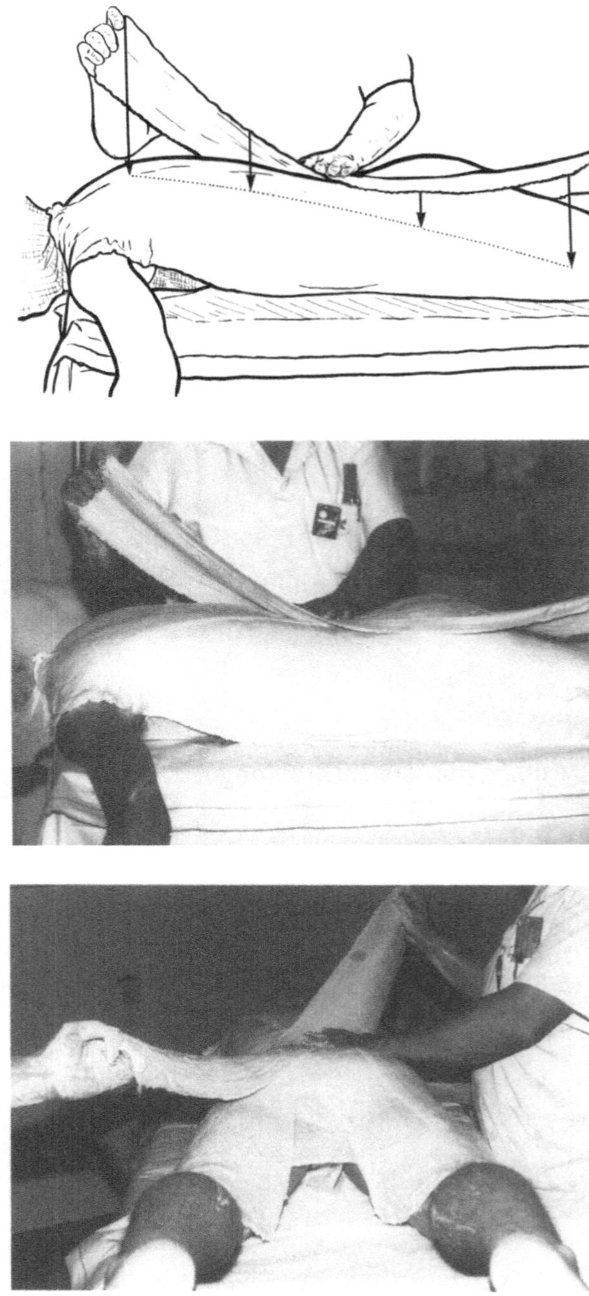

Auflage der zweiten Longuette gegensinnig zur ersten Longuette, Kreuzung über dem dorsolumbalen Übergang

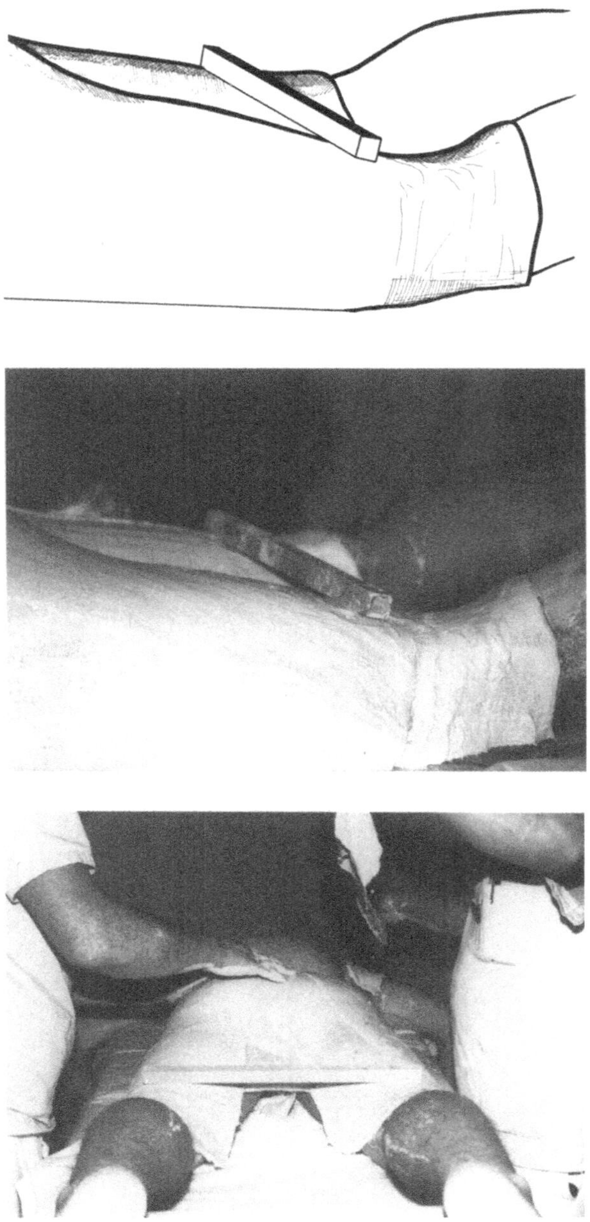

Auflage des Holzstabes quer über die Oberschenkel im distalen Oberschenkeldrittel

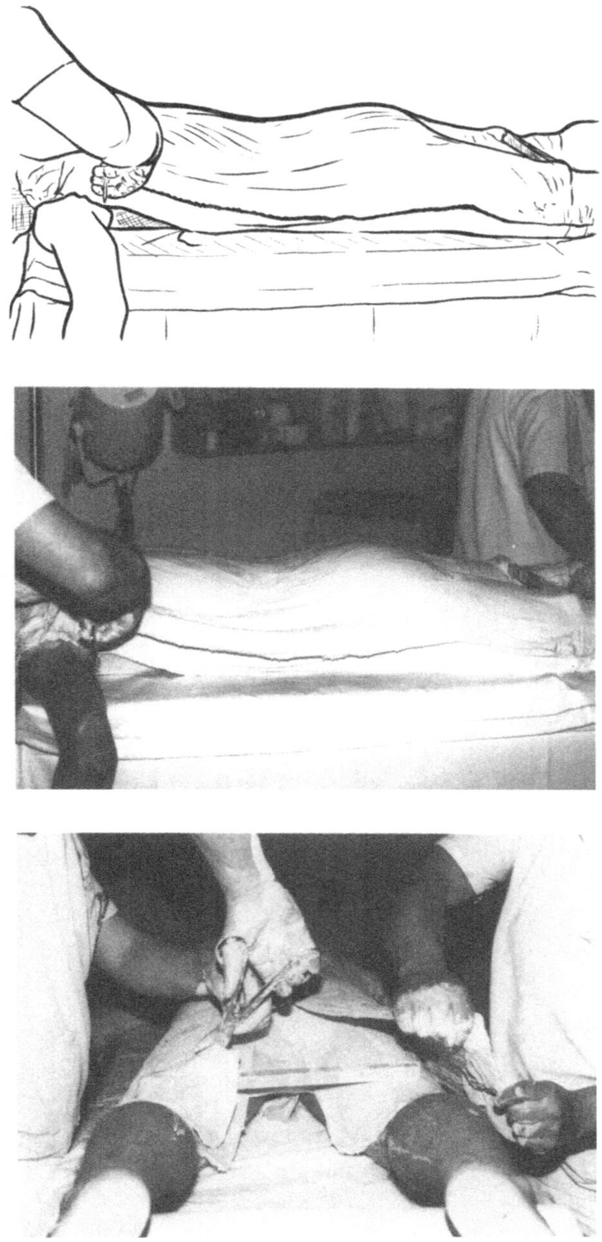

Auflage der zweiten Breitlonguette; Einschnitte an Hals, Oberarmen, Nachschnitt am Gesäß; Eingipsen des Holzstabes

Modellierung und Beschneiden der Verbandkanten mit Gipsmesser und oszillierender Säge nach ensprechender Anzeichnung

Von vorne

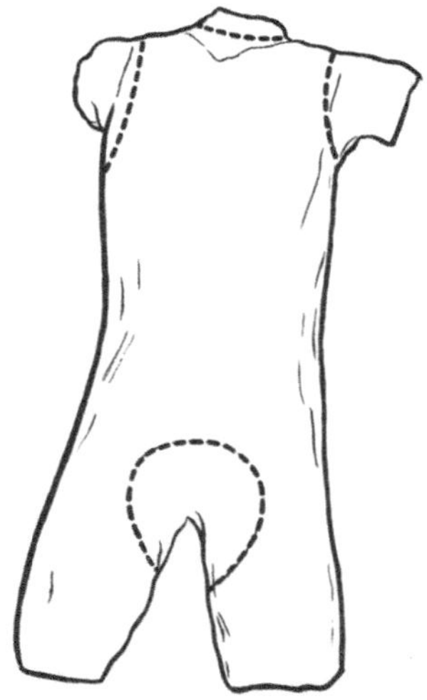

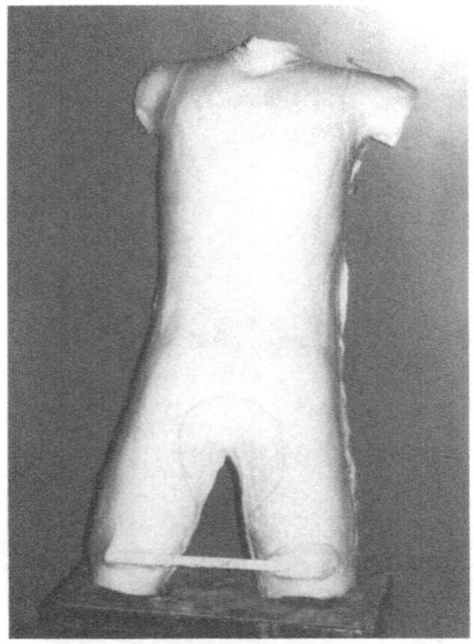

Von der Seite

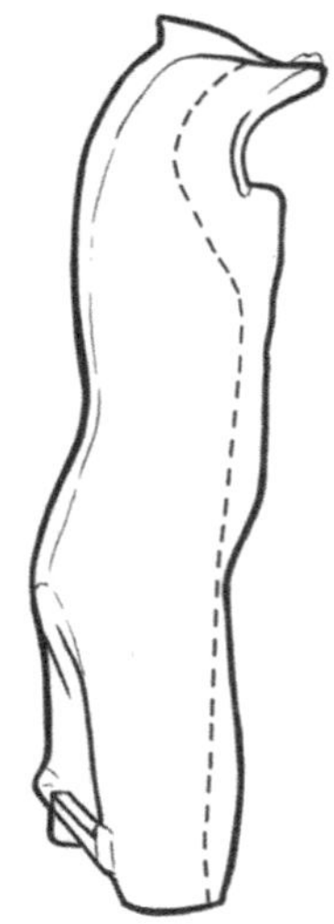

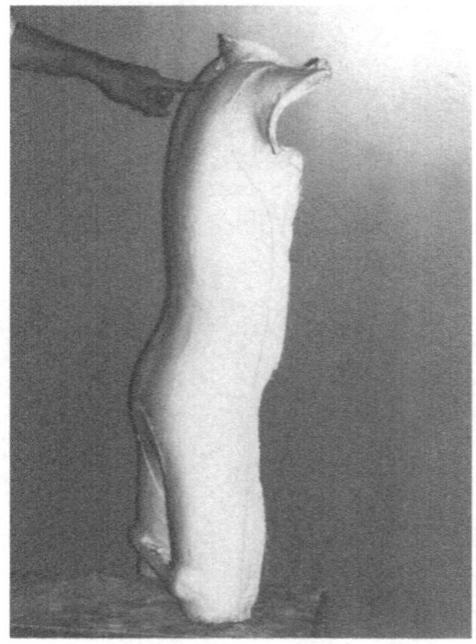

Fertiges Gipsbett, ausgepolstert mit Schaumgummi

Von hinten

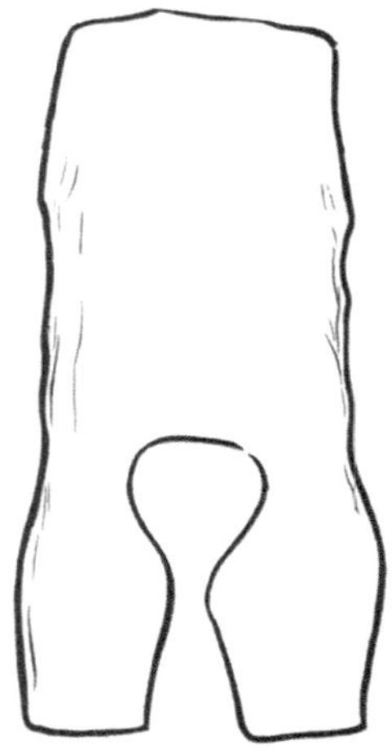

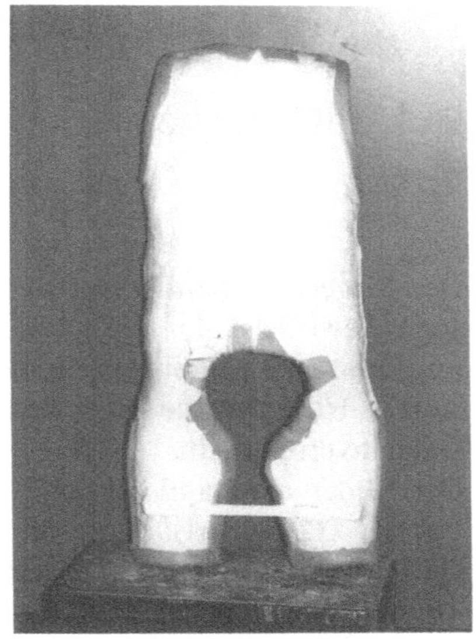

Von der Seite

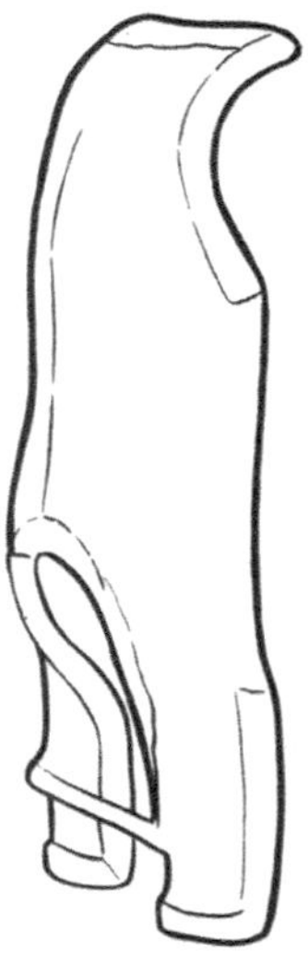

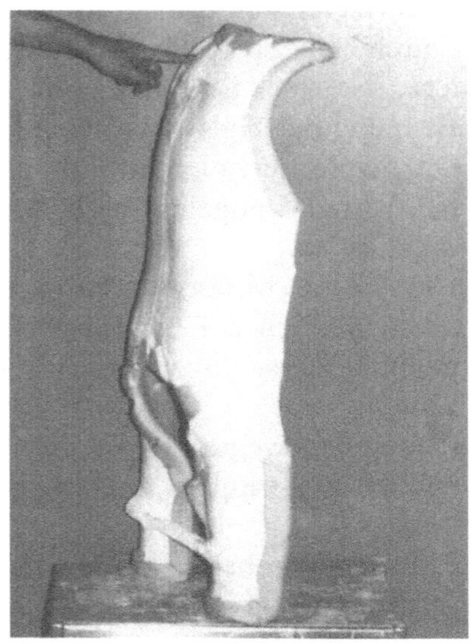

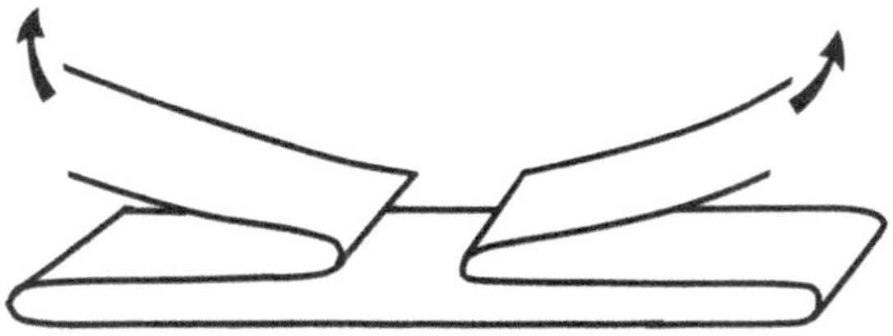

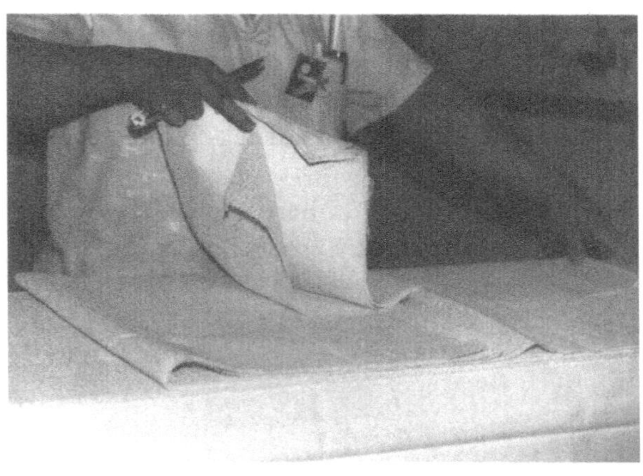

Faltung der Breitlonguette zum Befeuchten

15 Minervaverband groß bzw. klein

15.1 Allgemeines

Der Minervaverband dient der Ruhigstellung der Halswirbelsäule.
Er nimmt eine Mittelstellung zwischen der einfachen Halskrawatte und dem aufwendigen Diademverband ein.
Der Minervaverband schränkt die Beweglichkeit der Halswirbelsäule in allen Freiheitsgraden ein, allerdings ist noch eine geringfügige Rotation möglich.
Der Verband stützt sich ventral am Kinn, am Unterkiefer und dorsal im Nacken ab.
Durch die spezielle Ausführung der Kinn- bzw. Nackenstütze kann die Streckung oder Beugung der Halswirbelsäule fixiert werden.
Ob der Minervaverband als großer oder kleiner Verband angelegt wird, hängt von der Indikation ab.
Der kleine Minervaverband beschränkt sich ausschließlich auf die Halswirbelsäule und ist nichts anderes als eine aufwendigere Halskrawatte.
Rotationsbewegungen in der Halswirbelsäule bleiben in geringem Umfang bis ca. 10° möglich.
Eine weitergehende Ruhigstellung bietet der große Minervaverband, der die Schulterpartie sowie den Brustkorb einschließt.
Aufgrund dieser großflächigen Abstützung kann er die Rotationsbewegungen der Halswirbelsäule deutlicher einschränken und vor allem wird der Auflagedruck günstiger verteilt.
Nachteilig sind das höhere Gewicht des Verbandes und die erschwerte Körperpflege.

Bei der Auswahl des jeweils notwendigen Verbandes sollte sich der Anwender von folgenden Fragen leiten lassen:

1. Welche Indikation liegt vor?
2. Welche Bewegungsrichtungen sollen limitiert werden?

Streckung und Beugung der Halswirbelsäule können mit einem kleinen Minervaverband ausreichend behindert werden. Soll die Rotation jedoch etwas weiter eingeschränkt werden, kann der kleine Verband so angelegt werden, daß er noch etwas weiter auf den Schultern aufliegt. Auch die Seitenneigung der Halswirbelsäule wird dadurch weiter eingeschränkt.
Die bessere Ruhigstellung bietet hingegen der große Minervaverband.
Wird auch der große Minervaverband nicht als ausreichend sicher erachtet, muß der Diademverband zur Anwendung kommen.
In diesem Zusammenhang sei darauf hingewiesen, daß die Ruhigstellung der Halswirbelsäule mit einem individuellen Verband in jedem Fall preiswerter ist als ein Konfektionsprodukt, auch wenn der Verband aus Kunststoff besteht. Neben den geringeren Kosten ist ein individueller Verband auch für den Patienten bequemer.

15.2 Standardpolster

Material

1 Körpertrikotschlauch, 1fache Rumpflänge
3 Rollen Synthetikwatte, 10 cm breit
1 Rolle Kreppapier für Gipsverbände, 10 cm breit
1 Rolle Kreppapier für Gipsverbände, 8 cm breit
1 Rolle PU-Schaumbinde für Kunststoffverbände

Methode

Der Körpertrikotschlauch von 1facher Rumpflänge wird übergezogen. Die Arme werden durch entsprechende Armlöcher geführt, die zuvor am Übergang von ⅓ zu ⅔ des Schlauchs eingeschnitten werden.
Am Hals schlägt der Trikotschlauch Falten, die dadurch beseitigt werden können, daß der Schlauch über das Gesicht gezogen und auf der Schädelhöhe verknotet wird.
Distal reicht der Trikotschlauch bis knapp über den Bauchnabel.
Die Wattepolsterung wird mit insgesamt 3 10-cm-Synthetikwattebinden angelegt. Begonnen wird am Hals mit spiraliger Wickelung, Kinn und Nacken müssen in die Polsterung miteinbezogen werden. Die Begrenzung für das Polster ist ventral das Kinn und dorsal die Linea nuchae, die Grenze verläuft also von vorn nach hinten leicht ansteigend.
Die Polsterung wird über dem Schultergürtel fortgesetzt, wobei die Watte V-förmig über die Schultern gelegt wird (Hosenträger).
Über der Brust wird wieder spiralig bis knapp unter die Brustbeinspitze gewickelt. Die Begrenzung des Polsters kaudal verläuft zirkulär völlig gerade. Das Wattepolster wird mit 2 Kreppapierbinden geglättet; am Hals mit einer 8-cm- und am Rumpf mit einer 10-cm-Binde.
Für Kunststoffverbände wird statt Kreppapier eine PU-Schaumbinde benutzt. Die Armkugeln müssen ausreichend frei liegen. Der Hals muß gut abgepolstert sein.

- Überzug des Körpertrikotschlauchs wie ein Hemd; Einschnitte so groß, daß Armkugeln nicht eingeengt werden

  Wattepolster mit 10-cm-Synthetikwatte am Hals beginnend, V-förmige Wattelage über den Schultern

- Glätten des Polsters mit Kreppapier oder PU-Schaumbinde

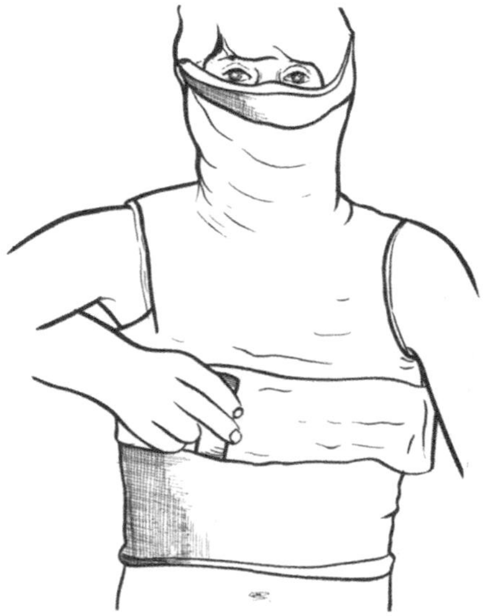

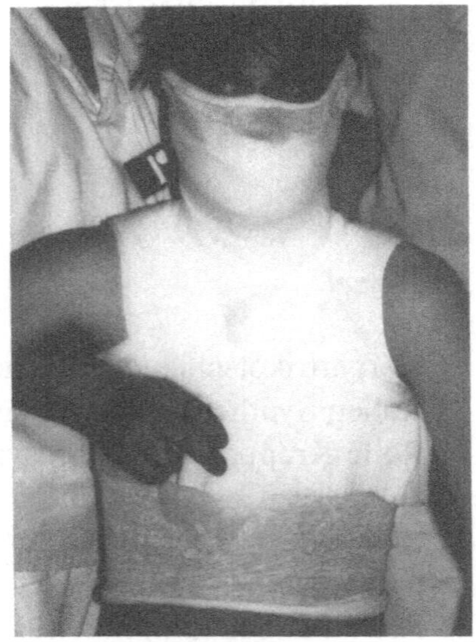

Fertiges Polster, der Mund des Patienten ist bei Verbandanlage leicht geöffnet

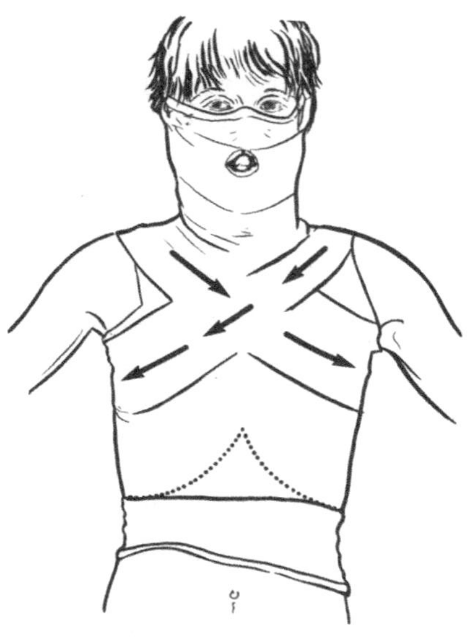

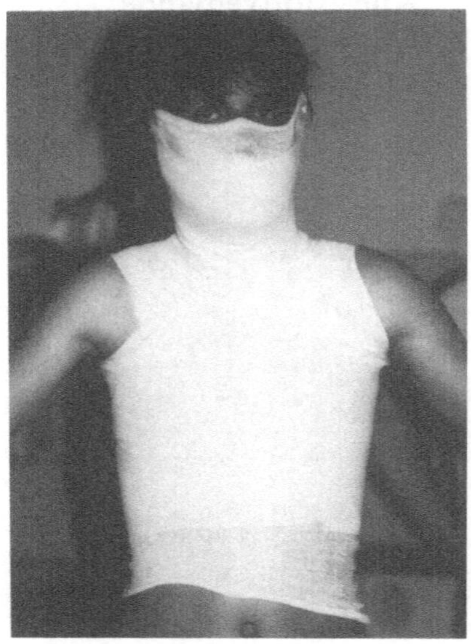

15.3 Minervaverband groß bzw. klein: Gips

Material

1 Körpertrikotschlauch, 1fache Rumpflänge
3 Rollen Synthetikwatte, 10 cm breit
1 Rolle Kreppapier, 10 cm breit
1 Rolle Kreppapier, 8 cm breit
1 Gipsbinde, 20 cm breit
1 Gipsbinde, 15 cm breit
3 Gipsbinden, 10 cm breit
2 Gipslonguetten, 12/60 cm, 4lagig
1 Gipslonguette, 15/40 cm, 4lagig
1 Gipslonguette, 15/40 cm, 8lagig

Methode

Zu Beginn wird das Standardpolster angelegt. Der eigentliche Gipsverband beginnt am Hals mit zirkulärer Wickelung einer 10 cm breiten Binde, die so aufgebracht wird, daß sowohl das Kinn als auch der Nacken gut eingeschlossen werden.
Mit einer 20 cm breiten Binde wird sodann vom Bauch aufwärts gewickelt, so daß der Brustkorb etwa zur Hälfte bedeckt ist. Mit einer 15 cm breiten Gipsbinde wird der Verband dann wieder von oben nach unten auf dem Brustkorb geschlossen. Über die Schultern wird diese 15 cm breite Gipsbinde V-förmig ausgewickelt. Damit ist die erste Gipslage beendet.
Um das Kinn abzustützen, wird die 4lagige, 15 cm breite Longuette ventral am Hals vom Kinn abwärts angelegt. Die 8lagige Longuette ebenfalls 15 cm breit und 40 cm lang wird im Nacken von der Linea nuchae abwärts angelegt.
Im Anschluß werden die 12 cm breiten, 4lagigen Longuetten über die Schultern gelegt, in Form eines V, so daß sie sich auf der Brust und im Rücken überkreuzen. Nach Anlage der Longuetten werden diese zunächst am Hals, dann am Brustkorb mit einer 10 cm breiten Gipsbinde fixiert.
Nun erfolgt die Modellierung, wobei besonderes Augenmerk auf den Hals gerichtet werden muß.
Stellungskorrekturen sind allerdings zu diesem Zeitpunkt nicht mehr möglich. Nach Aushärtung des Verbandes werden die gewünschten Grenzen des Verbandes angezeigt, je nachdem ob ein großer oder kleiner Minervaverband erforderlich ist.
In der Anlage sind beide Verbände gleich, nur die Ausschnitte werden unterschiedlich angefertigt.
Abschließend werden die Kanten des Verbandes nach sorgfältigem Umschlagen der Polsterkanten mit einer 10 cm breiten Gipsbinde verklebt.

Standardpolster,
Minervaverband

- 10-cm-Gipsbinde mehrfach zirkulär vom Kinn und Nacken abwärts gewickelt

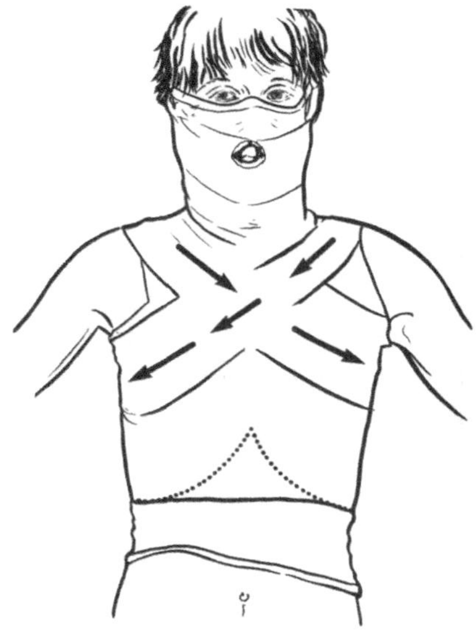

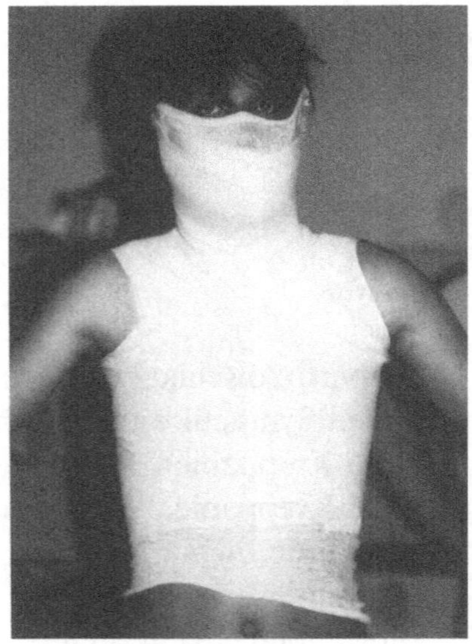

20-cm-Gipsbinde in zirkulärer Wickelung um Brustkorb und Oberbauch

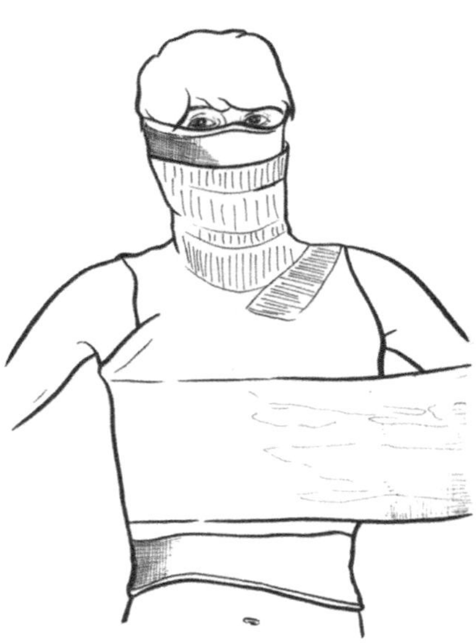

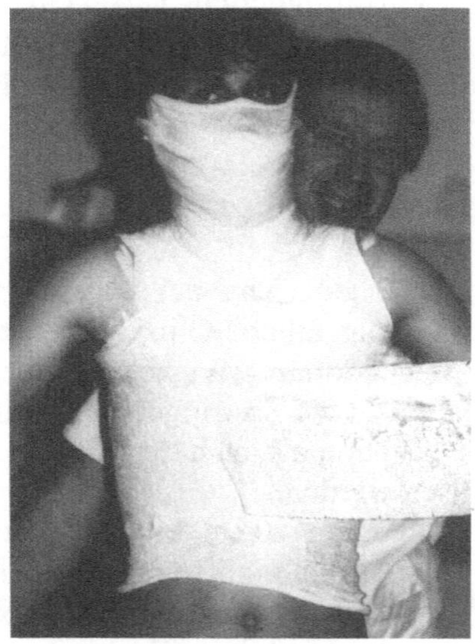

15-cm-Gipsbinde über den Brustkorb gewickelt, V-förmige Lage über die Schultern

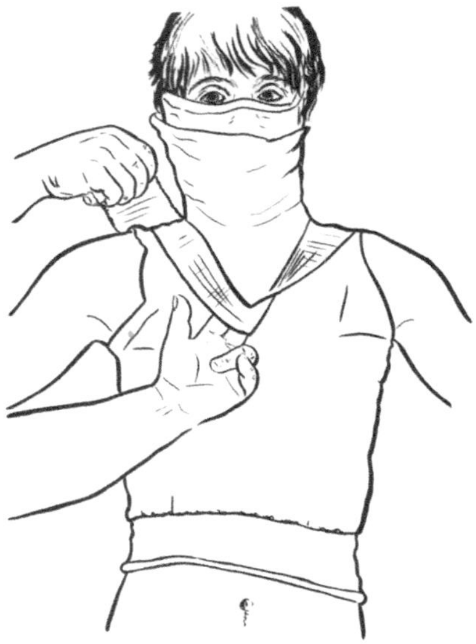

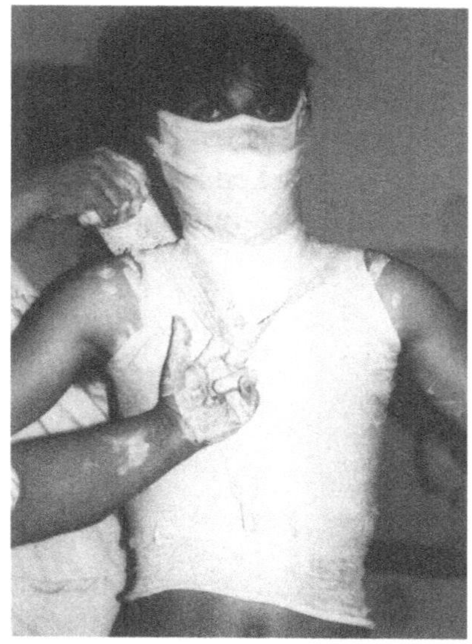

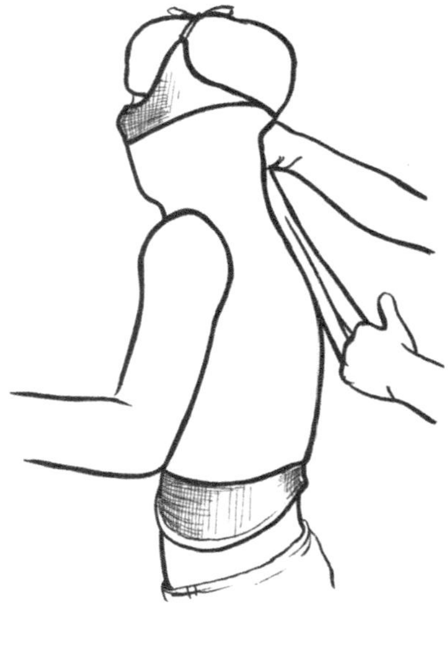

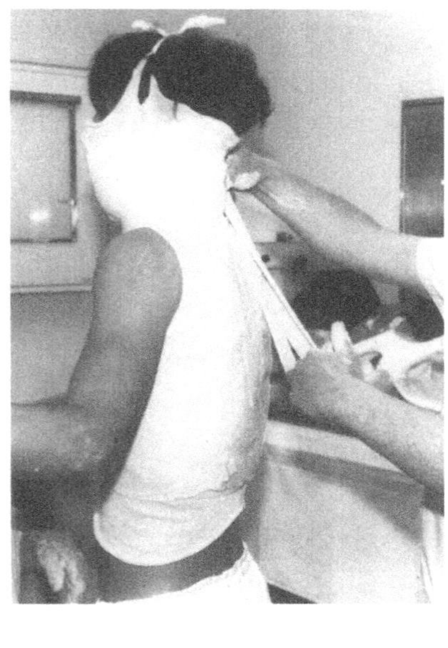

Anlage der Halslonguetten, 15/40 cm, 4lagig, ventral bis über das Kinn. Gipslonguette 15/40 cm, 8lagig im Nacken bis hoch zur Linea nuchae

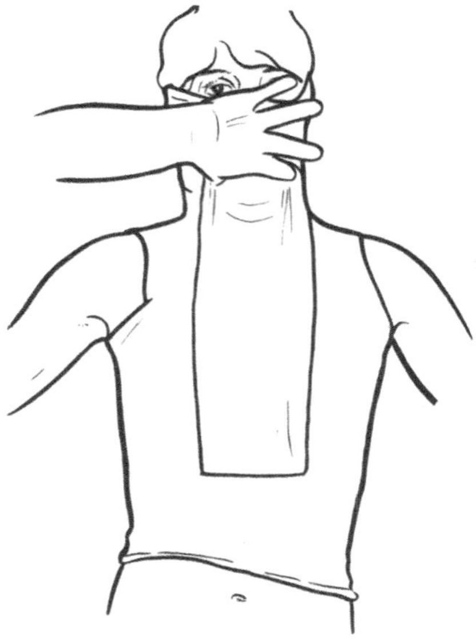

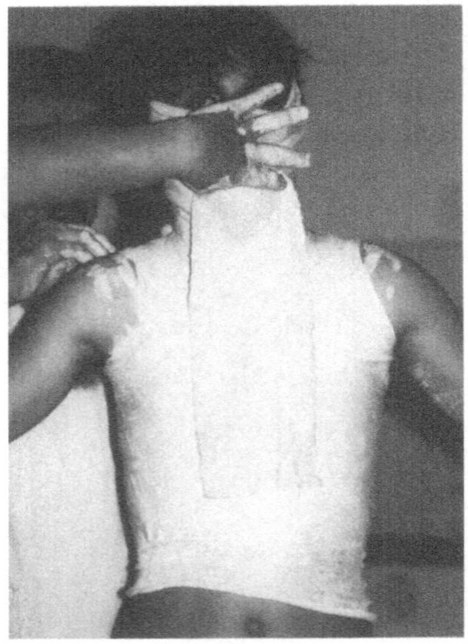

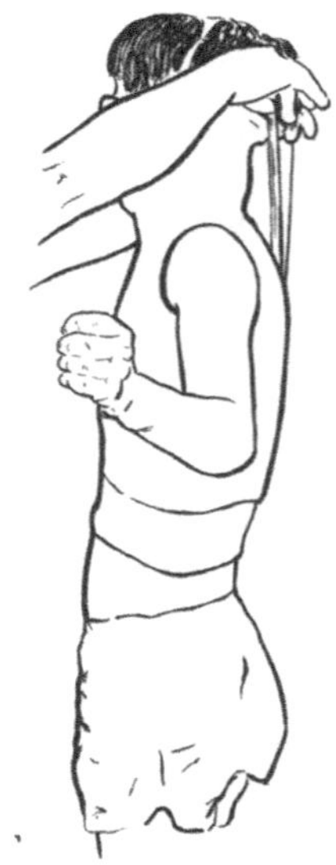

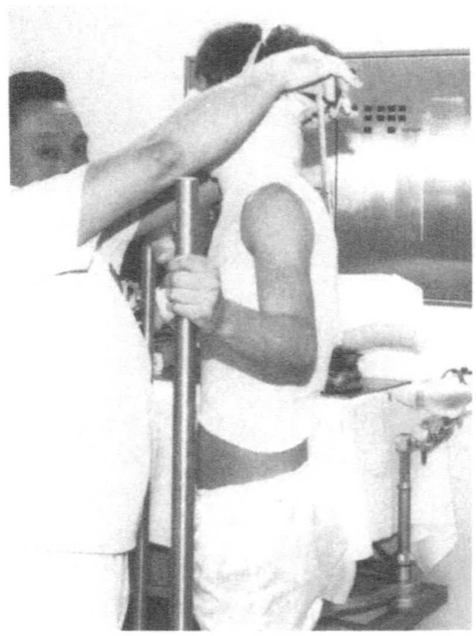

V-förmige Auflage der Longuette, 12/60 cm, über die Schulter, Anschluß an die Halspartie beachten!

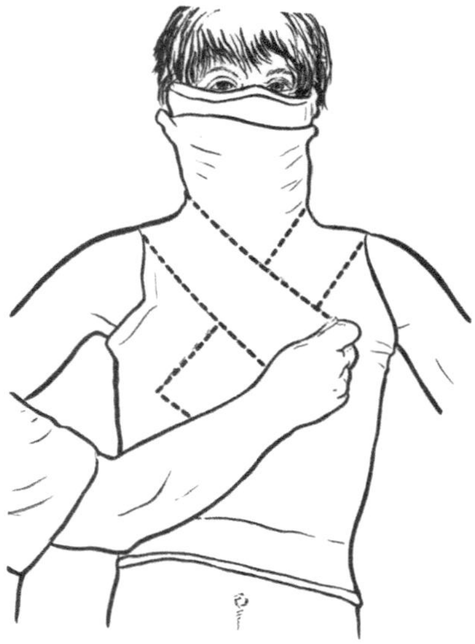

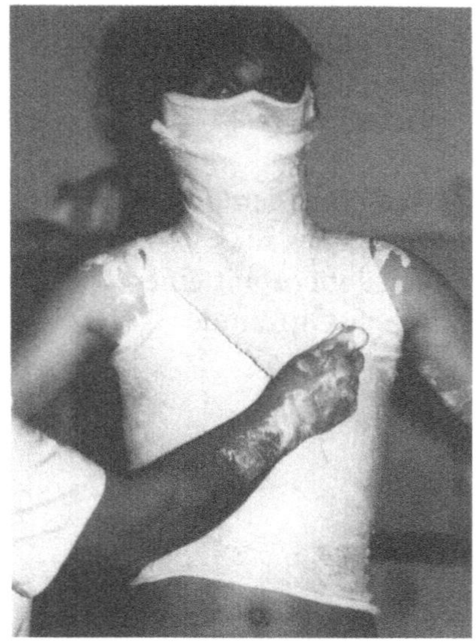

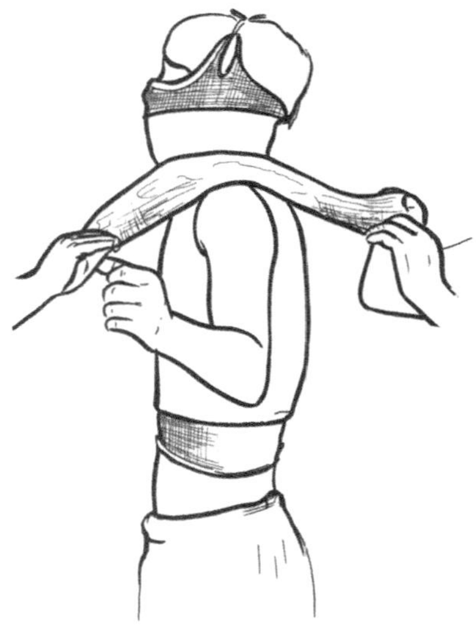

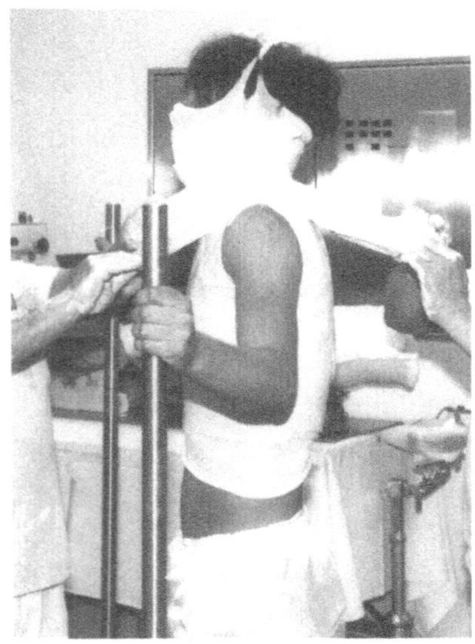

Fixieren der Longuetten vom Hals abwärts mit einer 10-cm-Gipsbinde

- Modellierung

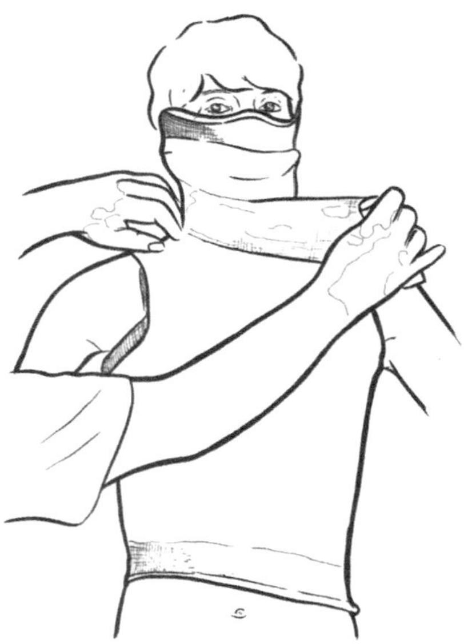

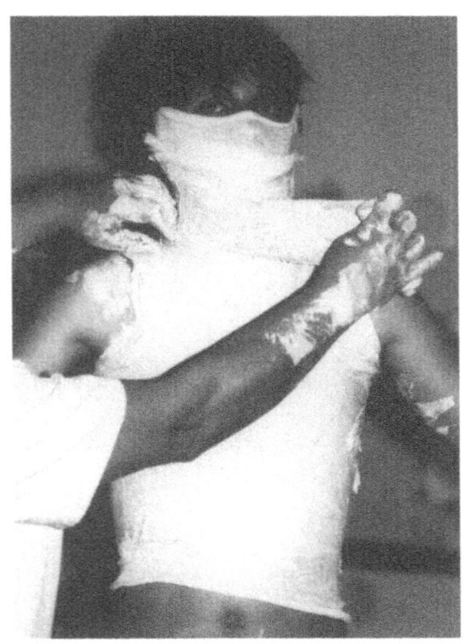

Anzeichnen der Verbandgrenzen alternativ: großer oder kleiner Minervaverband

- Ausschneiden des Verbandes und Versäubern mit einer 10-cm-Gipsbinde

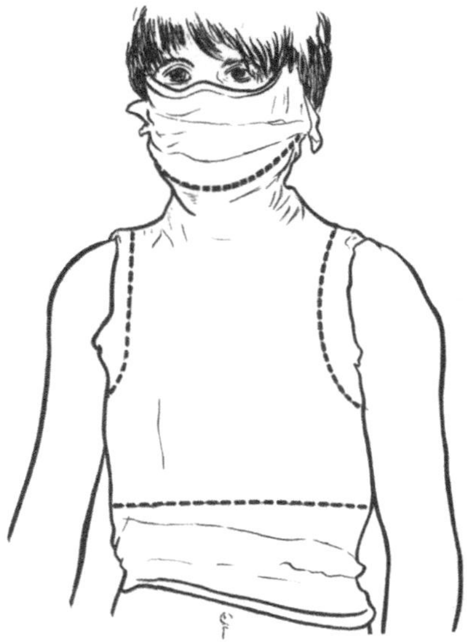

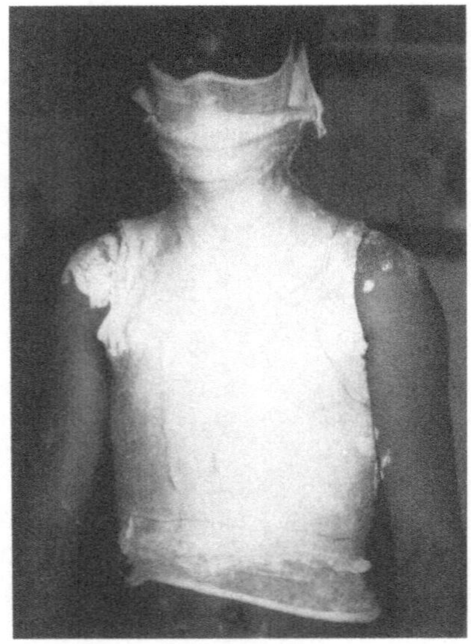

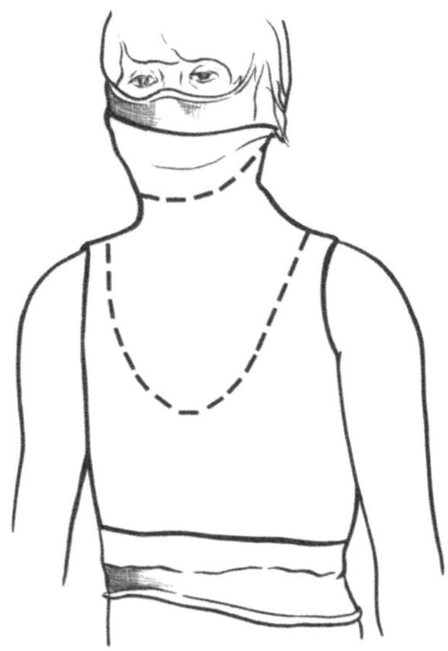

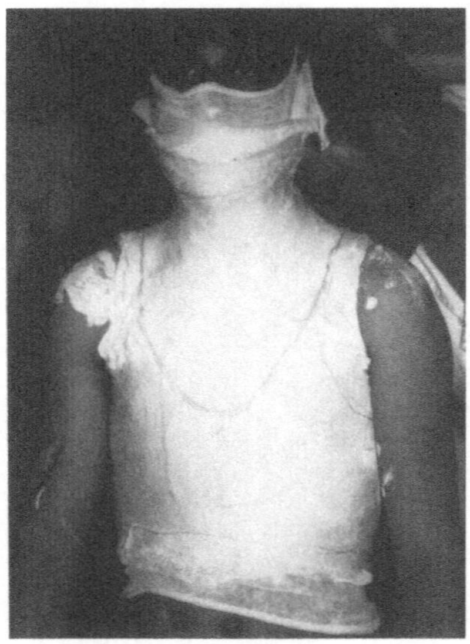

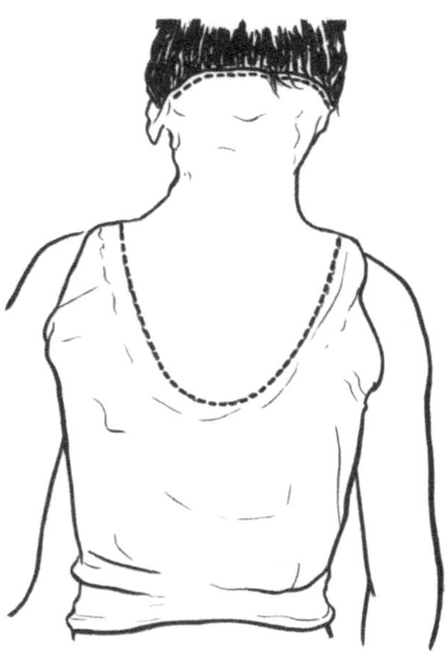

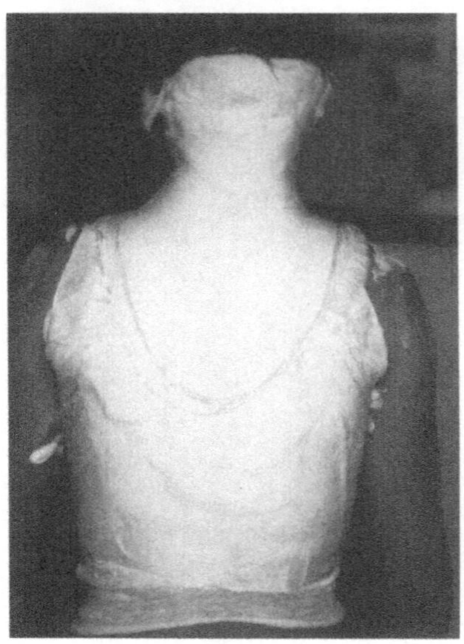

Fertiger Verband, großer Minervaverband

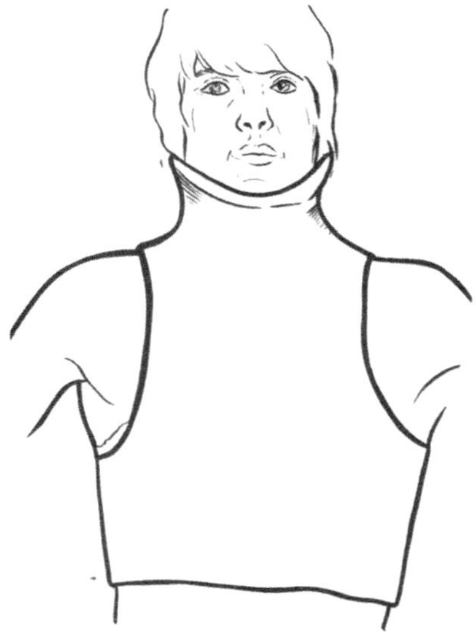

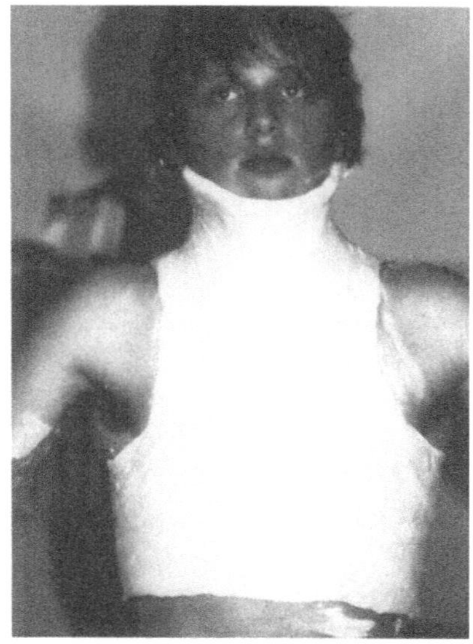

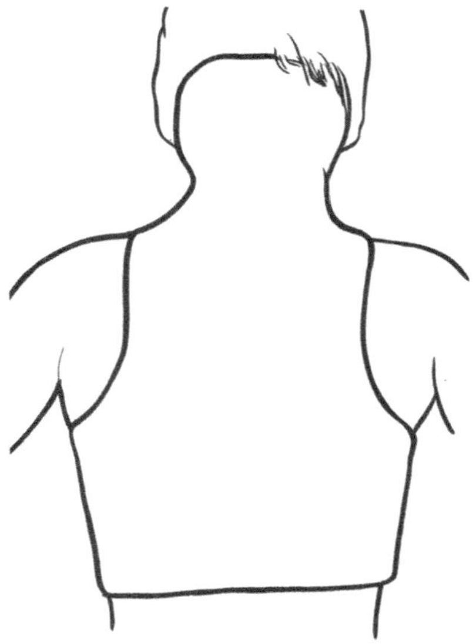

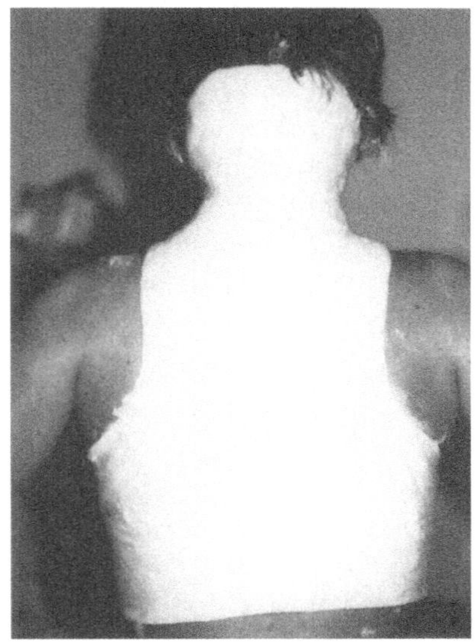

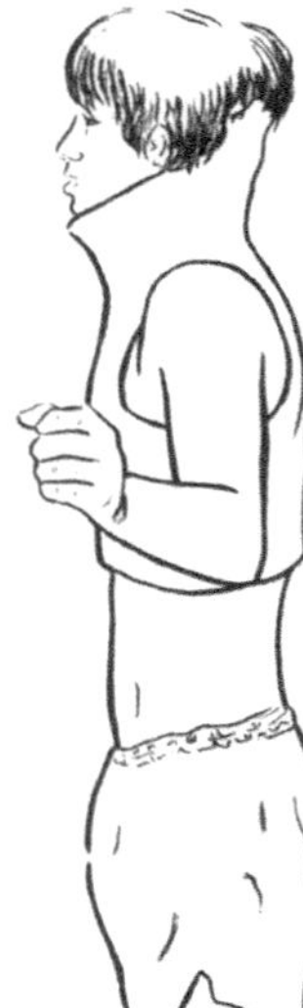

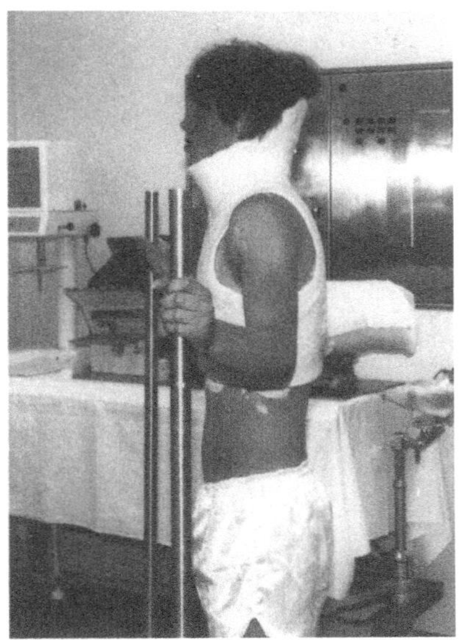

Fertiger Verband, kleiner Minervaverband

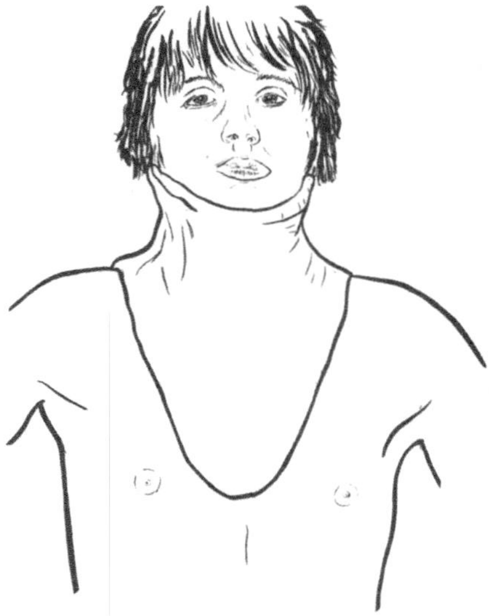
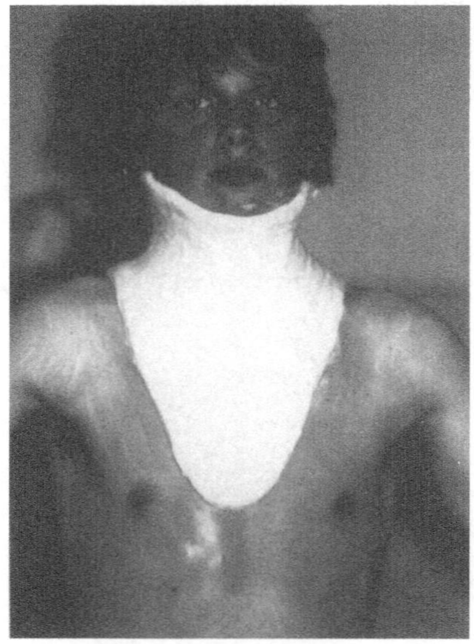
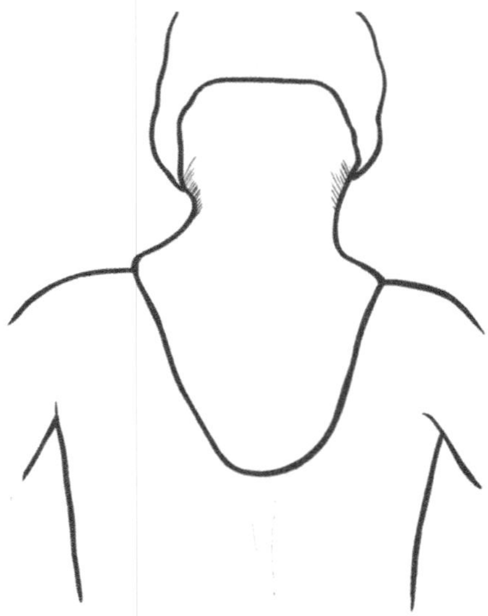
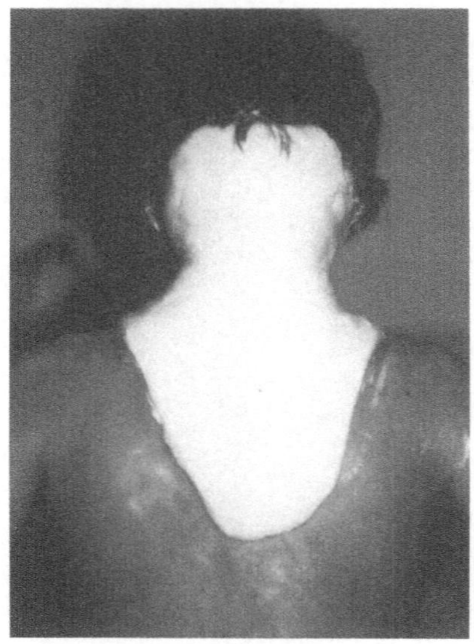
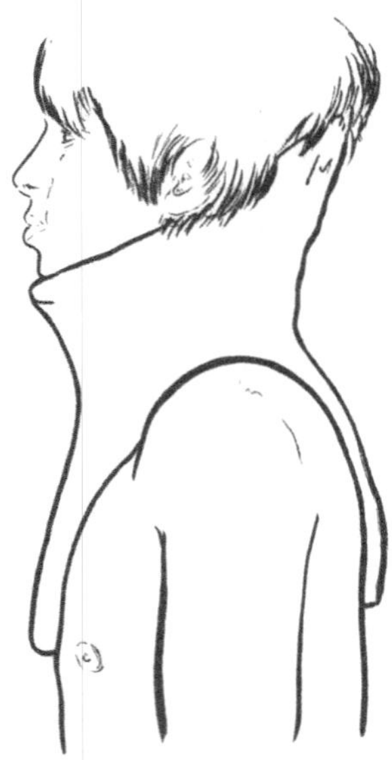
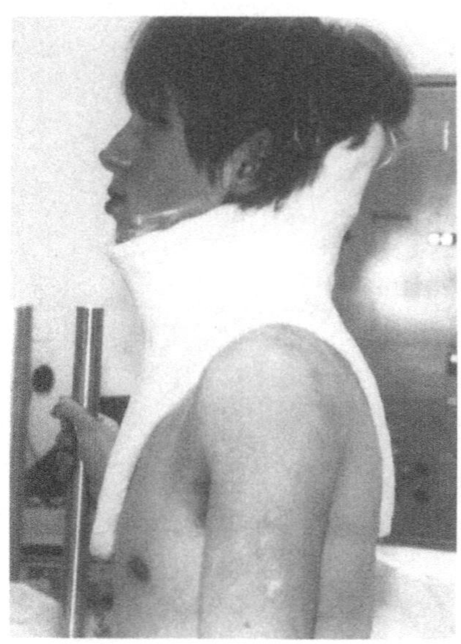

15.4 Minervaverband groß bzw. klein: Polyurethan-Baumwolle

Material

1 Körpertrikotschlauch, 1fache Rumpflänge
3 Rollen Synthetikwatte, 10 cm breit
1 Rolle PU-Schaumbinde
4 PU-BW-Binden, 10 cm breit
4 PU-BW-Binden, 15 cm breit
2 PU-BW-Longuetten, 15/75 cm
2 PU-BW-Longuetten, 10/75 cm
2 Mullbinden, 10 cm breit

Methode

Die Problematik des Minervaverbandes aus PU-BW liegt in der Anlegetechnik. Diese muß sich unbedingt nach den Materialeigenschaften richten. Da sich die Binden nicht gut anlegen, müssen gerade am Hals und im Schulterbereich schmale Binden benutzt werden.
Die Binden dürfen bei zirkulärer Wickelung keinesfalls stramm angezogen werden, sondern müssen sehr locker gewickelt sein.
Das Polster wird standardmäßig ausgeführt.
Am Hals wird mit einer 10-cm-Binde begonnen, die spiralig zirkulär mehrfach gewickelt wird. Mit dieser Binde sollte der Hals mehrfach bedeckt werden. Anschließend werden die Schultern und der obere Brustkorb bewickelt. Dazu wird wieder eine 10-cm-Binde benutzt. Diese wird zirkulär um den Brustkorb gewickelt, und zwar in der Höhe der Achselfalten, wobei sich die Touren über Brust und Rücken überkreuzen. Mit einer 15-cm-Binde wird nach unten gerichtet in spiraliger Wickelung der untere Brustkorb und der Oberbauch bedeckt.
Danach werden die stabilisierenden Longuetten angelegt.
Über beide Schultern werden 10/75-cm-Longuetten V-förmig ausgelegt. Diese müssen seitlich Anschluß an die am Hals liegende Binde haben. Sie überkreuzen sich wieder über dem Brustbein und zwischen den Schulterblättern.
Zur Stabilisierung des Halses wird die vordere Halslonguette, eine doppelt gelegte 15/75-cm-Longuette, vom Kinn abwärts angelegt und sogleich mit einer Bindentour einer 10-cm-Binde locker befestigt. Eine weitere 15/75-cm-Longuette, ebenfalls einmal gefaltet, wird im Nakken von der Linea nuchae abwärts angelegt. Die 10-cm-Binde wird zur Befestigung dieser beiden Longuetten vollends ausgewickelt.
Zum Abschluß wird die 15-cm-Binde um den unteren Brustkorb und Oberbauch gewickelt. Mit 2 nassen Mullbinden, die unter mäßigem Zug überwickelt werden, wird der Verband modelliert. Die Modellage wird mit flachen Händen fertiggestellt. Nach Aushärtung des Materials werden die Grenzen des Verbandes angezeichnet. Es kann aus diesem Grundverband sowohl ein großer wie auch ein kleiner Minervaverband hergestellt werden.
Nachdem der Verband zurechtgeschnitten ist, werden die Verbandkanten abgepolstert und versäubert.
Der umgeschlagene Trikotschlauch wird mit textilem Klebeband am Verband befestigt.

Standardpolster, Minervaverband

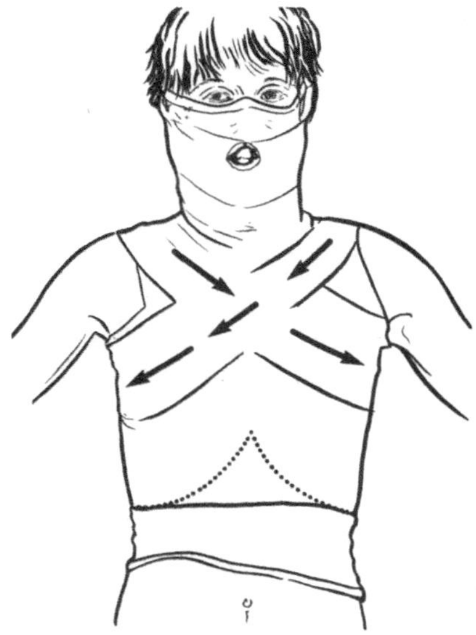

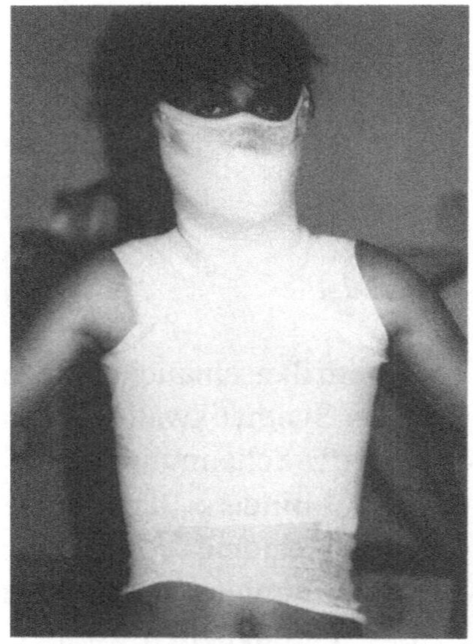

10-cm-Binde zirkulär um den Hals

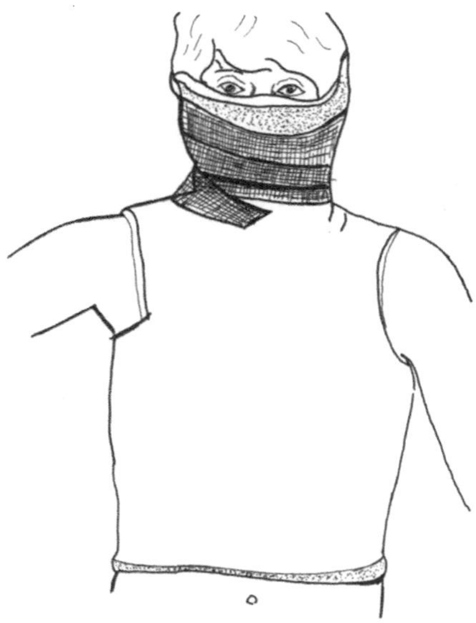

10-cm-Binde in Achtertour um beide Schultern und den oberen Brustkorb

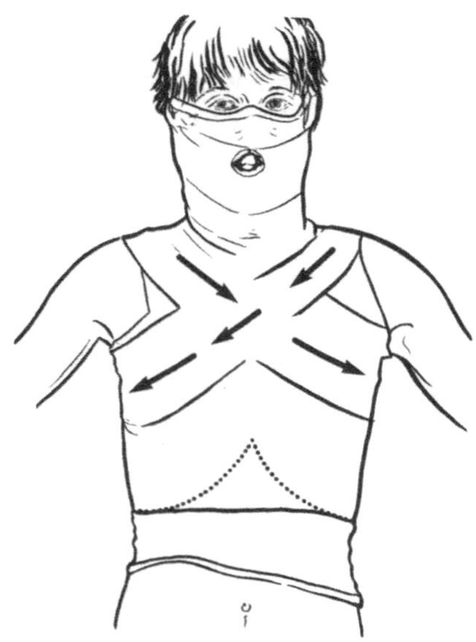

15-cm-Binde zirkulär um den unteren Brustkorb und den Oberbauch

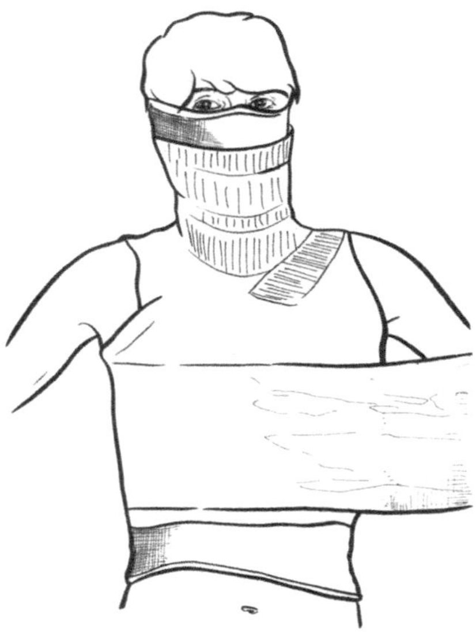

Auflage der Longuette, 10/75 cm, am Hals, ventral vom Kinn abwärts und Befestigung mit einer Bindentour einer 10-cm-Binde

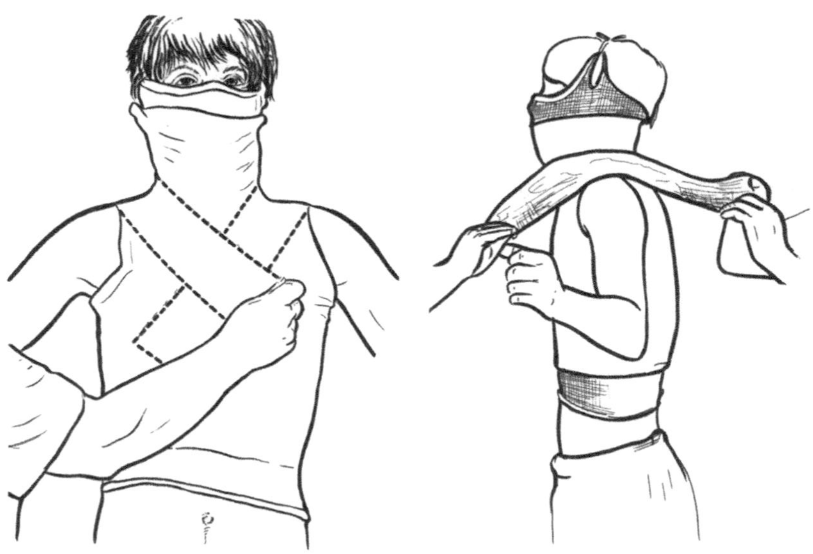

Anlage der zweiten doppelt gelegten Longuette, 15/75 cm, im Nacken von der Linea nuchae abwärts und Auswickeln der 10-cm-Binde zur endgültigen Befestigung beider Halslonguetten

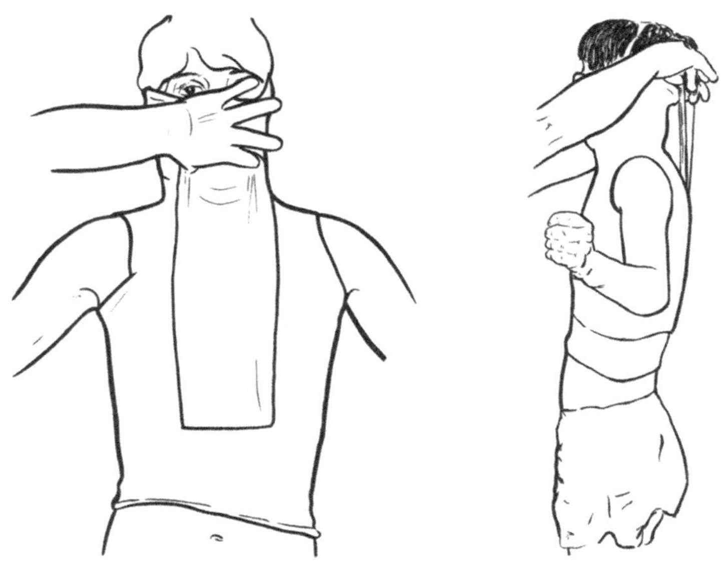

10-cm-Binde in Achtertour um Schultern und oberen Brustkorb

- 15-cm-Binde zirkulär um den unteren Brustkorb und Oberbauch
- Überwickeln von 2 nassen Mullbinden und Modellierung des Verbandes

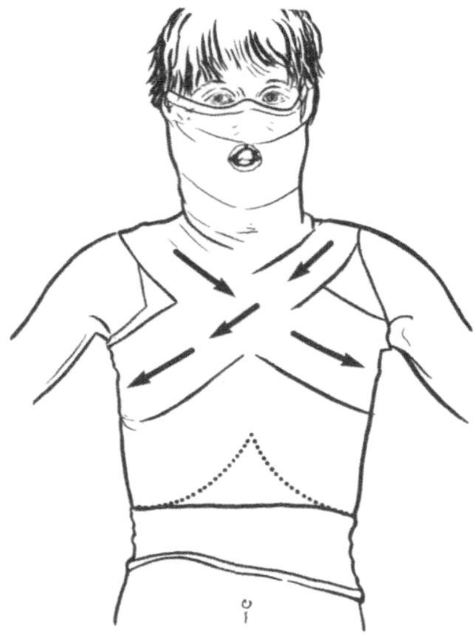

Anzeichnen der Verbandgrenzen und Ausschneiden des Verbandes

- Verkleben der Verbandkanten mit Klebeband

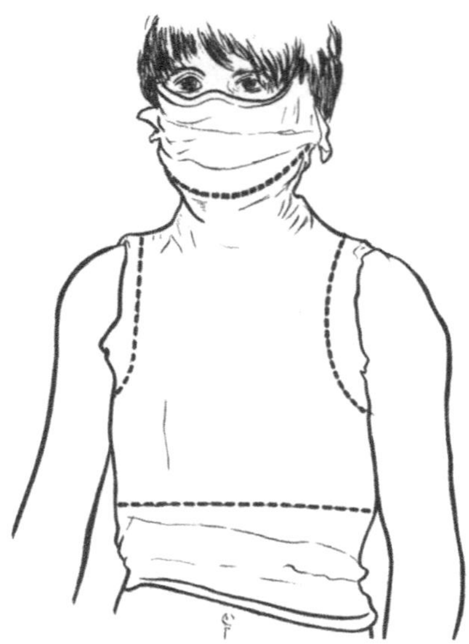

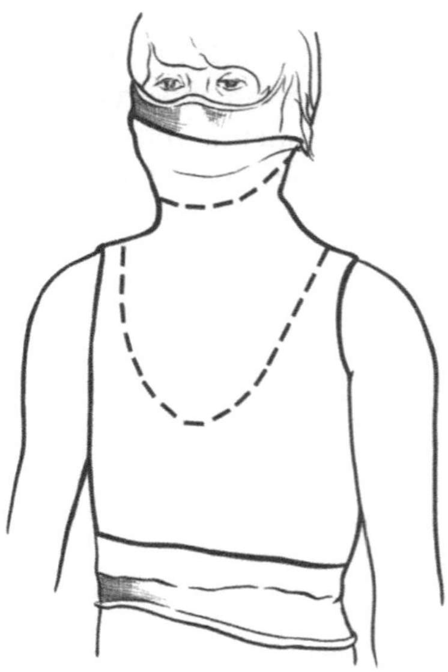

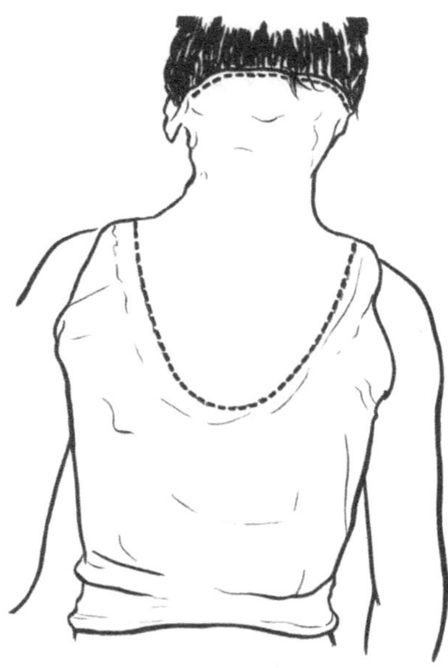

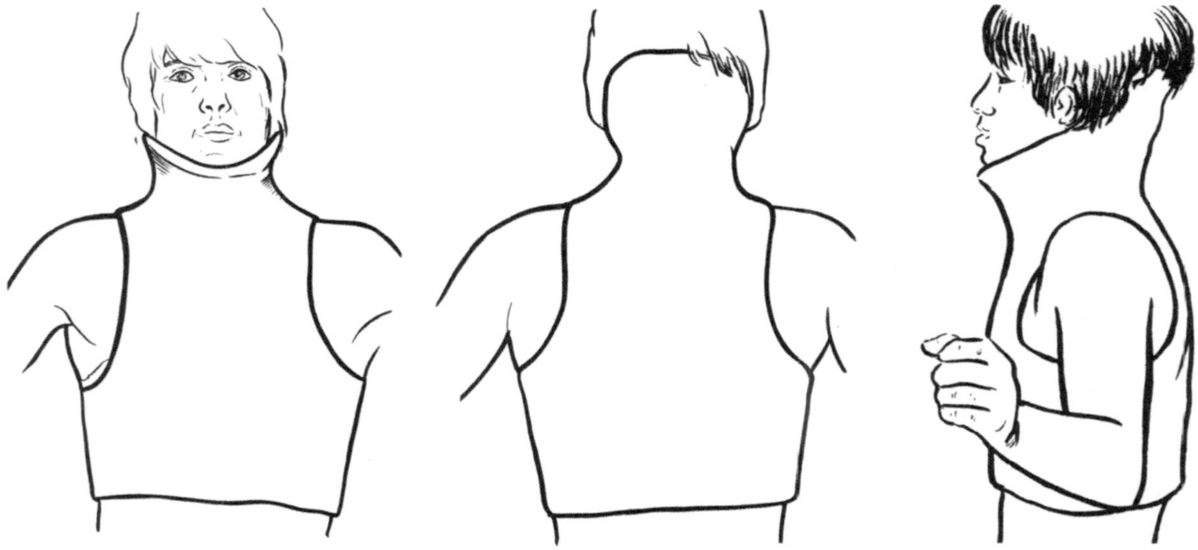

Fertiger Verband, großer Minervaverband

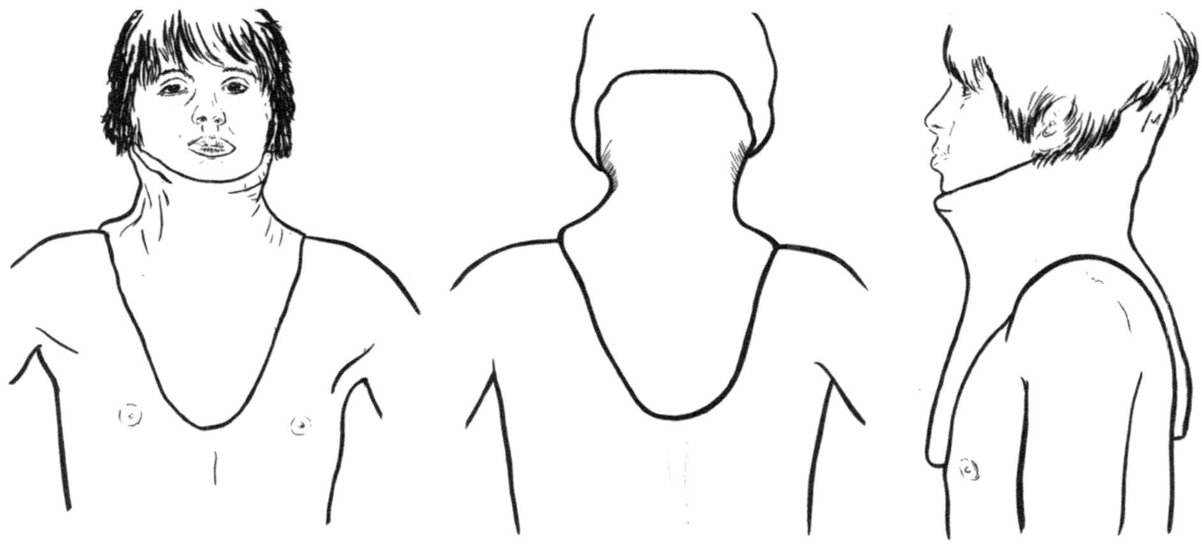

Fertiger Verband, kleiner Minervaverband

16 Thoraxabduktionsverband

16.1 Allgemeines

Der Thoraxabduktionsverband dient der Ruhigstellung des Schultergelenks oder des proximalen Oberarms. Der Verband besteht aus 2 Teilen: dem Thoraxteil und dem Armteil.
Beide Teile müssen miteinander verbunden werden. Diese Verbindung wird beim Gipsverband mit Longuetten, bei den Kunststoffverbänden durch speziell gewickelte Bindentouren und ebenfalls über Longuetten, die beim Fiberglasverband aus einer Binde gelegt werden müssen, erreicht.
Um die erkrankte Schulter schnell und effektiv ruhigzustellen, wird generell mit der Verbandanlage an dieser Schulter begonnen.
Die Modellierung dieses Verbandes muß sowohl bei Gips- wie auch bei den Kunststoffverbänden schrittweise erfolgen. Eine generelle Modellierung, wie sie bei kleineren Verbänden üblich ist, ist hier nicht möglich. Allenfalls den sehr Geübten kann es gelingen, während der offenen Zeit des jeweiligen Materials den Verband bis zur Aushärtung fertigzustellen. Es ist sinnvoll, durch Verwendung sehr kalten Wassers die offene Zeit so weit wie möglich zu verlängern.
Bei Verwendung von kaltem Wasser kann gleichzeitig der positive Effekt der Kühlung ausgenutzt werden, was bei Kunststoffverbänden von besonderer Bedeutung ist, denn sie entwickeln während der Polymerisation erhebliche Temperaturen.
Falls vom behandelnden Arzt nicht anders bestimmt, ist der Arm so ruhigzustellen, daß im Schultergelenk eine Abduktion von 60-65° und eine Anteversion von 30° besteht.
Die Unterarmdrehung bleibt neutral, d.h. der Unterarm wird weder proniert noch supiniert.
Um im Handgelenk Streckbewegungen zu ermöglichen, wird aus dem Verband an der Streckseite der Mittelhand und des Handgelenks ein entsprechender Deckel ausgeschnitten und entfernt. Beugeseitig muß die Hand bis zur distalen Hohlhandfurche abgestützt bleiben.
Um einen Thoraxabduktionsverband anzulegen, werden immer 3 Personen benötigt, davon unterstützt eine den Patienten, die zweite bereitet die Binden vor und die dritte legt den Verband an.

16.2 Standardpolster

Material

1 Körpertrikotschlauch, 2fache Rumpflänge
1 Trikotschlauch, 1,5fache Armlänge
3 Rollen Synthetikwatte, 15 cm breit
1 Rolle Synthetikwatte, 10 cm breit
1 Rolle Synthetikwatte, 6 cm breit
2 Rollen Kreppapier, 10 cm breit
1 Rolle Kreppapier, 8 cm breit

Methode

Der Körpertrikotschlauch wird so über den Oberkörper gezogen, daß der ruhigzustellende Arm durch ein vorgeschnittenes Loch im Trikotschlauch geführt wird. Dieses Loch soll an der Grenze zwischen ⅓ und ⅔ des Schlauchs liegen. Der erkrankte Arm wird von einer Person gehalten. Der gesunde Arm kann freibleiben, kann jedoch auch ebenfalls durch ein entsprechendes Loch im Trikotschlauch geführt werden.

Der Trikotschlauch wird über den erkrankten Arm gezogen. Dieser Schlauch hat 1,5fache Armlänge. Er wird in der Achselhöhle so weit eingeschnitten, daß er die gesamte Schulter bedecken kann, ohne in der Achselhöhle zu schnüren. Die endgültige Position des Schultergelenks und des Ellenbogengelenks wird jetzt festgelegt, und die Wattepolsterung beginnt.

Zunächst wird der Arm gepolstert. Es wird an der Hand begonnen und bis zum Ellenbogen mit einer 6-cm-Wattebinde gepolstert. Eine 10-cm-Wattebinde schließt an und polstert den gesamten Oberarm.

Die Polsterung wird an der erkrankten Schulter mit einer 15-cm-Wattebinde fortgeführt und sogleich im Sinne eines Schulterverbandes in die gegenseitige Achselhöhle geführt. Damit ist auch der obere Teil des Brustkorbes bereits gepolstert.

Mit 2 weiteren 15-cm-Wattebinden wird das Polster des Brustkorbes bis hin zum Nabel komplettiert. Dabei wird in einfacher Spiraltour gewickelt. Das Wattepolster wird zum Abschluß mit Kreppapier für Gipsverbände und PU-Schaumbinde für Kunststoffverbände geglättet.

Überzug Körpertrikotschlauch, Armlöcher beim Übergang ⅓ zu ⅔

- Trikotschlauchüberzug über den Arm

- Wattepolster des Arms von distal nach proximal mit 6-cm- und 10-cm-Wattebinde

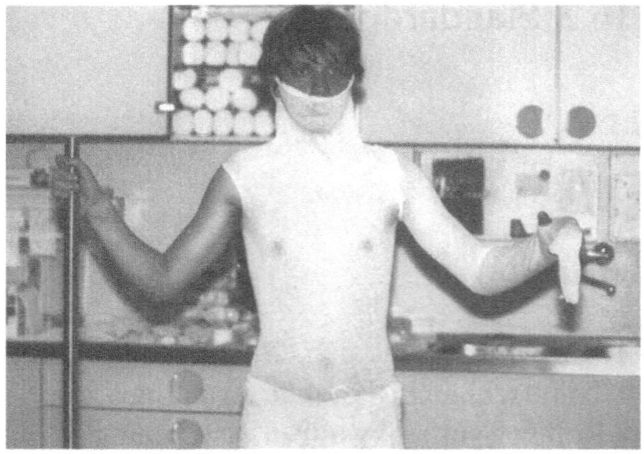

Wattepolster Rumpf von unten nach oben mit 3 15-cm-Wattebinden

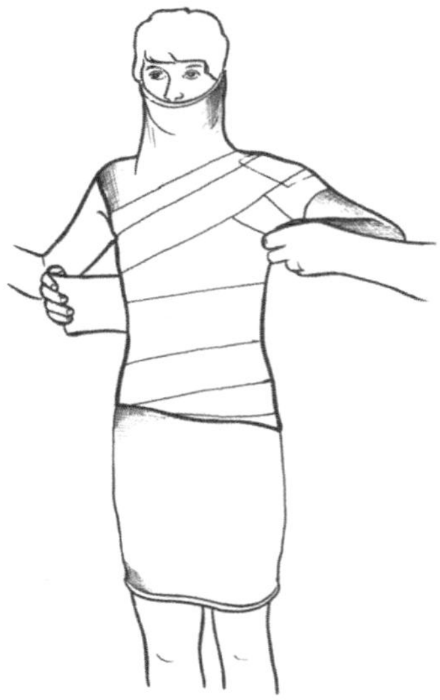

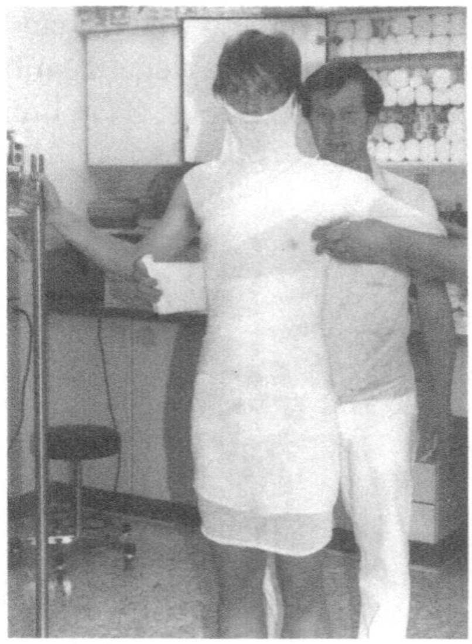

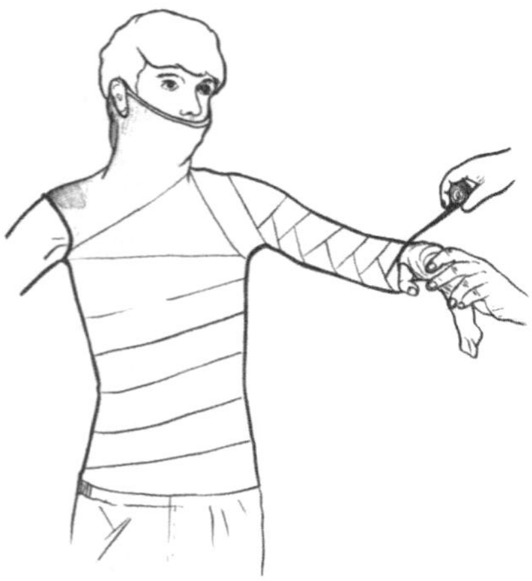

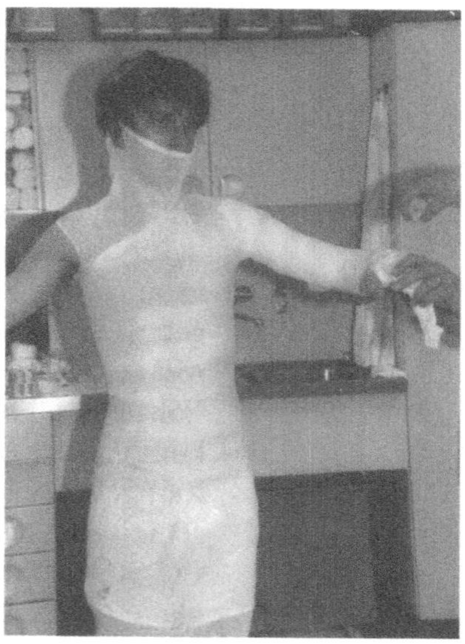

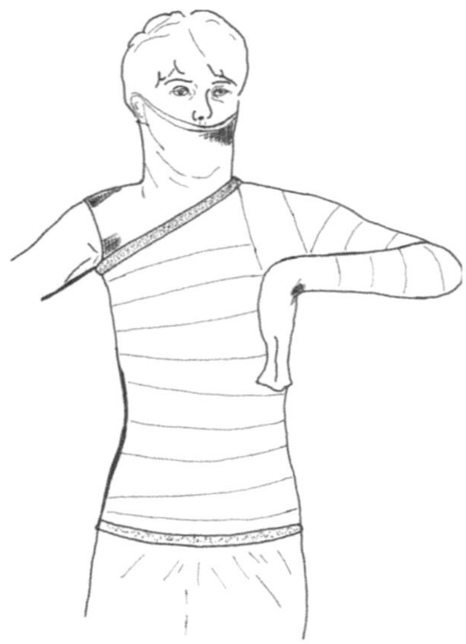

Glätten des Polsters mit 8-cm-Kreppapier am Arm und 2 Rollen 10-cm-Kreppapier am Rumpf

Fertiges Polster

- Für Kunststoffverbände Glättung des Polsters mit PU-Schaumbinde

16.3 Thoraxabduktionsverband: Gips

Material

1 Körpertrikotschlauch, 2fache Rumpflänge
1 Trikotschlauch, 1,5fache Armlänge
3 Rollen Synthetikwatte, 15 cm breit
1 Rolle Synthetikwatte, 10 cm breit
1 Rolle Synthetikwatte, 6 cm breit
2 Rollen Kreppapier, 10 cm breit
1 Rolle Kreppapier, 8 cm breit
4 Gipsbinden, 20 cm breit
4 Gipsbinden, 15 cm breit
2 Gipsbinden, 10 cm breit
1 Gipslonguette, 15 cm/2fache Armlänge, 8lagig
1 Gipslonguette, 15 cm/armlang, 8lagig

Methode

Bereits in exakter, durch eine Hilfsperson unterstützter Stellung des erkrankten Arms im Schulter- und Ellenbogengelenk wird das Standardpolster angelegt. Nach Anlage des Polsters ist eine weitere Stellungskorrektur notwendig.
Das Anwickeln der Gipsbinden beginnt grundsätzlich am Schultergelenk der erkrankten Seite, um hier eine gute und schnelle Abstützung zu erhalten.
Über Schultergürtel und Oberarm werden 2 15-cm-Gipsbinden im Sinne des typischen Schulterverbandes ausgewickelt.
Danach wird der Rumpf gewickelt, wobei knapp unterhalb des Nabels begonnen wird und in einfach überlappender Spiraltour 2 20-cm-Gipsbinden bis eine Handbreit unter das Jugulum gewickelt werden.
Die 15 cm breite, armlange, 8lagige Gipslonguette wird epaulettenförmig über die erkrankte Schulter gelegt. Sie verbindet Rumpfteil und Schulterteil des Verbandes. Nun wird der Arm der erkrankten Seite vom Schultergelenk bis zur Hand mit einer 15-cm-Gipsbinde bewikkelt.
Es folgt die 15 cm breite, 2fach armlange Longuette, die, volar an Hand und Unterarm angelegt, dorsal über Ellenbogen und Schulter auf den Rücken und zur gegenseitigen Achsel geführt wird.
Diese Longuette wird am Arm und am Rumpf mit einer weiteren 15-cm-Gipsbinde befestigt.
Der Armteil des Verbandes ist damit fertig.
Die verbleibenden 2 20-cm-Gipsbinden werden abschließend über Brust und Bauch ausgewickelt.
Der Verband wird modelliert, wobei nur mit flachen Händen gearbeitet werden darf.
Nach Aushärten des Verbandes werden die Grenzen angezeichnet und der Verband mit oszillierender Säge und Schere ausgeschnitten.
Der Trikotschlauch wird zusammen mit einem Wattesaum um die Kanten umgeschlagen und mit 2 10-cm-Gipsbinden befestigt.
Die Hand sollte bis knapp oberhalb des Handgelenks freiliegen, so daß Streckbewegungen im Handgelenk möglich sind.

Standardpolster,
Thoraxabduktionsverband

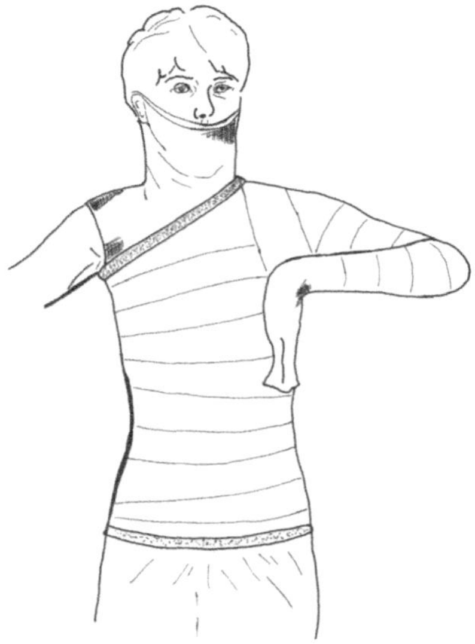

Beginn am Schultergelenk
der erkrankten Seite mit
2 15-cm-Gipsbinden

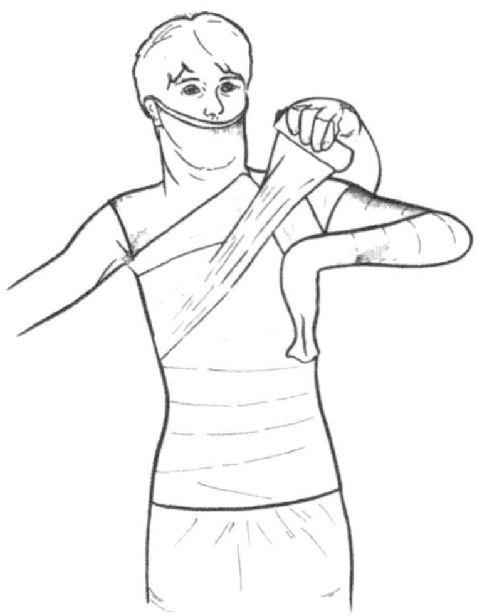

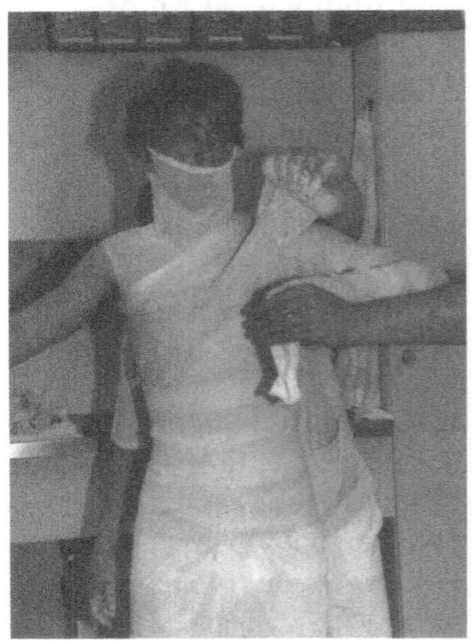

Wickelung knapp über
dem Nabel beginnend,
aufsteigend mit 2-3
20-cm-Gipsbinden

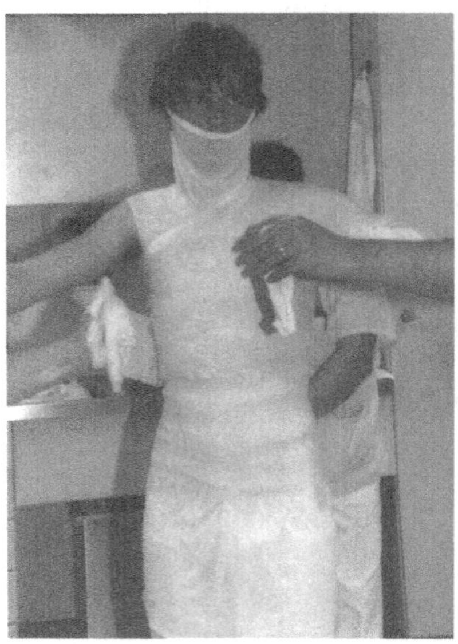

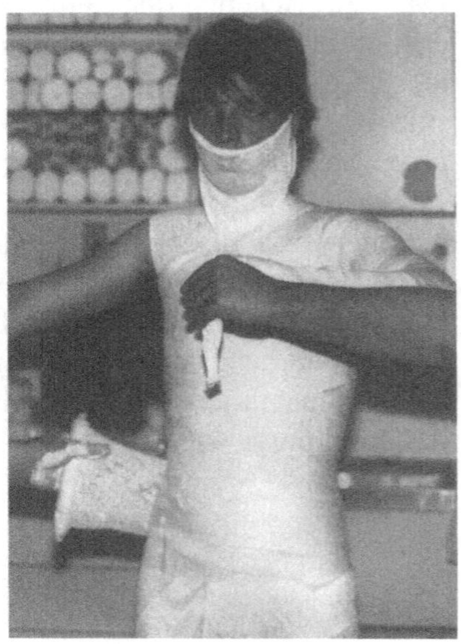

Anlage des Schulterriegels mit 15 cm breiter, armlanger Longuette, epaulettenförmig

- Wickelung des Armes von proximal nach distal mit 15-cm-Gipsbinde

- Anlage der 15 cm breiten, 2fach armlangen Longuette von der Hand volar über die Schulter, dorsal bis zur Gegenseite

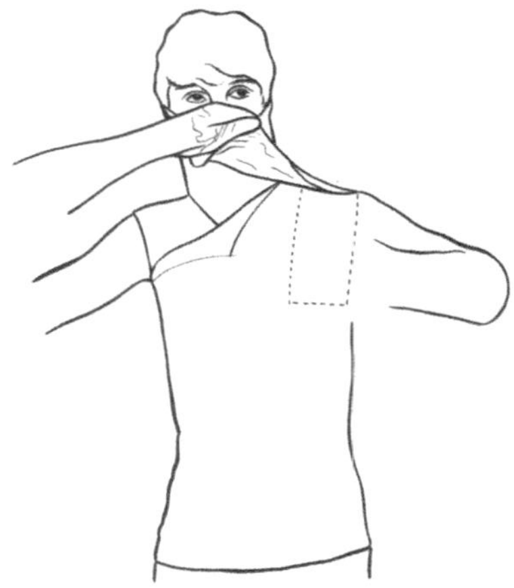

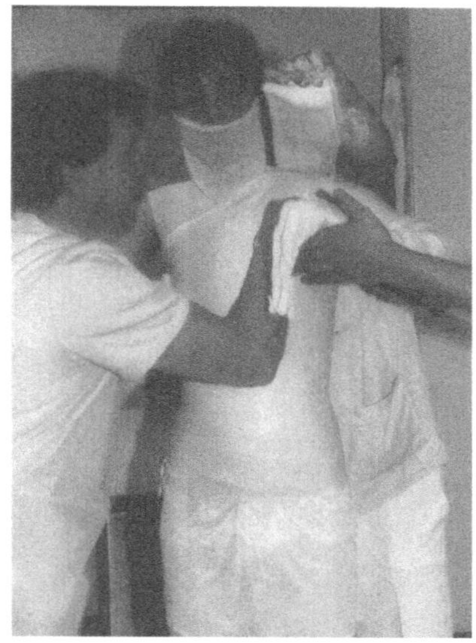

Fixieren der Longuette mit 2 15-cm-Gipsbinden am Arm und Brustkorb

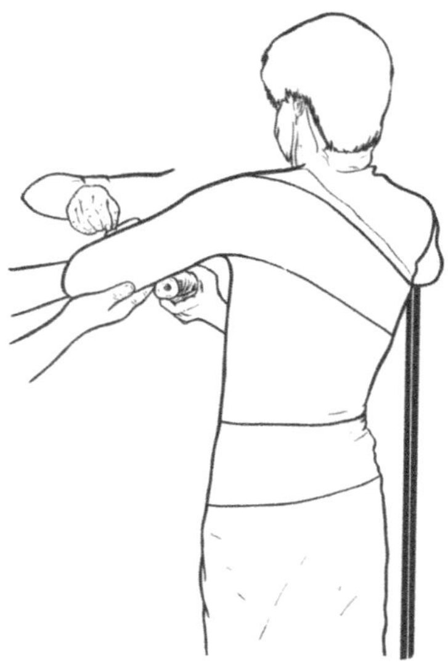

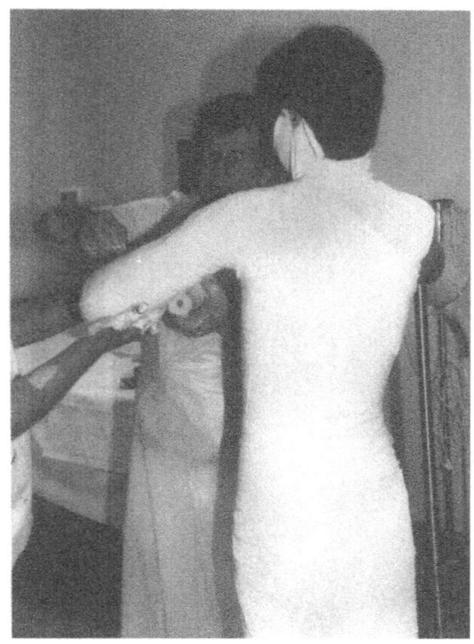

Brustkorb und Bauch mit 2 20 cm breiten Gipsbinden überwickelt

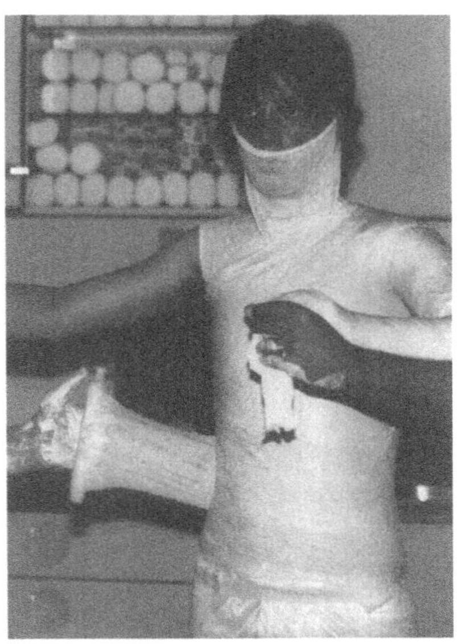

Anzeichnen der Ausschnitte

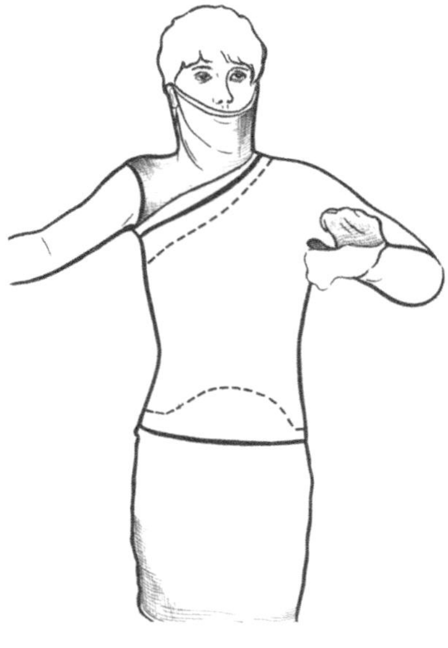

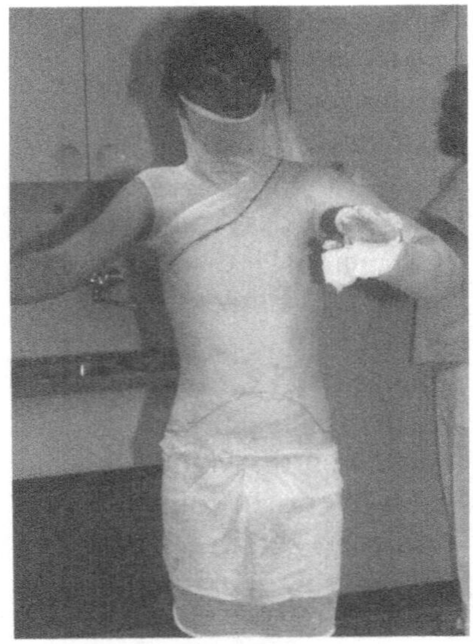

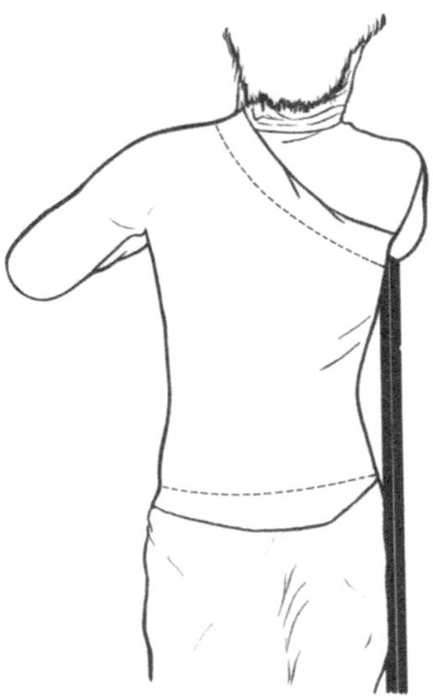

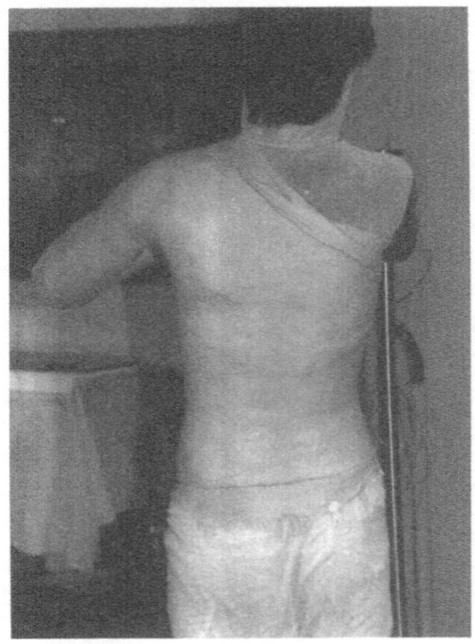

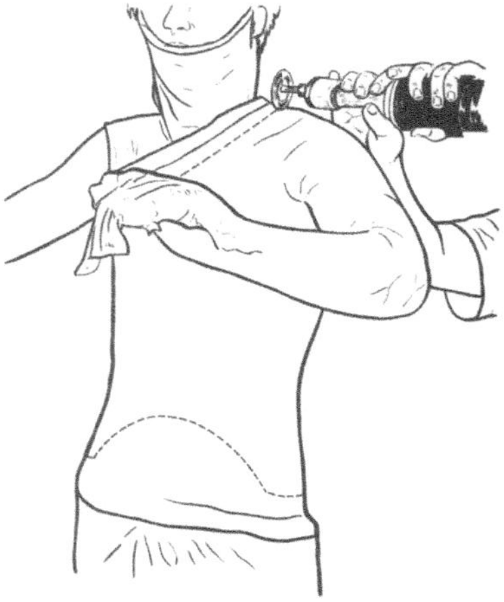
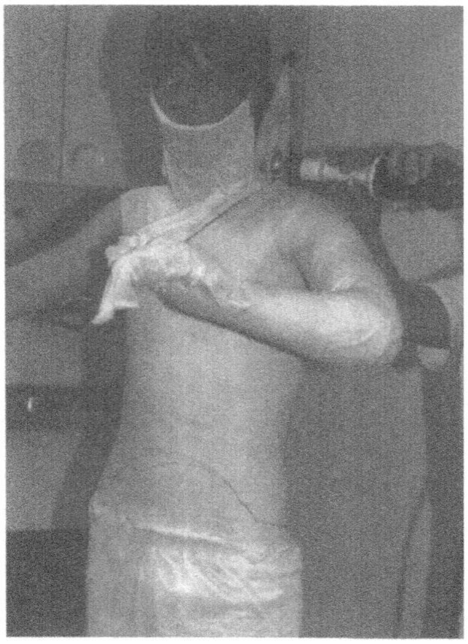
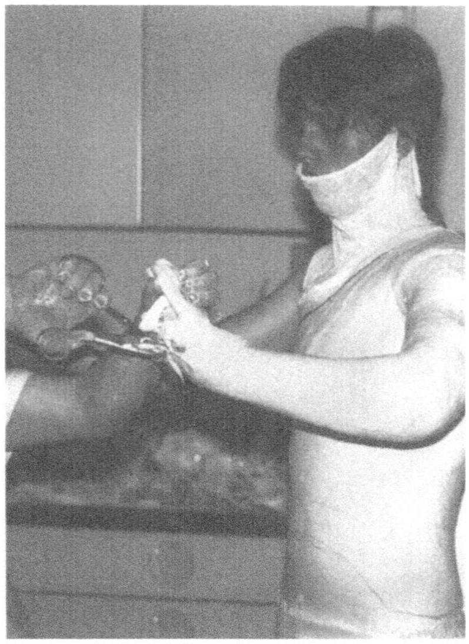

Ausschneiden des Verbandes mit oszillierender Säge und Schere, Umschlag des Trikotschlauchs mit Wattesaum *(oben)*

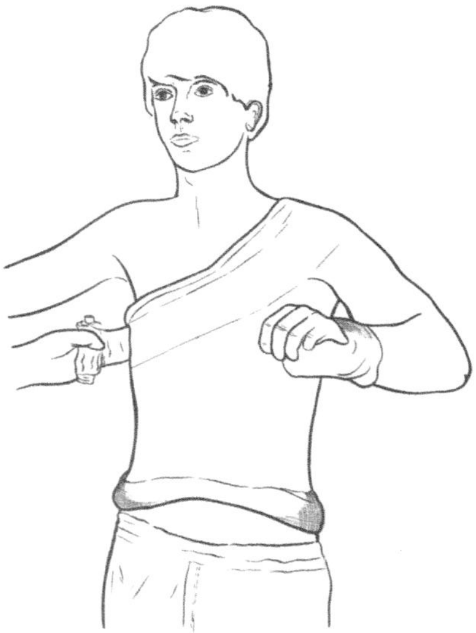
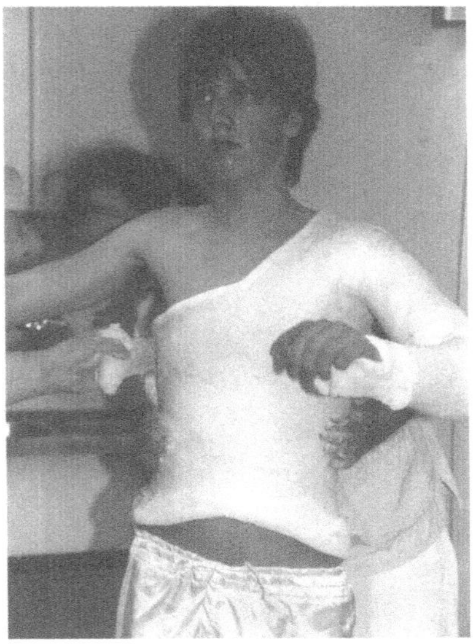

Verkleben des Trikotschlauchs mit 2 10-cm-Gipsbinden *(Mitte und unten)*

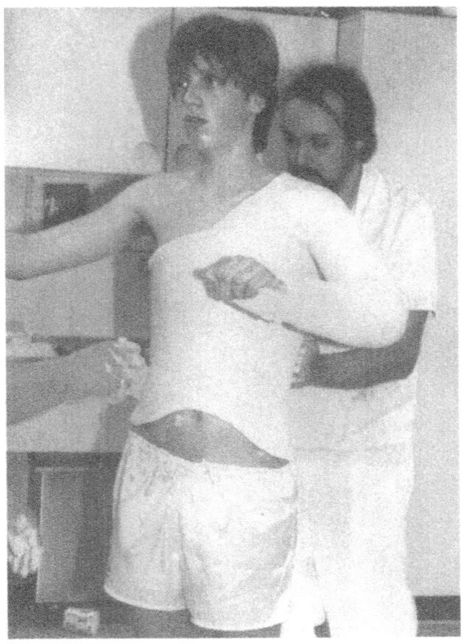
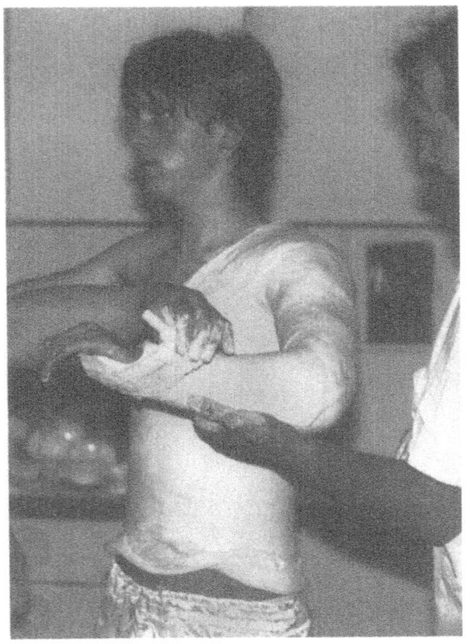

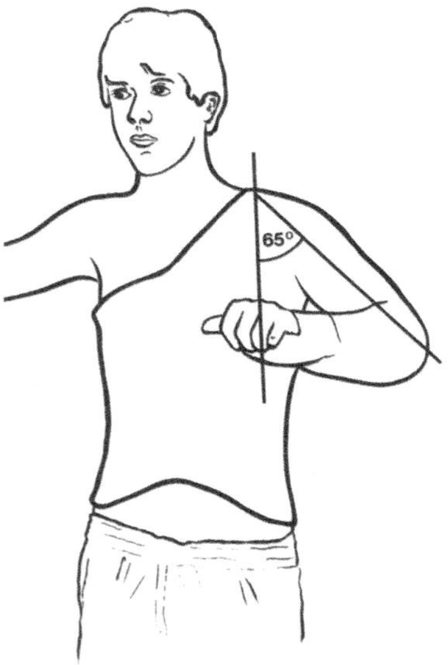

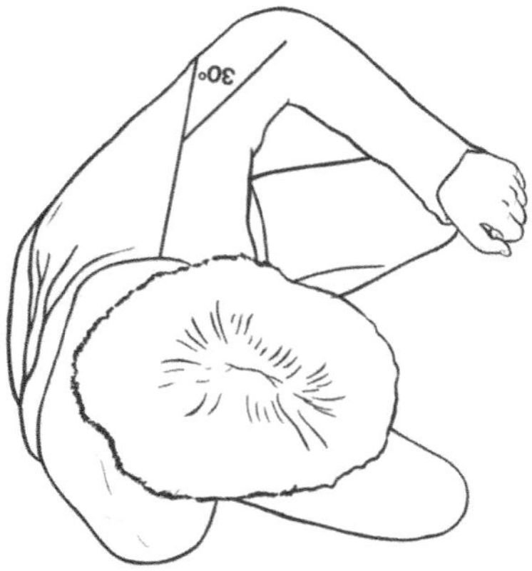

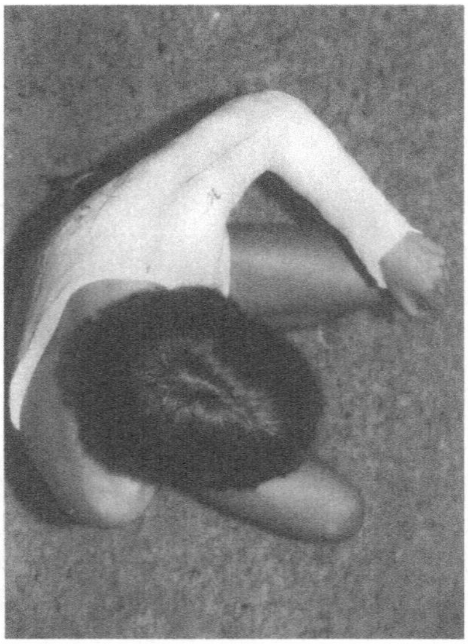

Fertiger Verband

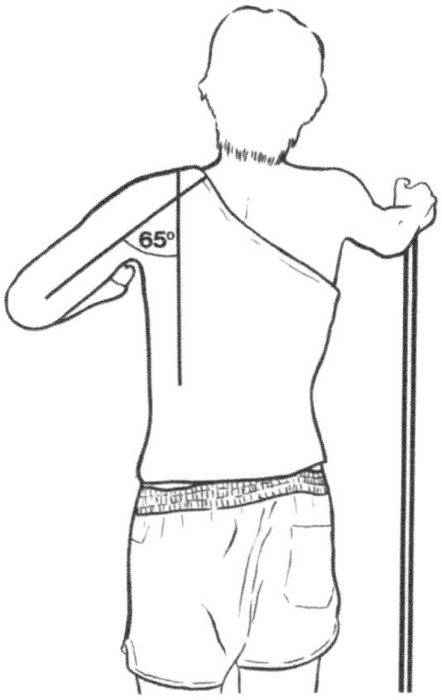

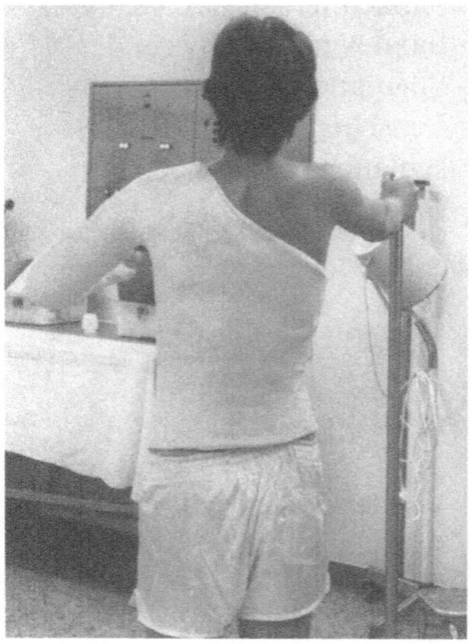

Verband im Armteil geöffnet für Übungs- und Pflegezwecke

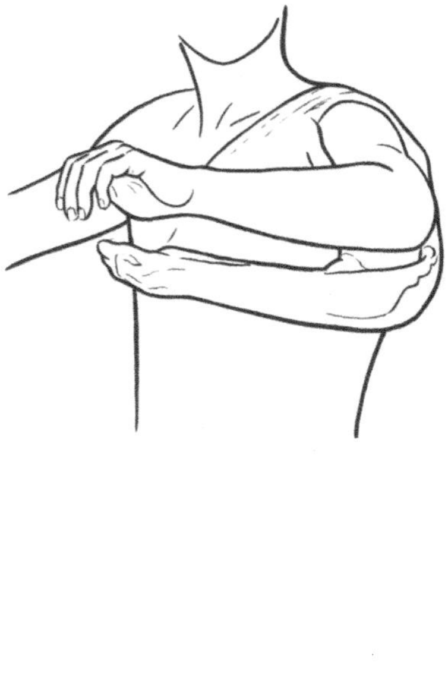

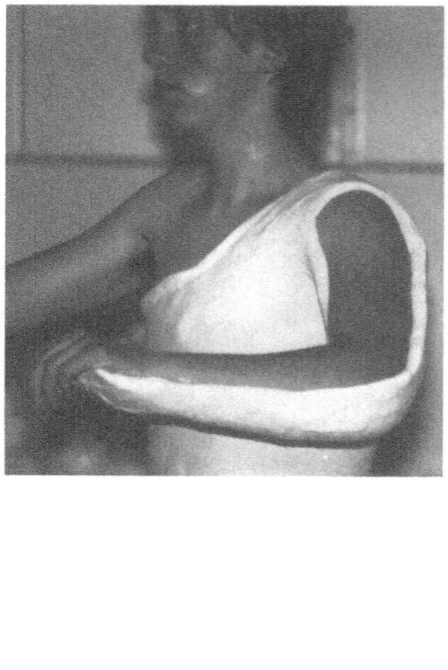

16.4 Thoraxabduktionsverband: Gips-Kunststoff-Laminat

Der Thoraxabduktionsverband in Gips-Kunststoff-Laminat-Technik bietet gegenüber dem reinen Gipsverband keine entscheidenden Gewichtvorteile, so daß auf seine Darstellung verzichtet wird.
Die Hauptgewichtsträger sind die verwendeten Longuetten, die auch beim Gips-Kunststoff-Laminat-Verband aus Gips hergestellt werden müssen. Somit entfällt der entscheidende Gewichtsvorteil.
Außerdem können nur wenige Gipsbinden durch PU-BW-Binden ersetzt werden, so daß auch der Preisvorteil entfällt.

16.5 Thoraxabduktionsverband: Polyurethan-Baumwolle

Material

1 Körpertrikotschlauch, 2fache Rumpflänge
1 Trikotschlauch, 1,5fache Armlänge
3 Rollen Synthetikwatte, 15 cm breit
1 Rolle Synthetikwatte, 10 cm breit
1 Rolle Synthetikwatte, 6 cm breit
1 PU-Schaumbinde
3 PU-BW-Binden, 10 cm breit
5 PU-BW-Binden, 15 cm breit
3 PU-BW-Longuetten, 10/75 cm
2 PU-BW-Longuetten, 15/75 cm

Methode

Der PU-BW-Verband erhält das Standardpolster, wobei die Glättung mittels PU-Schaumbinde erfolgt.
Der Thoraxabduktionsverband aus PU-BW ist unter allen gleichartigen Verbänden der leichteste.
Er wird aus Binden und Longuetten hergestellt. Die Verwendung von Longuetten beschleunigt die Anlage des Verbandes erheblich.
Wie beim Gipsverband wird am erkrankten Arm begonnen. Eine 10 cm breite PU-BW-Binde wird vom Ellenbogen an aufwärts bis zur Achselhöhle gewickelt, evtl. schon auf die Gegenseite in die Achsel geführt. Mit einer 15-cm-Binde wird in Achtertour die erkrankte Schulter sowie die gegenseitige Achsel bewikkelt. Es folgen Bauch und Brustkorb, die von unten nach oben, eine Handbreit unterhalb des Bauchnabels beginnend, mit 2 15-cm-Binden überwickelt werden.
Eine 10/75-cm-Longuette wird seitlich an den Thorax angelegt, durch die Achsel geführt und an der Innenseite des Oberarms bis zum Ellenbogen gelegt. Diese Longuette wird am Oberarm mit einer 10-cm-Binde wieder am Ellen-

bogen beginnend fixiert. Danach wird eine 10/75-cm-Longuette als Schulterlonguette über die Schulter gelegt.
Zwei 15/75-cm-Longuetten werden als Brust- und Bauchlonguetten zirkulär um den Brustkorb und den Bauch angelegt. Sämtliche Longuetten werden an Bauch und Brustkorb mit 2 15-cm-Binden von unten nach oben fixiert. Der Verband wird ein erstes Mal durch Überwickeln von insgesamt 3 10-cm-Mullbinden modelliert.
Nach Aushärten des Verbandes wird der Unterarmteil fertiggestellt.
Dazu wird eine 10/75-cm-Longuette aus der Achsel an der Innen- bzw. Beugeseite des Arms bis zur Hand gelegt. Unmittelbar anschließend werden 2 10-cm-Binden von unten nach oben gewickelt. Am Arm wird auf diese Weise die Longuette fixiert. Es ist darauf zu achten, daß diese Binden weit genug auf den Oberarm gewickelt werden, so daß ein fester Verbund von Ober- und Unterarmteil des Verbandes entsteht.
Es ist günstig, den Verband in dieser Form anzulegen, da die Anlage des Gesamtverbandes ein einem Arbeitsgang unmöglich ist.
Eine Trennung der Arbeitsgänge im Bereich des Schultergelenks wäre ungünstig, weil der Verband an dieser Stelle dann besonders leicht instabil werden würde.
Nach Aushärten des gesamten Verbandes werden die Verbandgrenzen angezeichnet, und der Verband wird in typischer Weise mit der oszillierenden Säge ausgeschnitten. Die Verbandkanten werden durch Umschlagen des Trikotschlauchs mit einem entsprechend breiten Wattesaum abgepolstert. Der Trikotschlauch wird mit Klebeband befestigt. Eventuell muß dieser Arbeitsgang so lange aufgeschoben werden, bis der Verband vollständig getrocknet ist, was spätestens nach 30 min erreicht ist.
Der fertige Verband fixiert den Arm in einer Abduktionsstellung von 65° und einer Anteversion im Schultergelenk von 30°. Das Ellenbogengelenk ist um 90° gebeugt. Das Handgelenk befindet sich in Neutralstellung.
Es ist besonders darauf zu achten, daß dieser Oberkörperverband aus PU-BW wegen der erheblichen Temperaturentwicklung des aushärtenden Materials bei Patienten, die kreislaufschwach sind, nicht angewendet werden soll.

Standardpolster,
Thoraxabduktionsverband

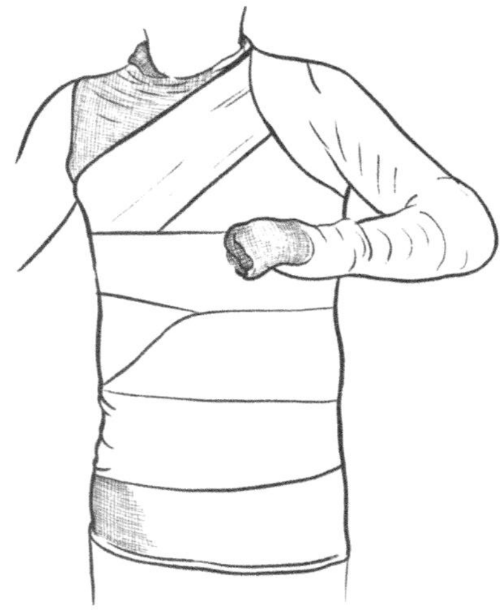

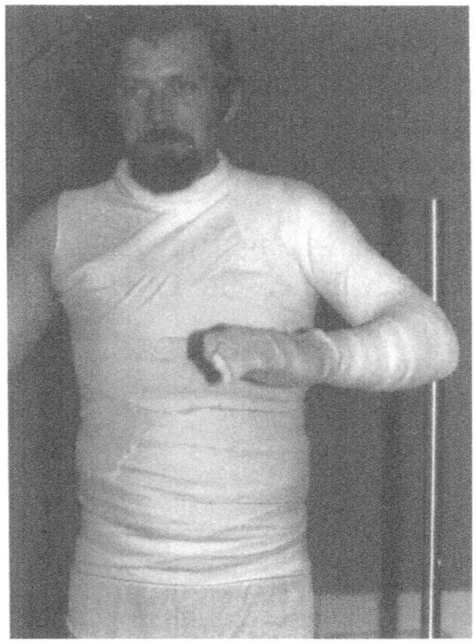

10-cm-Binde von Ellenbogen bis Schultergelenk

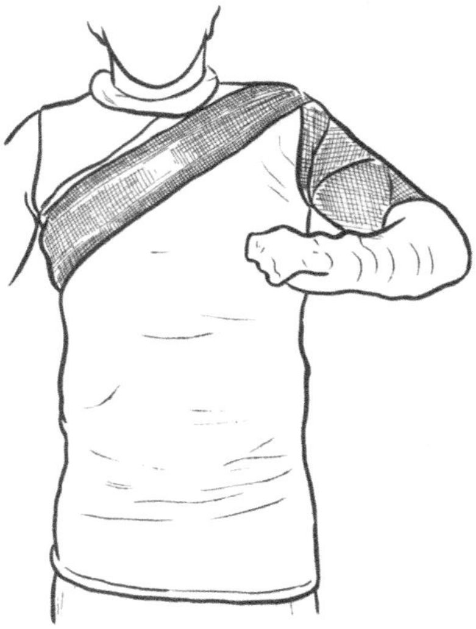

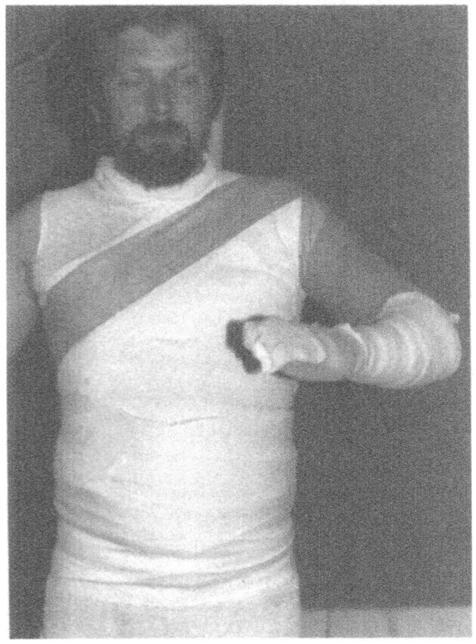

15-cm-Binde in Achtertour um Schultergelenk und gegenseitige Achsel

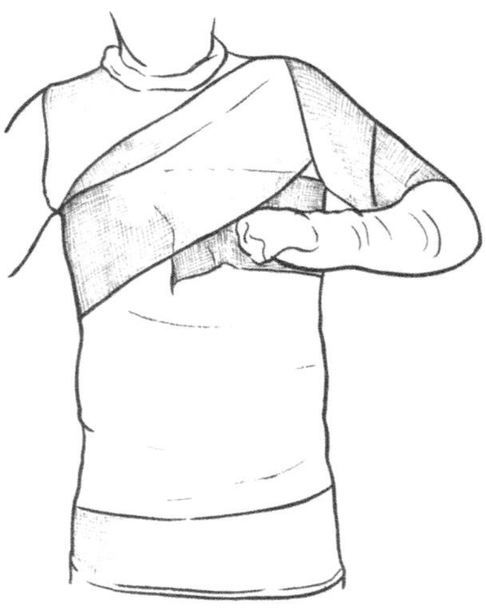

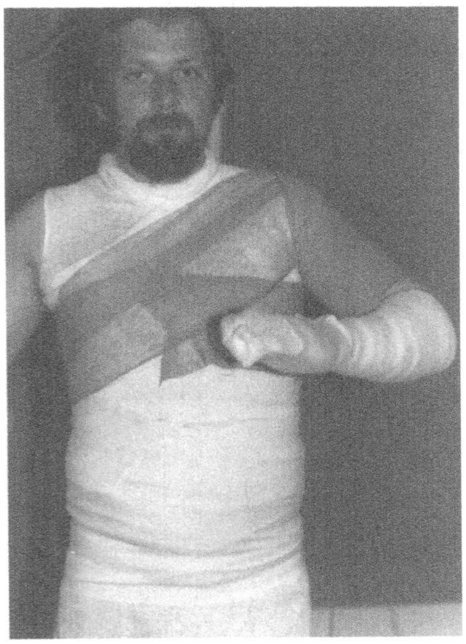

2 15-cm-Binden zirkulär um Bauch und Thorax von unten nach oben gewickelt, eine Handbreit unterhalb des Nabels beginnend.
10/75-cm-Longuette an Thorax, Innenseite Oberarm angelegt

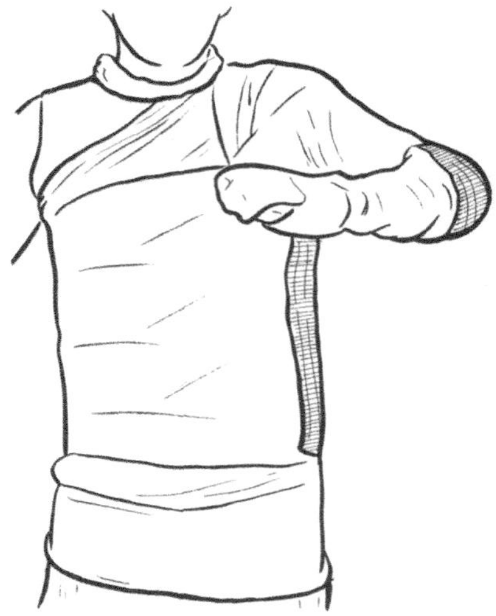

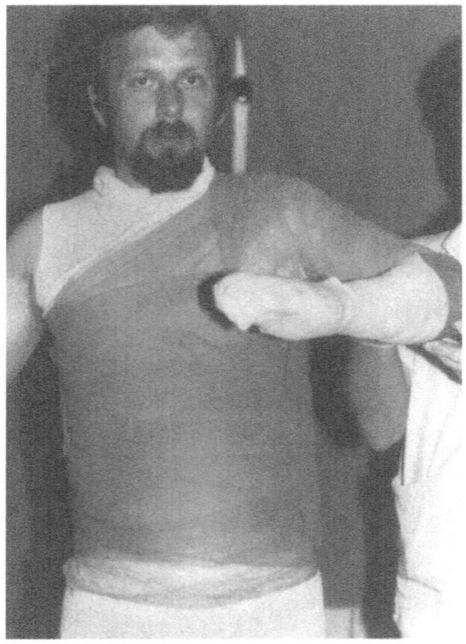

Fixierung der Longuette am Oberarm mit 10-cm-Binde

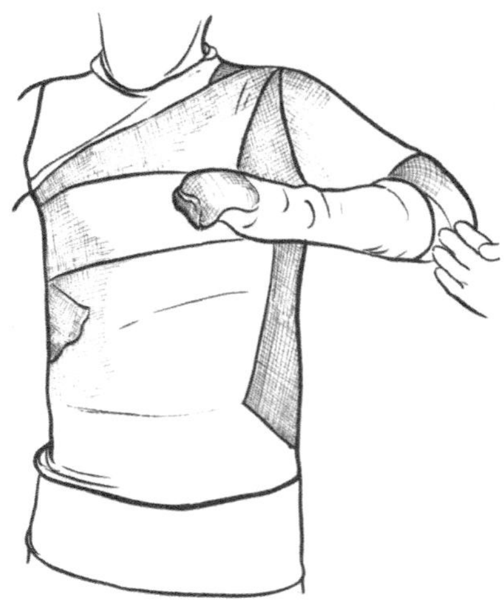

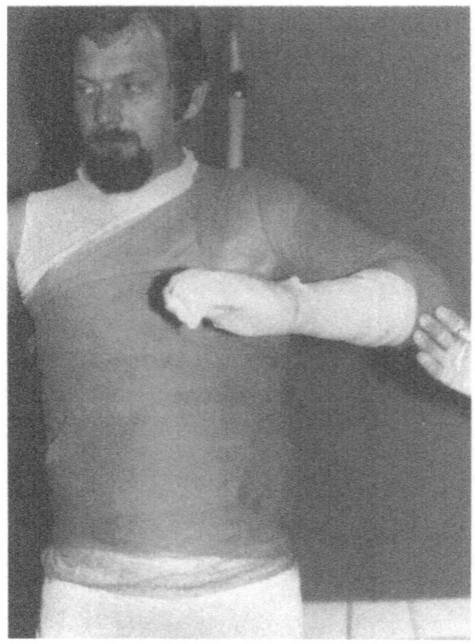

Anlage der Schulterlonguette 10/75 cm

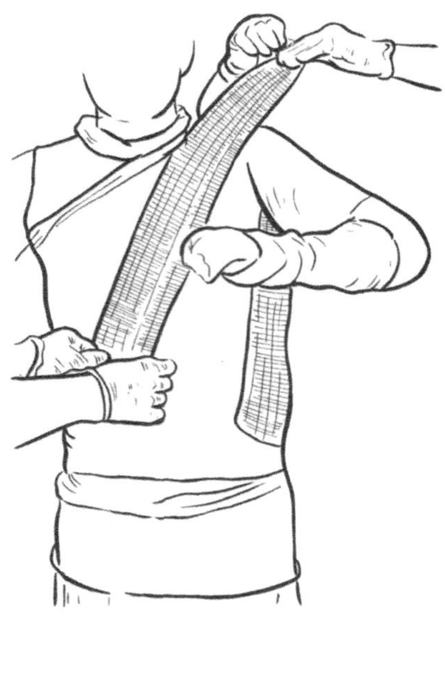

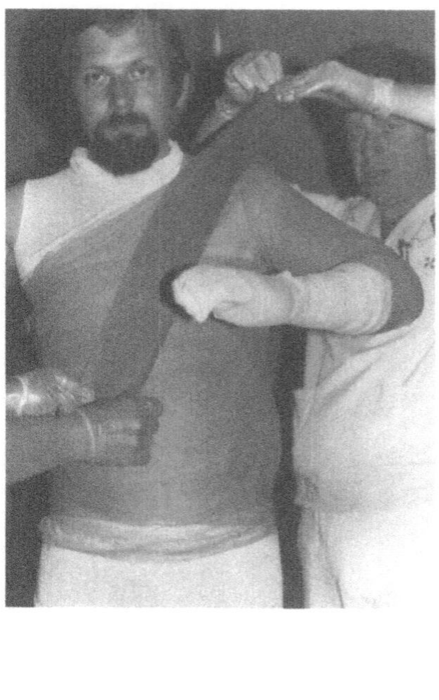

Anlage von 2 Brust- und Bauchlonguetten, 15/75 cm

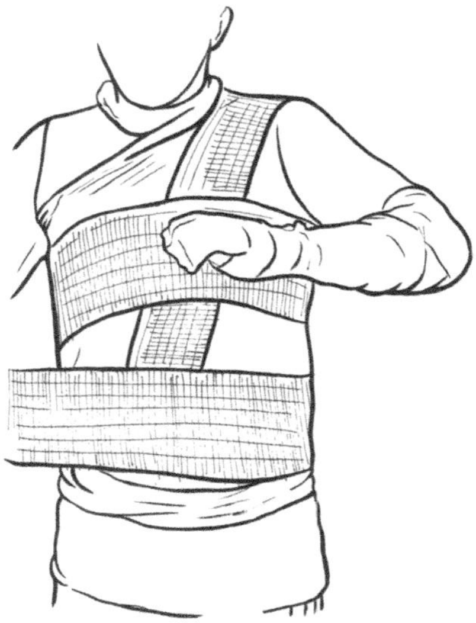

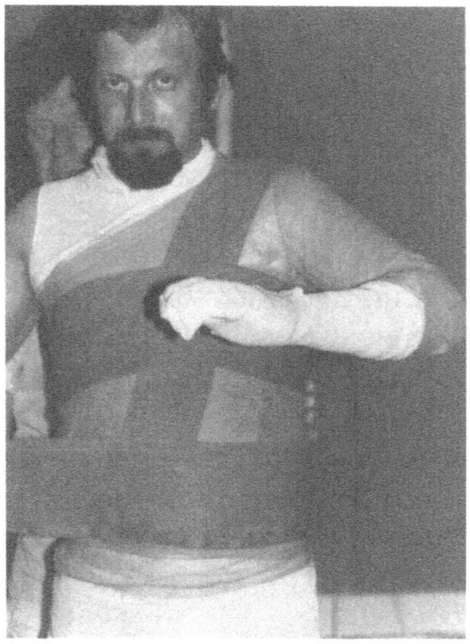

Fixieren der Longuetten von unten nach oben mit 2 15-cm-Binden

- Überwickeln des gesamten Verbandes mit 3 10-cm-Mullbinden

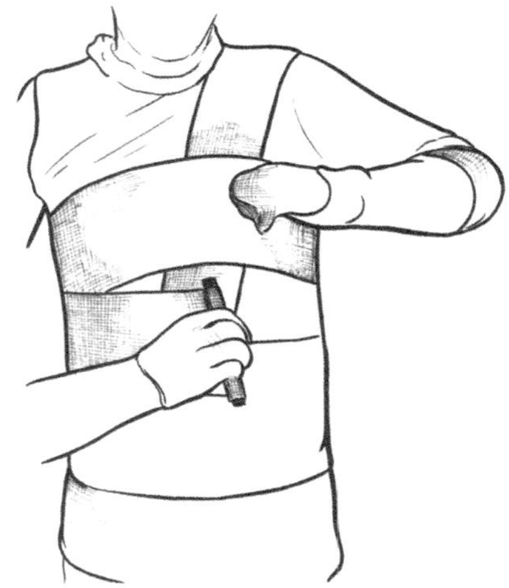

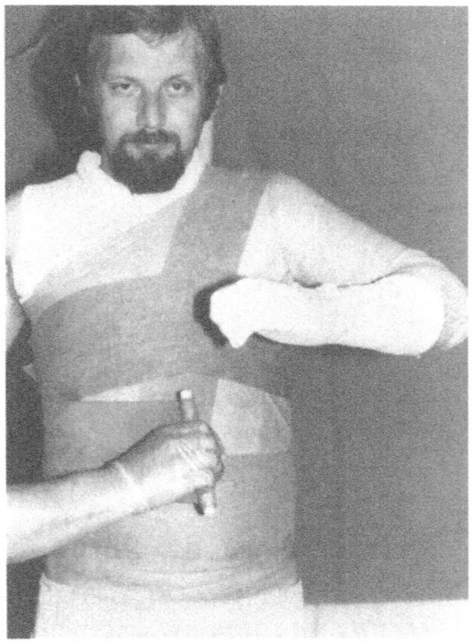

Anlage der Unterarmlonguette 10/75 cm von der Schulter abwärts bis zur Hand und überwickeln mit 2 10-cm-Binden

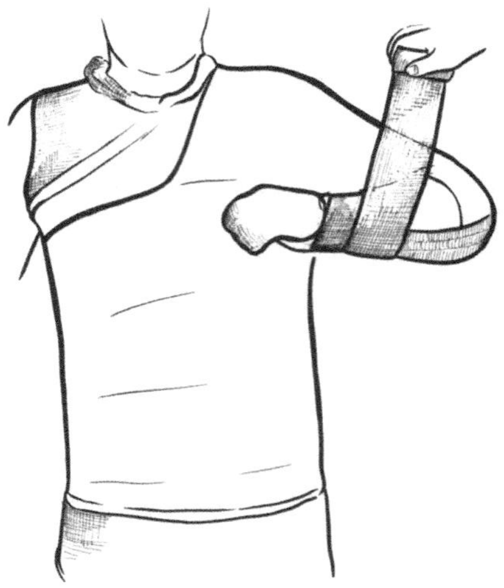

- Überwickeln des Unterarms mit einer 10 cm breiten nassen Mullbinde zur Modellierung
- Anzeichnen der Verbandgrenzen und Ausschneiden mit der oszillierenden Säge
- Umschlag der Trikotenden um die Verbundkanten mit breitem Wattesaum und Verkleben mit Klebeband

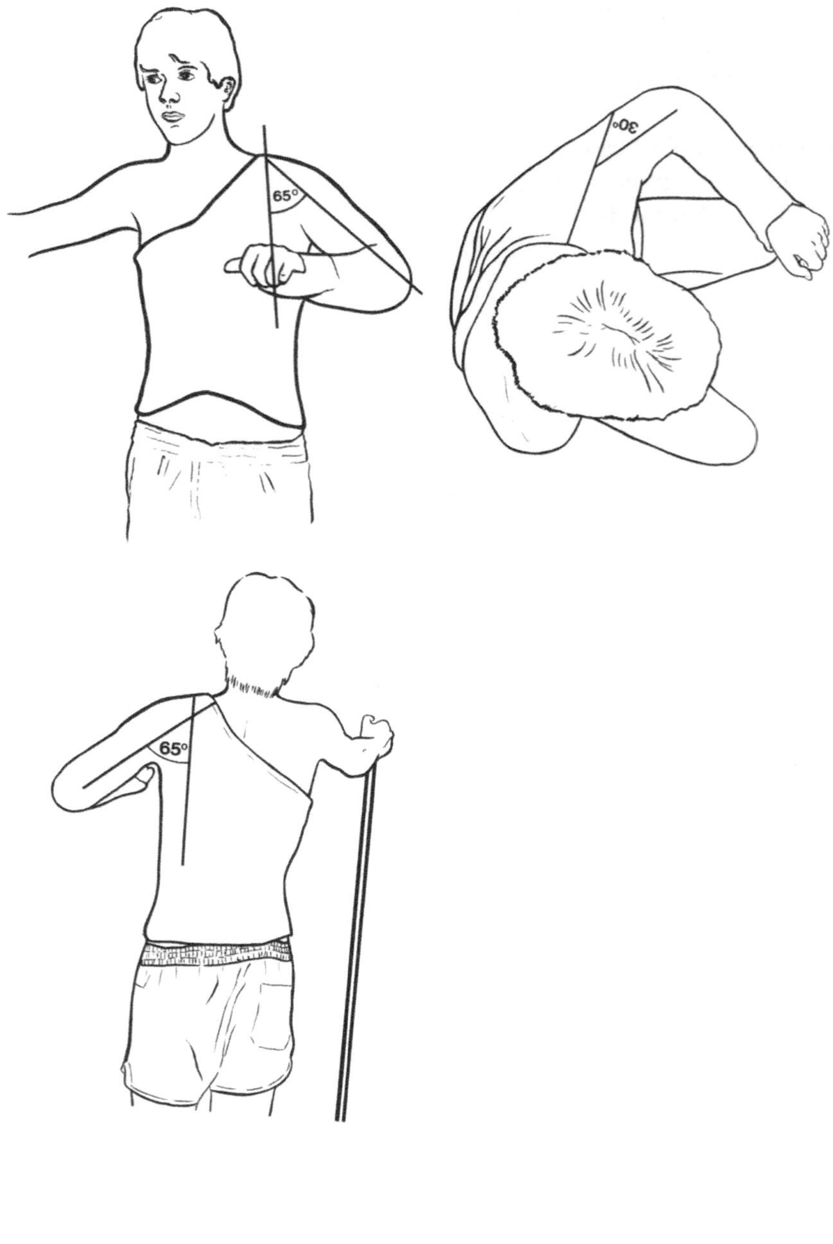

Fertiger Verband, Winkelmaße beachten!!
(rechts und unten)

16.6 Thoraxabduktionsverband: Fiberglas

Material

1 Körpertrikotschlauch, 2fache Rumpflänge
1 Trikotschlauch, 1,5fache Armlänge
3 Rollen Synthetikwatte, 15 cm breit
1 Rolle Synthetikwatte, 10 cm breit
1 Rolle Synthetikwatte, 6 cm breit
1 Rolle PU-Schaumbinde
4 Fiberglasbinden, 10 cm breit
3 Fiberglasbinden, 12 cm breit

Methode

Der Thoraxabduktionsverband ist mit Fiberglasbinden schnell und unkompliziert anzulegen.
Zunächst wird das Standardpolster angelegt. Hauptsächlich in der Schulterregion muß das Gewicht des Arms abgefangen werden. Hier muß der Verband also am kräftigsten ausfallen. Dazu beginnt man immer mit den ersten Bindentouren auch im Schultergelenk. Zwei 10 cm breite Fiberglasbinden werden im Sinne eines typischen einseitigen Schulterverbandes angelegt. Man beginnt mit der Wickelung am Oberarm knapp oberhalb des Ellenbogengelenks. Nach zunächst spiraliger Wickelung wird dann aus der Achselhöhle kommend die Binde auf die Schulterhöhe geführt, um auf dem Rücken schräg in die gegenseitige Achselhöhle zu führen. Von dort läuft die Binde über die Brust wieder zur Schulterhöhe der erkrankten Seite und erreicht diese nun von vorn. Die Binde wird um die Schulterhöhe herumgeführt und die Tour endet wieder an der Innenseite des Oberarms. Danach wird der Körperteil des Verbandes aus 3 12 cm breiten Binden hergestellt, die von oben nach unten zunächst den Brustkorb und dann den Bauch bedecken. Diese 3 Binden werden in mehrfacher zirkulärer Tour von oben nach unten gewickelt, und das Material wird möglichst glatt und gleichmäßig verteilt.
Damit der Verband sich am Becken gut abstützt, sollte er knapp über die Beckenkämme hinaus gewickelt werden.
Abschließend wird der Armteil des Verbandes durch Bewickeln des Unterarms abgeschlossen. Dazu werden 2 10 cm breite Binden benötigt. Man beginnt am Oberarm etwa in Höhe des Schultergelenks und wickelt in mehrfacher Spiraltour über den bereits fertiggestellten Anteil des Verbandes nach unten über das Ellenbogengelenk zur Hand.
Nach Aushärtung des Verbandes werden die Verbandgrenzen eingezeichnet und die Verbandkanten mit der oszillierenden Säge sauber ausgeschnitten.
Bei diesem Verband ist es wegen der relativ scharfen Kanten absolut notwendig, einen breiten Wattesaum zusammen mit den Trikotenden um die Verbandkante herumzuschlagen. Distal, also im Bereich der Beckenkämme, sollte dieser Wattesaum etwa 4–5 cm breit sein, damit es dort nicht zu Scheuerstellen kommt. Auch im Bereich der freien Schulter sollte darauf geachtet werden, daß die Achselhöhle gegen die Verbandkante gut abgepolstert ist.

Standardpolster, Thoraxabduktionsverband

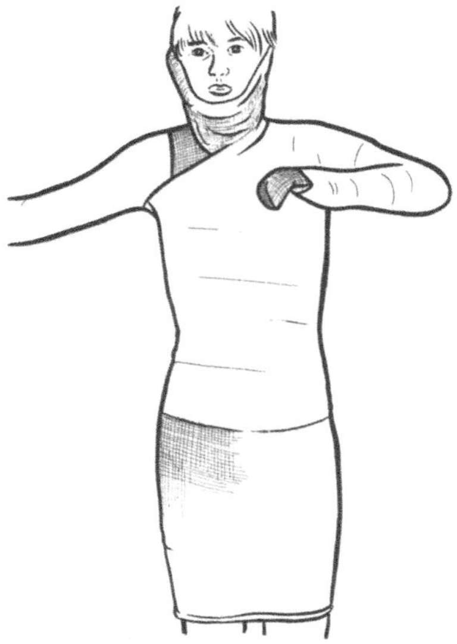

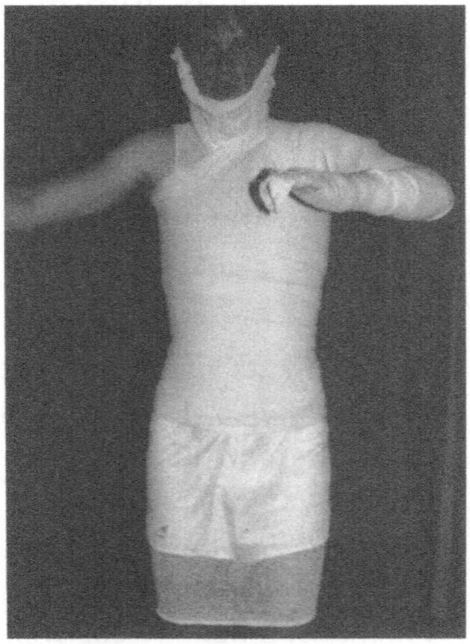

Beginn an der Schulter des erkrankten Arms mit 2 10-cm-Binden, am Ellenbogen beginnend aufwärts gewickelt und dann in Achtertour zur Gegenseite geführt

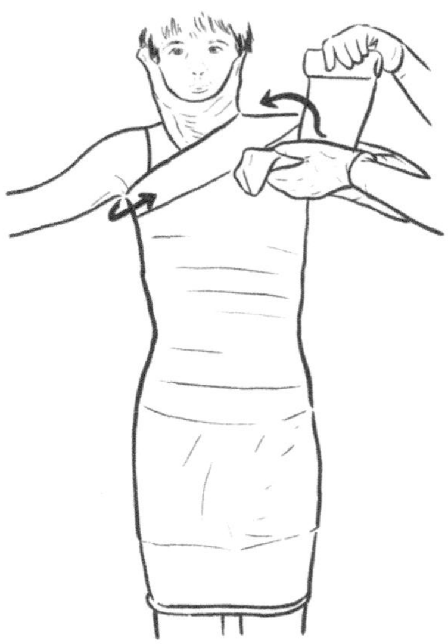

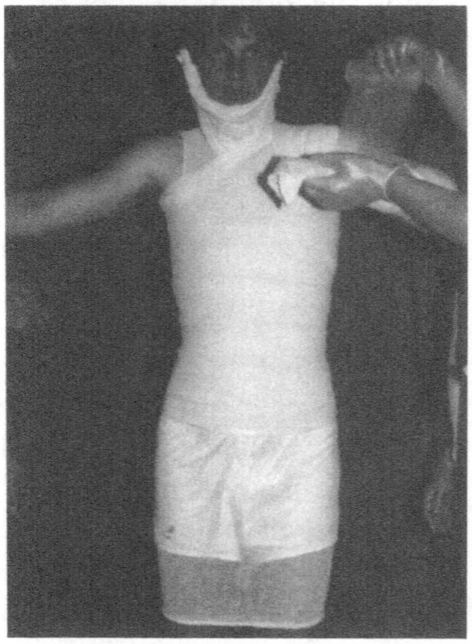

3 12-cm-Binden in mehrfacher Spiraltour um Bauch und Brustkorb gewickelt und gleichmäßig verteilt

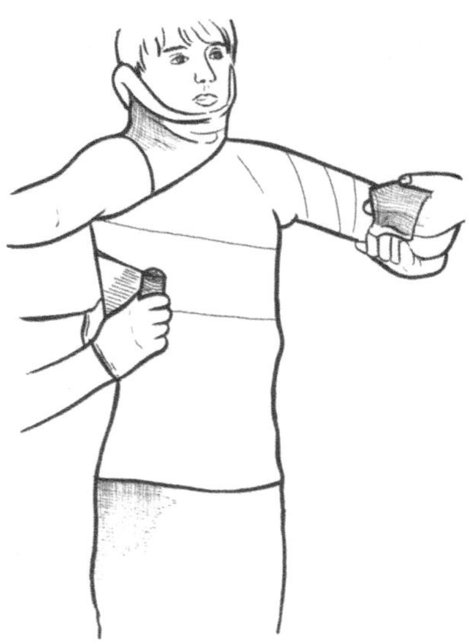

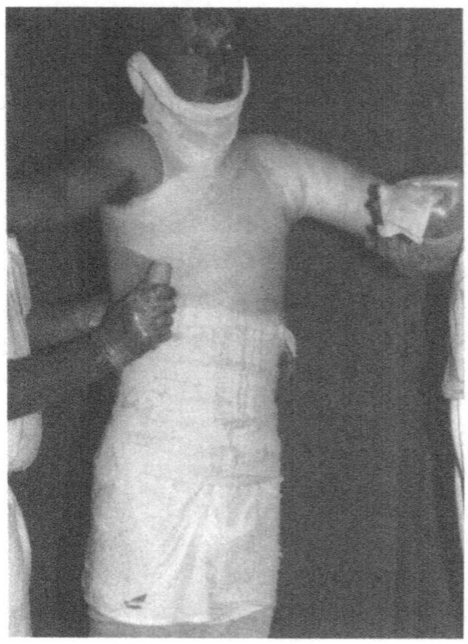

Der Verband ist am Oberarm- und Körperteil fertig

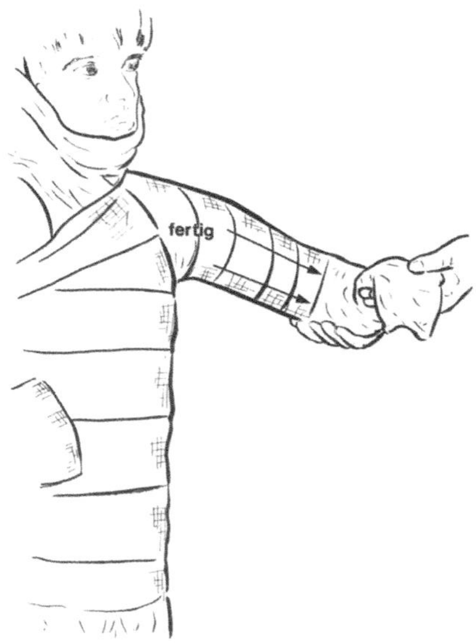

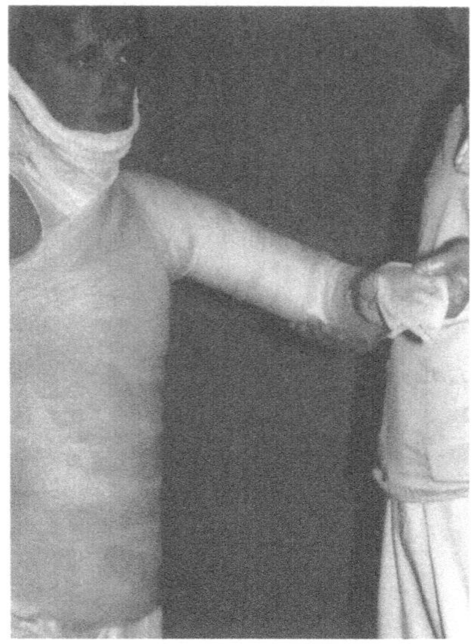

2 10-cm-Binden vom Oberarm abwärts bis zum Unterarm einschließlich Hand in mehrfacher Spiraltour gewickelt

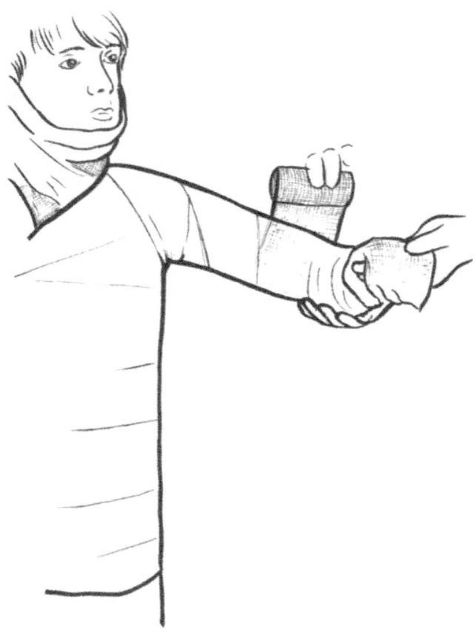

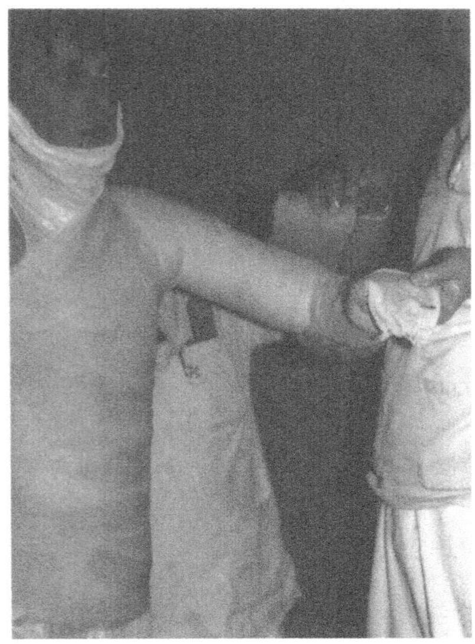

Anzeichnen der Verbandgrenzen, zur Verbesserung der Bauchatmung kann ein Bauchloch geschnitten werden

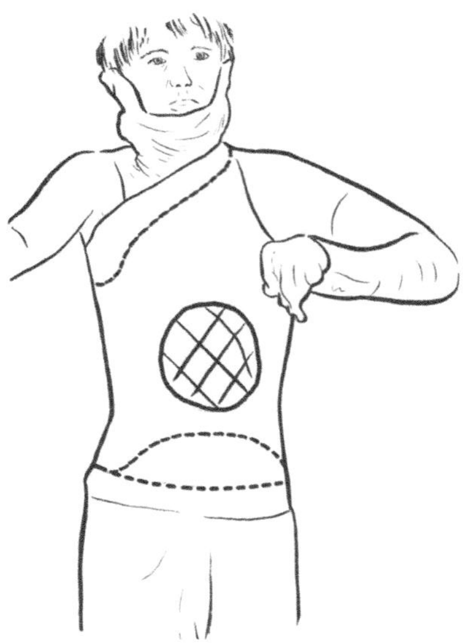

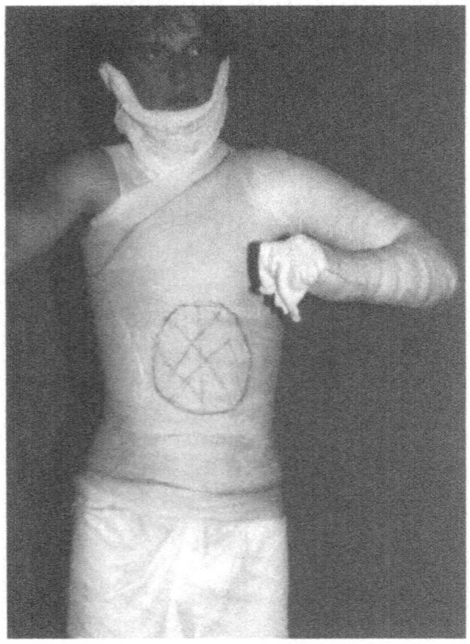

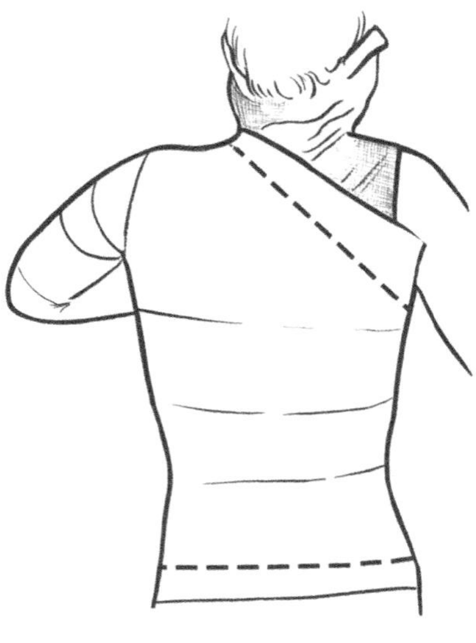

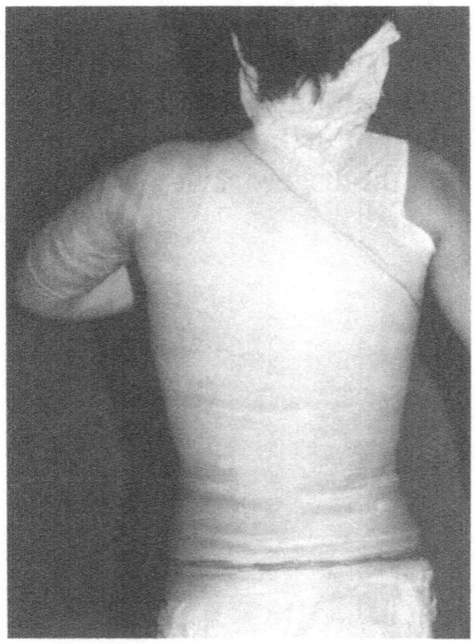

Umschlag Trikotschlauch mit entsprechend breitem Wattesaum; Verkleben mit Fiberglasbinde oder Klebeband

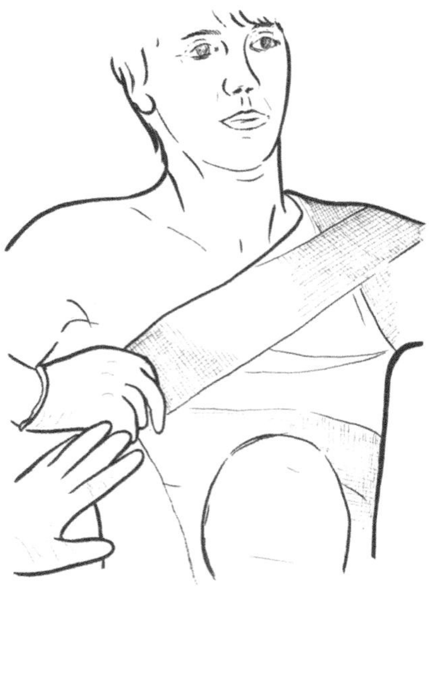

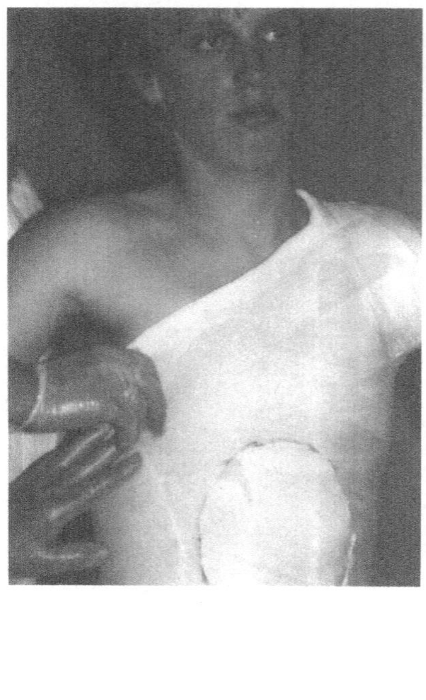

Um eine gute Abpolsterung der scharfen Verbandkanten zu erreichen, wird ein breiter Wattesaum von 5 cm insbesondere im Bereich des oberen Beckenanteils belassen

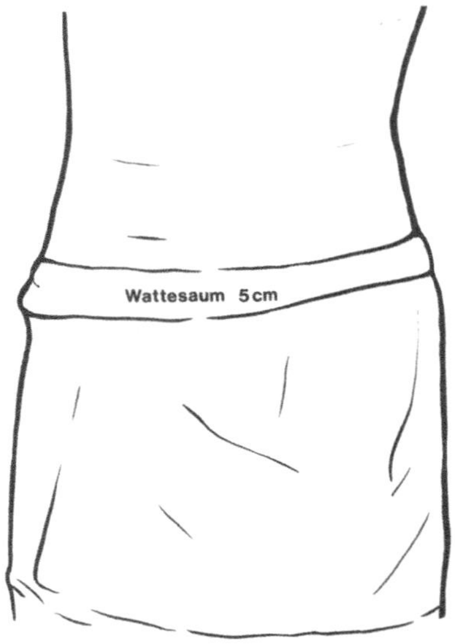

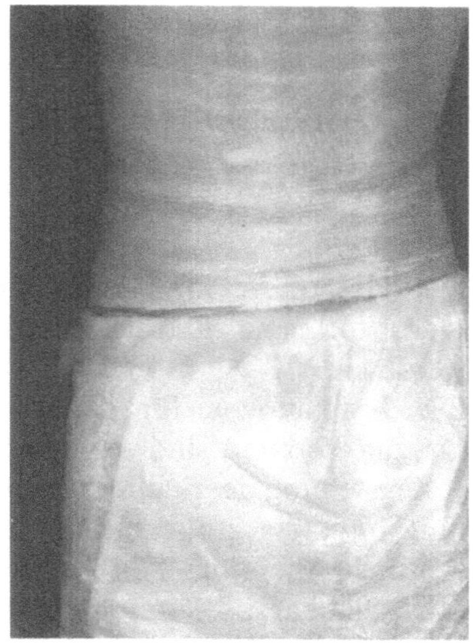

Der fertige Verband von vorn (Abstützung auf den Beckenkämmen)

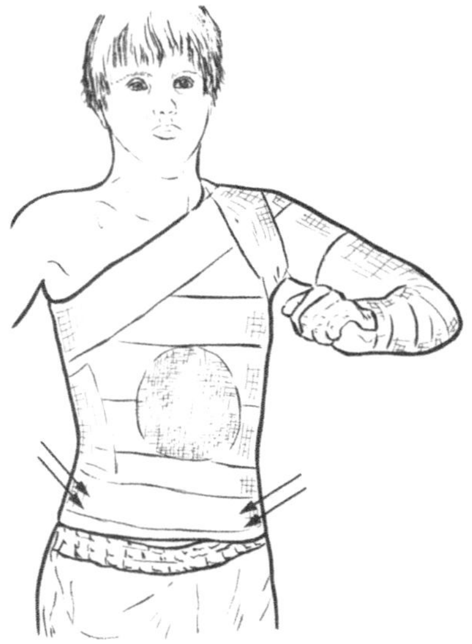

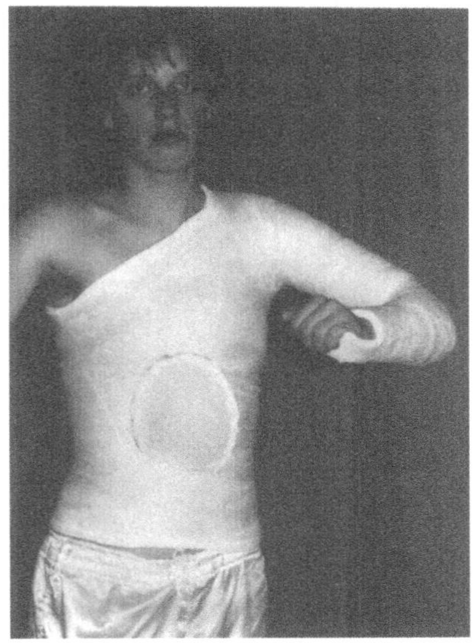

Der fertige Verband von hinten, Abduktion im Schultergelenk 65°, Anteversion 30°

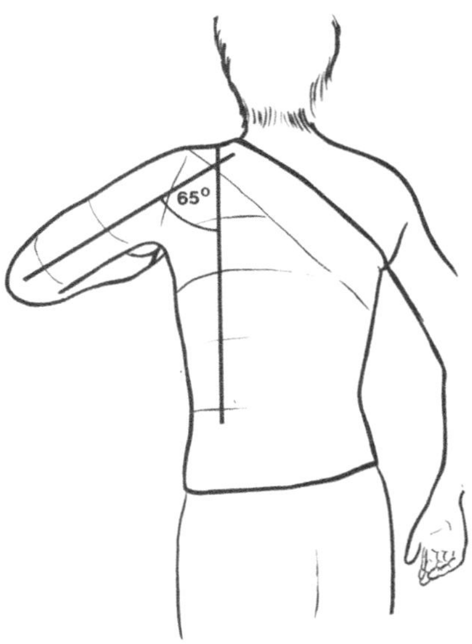

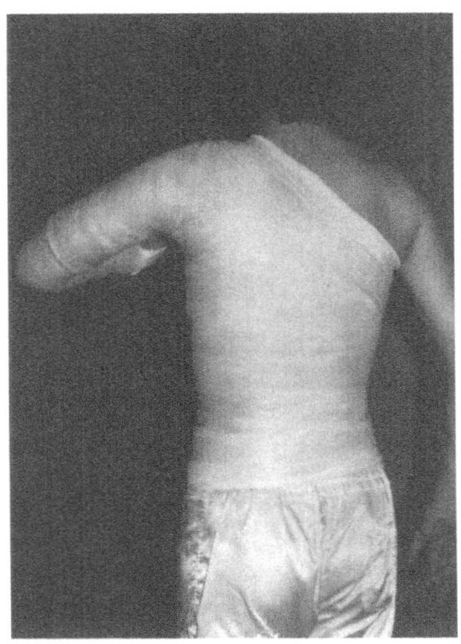

17 Desault-Verband

17.1 Allgemeines

Der Desault-Verband kann aus Gips, Gips-Kunststoff und Kunststoff allein hergestellt werden.

Die Indikationen für einen stabilisierenden Desault-Verband sind sehr eingeschränkt. Die Ruhigstellung der Schulter in ungünstiger Stellung birgt die große Gefahr der Schultereinsteifung. Allerdings können für einen kurzen, überschaubaren Zeitraum die Nachteile dieses Verbandes in Kauf genommen werden, wenn man dafür den Vorteil der weitestgehend kompromißlosen Ruhigstellung der Schulter und des Oberarmschaftes erhält.

Die einzige Indikation für den stabilisierenden Desault-Verband aus hartem Material ist *die konservativ zu behandelnde Oberarmfraktur.*

Mit diesem Verband ist es nicht nur möglich, die Oberarmfraktur in exakter Rotationsstellung, sondern auch mit Kompression in Längsrichtung zu fixieren. Natürlich lassen sich nur solche Oberarmfrakturen mit diesem Verband behandeln, die sonst keine Komplikationen bieten.

Der stabilisierende Desault-Verband verbietet sich für ateminsuffiziente und allgemein hinfällige Patienten. Auch polytraumatisierte Patienten können nicht mit diesem Desault-Verband versorgt werden, da sich die Pflege außerordentlich schwierig gestalten würde.

17.2 Standardpolster

Material

1 Körpertrikotschlauch, 2fache Rumpflänge
1 Trikotschlauch, 1,5fache Armlänge
4 Rollen Synthetikwatte, 10 cm breit
3 Rollen Kreppapier, 10 cm breit
oder
1 Rolle PU-Schaumbinde

Methode

Zur Anlage des Polsters für einen Desault-Verband muß die endgültige Stellung der Schulter und des Ellenbogengelenks nach Überzug der Trikotschläuche eingenommen werden.
Der Arm wird mit dem passenden Trikotschlauch bekleidet, wobei zu beachten ist, daß der Schlauch in der Achsel nicht kneift. Der Körpertrikotschlauch erhält am Übergang von ½ zu ⅔ einseitig ein Loch für den Arm. Er wird über den Kopf gezogen, und der erkrankte Arm wird durch das vorgeschnittene Loch geführt. Der nicht erkrankte Arm bleibt völlig frei.
Ohne den zuvor aufgezogenen Trikotschlauch sollte nicht gepolstert werden, denn der Arm muß gegen den Körper dünn gepolstert werden, um Mazeration der Haut durch Schweißsekretion zu verhindern. Jedes andere Polster würde zu stark auftragen.
Bei weiblichen Patienten muß die Brust gegen den Brustkorb abgepolstert werden, um auch hier Hautschäden zu vermeiden. Dazu sollten entweder dünne Baumwollgazestreifen oder einlagige Synthetikwattestreifen verwendet werden. Von Pudern und Salben sollte kein Gebrauch gemacht werden.
Der Oberarm hängt glatt am Brustkorb herab, das Ellenbogengelenk wird um 90° gebeugt. Der Unterarm liegt in mittlerer Drehstellung flach am Oberbauch an.
Mit einer Wattebinde wird in einfach überlappender Spiraltour um Brustkorb und Oberarm gewickelt. Mit 3 weiteren Wattebinden werden in typischer Weise Achsel - Schulter - Ellenbogen - der gesamte Arm, die Schulter und der Brustkorb abgepolstert.
Besondere Beachtung gilt dabei dem Ellenhaken. Dieser muß etwas stärker abgepolstert werden, um hier Druckstellen zu vermeiden.
Das Wattepolster wird abschließend mit Kreppapier oder PU-Schaumbinde geglättet. Auch diese Binden werden nach der typischen ASCHE-Tour gewickelt.

Überzug des Armtrikotschlauchs

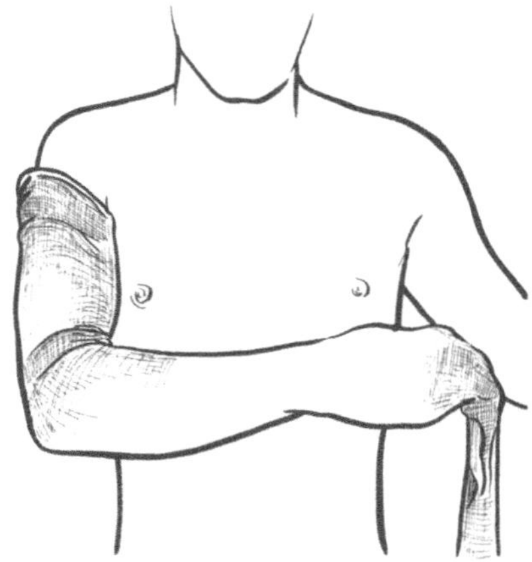

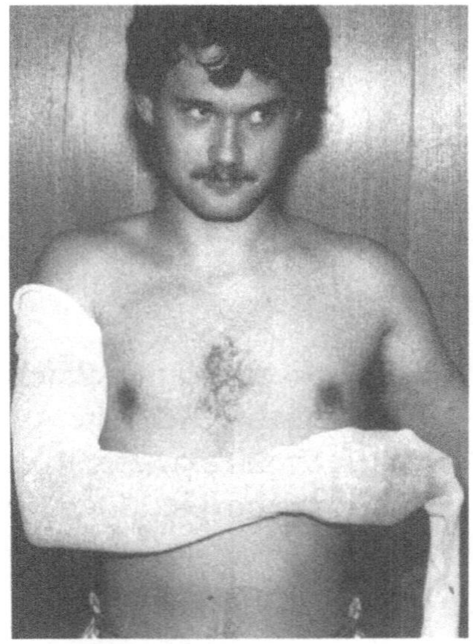

Überzug des Körpertrikotschlauchs

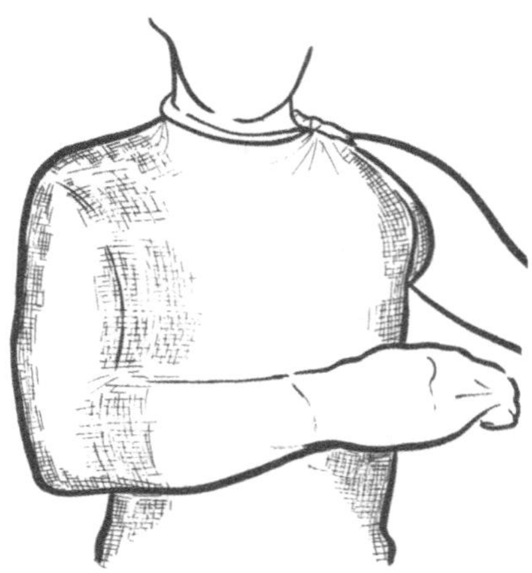

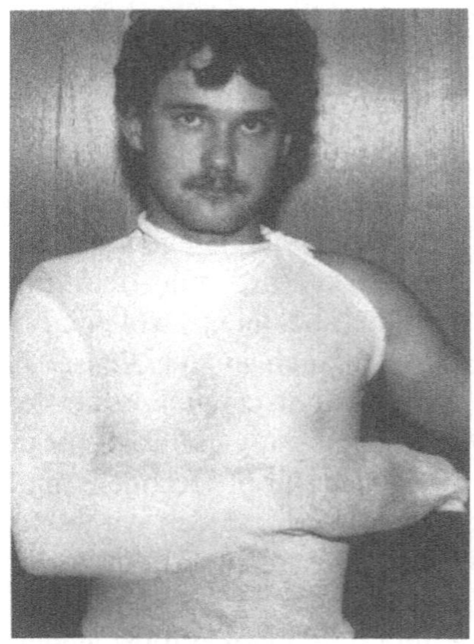

Erste Wattetour in mehrfach zirkulärer Wickelung um Brustkorb und Arm

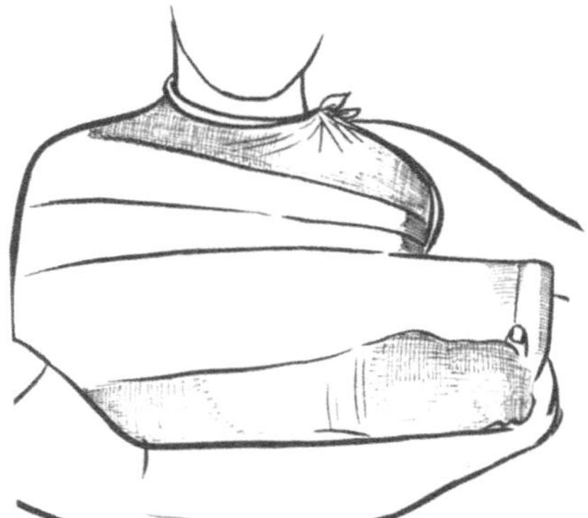

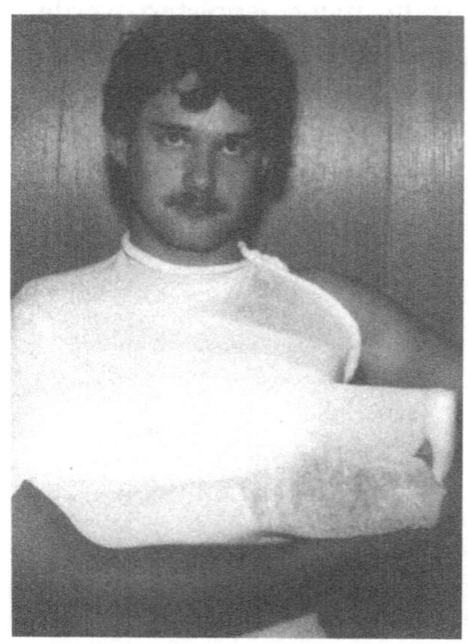

Die nächsten Wattebinden in typischer Desault-Wickelung:
*A*chsel - *Sch*ulter - *E*llenbogen (A SCH E)

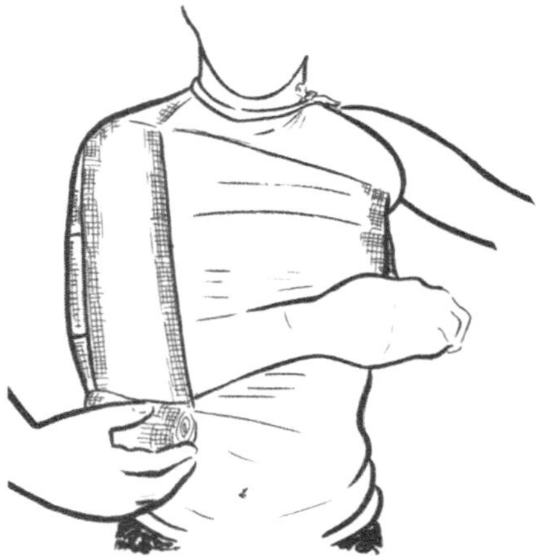

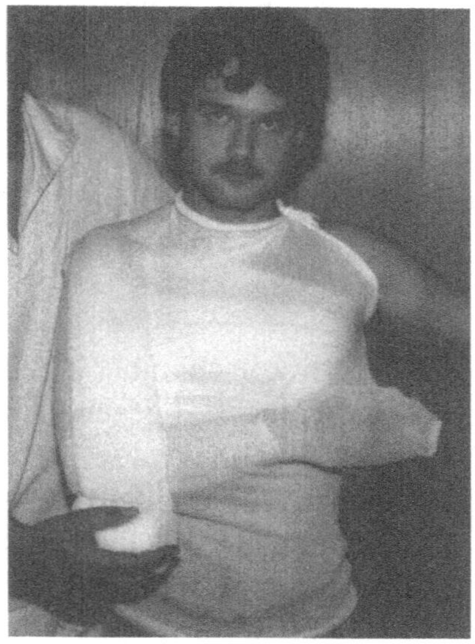

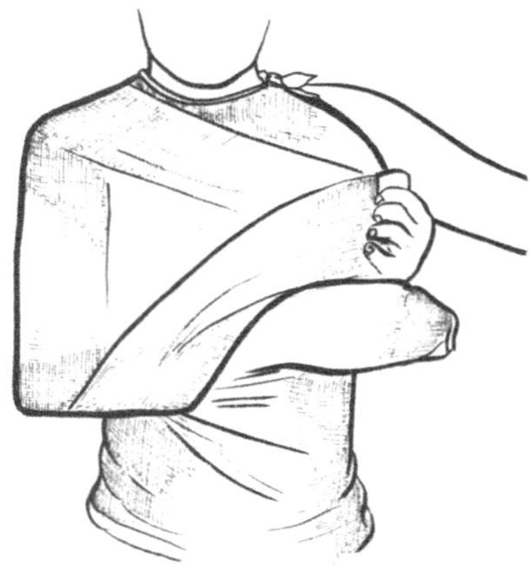

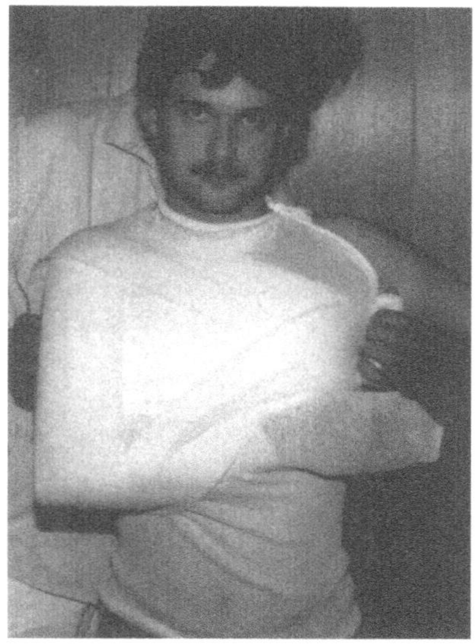

Glätten des Polsters mit Kreppapier in gleicher Wickelung ASCHE.
Für Kunststoffverbände glätten des Polsters mit PU-Schaumbinde

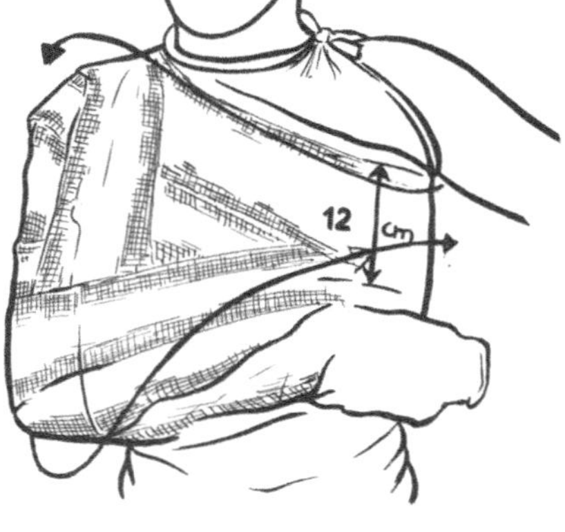

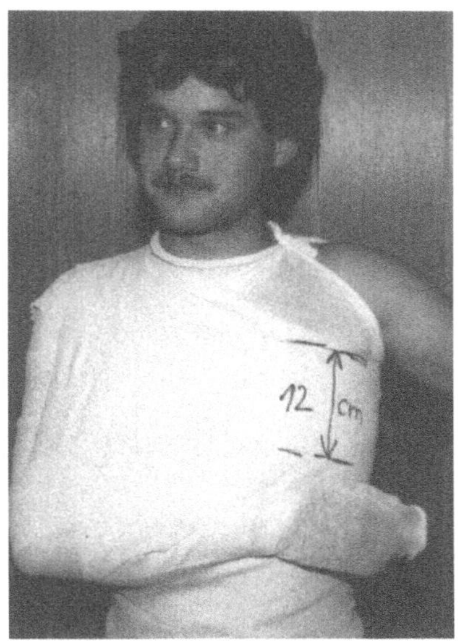

17.3 Desault-Verband: Gips

Material

1 Körpertrikotschlauch, 2fache Rumpflänge
1 Trikotschlauch, 1,5fache Armlänge
4 Rollen Synthetikwatte, 10 cm breit
3 Rollen Kreppapier, 10 cm breit
1 Gipslonguette, 10/150 cm, 4lagig
8 Gipsbinden, 12–15 cm breit
3 Gipsbinden, 5 cm breit

Methode

Der Desault-Verband aus Gips ist recht schwer, allerdings ist er aufgrund seiner hervorragenden Modellierbarkeit zur Erstbehandlung einer unkomplizierten Oberarmfraktur geeignet. Die Längsachse des Oberarmschaftes kann unter Röntgenkontrolle nach Anlage der Armlonguette eingestellt und vorab retiniert werden.

Erst im zweiten Schritt wird der Verband komplettiert.

Nach Anlage des Standardpolsters wird im ersten Schritt die Longuette schlingenförmig um Schulterhöhe und Ellenbogen gelegt. Sie bedeckt Vorder- und Rückseite des Oberarms, und zumindest in dieser Ebene kann die Achse der Oberarmfraktur eingestellt und festgehalten werden.

Nach Aushärten der Longuette werden 2 12–15 cm breite Binden zirkulär um Thorax und Oberarm gewickelt. Wenn nötig, kann die Oberarmachse nun in der zweiten Ebene eingestellt werden.

Mit 4 weiteren Gipsbinden wird der Verband in typischer Wickeltour (ASCHE) zum Desault-Verband komplettiert.

Nach Aushärtung werden die Verbandgrenzen eingezeichnet und mit der oszillierenden Säge ausgeschnitten.

Die Abpolsterung der Kanten erfolgt durch Umschlag des Trikotschlauchs mit Wattesaum. Der Trikotschlauch wird mit 3–4 5-cm-Gipsbinden am Verband befestigt.

Die verwendeten Gipsbinden sollten nie breiter sein als der Abstand der am Körper anliegenden Hand zur Achselhöhle (s. Zeichnung und Photo). Die Verbandkante muß am Handgelenk stark abgepolstert werden, sonst treten hier erhebliche Druckstellen auf.

Standardpolster,
Desault-Verband

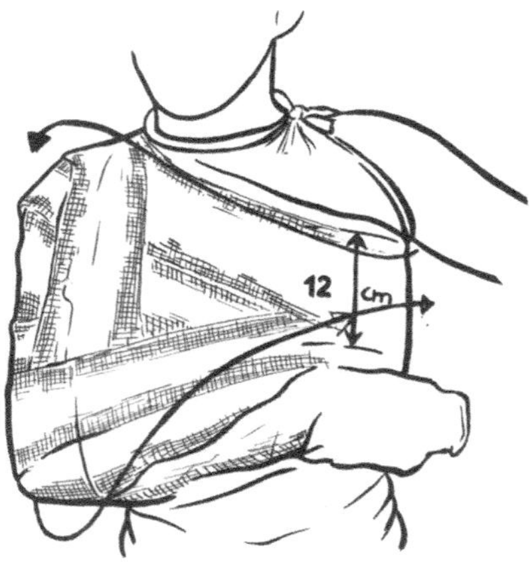

Anlage der Gipslonguette schlingenförmig von der Schulterhöhe über den Ellenbogen

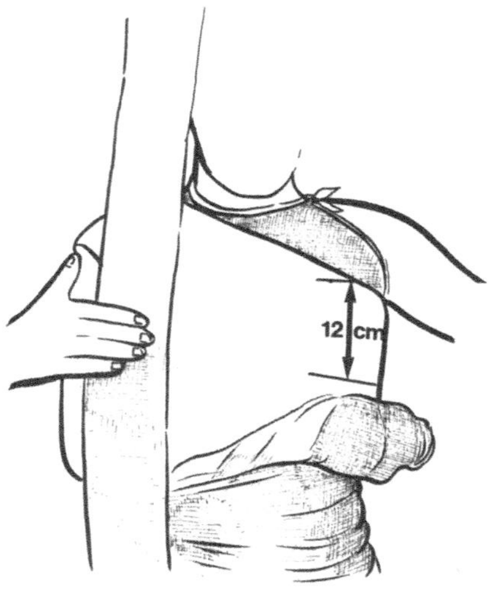

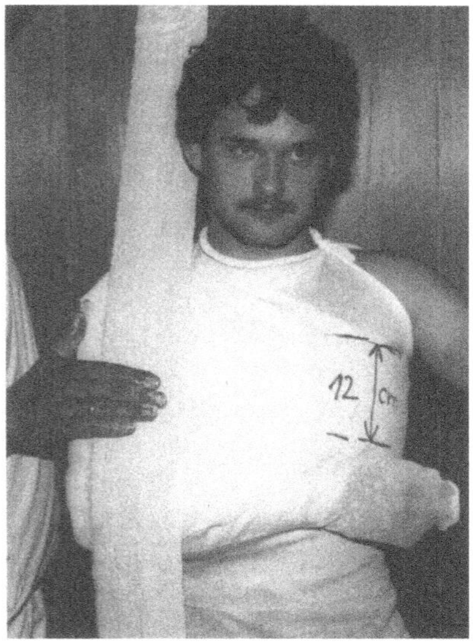

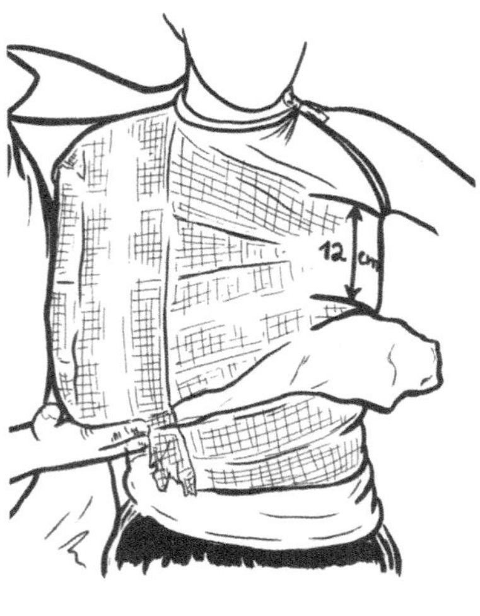

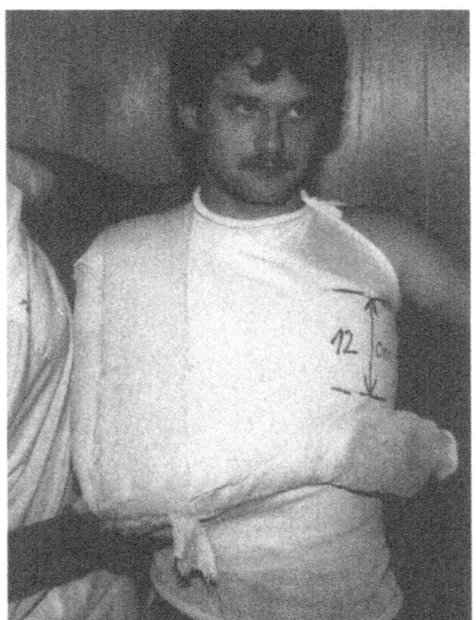

Die Oberarmachse kann jetzt mit Hilfe dieser Longuette eingerichtet werden

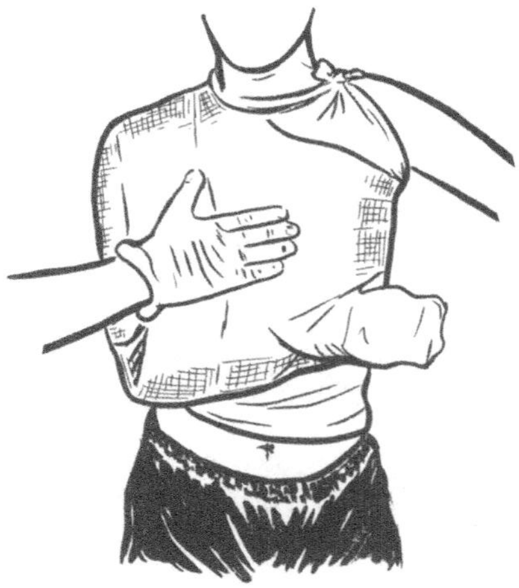

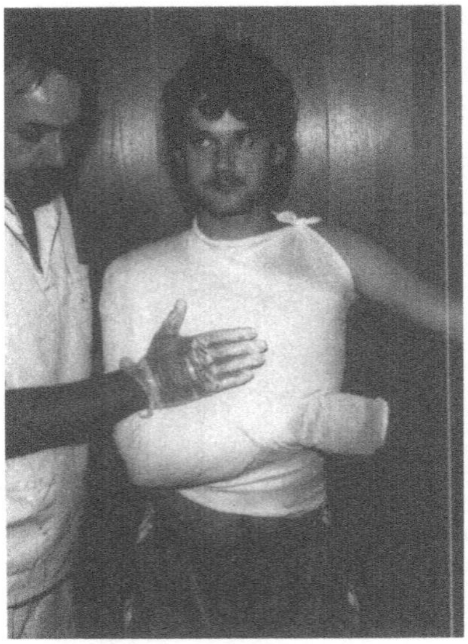

3 12-15 cm breite Gipsbinden werden zirkulär um den Brustkorb gewikkelt

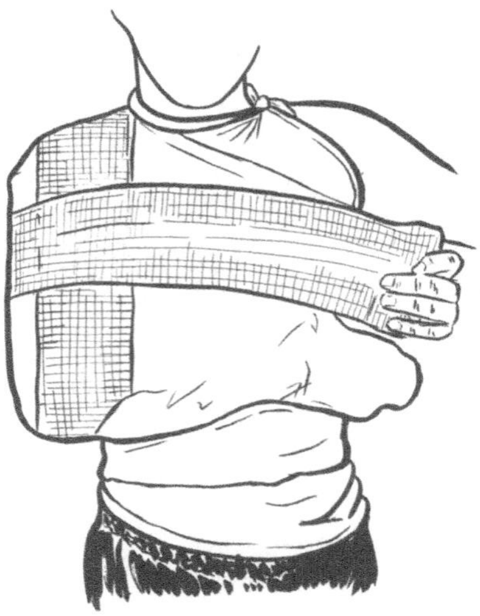

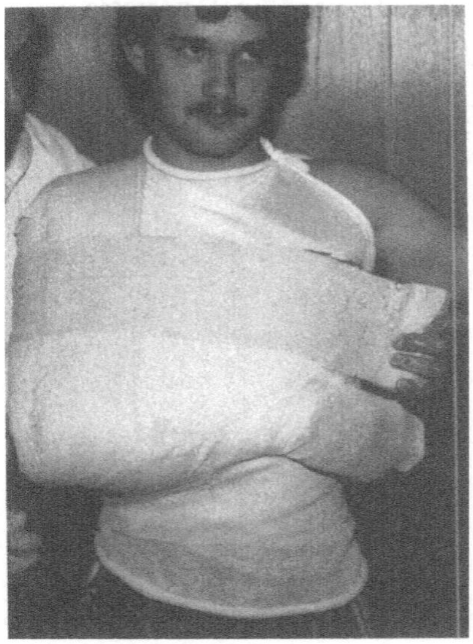

4-5 12-15 cm breite Gipsbinden in typischer Wickelung Achsel, Schulter, Ellenbogen (ASCHE)

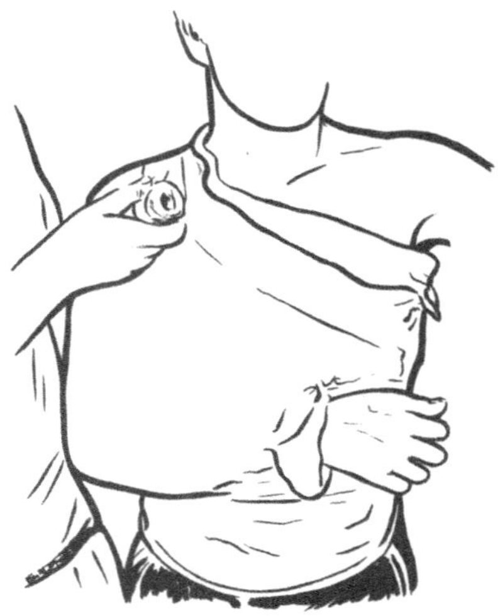

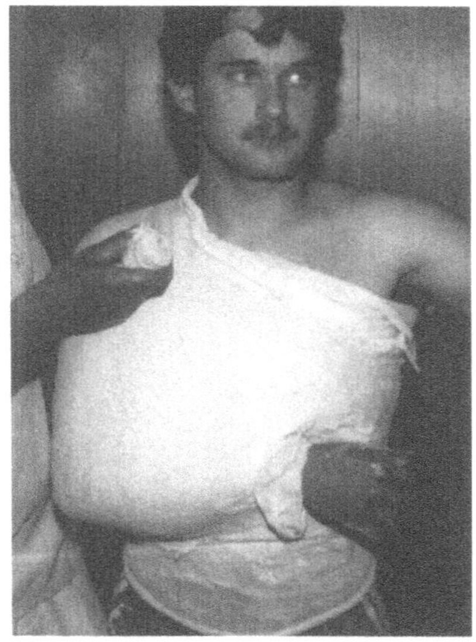

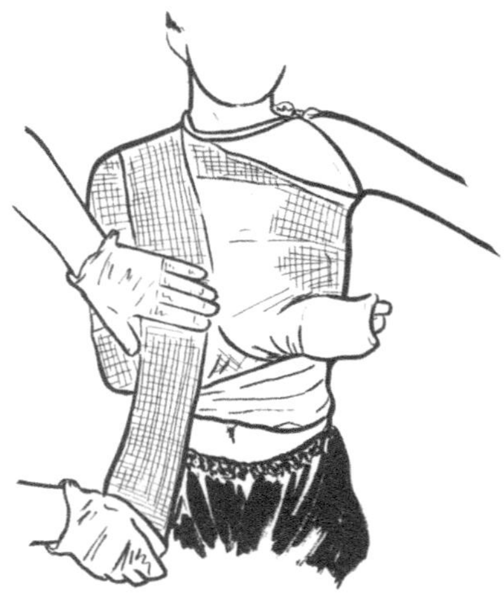

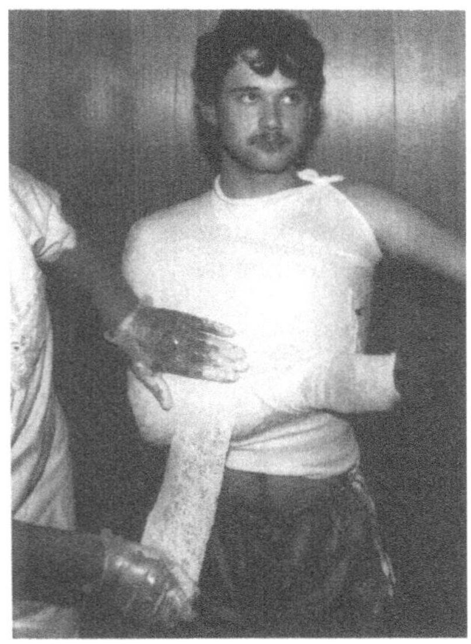

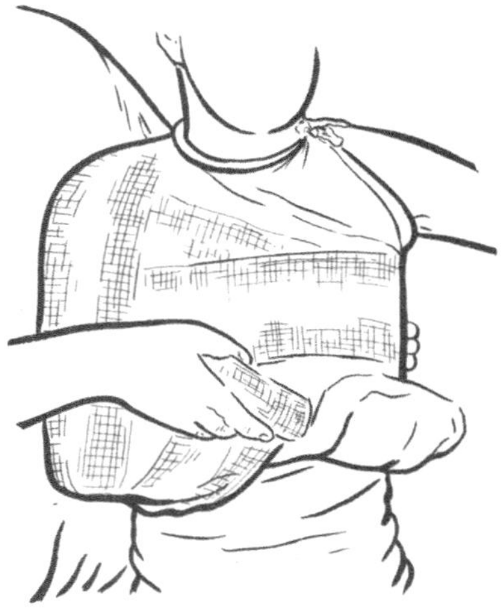

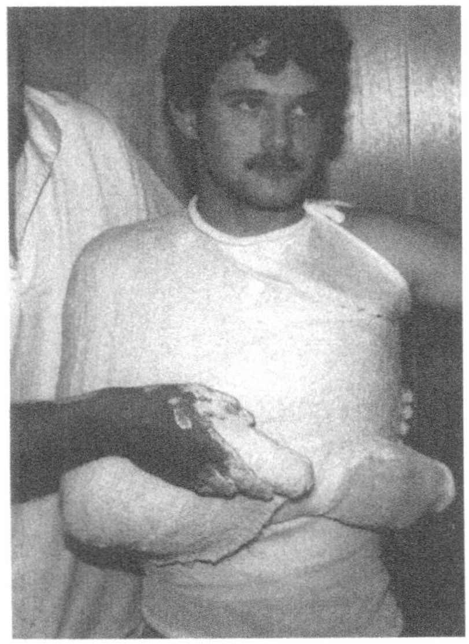

Der Verband wird insgesamt anmodelliert

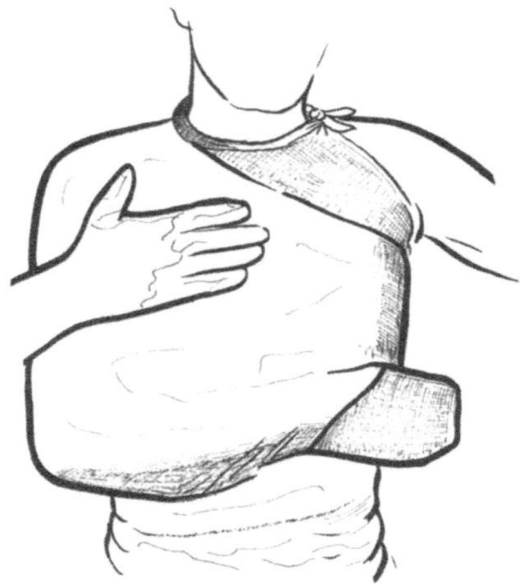

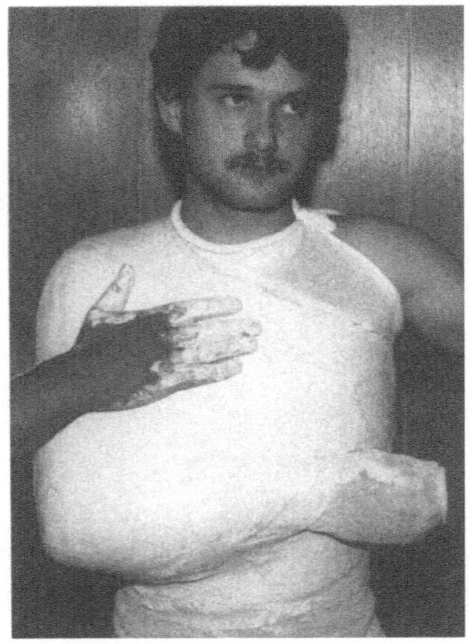

Anzeichnen der Verbandgrenzen und Ausschneiden

- Umschlag Trikotenden, Versäubern mit 2–4 5-cm-Gipsbinden oder Longuettenresten

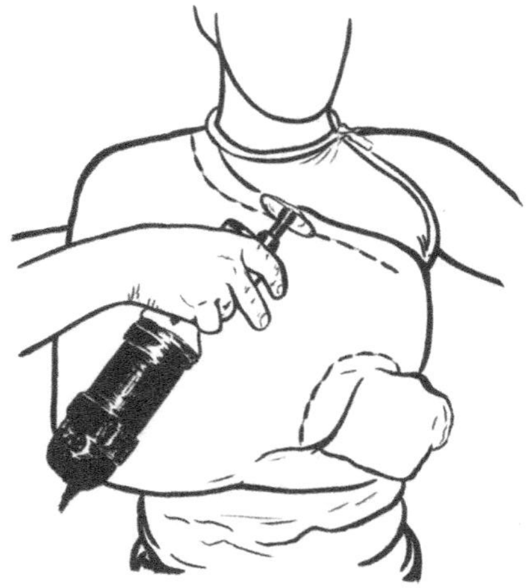

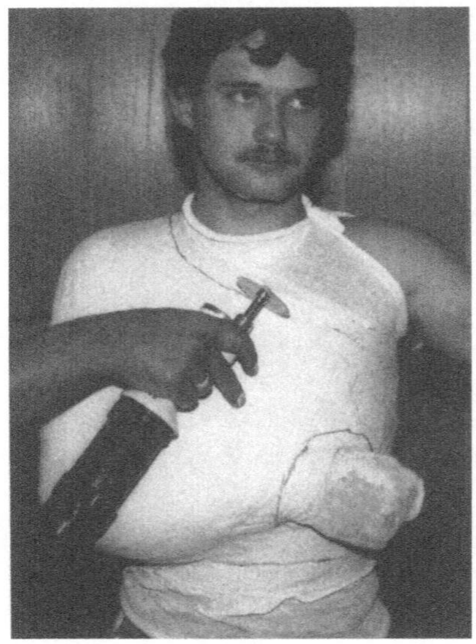

Fertiger Verband
von vorn

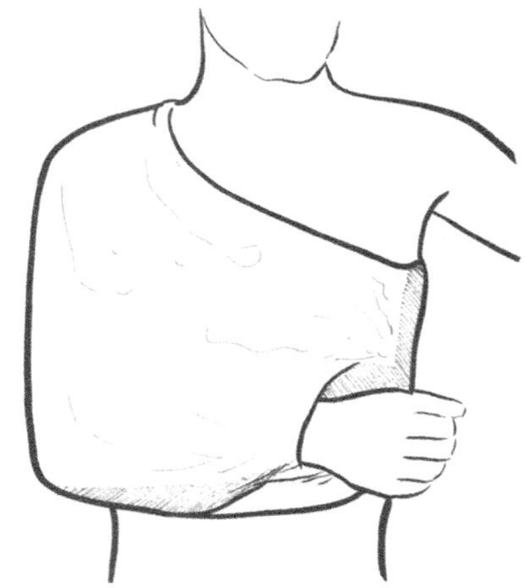

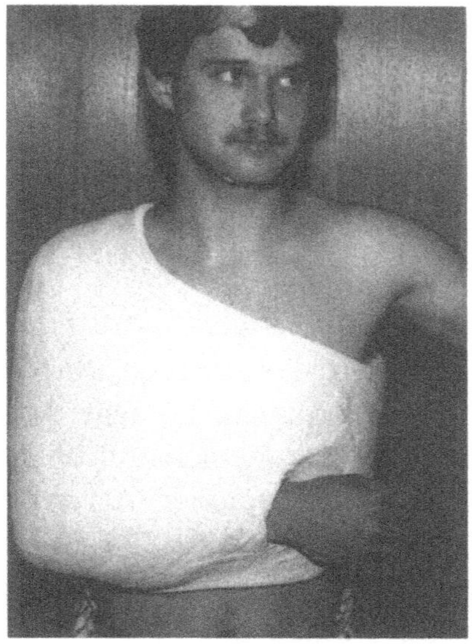

Fertiger Verband
von hinten

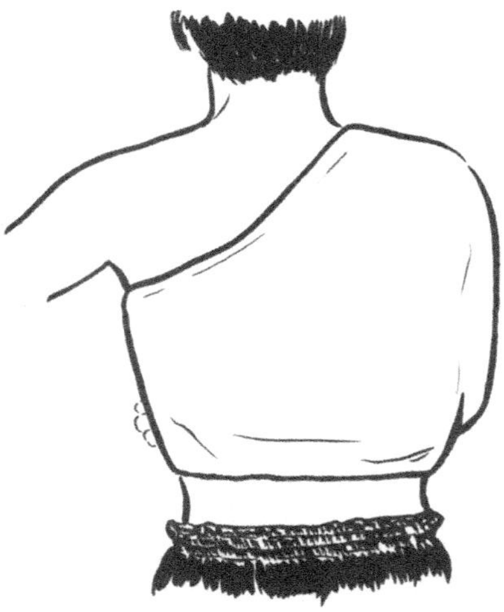

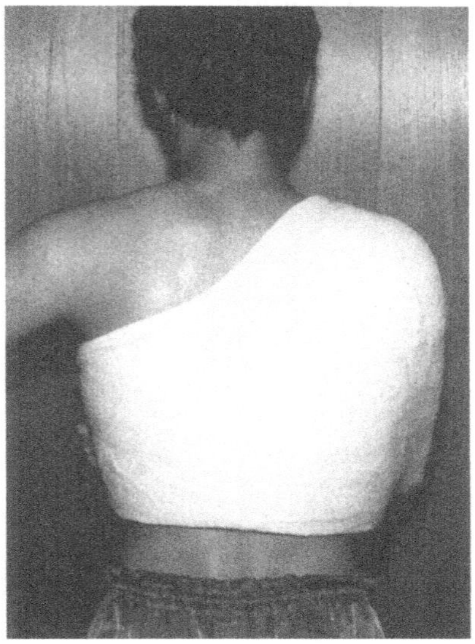

17.4 Desault-Verband: Gips-Kunststoff-Laminat

Material

1 Körpertrikotschlauch, 2fache Rumpflänge
1 Trikotschlauch, 1,5fache Armlänge
4 Rollen Synthetikwatte, 10 cm breit
3 Rollen Kreppapier, 10 cm breit
1 Gipslonguette, 10/150 cm, 4lagig
6 Gipsbinden, 12-15 cm breit
3 Gipsbinden, 5 cm breit
3 PU-BW-Binden, 10 cm breit
PU-Dispersion

Methode

Der Desault-Verband in Gips-Kunststoff-Laminat-Technik ist genauso einzusetzen wie der reine Gipsverband. Dieser Verband ist jedoch gegenüber dem herkömmlichen Gipsverband leichter.

Nach Anlage des Standardpolsters wird wie beim Gipsverband die Gipslonguette schlingenförmig um den Oberarm gelegt. Nun kann unter dem aushärtenden Gips die Achsenstellung des Oberarms eingestellt werden.

Drei 12-15 cm breite Gipsbinden werden aufgewickelt, zunächst in Spiraltour um Oberarm und Thorax und dann in typischer ASCHE-Tour.

Das Material soll dünn und gleichmäßig verteilt werden. Auf die nasse Gipslage werden 3 10 cm breite PU-BW-Binden in ASCHE-Tour ausgewickelt. Es folgen nochmals 3 Gipsbinden. Danach wird der Verband modelliert, die Verbandgrenzen werden angezeichnet und ausgeschnitten.

Die Versäuberung der Verbandkanten erfolgt wie beim Gipsverband mit 3 5-cm-Gipsbinden oder Longuettenresten.

Standardpolster, Desault-Verband

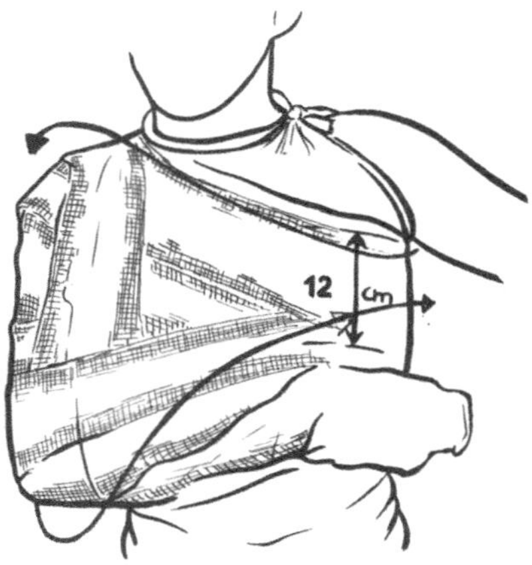

Anlage der Gipslonguette schlingenförmig von der Schulterhöhe über den Ellenbogen

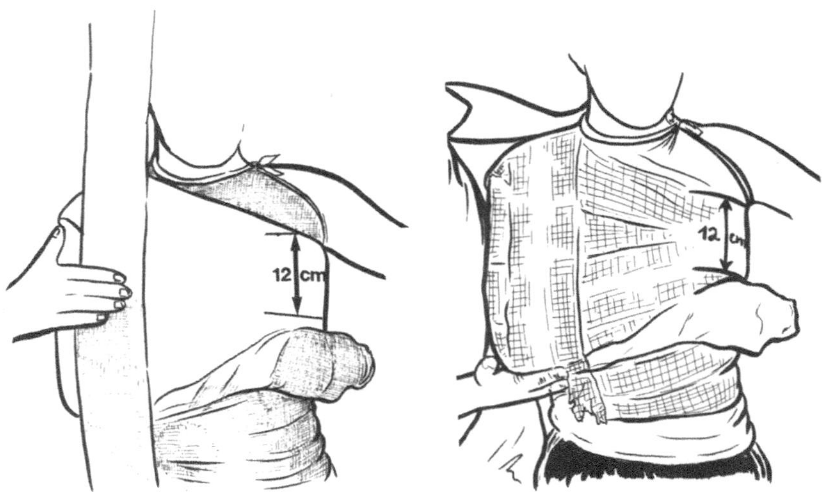

Die Oberarmachse kann jetzt mit Hilfe dieser Longuette eingerichtet werden

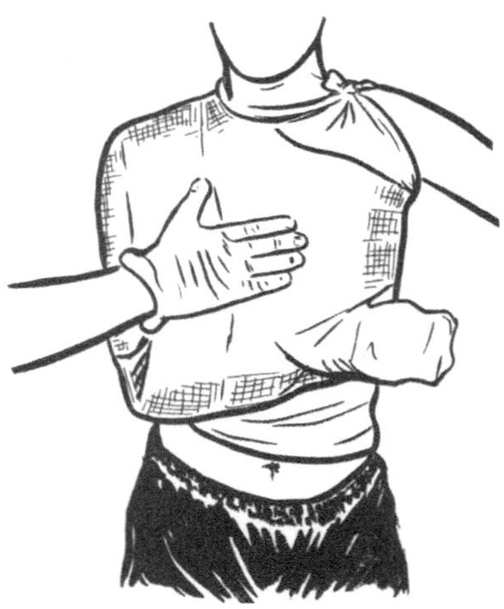

3 12-15 cm breite Gipsbinden bilden die komplette erste Gipsschicht.
Wickelung zirkulär und in ASCHE-Tour

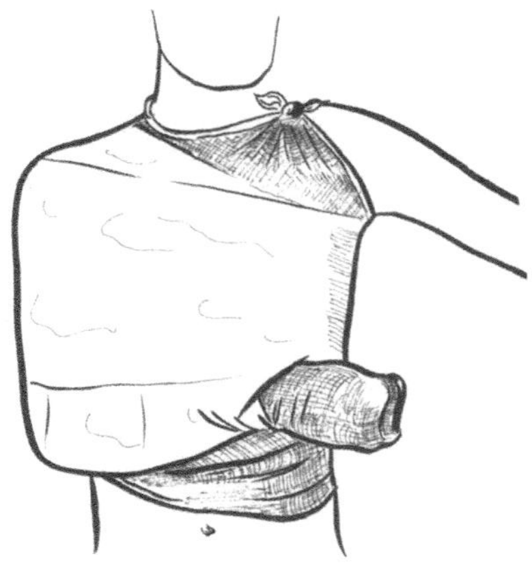

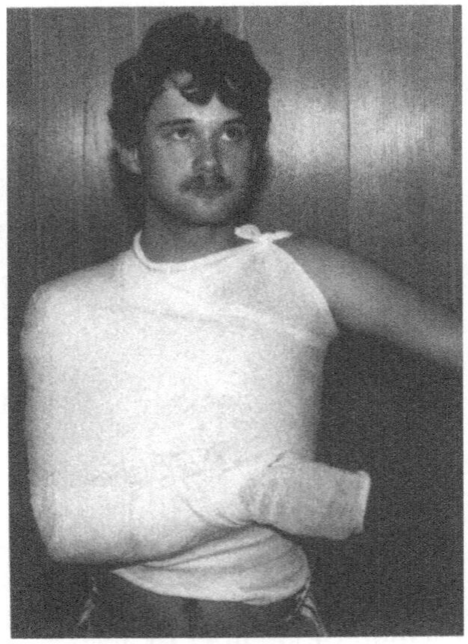

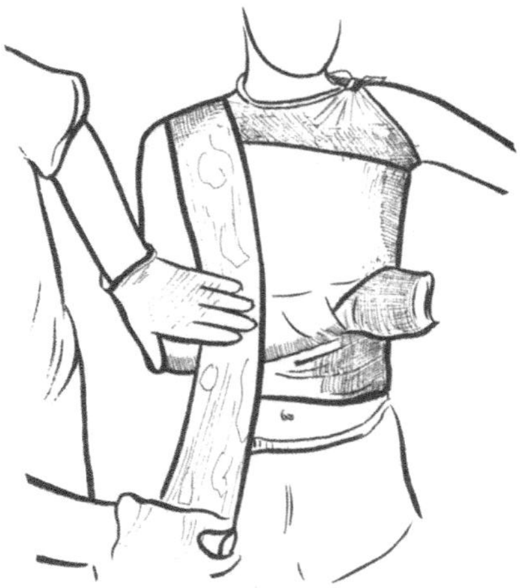

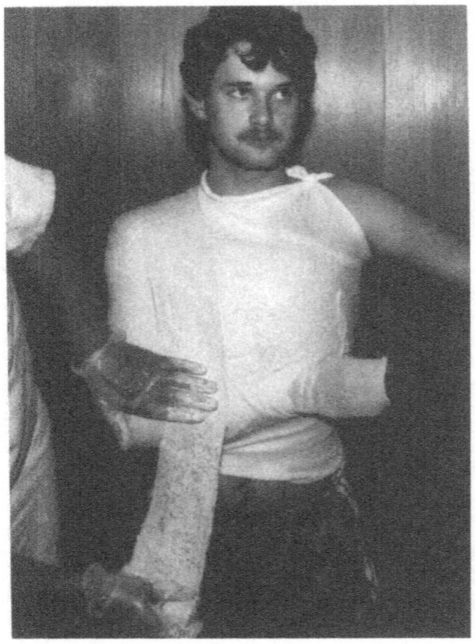

3 10 cm breite PU-BW-Binden werden in ASCHE-Tour über den nassen Gips gewickelt

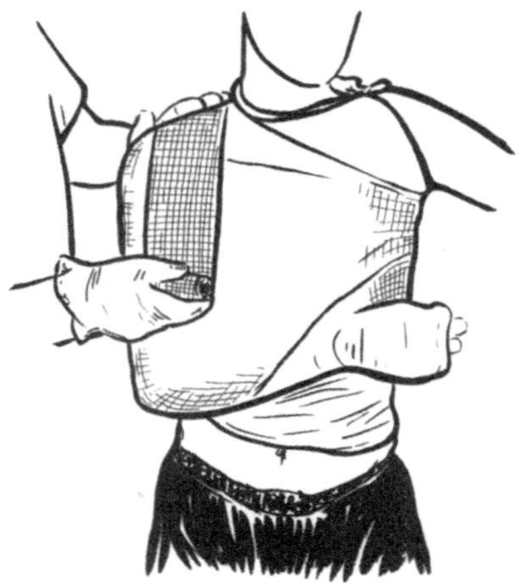

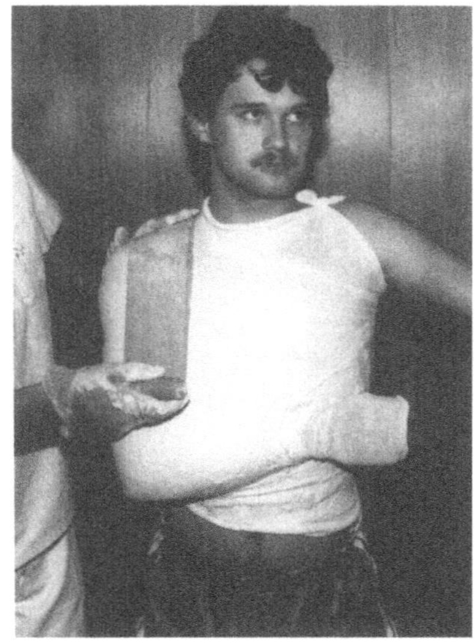

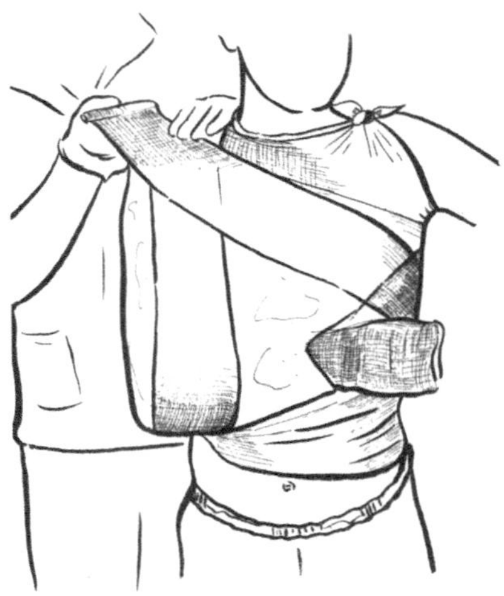

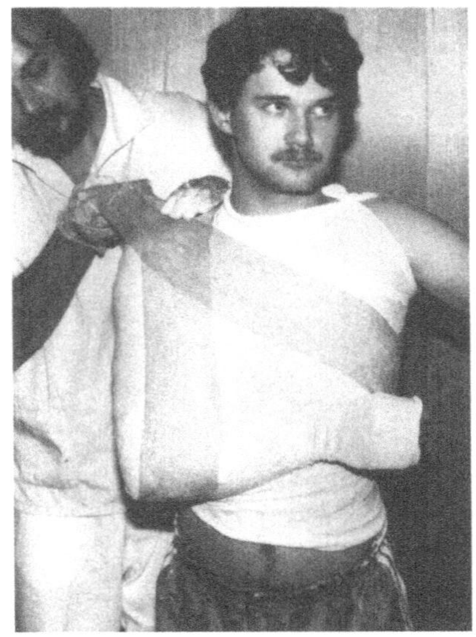

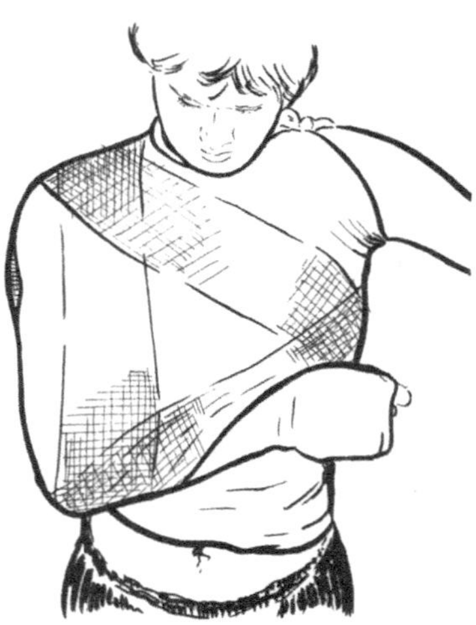

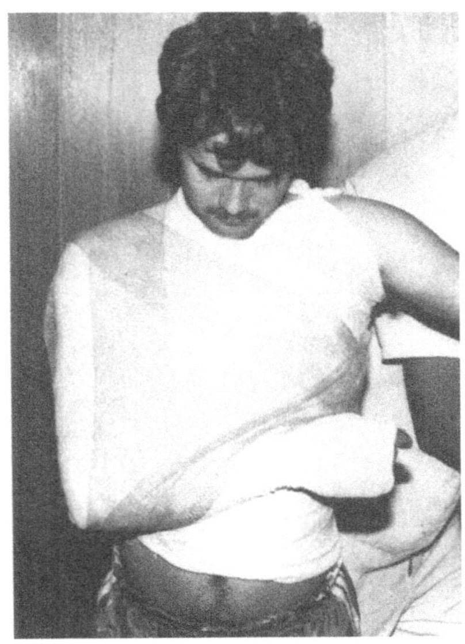

Abschließend nochmals 3 12-15 cm breite Gipsbinden in typischer ASCHE-Tour

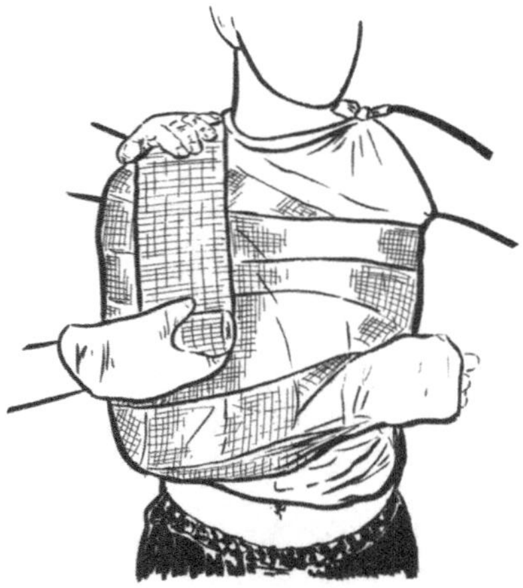

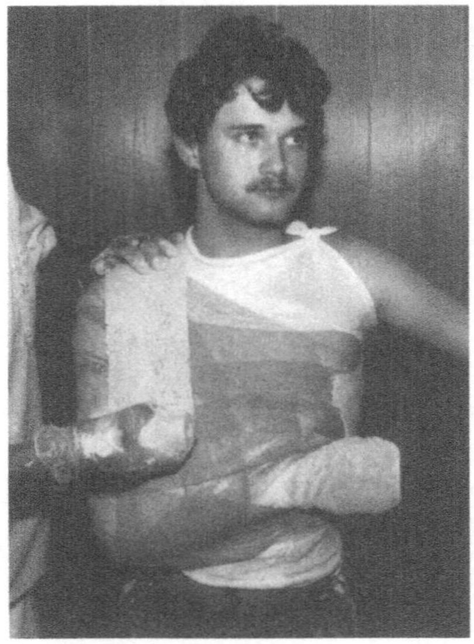

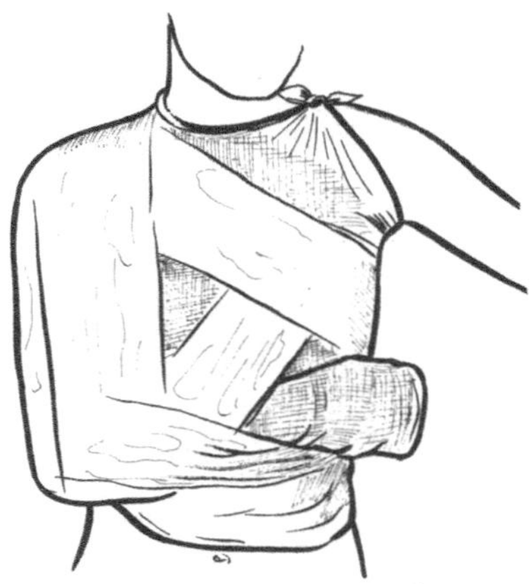

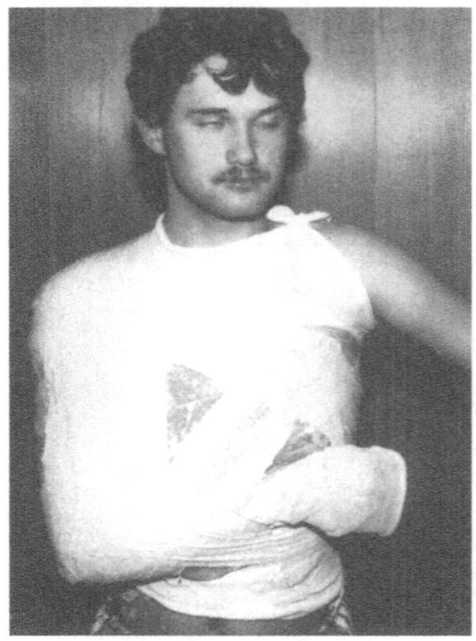

Nach Modellierung Anzeichnen der Verbandgrenzen und Ausschneiden

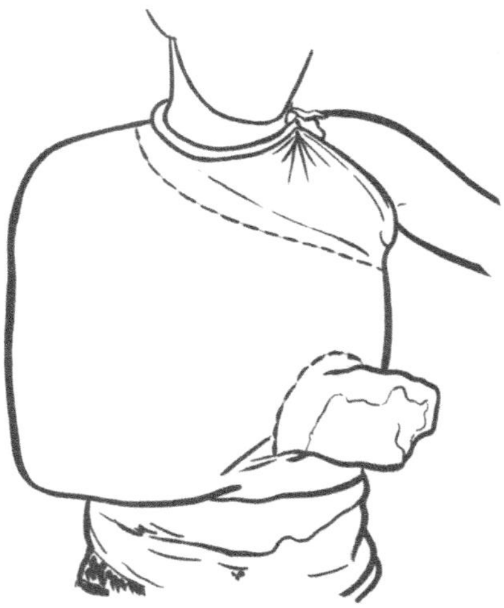

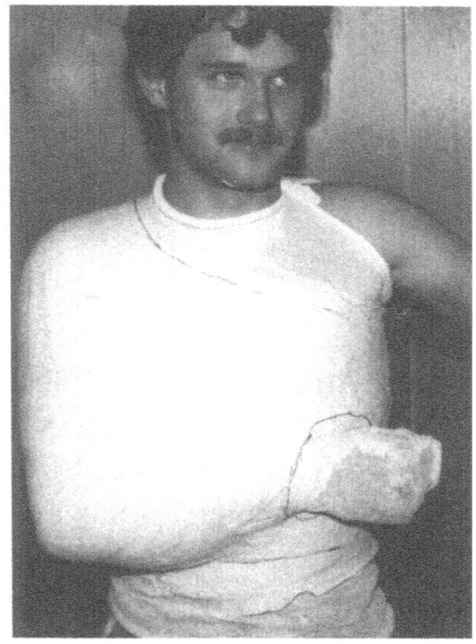

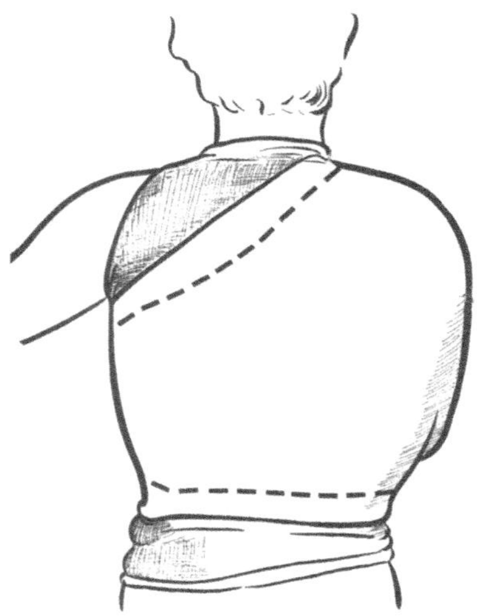

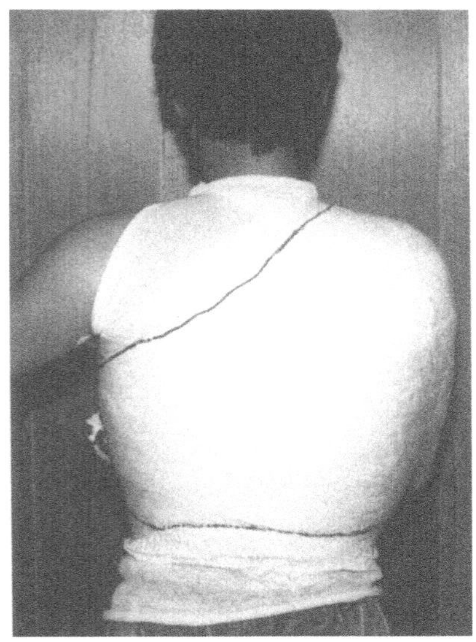

Fertiger Verband von vorn und hinten

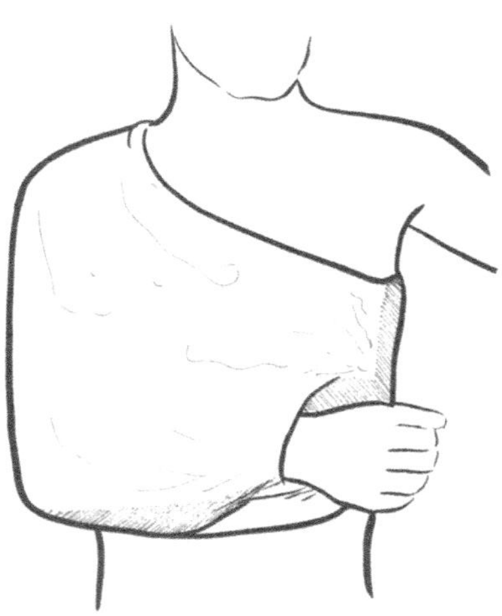

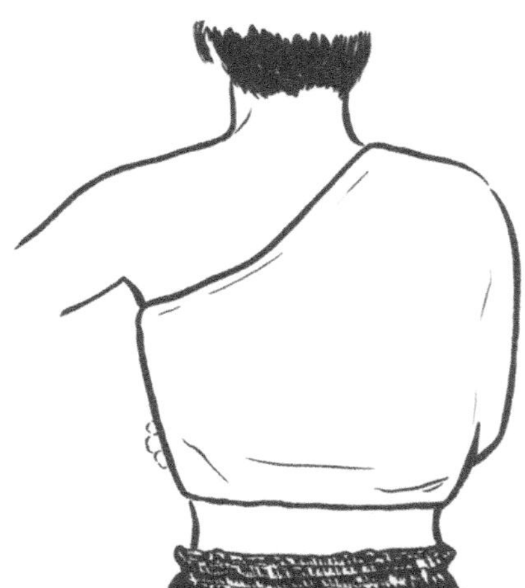

17.5 Desault-Verband: Polyurethan-Baumwolle

Material

1 Körpertrikotschlauch, 2fache Rumpflänge
1 Trikotschlauch, 1,5fache Armlänge
4 Rollen Synthetikwatte, 10 cm breit
1 Rolle PU-Schaumbinde
6 PU-BW-Binden, 10 cm breit
2 PU-BW-Longuetten, 10/75 cm,
1 PU-BW-Longuette, 15/75 cm
3 Mullbinden, 10 cm breit

Methode

Das Polster für den Desault-Verband aus PU-BW kann als Standardpolster oder als modifiziertes Polster angelegt werden. Bei Entscheidung für das modifizierte Polster muß beachtet werden, daß die Polsterkanten breit genug ausfallen.

Die 10/75-cm-Longuetten werden am Arm angelegt, die erste von der Schulterhöhe ventral am Arm, die zweite dorsal am Arm herabgeführt und jeweils um den Ellenbogen herumgeführt, so daß eine Schlinge entsteht. Diese beiden Longuetten werden mit einer 10-cm-Binde in mehreren zirkulären Touren am Körper befestigt. Jetzt besteht die Möglichkeit, eine erste Modellierphase einzulegen; notwendig zur Achsenkorrektur bei Oberarmfraktur!

Mit 3 weiteren 10-cm-Binden wird der Verband in typischer ASCHE-Tour gewickelt. Zur Einsparung von Bindenmaterial wird eine 15/75-cm-Longuette halbzirkulär um Oberarm und Oberkörper gelegt. Mit ihr wird der Oberarm nochmals zusätzlich am Oberkörper befestigt.

Die Longuette wird zum Abschluß mit 2 10-cm-Binden in ASCHE-Tour fixiert. Zur endgültigen Modellierung wird der gesamte Verband mit 3 nassen Mullbinden überwickelt, die mit leichtem Zug angelegt werden.

Wenn das Standardpolster benutzt wurde, müssen nun noch die Trikotenden zusammen mit einem breiten Wattesaum umgeschlagen und mit Klebeband befestigt werden.

Der Desault-Verband aus PU-BW ist der z. Z. leichteste Verband in dieser Gruppe.

Standardpolster, Desault-Verband, modifiziert

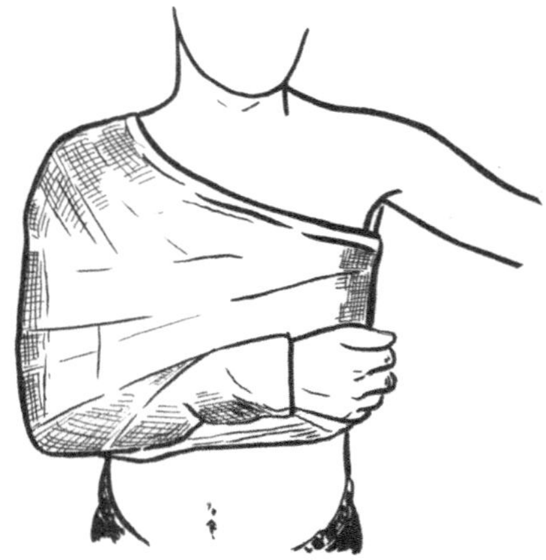

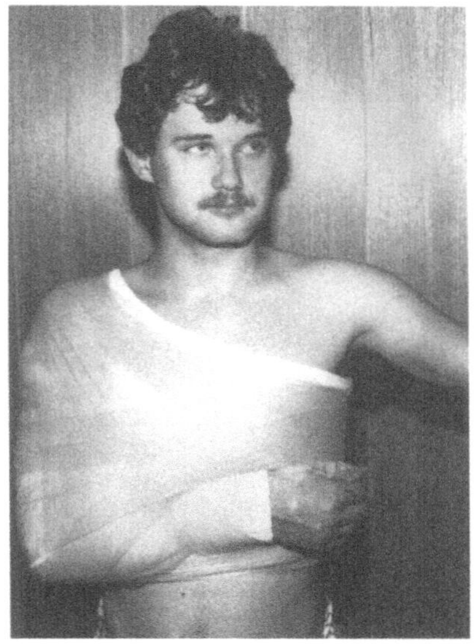

10/75-cm-Longuette über der Schulterhöhe angelegt, ventral über den Oberarm und Ellenbogen geführt, dorsal am Oberarm wieder nach oben gelegt

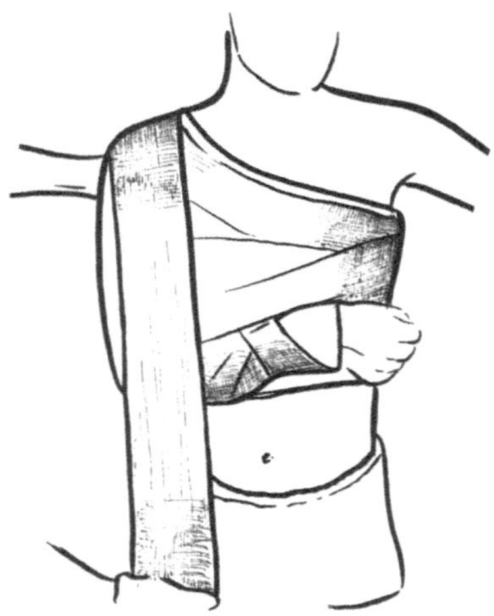

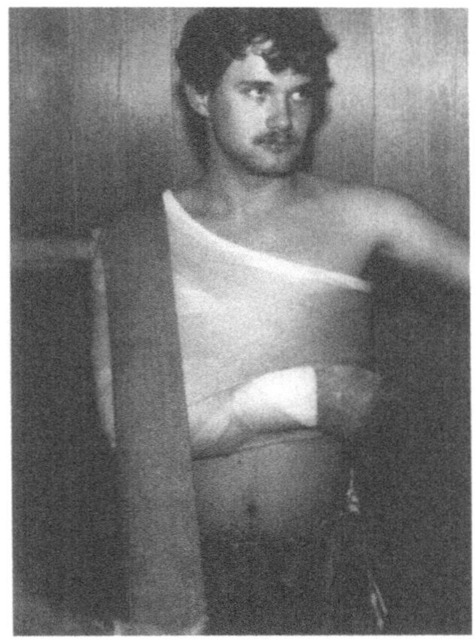

10/75-cm-Longuette von der Schulterhöhe an der Rückseite des Oberarms um den Ellenbogen herabgelegt und am Unterarm angelegt

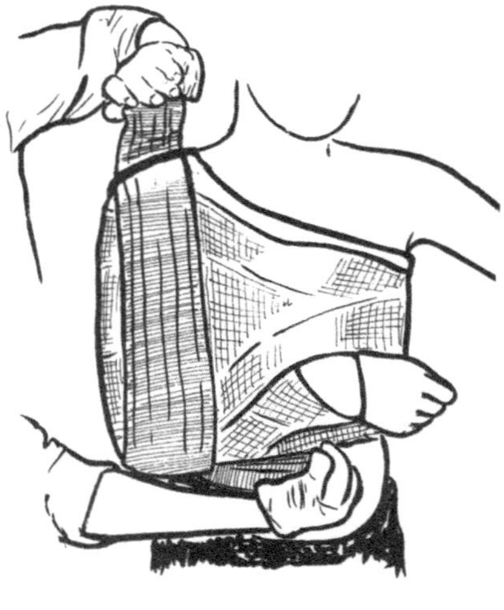

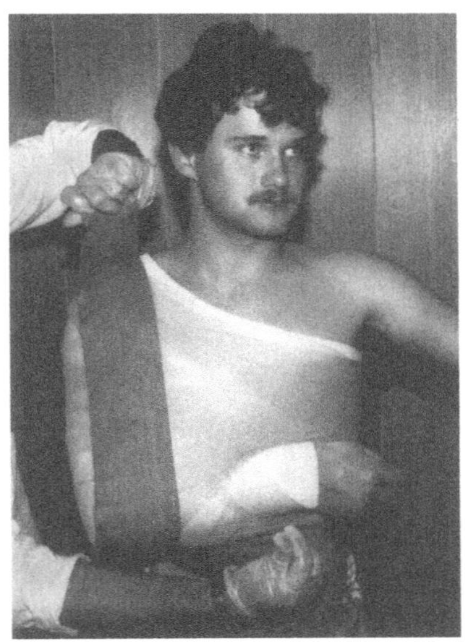

Mit mehreren zirkulären Touren einer 10-cm-Binde Fixierung der Longuetten

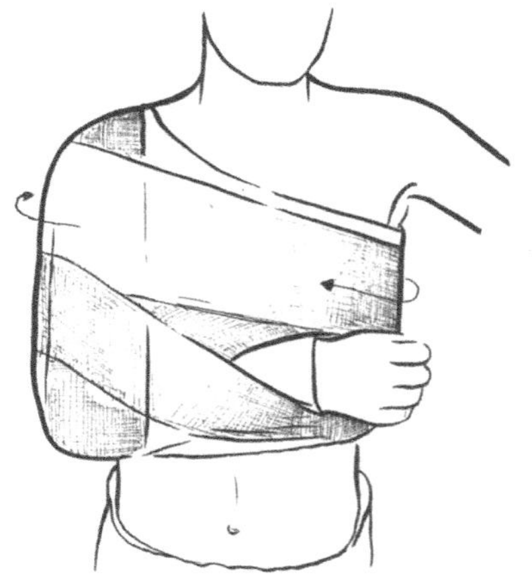

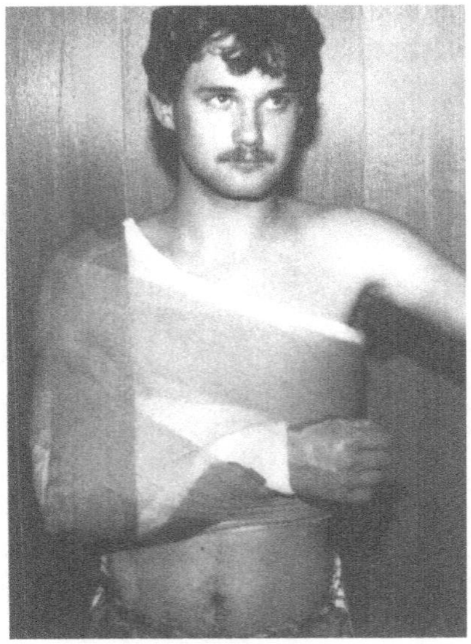

3 weitere 10-cm-Binden in typischer ASCHE-Tour gewickelt

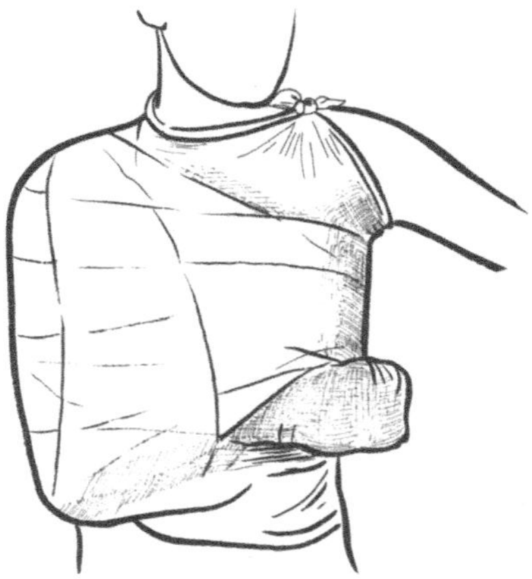

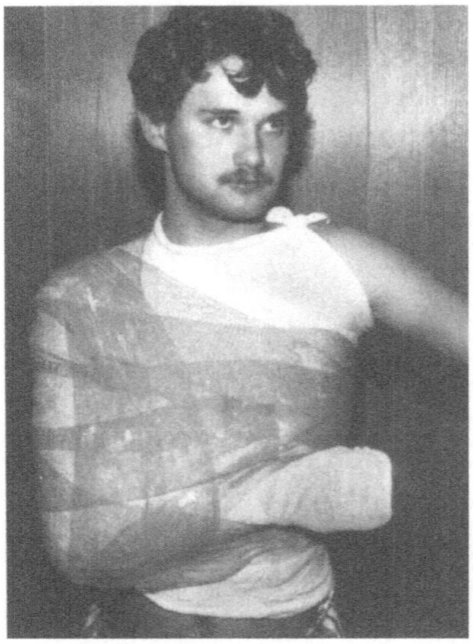

15/75-cm-Longuette befestigt Oberarm nochmals am Körper

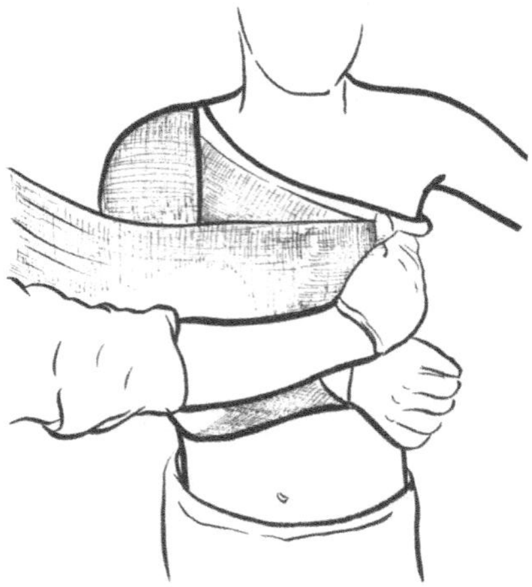

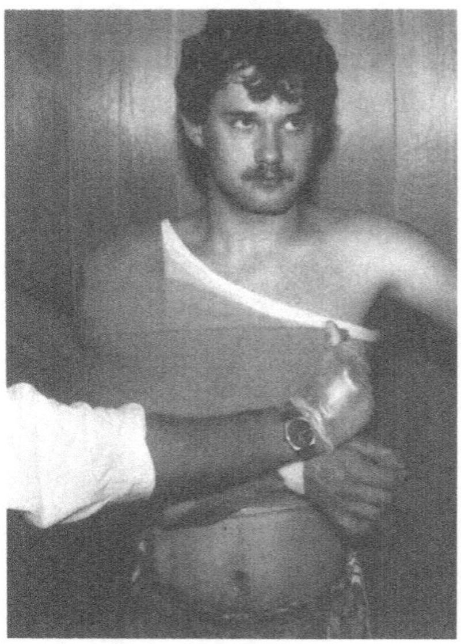

Befestigung der Longuetten mit 2 zusätzlichen Binden in ASCHE-Tour

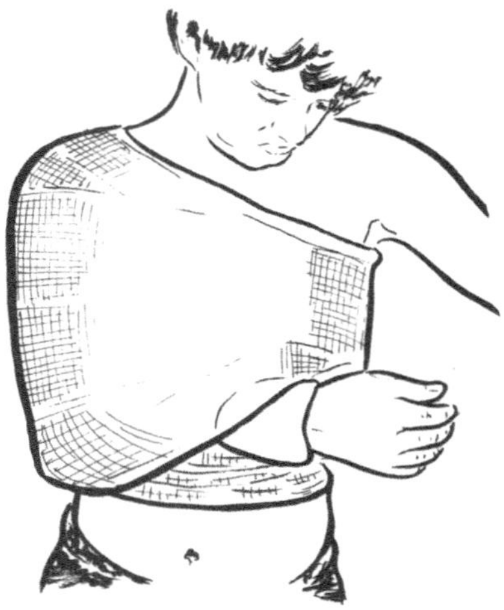

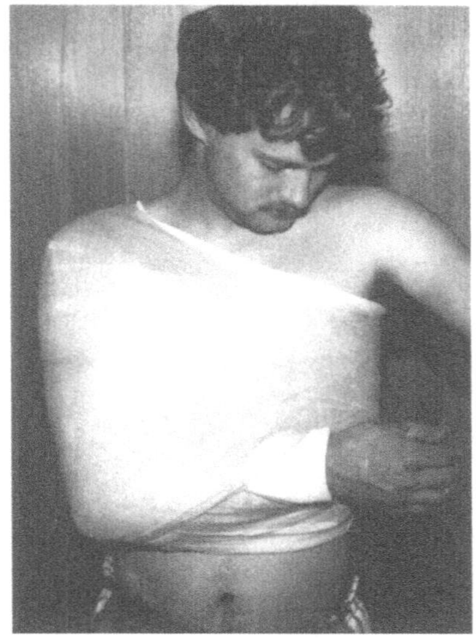

Modellierung mit 3 nassen 10-cm-Mullbinden unter mäßigem konzentrischem Zug aufgewickelt

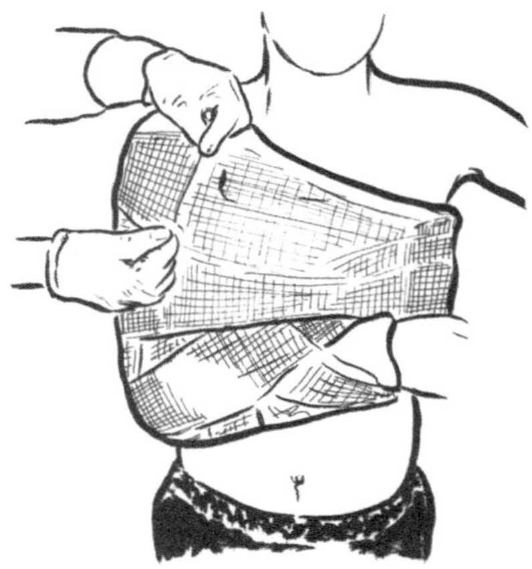

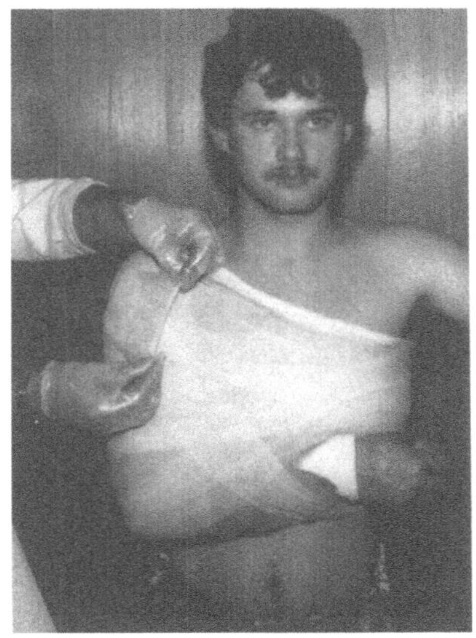

Fertiger Verband
von vorn und von hinten

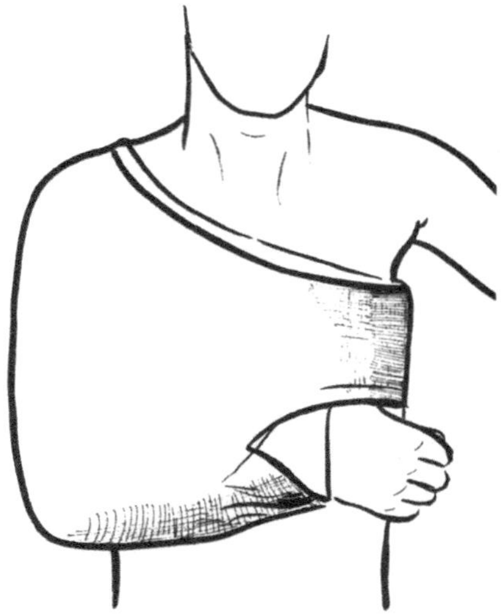
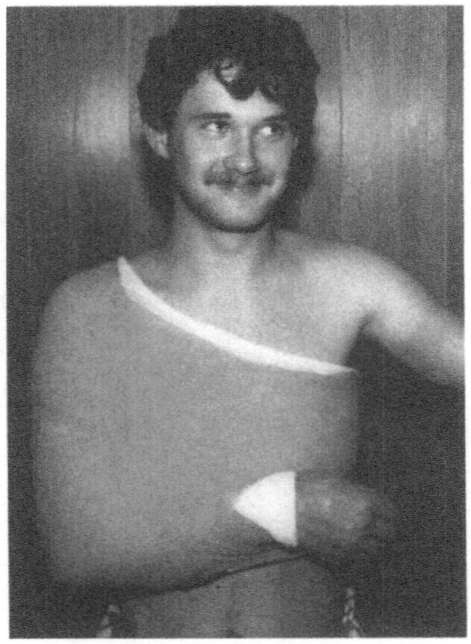
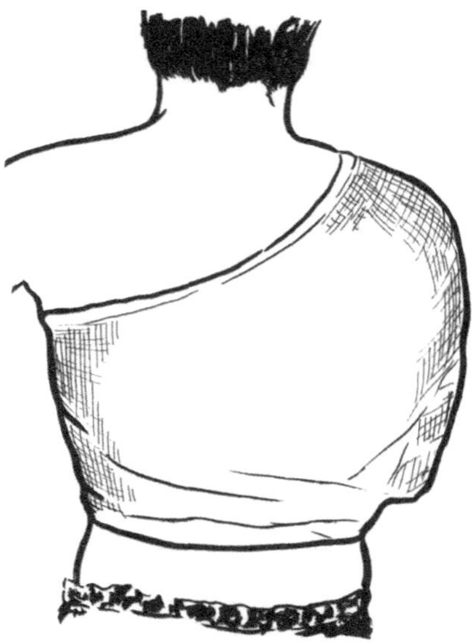
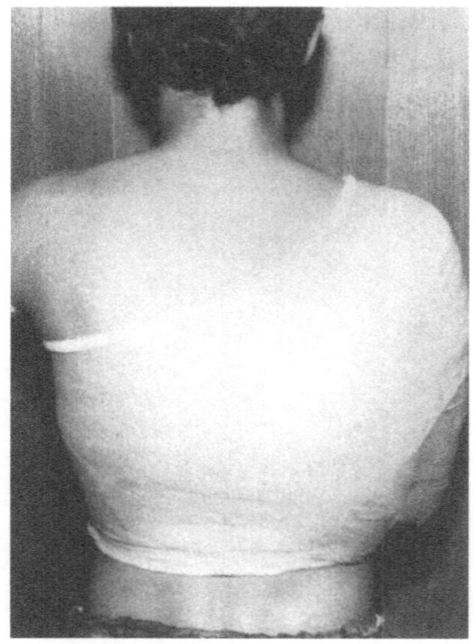

17.6 Desault-Verband: Fiberglas

Material

1 Körpertrikotschlauch, 2fache Rumpflänge
1 Trikotschlauch, 1,5fache Armlänge
4 Rollen Synthetikwatte, 10 cm breit
1 Rolle PU-Schaumbinde
4 Fiberglasbinden, 10 cm breit

Methode

Der Desault-Verband aus Fiberglas läßt sich relativ leicht anlegen. Es wird ausschließlich die ASCHE-Tour gewickelt.
Nach Anlage des Standardpolsters oder des modifizierten Polsters werden insgesamt 4 10-cm-Fiberglasbinden unter gleichmäßiger Verteilung in typischer Wickelung aufgebracht.
Die ASCHE-Tour bildet zwei gegenläufige Schlingen, die jeweils die freie Achsel, die Schulter und den Ellenbogen einbeziehen.

1. Schlinge: Achsel - Rücken - Schulter - Ellenbogen - Rücken - Achsel.
2. Schlinge: Achsel - Brust - Schulter - Ellenbogen - Brust - Achsel.

Es wird immer abwechselnd gegenläufig gewickelt, wobei die Tour über die Schulter jeweils etwas weiter abwärts, und die Tour über den Ellenbogen jeweils etwas weiter aufwärts liegen sollte, um auch den Oberarm völlig zu bedecken.
Das Material muß gleichmäßig verteilt werden. Eine zusätzliche Modellierung ist meist nicht nötig, da sich die Binden in der Regel gut anlegen.

Standardpolster, Desault-Verband, modifiziert

- 4 10-cm-Fiberglasbinden werden nacheinander in ASCHE-Tour gewickelt

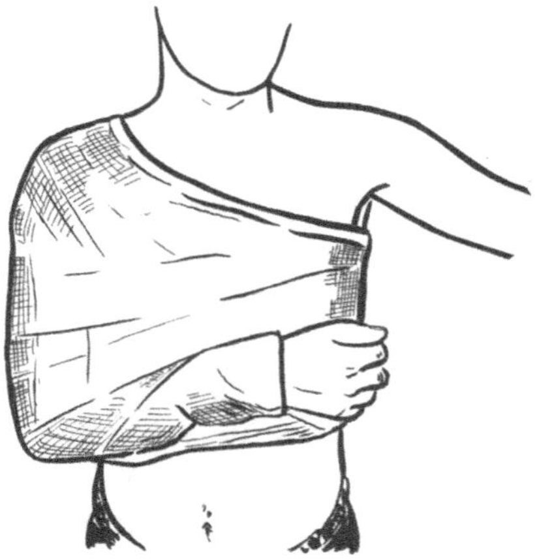

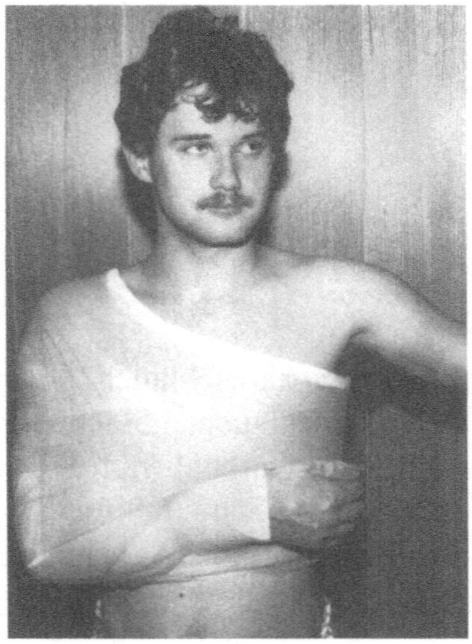

Tour 1. Beginn in der Achsel quer über den Rücken zur Schulter am Oberarm herab zum Ellenbogen

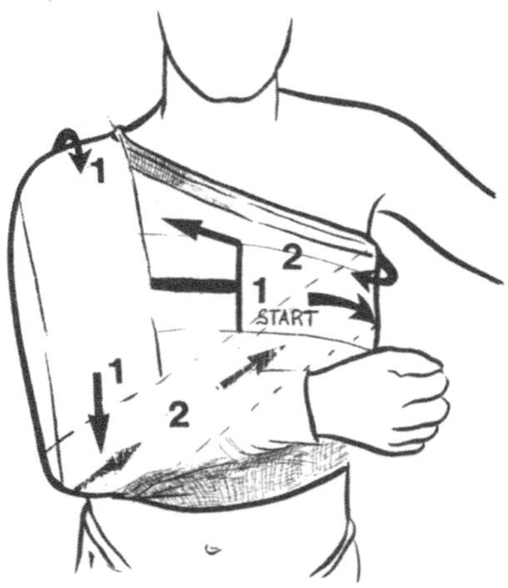

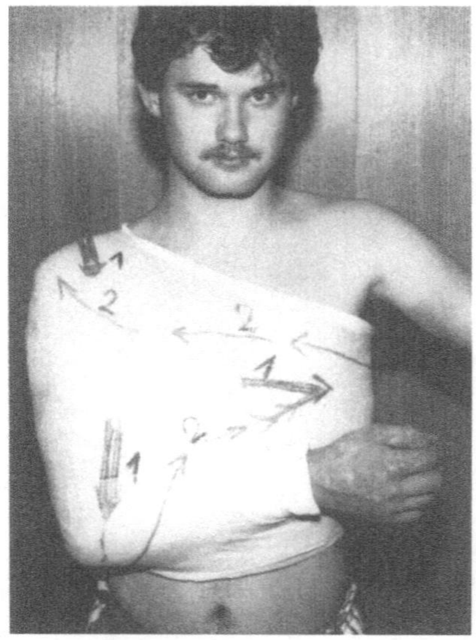

Vom Ellenbogen wieder in die gegenseitige Achsel

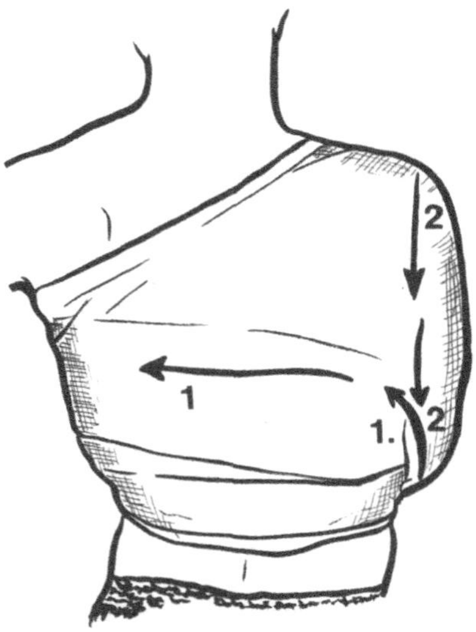

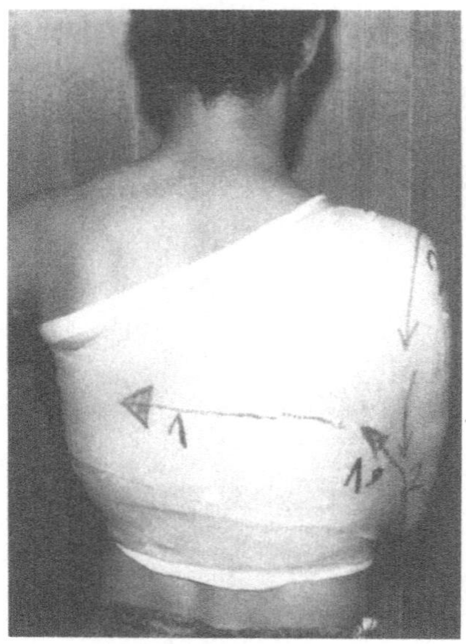

Tour 2. Aus der Achsel quer über die Vorderseite des Brustkorbes zur Schulter, dorsal am Oberarm heruntergelegt, um den Ellenbogen herumgeführt, zurück zum Ausgangspunkt (Achsel) der Tour 1

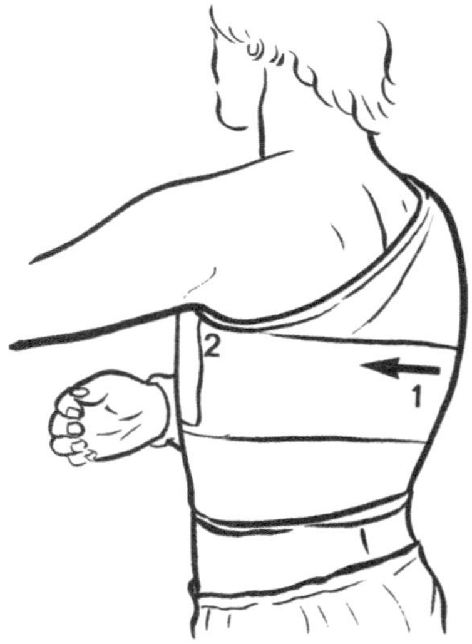

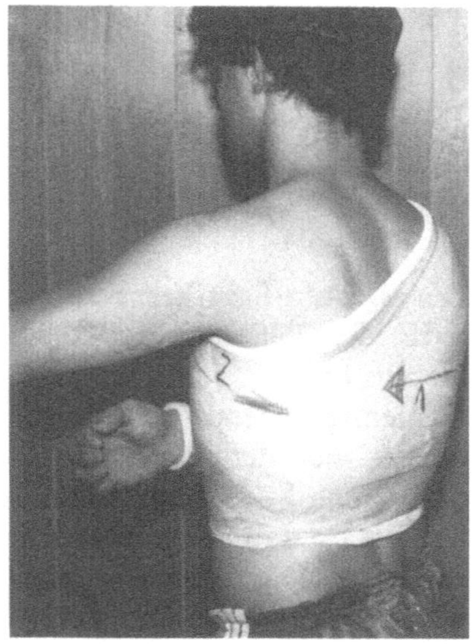

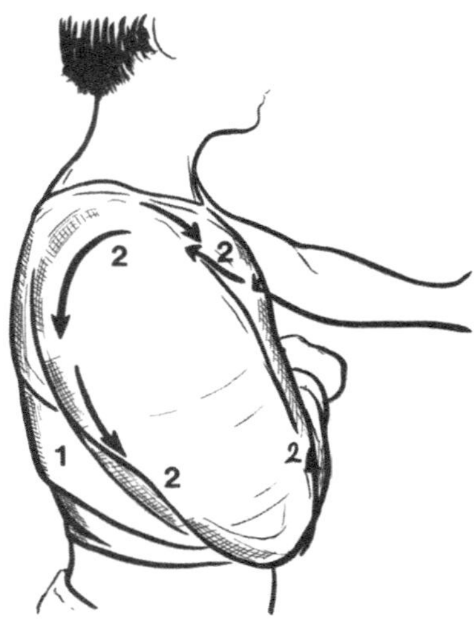

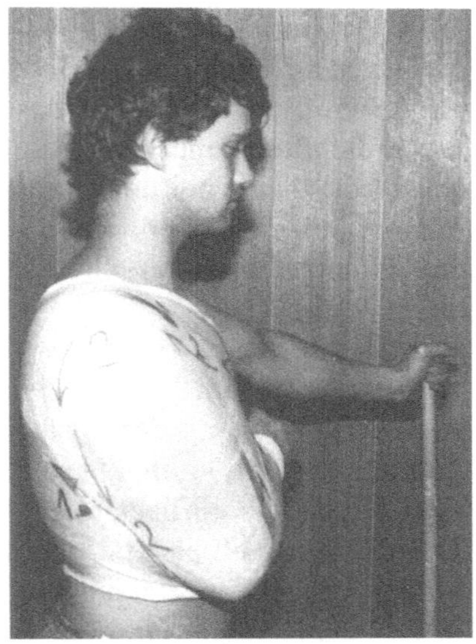

Fertiger Verband von vorn

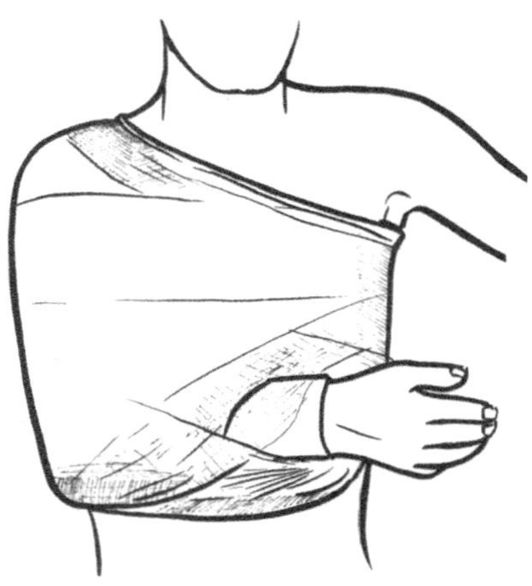

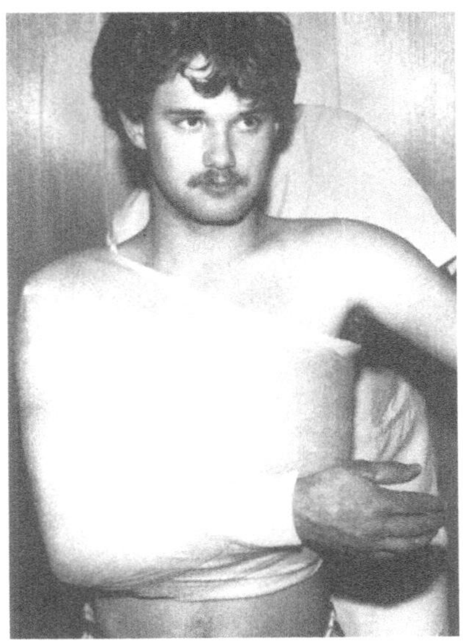

18 Becken-Bein-Verband

18.1 Allgemeines

Der Becken-Bein-Verband eignet sich nicht dazu, den Patienten außerhalb des Bettes zu mobilisieren.
Dementsprechend spielt das Gewicht des Verbandes bei der Beurteilung seiner Qualität auch nicht die entscheidende Rolle. Viel wichtiger ist es, daß der Verband wasserfest ausgerüstet ist. Die Wasserfestigkeit ist besonders wichtig in der Gesäßregion. Wasserfestigkeit können nur die Kunststoffverbände und der kunststoffimprägnierte Gips-Kunststoff-Laminat-Verband bieten. Diese letztgenannten Verbände sind natürlich für das Pflegepersonal wesentlich bequemer, da sie aufgrund ihres geringen Gewichts bei der Umlagerung der Patienten weniger Kraftaufwand erfordern. Stabilität bieten alle vorgestellten Verbände in gleichem Maße.
Die Herstellung des Becken-Bein-Verbandes erfordert in jedem Fall einen speziell ausgerüsteten Gipstisch, an den zusätzlich ein Schwert montiert werden kann, auf dem der Patient mit dem Kreuzbein aufliegt.
Der Rücken muß bis knapp unter die Schulterblätter von unten frei zugänglich sein. Fehlt diese Ausrüstung, sollte ein Becken-Bein-Verband nicht angelegt werden.

18.2 Lagerung und Polster

Material

1 Körpertrikotschlauch, 1fache Rumpflänge
1 Trikotschlauch, 1fache Beinlänge
1 Trikotschlauch, 1fache Oberschenkellänge
1 Filzstreifen, 20 × 30 cm
2 Schaumgummipolster, 10 × 20 cm, 1,5–2 cm dick
1 Schaumgummipolster, 10 × 20 cm, 3 cm dick
5–6 Rollen Synthetikwatte, 15 cm breit
4 Rollen Synthetikwatte, 10 cm breit
2 Kreppapierbinden, 8 cm breit
2 Kreppapierbinden, 10 cm breit
oder
1 PU-Schaumbinde

Methode

Lagerung auf dem vorbereiteten Gipstisch. Das an den Tisch montierte oder extra aufgestellte Schwert sollte so weit vom Tisch entfernt eingestellt werden, daß der Patient mit dem Kreuzbein auf dem Schwert und mit den Schulterblättern auf dem Tisch zu liegen kommt.
Nachträgliche Einstellarbeit belastet den Patienten, dies sollte deshalb durch vorheriges Abmessen der Längen mittels Maßband vermieden werden.
Auch der Geübte kann sich verschätzen, deshalb sollte immer die Distanz zwischen Kreuzbein und Schulterblättern ausgemessen werden.
Nach Lagerung auf dem Gipstisch wird das nicht erkrankte Bein in eine spezielle Haltevorrichtung eingehängt, die entweder von der Decke oder von einem Ausleger herabhängt, der senkrecht über dem Schwert montiert ist (s. Skizze und Photo).

Das erkrankte Bein wird von einem Helfer gehalten. Dieser Helfer muß während der Arbeit ausgewechselt werden, da die lange Haltezeit sehr anstrengt. Am besten lösen sich 2 Helfer regelmäßig ab.

Im Regelfall werden die Beine aus der Nullstellung um 20° abduziert und in den Hüftgelenken um 10° gebeugt.

Die Vorbereitungen zum Becken-Bein-Verband sind langwierig, je besser sie jedoch ausgeführt werden, desto leichter und zügiger geht nachher die eigentliche Verbandanlage vonstatten.

Die Polsterung erfolgt über einem oberkörperlangen Körpertrikotschlauch, der über Becken und Bauch gezogen wird. Das ruhigzustellende Bein wird mit einem beinlangen Trikotschlauch und das andere Bein nur von der Leiste bis zum Knie mit einem oberschenkellangen Trikotschlauch bekleidet.

Das Kreuzbein wird mit einem Filzstreifen (20 × 30 cm) gepolstert. Die Beckenkämme erhalten eine zusätzliche Polsterung aus Schaumgummistreifen, 20 × 10 cm, in einer Dicke von 1,5-2 cm. Zentral über den Bauchnabel wird ein 10 × 20 cm großes, 3 cm dickes Schaumgummipolster gelegt. Dieses Polster wird nach Fertigstellung des Verbandes wieder entfernt. Es dient ausschließlich dazu, daß der Verband nicht zu eng und die Bauchatmung nicht behindert wird, und daß der Leibesumfang des Patienten auch im Verband zunehmen kann.

Mit der Wickelung der synthetischen Watte wird knapp unterhalb der Rippen in einfach überlappender Spiraltour begonnen und bis über das Gesäß und die Beckenkämme fortgeführt.

Dazu wird ausschließlich 15 cm breite Watte verwendet. Am Gesäß angekommen wird die Wickelung dann in Achtertour um das Becken und beide Oberschenkel fortgeführt. Um den Bauch, das Gesäß und beide Oberschenkel bis ca. eine Handbreit unter die Leistenbeugen zu polstern, werden 5-6 15 cm breite Wattebinden benötigt.

Mit 3-4 10-cm-Wattebinden werden nun weiter in einfach überlappender Spiraltour das erkrankte Bein komplett und das andere Bein bis an den Oberrand der Kniescheibe gepolstert.

Das Wattepolster wird für Gipsverbände mit Kreppapier und für Kunststoffverbände mit PU-Schaumbinde geglättet.

Mit der Glättung des Polsters wird knapp unterhalb der Rippenbögen begonnen. In der Regel werden dazu 2 10 cm und 2 8 cm breite Papierbinden oder eine ganze PU-Schaumbinde benötigt.

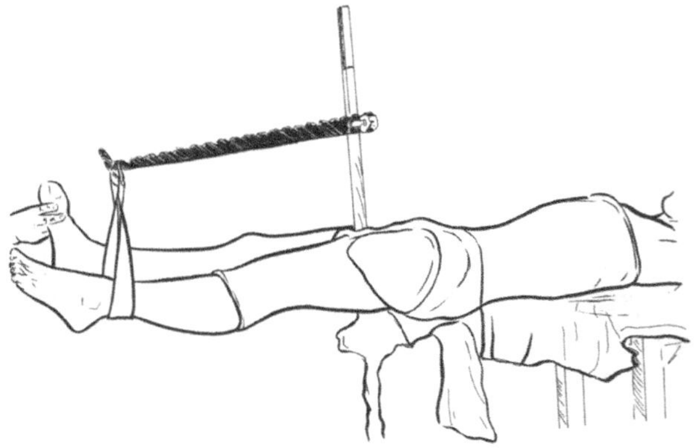 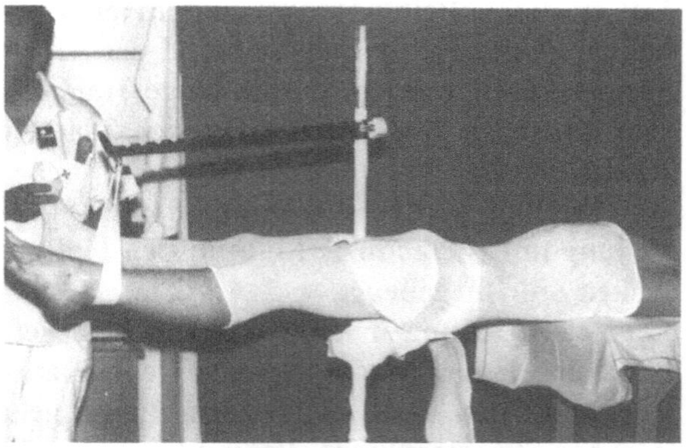

Lagerung auf dem Gipstisch. Das Becken liegt mit dem Kreuzbein auf dem Schwert auf. Der Oberkörper liegt etwa in Höhe der Schulterblätter auf dem Tisch. Das gesunde Bein wird in die Schlinge eingehängt, das kranke Bein wird von einer Hilfsperson gehalten

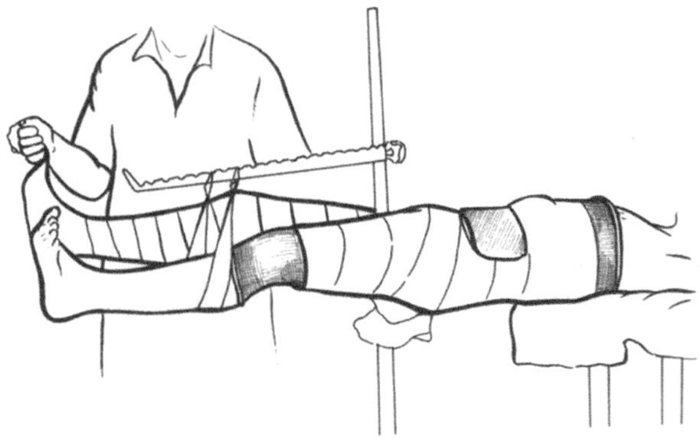 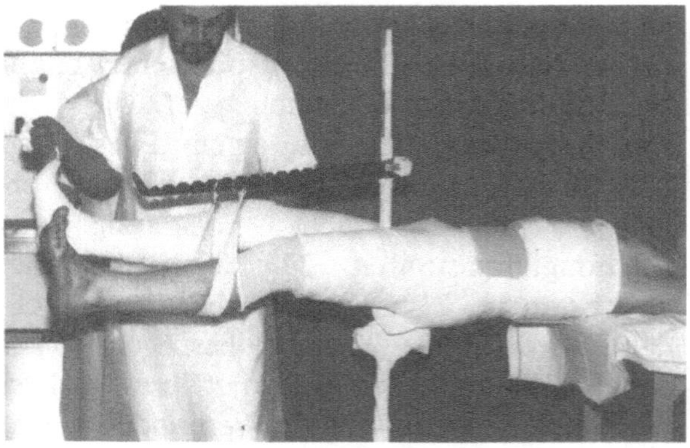

Die Polsterung erfolgt mit synthetischer Watte. Die Beckenkämme werden zusätzlich mit Schaumgummipolstern abgepolstert.
Unter dem Kreuzbein liegt ein 20 × 30 cm großer Filzstreifen

Die Lagerung aus einer anderen Blickrichtung gesehen. Das Polster wird mit Kreppapier oder PU-Schaumbinde geglättet

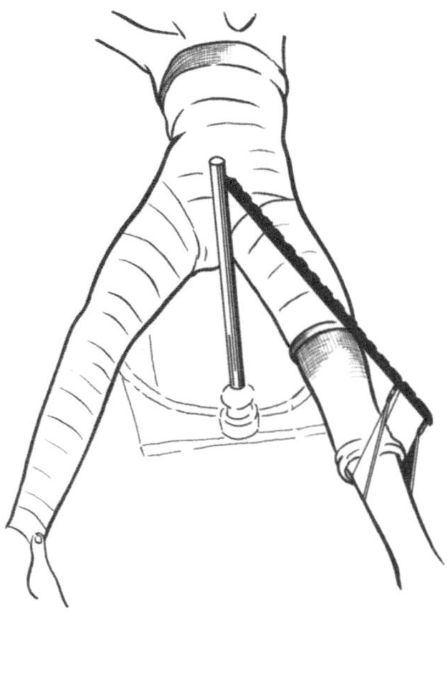 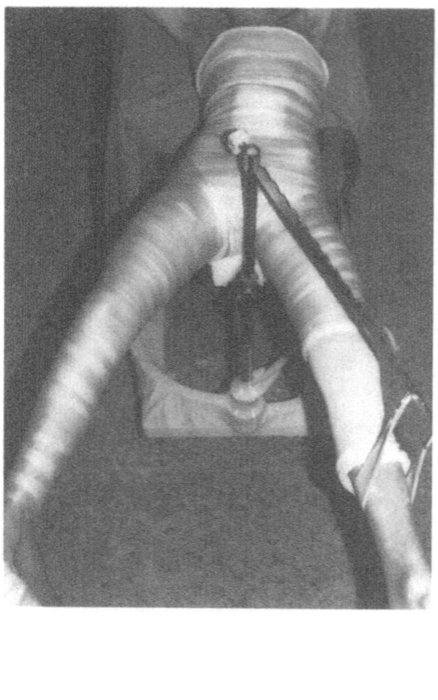

18.3 Becken-Bein-Verband: Gips

Material

Standardpolster (s. 18.2)
2 Gipsbinden, 10 cm breit
6 Gipsbinden, 15 cm breit
6 Gipsbinden, 20 cm breit
1 Longuette, 20/100 cm, 4lagig
1 Longuette, 15/200 cm, 8lagig
1 Longuette, 15/120 cm, 8lagig
Reichlich Longuettenreste zur Versäuberung der Verbandkanten
1 Holzstab, 80 cm lang, 2 × 2 cm

Methode

Man beginnt in der Regel mit 2 20-cm-Gipsbinden, die in einfach überlappender Spiraltour von den Rippenbögen nach unten bis über das Gesäß ausgewickelt werden. Eine Longuette, 15/200 cm, 8lagig, wird von unten über den dorsolumbalen Übergang mittig gelegt und in einer Achtertour über die Beckenkämme beidseits an die Innenseite der Oberschenkel geführt. Von dort aus werden die Longuettenenden beidseits über das Gesäß senkrecht nach oben bis in beide Flanken gelegt. Die Longuette ist dann wie eine Hose angezogen.

Eine Longuette, 20/100 cm, 4lagig, wird quer über die Lendenwirbelsäule wie ein breiter Gürtel nach vorn geführt. Die Enden dieser Longuette überlappen sich in Bauchmitte.

Diese Longuetten werden mit 2 20-cm-Gipsbinden fixiert.

Mit einer 20-cm- und einer 15-cm-Gipsbinde wird anschließend die nicht erkrankte Seite, die nur im Bereich des Oberschenkels und der Hüfte ruhiggestellt wird, fertiggestellt.

Dazu wird die 20-cm-Binde vom Bauch aus wie eine halbseitige Hose in halber Achtertour ausgewickelt. Die 15-cm-Binde schließt in einfach überlappender Spiraltour an.

Jetzt wird die Beinlonguette dorsal vom Gesäß bis zu den Zehenspitzen an das erkrankte Bein angelegt. Eine Longuette, 15/120 cm, 8lagig, wird dazu benutzt.

Diese Longuette wird im Beckenteil mit einer 20-cm-Binde, die wieder wie eine halbe Hose gewickelt wird, befestigt. Am Bein wird sie mit insgesamt 4 15-cm-Gipsbinden fixiert.

Im nächsten Schritt wird zur Stabilisierung der Hüftspreizung und zur Verminderung von Rotationskräften ein Holzstab (Vierkantholz 2 × 2 cm) schräg vom nicht erkrankten Oberschenkel zum gegenseitigen Unterschenkel gelegt und an beiden Seiten mit je einer 10-cm-Gipsbinde befestigt.

Nach Aushärtung des Verbandes wird der Patient vom Schwert gehoben und auf den Tisch gelegt, und zwar zunächst auf den Rücken.

Die Verbandkanten werden nach entsprechender Anzeichnung mit der Säge oder dem Gipsmesser ausgeschnitten.

Nach Umschlag der Polsterkanten werden die Trikotenden mit Longuettenresten am Verband verklebt.

Zunächst wird bauchseitig versäubert, dann wird der Patient umgelagert und der Rückenteil wird fertiggestellt.

Es ist darauf zu achten, daß sämtliche Kanten des Verbandes weich gepolstert sind und der Gesäßausschnitt angemessen groß ist.

Standardpolster,
Becken-Bein-Verband

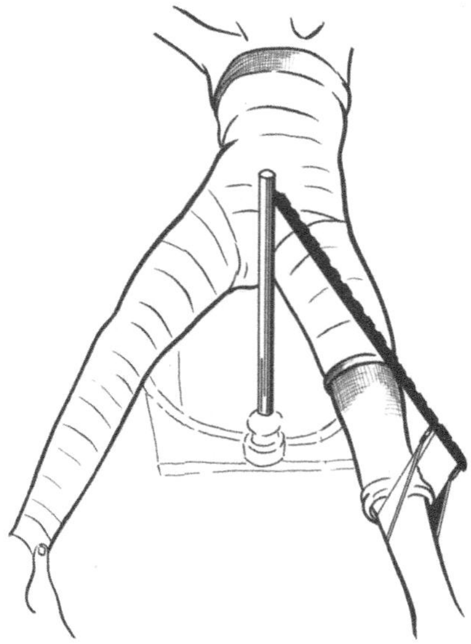

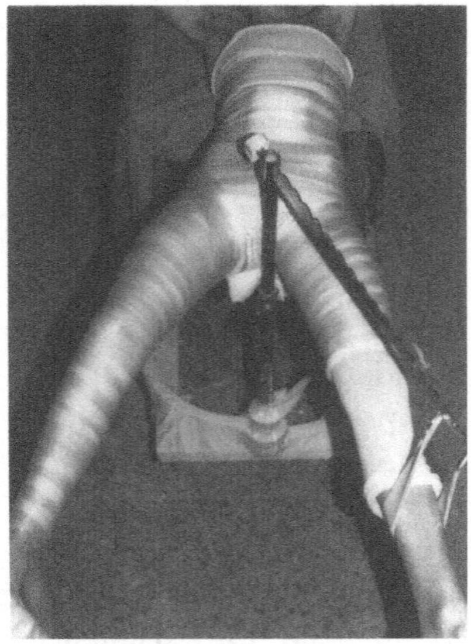

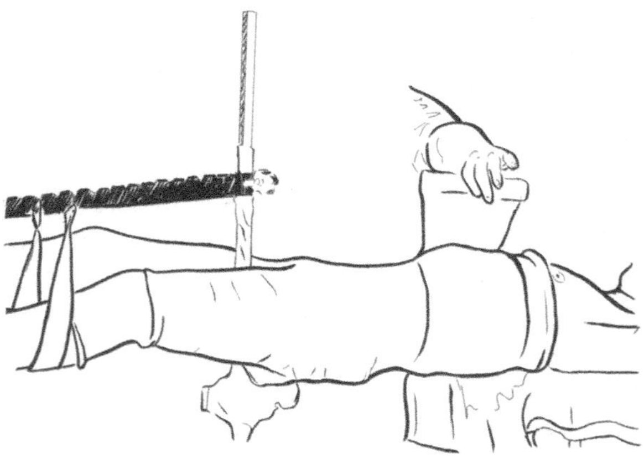

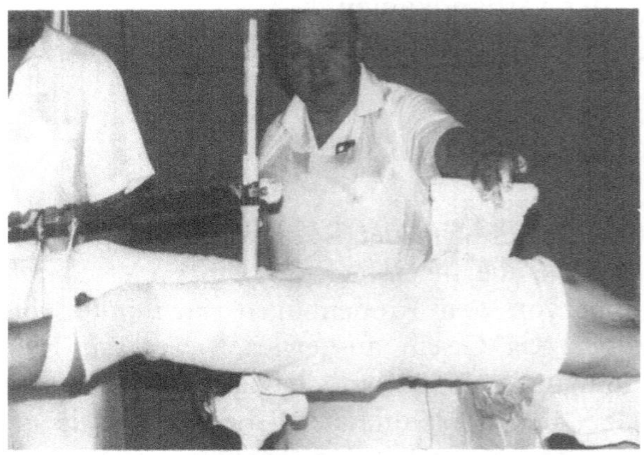

Der Verband beginnt mit 2 20-cm-Gipsbinden vom Rippenbogen bis zum Becken

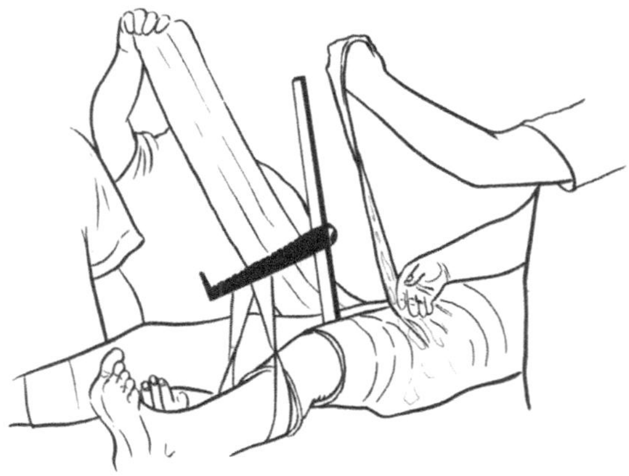

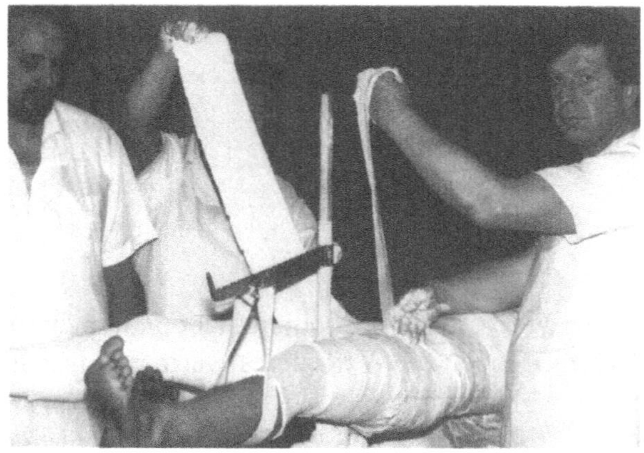

Die Beckenlonguette, 15/200 cm, 8lagig, wird wie eine Hose angelegt *(oben und Mitte links)*

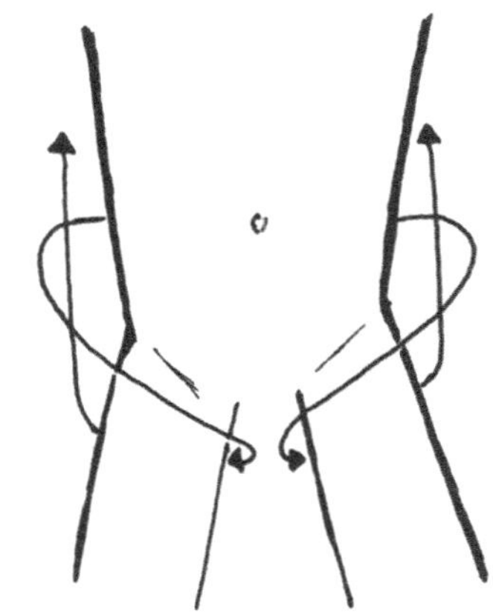

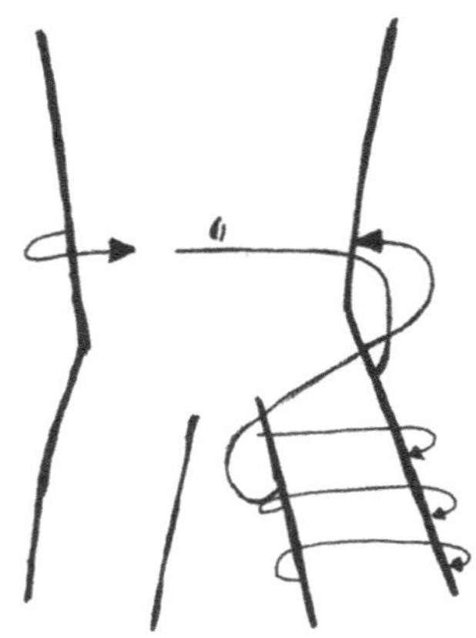

- Die Longuette, 20/100 cm, 4lagig, wird wie ein Gürtel umgelegt

- Beide Longuetten werden mit 2 20-cm-Gipsbinden fixiert

  Mit einer 20-cm- und 2 15-cm-Binden wird der gesunde Oberschenkel fertiggestellt.
  Die 20-cm-Binde wird wie eine halbe Hose gewickelt, die 15-cm-Binden in Spiraltour
  (Mitte rechts)

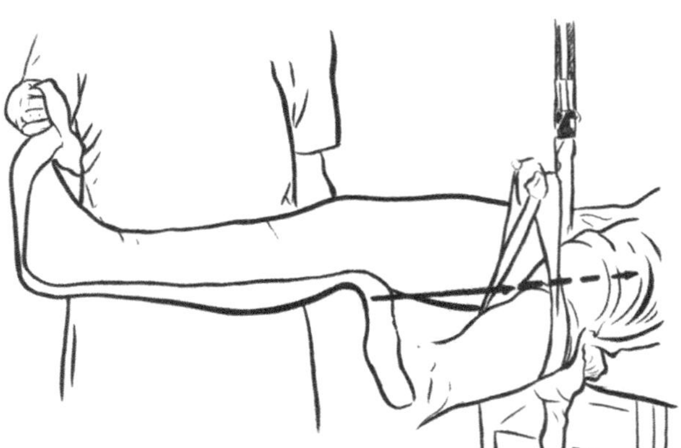

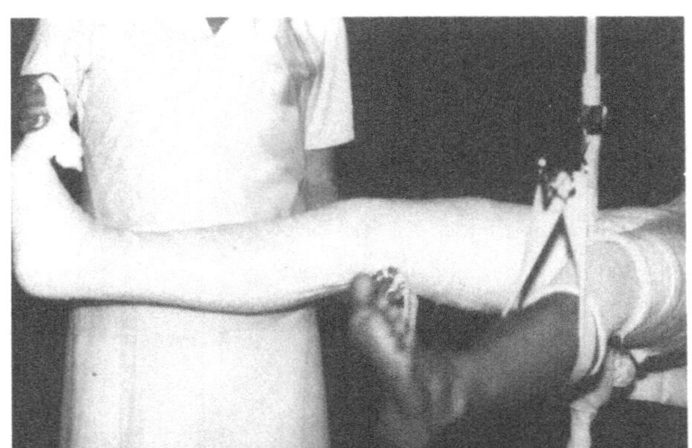

Die Beinlonguette, 15/120 cm, 8lagig, wird angelegt. Sie reicht über das Gesäß hinauf

- Die Beinlonguette wird im Beckenteil mit einer 20-cm-Gipsbinde und am Bein mit 4 15-cm-Gipsbinden befestigt

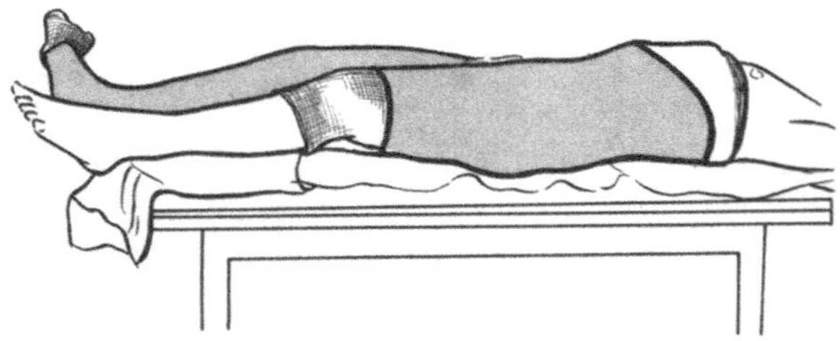
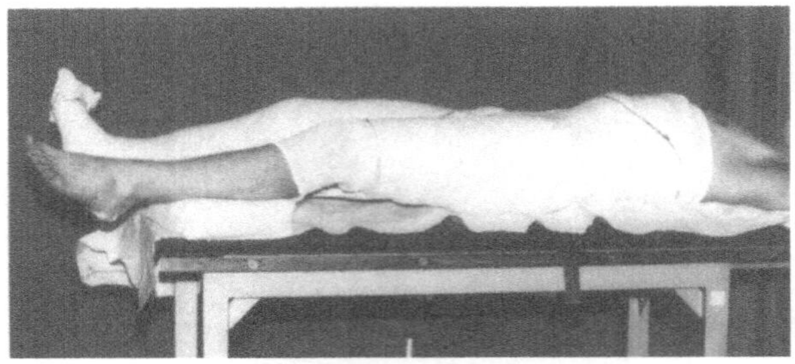

Der Verband ist modelliert. Der Patient wird vom Schwert gehoben und auf den Tisch gelegt. Die Grenzen des Verbandes werden angezeichnet

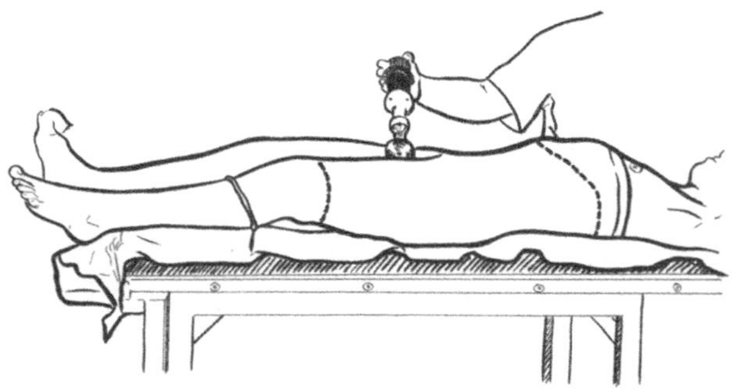
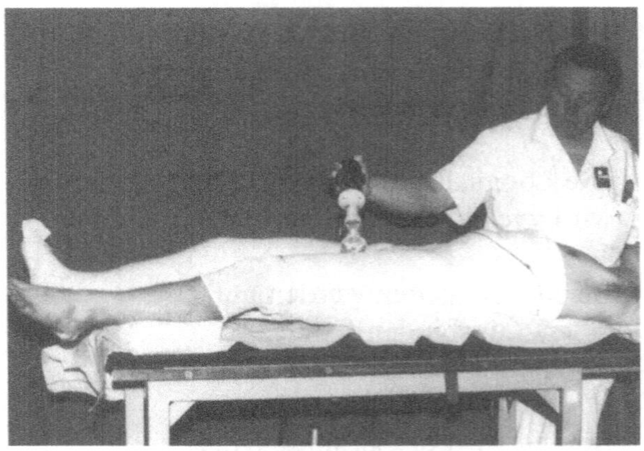
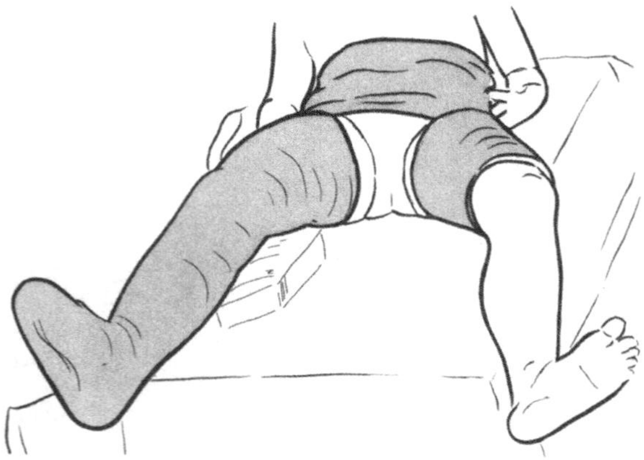
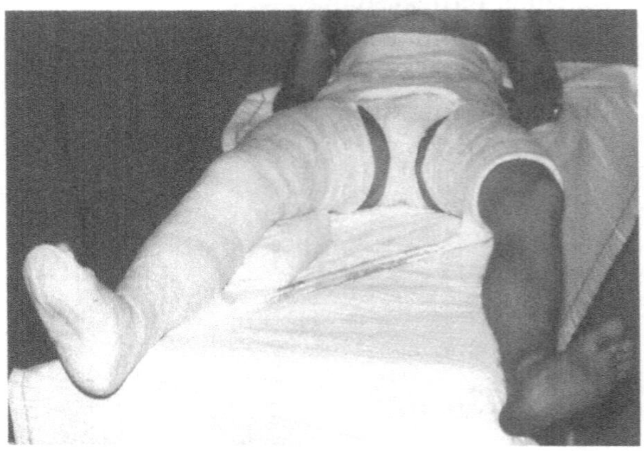

Der Verband wird zunächst vorn mit der Säge ausgeschnitten und versäubert

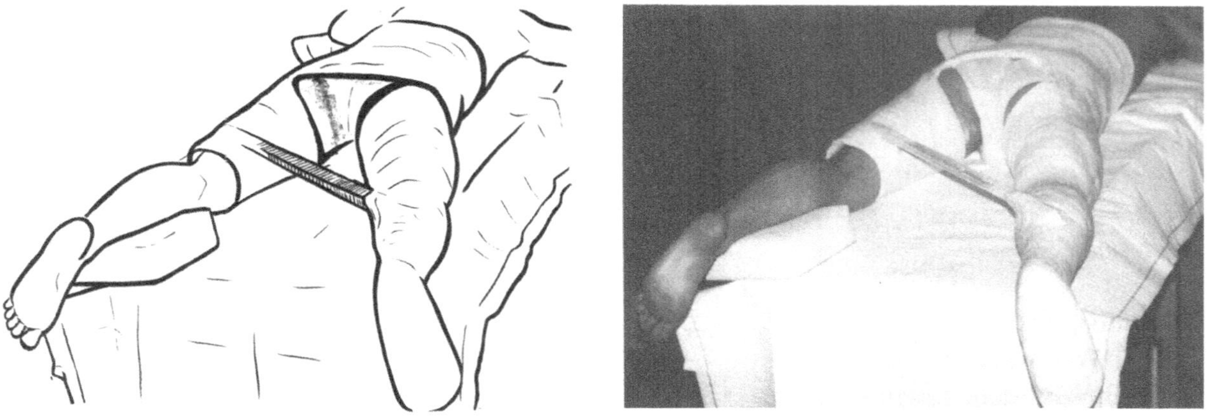

Der Patient wird auf den Bauch gelegt. Der Verband wird ausgeschnitten und versäubert. Der Holzstab wird eingegipst

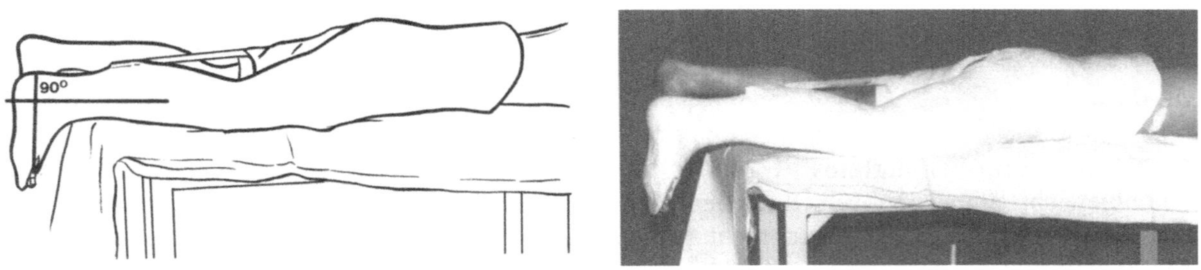

Der fertige Verband von der Seite

18.4 Becken-Bein-Verband: Polyurethan-Baumwolle

Material

Standardpolster (s. 18.2)
5 PU-BW-Binden, 10 cm breit
9 PU-BW-Binden, 15 cm breit
5 PU-BW-Longuetten, 15/120 cm
8 Mullbinden, 10 cm breit
1 Holzstab, 80 cm lang, 2 × 2 cm
Klebeband

Methode

Der Becken-Bein-Verband aus PU-BW ist das Leichtgewicht unter den verschiedenen Bekken-Bein-Verbänden trotz eines recht hohen Materialeinsatzes.
Dieser ist notwendig, um den Verband ausreichend zu stabilisieren. Da die offene Zeit des Systems für die Verbandanlage in einem Arbeitsgang nicht ausreicht, muß in 2 Arbeitsschritten vorgegangen werden.
Der Verband wird sekundär nach einem ersten Modelliervorgang nochmals stabilisiert.
Die Polsterung wird als Standardpolster für den Becken-Bein-Verband angelegt. Die Lagerung erfolgt zuvor in üblicher Weise auf dem Tisch und dem Schwert.
Mit 2 15 cm breiten PU-BW-Binden wird mit der Wickelung am Rippenbogen begonnen. Mit diesen Binden wird der gesamte Bauch und das Gesäß bedeckt.
Mit einer weiteren 15-cm-Binde wird dann am Becken beginnend der gesunde Oberschenkel bis knapp oberhalb des Kniegelenks bewickelt.
Das ruhigzustellende Bein wird von oben nach unten mit einer 15-cm-Binde vom Gesäß bis zum Knie und mit einer 10-cm-Binde vom Knie bis zum Fuß überwickelt.
Die Beckenlonguette, die wie eine Hose angelegt wird, ist zweigeteilt. Sie besteht aus 2 Longuetten, 15/120 cm, die jeweils über der Lendenwirbelsäule angesetzt, über den Beckenkamm an die Innenseite des Oberschenkels und dann über die jeweilige Gesäßhälfte senkrecht kopfwärts geführt werden.
Die Beckenlonguetten werden mit einer 15-cm-Binde fixiert.
Anschließend wird eine 15/120-cm-Longuette dorsal vom Gesäß bis zum Fuß am ruhigzustellenden Bein angelegt und von oben nach unten mit einer 15 cm und einer 10 cm breiten Binde befestigt.
Jetzt erfolgt die erste Modellierung, wozu insgesamt über den Verband 4 Mullbinden gewikkelt werden müssen. Diese Mullbinden sollten tropfnaß sein.
Der Verband wird über den Mullbinden modelliert, und es wird bis zur Aushärtung gewartet. Anschließend werden sie wieder entfernt.
Nun werden weitere Verstärkungslonguetten angelegt. Die erste, eine 15/120-cm-Longuette, wird an der Außenseite des gesunden Oberschenkels angelegt und über den Bauch zur erkrankten Hälfte geführt; von dort über den Rücken wieder zur Gegenseite.
Eine zweite, gleiche Longuette wird ventral vom Bauch aus über das ruhigzustellende Bein gelegt.
Beide Longuetten werden mit PU-BW-Binden fixiert. An Bauch und Gesäß mit einer 15-cm-Binde, an den Oberschenkeln mit je einer 15-cm-Binde und am Unterschenkel mit einer 10-cm-Binde.
Auch jetzt wird der gesamte Verband wieder mit nassen Mullbinden überwickelt, wobei diese jetzt kräftig angezogen werden müssen, um eine möglichst innige Verbindung der beiden Verbandlagen zu erzielen. Nach kompletter Aushärtung des Verbandes werden die Ausschnitte angezeichnet und mit der Säge ausgeführt.
Die Verbandkanten werden abgepolstert und mit textilem Klebeband versäubert.
Der notwendige Holzsteg wird mit 2 10-cm-Binden angewickelt.

- Standardpolster, Becken-Bein-Verband

  Beginn am Rippenbogen mit 2 15-cm breiten PU-BW-Binden bis zum Gesäß

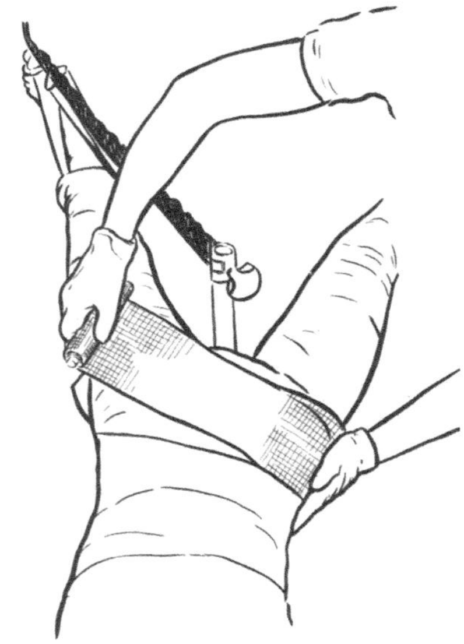

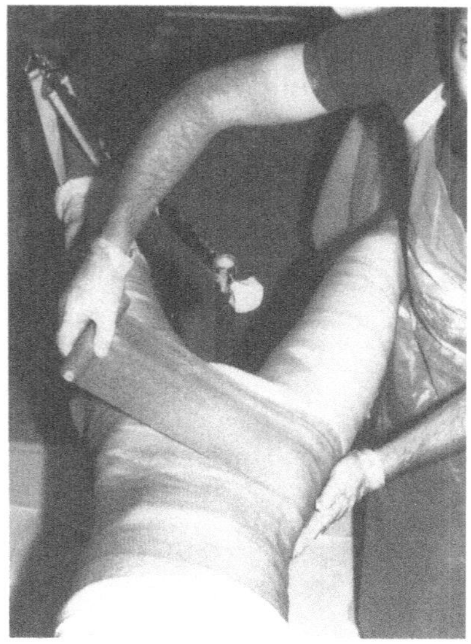

- Das erkrankte Bein wird mit einer 15-cm- und einer 10-cm-Binde von oben nach unten bewickelt

- Das gesunde Bein wird bis knapp oberhalb des Kniegelenks mit einer 15-cm-Binde bewickelt

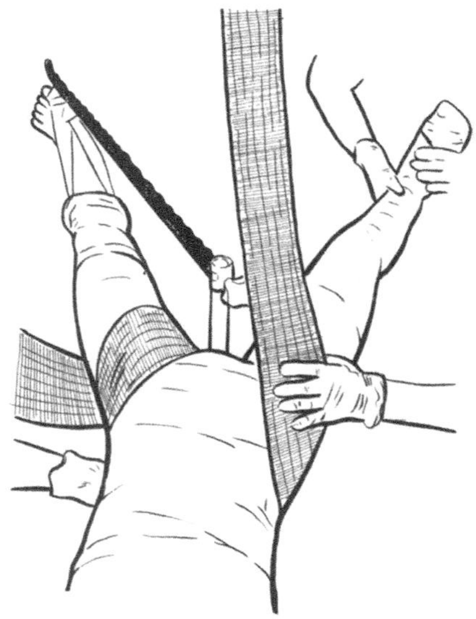

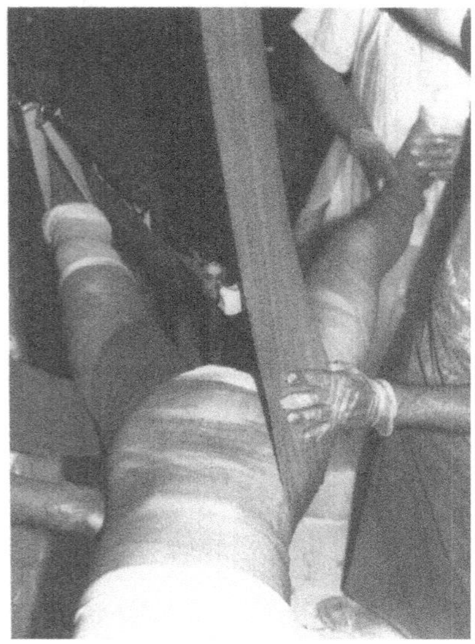

Anlage der 2 Beckenlonguetten, 15/120 cm in Hosenform
(rechts und unten)

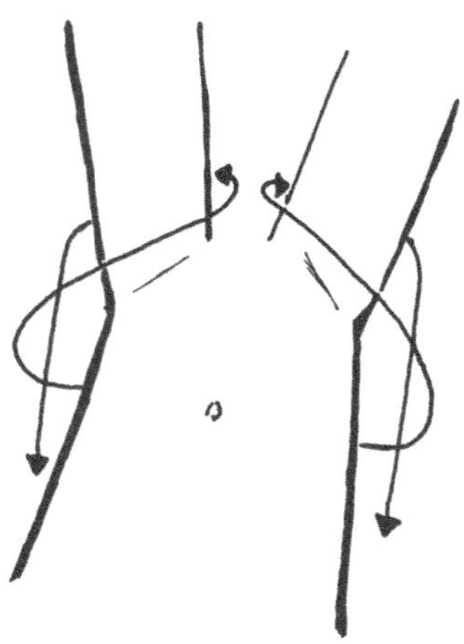

- Fixieren der Beckenlonguetten mit einer 15-cm-Binde in Spiraltour

- Anlage der Beinlonguette, 15/120 cm, vom Fuß bis zum Gesäß und Fixieren mit je einer 10 cm und 15 cm breiten Binde

Überwickeln des gesamten Verbandes mit 4 nassen Mullbinden. Erste Modellierung

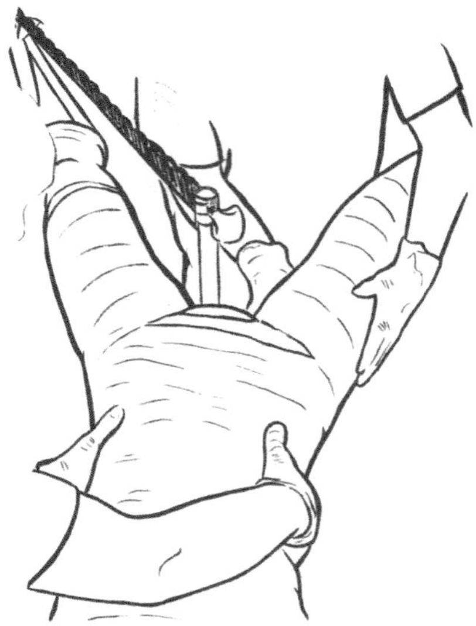

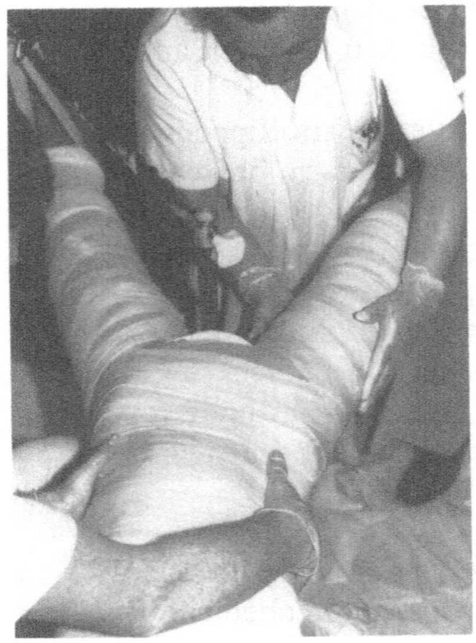

Die erste Modellierung ist erfolgt, der Verband ist halb fertig

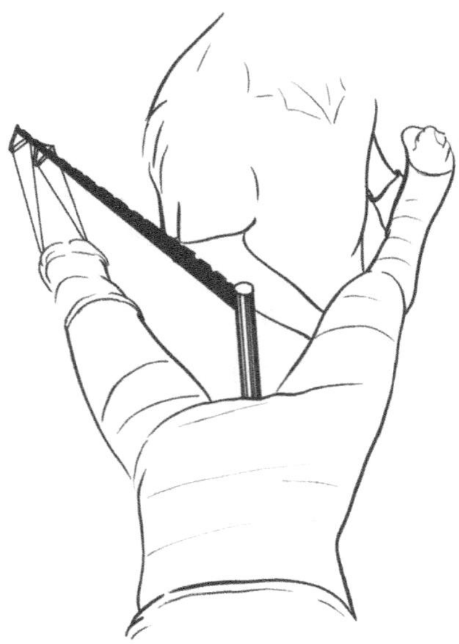

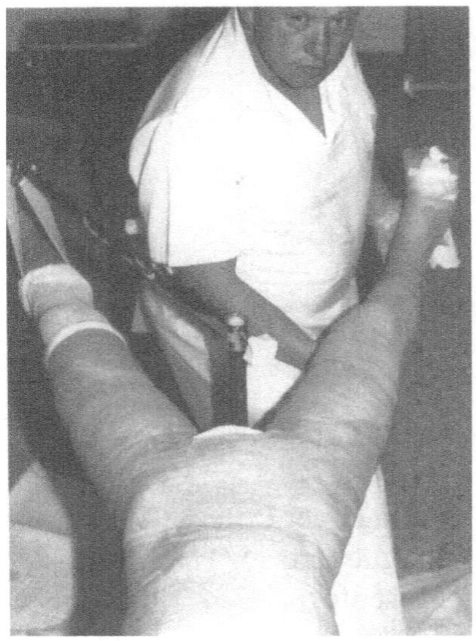

Anlage der ersten Verstärkungslonguette, 15/120 cm, im Beckenteil

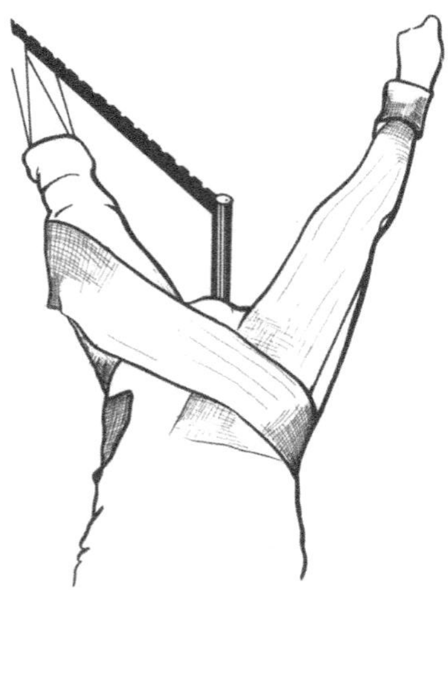

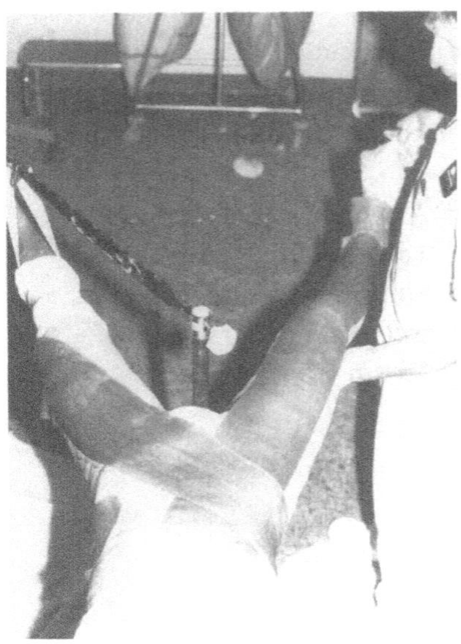

Anlage der zweiten Verstärkungslonguette, 15/120 cm, ventral am erkrankten Bein

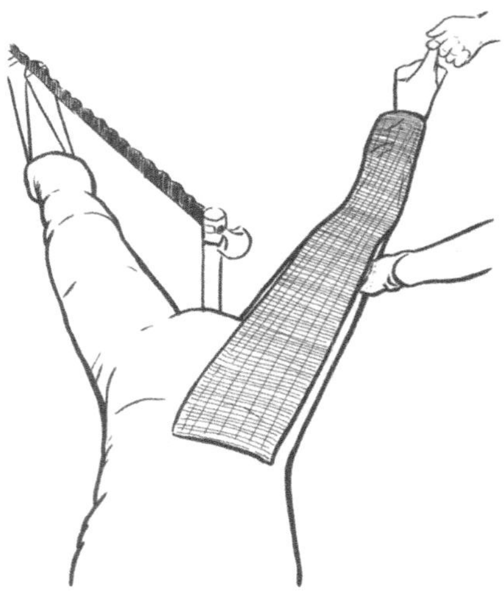

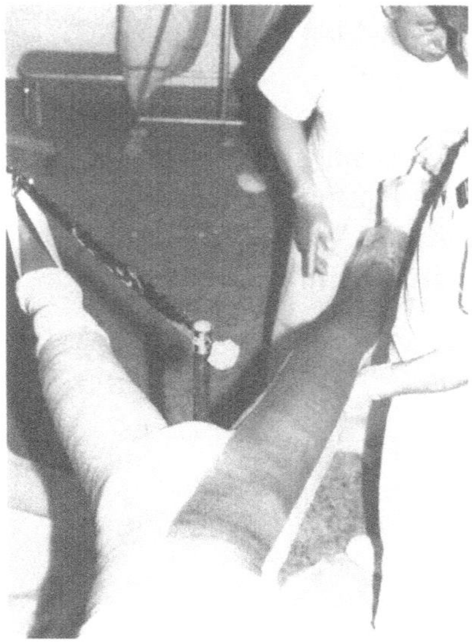

Die Verstärkungslonguetten werden fixiert. Bauch/Gesäß: 15-cm-Binde, gesunder Oberschenkel: 15-cm-Binde. Krankes Bein: 15-cm-Binde, 10-cm-Binde

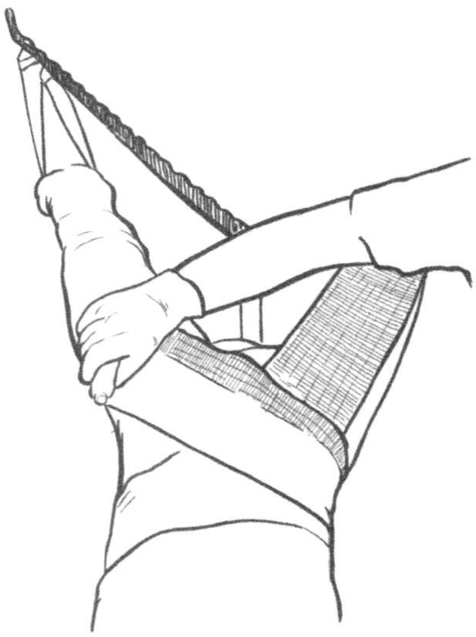

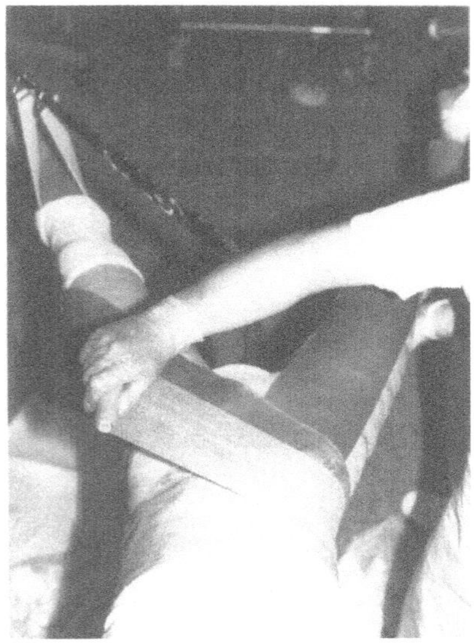

Anzeichnen und Ausschneiden der Verbandgrenzen

- Umschlag der Trikotenden mit breitem Wattesaum, Verkleben der Kanten mit Klebeband

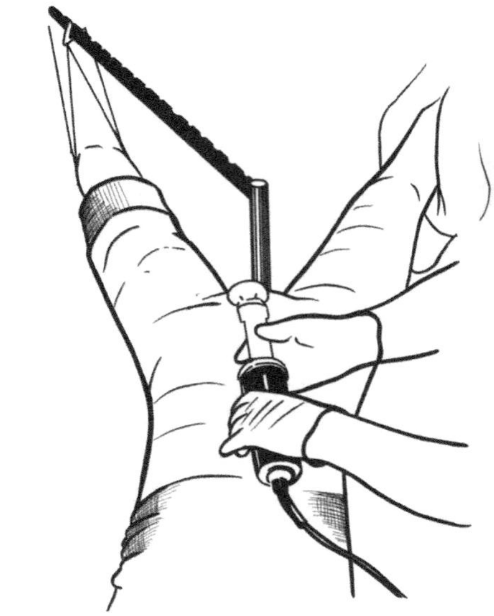

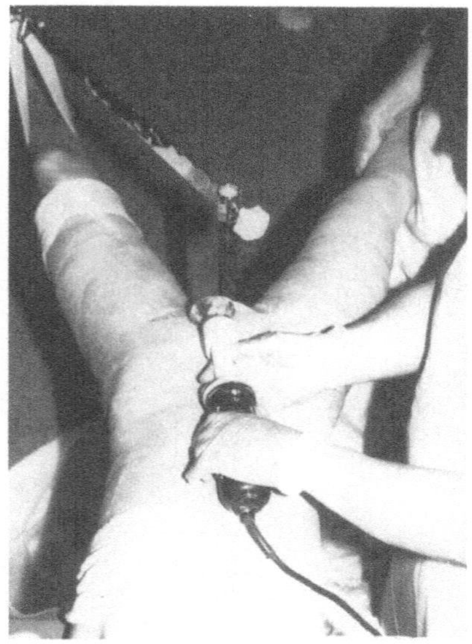

Befestigung des 80-cm-Holzstabes mit 10-cm-Binde an beiden Beinen zur Erhöhung der Rotationsstabilität

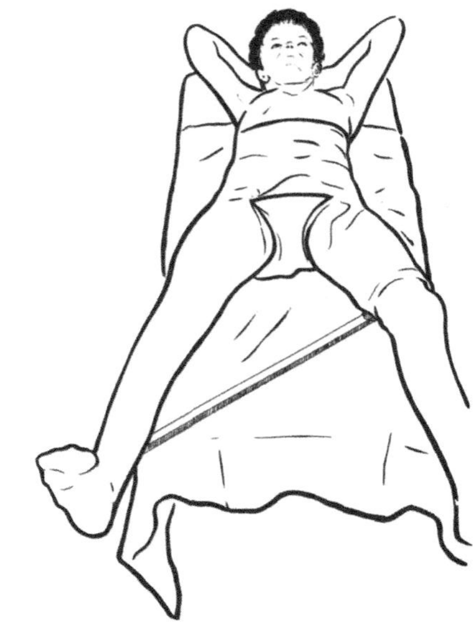

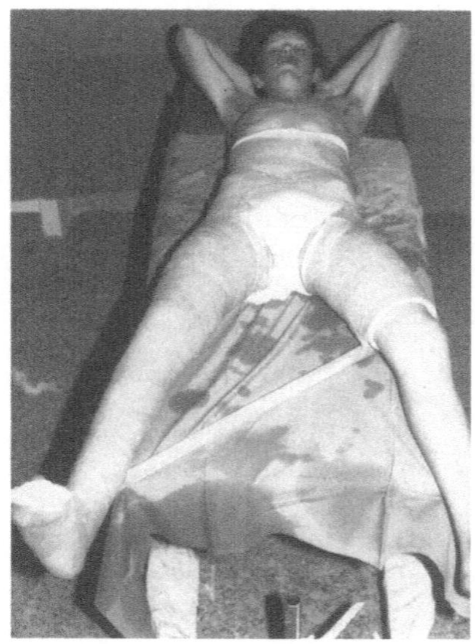

18.5 Becken-Bein-Verband: Fiberglas

Material

Standardpolster (s. 18.2)
1 Fiberglasbinde, 7,5 cm breit
3 Fiberglasbinden, 10 cm breit
8 Fiberglasbinden, 12 cm breit
Klebeband
Holzstab, 80 cm lang, 2 × 2 cm

Methode

Der Becken-Bein-Verband aus Fiberglas ist nur unwesentlich schwerer als der PU-BW-Verband. Die Anlage des Verbandes geht etwas schneller und ist deutlich eleganter als bei allen anderen Materialien.

Die Lagerung erfolgt in üblicher Weise nach exakter Vorbereitung des Tisches.

Das Standardpolster wird angelegt.

Mit der Wickelung wird am Bauch wieder in Höhe des Rippenbogens begonnen. Zwei 12 cm breite Binden werden über Bauch und Gesäß gewickelt.

Anschließend wird der gesunde Oberschenkel mit breitem Anschluß an das Becken bewikkelt.

Dann folgt das kranke Bein, das von oben nach unten mit einer 12 cm, einer 10 cm und einer 7,5 cm breiten Binde zugewickelt wird.

Die Wickelung erfolgt hier in mehrfacher Spiraltour.

Nun wird die Beckenhose gewickelt. Longuetten werden nicht eingesetzt. Die Beckenhose wird aus 2 12-cm-Binden hergestellt. Man beginnt über der Lendenwirbelsäule und führt die Binde über den Beckenkamm an die Innenseite des Oberschenkels. Von dort wird über die Rückseite des Oberschenkels wieder zum Beckenkamm gewickelt. Dann wird die Binde über den Unterbauch zum gegenseitigen Beckenkamm geführt. Von dort aus geht es über die Rückseite des Oberschenkels zur Innenseite, um dann wieder den Beckenkamm zu erreichen. Vom Beckenkamm aus wird die Binde wieder zur Lendenwirbelsäule geführt. Dort beginnt eine neue Tour. Nachdem 2 12-cm-Binden nacheinander für diese Touren ausgewickelt sind, wird erst der Beckenteil mit einer weiteren 12-cm-Binde fertiggestellt. Es folgt der erkrankte Oberschenkel mit einer 12-cm-Binde und der Unterschenkel mit einer 10-cm-Binde.

Da sich die Binden schon während der Wickelung sehr gut anlegen, ist eine weitere Modellierung allenfalls noch im Knie- und Fußteil nötig.

Nach Aushärtung des Verbandes werden die Grenzen angezeichnet und der Verband wird mit der oszillierenden Säge ausgeschnitten.

Die Kanten des Verbandes müssen wie bei jedem Fiberglasverband gut abgepolstert werden, da sie sehr scharf sind.

Die Befestigung des umgeschlagenen Trikotschlauches erfolgt mit textilem Klebeband.

Der Holzsteg wird mit einer 10-cm-Fiberglasbinde befestigt. Diese Binde wird geteilt, so daß sie für beide Seiten ausreicht.

Standardpolster,
Becken-Bein-Verband

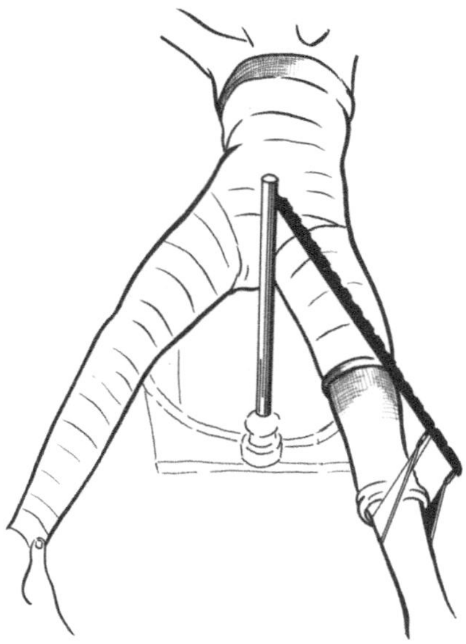

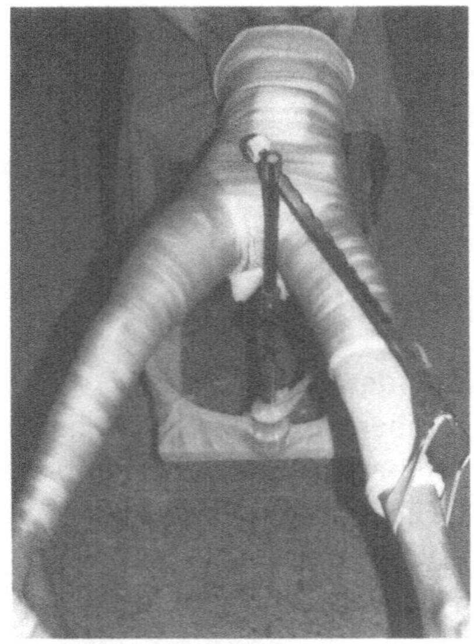

Beginn am Rippenbogen mit 2 12-cm-Binden zirkulär abwärts gewickelt bis über das Gesäß

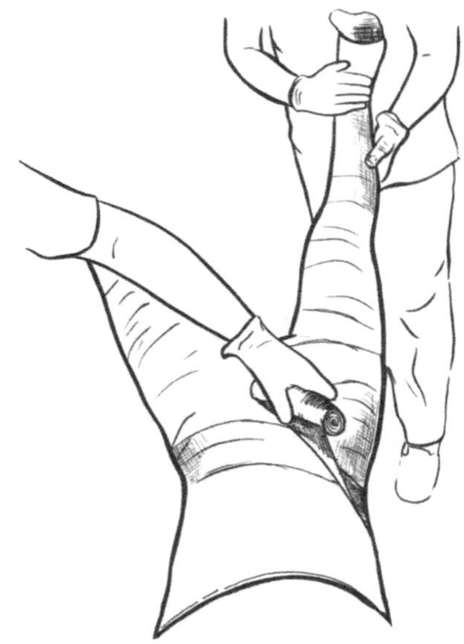

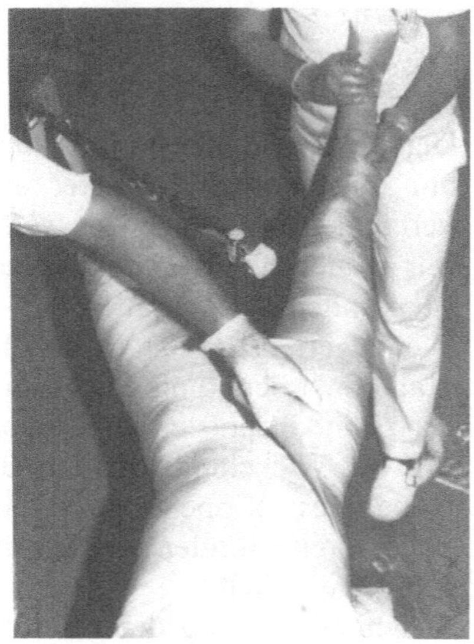

Mit einer 12-cm-Binde wird der gesunde Oberschenkel bis knapp oberhalb des Kniegelenks bewickelt und fertiggestellt

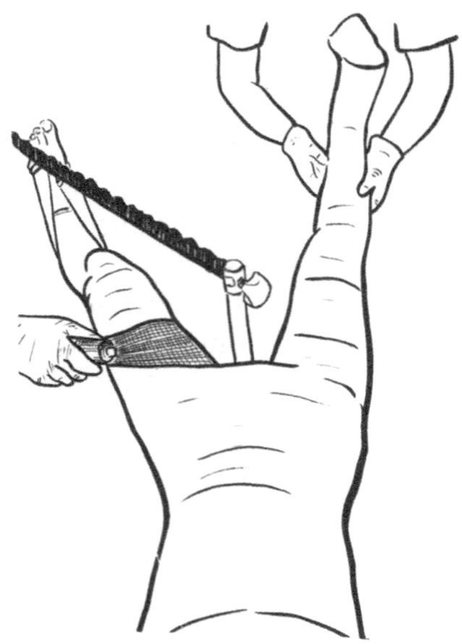

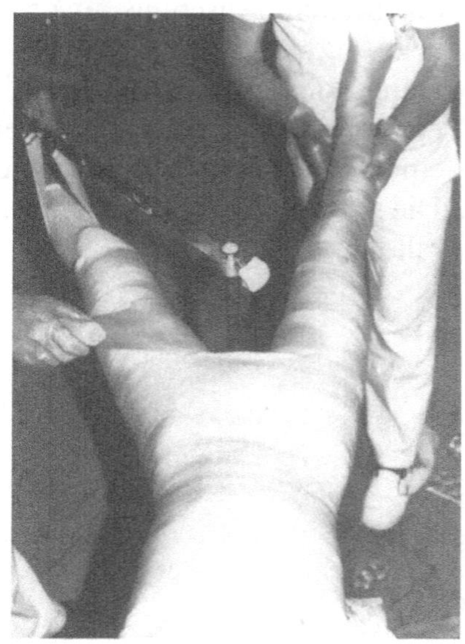

Das kranke Bein wird von oben nach unten mit je einer 12 cm, 10 cm und 7,5 cm breiten Binde bewickelt

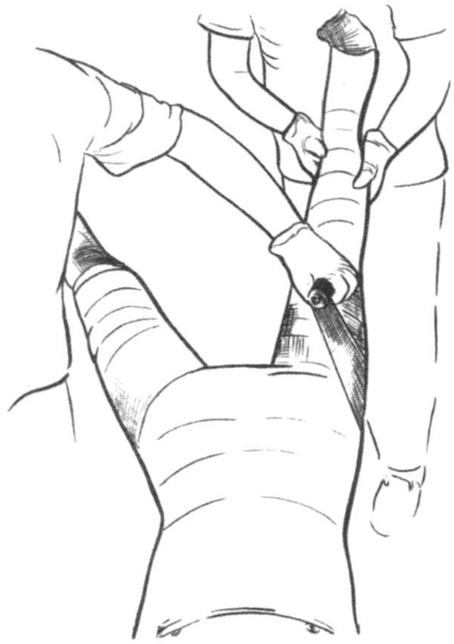

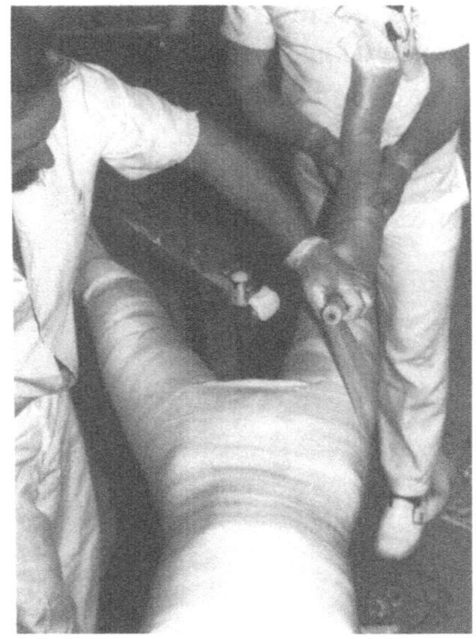

Wickeln der Beckenhose mit 2 12-cm-Binden *(links)*

Das Becken wird nochmals in zirkulärer Tour mit einer 12-cm-Binde überwickelt *(rechts)*

- Das kranke Bein wird fertiggestellt von oben nach unten mit einer 12-cm- und einer 10-cm-Binde

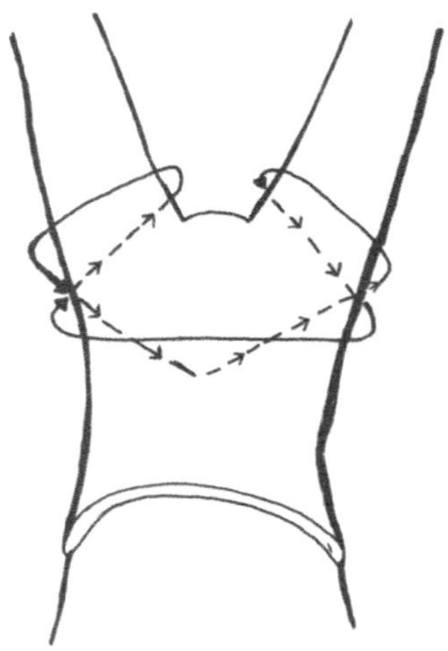

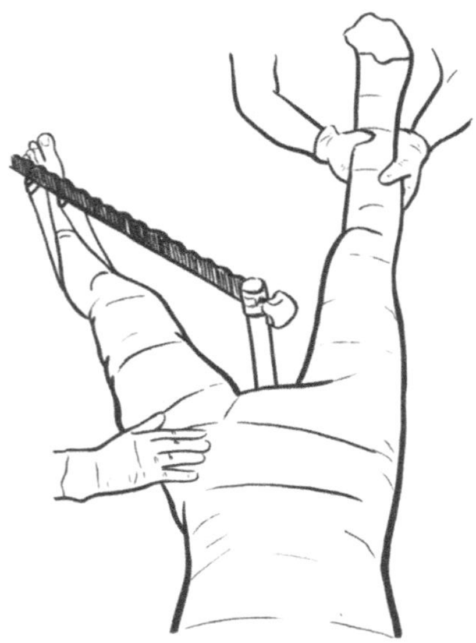

Befestigung des stabilisierenden Holzstabes mit einer geteilten 10-cm-Binde, Anzeichnung der Verbandgrenzen

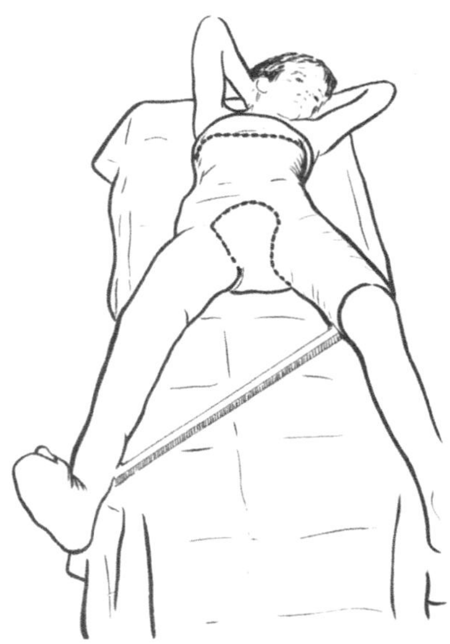

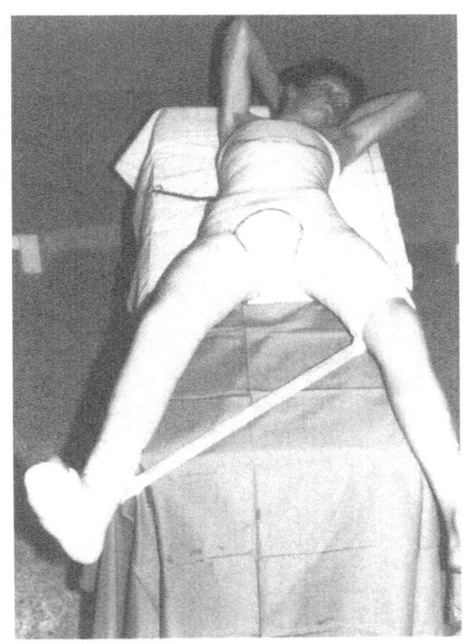

Ausschneiden mit oszillierender Säge, Umschlag der Trikotenden mit breitem Wattesaum, Verkleben der Kanten mit Klebeband

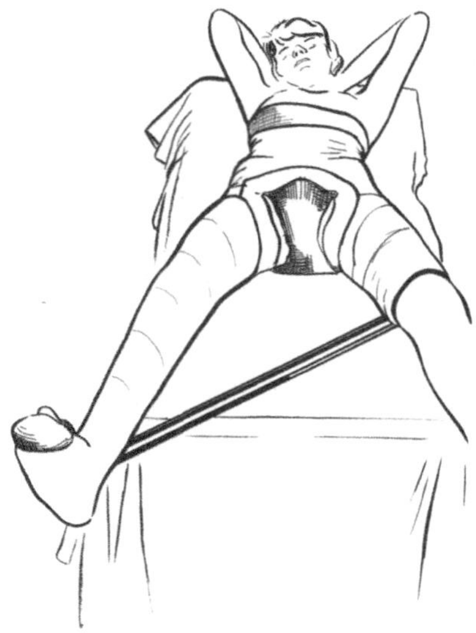

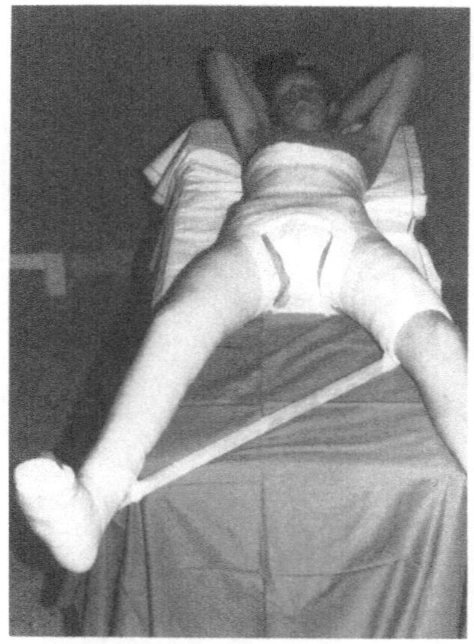

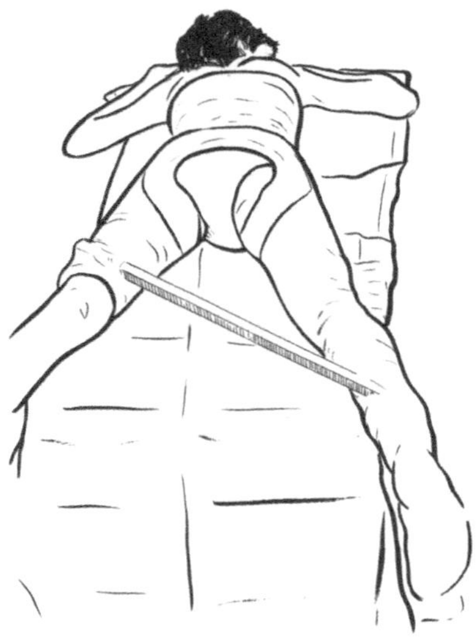

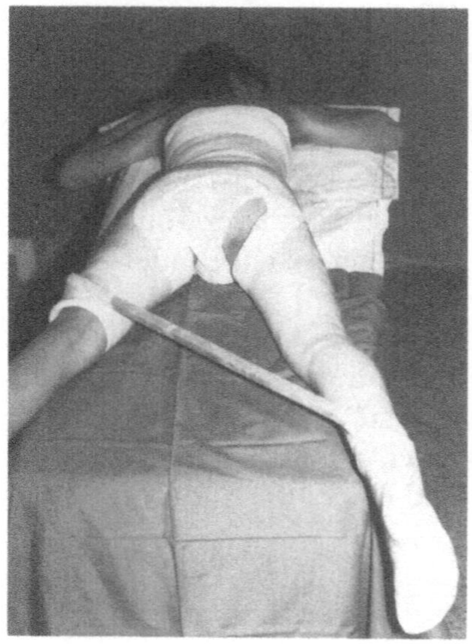

19 Diademverband

19.1 Allgemeines

Der Diademverband dient der Ruhigstellung der Halswirbelsäule, wobei nicht nur Streckung, Beugung und Seitenneigung, sondern auch die Rotationsbewegungen der Halswirbelsäule aufgehoben sind.
Für den Diademverband ist außer Gips und Fiberglas kein anderes Material geeignet. Die spezielle Verarbeitungsweise von Kombinationsverbänden und PU-BW-Verbänden verbietet ihre Anwendung beim Diademverband. Der Übergang vom Körper zum Kopfteil muß äußerst stabil sein, d.h. die Verbindung muß einen guten Materialverbund aufweisen, obwohl in 2 Phasen gearbeitet wird. Diesen festen Verbund garantieren in der zweiphasigen Verarbeitung nur Gips und Fiberglas.

19.2 Standardpolster

Material

1 Körpertrikotschlauch, 2fache Oberkörperlänge
2 Rollen Synthetikwatte, 15 cm breit
1 Rolle Synthetikwatte, 10 cm breit
1 Rolle Synthetikwatte, 4 cm breit
Zellstoffmullkompressen
oder
4 Vlieskompressen, 15 × 20 cm
2 Vlieskompressen, 10 × 20 cm
3 Rollen Kreppapier, 10 cm breit
1 Rolle Kreppapier, 8 cm breit
1 Rolle Kreppapier, 4 cm breit
oder
1 Rolle PU-Schaumbinde

Methode

Das Standardpolster für den Diademverband wird für Gipsverbände und Kunststoffverbände gleichartig angelegt. Der 2fach oberkörperlange Trikotschlauch wird am Übergang von ⅓ zu ⅔ mit 2 Armlöchern versehen und übergezogen. Zwei 10 × 20-cm-Zellstoff- oder Vlieskompressen werden auf die Schultern aufgelegt. Mit der 10-cm-Wattebinde werden Hals und Nacken gepolstert. Dabei muß die Watte am Kinn und im Nacken weit nach oben gewickelt werden.
Die erste 15-cm-Wattebinde wird V-förmig über beide Schultern ausgewickelt, die zweite 15-cm-Binde spiralig über Brust und Bauch. Mit der 4-cm-Wattebinde wird das Kopfpolster mit Stirnband und Seitenband hergestellt. Das Polster wird mit Kreppapier geglättet. Für Kunststoffverbände kann alternativ PU-Schaumbinde benutzt werden.

Überzug des Trikotschlauchs. Armlöcher am Übergang ⅓ zu ⅔, Auflage der Schulterpolster

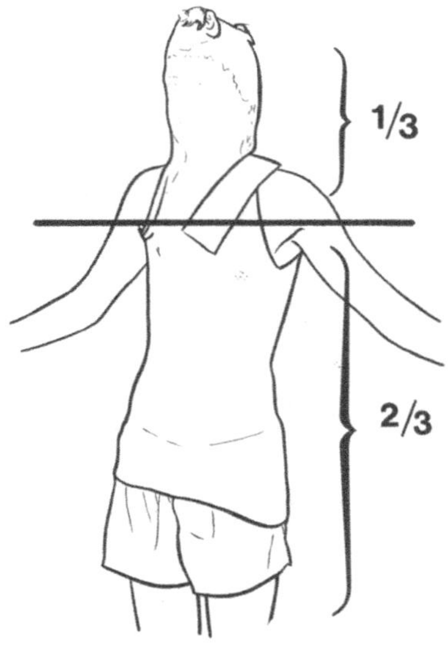

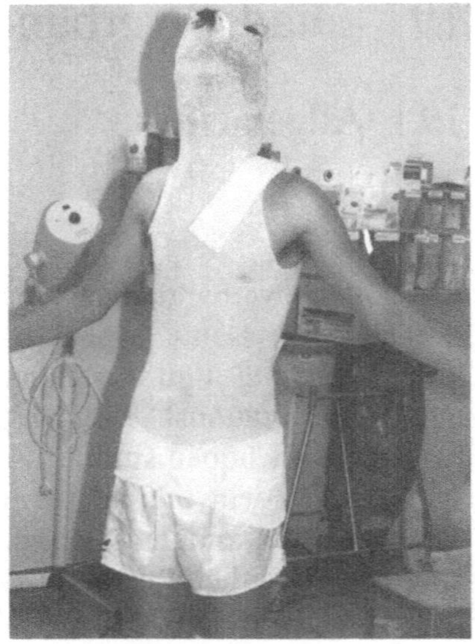

Papppröhre im Mund

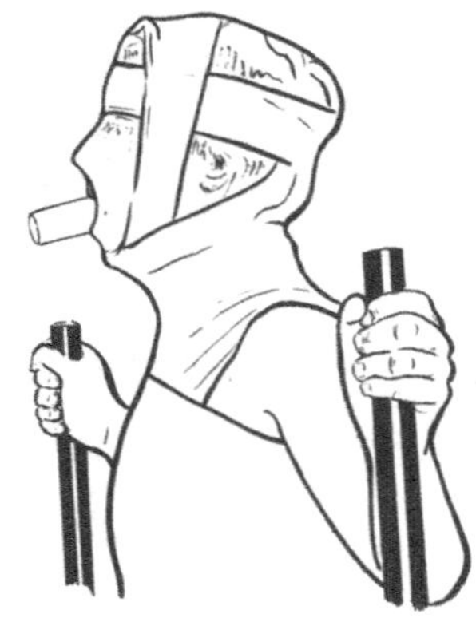

Wattepolster mit 2 15-cm-Binden am Rumpf, 10-cm-Binde am Hals, 4-cm-Binde am Kopf. Zusätzliche Polsterung am Hals und im Nacken mit Zellstoffmullkompressen, 15 × 20 cm, oder Vlieskompressen

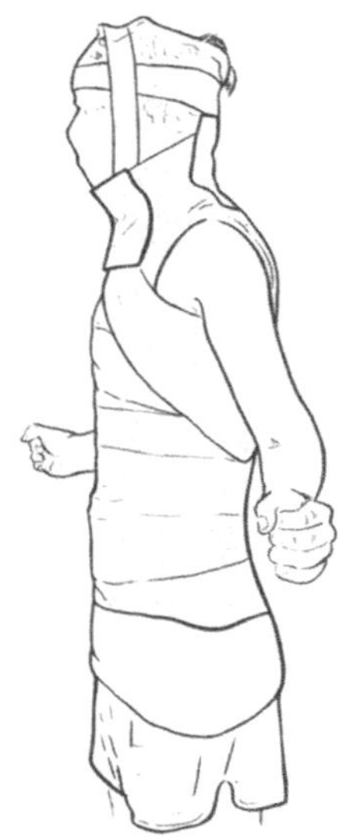

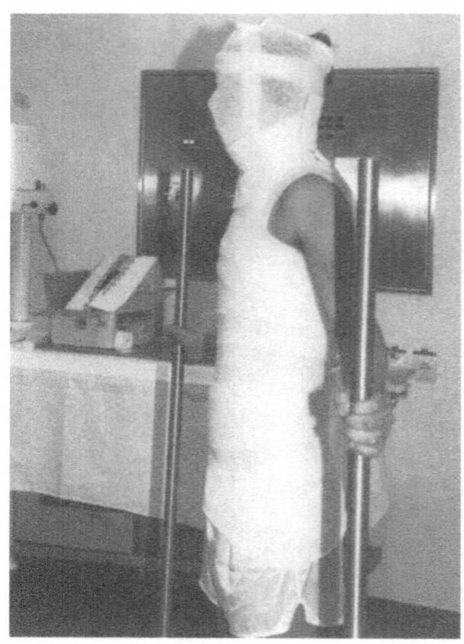

Glätten des Polsters mit Kreppapier

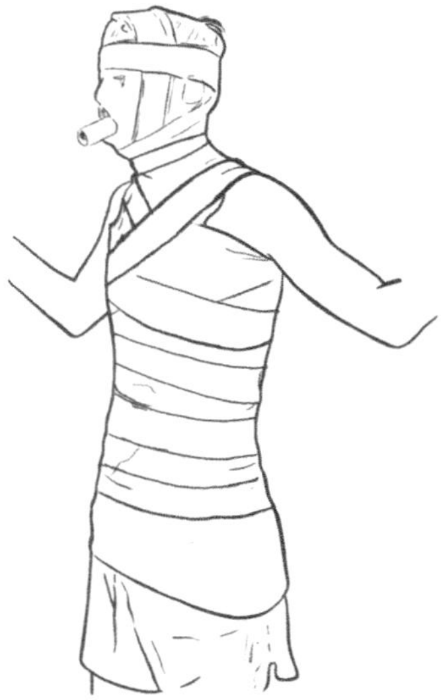

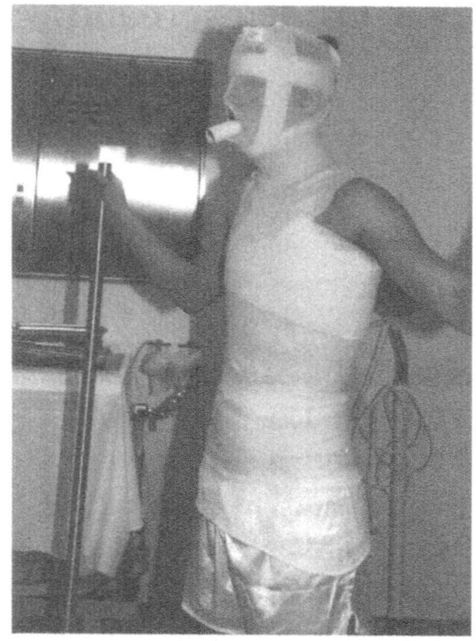

Fertiges Polster

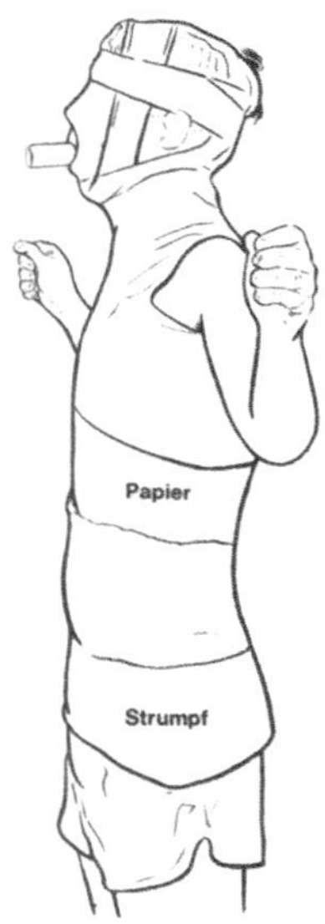

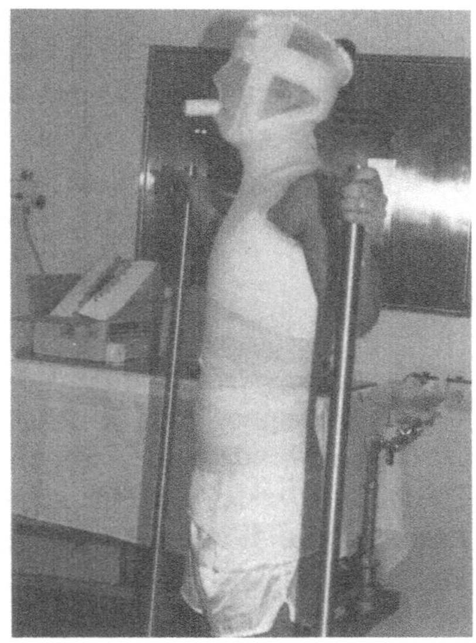

19.3 Diademverband: Gips

Material

Standardpolster (s. 19.2)
3 Gipsbinden, 20 cm breit
3 Gipsbinden, 10 cm breit
1 Gipsbinde, 15 cm breit
2 Gipsbinden, 8 cm breit
2 Gipsbinden, 5 cm breit
2 Gipsbinden, 4 cm breit (8-cm-Binde geteilt)
2 Gipslonguetten, 15/70 cm 4lagig
2 Gipslonguetten, 20/40 cm, 4lagig
1 Gipslonguette, 4/80 cm, 8lagig
2 Gipslonguetten, 4/20 cm, 4lagig

Methode

Nach Anlage des Standardpolsters Diademverband beginnt die Gipsarbeit mit einer 20-cm-Gipsbinde am Bauch. Die zweite 20-cm-Gipsbinde wird zirkulär über den Brustkorb bis 3 QF unter die Achselhöhle ausgewickelt. Mit einer 10-cm-Gipsbinde wird die Schulterpartie beidseits belegt. Die Binde wird dazu V-förmig über beide Schultern ausgewickelt und jeweils über dem Brustbein und zwischen den Schulterblättern umgeschlagen.
Die beiden 15/70-cm-Longuetten werden ebenfalls über die Schultern gelegt. Es ist darauf zu achten, daß die Armkugeln frei bleiben, um dem Patienten später die freie Schultergelenkbeweglichkeit zu ermöglichen. Weiter ist es wichtig, daß die Longuetten am Hals seitlich weit genug hochgeführt werden, um einen guten Verbund zum Kopfteil des Verbandes herzustellen. Die Schulterlonguetten werden ventral unterhalb des Schwertfortsatzes des Brustbeins und dorsal zwischen den Schulterblättern über der Wirbelsäule zusammengeführt. So ergibt sich wieder eine V-förmige Anordnung.
Im nächsten Schritt folgen die 20/40-cm Longuetten, 4lagig, die am Hals ventral bis zum Kinn und im Nacken bis hinauf zum Hinterhaupt gelegt werden.
Mit einer 4-cm-Gipsbinde wird nun der Kopf bzw. die Stirn bewickelt. Dazu wird am Hals seitlich begonnen und die Binde zunächst über eine Wange nach oben über den vorderen Anteil des Schädels zur anderen Gesichtsseite geführt. Dann wird die Binde um das Kinn wieder zur gegenseitigen Halsseite gewickelt. Von dort wird sie im Nacken hinter dem Ohr entlang hochgeführt bis zum Hinterhaupthöcker und nun stirnbandförmig um den Kopf herumgeführt, um an der Gegenseite wieder über den Nacken den Hals zu erreichen. Von hier aus wiederholt sich die ganze Tour, bis die Binde aufgebraucht ist.
Danach werden die Seitenbänder (4/20 cm, 4lagig) über der Gipsbahn vor dem Ohr vom Stirnband abwärts bis zum Hals gelegt.
Es folgt das Stirnband, das ebenfalls auf die schon gewickelte Gipsbahn um die Stirn gelegt und nach Kreuzung im Nacken seitlich über den Hals hinabgelegt wird.
Die Longuetten werden am Hals mit einer 10-cm-Gipsbinde, am Kopf in der beschriebenen Tour mit einer 4-cm-Gipsbinde und am Rumpf mit einer 20-cm-Gipsbinde befestigt.
Mit einer 15-cm-Gipsbinde werden Brust und Bauch zur Verstärkung überwickelt.
Es folgt die Feinarbeit.
Erst werden die definitiven Kanten des Verbandes angezeichnet. Es ist besonders darauf zu achten, daß die Armkugeln frei liegen und daß der Verband am Bauch so ausgeschnitten wird, daß der Patient später sitzen kann. Auf den Spinae iliacae muß er aufliegen, d.h. er muß sie umfassen.
Am Kopf werden Stirn- und Seitenbänder beschnitten. Der über die vordere Schädelhöhe gelegte Riegel wird entfernt.

Trikotschlauch und Wattepolster werden zurückgeschnitten. Die Kanten des Verbandes werden so versäubert, daß überall ein 2-3 cm breiter Wattesaum mit dem Trikotschlauch um die Kante herumgeschlagen werden kann. Der umgeschlagene Trikotschlauch wird am Verband mit kleinen Abschnitten einer 10-cm-Gipsbinde befestigt.

Standardpolster, Diademverband

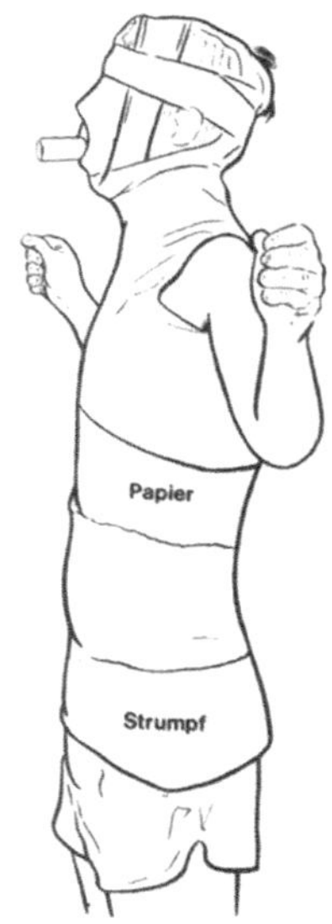

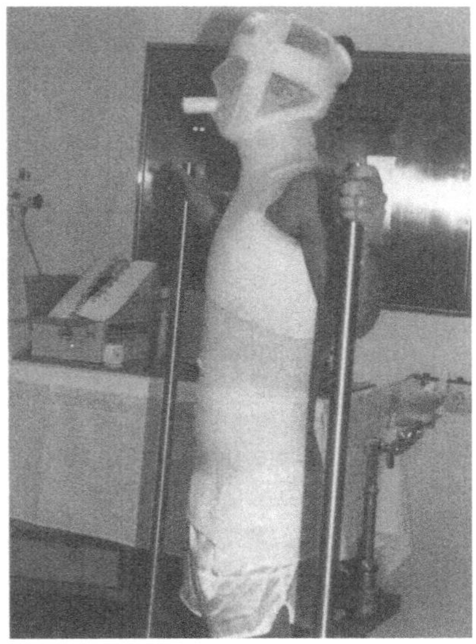

2 20-cm-Gipsbinden von unten nach oben zirkulär über Bauch und Brust gewickelt

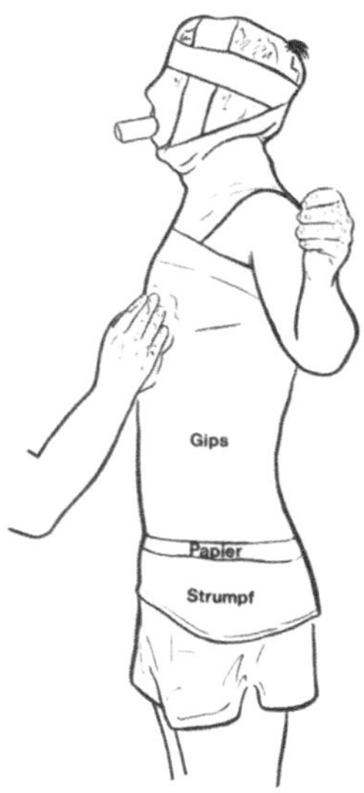

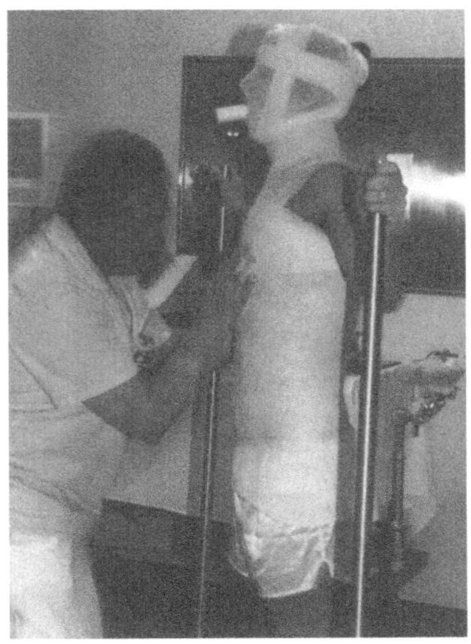

10-cm-Gipsbinde V-förmig über die Schultern ausgewickelt

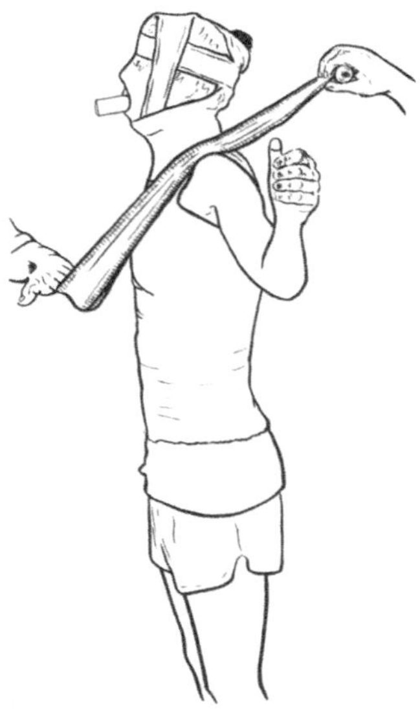

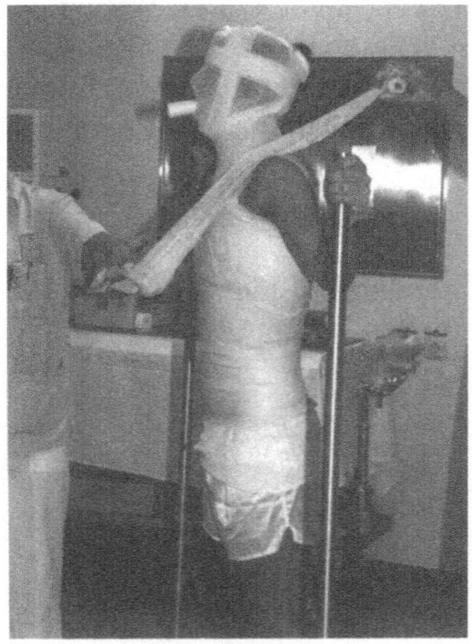

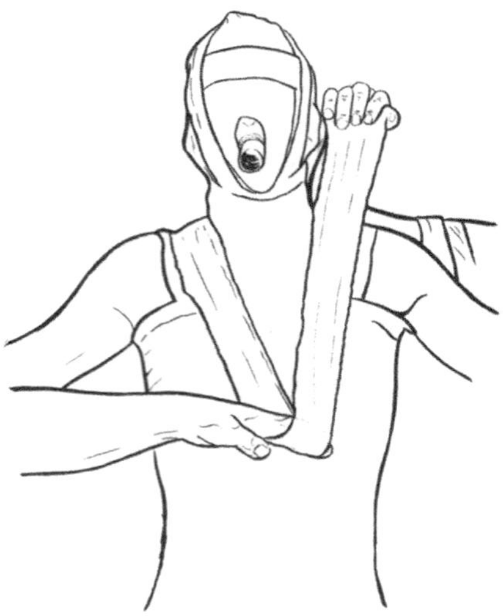

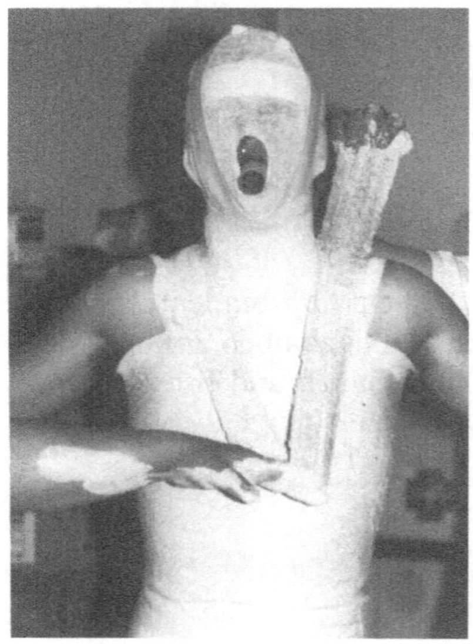

Schulterlonguetten (15/70 cm) werden V-förmig aufgelegt

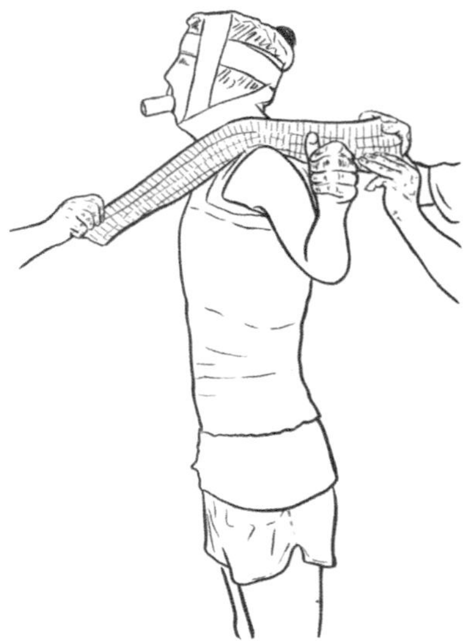

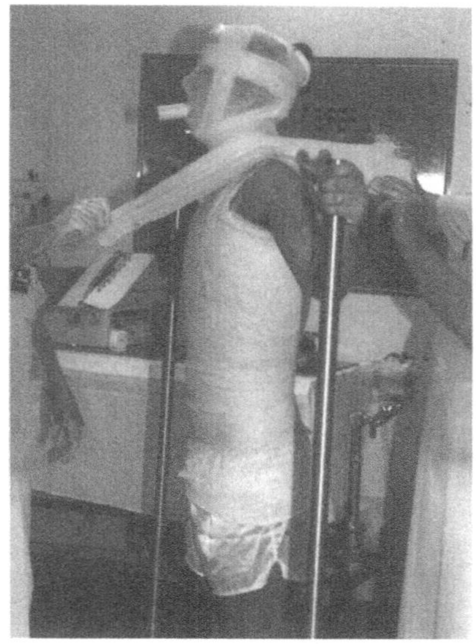

Anlage der Longuetten (20/40 cm) am Hals und im Nacken

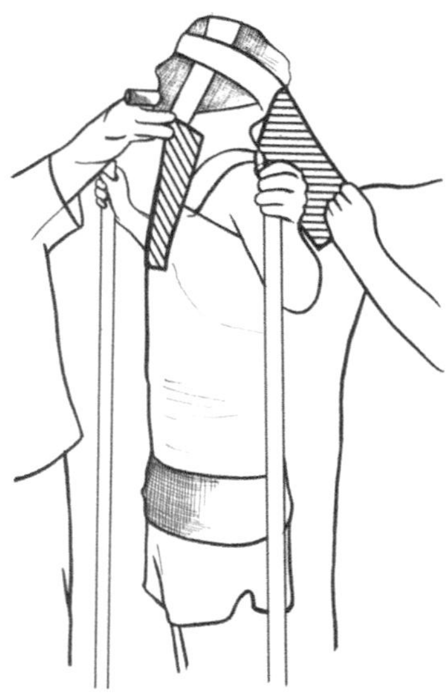

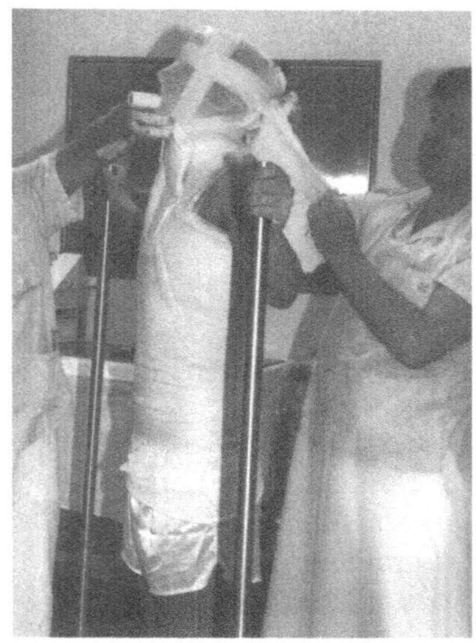

4-cm-Gipsbinde für Gesicht und Stirn

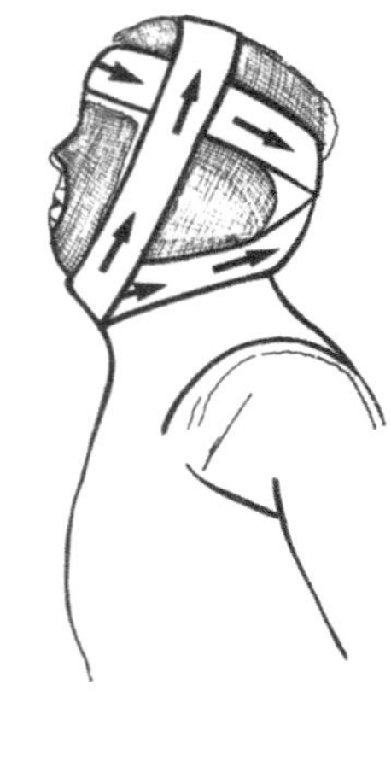

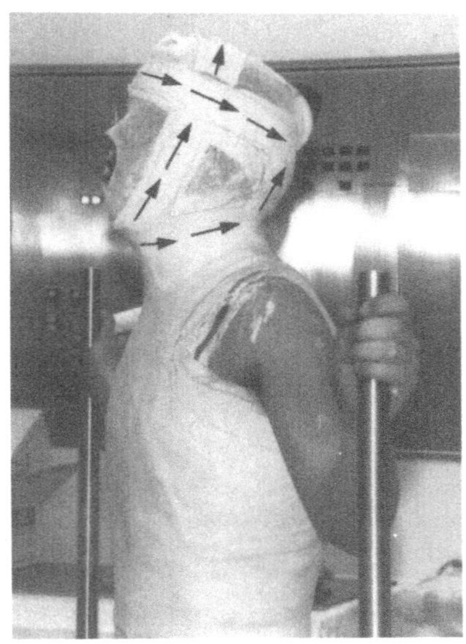

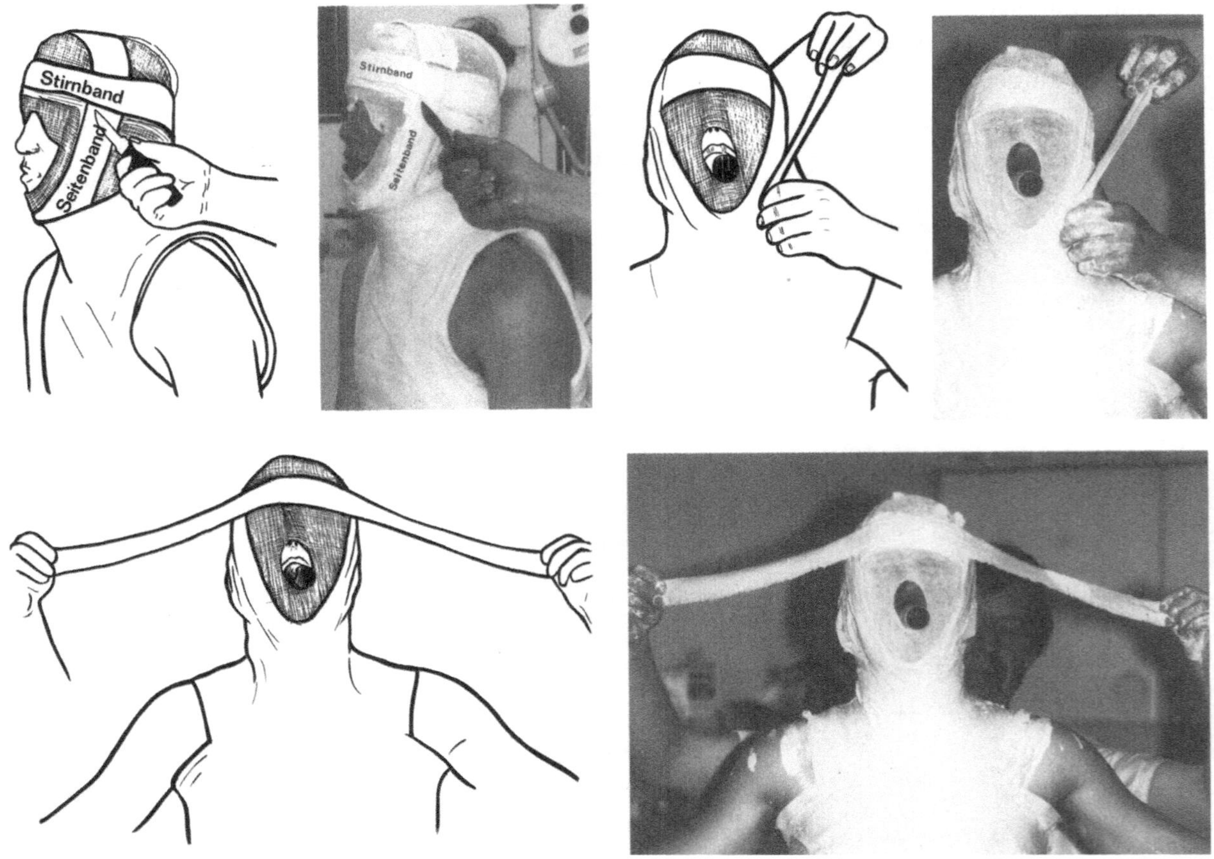

Anlage der Seitenbänder (4/20 cm) und des Stirnbandes (4/80 cm)

- Befestigung der Longuetten mit Gipsbinden:
  - am Hals: 10 cm
  - am Kopf: 4 cm
  - am Brustkorb: 20 cm
  - am Bauch: 15 cm

- Modellierung des Verbandes

  Anzeichnen der Verbandgrenzen *(rechts)*

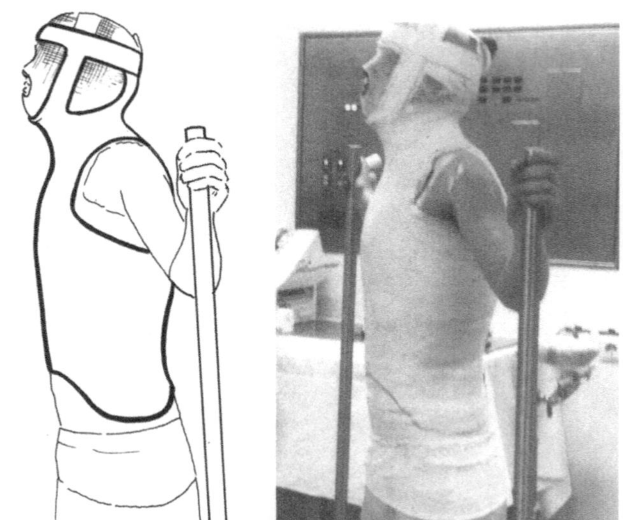

Ausschneiden des
Verbandes

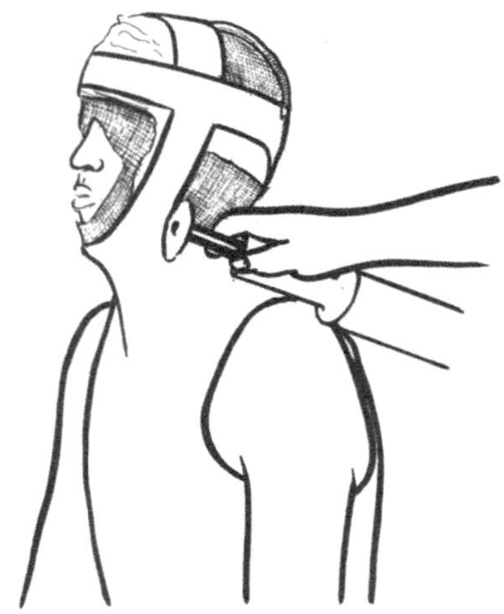
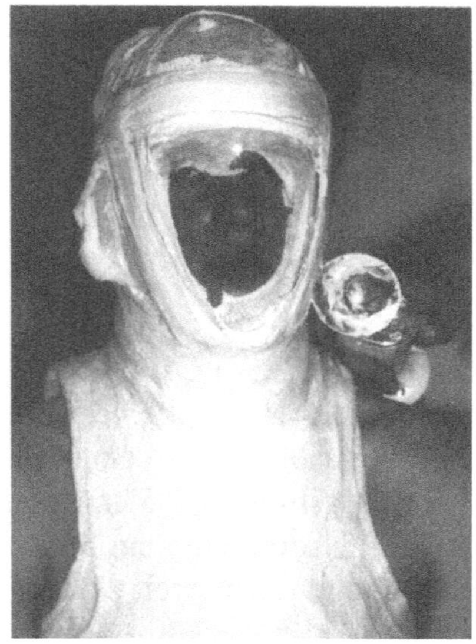

Umschlag der Trikotenden
und Versäubern mit 2
5-cm-Gipsbinden

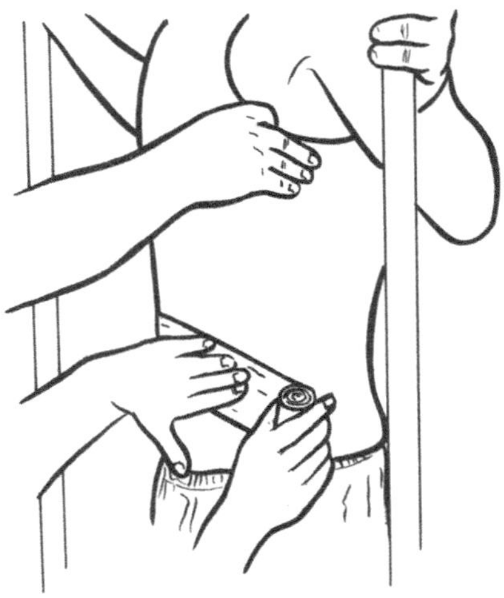
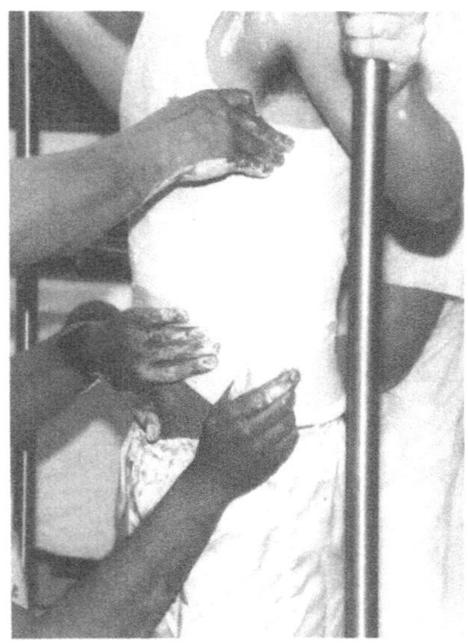

Fertiger Verband
(unten)

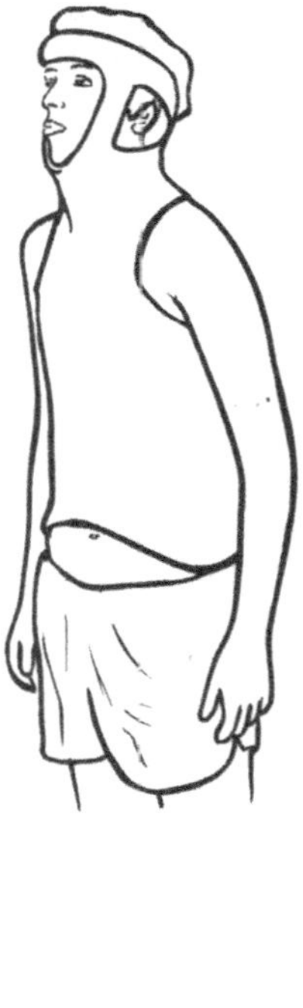
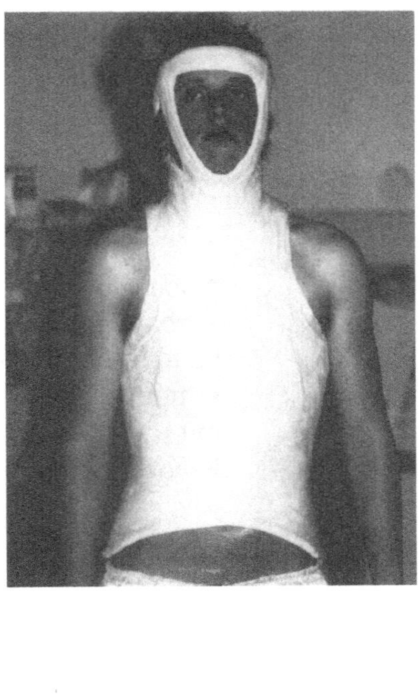
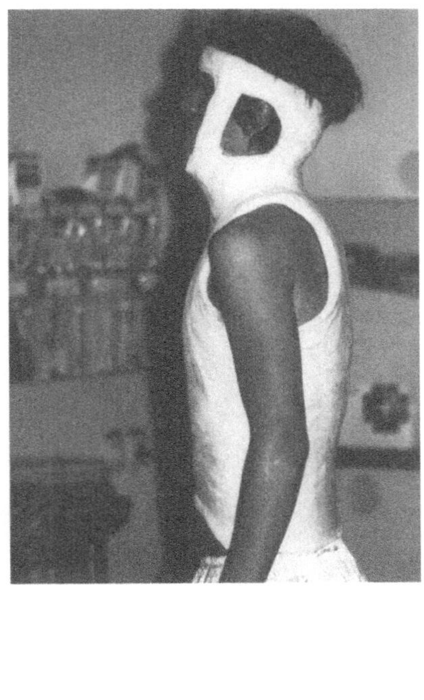

19.4 Diademverband: Fiberglas

Material

Standardpolster (s. 19.2)
3 Fiberglasbinden, 12,5 cm breit
2 Fiberglasbinden, 10 cm breit
2 Fiberglasbinden, 7,5 cm breit
2 Fiberglasbinden, 5 cm breit
Klebeband, 5 cm breit

Methode

Der Verband beginnt mit 2 12,5-cm-Binden in Höhe der Beckenkämme. In mehrfacher zirkulärer Wickelung werden von unten nach oben Bauch und Brustkorb bewickelt. Zwei 7,5-cm-Binden werden anschließend in typischer Schulterachtertour gewickelt, wobei jeweils nach einer Schultertour eine zirkuläre Wickelung über den Brustkorb geführt wird. Eine 12,5-cm-Binde wird V-förmig einmal über die Schultern gelegt. Die Umschlagpunkte liegen dabei vorn über dem Brustbein und hinten zwischen den Schulterblättern. Der Rest der Binde wird zirkulär um den Brustkorb gewikkelt. Es ist wichtig, daß die Schulterriegel seitlich weit am Hals heraufgelegt werden, um einen breiten Anschluß an den Kopfteil des Verbandes zu erreichen.
Aus einer 10-cm-Binde werden 2 40 cm lange, 4lagige Longuetten gelegt, die dann ventral am Hals bis zum Kinn hinauf und dorsal im Nakken bis zum Hinterkopf angelegt werden. Die Longuetten werden mit einer 10-cm-Binde durch mehrfache Spiraltour am Hals befestigt.
Nun werden aus 2 5-cm-Binden Stirnband und Seitenbänder gewickelt. Die Bindentouren laufen wie folgt:

- Hals - Nacken - Hinterkopf - Stirntour, 2mal - Hinterkopf,
- Hals - Kinn - Seitenbandtour 2mal - Hals ... Wiederholung.

Nach Aushärtung des Verbandes werden die Verbandgrenzen angezeichnet und der Verband wird mit der oszillierenden Säge ausgeschnitten. Die Trikotenden werden zusammen mit dem Wattesaum umgeschlagen und mit Klebeband am Verband befestigt.

Standardpolster,
Diademverband

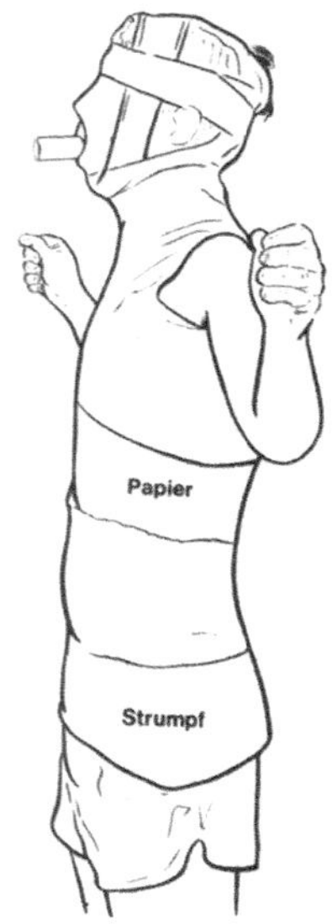

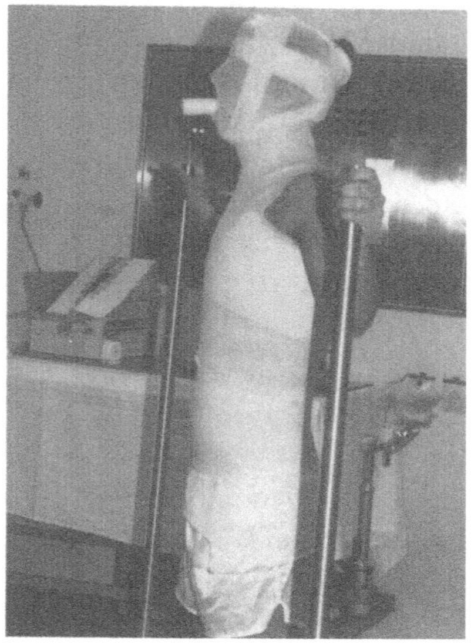

Mit 2 12,5-cm-Binden
Wickelung vom Becken-
kamm aufwärts über
Bauch und Brust bis unter
die Achseln

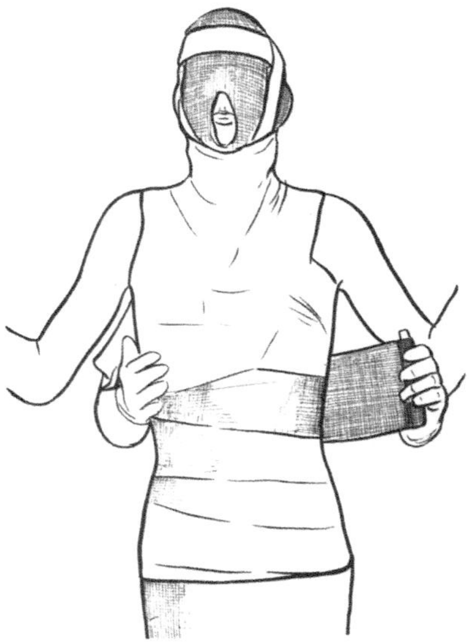

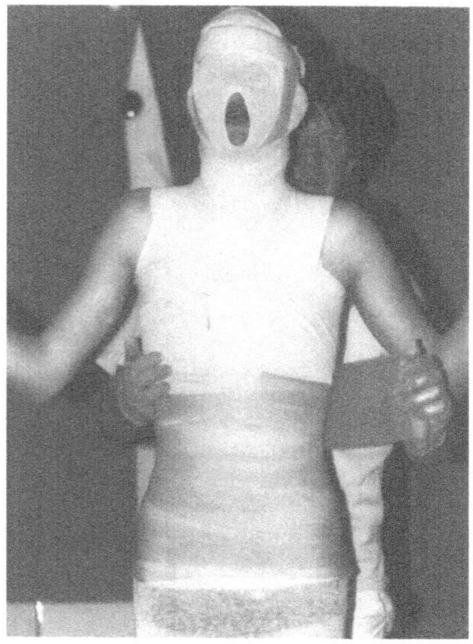

2 7,5-cm-Binden werden
in Achtertour um die
Schultern gewickelt

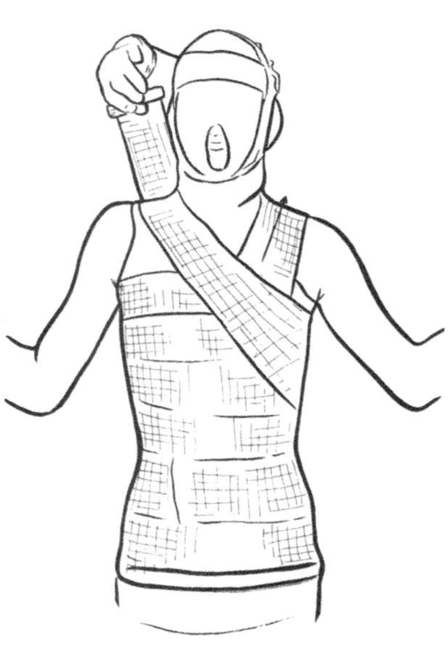

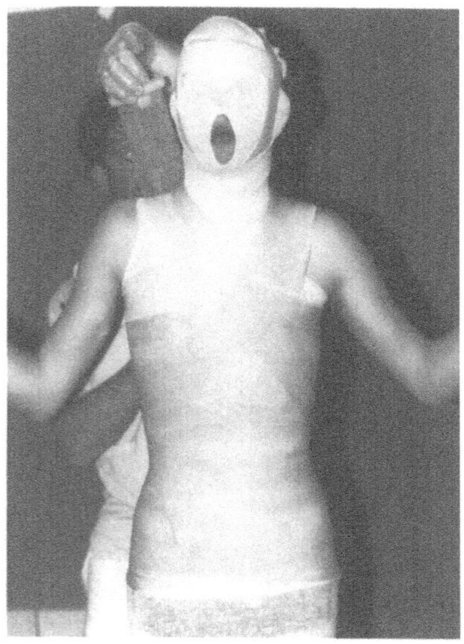

Eine 12,5-cm-Binde wird einmal V-förmig über Brustbein und zwischen den Schulterblättern gelegt mit breitem Anschluß an den Hals. Rest der Binde wird zirkulär um den Brustkorb gewickelt

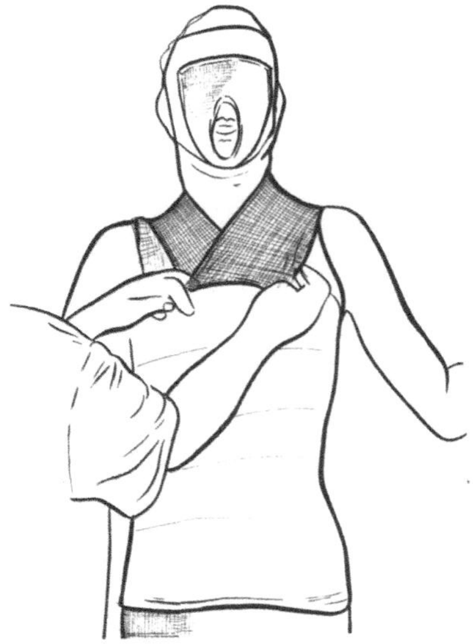

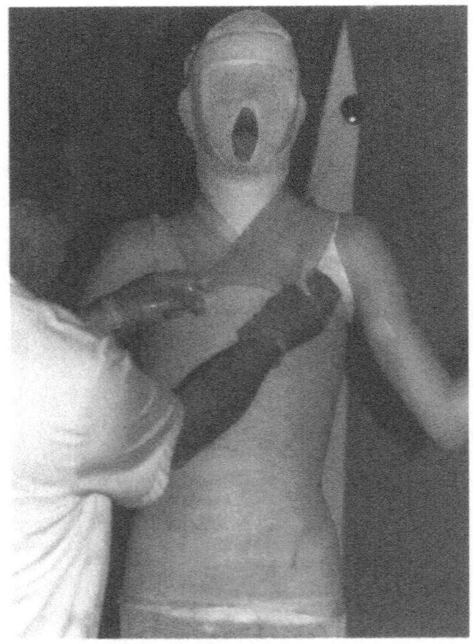

Anlage Longuetten (10/40 cm, 4lagig) Hals und Nacken, zirkuläre Befestigung am Hals mit 10-cm-Binde

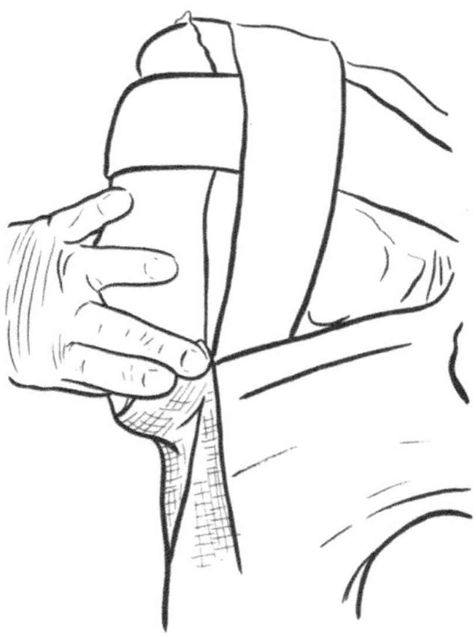

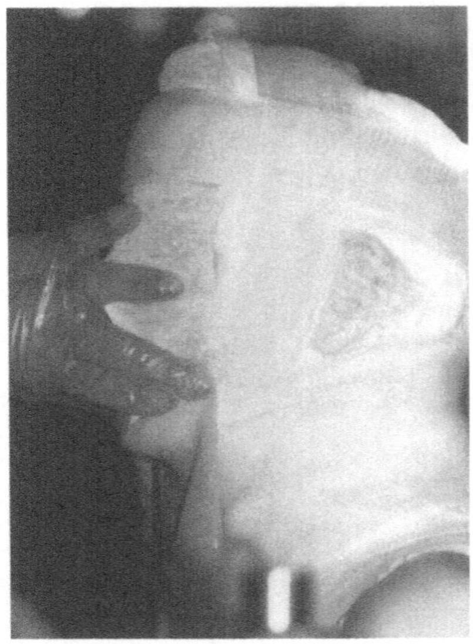

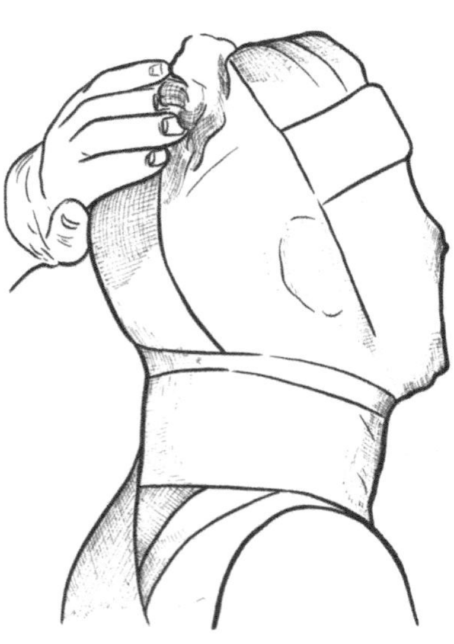

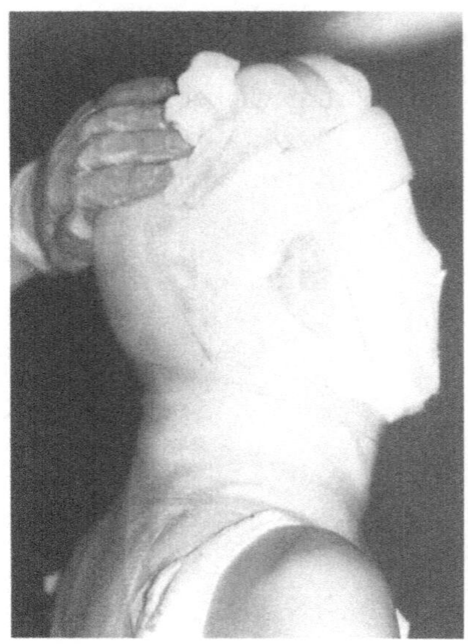

Stirnband und Seitenbänder werden mit 2 5-cm-Binden gewickelt

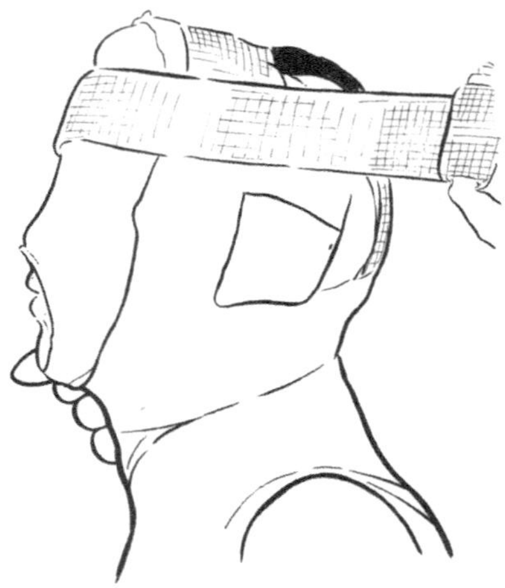

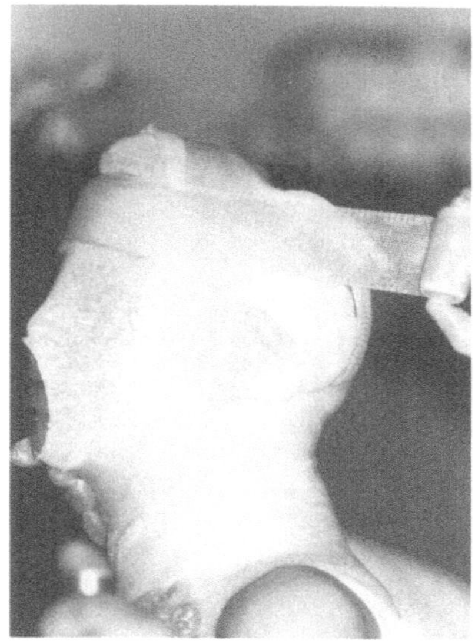

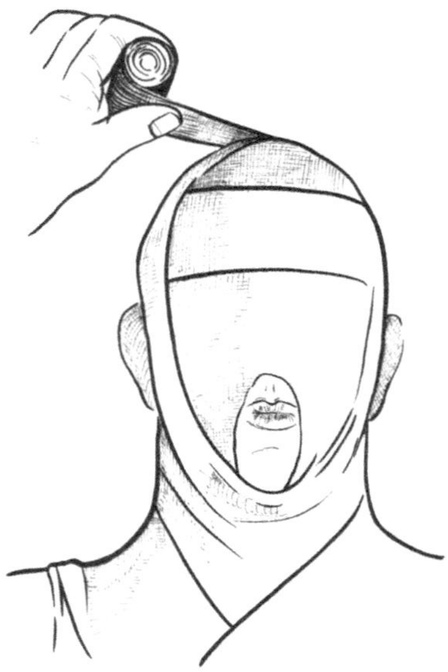

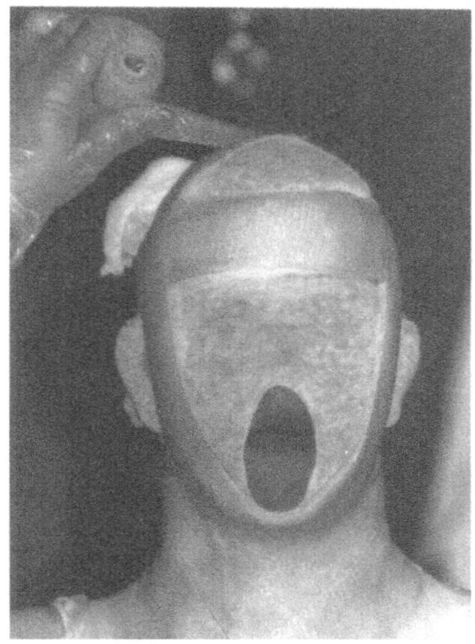

Anzeichnen der Verbandgrenzen, Ausschneiden, Befestigung mit Klebeband

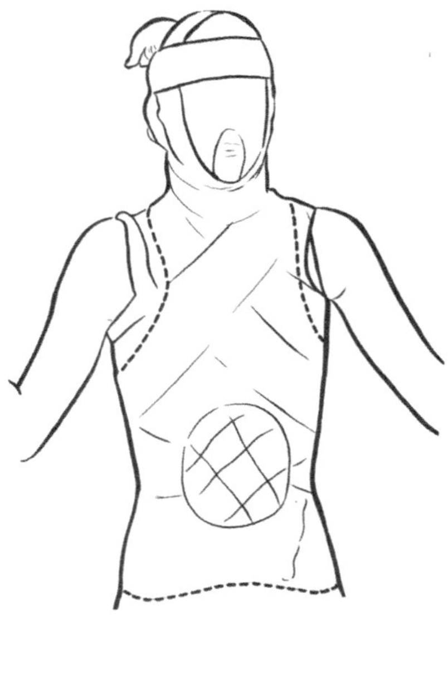

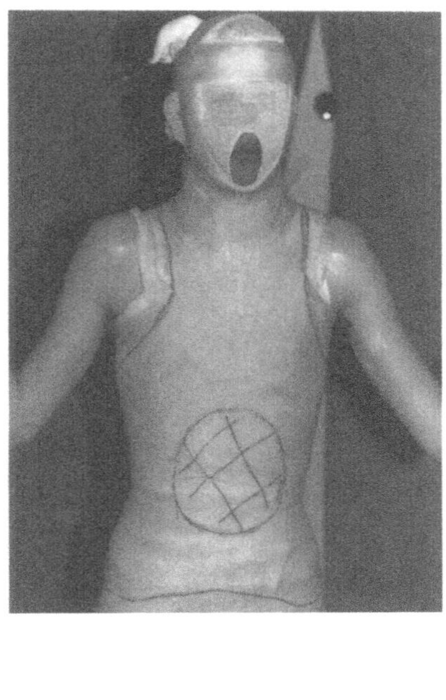

Fertiger Verband

Von vorn

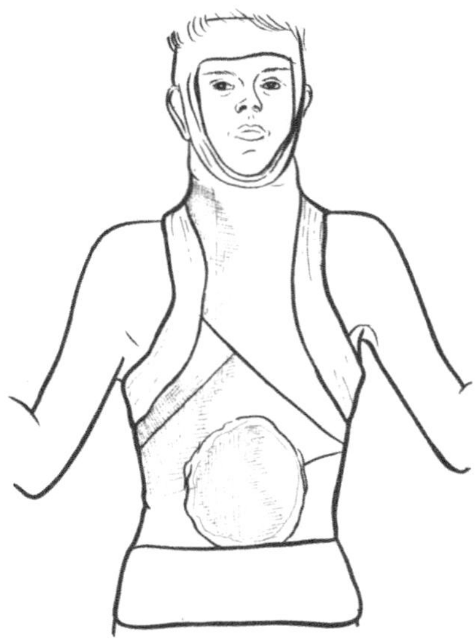

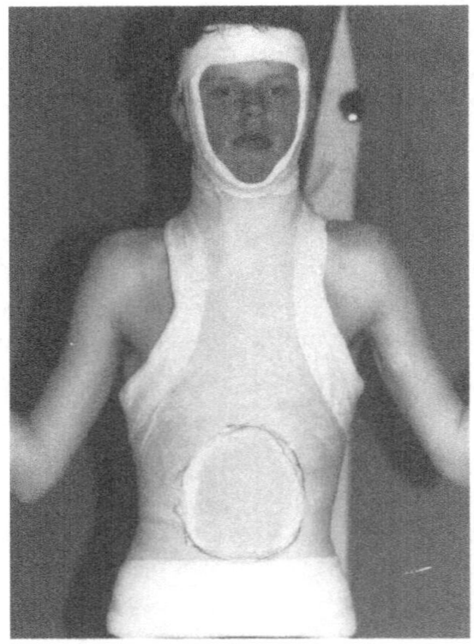

Von der Seite

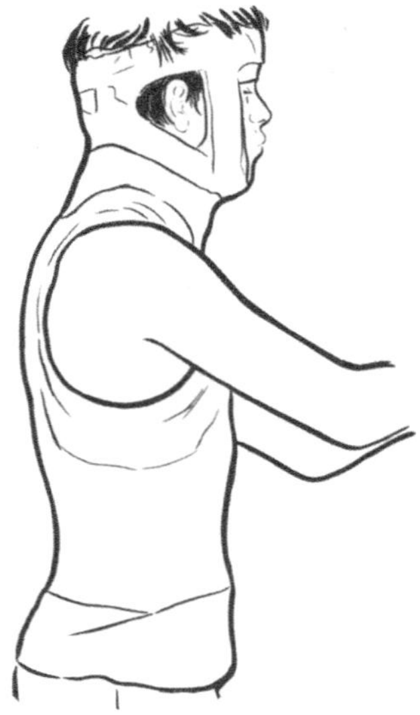

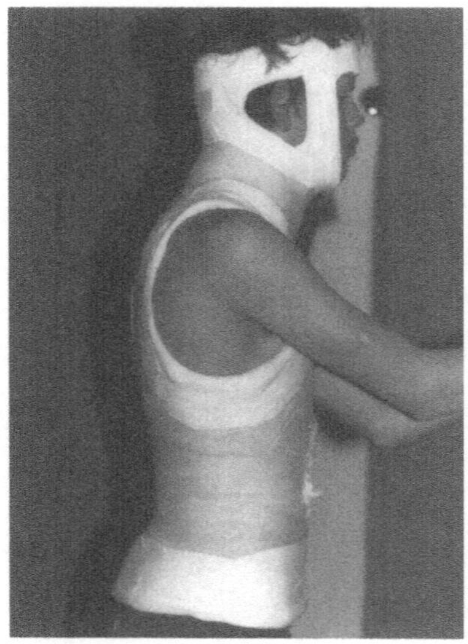

Von hinten

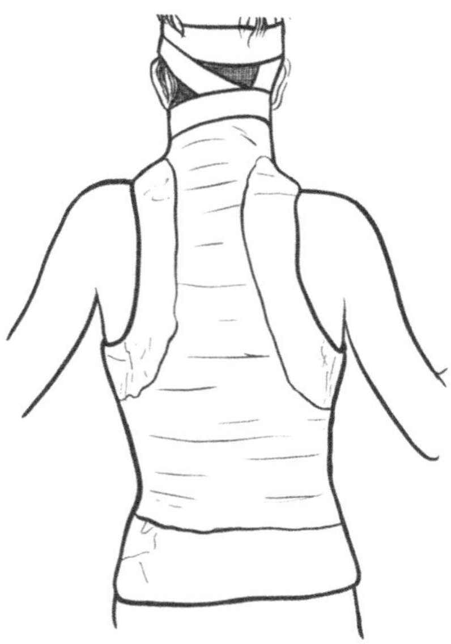

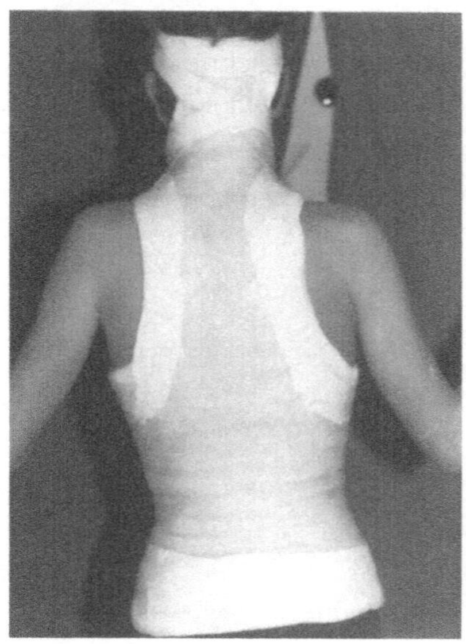

20 Schiefhalsverband

Der Schiefhalsverband wird genauso angelegt wie der Diademverband, nur mit dem Unterschied, daß der Hals in entsprechender, operativ erreichter Korrekturstellung eingestellt und ruhiggestellt wird. Der Kopf wird zur operierten Seite gedreht und zur Gegenseite geneigt. In dieser Korrekturstellung wird der Verband angelegt.
Exemplarisch wird der Schiefhalsverband aus Gips dargestellt.

Fertiges Polster für Schiefhalsverband und Beginn mit der Wickelung am Bauch

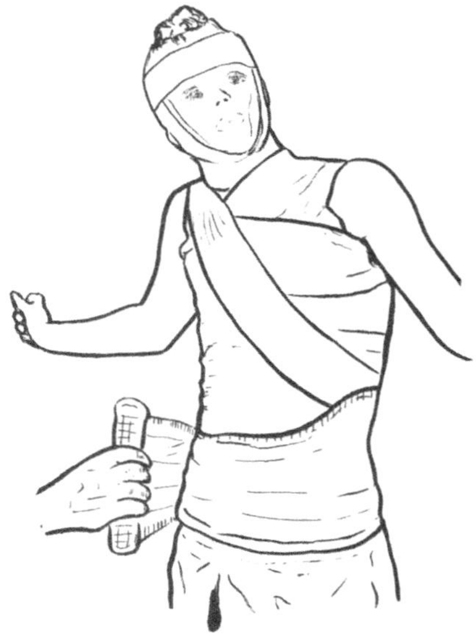

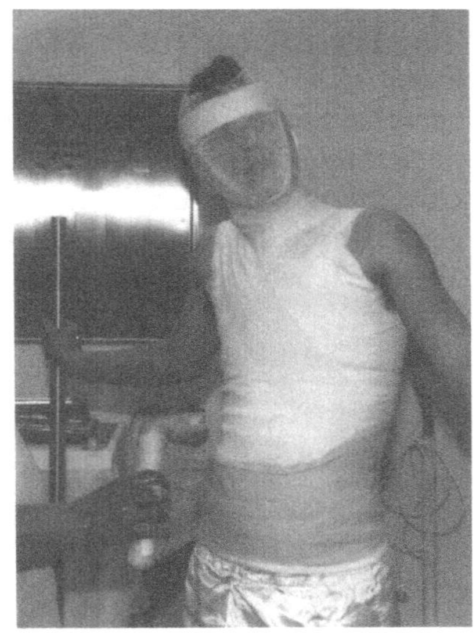

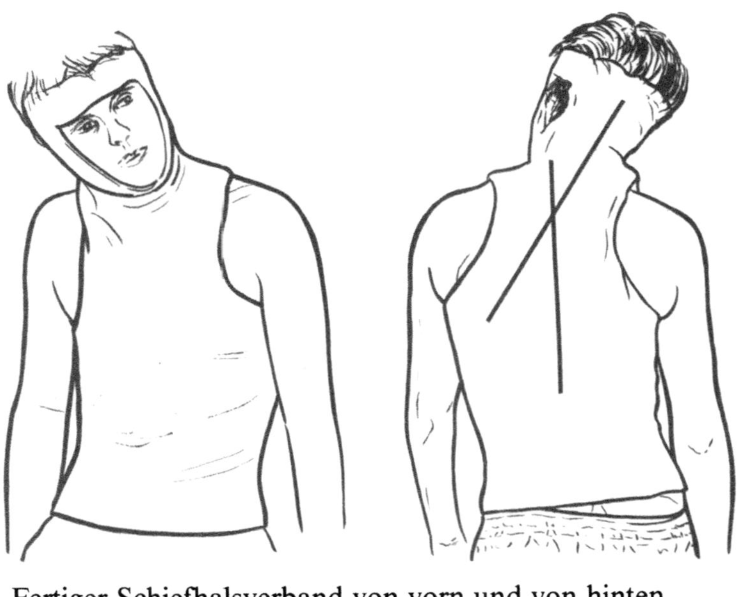

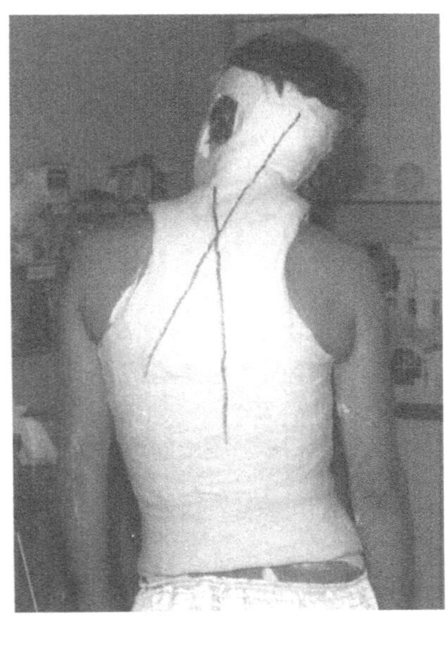

Fertiger Schiefhalsverband von vorn und von hinten

21 Klumpfußverband

21.1 Allgemeines

Der Klumpfußverband ist ein redressierender Verband, der zur Redression von angeborenen Klumpfüßchen angelegt wird. Bevor operative Maßnahmen eingesetzt werden, wird ein kindlicher Klumpfuß soweit wie möglich über diesen Verband korrigiert.

Die Redression erfolgt stufenweise in Abständen von 1-2 Wochen.

Zur Herstellung eines Klumpfußverbandes eignet sich z.Z. nur Gips, da die Modelliereigenschaften von Gips besser sind als die Modellierfähigkeit jedes anderen Materials.

Obwohl nur der kindliche Fuß ruhiggestellt werden muß, hat es sich bewährt, den Verband als Oberschenkelverband auszuführen.

Die Kinder sind so beweglich, daß sie sich jeden kürzeren Verband wie einen Stiefel ausziehen. Auch ein Oberschenkelverband wird im übrigen ausgezogen, wenn das Beinchen im Kniegelenk nicht gehörig gebeugt wird. Diese Beugung kann schadlos bis 90° durchgeführt werden.

Erfreulich ist immer wieder die Toleranz der Kinder, die die Erschwernisse durch den Gipsverband nach kurzer Gewöhnung mit großer Geduld ertragen.

21.2 Polster und Gips

Material

1 Trikotschlauch, 1,5fache Beinlänge
7 kleine Mullkompressen, 2 × 3 cm
1 Rolle Kreppapier, 5 cm breit
1-2 Gipsbinden, 5 cm breit
1 Gipsbinde, 8 cm breit

Methode

Das Kind wird auf dem Rücken auf den möglichst weich gepolsterten und warmen Gipstisch gelegt. Windeln sollten entfernt werden.
Mutter oder Vater des Kindes sollten anwesend sein und wenn möglich auch helfen.
Zunächst wird der 1,5fach beinlange Trikotschlauch übergezogen. Dann wird der Unterschenkel vom Fuß an aufwärts mit Mullkompressen und Papier gepolstert. Auf Watte wird verzichtet, da diese den redressierenden Effekt des Verbandes zunichte macht.
Mit den Mullkompressen werden abgepolstert: Fußrücken, Innenknöchel, Außenknöchel, Ferse, Fibulaköpfchen, Kniekehle.
Das Papier wird in mehrfacher Spiraltour gewickelt.
Für den Gipsverband benötigt man in der Regel eine 5 cm und eine 8 cm breite Gipsbinde. Es wird nur zirkulär gewickelt. Longuetten werden nicht eingesetzt.
Das Füßchen des Kindes wird mit Daumen, Zeige- und Mittelfinger gehalten, das Knie wird um 90° gebeugt und von der Mutter gehalten. Mit einer 5-cm-Gipsbinde werden Fuß und Unterschenkel in mehrfacher Spiraltour bewickelt. Dabei werden die haltenden Finger mit eingegipst. Der Verband wird modelliert und das Füßchen in die gewünschte Position gedrückt. Dazu wird mit der haltenden Hand der Fuß in Pronation gehalten und mit dem Zeigefinger der anderen Hand ein Hypomochlion unter dem Außenknöchel geboten.
Nachdem der Unterschenkelverband ausgehärtet ist, wird der Oberschenkel mit Papier gepolstert und mit einer 8-cm-Gipsbinde bewickelt. Nach Modellierung und Versäuberung der Kanten werden die Trikotschlauchenden um die Verbandkanten umgeschlagen und mit Gips verklebt.
Gerade die kindliche Haut ist besonders empfindlich und kann bei unsachgemäßer Anlage des Verbandes durch Druckstellen Schaden nehmen, deshalb muß der Verband sorgfältigst modelliert werden.
Da der Verband sehr dünnwandig ist, kann er sehr gut mit einer Gipsschere aufgeschnitten werden, und den Kindern kann der Lärm der Gipssäge erspart werden.

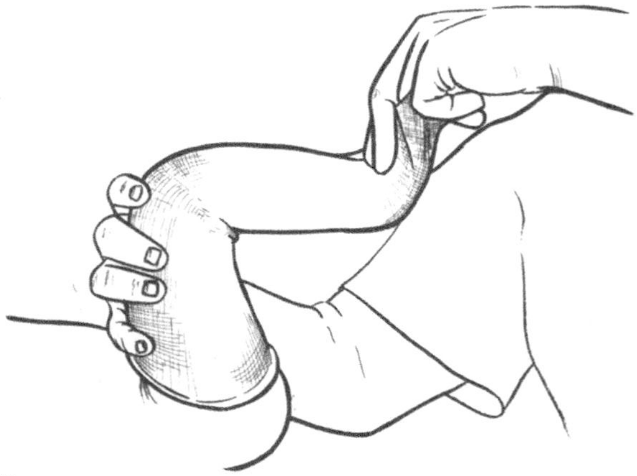

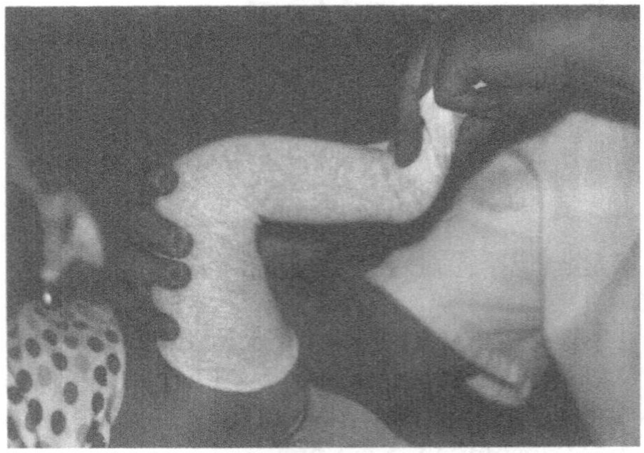

Überzug des Trikotschlauchs

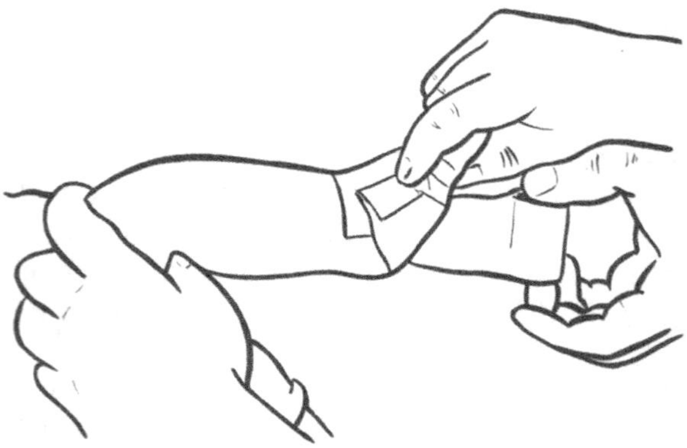

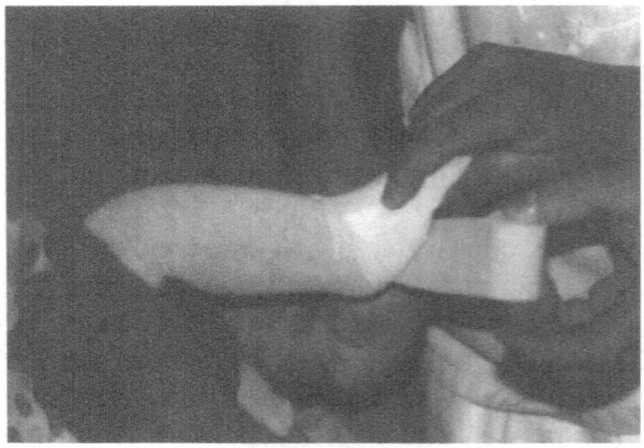

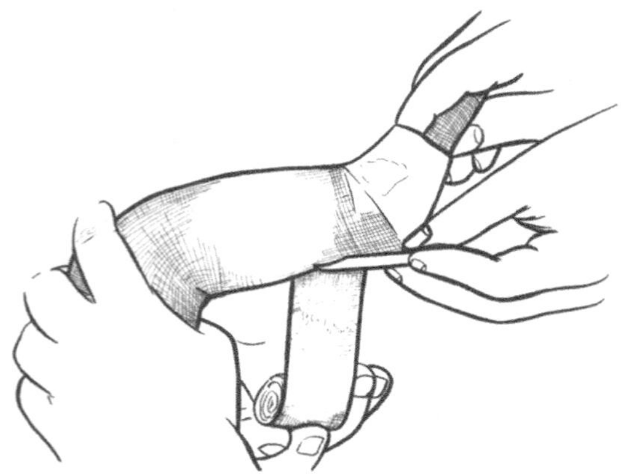

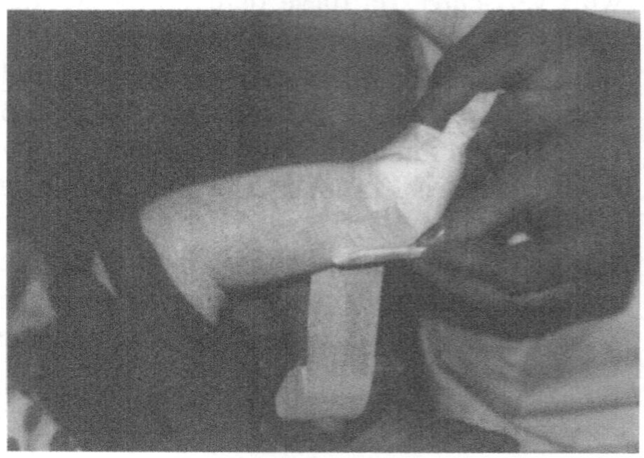

Polsterung Fuß/Unterschenkel: Mullkompressen über Fußrücken, Innen- und Außenknöchel, Ferse und Fibulaköpfchen

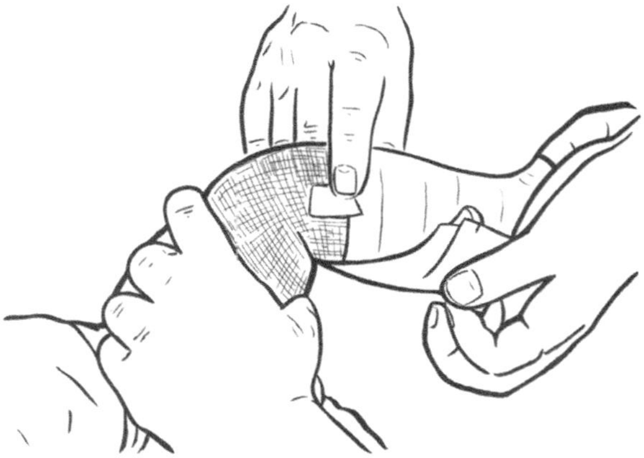
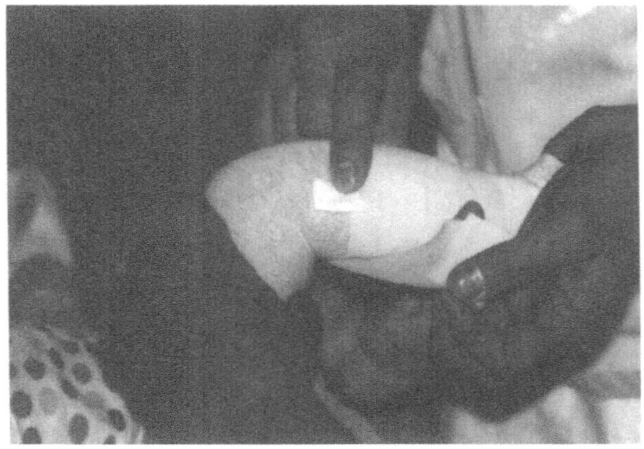

Befestigung mit Papierbinde

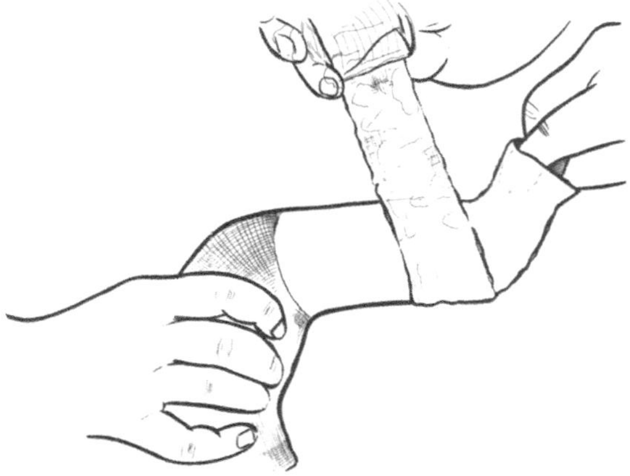
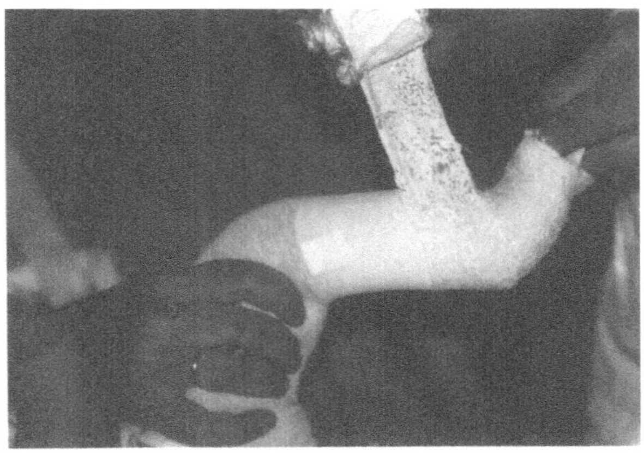

5-cm-Gipsbinde in mehrfacher Spiraltour vom Fuß bis unter das Knie. Die haltenden Finger des Gipsers werden mit eingegipst

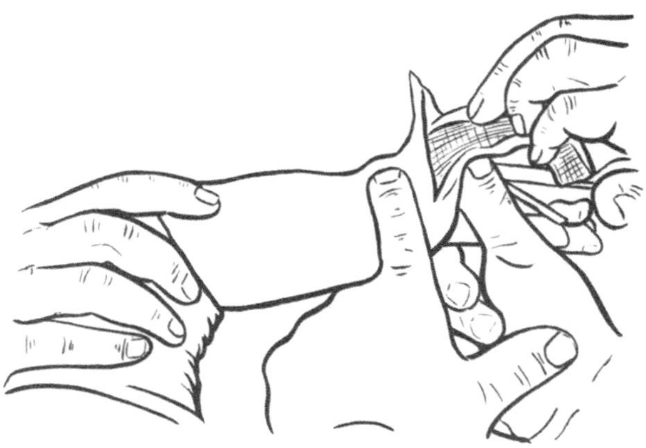
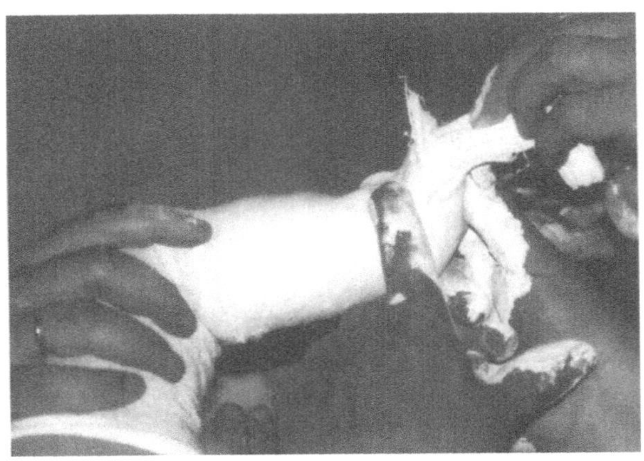

Redression durch Druck und Gegendruck nur mit den Fingern

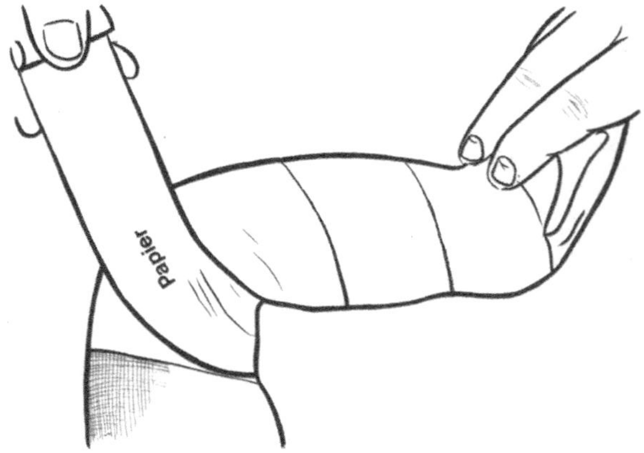

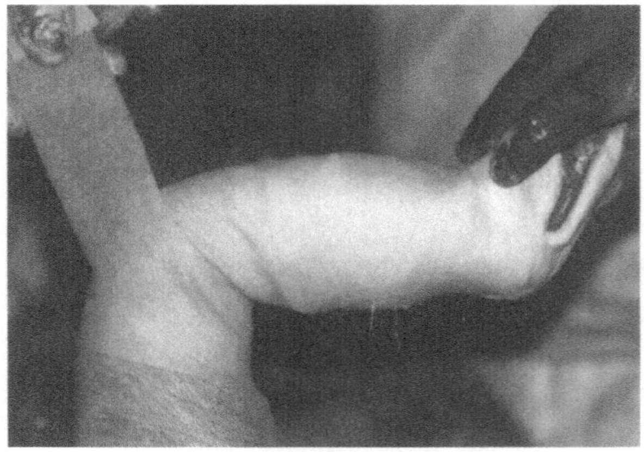

Nach Aushärten des Unterschenkels Wickelung des Oberschenkels nur mit Papier, feste Abpolsterung der Kniekehle mit Mullkompressen

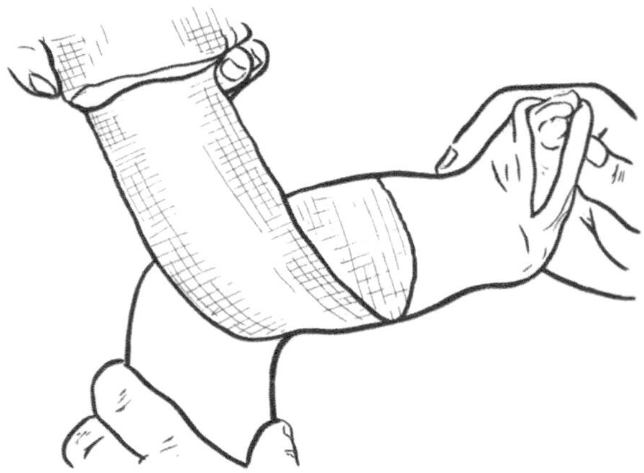

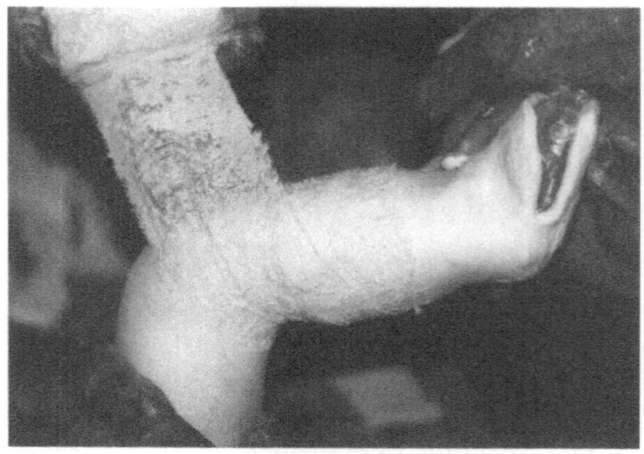

8-cm-Gipsbinde wird mit breitem Anschluß zum Unterschenkel in mehrfacher Spiraltour am Oberschenkel ausgewickelt

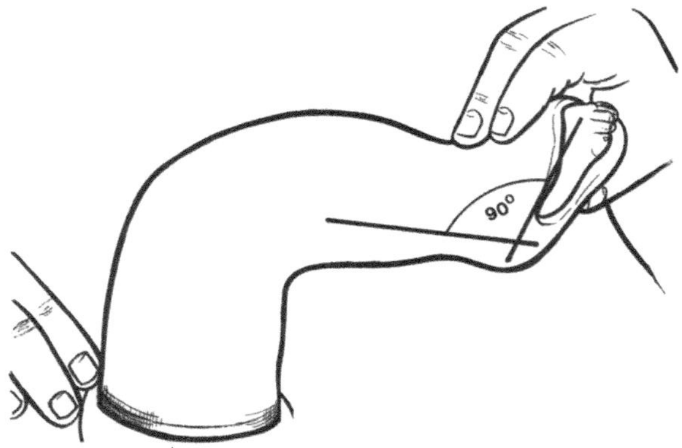

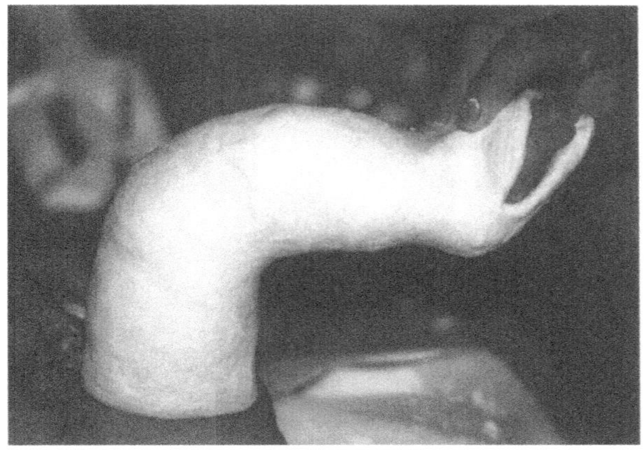

Fertiger Verband, Ansicht von der Seite

Fertiger Verband, Ansicht von oben, weit fortgeschrittene Redression *(rechts)*

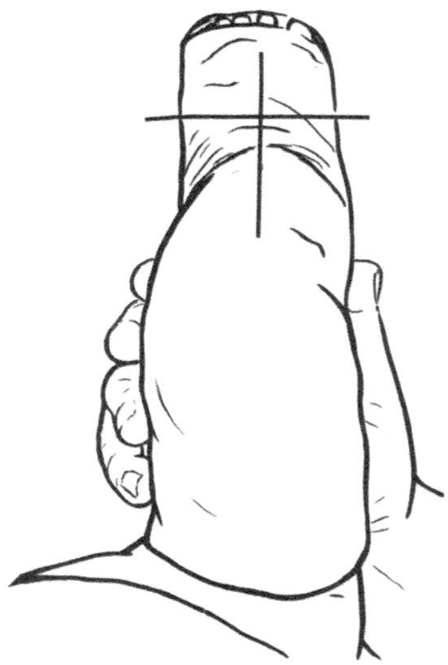

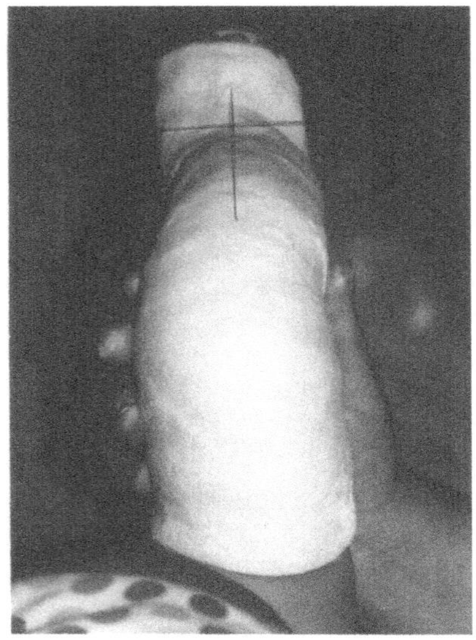

Sachverzeichnis

GPSR Compliance

The European Union's (EU) General Product Safety Regulation (GPSR) is a set of rules that requires consumer products to be safe and our obligations to ensure this.

If you have any concerns about our products, you can contact us on ProductSafety@springernature.com

In case Publisher is established outside the EU, the EU authorized representative is:

Springer Nature Customer Service Center GmbH
Europaplatz 3
69115 Heidelberg, Germany

Batch number: 10684220

Printed by Printforce, the Netherlands

Betriebsübergang/Interessenausgleich/Sozialplan
Basiskommentar zu § 613a BGB mit den Folgen für die Mitbestimmung

Michael Bachner / Peter Gerhardt

Betriebsübergang/ Interessenausgleich/ Sozialplan

Basiskommentar zu § 613a BGB
mit den Folgen für die Mitbestimmung

5., aktualisierte Auflage

BUND
VERLAG

Bibliografische Information der Deutschen Bibliothek
Die Deutsche Nationalbibliothek verzeichnet diese Publikation in der Deutschen Nationalbibliografie; detaillierte bibliografische Daten sind im Internet über *http://dnb.d-nb.de* abrufbar.

5., aktualisierte Auflage 2026

Umschlag: Ute Weber, Geretsried
Satz: Dörlemann Satz, Lemförde
Druck: CPI books GmbH, Birkstr. 10, 25917 Leck

ISBN 978-3-7663-7481-3

kontakt@bund-verlag.de
www.bund-verlag.de

Vorwort zur 5. Auflage

Die Herausforderungen für Unternehmen und Betriebe angesichts eines ständig wachsenden Konkurrenz- und Kostendrucks sind deutlich gestiegen. Daraus resultieren Unternehmensumstrukturierungen und Restrukturierungsprozesse der unterschiedlichsten Art. Für die Arbeitnehmer und ihre Vertretungen gehen diese Prozesse häufig mit einschneidenden Veränderungen einher. Im Vordergrund stehen immer wieder Betriebsübergänge, Unternehmensumwandlungen und Betriebsänderungen. Oft enden die unternehmerischen Entscheidungen in Outsourcing-Maßnahmen und/oder in Interessenausgleich- und Sozialplanverhandlungen.

Der Basiskommentar behandelt die in diesem Zusammenhang für die Beschäftigten und ihre Vertretungen wesentlichen Fragestellungen. Neben der ausführlichen Darstellung der in § 613a BGB (Betriebsübergang) enthaltenen Regelungen kommentiert der Kommentar wesentliche, damit häufig zusammenhängende Vorschriften des Betriebsverfassungsrechts, insbesondere die §§ 111, 112 BetrVG (Interessenausgleich/Sozialplan). Ebenso dargestellt werden die Bestimmungen des Umwandlungsgesetzes (UmwG), soweit sie im Zusammenhang von Bedeutung sind. Die neueste Rechtsprechung (Stand 30.6.2025) ist eingearbeitet.

Der Kommentar enthält im Anhang neben den maßgeblichen gesetzlichen Regelungen auch eine auf Stand 30.6.2025 basierende, umfangreiche Zusammenstellung der Orientierungs- und Leitsätze der zu den §§ 613a BGB, 111, 112 BetrVG und zu den wesentlichen Bestimmungen des UmwG ergangenen bedeutenden Rechtsprechung. Neben den Ausführungen innerhalb des Kommentars stellen diese Übersichten ein wichtiges Hilfsmittel in der zielgerichteten Auseinandersetzung im Zusammenhang mit Betriebsübergängen und Umstrukturierungsvorhaben dar. Unserer Kollegin, Frau Rechtsanwältin Alexandra Kunz, gilt unser Dank für die Unterstützung bei der Zusammenstellung der Rechtsprechung.

Wir hoffen, dass auch die vorliegende Auflage des Basiskommentars gerade Betriebsräten und ihren Vertretern (Rechtsanwälten und Gewerkschaftssekretären) Hilfestellung leisten wird bei der Lösung konkreter Aufgabenstellungen im Betrieb und Unternehmen.

Für Anregungen und Verbesserungsvorschläge sind wir dankbar.

August 2025
Dr. Michael Bachner (bachner@schwegler-rae.de)
Peter Gerhardt (gerhardt@schwegler-rae.de)
Fachanwälte für Arbeitsrecht

Inhaltsverzeichnis

Abkürzungsverzeichnis

a. A.	andere Auffassung
a. a. O.	am angegebenen Ort
Abs.	Absatz
AFG	Arbeitsförderungsgesetz
AiB	Arbeitsrecht im Betrieb (Zeitschrift)
AktG	Aktiengesetz
Alt.	Alternative
Anm.	Anmerkung
AO	Abgabeordnung
AP	Arbeitsrechtliche Praxis (Nachschlagewerk des Bundesarbeitsgerichts)
Arb	Arbeiter
ArbG	Arbeitsgericht
ArbGG	Arbeitsgerichtsgesetz
AR-Blattei	Arbeitsrechts-Blattei (Loseblattsammlung)
Art.	Artikel
AuA	Arbeit und Arbeitsrecht (Zeitschrift)
AuR	Arbeit und Recht (Zeitschrift)
BAG	Bundesarbeitsgericht
BAGE	Entscheidungen des Bundesarbeitsgerichts (Loseblattsammlung)
BB	Betriebs-Berater (Zeitschrift)
BBiG	Berufsbildungsgesetz
BetrAVG	Gesetz zur betrieblichen Altersversorgung
BetrVG	Betriebsverfassungsgesetz
BGB	Bürgerliches Gesetzbuch
BGBl.	Bundesgesetzblatt
BGH	Bundesgerichtshof
BT-Drs.	Bundestagsdrucksache
BUrlG	Bundesurlaubsgesetz
bzgl.	bezüglich

bzw.	beziehungsweise
ca.	circa
DB	Der Betrieb (Zeitschrift)
DB AG	Deutsche Bahn AG
d. h.	das heißt
DKW-Bearbeiter	siehe im Literaturverzeichnis unter DäublerKlebe/ Wedde
EDV	Elektronische Datenverarbeitung
EFZG	Entgeltfortzahlungsgesetz
ErfK-Bearbeiter	siehe im Literaturverzeichnis unter Müller-Glöge/ Preis/Gallner/Schmidt
EStG	Einkommensteuergesetz
EWG	Europäische Wirtschaftsgemeinschaft
EU	Europäische Union
EuGH	Europäischer Gerichtshof
EzA	Entscheidungssammlung zum Arbeitsrecht
FA	Fachanwalt Arbeitsrecht (Zeitschrift)
FamFg	Gesetz über das Verfahren in Familiensachen und in den Angelegenheiten der freiwilligen Gerichtsbarkeit
f./ff.	folgende/fortfolgende
FS	Festschrift
gem.	gemäß
GeschGehG	Geschäftsgeheimnisgesetz
GG	Grundgesetz
GmbH	Gesellschaft mit beschränkter Haftung
grds.	grundsätzlich
HAG	Heimarbeitsgesetz
Hess.	Hessisch
HGB	Handelsgesetzbuch
IG Medien	Industriegewerkschaft Medien
InsO	Insolvenzordnung
i. S. d.	im Sinne der/des
i. S. v.	im Sinne von
i. V. m.	in Verbindung mit
KG	Kommanditgesellschaft

KSchG	Kündigungsschutzgesetz
LAG	Landesarbeitsgericht
LAGE	Entscheidungen der Landesarbeitsgerichte (Loseblattsammlung)
Ls.	Leitsatz
LSG	Landessozialgericht
MTV	Manteltarifvertrag
m. w. N.	mit weiteren Nachweisen
NachwG	Nachweisgesetz
NJW	Neue juristische Wochenschrift (Zeitschrift)
Nr.	Nummer
NZA	Neue Zeitschrift für Arbeitsrecht
NZA-RR	NZA-Rechtsprechungsreport (Zeitschrift)
o. g.	oben genannt
ÖTV	Gewerkschaft öffentliche Dienste, Transport und Verkehr
PSV	Pensions-Sicherungs-Verein VVaG
RdA	Recht der Arbeit (Zeitschrift)
RegEntw.	Regierungsentwurf
rkr.	rechtskräftig
RL	Richtlinie
Rn.	Randnummer
Rspr.	Rechtsprechung
S.	Seite
SGB III	Sozialgesetzbuch III – Arbeitsförderungsrecht
SGB V	Sozialgesetzbuch V – Krankenversicherung
st.	ständige
TzBfG	Teilzeitbefristungsgesetz
TV	Tarifvertrag
TVG	Tarifvertragsgesetz
u. a.	unter anderem
UmwG	Umwandlungsgesetz
u. U.	unter Umständen

v.	vom
VAG	Gesetz über die Beaufsichtigung der Versicherungsunternehmer
vgl.	vergleiche
WHSS-Bearbeiter	siehe Literaturverzeichnis unter Willemsen/Hohenstatt/Schweibert/Seibt
z. B.	zum Beispiel
ZIP	Zeitschrift für Wirtschaftsrecht und Insolvenzordnung
ZPO	Zivilprozessordnung

Literaturverzeichnis

Bachner (Hrsg.), BetrVG für den Betriebsrat – Kommentar zum Betriebsverfassungsgesetz, 5. Auflage 2025

Bachner/Gerhardt/Matthießen, Arbeitsrecht bei der Umstrukturierung von Unternehmen und Betrieben, 5. Auflage 2018

Bubach/Gallner/Heinkel u. a., KR – Gemeinschaftskommentar zum Kündigungsschutzgesetz und zu sonstigen kündigungschutzrechtlichen Vorschriften, 14. Auflage 2025, zit.: KR-Bearbeiter

Bumiller/Winkler, FGG, 8. Auflage 2006

Däubler/Deinert (Hrsg.), Kündigungsschutzrecht, Kommentar für die Praxis, 12. Auflage 2024

Däubler/Klebe/Wedde (Hrsg.), Betriebsverfassungsgesetz mit Wahlordnung, Kommentar für die Praxis, 19. Auflage 2024, zit.: DKW-Bearbeiter

Däubler/Klebe/Wedde (Hrsg.), Arbeitshilfen für den Betriebsrat – Formularbuch, 5. Auflage 2021

Fitting/Trebinger/Linsenmaier/Schelz/Schmidt, Betriebsverfassungsgesetz mit Wahlordnung, Handkommentar, 32. Auflage 2024, zit.: Fitting

Grüneberg (Hrsg.), Bürgerliches Gesetzbuch, Kommentar, 84. Auflage 2025

Keidel/Kuntze/Winkler, Freiwillige Gerichtsbarkeit, 15. Auflage 2003

Müller-Glöge/Preis/Gallner/Schmidt (Hrsg.), Erfurter Kommentar zum Arbeitsrecht, 25. Auflage 2025, zit.: ErfK-Bearbeiter

Willemsen/Hohenstatt/Schweibert/Seibt (Hrsg.), Umstrukturierung und Übertragung von Unternehmen, 6. Auflage 2021, zit.: WHSS-Bearbeiter

§ 613a Rechte und Pflichten bei Betriebsübergang

(1) Geht ein Betrieb oder Betriebsteil durch Rechtsgeschäft auf einen anderen Inhaber über, so tritt dieser in die Rechte und Pflichten aus den im Zeitpunkt des Übergangs bestehenden Arbeitsverhältnissen ein. Sind diese Rechte und Pflichten durch Rechtsnormen eines Tarifvertrags oder durch eine Betriebsvereinbarung geregelt, so werden sie Inhalt des Arbeitsverhältnisses zwischen dem neuen Inhaber und dem Arbeitnehmer und dürfen nicht vor Ablauf eines Jahres nach dem Zeitpunkt des Übergangs zum Nachteil des Arbeitnehmers geändert werden. Satz 2 gilt nicht, wenn die Rechte und Pflichten bei dem neuen Inhaber durch Rechtsnormen eines anderen Tarifvertrags oder durch eine andere Betriebsvereinbarung geregelt werden. Vor Ablauf der Frist nach Satz 2 können die Rechte und Pflichten geändert werden, wenn der Tarifvertrag oder die Betriebsvereinbarung nicht mehr gilt oder bei fehlender beiderseitiger Tarifgebundenheit im Geltungsbereich eines anderen Tarifvertrags dessen Anwendung zwischen dem neuen Inhaber und dem Arbeitnehmer vereinbart wird.
(2) Der bisherige Arbeitgeber haftet neben dem neuen Inhaber für Verpflichtungen nach Absatz 1, soweit sie vor dem Zeitpunkt des Übergangs entstanden sind und vor Ablauf von einem Jahr nach diesem Zeitpunkt fällig werden, als Gesamtschuldner. Werden solche Verpflichtungen nach dem Zeitpunkt des Übergangs fällig, so haftet der bisherige Arbeitgeber für sie jedoch nur in dem Umfang, der dem im Zeitpunkt des Übergangs abgelaufenen Teil ihres Bemessungszeitraums entspricht.
(3) Absatz 2 gilt nicht, wenn eine juristische Person oder eine Personenhandelsgesellschaft durch Umwandlung erlischt.
(4) Die Kündigung des Arbeitsverhältnisses eines Arbeitnehmers durch den bisherigen Arbeitgeber oder durch den neuen Inhaber wegen des Übergangs eines Betriebs oder eines Betriebsteils ist unwirksam. Das Recht zur Kündigung des Arbeitsverhältnisses aus anderen Gründen bleibt unberührt.
(5) Der bisherige Arbeitgeber oder der neue Inhaber hat die von einem Übergang betroffenen Arbeitnehmer vor dem Übergang in Textform zu unterrichten über:

1. den Zeitpunkt oder den geplanten Zeitpunkt des Übergangs,
2. den Grund für den Übergang,
3. die rechtlichen, wirtschaftlichen und sozialen Folgen des Übergangs für die Arbeitnehmer und
4. die hinsichtlich der Arbeitnehmer in Aussicht genommenen Maßnahmen.

(6) Der Arbeitnehmer kann dem Übergang des Arbeitsverhältnisses innerhalb eines Monats nach Zugang der Unterrichtung nach Absatz 5 schriftlich widersprechen. Der Widerspruch kann gegenüber dem bisherigen Arbeitgeber oder dem neuen Inhaber erklärt werden.

A. Betriebsübergang und seine Auswirkungen auf Arbeitsvertrag und Tarifvertrag

I. Entstehungsgeschichte des § 613a BGB

§ 613a BGB enthält eine gesetzliche Regelung zum Betriebsübergang und seinen Auswirkungen auf das Arbeitsverhältnis. Vor der Einführung von § 613a BGB galten für den Übergang von Arbeitsverhältnissen die allgemeinen Grundsätze der rechtsgeschäftlichen Vertragsübernahme, die die Zustimmung aller Beteiligten und damit auch des Betriebserwerbers voraussetzten. Aus diesem Grund verfolgte der Gesetzgeber mit der Einführung dieser Bestimmung zum 19. 1. 1972 in das BGB verschiedene Hauptziele: Schutz des sozialen Besitzstandes der Arbeitnehmer, Kontinuität des amtierenden Betriebsrats und Haftungsverteilung zwischen dem alten und dem neuen Inhaber des Betriebes. Die erste wesentliche Änderung von § 613a BGB erfolgte im Jahr 1980 und diente der Harmonisierung mit europäischen Rechtsvorschriften (Richtlinie 77/187 EWG des Rates der Europäischen Gemeinschaften vom 14. 2. 1977). Schließlich wurde im Jahr 1994 eine weitere Anpassung von § 613a BGB erforderlich. Diese stand in Zusammenhang mit einer geänderten Terminologie des Umwandlungsgesetzes (UmwG). Eine materiellrechtliche Änderung von § 613a BGB war damit nicht verbunden. Die bisher letztmalige Änderung erfolgte mit Wirkung von 1. 4. 2002. Auch diese Änderung beruhte auf der Umsetzung von europarechtlichen Vorgaben und diente der Konkretisierung der Unterrichtungspflichten des alten und des neuen Arbeitgebers sowie der Ausgestaltung des Widerspruchsrechts des Arbeitnehmers. 1

Bereits aus der Entstehungsgeschichte der Regelung wird somit der enge Zusammenhang zwischen § 613a BGB und europarechtlichen Vorgaben deutlich. Dieser Zusammenhang ist auch bei der Auslegung der Regelung des § 613a BGB von Bedeutung. Bei Auslegungsschwierigkeiten ist daher im Zweifel der europarechtskonformen Interpretation der Vorzug zu geben. 2

II. Sachlicher und persönlicher Anwendungsbereich

Inhaltsübersicht Rn.

1. Sachlicher Anwendungsbereich des § 613a BGB

3 § 613a BGB gilt im Fall des rechtsgeschäftlichen Übergangs eines Betriebes oder Betriebsteils (vgl. Teil A Rn. 44). Dabei ist die Anwendbarkeit aller bzw. bestimmter Normen des Betriebsverfassungsrechts keine Voraussetzung für die Anwendbarkeit von § 613a BGB, denn die Regelung ist gerade keine betriebsverfassungsrechtliche Norm. Auch die Geltung und Anwendbarkeit von Regelungen des Kündigungsschutzgesetzes ist keine Voraussetzung für die Anwendbarkeit von § 613a BGB. Das bedeutet, dass **auch Kleinbetriebe** von § 613a BGB erfasst werden. Grundsätzlich sind auch Betriebsübergänge im Bereich der freien Berufe erfasst.[1] Auch Arbeitnehmer, welche die Wartezeit gem. § 1 Abs. 1 KSchG noch nicht erfüllt haben, werden vom Schutzzweck der Bestimmung erfasst.

4 § 613a BGB gilt dabei in gleicher Weise für **private** wie auch für die **öffentlichen Arbeitgeber**, also für Betriebe bzw. Dienststellen des Bundes, der Länder, Gemeinden, Körperschaften, Anstalten und Stiftungen des öffentlichen Rechts. Dies folgt bereits aus dem Wortlaut der Norm, welcher gerade keine Beschränkung auf Arbeitsverträge mit privatrechtlichen Arbeitgebern zu entnehmen ist. Auch nach dem Sinn und Zweck der Regelung ist eine solche Auslegung und damit Einschränkung nicht geboten. Die Regelung des § 613a BGB ist nicht betriebsverfassungsrechtlicher, sondern bürgerlichrechtlicher Natur. Dies wird im Übrigen auch durch die gebotene europarechtskonforme Auslegung bestätigt. Denn die Richtlinie 2001/23/EG zur Angleichung der Rechtsvorschriften der Mitgliedsstaaten über die Wahrung von Ansprüchen der Arbeitnehmer beim Übergang von Unternehmen, Betrieben oder Unternehmens- oder Betriebsteilen gilt nach der Regelung in Art. 1 Abs. 1c auch für öffentliche Betriebe. Maßgeblich ist aber auch bei der öffentlichen Hand die Übertragung einer wirtschaftlichen Einheit. Die bloße Übertragung von Verwaltungsaufgaben oder die Umstrukturierung von Verwaltungsbehörden genügt hingegen nicht.[2] Dabei muss der Betriebsübergang jedoch durch Rechtsgeschäft erfolgen, er darf nicht durch Hoheitsakt gestaltet sein. Vollzieht sich der Übergang durch Gesetz, gilt § 613a nicht.[3]

---

1 BAG 26.8.1999 – 8 AZR 827/98.
2 EuGH 20.7.2017 – C-416/16.
3 BAG 18.12.2008 – 8 AZR 660/07.

Schließlich besteht auch keine Einschränkung bzgl. der Anwendbarkeit von § 613a BGB auf Betriebe in der Trägerschaft von **Religionsgemeinschaften** (wie z. B. kirchliche Krankenhäuser oder Kindergärten). Etwas anderes folgt auch nicht aus § 118 Abs. 2 BetrVG. Auch hier gilt, dass es für die Anwendbarkeit des § 613a BGB nicht auf die Anwendbarkeit der Vorschriften des BetrVG ankommt. 5

Schließlich bestehen auch gegen die Beschränkung der Vertragsfreiheit durch § 613a BGB keine verfassungsrechtlichen Bedenken; dies gilt selbst dann, wenn Unternehmen betroffen sind, die einen besonderen Grundrechtsschutz genießen. So führt die durch Art. 5 Abs. 1 Satz 2 GG besonders geschützte Rundfunkfreiheit nach der Rechtsprechung des *BVerfG* nicht dazu, dass § 613a BGB nicht zur Anwendung käme. Die Bestimmung gilt deshalb auch im Bereich von **Presse und Rundfunk**. Allenfalls in Einzelfällen kann daher ein Verstoß gegen die Rundfunkfreiheit angenommen werden. Ansonsten bleibt es bei der Geltung von § 613a BGB. 6

Durch die Rechtsgrundverweisung in § 35a Abs. 2 UmwG gilt § 613a BGB auch im Falle einer Umwandlung. Zumindest teilweise ist § 613a BGB daher auch in Fällen der **Gesamtrechtsnachfolge** anwendbar. § 35a Abs. 2 UmwG verweist auf die Abs. 1 und Abs. 4–6 bei einer Verschmelzung, Spaltung oder Vermögensübertragung (näheres siehe Teil A Rn. 65).

2. Persönlicher Anwendungsbereich des § 613a BGB

In den persönlichen Regelungsbereich des § 613a Abs. 1 BGB fallen **Arbeitnehmer** – Arbeiter und Angestellte – und deren Arbeitsverhältnisse. Ebenfalls erfasst die Regelung die **leitenden Angestellten** i. S. v. § 5 Abs. 3 BetrVG[4] sowie Ausbildungsverhältnisse[5]. Schließlich werden auch Mitarbeiter in der **Altersteilzeit** erfasst, auch wenn diese sich bereits in der Freistellungsphase der Altersteilzeit befinden.[6] Ob der einzelne Arbeitnehmer Kündigungsschutz genießt, ist für die Anwendung von § 613a Abs. 1 BGB nicht von Bedeutung. Damit findet die Regelung auch auf solche Arbeitnehmer Anwendung, deren Arbeitsverhältnisse außerhalb des Anwendungsbereichs des KSchG stehen. Mangels Arbeitnehmereigenschaft werden **Beamte** nicht erfasst. 7

Wird nur ein **Betriebsteil** nach § 613a BGB übertragen, kommt es darauf an, ob der jeweilige Arbeitnehmer diesem Betriebsteil zugeordnet war. Dafür kommt es maßgeblich darauf an, dass der Arbeitnehmer in den übergehenden Betriebsteil tatsächlich eingegliedert war.[7] Die bloße Verrichtung von 8

4 Vgl. BAG 22. 2. 1978 – 5 AZR 800/76.
5 BAG 13. 7. 2006 – 8 AZR 382/05.
6 BAG 30. 10. 2008 – 8 AZR 54/07.
7 BAG 13. 2. 2003 – 8 AZR 102/02.

Tätigkeiten für den übertragenen Betriebsteil reicht nicht aus. Zudem ist es erforderlich, dass der Arbeitnehmer individual- und ggf. kollektivrechtlich wirksam der dann übergehenden wirtschaftlichen Einheit zugeordnet wurde.[8]

9 **Heimarbeitsverhältnisse** werden nach der Rechtsprechung des BAG nicht erfasst.[9] Hiergegen ist indessen zu Recht eingewandt worden, dass **Heimarbeiter** eine den Arbeitnehmern vergleichbare soziale Schutzbedürftigkeit aufweisen und vor allem die Gefahr der Umgehung der Schutzvorschriften der §§ 29, 29a HAG besteht.[10] Von besonderer Bedeutung ist aber vor allem, dass die Nichteinbeziehung von Heimarbeitern in den Schutzbereich von § 613a Abs. 1 BGB gegen Art. 2 Abs. 1 Buchst. d) der Betriebsübergangsrichtlinie verstößt. Danach ist Arbeitnehmer, wer auf Grund des einzelstaatlichen Rechts als solcher geschützt ist. Da auch nach den innerstaatlichen deutschen Gesetzen auf Heimarbeiter fast das gesamte kollektive Arbeitsrecht, §§ 17 Abs. 1 HAG, 6 Abs. 1 Satz 2 und Abs. 2 Satz 2 BetrVG, wie auch wichtige Grundprinzipien des Individualarbeitsrechts, §§ 29 HAG, 12 BUrlG, 10 und 11 EFZG, Anwendung finden, liegt ein entsprechender Schutz der Heimarbeiter im Sinne der Betriebsübergangsrichtlinie vor. Sie werden deshalb von der Betriebsübergangsrichtlinie erfasst und müssen daher im Wege der so genannten »richtlinienkonformen Auslegung« auch von § 613a BGB erfasst werden.[11] Nicht anwendbar ist § 613a BGB dagegen auf **arbeitnehmerähnliche Personen**. Für sie gelten die Bestimmungen des Arbeitsrechts nicht in gleichem Umfang.[12] Auch Leiharbeitnehmer können nach der Rechtsprechung des *EuGH* vom Übergang ihres Arbeitsverhältnisses erfasst sein.[13] Dazu müssen die vom Veräußerer übertragenen Betriebsmittel bei ihm eine einsatzbereite Gesamtheit dargestellt haben, die als solche dazu ausgereicht hat, die für die wirtschaftliche Tätigkeit des Unternehmens charakteristischen Dienstleistungen ohne Inanspruchnahme anderer wichtiger Betriebsmittel oder anderer Unternehmensteile erbringen zu können. Soweit ein Fall der unechten Arbeitnehmerüberlassung vorliegt, wird ein Arbeitsverhältnis mit dem Entleiher/Veräußerer fingiert (§ 10a AÜG). Dieses geht dann auf den Erwerber über.

10 § 613a Abs. 1 Satz 1 BGB findet keine Anwendung auf **Dienstverhältnisse, die keine Arbeitsverhältnisse sind.**[14] Das Gleiche gilt für Rechtsverhältnisse von Organmitgliedern wie Geschäftsführer und Vorstandsmitglieder.[15] Sind

---

8 BAG 21.3.2024 – 2 AZR 79/23.

9 BAG 24.3.1998 – 9 AZR 218/97.

10 Vgl. *Heinze*, DB 1980, 205 [209]; *Herschel*, DB 1977, 1185 [1189].

11 Vgl. Däubler/Deinert, § 613a BGB Rn. 19.

12 Vgl. Däubler/Deinert, § 613a BGB Rn. 20.

13 EuGH 13.9.2007 – C-458/05, Jouini.

14 Vgl. BAG 7.11.1975 – 1 ABR 78/74; BAG 22.2.1978 – 5 AZR 800/76.

15 Vgl. BAG 13.2.2003 – 8 AZR 654/01.

Arbeitsverhältnisse im Zeitpunkt des Betriebsübergangs bereits beendet, findet § 613a Abs. 1 BGB mangels Vorliegen eines bestehenden Arbeitsverhältnisses ebenfalls keine Anwendung.[16]
Die Zuordnung der Arbeitnehmer richtet sich nach objektiven Kriterien (Näheres hierzu s. Teil A Rn. 101 ff.).

III. Voraussetzungen eines Betriebsübergangs

Inhaltsübersicht Rn.

1. Einzel- oder Gesamtrechtsnachfolge – Entscheidungsfreiheit des Unternehmers

Unternehmensumstrukturierungen haben in der Regel eine Vielzahl **unterschiedlicher Ursachen**. Diese liegen regelmäßig in den betriebswirtschaftlich motivierten Entscheidungen der Gesellschafter bzw. Anteilsinha- 11

16 Vgl. BAG 24.3.1977 – 3 AZR 649/76; BAG 22.6.1978 – 3 AZR 832/76; BAG 11.11.1986 – 3 AZR 194/85.

ber sowie der Leitungsorgane eines Unternehmens. So kann eine Unternehmensumstrukturierung das Ziel verfolgen, eine bestimmte Holdingstruktur einzuführen. Oder innerhalb eines Konzerns werden bestimmte Geschäftsbereiche zu verschiedenen Spartengesellschaften zusammengeführt. Vielfach geht es natürlich um Auslagerung und Abspaltungen (**Outsourcing**). Dabei geht eine Umstrukturierung regelmäßig mit einem – rechtsgeschäftlichen oder umwandlungsbedingten – Betriebsinhaberwechsel einher. Die **Folgen** solcher **Umstrukturierungsmaßnahmen** für die Mitarbeiter sind dabei regelmäßig schwerwiegend. So führt die Umsetzung solcher Maßnahmen sehr häufig zu Personalabbau, Stilllegung von Betrieben oder Betriebsteilen, Verlegung von Betrieben, Wegfall der Tarifbindung, Erlöschen von Betriebsratsmandaten und vielem mehr. Gerade die Beurteilung der sich aus der Umstrukturierung für die Arbeitnehmer ergebenden Risiken hat deshalb in der Praxis für die Beteiligten die größte Bedeutung.

12 Im Zentrum der rechtlichen Beurteilung stand bis zum Inkrafttreten des UmwG der rechtsgeschäftliche Betriebsinhaberwechsel und damit die Bestimmung des **§ 613a BGB**. Dies hat sich mit dem **Inkrafttreten des UmwG** am 1.1.1995[17] geändert. So hat der Gesetzgeber neben dem rechtsgeschäftlichen Betriebsinhaberwechsel für Unternehmen/Gesellschaften/Rechtsträger mit Sitz im Inland mit der Verschmelzung, Spaltung, Vermögensübertragung und dem Formwechsel insgesamt vier – abschließende – Grundformen zugelassen, nach denen Rechtsträger auf der Grundlage des UmwG umgewandelt werden können. Die Grundlage dafür bildet **§ 1 Abs. 1** und **2 UmwG**. Der **Begriff des Rechtsträgers** bezeichnet hierbei die gesellschaftsrechtliche Form, innerhalb deren die unternehmerische Tätigkeit verwirklicht wird, und wird im Folgenden synonym mit dem Begriff der Gesellschaft und dem Begriff des Unternehmens benutzt.

13 Wichtig ist zu beachten, dass durch die Regelungen des UmwG die traditionellen Formen der Unternehmensumstrukturierung, wie sie nach allgemeinem Zivil- und Handelsrecht schon bisher möglich waren, nicht beseitigt worden sind. Vielmehr hat der Gesetzgeber mit der Einführung des UmwG den beteiligten Rechtsträgern, Anteilsinhabern und Gesellschaftern nur zusätzliche Gestaltungsmöglichkeiten zur Verfügung gestellt und es ihnen selbst überlassen, zwischen den verschiedenen Formen, die das Recht insgesamt zur Herbeiführung einer Unternehmensumstrukturierung bietet, zu wählen. So sind nach den Regelungen des UmwG innerhalb der vier Grundformen der Unternehmensumwandlung bis zu 119 verschiedene Umwandlungsmöglichkeiten denkbar.[18] Zu beachten ist dabei, dass die Umwandlung nach dem UmwG der **Vereinfachung von Vermögensübertragungen** durch

---

17 Gesetz zur Bereinigung des Umwandlungsrechts vom 28.10.1994, BGBl. I, S. 3210.

18 Vgl. *Bachner*, NJW 1995, 288.

Vermeidung von Einzelrechtsübertragungen dient. Unternehmensseitig besteht damit für alle Fälle von Unternehmensumstrukturierung der **Grundsatz der Wahlfreiheit.**[19] In der Praxis am häufigsten sind Fälle der **Verschmelzung** (auch als Fusion bezeichnet) und der **(Ab-)Spaltung**. Diese haben in der Regel einen Betriebsübergang zur Folge (vgl. Teil A Rn. 65 f.).

Ebenso schließt eine beabsichtigte und in die Wege geleitete Umwandlung **14** nicht aus, dass ein Betrieb oder Betriebsteil schon vor Eintragung der Umwandlung durch Rechtsgeschäft – etwa durch Nutzungsüberlassungsabrede – übertragen und durch einen neuen Inhaber fortgeführt wird. Damit kann die eigentumsrechtliche Wirkung der Umwandlung – also die Zuordnung des Eigentums und des Vermögens (vgl. Teil A Rn. 66) – auch noch nach erfolgtem Betriebsübergang eintreten.[20]

Die Entscheidung, auf welcher Grundlage die Maßnahmen umgesetzt **15** werden sollen, trifft der Arbeitgeber. Es handelt sich daher um eine freie unternehmerische Entscheidung. Bei der Umsetzung der Maßnahmen muss berücksichtigt werden, dass es sich zwar regelmäßig um Formen des Betriebsübergangs handelt, der Gesetzgeber aber mit der Unternehmensumwandlung zumindest **teilweise zusätzliche Rechtsfolgen** verknüpft hat (vgl. Teil A Rn. 65), die zu berücksichtigen sind. Die arbeitsrechtlichen Folgen sowohl der Einzel- wie auch der Gesamtrechtsnachfolge als Folge der betriebswirtschaftlich motivierten Umstrukturierungsentscheidung werden weiter unten näher dargestellt (vgl. Teil A Rn. 93).

2. Einzelrechtsnachfolge

a. Abgrenzung zwischen Einzelrechtsnachfolge und Gesamtrechtsnachfolge

Die **Einzelrechtsnachfolge** ist die Grundlage der traditionellen Unterneh- **16** mensumstrukturierung. Darunter versteht man einen Übertragungsvorgang, bei dem sämtliche Einzelteile einer Vermögensmasse jeweils einzeln vom abgebenden auf den aufnehmenden Rechtsträger übertragen werden. Bezogen auf einen Betrieb bzw. einen Betriebsteil hat dieser Übertragungsvorgang daher idealtypisch die Veräußerung sämtlicher den Betrieb ausmachender materieller wie immaterieller Vermögensgegenstände zur Voraussetzung. Der typische Fall des rechtsgeschäftlichen Betriebsinhaberwechsels ist der Betriebsübergang nach § 613a BGB.

Im Unterschied hierzu bezeichnet die dem UmwG zugrunde liegende **Ge- 17** **samtrechtsnachfolge** einen Übertragungsvorgang, der ohne besonderen, auf die einzelnen Vermögensgegenstände gerichteten Übertragungsakt das

19 So ausdrücklich BAG 18.9.1997 – 2 ABR 15/97.
20 Vgl. BAG 25.5.2000 – 8 AZR 416/99.

Vermögen einer natürlichen oder juristischen Person als Ganzes unmittelbar kraft Gesetzes übergehen lässt.

b. Maßgeblicher Betriebsbegriff – wirtschaftliche Einheit

18 Zunächst setzt § 613a BGB voraus, dass ein Betrieb oder ein Betriebsteil durch Rechtsgeschäft auf einen anderen Inhaber übergeht. Dabei ist der individualrechtliche Betriebs(teil)begriff i. S. d. § 613a Abs. 1 Satz 1 BGB vom betriebsverfassungsrechtlichen Betriebs(teil)begriff zu trennen. Der *EuGH*[21] und ihm folgend das *BAG*[22] interpretieren den Begriff des Betriebs(teils) i. S. d. § 613a Abs. 1 Satz 1 BGB unter Verweisung auf die zugrunde liegende europäische Richtlinie 2001/23/EG. Das *BAG* hat nochmals in seiner Entscheidung vom 13. 8. 2019 bestätigt, dass es von den vom *EuGH* zum Begriff der wirtschaftlichen Einheit entwickelten Vorgaben im Hinblick auf die Definition des Betriebsbegriffes ausgeht.[23] Nach deren Art. 1 Abs. 1b gilt als Betrieb die »**wirtschaftliche Einheit im Sinne einer organisatorischen Zusammenfassung von Ressourcen zur Verfolgung einer wirtschaftlichen Haupt- oder Nebentätigkeit**«. Somit kommt es für das Vorliegen eines Betriebsübergangs im Wesentlichen darauf an, dass die für den Übergang in Betracht zu ziehende Einheit nach der Übertragung ihre **Identität bewahrt**.[24] Hieraus hat der *EuGH* zutreffend den Schluss gezogen, dass für das Vorliegen einer wirtschaftlichen Einheit die bloße Veräußerung von Wirtschaftsgütern nicht ausreichend ist, um einen Betriebsübergang zu begründen. Vielmehr ist neben der Veräußerung von Wirtschaftsgütern die Feststellung erforderlich, dass eine noch bestehende wirtschaftliche Einheit im Sinne einer Organisationseinheit übertragen wird und dass diese Einheit mit derselben oder einer gleichartigen Geschäftstätigkeit tatsächlich vom Erwerber weitergeführt oder wieder aufgenommen wird. Diese Rechtsprechung wurde in der RL 2001/23/EG zwischenzeitlich nachvollzogen: Auch nach Art. 1 Abs. 1 Buchst. b RL 2001/23/EG wird die Identität einer wirtschaftlichen Einheit einerseits über das Merkmal der Organisation der übertragenen Einheit (»organisierte Zusammenfassung von Ressourcen«), andererseits über das Merkmal der (Weiter-)Verfolgung ihrer wirtschaftlichen Tätigkeit definiert. Jedoch darf eine Einheit nicht als bloße Tätigkeit verstanden werden. Vielmehr kann sich die Identität der Einheit auch aus anderen Merkmalen, wie ihrem Personal, ihren Führungskräften, ihrer

---

21 Vgl. EuGH 13.6 2019 – C-664/17; EuGH 6. 3. 2014 – C-458/12; EuGH 6. 9. 2011 – C-108/10; EuGH 14. 4. 1994 – C-392/92.

22 BAG 16. 5. 2002 – 8 AZR 319/01; BAG 8. 8. 2002 – 8 AZR 583/01.

23 BAG 13. 8. 2019 – 8 AZN 171/19.

24 Vgl. EuGH 11. 3. 1997 – C-13/95.

Arbeitsorganisation und den ihr gegebenenfalls zur Verfügung stehenden Betriebsmitteln ergeben.[25]

Dabei vertritt der *EuGH*[26] – und ihm folgend das *BAG*[27] – einen weiten Organisationsbegriff. Deshalb kommt es nicht entscheidend auf Organisationsstrukturen im Sinne von Führungsstrukturen an. Vielmehr reicht es für den Übergang einer organisatorischen Einheit aus, wenn »**die funktionelle Verknüpfung zwischen den übertragenen Produktionsfaktoren** beibehalten wird und sie es dem Erwerber erlaubt, diese Faktoren zu nutzen, um derselben oder einer gleichartigen wirtschaftlichen Tätigkeit nachzugehen« (*EuGH*: Rechtssache Klarenberg). Nach der Rechtsprechung des *EuGH* liegt in dieser funktionellen Verknüpfung der Produktionsfaktoren diejenige Einheit, in der die wirtschaftliche Wertschöpfung vor dem Übergang vollzogen wird; sie stellt den (kleinsten) identitätsbildenden Kern der wirtschaftlichen Einheit und damit die Organisationseinheit i. S. d. RL 2001/23/EG bzw. i. S. v. § 613a BGB dar. Problematisch erscheint dabei allerdings die klare Definition dessen, was konkret die »funktionelle Verknüpfung der Produktionsfaktoren« im Einzelfall genau darstellen soll. Hier besteht nach wie vor erheblicher »Interpretationsspielraum«. Nur wenn eine wirtschaftliche Einheit bereits vor dem Übergang vorhanden ist, kann sich die Frage der Wahrung ihrer Identität und damit die Frage eines Betriebs(teil)übergangs überhaupt stellen. Demnach sind vom Anwendungsbereich RL 2001/23/EG nur solche Fälle betroffen, in denen die übertragene Einheit bereits vor dem Übergang über eine ausreichend funktionelle Selbständigkeit verfügte.[28]

Der *EuGH* und das *BAG* stellen mit dieser Rechtsprechung sicher, dass auch dann, wenn sich der Erwerber entschließt, den erworbenen Unternehmens- oder Betriebsteil im Sinne einer durch Leitungsstrukturen gekennzeichneten Einheit aufzulösen und in seine eigene Leitungsstruktur einzugliedern, der Schutzzweck der Richtlinie erreicht wird. Ausreichend für die Übertragung der wirtschaftlichen Einheit dürfte damit wohl sein, dass deren operative und funktionelle Ressourcen in der neuen Einheit von dem Erwerber gleichartig weitergenutzt werden. Damit kann ein **Betriebsübergang auch dann** vorliegen, **wenn** der übertragene Unternehmens- oder Betriebsteil seine **organisatorische Selbständigkeit nicht bewahrt**. Folglich handelt es sich bei einer solchen Form der Eingliederung unter Beibehaltung der funktionellen Verknüpfung auch nicht um eine Stilllegung (vgl. Teil A Rn. 72). Auch ein »**abweichendes Erwerberkonzept**« wird künftig nur noch eingeschränkt als Argument gegen das Vorliegen eines Betriebsteilübergangs i. S. v. § 613a BGB angeführt werden können (vgl. Teil A Rn. 187). Deshalb

25 EuGH 20.7.2017 – C-416/16; BAG 13.8.2019 – 8 AZN 171/19.
26 EuGH 12.2.2009 – C-466/07, Klarenberg.
27 BAG 17.12.2009 – 8 AZR 1019/08; BAG 13.10.2011 – 8 AZR 455/10.
28 BAG 30.1.2025 – 2 AZR 93/23.

stellt die Rechtsprechung bei der Beurteilung des Betriebes bzw. der wirtschaftlichen Einheit das Vorliegen und Fortbestehen einer funktionellen Verknüpfung, die einen gegenüber der Organisation des Erwerbers eigenständigen Wert haben muss, stärker in den Mittelpunkt der Betrachtung. Kritisch bleibt allerdings anzumerken, dass durch ein solches Verständnis des Betriebs(teil)begriffs die Grenzen zur bloßen Funktionsnachfolge, die (jedenfalls bislang) nicht als Betriebsübergang gilt (vgl. Teil A Rn. 29), zunehmend diffuser werden.

19 Um eine Feststellung darüber treffen zu können, ob die Übertragung der wirtschaftlichen Einheit unter Wahrung der Identität erfolgt ist, muss eine **Gesamtabwägung unter Berücksichtigung sämtlicher Umstände des Einzelfalls** vorgenommen werden.[29] Der *EuGH* hat hierzu einen **7-Punkte-Katalog** der in die Abwägung einzubeziehenden Kriterien entwickelt.[30] Allerdings sind die Kriterien des *EuGH* im Einzelfall jeweils unterschiedlich zu gewichten. Zu den Kriterien, die zu berücksichtigen sind, zählen:

- Art des betreffenden Unternehmens oder Betriebs,
- der Übergang oder Nichtübergang der materiellen Aktiva wie Gebäude und bewegliche Güter,
- der Wert der immateriellen Aktiva zum Zeitpunkt des Übergangs,
- die Übernahme oder Nichtübernahme der Hauptbelegschaft durch den neuen Inhaber,
- der Übergang oder Nichtübergang der Kundschaft,
- der Grad der Ähnlichkeit zwischen der vor und der nach dem Übergang verrichteten Tätigkeit und
- die Dauer einer eventuellen Unterbrechung dieser Tätigkeit.

Bei der Festlegung der Kriterien vollzieht der *EuGH* damit die Entwicklung zur einer modernen »Dienstleistungs- oder Wissensgesellschaft« nach, in der die sächlichen Produktionsmittel gegenüber immateriellen Aktiva und Know-how oftmals eine eher untergeordnete Rolle spielen. Wie bereits dargestellt, ist die Frage, ob ein Betriebsübergang stattgefunden hat, anhand einer Gesamtbetrachtung aller Umstände zu beurteilen. Dabei kann es auch zu einem sogenannten Kettenbetriebsübergang kommen, wenn die Arbeitsverhältnisse der betreffenden Arbeitnehmer erst auf den ersten und später auf weitere Erwerber übergehen.[31]

20 Auf der Grundlage der Entscheidungen des *EuGH* sind für die Beurteilung des Betriebsbegriffs zusammenfassend nachfolgende Grundsätze zu berücksichtigen:

---

29 EuGH 24.1.2002 – C-51/00; BAG 22.1.2015 – 8 AZR 139/14.

30 EuGH 20.11.2003 – C-340/01; EuGH 18.3.1986 – C-24/85; das BAG hat sich dem seit 1997 in ständiger Rechtsprechung angeschlossen: BAG 22.1.2015 – 8 AZR 139/14; BAG 22.5.1997 – 8 AZR 101/96.

31 BAG 15.12.2022 – 2 AZR 99/22.

- Die **Differenzierung** der Anforderungen an den Betriebsbegriff erfolgt **nach der jeweiligen Branche** oder **der jeweiligen Geschäftstätigkeit**. Diese Differenzierung hat zur Folge, dass die o. g. Kriterien des 7-Punkte-Katalogs je nach der ausgeübten Tätigkeit und den Produktions- oder Betriebsmethoden, die in dem betroffenen Unternehmen, Betrieb oder Betriebsteil angewendet werden, von unterschiedlichem Gewicht sind.[32] **21**
- Nicht in jedem Fall erforderlich für einen Betriebsübergang ist entgegen der früheren Rechtsprechung des *EuGH* in jedem Fall das Vorhandensein (beim Veräußerer) und die Beibehaltung (beim Erwerber) **eines Minimums an betrieblicher Organisation** im Sinne der Aufrechterhaltung von Leitungs- bzw. Führungsstrukturen.[33] **22**
- Schließlich ist bei der Interpretation des Betriebsbegriffs auch zu berücksichtigen, dass der Normzweck von § 613a BGB und der zugrunde liegenden europäischen Richtlinien vor allem darin liegt, eine **Lücke im Kündigungsschutzsystem zu schließen.** Ohne gesetzlich angeordnete Übertragung des Arbeitsverhältnisses auf den Erwerber wäre der Veräußerer regelmäßig berechtigt, wegen des Wegfalls der Beschäftigungsmöglichkeit eine betriebsbedingte Kündigung auszusprechen. Das Arbeitsverhältnis soll deshalb, wenn auch mit einem anderen Inhaber, fortbestehen, wenn der Betrieb als solcher zum Zeitpunkt der Veräußerung weiter existiert. Daraus folgt, dass der Betriebsbegriff grundsätzlich so ausgelegt werden muss, dass die kündigungsschutzrechtliche Funktion der Bestimmung erfüllt werden kann. Dies führt im Zweifel zu einer arbeitnehmerfreundlichen – weiten – Auslegung des Betriebsbegriffs bzw. des Begriffs der wirtschaftlichen Einheit. **23**

Unter Berücksichtigung dieser Grundsätze können in der Praxis im Wesentlichen die drei folgenden Fallgruppen unterschieden werden: **24**

- In einem reinen **Produktionsbetrieb** spielt die Frage, ob der Erwerber die dort eingesetzten Maschinen – die Produktionsmittel – übernimmt, nach wie vor die entscheidende Rolle für die Feststellung des Übergangs der wirtschaftlichen Einheit. Sächliche Betriebsmittel sind wesentlich, wenn bei wertender Betrachtungsweise ihr Einsatz den eigentlichen Kern des erforderlichen Funktionszusammenhangs ausmacht und wenn sie somit zur auftragsgemäßen Verrichtung der Tätigkeiten erforderlich sind,[34] weil ohne die Produktionsmittel der Betrieb nicht fortgeführt werden kann. Dies kann insbesondere der Fall sein, wenn Betriebsmittel unverzichtbar zur auftragsgemäßen Verrichtung der Tätigkeit sind, auf dem freien Markt nicht erhältlich sind oder ihr Gebrauch vom Auftraggeber **25**

32 EuGH 10.12.1998 – C-173/96, C-247/96; EuGH 25.1.2001 – C-172/99; BAG 22.8.2013 – 8 AZR 521/12.

33 EuGH 11.3.1997 – C-13/95; *Bachner*, AiB 1996, 291.

34 BAG 29.3.2007 – 8 AZR 474/06.

zwingend vorgeschrieben ist.[35] So kommt den sächlichen Betriebsmitteln regelmäßig eine erhebliche Rolle zu, wenn es sich um standortgebundene umfangreiche Anlagen und Maschinen handelt, die vom potentiellen Betriebsübernehmer weiterbenutzt werden.[36] Demgegenüber kommt der Übernahme des Personals dabei in der Regel eine untergeordnete Bedeutung zu. Der *EuGH* betrachtet nunmehr die bisherige strenge Trennung zwischen betriebsmittelgeprägten und nicht betriebsmittelgeprägten Betrieben differenzierter.[37] Danach muss bei Übernahme einer Tätigkeit, deren Ausübung nennenswerte Betriebsmittel erfordert, eine fehlende Nutzung der bisherigen Betriebsmittel dem Betriebsübergang nicht notwendigerweise entgegenstehen, wenn die Betriebsmittel wegen rechtlicher, umweltrelevanter und technischer Vorgaben des öffentlichen Auftraggebers nicht übernommen werden.

26 • Dagegen stehen bei einem reinen Handels- und Dienstleistungsbetrieb bei der Bewertung, ob ein Betriebsübergang vorliegt, die immateriellen Betriebsmittel im Vordergrund, also Geschäftsbeziehungen zu Dritten, der Kundenstamm und etwaige Kundenlisten, das Know-how und die Einführung des Unternehmens auf dem Markt.[38] Hier sind die Produktionsmittel regelmäßig gerade nicht von entscheidender Bedeutung.

27 • Schließlich kann auch allein in der Übertragung eines wesentlichen Teils der Belegschaft eine wirtschaftliche Einheit liegen. Dies kommt in **Branchen in Betracht, in denen es im Wesentlichen auf die menschliche Arbeitskraft ankommt**. Dort kann eine organisierte Gesamtheit von Arbeitnehmern, die durch ihre gemeinsame Tätigkeit dauerhaft verbunden ist und die nach Zahl und Sachkunde einen erheblichen Teil der Belegschaft darstellt – die so genannte **Hauptbelegschaft** –, allein (also ohne Übertragung von Sachmitteln oder sonstiger immaterieller Mittel) eine wirtschaftliche Einheit darstellen.[39] Deshalb muss in solchen Bereichen entscheidend auf die Übernahme der Hauptbelegschaft abgestellt werden. Soweit für die Tätigkeit nur ein **geringer Qualifikationsgrad** und keine oder nur eine geringe Sachkunde erforderlich ist, muss ein sehr hoher Prozentsatz der bisherigen Belegschaft tatsächlich weiterbeschäftigt werden. Die Übernahme nur etwa der Hälfte der Arbeitnehmer reicht bei solchen einfachen Tätigkeiten nicht aus.[40] Bejaht wurde die positive Indizfunktion im Bereich einfacher Tätigkeiten bisher nur bei

35 BAG 23.5.2013 – 8 AZR 207/12.
36 BAG 6.4.2006 – 8 AZR 222/04.
37 EuGH 27.2.2020 – C-298/18.
38 Vgl. BAG 27.10.2005 – 8 AZR 568/04.
39 Vgl. EuGH 24.1.2002 – C-51/00; BAG 22.5.1997 – 8 AZR 101/96.
40 BAG 14.5.1998 – 8 AZR 418/96.

einer tatsächlichen Weiterbeschäftigung von ca. 85 % der Mitarbeiter.[41] Ist für die Ausübung der Tätigkeit eine **besondere Sachkunde** des Personals erforderlich, zu denen beispielsweise auch Lehr- und Unterrichtstätigkeiten gehören können, gelten die o. g. hohen Schwellenwerte jedoch nicht.[42] Die Rechtsprechung stellt in diesem Zusammenhang darauf ab, dass ein »wesentlicher Teil« der Belegschaft übernommen wird. Damit hängt es von der Struktur eines Betriebs oder Betriebsteils ab, welcher nach Zahl und Sachkunde zu bestimmende Teil der Belegschaft übernommen werden muss, um die Rechtsfolgen des § 613a auszulösen. Eine feste prozentuale Größe kann der einzelfallorientierten Betrachtung von *BAG* und *EuGH* nicht entnommen werden. Dies kann allerdings zu dem – angesichts des Schutzzwecks von § 613a BGB befremdlich anmutenden – Ergebnis führen, dass es der neue Unternehmer mit der Entscheidung über die Übernahme des Personals auch in der Hand hat, einen Betriebsübergang herbeizuführen oder nicht. Aus diesem Grund wird man in einer solchen Situation eine Korrektur dadurch herbeiführen müssen, dass man den gesamten Sachverhalt gerade unter Berücksichtigung der kündigungsschutzrechtlichen Funktion der Bestimmung besonders würdigt.

Ein Betriebsübergang kann auch dann gegeben sein, wenn das **Übernahmeangebot des Erwerbers erst nach Ablauf der Kündigungsfrist** erfolgt. Für den Betriebsübergang kommt es allein darauf an, ob der Erwerber durch die Übernahme der Hauptbelegschaft in die Lage versetzt wird, den Betrieb im Wesentlichen wie bisher unter Aufrechterhaltung der bisherigen Arbeits- und Betriebsorganisation fortzusetzen. Dabei ist aber gerade auch zu berücksichtigen, dass die Arbeits- und Betriebsorganisation nicht zwangsläufig mit Ablauf der Kündigungsfrist endet. Bis zur tatsächlichen Stilllegung des Betriebes ist ein Betriebsübergang möglich – und zwar auch dann, wenn für einzelne Arbeitnehmer die Kündigungsfrist bereits abgelaufen ist. **28**

Eine besondere Bedeutung erlangt dabei regelmäßig auch die Frage, wie der Betriebsübergang von der bloßen **Funktionsnachfolge** (so genanntes **Outtasking**), die mangels Übertragung einer organisatorischen Einheit nicht als Betriebsübergang qualifiziert werden kann, abzugrenzen ist. Zu unterscheiden sind hier die Fälle der Auftragsnachfolge, der Auftragsübernahme, der erstmaligen Fremdvergabe einer arbeitstechnischen Aufgabe und die Auftragsrücknahme. Um eine sachgerechte Abgrenzung vornehmen zu können, muss zunächst davon ausgegangen werden, dass bei der Bewertung des Sachverhalts nicht allein auf die Gleichartigkeit der vor und nach dem Übergang auszuübenden Tätigkeiten abgestellt werden kann;[43] so darf die **29**

41 BAG 13.11.1997 – 8 AZR 295/95.

42 BAG 21.6.2012 – 8 AZR 181/11.

43 So aber noch EuGH 14.4.1994 – C-392/92, Christel Schmidt.

wirtschaftliche Einheit nicht allein als bloße Tätigkeit verstanden werden. Allein die Übertragung einer Aufgabe und Funktion in Form einer reinen Funktionsnachfolge ist dafür nicht ausreichend und stellt für sich allein noch keinen Betriebsübergang dar.[44] Vielmehr bezieht sich der Begriff der wirtschaftlichen Einheit auf eine organisierte Gesamtheit von Personen und Sachen zur Ausübung einer wirtschaftlichen Tätigkeit mit eigener Zielsetzung. Zum Zwecke der Aufrechterhaltung der Kontinuität des Arbeitsverhältnisses gilt hier allerdings ein weiter Organisationsbegriff, der nicht auf die Arbeits- und Betriebsorganisation bzw. die Führungs- und Leitungsstrukturen abstellt, sondern auf die Aufrechterhaltung der funktionellen Verknüpfung der Produktionsfaktoren. Deshalb sind Maßnahmen der Auftragsnachfolge, der Auftragsübernahme, der erstmaligen Fremdvergabe und der Auftragsrücknahme dann nicht als Betriebsübergang zu qualifizieren, wenn der neue Auftragnehmer weder Personal noch Arbeitsmittel noch Know-how übernimmt. Führt ein Unternehmen, das bei einer Auftragsneuvergabe berücksichtigt wurde, die Aufgaben eines Servicevertrages fort, so stellt dies für sich genommen keinen Betriebsübergang dar. Soweit jedoch zusätzliche Umstände zu der Auftragsübernahme hinzukommen, kann dies die Annahme rechtfertigen, dass die wirtschaftliche Einheit fortbesteht mit der Maßgabe, dass die Übertragung dann auch zu einem Betriebsübergang führt.[45]

30 Bedeutung erlangt in diesem Zusammenhang regelmäßig auch der **Begriff des Betriebsteils.** Dieser ist gleichfalls im Lichte der Betriebsübergangsrichtlinie 2001/23/EG in Anlehnung an die so genannte »wirtschaftliche Einheit« zu bestimmen. Im Hinblick auf die Regelung in § 613a BGB können wirtschaftliche Einheiten entweder der Betrieb selbst oder aber der Betriebsteil sein. Betriebsteile sind dabei Teileinheiten im Sinne von Teilorganisationen des Betriebes, in denen sächlich und organisatorisch abgrenzbare arbeitstechnische Teilzwecke des Gesamtbetriebes erfüllt werden.[46] Die Erfüllung bloßer Hilfszwecke bzw. Teilfunktionen ist ausreichend.[47] Nicht entscheidend ist demzufolge, ob der übertragene Funktionsbereich für das übertragende Unternehmen nur von untergeordneter Bedeutung ist und nicht in einem notwendigen Zusammenhang mit dem Unternehmenszweck steht.[48] Um einen selbständigen Betriebsteil annehmen zu können, muss eine Teileinheit des Betriebes beim früheren Betriebsinhaber bereits die Qualität eines Betriebsteils gehabt haben.[49] Voraussetzung ist also stets,

---

44 BAG 19.3.2015 – 8 AZR 150/14; BAG 23.5.2013 – 8 AZR 207/12.
45 EuGH 19.10.2017 – C-200/16.
46 Vgl. BAG 26.8.1999 – 8 AZR 718/98.
47 Vgl. BAG 9.2.1994 – 2 AZR 666/93.
48 Vgl. EuGH 12.11.1992 – C-209/91.
49 BAG 27.1.2011 – 8 AZR 326/09, AiB 2012, 751.

dass der entsprechende Bereich bereits beim Veräußerer organisatorisch verselbständigt war.[50] Zukünftig dürfte die Bedeutung des Betriebsteils für das Vorliegen eines Betriebsübergangs nur noch eine untergeordnete Rolle spielen. Während nach der früheren Rechtsprechung in jedem Fall eine eigenständige Betriebs- bzw. Arbeitsorganisation feststellbar sein musste,[51] reicht es nunmehr nach der Rechtsprechung des *EuGH* aus, dass der Funktions- und Zweckzusammenhang zwischen den verschiedenen übertragenen Faktoren beibehalten wird. Nicht ausreichend ist auch nach wie vor die Übertragung einer bloßen **Sachgesamtheit.** So wird es bei der Übertragung einer Sachgesamtheit – z. B. an Betriebsmitteln – regelmäßig an der eigenständigen abgrenzbaren Betriebs- und Arbeitsorganisation wie auch an der erforderlichen »funktionellen Verknüpfung« fehlen.

Um einen Betriebsteilübergang begründen zu können, ist weiter Voraussetzung, dass die funktionelle Verknüpfung zwischen den übertragenen Produktionsfaktoren beibehalten bleibt und es dem Erwerber hierdurch ermöglicht wird, diese Faktoren zu nutzen, um derselben oder einer gleichartigen wirtschaftlichen Tätigkeit nachzugehen.[52] Unerheblich ist damit, ob die übergegangene wirtschaftliche Einheit ihre Selbständigkeit innerhalb der Struktur des Erwerbers bewahrt oder nicht. **31**

Die übernommene Teilorganisation muss daher schon beim früheren Betriebsinhaber die Voraussetzungen eines Betriebsteils erfüllt haben. Nicht ausreichend für einen Betriebsteilübergang ist es, wenn der Erwerber aus einer übernommenen Gesamtheit von Betriebsmitteln **erstmals einen Betrieb bzw. Betriebsteil organisiert**.[53] Hierdurch wird ein neuer Betriebsteil errichtet, nicht etwa ein bestehender Betriebsteil übernommen. **32**

Die Thematik des Betriebs(teils)begriffs soll anhand der folgenden **Beispiele aus der Rechtsprechung** verdeutlicht werden: **33**

> Bei der Übernahme einer **Arztpraxis** ist von einem Betriebsübergang auszugehen, wenn innerhalb der bisherigen Praxisräume die bestehende fachärztliche Ausrüstung beibehalten wird, die vorhandenen medizinischen und technischen Einrichtungen, wie u. a. Röntgenanlage, EKG-Gerät, Instrumente sowie die Patientenunterlagen weitergenutzt werden und durch organisatorische sowie personelle Vorkehrungen der bisherige Patientenkreis gezielt weiter an die Praxis herangeführt wird.[54] **34**
>
> Der **Erwerber eines Gaststättenbetriebs**, in dem vor der Übernahme »gutbürgerliche Küche« serviert wurde, beabsichtigte nach der Übernahme ebenfalls **35**

50 BAG 23.5.2013 – 8 AZR 207/12; BAG 24.8.2006 – 8 AZR 317/05; BAG 13.7.2006 – 8 AZR 331/05.

51 Vgl. BAG 8.8.2002 – 8 AZR 583/01.

52 EuGH 6.3.2014 – C-458/12; EuGH 12.2.2009 – C-466/07; BAG 19.3.2015 – 8 AZR 119/14.

53 BAG 24.1.2013 – 8 AZR 706/11.

54 Vgl. LAG Düsseldorf 29.2.2000 – 3 Sa 1896/99.

ein Speiserestaurant – allerdings ein arabisches Spezialitätenrestaurant – zu eröffnen. Trotz verschiedener Umbaumaßnahmen sollte ein Teil der bisherigen Einrichtung weitergenutzt werden. Das Servierpersonal wurde jedoch nicht weiterbeschäftigt.

Das *BAG*[55] wertete diesen Vorgang als einen Wechsel der Betriebsmethoden und der Betriebsorganisation mit der Folge des Ausschlusses der identitätswahrenden Übertragung der wirtschaftlichen Einheit. Nach Rechtsprechung des *BAG* liege ein Betriebsübergang nicht schon dann vor, wenn ein einzelner Arbeitnehmer seine dem Veräußerer gegenüber geschuldete Arbeitsleistung auch beim neuen Betriebsinhaber erbringen könnte.

36 Mit der **Neuvergabe eines Cateringauftrags** befasst sich die Entscheidung des *BAG* vom 11.12.1997.[56] Der Caterer hatte den Auftrag übernommen, im Namen und für Rechnung des Auftraggebers in dessen Kantine und mit der von diesem zur Verfügung gestellten Kücheneinrichtung die Mitarbeiter des Auftraggebers zu bewirten. Der Auftrag wurde gekündigt und neu vergeben.

36a Die **Übernahme der Buchhaltung und der Personalverwaltungsaufgaben** eines Tochterunternehmens durch die Konzernmutter soll nach Auffassung des *BAG* keinen Betriebsübergang begründen, wenn damit nicht die Übernahme von Betriebsmitteln oder Personal verbunden ist.[57]
Bei **Leiharbeitsunternehmen** sind nach der Rechtsprechung des *BAG* Besonderheiten zu beachten. Zwar findet § 613a BGB grundsätzlich auch auf diese Anwendung. Wesentliches Merkmal bei solchen Unternehmen ist aber im Allgemeinen das Fehlen einer eigenen Betriebsorganisation, nach der in einem solchen Unternehmen verschiedene entsprechend der Organisation des Veräußerers abtrennbare wirtschaftliche Einheiten bestimmt werden können.[58] Deshalb muss nach der Rechtsprechung geprüft werden, ob die vom Veräußerer übertragenen Betriebsmittel bei ihm eine einsatzbereite Gesamtheit dargestellt haben, die als solche dazu ausgereicht hat, die für die wirtschaftliche Tätigkeit des Unternehmens charakteristischen Dienstleistungen ohne Inanspruchnahme anderer wichtiger Betriebsmittel oder anderer Unternehmensteile erbringen zu können.[59]
Bei dem Betrieb eines **Callcenters** stehen die Kommunikation zwischen den Kunden und den Mitarbeitern des Callcenters sowie die Kenntnisse dieser Kundenbetreuer im Vordergrund. Damit kommt den sächlichen Betriebsmitteln (z. B. Telefonanlage, Büroräume) keine entscheidende Bedeutung für

55 Vgl. BAG 11.9.1997 – 8 AZR 555/97; BAG 13.11.1997 – 8 AZR 295/95.
56 Vgl. BAG 11.12.1997 – 8 AZR 426/94.
57 BAG 14.8.2007 – 8 AZR 803/06.
58 BAG 12.12.2013 – 8 AZR 1023/12.
59 BAG 12.12.2013 – 8 AZR 1023/12.

die Identität der wirtschaftlichen Einheit zu. Sie spielen neben der menschlichen Arbeitskraft nur eine untergeordnete Rolle für die wirtschaftliche Wertschöpfung.[60] Übernimmt ein neu gegründetes Unternehmen die Aufgaben eines bisher für einen Konzern tätigen Callcenters, so kann auch dann ein Betriebsübergang vorliegen, wenn das neue Unternehmen das Service-Angebot erweitert und deshalb eine Fortbildung der übernommenen Mitarbeiter nötig wird. Wenn übernommene Mitarbeiter zur Erfüllung ihrer Aufgaben Fortbildungsmaßnahmen durchlaufen müssen, rechtfertigt das für sich allein noch nicht die Annahme, dass ihre alten und neuen Tätigkeiten nicht mehr ähnlich sind.[61]

Der Übergang eines Betriebsteils liegt vor bei **Übernahme der zur Durchführung der Personen- und Gepäckkontrolle an einem Flughafen erforderlichen Betriebsmittel**.[62] 37

Flugzeuge stellen nach der Rechtsprechung des *BAG* keine Betriebsteile dar. Vielmehr handelt es sich um Betriebsmittel.[63]

Die **Neuvergabe eines Objektschutzauftrages** kann dann einen Betriebsübergang i. S. d. § 613a BGB darstellen, wenn der Auftraggeber verlangt, dass für die Bewachung des Objekts ein von ihm angeschafftes und auf seine Bedürfnisse angepasstes zentrales Alarmmanagementsystem benutzt, das bereits vom alten Sicherheitsdienstleister eingesetzt wurde.[64]

Der **Wechsel der Vertriebsberechtigung** für den Verkauf von Kraftfahrzeugen einer bestimmten Marke führt zur Qualifizierung des Vorgangs als Betriebsübergang.[65] 38

Die bloße **Übergabe einer von den britischen Streitkräften genutzten Liegenschaft** an die Bundeswehr stellt keinen Betriebsübergang dar, wenn nur die Funktion des Schießplatzes und einzelne Betriebsmittel übernommen werden.[66] 39

Bei der **Übernahme eines Dienstleistungsauftrags** mitsamt dem zugehörigen Fachpersonal durch einen anderen Dienstleister (z. B. Einkauf, Service und Logistik) ergibt sich eine ausreichende organisatorische Abgrenzbarkeit des übertragenen Betriebsteils bereits aus der Verbundenheit und Zuordnung der betroffenen Fachkräfte zu dem jeweiligen Dienstleistungsauftrag.[67] 40

Auch ohne die Übernahme des Personals stellt die **Fortführung des Gefahrstofflagers** einer Spedition einen Betriebsübergang dar, wenn die ein- 41

60 BAG 25.6.2009 – 8 AZR 258/08.
61 BAG 25.6.2009 – 8 AZR 258/08.
62 LAG Köln 1.6.2005 – 8 (5) Sa 25/05; LAG Köln 12.7.2005 – 9 Sa 1566/04.
63 BAG 1.6.2023 – 2 AZR 150/22.
64 BAG 23.5.2013 – 8 AZR 207/12.
65 LAG Köln 10.7.2003 – 10 Sa 177/03.
66 Vgl. BAG 25.9.2003 – 8 AZR 421/02.
67 Vgl. LAG Sachsen-Anhalt 12.10.2004 – 8 Sa 113/04.

gelagerte Ware weiterhin vorhanden ist und die Arbeitsorganisation im Wesentlichen fortgeführt wird.[68]

41a Nach der Rechtsprechung des *BAG* liegt ein Betriebsübergang auch dann vor, wenn ein Kommunalunternehmen, das Krankenhäuser betreibt, eine **Service-GmbH gründet**, alle Reinigungskräfte der Krankenhäuser durch Abschluss neuer Arbeitsverträge mit schlechteren Konditionen und vorhergehendem Abschluss von Aufhebungsverträgen mit den Krankenhäusern übernimmt und sodann die Reinigungskräfte in die jeweiligen früheren Krankenhausbetriebe »zurückentleiht«.[69]

42 Dagegen handelte es sich in einem vom *BAG* im September 1998 entschiedenen Fall um die bloße Übertragung einer **Sachgesamtheit** und damit nicht um einen Betriebsübergang:[70]

> Der Fahrer eines LKW wendete ein, der vom ihm gefahrene Kleinlaster habe mit ihm als Arbeitnehmer einen Betriebsteil der Möbelfabrik seines Arbeitgebers gebildet, weil er allein den Nahverkehr abgedeckt habe. Die zwölf weiteren LKW-Fahrer waren für den Fernverkehr zuständig.

Das *BAG* lehnte die Voraussetzungen für einen Betriebsteil in diesem Fall ebenso ab wie in seiner Entscheidung vom 26.8.1999, bei der die Veräußerung von drei für den Erwerber bereits ständig eingesetzten Lastkraftwagen zu beurteilen war.[71] Zwar stelle die Abwicklung einer auf Dauer eingerichteten Geschäftsbeziehung mit einem Großkunden einen Teilzweck innerhalb des betrieblichen Gesamtzwecks dar. Erforderlich sei auch nicht, dass es sich um einen andersartigen Zweck als im übrigen Betrieb handele. Hinzukommen müsse jedoch – immer – eine organisierte Gesamtheit von Personen und Sachen im Sinne einer arbeitsorganisatorischen Einheit. Dies könne etwa dann der Fall sein, wenn LKW-Fahrer als Spezialisten, ohne jederzeit austauschbar zu sein, nur auf bestimmten LKW eingesetzt würden.

43 In der Sache **Klarenberg**[72] hat der *EuGH* die Übertragung einer wirtschaftlichen Teileinheit bei der folgenden Fallkonstellation angenommen: Der Kläger (Herr Klarenberg) war Arbeitnehmer der ET Electrotechnology GmbH (ET) und dort als Leiter der Abteilung F E/ET-Systeme/Netzwerk/IBS beschäftigt. Die betreffende Abteilung war in mehrere Unterabteilungen/Gruppen untergliedert. Der Kläger leitete eine dieser Untergliederungen (die Gruppe F E/ET-Systeme) und trug zugleich die Gesamtverantwortung für die Abteilung. Der Stellvertreter des Klägers in der Leitung der Gesamtabteilung stand zugleich der Gruppe Produktion/Schaltschränke/Platinen

---

68 Vgl. LAG Hamm 16.5.2003 – 16 Sa 1371/02.
69 BAG 21.5.2008 – 8 AZR 481/07.
70 Vgl. BAG 3.9.1998 – 8 AZR 306/97.
71 Vgl. BAG 26.8.1999 – 8 AZR 718/98.
72 EuGH 12.2.2009 – C-466/07.

vor. In einem im November 2005 abgeschlossenen Kaufvertrag zwischen ET und der Ferrotron Technologies GmbH (FT), der beklagten Arbeitgeberin, wurde vereinbart, die Entwicklungshardware, das Produktmaterialinventar, eine Lieferanten- und eine Kundenliste auf FT zu übertragen. Darüber hinaus wurde die Übertragung der Eigenproduktsoftware, Patente, Patentanmeldungen und Erfindungen sowie der Produktnamen und des technischen Know-hows auf die amerikanische Muttergesellschaft von FT vereinbart. FT übernahm verschiedene Arbeitnehmer der ET, darunter auch den Stellvertreter des Klägers sowie einige Ingenieure der Gruppe, der der Kläger vorstand. Der Kläger selbst erhielt kein Übernahmeangebot, er wurde von ET weiterbeschäftigt. Die beklagte FT entwickelt, fertigt und vertreibt neben den von der ET erworbenen Produkten weitere Produkte im Bereich der metallurgischen Messtechnik. Alle übernommenen Arbeitnehmer sind bei der Beklagten auch für Aufgaben zuständig, die nicht im Zusammenhang mit den von ET erworbenen Produkten stehen. Nach Vollzug des Kaufvertrages wurde ET im Sommer 2006 insolvent. Daraufhin erhob der Kläger vor dem Arbeitsgericht Klage auf Weiterbeschäftigung als Abteilungsleiter bei der FT mit der Begründung, sein Arbeitsverhältnis sei im Zuge eines Betriebsübergangs auf FT übergegangen. Auf Vorlage des *LAG Düsseldorf* nahm der *EuGH* in der vorliegenden Konstellation die Übertragung einer wirtschaftlichen Einheit und damit einen Betriebsübergang i. S. v. § 613a BGB an.

Auch in Zusammenhang mit der **Durchführung einer Aufgabe der Daseinsvorsorge**, wie beispielsweise im Rettungsdienst, kommt ein Betriebsübergang grundsätzlich in Betracht. § 613a BGB findet auch Anwendung, wenn die öffentliche Hand einen privaten Betrieb übernimmt oder ein Betriebsinhaberwechsel zwischen öffentlich-rechtlichen Körperschaften stattfindet.[73]

Im **öffentlichen Dienst** kommt § 613a Abs. 1 BGB bei einer Übertragung wirtschaftlicher Tätigkeiten – jedoch grundsätzlich nicht bei einer Übertragung von Tätigkeiten in Ausübung hoheitlicher Befugnisse – zur Anwendung.[74]

c. Übergang durch Rechtsgeschäft

Die Regelung des § 613a Abs. 1 S. 1 BGB setzt nach ihrem ausdrücklichen **44**
Wortlaut voraus, dass der Wechsel der Inhaberschaft am Betrieb(steil) durch Rechtsgeschäft erfolgt. Damit soll der Anwendungsbereich der Vorschrift nicht einschränkt werden, vielmehr soll dadurch eine Abgrenzung von den Fällen der Gesamtrechtsnachfolge und der Übertragung aufgrund Hoheits-

73 BAG 25. 8. 2018 – 8 AZR 53/15; BAG 10. 5. 2012 – 8 AZR 434/11.
74 EuGH 20. 1. 2011 – C 463/09; BAG 26. 3. 2015 – 2 AZR 783/13.

aktes vorgenommen werden.[75] Die Inhaberschaft geht über, wenn der neue Betriebsinhaber die wirtschaftliche Einheit nutzt und fortführt. Maßgeblich ist dabei die Weiterführung der Geschäftstätigkeit durch diejenige Person, die nunmehr für den Betrieb als Inhaber »verantwortlich« ist. Verantwortlich ist die Person, die den Betrieb im eigenen Namen und nach außen hin erkennbar führt.[76] Davon zu unterscheiden ist jedoch der **bloße Wechsel der Gesellschaftsanteile**. Der reine Gesellschafterwechsel (so genannter **share deal**) wird zwar im Regelfall gleichfalls auf ein Rechtsgeschäft zurückzuführen sein, stellt jedoch allein noch keinen Übergang des Betriebes bzw. eines Betriebsteils dar.[77] Änderungen auf der Ebene der Gesellschafter, insbesondere ein bloßer Wechsel von Gesellschaftern, können keinen Übergang i. S. d. RL 2001/23/EG oder i. S. v. § BGB § 613a BGB auslösen.[78] Ein Betriebsübergang liegt gerade nur dann vor, wenn ein funktionsfähiger Betrieb oder Betriebsteil auf einen anderen Rechtsträger übergeht. Es findet also gerade kein Betriebs(teil)übergang statt, wenn lediglich die Anteile einer Kapital- oder Personenhandelsgesellschaft – und seien es auch alle – veräußert werden oder wenn Gesellschafter in solche Gesellschaften eintreten oder aus solchen Gesellschaften ausscheiden. Denn der Rechtsträger und Arbeitgeber als Partei des Arbeitsverhältnisses bleibt beim Wechsel der Gesellschafter jeweils derselbe.[79] Es findet lediglich ein Wechsel der Eigentümerstellung der Gesellschafter statt. Ändert sich nur der Name des Unternehmens (**Umfirmierung**), stellt dies für sich allein keinen Betriebsübergang nach § 613a BGB dar.

45 Anders ist die Situation zu beurteilen bei der **Gesellschaft bürgerlichen Rechts**, weil dort der Gesellschafterwechsel stets unmittelbar auch zu einem Wechsel am gesamthänderischen »Gesellschaftsvermögen« – wie also Betrieb oder Betriebsteil – führt. Tritt also ein neuer Gesellschafter in ein Unternehmen ein, das als Gesellschaft bürgerlichen Rechts geführt wird, wird er automatisch auch Arbeitgeber der bei dem Unternehmen beschäftigten Arbeitnehmer.

46 Die frühere Rechtsprechung des *BAG* stellte für das Rechtsgeschäft ab auf die einverständliche Übertragung der Leitungsmacht auf den Betriebserwerber.[80] Diese Rechtsprechung stand im Widerspruch zur Rechtsauffassung des *EuGH*, der an den tatsächlichen Wechsel der für den Betrieb verantwortlichen Person anknüpfte.[81] Das *BAG* hat seine Rechtsprechung

75 BAG 18.8.2011 – 8 AZR 230/10.
76 BAG 25.1.2018 – 8 AZR 309/16.
77 BAG 14.8.2007 – 8 AZR 803/06.
78 BAG 23.3.2017 – 8 AZR 91/15.
79 Vgl. BAG 12.7.1990 – 2 AZR 39/90.
80 Vgl. BAG 8.11.1988 – 3 AZR 85/87.
81 Vgl. EuGH 7.3.1996 – C 171/94.

mit Urteil vom 12.11.1998 aufgegeben.[82] Seit dieser Entscheidung tritt daher ein **Betriebsübergang mit dem tatsächlichen Wechsel in der Person des Inhabers des Betriebs(teils)** ein. Der bisherige Inhaber muss seine wirtschaftliche Betätigung in dem Betrieb oder Betriebsteil einstellen. Einer besonderen Übertragung der Leitungsmacht daneben bedarf es nicht mehr. Ausreichend, aber auch notwendig ist, dass der Erwerber die Leitungsmacht tatsächlich übernimmt. Ein Wechsel der Inhaberschaft tritt demnach nicht ein, wenn der neue Inhaber den Betrieb gar nicht führt. Die bloße **Möglichkeit der unveränderten Betriebsfortführung** durch Übernahme der wesentlichen Betriebsmittel kann demzufolge das Vorliegen eines Betriebsübergangs nicht begründen. Die **Stilllegung des Betriebs** schließt § 613a BGB aus. Sie setzt den ernstlichen und endgültigen Entschluss des Arbeitgebers voraus, den Betrieb auf unbestimmte, wirtschaftlich nicht unerhebliche Zeit einzustellen.[83]

Damit ist das Rechtsgeschäft, welches den Betriebsübergang bewirkt **47**
(»kraft«), nicht dasjenige, welches den Betriebsübergang schuldrechtlich legitimiert und damit den Rechtsgrund für den Inhaberwechsel bildet (also der Kauf-, Miet- oder Pachtvertrag, Schenkung, Nießbrauch etc.). Die schuldrechtliche Legitimation kann dem Betriebsübergang nachfolgen oder ihm vorausgehen. Das Rechtsgeschäft i. S. v. § 613a Abs. 1 Satz 1 BGB ist vielmehr **der Eintritt in die tatsächliche Organisationsgewalt**, also der **tatsächliche und einverständliche Eintritt in die Inhaberstellung**.[84] Das Rechtsgeschäft muss sich damit auf den Übergang der tatsächlichen Nutzung- und Verfügungsgewalt über die sächlichen und immateriellen Betriebsmittel bzw. auf den Übergang der Belegschaft im Sinne der Übertragung des Direktionsrechts beziehen. Der Begriff des Rechtsgeschäfts ist weit auszulegen. Die Übernahme der Organisationsgewalt muss auf rechtsgeschäftlicher (vertraglicher) Grundlage erfolgen und nicht kraft Gesetzes – vor allem nicht im Wege der Gesamtrechtsnachfolge (Umwandlung, Erbfall), denn § 613a BGB ist ein so genannter Auffangtatbestand zur Gesamtrechtsnachfolge, bei der der Eintritt in die Arbeitsverhältnisse ohnehin erfolgt.

Die Art des Rechtsgeschäfts, welches die Übertragung der Verfügungsgewalt **48**
legitimiert, ist gleichgültig. Als **Rechtsgeschäfte, die den Betriebsübergang legitimieren können**, kommen damit etwa Kaufverträge, Pachtverhältnisse, Mietverträge, Schenkungen und die Einbringung im Rahmen von Gesellschaftsgründungen zum Eigentum oder zur Nutzung in Betracht. Letzteres ist regelmäßig dann zu beachten, wenn Betriebe oder Betriebsteile in Tochter- oder Schwestergesellschaften ausgegründet werden. Nicht ausreichend ist demgegenüber die bloße Sicherungsübereignung, z. B. sämtlicher Be-

---

82 Vgl. BAG 12.11.1998 – 8 AZR 282/97.
83 BAG 21.5.2015 – 8 AZR 409/13.
84 BAG 31.1.2008 – 8 AZR 2/07.

triebsmittel eines Geschäftsbetriebs, denn die Sicherungsübereignung führt gerade nicht zur Übertragung der betrieblichen Organisationsgewalt.[85]

49 Da an das **Einverständnis zur Begründung der tatsächlichen Inhaberstellung** i.S.v. § 613a BGB **keine allzu hohen Anforderungen** gestellt werden dürfen, genügt ein Bündel von Rechtsgeschäften, wenn diese in ihrer Gesamtheit die tatsächliche Organisationsgewalt hinsichtlich eines funktionsfähigen Betriebs(teils) begründen.[86] Besondere Bedeutung erlangt dies gerade im Fall von betriebsmittelarmen dienstleistungsorientierten Geschäftstätigkeiten, wie z.B. **im Reinigungs- oder im Bewachungsgewerbe**. Von einem rechtsgeschäftlichen Betriebsübergang ist dort demzufolge auch dann auszugehen, wenn ein Neuauftragnehmer eine im Wesentlichen unveränderte Arbeitsaufgabe auf vertraglicher Grundlage vom Auftraggeber – und eben nicht vom bisherigen Auftragnehmer – übernimmt und die Arbeitnehmer einvernehmlich weiter beschäftigt, weil sie in der Lage sind, den Neuauftrag wie bisher auszuführen. Die tatsächliche betriebliche Organisationsgewalt wird in diesem Fall aufgrund des Einverständnisses der Hauptbelegschaft mit dem Arbeitgeberwechsel vermutet.[87]

50 Im Dreiecksverhältnis zwischen Altauftragnehmer, Auftraggeber und Neuauftragnehmer bedarf es eines Vertrages zwischen den beiden Auftragnehmern auch deshalb nicht,[88] weil der Betriebsveräußerer – der frühere Auftragnehmer – eine Inhaberstellung gar nicht übertragen kann. Diese hat er nämlich regelmäßig aufgegeben. Der neue Auftragnehmer kann daher die vorhandene Arbeits- und Betriebsorganisation allein durch **Weiterbeschäftigung der den Betrieb verkörpernden Hauptbelegschaft** weiternutzen, ohne in Verhandlungen mit dem bisherigen Auftragnehmer treten zu müssen. Insoweit kommt es darauf an, dass die Erklärungen und Realakte des Betriebserwerbers auf die Erlangung der Arbeits- bzw. Betriebsorganisation gerichtet sind und dass er das Einverständnis derjenigen Personen hierzu erhält, die hierüber verfügungsbefugt sind, regelmäßig ist dies das Einverständnis der betroffenen Arbeitnehmer. Entscheidend ist, dass im Wesentlichen dieselben Arbeitnehmer dieselben Aufgaben am selben Ort unter im Wesentlichen gleichen Bedingungen ausführen.[89] Allerdings besteht eine Wechselbeziehung zwischen der Anzahl der Arbeitnehmer und den Qualitätsanforderungen.[90] Haben die Arbeitnehmer einen geringen Qualifikationsgrad, muss eine hohe Anzahl von ihnen weiterbeschäftigt werden, um

85 Vgl. BAG 20.3.2003 – 8 AZR 312/02.
86 Vgl. BAG 11.12.1997 – 8 AZR 426/94, allerdings noch zur Übernahme der tatsächlichen betrieblichen Leitungsmacht.
87 Vgl. BAG 10.12.1998 – 8 AZR 676/97.
88 EuGH 10.12.1998 – C-173/96, C-247/96.
89 Vgl. Schlussantrag des Generalanwalts in der Rechtssache C-247/96, EAS RL 77/187/EWG Nr. 17.
90 BAG 24.1.2013 – 8 AZR 706/11.

von einer Übernahme der Hauptbelegschaft reden zu können. Ist ein Betrieb stärker durch Spezialwissen und Qualifikation der Arbeitnehmer geprägt, kann neben anderen Kriterien ausreichen, dass wegen ihrer besonderen Sachkunde ein geringerer Anteil der Belegschaft übernommen wird.[91]

Somit kann es ausreichend für einen rechtsgeschäftlichen Betriebsinhaber- 51
wechsel sein, wenn ein Rechtsverhältnis über die Betriebsmittel endet und infolge der **Beendigung des Rechtsgeschäfts** die Betriebsmittel wieder in die Verfügungsgewalt dessen gelangen, der dem Dritten den Gebrauch bzw. die Nutzung eingeräumt hatte. Denkbar ist dies bei einem **Pachtbetrieb**, wenn dieser, sofern er nicht zuvor von dem Pächter stillgelegt worden ist, wegen der Beendigung des Pachtvertrages wieder an den Verpächter zurückgelangt. Dies gilt selbst dann, wenn der Verpächter die Leitungsmacht zuvor nicht ausgeübt hat und selbst keine entsprechenden Betriebe führt, jedoch die Weiterverpachtung anstrebt.[92] Entsprechendes gilt beim Betriebsübergang auf einen Nachfolgepächter.[93]

Daneben ist nach der Rechtsprechung des *BAG* bei der Prüfung des Vor- 52
liegens eines Betriebsübergangs ein Hauptaugenmerk auf die **Betriebsfortführungsabsicht** des Erwerbers zu legen.[94] Allein die Möglichkeit, einen Betrieb zu übernehmen, ist demnach mit der Betriebsübernahme nicht gleichzusetzen.[95] Die Übernahme – bzw. der Rückfall – der Betriebsmittel reicht für das Vorliegen eines Betriebsübergangs also nicht aus, wenn der Erwerber beabsichtigt, den bisherigen Betriebszweck, die Betriebsmethoden und/oder die Betriebsorganisation grundlegend zu ändern.[96] In jedem Fall muss das Fehlen der Betriebsfortführungsabsicht nach außen dokumentiert werden, damit sie für den Rechtsverkehr erkennbar ist. Der bloße innere Wille ist nicht ausreichend.[97] Bei einem Einzelhandelsgeschäft ist auf den im Verkauf bestimmter Waren an einen mehr oder weniger bestimmten Personenkreis bestehenden Betriebszweck abzustellen. Hieraus entstehen Lieferanten- und Kundenbeziehungen als der wesentliche Wert eines Einzelhandelsgeschäfts. Für deren Fortführung als Voraussetzung eines Betriebsübergangs kommt es im Wesentlichen auf die Beibehaltung des bisherigen Warensortiments und die Betriebsform an.[98]

§ 613a BGB findet auch dann Anwendung, wenn an dem Betriebsüber- 53
gang – auf welcher Seite auch immer – eine Anstalt, Körperschaft oder Stiftung des öffentlichen Rechts beteiligt ist und die jeweilige Einrichtung

91 BAG 24.1.2013 – 8 AZR 706/11.
92 BAG 27.4.1995 – 8 AZR 197/94.
93 EuGH 17.12.1987 – 287/86.
94 BAG 25.10.2007 – 8 AZR 917/06.
95 BAG 18.3.1999 – 8 AZR 196/98.
96 BAG 11.9.1997 – 8 AZR 555/95.
97 LAG Köln 2.3.2001 – 11 Sa 1386/00.
98 BAG 2.12.1999 – 8 AZR 796/98.

eine wirtschaftliche Tätigkeit ausübt. Nicht entscheidend ist, ob die öffentlich-rechtliche Einrichtung mit ihrer Tätigkeit einen Erwerbszweck verfolgt, Art. 1 Abs. 1c Satz 1 Betriebsübergangsrichtlinie. Dies hat vor allem bei der **Privatisierung öffentlicher Dienstleistungen** Bedeutung erlangt, beispielsweise wenn öffentlich-rechtliche Einrichtungen oder Eigenbetriebe (Kindergarten, Krankenhaus, Bauhof, Energieversorger; Verkehrsbetrieb) auf einen privaten Rechtsträger übertragen werden.[99] Allerdings handelt es sich nach dem ausdrücklichen Wortlaut der Betriebsübergangsrichtlinie bei der Übertragung von Aufgaben im Zuge einer Umstrukturierung von Verwaltungsbehörden oder bei der Übertragung von Verwaltungsaufgaben von einer Behörde auf eine andere nicht um einen Übergang im Sinne der Richtlinie, Art. 1 Abs. 1c Satz 2 Betriebsübergangsrichtlinie. Die rein öffentlich-rechtliche Aufgabenübertragung reicht also nicht zur Begründung eines Betriebsübergangs aus.[100] Ebenso wenig hat die Übertragung von Verwaltungsaufgaben einer Behörde oder Dienststelle wegen Auflösung derselben auf eine andere Behörde oder Dienststelle einen Übergang von Arbeitsverhältnissen von dem einen Träger öffentlicher Verwaltung auf den anderen zur Folge, es sei denn, es liegt eine besondere normative Regelung zugrunde.[101]

d. Zeitpunkt des Betriebsübergangs

54 Bei der Bestimmung des **Zeitpunkts des Betriebs(teil)übergangs** muss zwischen dem schuldrechtlichen Kausalgeschäft als der Legitimationsgrundlage für den Betriebs(teil)übergang (Kauf-, Miet-, Pachtvertrag etc.), der tatsächlichen Übernahme der betrieblichen Organisationsgewalt und den dinglichen Rechtsgeschäften (Besitz- und Eigentumsverschaffung) unterschieden werden. Für die Bestimmung des Zeitpunkts ist es jedoch weder entscheidend, wann das schuldrechtliche Kausalgeschäft noch wann die dinglichen Rechtsgeschäfte durchgeführt werden. Ebenso wenig kommt es darauf an, wann der Erwerber in der Lage ist, den Betrieb oder Betriebsteil wie seinen eigenen fortzuführen.[102] Ohne Bedeutung ist deshalb die bloße Fortführungsmöglichkeit des Erwerbers.[103] Vielmehr muss der Erwerber auch bereit und gewillt sein, den Betrieb oder den Betriebsteil fortzuführen, und dies auch tatsächlich tun, um eine klare Abgrenzung zu einer Betriebsstilllegung vornehmen zu können. Ist dies nicht gewährleistet, kann keine klare Abgrenzung vorgenommen werden.

---

99 EuGH 14.9.2000 – C-343/98; EuGH 26.9.2000 – C-175/99.

100 BAG 22.5.2014 – 8 AZR 1069/12.

101 BAG 20.3.1997 – 8 AZR 856/95; BAG 26.8.1999 – 8 AZR 827/98 für die Übertragung eines Notariats.

102 So aber noch BAG 16.10.1987 – 7 AZR 519/86; BAG 16.2.1993 – 3 AZR 347/92.

103 BAG 10.5.2012 – 8 AZR 434/11.

Der Betriebsübergang ist vollzogen, wenn der bisherige Inhaber seine wirtschaftliche Betätigung in dem Betrieb oder Betriebsteil einstellt und der neue Inhaber den Betrieb fortführt. Für die Bestimmung des Übernahmezeitpunkts kommt es damit entscheidend auf den Zeitpunkt der **tatsächlichen Übernahme der betrieblichen Organisationsgewalt** an.[104] Hierzu kann z. B. auf die bestehenden Vertragsverhältnisse zwischen Erwerber und Veräußerer – vor allem auf den Zeitpunkt, ab dem vertraglich die Haftung im Innenverhältnis auf den Erwerber übergeht – oder aber auf etwaige tatsächliche Vorkehrungen des Erwerbers zur Fortführung des Betriebes (wie z. B. die Kontaktaufnahme zu bestehenden Kunden) abgestellt werden. Der Zeitpunkt der Übernahme kann also vertraglich gestaltet werden, was vor allem für die Beurteilung der Rechtslage im Insolvenzverfahren von Bedeutung sein kann. Das setzt jedoch selbstverständlich voraus, dass die vertraglichen Vereinbarungen von den Parteien auch eingehalten werden. Entscheidend sind daher auch bei einer entsprechenden vertraglichen Gestaltung des Übernahmezeitpunkts nicht die »Papierlage«, sondern die tatsächlichen Verhältnisse.[105] **55**

Hat der Arbeitgeber den Arbeitnehmer aus seinem Einstellungsbetrieb in einen anderen Betrieb entsandt – z. B. ins Ausland – und ist dadurch das Grundarbeitsverhältnis zum Ruhen gebracht worden, geht das Arbeitsverhältnis im Fall des Wiederauflebens des Grundarbeitsverhältnisses auf den Erwerber über, wenn der Einstellungsbetrieb inzwischen veräußert wurde.[106] **56**

e. Nichtigkeit und Unwirksamkeit des Rechtsgeschäfts

Da es für die Erfüllung der tatbestandlichen Voraussetzungen von § 613a BGB allein auf den Eintritt des Erwerbers in die tatsächliche betriebliche Organisationsgewalt ankommt (vgl. Teil A Rn. 47), ist es grundsätzlich unerheblich, ob das **schuldrechtlich zugrunde liegende Kausalgeschäft** nichtig oder unwirksam ist.[107] Auch wenn das Kausalgeschäft unter einer aufschiebenden Bedingung zustande kommt, ist das unerheblich für das Vorliegen eines Betriebsübergangs, denn der Realakt des tatsächlichen Übergangs der Leitungsmacht ist bedingungsfeindlich.[108] Allerdings kann dem *BAG* insoweit nicht gefolgt werden, als es § 613a Abs. 1 Satz 1 BGB uneingeschränkt auch auf einen **geschäftsunfähigen bzw. beschränkt geschäftsfähigen Be-** **57**

---

104 EuGH 26.5.2005 – C-478/03; ihm folgend BAG 27.10.2005 – 8 AZR 568/04; anders noch BAG 26.3.1996 – 3 AZR 965/94.
105 EuGH 26.5.2005 – C-478/03.
106 BAG 14.7.2005 – 8 AZR 392/02.
107 BAG 6.2.1985 – 5 AZR 411/83.
108 BAG 13.12.2007 – 8 AZR 1107/06.

triebserwerber anwendet.[109] Ein Minderjähriger kann ohne Genehmigung des gesetzlichen Vertreters oder des Vormundschaftsgerichts nicht Arbeitgeber im Sinne des Sozialversicherungsrechts sein.[110] Die Lehre von der Erlangung der betrieblichen Organisationsgewalt findet folglich ihre Grenze an gewichtigen Interessen der Allgemeinheit oder Einzelner schutzwürdiger Personen,[111] sodass nicht voll geschäftsfähige Personen auch nicht Erwerber i. S. v. § 613a BGB sein können.[112]

f. Hoheitsakte

aa. Öffentlich-rechtliche Funktionsnachfolge

58 Keine Anwendung findet § 613a BGB im Fall **öffentlich-rechtlicher Funktionsnachfolge**, d. h. wenn kraft Gesetzes Aufgaben und Einrichtungen von einem Hoheitsträger auf einen anderen übertragen werden. Die Rechtsfolgen solcher Funktionsnachfolgen richten sich nach dem jeweils zugrunde liegenden Übertragungsgesetz, darüber hinaus nach dem Dienstrecht sowie Tarifrecht des öffentlichen Dienstes.[113] In diesem Zusammenhang ist zu beachten, dass das *BVerfG* unter Berücksichtigung von Art. 12 GG (Berufsfreiheit) zu Recht entschieden hat, dass auch bei Übertragungsvorgängen auf öffentlich-rechtlicher Rechtsgrundlage (Gesetz, Verordnung oder Verwaltungsakt) dem Arbeitnehmer eine dem Widerspruchsrecht vergleichbare Rechtsposition zustehen muss.[114]

bb. Betriebsübergang bei Insolvenz

59 Kein Betriebsübergang nach § 613a BGB liegt vor, wenn der Insolvenzverwalter auf der Grundlage seiner Verpflichtung als Verwalter nach §§ 80, 148 InsO den Betrieb fortführt. In diesem Fall werden ihm die Betriebsmittel nicht durch Rechtsgeschäft übertragen, sondern er erhält lediglich eine Betriebsführungsbefugnis kraft Gesetzes.[115] Der Insolvenzverwalter wird also nicht selbst Arbeitgeber, die Arbeitsverhältnisse verbleiben vielmehr bei dem insolventen Unternehmen. Dabei handelt der Insolvenzverwalter als gesetzlicher Vertreter des Insolvenzschuldners, dessen Arbeitgeberfunktion er ausübt. Deshalb rückt er selbst gerade nicht in die Stellung des Betriebsinhabers und Arbeitgebers ein.

---

109 Vgl. BAG 6. 2. 1985 – 5 AZR 411/83.
110 Vgl. LSG Rheinland-Pfalz 3. 5. 1990 – L 5 K 49/89.
111 Vgl. BGH 30. 9. 1982 – III ZR 58/81.
112 So auch ErfK-*Preis*, § 613a BGB Rn. 61.
113 BAG 6. 11. 1985 – 4 AZR 107/84; BAG 16. 3. 1994 – 8 AZR 576/92.
114 BVerfG 25. 1. 2011 – 1 BvR 1741/09.
115 BAG 30. 1. 1991 – 5 AZR 32/90.

Veräußert der Insolvenzverwalter den Betrieb oder einzelne abgrenzbare Betriebsteile im Rahmen der Masseverwertung an einen Dritten, kann dieser Veräußerung ein Rechtsgeschäft i. S. v. § 613a zugrunde liegen. In Zusammenhang mit einem Betriebsübergang innerhalb eines Insolvenzverfahrens ist, soweit es um die Fragen des Betriebsübergangs geht, Folgendes zu beachten: Nach der Rechtsprechung des *EuGH* war die bis zum Inkrafttreten der Richtlinie 98/50 EG geltende Fassung der **Betriebsübergangsrichtlinie** so auszulegen, dass ein Insolvenzverfahren, mit dem die Liquidation eines Unternehmens beabsichtigt wurde, nicht in den Anwendungsbereich der Richtlinie fiel. Dagegen sollte sie für solche Verfahren Geltung beanspruchen, die in erster Linie auf Vermögenssicherung bzw. auf Fortführung des Geschäftsbetriebes gerichtet waren. Die Mitgliedsstaaten hatten jedoch das Recht, eine weitergehende Geltung anzuordnen.[116] Diese Rechtsprechung des *EuGH* wurde zwischenzeitlich in Art. 4a Abs. 1 und Abs. 2 der Betriebsübergangsrichtlinie 98/50 EG kodifiziert. 60

Der deutsche Gesetzgeber hat von der Möglichkeit einer weitergehenden Geltung weder durch eine Regelung in der alten Konkursordnung noch in der neuen Insolvenzordnung ausdrücklich Gebrauch gemacht. Allerdings lässt sich aus § 128 Abs. 2 InsO entnehmen, dass der **Gesetzgeber** wie selbstverständlich **vom Übergang der Arbeitsverhältnisse** auch **im Insolvenzverfahren ausgegangen** ist.[117] Nur so ist verständlich, dass sich im Fall eines Interessenausgleichs im Insolvenzverfahren die Vermutung nach § 125 Abs. 1 InsO oder die gerichtliche Feststellung im Rahmen eines Beschlussverfahrens nach § 126 InsO auch darauf bezieht, dass die Kündigung nicht wegen des Betriebsübergangs erfolgt ist. Mit diesen Regelungen wird sichergestellt, dass die erleichterte Kündigungsmöglichkeit im Insolvenzverfahren auch bei einem Betriebsübergang zur Anwendung kommt. Eine solche Regelung macht aber gerade nur dann Sinn, wenn die Arbeitsverhältnisse überhaupt nach § 613a BGB übergehen. 61

Somit ist § 613a BGB in der Insolvenz uneingeschränkt anwendbar, soweit es um den Schutz der Arbeitsplätze und die Kontinuität des Betriebsrats geht.[118] Allerdings ist der besonderen wirtschaftlichen und rechtlichen Situation der Insolvenz dadurch Rechnung zu tragen, indem die Insolvenz unter Haftungsgesichtspunkten berücksichtigt wird (vgl. Teil A Rn. 164). Diesbezüglich gehen die Verteilungsgrundsätze des Insolvenzverfahrens vor.[119] Dies begründet die Rechtsprechung mit dem das Insolvenzrecht prägenden Grundsatz der Gläubigergleichbehandlung. Würde die vom Betriebserwerber übernommene Belegschaft einen neuen zahlungsfähigen 62

---

116 EUGH 28. 1. 2015 – C-688/13.
117 *Bergwitz*, DB 1999, 2005.
118 BAG 25. 10. 2007 – 8 AZR 917/06.
119 BAG 25. 10. 2012 – 8 AZR 575/11.

Haftungsschuldner für bereits entstandene Ansprüche erhalten, wäre sie im Verhältnis zu anderen Konkursgläubigern unangemessen bevorzugt.

cc. Betriebsübergang in der Zwangsvollstreckung

63 Da es auf das dem Betriebsübergang zugrunde liegende Kausalgeschäft nicht ankommt (vgl. Teil A Rn. 54), schließen Maßnahmen der **Zwangsvollstreckung** als Hoheitsakte den Betriebsübergang nicht generell aus. Das *BAG* hat sich mit der unter dem Gesichtspunkt eines Betriebsübergangs erfolgenden Beurteilung von Zwangsvollstreckungsmaßnahmen in die Betriebsmittel in einer Entscheidung beschäftigt, in der die Anordnung der Zwangsverwaltung eines Grundstücks zu prüfen war.

> Auf dem Grundstück befanden sich ein Hotel und eine Kurklinik. Aufgrund der angeordneten Zwangsverwaltung erhielt der Zwangsverwalter kraft Gesetzes im Wege der Beschlagnahme die Nutzungs- und Verwaltungsbefugnisse an allen Betriebsmitteln. Hierzu zählte auch die Gesamtheit des zu den Gewerbebetrieben gehörenden Zubehörs.

Nach Auffassung des *BAG* war, wenn der Zwangsverwalter den Betrieb weiterführen wolle, eine einverständliche Übertragung der betrieblichen Leitungsmacht erforderlich.[120] Mangels eines solchen Einverständnisses scheide ein Betriebsübergang aus. Aus heutiger Sicht ist richtigerweise auf den tatsächlichen Eintritt in die Organisationsgewalt und die Fortführungsabsicht des Verwalters abzustellen. Da sich die dem Zwangsverwalter kraft Amtes verliehene Nutzungsbefugnis nur auf die beschlagnahmten Teile des Betriebsvermögens bezieht, bedarf es hierzu einer entsprechenden Vereinbarung mit dem Schuldner.[121]

64 Eine andere Frage betrifft den **Erwerb eines Betriebes aus der Zwangsvollstreckung** heraus. Nach der Rechtsprechung des *BAG*[122] tritt der Erwerber in die bisher mit dem Zwangsverwalter bestehenden Arbeitsverträge ein, wenn er den auf dem Betriebsgrundstück ausgeübten Betrieb – in der Entscheidung des *BAG* ging es um ein Krankenhausgrundstück – fortführt, ohne ihn stillzulegen und dann neu zu eröffnen. Denn der Erwerber könne die von der Beschlagnahme nicht erfassten Bestandteile des Betriebes nur durch Vereinbarung mit dem Zwangsverwalter und damit durch Rechtsgeschäft erwerben. Kündigt der Zwangsverwalter eines Grundstücks den Pachtvertrag über ein auf diesem Grundstück von einem Dritten betriebenes Hotel und führt er dieses mit Zustimmung des Vollstreckungsgerichts in eigenem Namen weiter, nachdem er es vom bisherigen Pächter übernommen hat, so

120 BAG 9.1.1980 – 5 AZR 21/78.
121 ErfK-*Preis*, § 613a BGB Rn. 65.
122 BAG 14.10.1982 – 2 AZR 811/79.

liegt ein Übergang des Betriebs »durch Rechtsgeschäft« i. S. d. § BGB § 613a BGB § 613a Abs. 1 S. 1 BGB vor.[123]

3. Gesamtrechtsnachfolge

a. Numerus clausus der Umwandlungsformen nach dem UmwG

Die Regelung des § 613a BGB trifft Anordnungen für den Fall des rechtsgeschäftlichen Betriebsübergangs in Form der Einzelrechtsnachfolge. Die Gesamtrechtsnachfolge im Wege der Umwandlung oder Verschmelzung wird dem Grundsatz nach nicht von § 613a BGB erfasst.[124] Dabei ist jedoch zu beachten, dass im Falle einer Umwandlung ein Betriebsübergang nach § 613a BGB gegeben sein kann, soweit die tatbestandlichen Voraussetzungen erfüllt werden. Dabei ist das Tatbestandsmerkmal »aufgrund Rechtsgeschäfts« nicht zu prüfen, aber die anderen Tatbestandsmerkmale. Dies folgt aus der Rechtsgrundverweisung in § 35a Abs. 2 UmwG auf § 613a BGB.[125] Bei einer Umwandlung des Arbeitgebers, im Anwendungsbereich des UmwG, also im Fall der Eintragung einer Verschmelzung, Spaltung oder Vermögensübertragung, wird durch *§ 35a Abs. 2 UmwG* bestimmt, dass auf solche Fälle § 613a Abs. 1 und Abs. 4–6 anzuwenden sind. Daraus ergibt sich, dass die Anwendbarkeit des § 613a BGB in den Fällen der Gesamtrechtsnachfolge nicht an dem fehlenden Merkmal einer Übertragung »durch Rechtsgeschäft« scheitert. 65

Erfolgt die Unternehmensumstrukturierung auf der Grundlage des UmwG, weil sich der Unternehmer im Rahmen seiner Wahlfreiheit (vgl. Teil A Rn. 13) für die Unternehmensumstrukturierung nach dem UmwG entschieden hat, sind die beteiligten Rechtsträger an die im UmwG vorgesehenen Umwandlungsmöglichkeiten gebunden. Der Katalog des UmwG ist abschließend. Das UmwG enthält einen so genannten **Numerus clausus der Umwandlungsformen**. Sämtliche Formen der übertragenden Umwandlung – also solche Umwandlungsformen, mit denen zugleich eine Vermögensübertragung verbunden ist, nämlich die Verschmelzung, die Spaltung und die Vermögensübertragung –, nicht jedoch der Formwechsel, vollziehen sich im Wege der (partiellen) Gesamtrechtsnachfolge. Im Folgenden werden die einzelnen Formen der Unternehmensumwandlung kurz dargestellt.[126]

123 BAG 18.8.2011 – 8 AZR 230/10.
124 BAG 2.3.2006 – 8 AZR 124/05.
125 BAG 25.5.2000 – 8 AZR 416/99.
126 Vgl. hierzu auch *Bachner*, AR-Blattei (SD) 1625 Rn. 10 ff.

b. Einzelne Umwandlungsformen nach dem UmwG

aa. Verschmelzung

66 Die Verschmelzung ist der klassische Fall der übertragenden Umwandlung. Denkbar sind **Verschmelzungen durch Aufnahme oder durch Neugründung**. Im Fall der Verschmelzung durch Aufnahme wird das Vermögen eines (oder mehrerer) Rechtsträger als Ganzes auf einen anderen bestehenden Rechtsträger gegen Gewährung von Anteilen oder Mitgliedschaften an die Anteilsinhaber (Gesellschafter, Aktionäre, Genossen oder Mitglieder) der übertragenden Rechtsträger übertragen, § 2 Nr. 1 UmwG. Gegenstand der Verschmelzung durch Neugründung ist die Übertragung des Vermögens zweier (oder mehrerer) Rechtsträger jeweils als Ganzes auf einen neuen, von ihnen mit der Verschmelzung gegründeten Rechtsträger gegen Gewährung von Anteilen oder Mitgliedschaften an die Anteilsinhaber (Gesellschafter, Aktionäre, Genossen oder Mitglieder) der übertragenden Rechtsträger, § 2 Nr. 2 UmwG. In beiden Fällen wird der **verschmolzene Rechtsträger ohne Abwicklung aufgelöst**.

bb. Spaltung

67 Ein Rechtsträger kann unter Auflösung ohne Abwicklung sein Vermögen **aufspalten**, § 123 Abs. 1 UmwG, oder von seinem Vermögen einen oder mehrere Teile **abspalten**, § 123 Abs. 2 UmwG. Die Aufspaltung bzw. Abspaltung erfolgt dabei jeweils durch Übertragung der Vermögensteile auf bestehende (zur Aufnahme) oder neu gegründete (zur Neugründung) Rechtsträger gegen Gewährung von Anteilen oder Mitgliedschaften dieses Rechtsträgers an die Anteilsinhaber des übertragenden Rechtsträgers. Zu beachten ist in diesem Zusammenhang ein Sonderfall der Abspaltung, die so genannte **Ausgliederung** nach § 123 Abs. 3 UmwG. Der Unterschied der Ausgliederung zur Aufspaltung/Abspaltung ist darin zu sehen, dass bei der Ausgliederung die gewährten Anteile oder Mitgliedschaften an dem übernehmenden Rechtsträger unmittelbar dem Vermögen des übertragenden Rechtsträgers und nicht dessen Anteilsinhabern zugeordnet werden. Die Spaltung kann auch durch gleichzeitige Übertragung auf bestehende und neue Rechtsträger erfolgen, § 123 Abs. 4 UmwG. In sämtlichen Formen der Spaltung – also auch bei der Ausgliederung – handelt es sich um eine so genannte **partielle Gesamtrechtsnachfolge**, weil die Übertragung des Teilvermögens auf den oder die übernehmenden Rechtsträger stattfindet. Die Aufspaltung führt zur Auflösung des aufgespaltenen Rechtsträgers.

cc. Vermögensübertragung

Eine weitere Möglichkeit zur Übertragung besteht darin, dass ein Rechtsträger unter Auflösung ohne Abwicklung sein Vermögen als Ganzes auf einen anderen bestehenden Rechtsträger gegen Gewährung einer Gegenleistung, die nicht in Anteilen oder Mitgliedschaften besteht, übertragen kann. In diesem Fall handelt es sich um die so genannte **Vollübertragung**, § 174 Abs. 1 UmwG. Daneben ist eine **Teilübertragung** gegen Gewährung einer nicht in Anteilen oder Mitgliedschaften bestehenden Gegenleistung an die Anteilsinhaber des übertragenden Rechtsträgers (und zwar in Form einer Aufspaltung zur Aufnahme oder in Form einer Abspaltung zur Aufnahme) bzw. gegen Gewährung an den übertragenden Rechtsträger (in Form einer Ausgliederung zur Aufnahme) möglich, § 174 Abs. 2 UmwG. Die Vermögensübertragung ist auf die **besonderen Bedürfnisse öffentlich-rechtlicher Rechtsträger** zugeschnitten. Der Grund hierfür liegt in der besonderen Rechtsstruktur des aufnehmenden Rechtsträgers. Da es sich bei ihm gem. § 175 UmwG entweder um den Bund, ein Land, eine Gebietskörperschaft oder einen Zusammenschluss von Gebietskörperschaften, ein öffentlich-rechtliches Versicherungsunternehmen oder aber Versicherungsvereine auf Gegenseitigkeit handelt, diese aber nicht über ein in Gesellschaftsanteile zerlegtes Kapital verfügen können, kommt ein Anteilstausch nicht in Betracht. Vielmehr wird die **Gegenleistung regelmäßig in Geld** bestehen.[127] 68

dd. Formwechsel

Schließlich kann die Umwandlung auch auf der Grundlage eines so genannten Formwechsels nach §§ 190 ff. UmwG erfolgen. Die Besonderheit des Formwechsels besteht im Unterschied zu den übertragenden Formen der Unternehmensumwandlung – Verschmelzung, Spaltung, Vermögensübertragung – darin, dass der formwechselnde Rechtsträger unter Wahrung seiner rechtlichen Identität und ohne Änderung in seinem Vermögen **lediglich die Rechtsform wechselt**. Im Fall des Formwechsels findet daher gerade **keine Übertragung von Vermögensgegenständen** und damit **kein Betriebsübergang** statt. Vielmehr besteht der Rechtsträger nach dem Formwechsel gem. § 202 Abs. 1 Nr. 1 UmwG in der in dem Umwandlungsbeschluss bestimmten Rechtsform weiter. Die rechtliche und wirtschaftliche Identität des formwechselnden Rechtsträgers bleibt damit erhalten, nur die Rechtsform als solche ändert sich. Formwechselnde Rechtsträger können gem. § 191 Abs. 1 UmwG Personenhandelsgesellschaften, Kapitalgesellschaften, eingetragene Genossenschaften, rechtsfähige Vereine, Versicherungsvereine auf Gegenseitigkeit und Körperschaften und Anstalten des öffentlichen Rechts 69

127 Vgl. WHSS-*Willemsen*, Rn. B 78.

sein. Diese können in Gesellschaften des bürgerlichen Rechts, Personenhandelsgesellschaften, Kapitalgesellschaften und eingetragene Genossenschaften umgewandelt werden, § 191 Abs. 2 UmwG. Da beim Formwechsel der formwechselnde Rechtsträger lediglich seine Rechtsform ändert, werden **Arbeitsverhältnisse und kollektivrechtliche Ansprüche durch den Formwechsel nicht berührt.**[128]

c. Geltung von § 613a Abs. 1 und 4 BGB bei Unternehmensumwandlung

70 Gem. § 35a Abs. 2 UmwG bleibt durch die Wirkungen der Eintragung einer übertragenden Umwandlung – also einer Verschmelzung, Spaltung oder Vermögensübertragung – § 613a Abs. 1 und 4 BGB unberührt. Damit ist, soweit es um die arbeitsrechtlichen Folgen übertragender Unternehmensumwandlungen geht, die Kernfrage, nämlich das Verhältnis zwischen § 613a BGB und der dem Konzept des UmwG zugrunde liegenden Gesamtrechtsnachfolge, angesprochen. Der Gesetzgeber geht wohl davon aus, dass auch die übertragende Umwandlung, sofern durch die Umwandlung der Übergang von Betrieben oder Betriebsteilen bewirkt wird, wie eine Vermögensübertragung kraft Rechtsgeschäft i. S. d. § 613a Abs. 1 BGB zu behandeln ist.[129] Wenn nach § 35a Abs. 2 UmwG die Regelungen des § 613a Abs. 1, Abs. 4 BGB »unberührt« bleiben, macht dies deutlich, dass der Gesetzgeber das Zusammentreffen mehrerer unterschiedlicher Tatbestände für denselben tatsächlichen Sachverhalt regeln wollte. Auch im Fall einer Umwandlung nach dem UmwG setzt die Anwendbarkeit von § 613a BGB deshalb voraus, dass ein Betriebsübergang vorliegt, also ein neuer Rechtsträger die wirtschaftliche Einheit unter Wahrung der Betriebsidentität fortführt. Dies bedeutet, dass die Voraussetzungen des § 613a BGB auch im Umwandlungsfall selbständig zu prüfen sind.[130]

71 Werden lediglich **einzelne Vermögensbestandteile** oder aber einzelne Arbeitsverhältnisse übertragen, ohne dass Grundlage der Übertragung ein Betriebs- bzw. Betriebsteilübergang ist, ist § 613a Abs. 1 und 4 BGB nicht anwendbar. In diesem Fall verbleibt es bei den spezifisch umwandlungsrechtlichen Bestimmungen, besonders bei den §§ 20 Abs. 1, 131 Abs. 1 Nr. 1 UmwG. Die Arbeitsverhältnisse können dann als Folge der Gesamtrechtsnachfolge übergehen.

---

128 Vgl. *Bachner*, NJW 1995, 2881.

129 WHSS-*Willemsen*, Rn. B 91.

130 Vgl. BAG 25. 5. 2000 – 8 AZR 416/99; LAG Hamburg 31. 5. 2016 – 7 Sa 3/16.

4. Abgrenzung zwischen Betriebsstilllegung und Betriebsübergang

Für den Betriebsübergang muss ein bestehender Betrieb übertragen werden. Erforderlich für einen Betriebsübergang ist daher die tatsächliche Fortführung oder Wiederaufnahme der Geschäftstätigkeit in Bezug auf die wirtschaftliche Einheit (vgl. hierzu ausführlich Teil A Rn. 18). Daher schließt die **Stilllegung eines Betriebs(teils)** regelmäßig den Betriebsübergang nach § 613a BGB auf der Tatbestandsseite aus. Ist der Betrieb(steil) stillgelegt, führt der Übertragungsakt lediglich zur Übertragung einer Summe von Wirtschaftsgütern (Sachgesamtheit) und damit nicht zum Übergang eines Betriebs(teils).[131] 72

Die Betriebsschließung setzt regelmäßig die **Auflösung** der bestehenden **Betriebs- und Produktionsgemeinschaft** bzw. **der dem Betriebszweck dienenden Arbeitsorganisation** oder – um in der Terminologie des *EuGH* zu bleiben[132] – die **planmäßige Beendigung der Identität der wirtschaftlichen Einheit** voraus.[133] Um eine solche Auflösung handelt es sich dann, wenn der Betrieb auch durch Dritte, vor allem auch durch den Erwerber, nicht mehr weitergeführt werden kann. Ihre ursächliche Veranlassung erlangt die Betriebsstilllegung daher in der ernstlichen Absicht, die Weiterverfolgung des bisherigen Betriebszwecks dauernd oder für eine ihrer Dauer nach unbestimmte, wirtschaftlich nicht unerhebliche Zeitspanne aufzugeben. Der Arbeitgeber muss endgültig den Entschluss gefasst haben, den Betrieb stillzulegen. Führt ein Arbeitgeber ernsthafte Verhandlungen über den Verkauf des Betriebs oder von Betriebsteilen, so schließt dies das Vorliegen eines Stilllegungsbeschlusses aus. Um keine Stilllegung handelt es sich demgegenüber dann, wenn ein Betriebsteil mit der Übertragung in die Organisation des Erwerberbetriebes integriert wird, dabei aber die funktionelle Verknüpfung zwischen den übertragenen Produktionsfaktoren aufrechterhalten bleibt (vgl. Teil A Rn. 18, 31, 79). 73

Indiz für das Vorliegen einer **Betriebsstilllegung** ist z. B. die Dauer der Produktionseinstellung bzw. der Einstellung der Geschäftstätigkeit. Von einer Stilllegung kann ausgegangen werden, wenn der Arbeitgeber seine Stilllegungsabsicht unmissverständlich äußert, allen Arbeitnehmern kündigt, etwaige Mietverträge zum nächstmöglichen Zeitpunkt auflöst, die Betriebsmittel, über die er verfügen kann, veräußert und die Betriebstätigkeit vollständig einstellt.[134] Nach der Rechtsprechung des *EuGH* ist es bei einer nur 74

131 St. Rspr. seit BAG 14.10.1982 – 2 AZR 568/80; BAG 27.9.1984 – 2 AZR 309/83; BAG 3.7.1986 – 2 AZR 68/85; BAG 12.2.1987 – 2 AZR 247/86.

132 EuGH 18.3.1986 – C-24/85; EuGH 17.12.1987 – 287/86; EuGH 15.6.1988 – 101/87.

133 BAG 26.5.2011 – 8 AZR 793/09.

134 BAG 6.4.2006 – 8 AZR 222/04.

wenige Monate dauernden Unterbrechung der Tätigkeiten des Unternehmens möglich, dass die wirtschaftliche Einheit ihre Identität wahrt.[135] Erfolgt die Betriebsschließung für eine nur unerhebliche Zeitspanne, spricht deshalb vieles für eine rechtlich irrelevante **Betriebspause** oder Betriebsunterbrechung. Wird der Betrieb alsbald wiedereröffnet, spricht eine tatsächliche Vermutung gegen eine ernsthafte Stilllegungsabsicht. Je kürzer die Zeitspanne zwischen der Einstellung der Geschäftstätigkeit durch den früheren Inhaber und der Fortsetzung der Betriebstätigkeit durch einen Übernehmer ist, desto näher liegt die Annahme, dass eine **endgültige, ernsthafte Stilllegung** nicht stattgefunden hat.

75 Hinsichtlich des Zeitraumes, der für eine Stilllegung maßgeblich sein soll, stellt die Rechtsprechung auf die Kündigungsfristen ab. Somit kommt einer Unterbrechung der Betriebstätigkeit, die länger währt als jede gesetzliche Kündigungsfrist von Arbeitsverhältnissen, Indizcharakter dahingehend zu, diese als erheblich anzusehen.[136] Das *BAG* hat z. B. eine Unterbrechung der Geschäftstätigkeit von zwei Monaten als »verdächtig« angesehen.[137] Demgegenüber spricht gegen einen Betriebsübergang im Gastronomiegewerbe die Wiedereröffnung eines Restaurants nach mehr als fünfmonatiger Schließung.[138] Wird nach Rückfall des Pachtobjekts dieses über ein Jahr lang nicht betrieben, spricht eine tatsächliche Vermutung für eine Stilllegungsabsicht.[139] Mietet ein Bekleidungseinzelhandelsunternehmen nach einer nach Eröffnung des Insolvenzverfahrens neun Monate dauernden Einstellung der Geschäftstätigkeit die Geschäftsräume eines Modefachgeschäfts an und eröffnet dort nach Umbaumaßnahmen eine eigene Niederlassung,[140] ist nach der Rechtsprechung des *BAG* dieser Vorgang wegen der Dauer der **Unterbrechung der Geschäftstätigkeit** als eine den Betriebsübergang ausschließende Betriebsschließung zu werten. Ebenso ist die Rechtslage, wenn die alsbaldige Wiedereröffnung auf Umständen beruht, die nicht vorhersehbar waren. Führt z. B. der Insolvenzverwalter den Betrieb nicht fort, entlässt alle Arbeitnehmer und findet dann wider Erwarten einen Erwerber, so bleibt es bei der durch den Insolvenzverwalter vorgenommenen Betriebsstilllegung.

76 Ein weiteres Indiz für die Absicht des Arbeitgebers, den Betrieb stillzulegen, ist die **gesonderte Veräußerung wesentlicher Einzelteile der Wirtschaftsgüter**. Je mehr Einzelteile bereits gesondert veräußert worden sind, desto näher liegt eine **Betriebsstilllegung**. Nach Auffassung des *LAG Köln* soll so-

135 EuGH 7. 8. 2018 – C-472/16.
136 BAG 22. 5. 1997 – 8 AZR 101/96.
137 BAG 27. 9. 1984 – 2 AZR 309/83.
138 BAG 11. 9. 1997 – 8 AZR 555/95.
139 LAG Köln 10. 4. 1997 – 5 Sa 454/96.
140 BAG 22. 5. 1997 – 8 AZR 101/96.

gar im Fall einer behördlichen Schließung einer Kindertagesstätte und deren Wiedereröffnung nach einer kurzen Unterbrechung in den gleichen Räumlichkeiten durch einen neuen Träger mit anderen Nutzern eine Betriebsstilllegung vorliegen – selbst dann, wenn ein Teil des Inventars an den neuen Betreiber übertragen wird.[141] Diese Auffassung ist sicher zu restriktiv.

Gegen das Vorliegen einer **Betriebsstilllegung** spricht, wenn sich der Veräu- 77
ßerer hinsichtlich des Betriebes noch in konkreten Verkaufsverhandlungen befindet. Wer noch **Verkaufsverhandlungen** führt, hat den Betrieb noch nicht stillgelegt. Das gilt aus Gründen des Umgehungsschutzes selbst dann, wenn der Betrieb zunächst »stillgelegt« wurde. Stilllegung und Verkaufsverhandlungen schließen sich gegenseitig aus. Es entfällt allerdings die Fortführungsabsicht und handelt sich damit um eine Betriebsstilllegung, wenn sich der Veräußerer vorbehält, seinen Verkaufsentschluss aufzugeben, falls sich die Verkaufsverhandlungen schlechter entwickeln, als es seiner Prognose entspricht.

Für das Vorliegen einer **Betriebsstilllegung** sind die Mitteilungen zu be- 78
rücksichtigen, die der Arbeitgeber gegenüber den Arbeitnehmern im Zusammenhang mit der Beendigung der Geschäftstätigkeit macht. Eine Betriebsstilllegung liegt daher dann nicht vor, wenn der Arbeitgeber deutlich macht, dass er den Betrieb erst zu einem späteren Zeitpunkt schließen will. **Verhandlungen über Interessenausgleich und Sozialplan** können hingegen als Indiz für eine Betriebsstilllegung bzw. Stilllegungsabsicht gewertet werden. Keine Rolle bei der Prüfung der Betriebsstilllegungsabsicht spielt allerdings die Beantragung des **Insolvenzverfahrens** als solches, da der Verwalter zunächst verpflichtet ist, die Fortführung des Betriebes anzustreben. Indessen kann der Antragstellung im Rahmen der erforderlichen Gesamtbewertung Bedeutung zukommen.

Der Tatbestand der Betriebsstilllegung ist aus den Umständen des Einzelfalls 79
anhand objektivierbarer Kriterien zu ermitteln, wobei es bei der Sachverhaltsbewertung auch darum gehen muss, die Umgehung der Rechtsfolgen des § 613a BGB zu vermeiden. Der Schutzcharakter von § 613a BGB und damit die **Vermeidung von Umgehungsstrategien** gebietet es, mit der Annahme einer Betriebsstilllegung zurückhaltend zu sein. Soweit es um das Kriterium des Wegfalls der Fortführungsabsicht geht, ist eine allein am inneren Willen des Erwerbers stehenbleibende Bewertung des Sachverhalts deshalb nicht ausreichend. Der innere Wille muss in nachprüfbaren äußeren und objektiven Kriterien zum Ausdruck kommen. Danach kann von einer Betriebsstilllegung ausgegangen werden, wenn der Arbeitgeber allen Arbeitnehmern kündigt, die Mietverträge über Gebäude oder Maschinen zum nächstmöglichen Zeitpunkt kündigt, die Betriebsmittel veräußert oder schließlich die Betriebstätigkeit als solche vollständig eingestellt. Im Übrigen muss die Ge-

141 LAG Köln 2.10.1997 – 10 Sa 643/97.

samtbewertung der Umstände des Einzelfalls betriebs- und branchenspezifisch erfolgen. Nach der Rechtsprechung des *EuGH*[142] sind richtigerweise sämtliche Kriterien zu berücksichtigen, die auch für die Bestimmung der Identität der wirtschaftlichen Einheit maßgeblich sind. Nach der bisherigen Rechtsprechung des *BAG* handelt es sich um eine Betriebs(teil)stilllegung, wenn der Erwerber die bisher selbständige organisatorische Einheit nicht im Wesentlichen unverändert fortführt, sondern unter Aufgabe der bisherigen Arbeitsorganisation in die eigene Organisation eingliedert, z. B. dann, wenn die wirtschaftliche Einheit »Wareneingang« des Veräußerers beim Erwerber in dessen Logistikabteilung eingegliedert wird.[143] An dieser Rechtsprechung wird das *BAG*, nach dem es für den Begriff der wirtschaftlichen Einheit nach der Rechtsprechung des *EuGH* nunmehr auf die funktionelle Verknüpfung der Produktionsfaktoren ankommt (vgl. Teil A Rn. 18), nicht mehr festhalten können. Eine Stilllegung liegt daher nur noch dann vor, wenn auch die funktionelle Verknüpfung der Produktionsfaktoren verloren geht. Der Entschluss des Arbeitgebers über die Betriebsstilllegung muss endgültig gefasst worden sein. Daher muss die Stilllegung für eine unbestimmte, nicht unerhebliche Zeitspanne erfolgen. Für die Beurteilung der Frage, ob es sich um eine so genannte Scheinstilllegung handelt, ist daher das Zeitmoment von herausragender Bedeutung. Im Fall einer baldigen Wiedereröffnung des Betriebes spricht eine tatsächliche Vermutung gegen die ernsthafte Stilllegungsabsicht. Das *BAG* hat bei einem Modefachgeschäft die Einstellung der Verkaufstätigkeit für ca. neun Monate und die Schließung eines Restaurants für mehr als fünf Monate als einen den Betriebsübergang ausschließenden erheblichen Zeitraum angesehen.[144]

80 Eine besondere Bedeutung erlangt dies bei der **Stilllegung des Betriebes durch den Pächter**. Dabei ist zu berücksichtigen, dass der Pächter mangels Eigentümerstellung nicht berechtigt ist, das Betriebsgrundstück und die Betriebsmittel zu veräußern. Aus diesem Grund ist es für eine Betriebsstilllegung durch den Pächter ausreichend, wenn dieser die Stilllegungsabsicht unmissverständlich kundtut, die Betriebstätigkeit vollständig einstellt, allen Arbeitnehmern kündigt und diejenigen Betriebsmittel veräußert, über die er verfügen kann.[145] Andererseits kann die Verpachtung als solche durch den Eigentümer selbst als Betriebsstilllegung zu werten sein, wenn der Betrieb nur zum Zweck einer Stilllegung verpachtet wird, um dem Eigentümer die Kosten eines Sozialplans zu ersparen.[146] Beim **Rückfall eines Pachtobjektes**

---

142 EuGH 18. 3. 1986 – C-24/85; EuGH 17. 12. 1987 – 287/86, EuGH 15. 6. 1988 – 101/87; LAG Hamm 14. 6. 2005 – 19 Sa 251/05.

143 BAG 25. 9. 2003 – 8 AZR 421/02; BAG 17. 4. 2003 – 8 AZR 253/02.

144 BAG 22. 5. 1997 – 8 AZR 101/96; BAG 11. 9. 1997 – 8 AZR 555/95.

145 BAG 21. 1. 1988 – 2 AZR 480/87; BAG 17. 3. 1987 – 1 ABR 47/85.

146 BAG 27. 4. 1995 – 8 AZR 197/94.

nach Beendigung des Pachtvertrages kommt es für die Frage, ob ein in dem Objekt enthaltener Gaststättenbetrieb auf den Verpächter übergeht, auf dessen Nutzungsabsichten an (vgl. schon Teil A Rn. 75).[147]

Beruft sich der Arbeitnehmer in einem **Kündigungsschutzprozess** darauf, 81 es habe ein Betriebsübergang stattgefunden, das Arbeitsverhältnis bestehe deshalb gegebenenfalls mit dem Betriebserwerber fort, trifft den Arbeitnehmer die Beweislast für das Vorliegen des Betriebsübergangs, weil es sich um eine für ihn günstige Tatsache handelt.

Beruft sich der Arbeitgeber in einem Kündigungsschutzprozess darauf, 82 Grund für die Kündigung sei eine **Betriebsstilllegung**, während der Arbeitnehmer behauptet, es habe ein Betriebsübergang stattgefunden, trifft den Arbeitgeber die Darlegungs- und Beweislast, dass eine Betriebsstilllegung und nicht etwa ein Betriebsübergang erfolgt sei, weil die Betriebsveräußerung die Stilllegung ausschließt und der Arbeitgeber den Kündigungsgrund zu beweisen hat.[148]

5. Auslandssachverhalte

a. Allgemeines

Europäisierung und **Globalisierung** der Wirtschaft sind Begriffe, die aus 83 der heutigen arbeitsrechtlichen Debatte nicht mehr wegzudenken sind. Trotz ihres Schlagwort-, oftmals auch worthülsenartigen Charakters, mit der nahezu jeder Eingriff in bestehende arbeitnehmerseitige Rechtspositionen gerechtfertigt wird, machen beide Begriffe u. a. einen Vorgang deutlich, der im letzten Jahrzehnt des ausgegangenen Jahrtausends – und noch mehr bis heute – vom Wirtschaftsleben zunehmend Besitz ergriffen hat: ein die nationalstaatlichen Grenzen überschreitender Prozess der Unternehmensfusionen und der Spaltung von Unternehmen (sogenanntes **Offshoring**). In diesem Zusammenhang wird auch die Frage, ob und unter welchen Bedingungen ein Betriebsübergang auch grenzüberschreitend erfolgen kann, immer wichtiger. Auch bei Übertragung in einen Staat außerhalb der EU stellt sich diese Frage.

b. Grenzüberschreitende Betriebsübergänge

Grundsätzlich findet § 613a BGB nur für im Inland gelegene Betriebe An- 84 wendung. Dabei setzt die Anwendung von § 613a BGB nach der Rechtsprechung voraus, dass das Arbeitsverhältnis deutschem Recht unterliegt –

147 LAG Köln 10.4.1997 – 5 Sa 454/96.

148 BAG 9.2.1994 – 2 AZR 666/93; LAG Köln 21.1.2005 – 4 Sa 1036/04.

§ 613a BGB ist keine Eingriffsnorm i. S. d. Art. 9 Rom-I-VO 1397.[149] Jedoch gehört § 613a BGB zu den zwingenden Bestimmungen des deutschen Arbeitsrechts, deren Geltung nicht durch Rechtswahl abbedungen werden kann, wenn das Arbeitsverhältnis ohne eine solche Rechtswahl nach Art. 8 II Rom-I-VO deutschem Recht unterläge.[150] Wird ein im Inland gelegener Betrieb oder Betriebsteil durch einen ausländischen Erwerber übernommen, so findet § 613a BGB auch bei der Übernahme durch einen ausländischen Erwerber Anwendung.[151] Der ausländische Erwerber wird kraft Gesetzes Arbeitgeber sämtlicher Arbeitnehmer, die dem übernommenen Betrieb oder Betriebsteil im Zeitpunkt des Übergangs angehören, sofern deren Arbeitsverhältnisse entweder deutschem Recht unterliegen oder, im Falle einer Rechtswahl zugunsten ausländischen Rechts, ohne diese Rechtswahl deutschem Recht unterlägen. Dies kann regelmäßig nach Art. **8 II Rom-I-VO** für Arbeitnehmer angenommen werden, deren gewöhnlicher Arbeitsort im Inland liegt.

Soweit ein Betrieb oder Betriebsteil mit der Übernahme in das Ausland verlagert wird, kommt damit die Anwendung von § 613a BGB grundsätzlich in Betracht. Dies gilt auch dann, wenn mit der Änderung des Arbeitsorts durch Verlagerung ins Ausland ein Wechsel des auf das Arbeitsverhältnis anwendbaren Rechts einhergeht.[152] Hierbei ist aber besonderes Augenmerk darauf zu legen, ob durch die räumliche Entfernung zwischen bisheriger und neuer Betriebsstätte die bisherige Identität aufgehoben wird.

85–92 *nicht belegt*

IV. Rechtsfolgen des Betriebsübergangs für das Arbeitsverhältnis

Inhaltsübersicht Rn.

149 BAG 26.5.2011 – 8 AZR 37/10.
150 BAG 29.10.1992 – 2 AZR 267/92.
151 BAG 13.12.2012 – 6 AZR 608/11.
152 BAG 26.5.2011 – 8 AZR 37/10.

Soweit ein Betrieb oder Betriebsteil durch Rechtsgeschäft nach § 613a BGB auf den Erwerber übergegangen ist, ergeben sich die Rechtsfolgen unmittelbar aus § 613a Abs. 1 Satz 1 BGB. Der Erwerber tritt danach in die Rechte und Pflichten aus den im Zeitpunkt des Betriebsübergangs bestehenden Arbeitsverhältnissen ein. Das Arbeitsverhältnis zu dem bisherigen Betriebsinhaber erlischt. Eine Zustimmung des Arbeitnehmers zu dem Übergang des Arbeitsverhältnisses ist nicht erforderlich.[153] Jedoch kann der Arbeitnehmer den Übergang seines Arbeitsverhältnisses auf den Erwerber durch Widerspruch verhindern (vgl. näher Teil A Rn. 117). Um dem Arbeitnehmer eine ordentliche Ausgangsbasis für seine Entscheidung über den Widerspruch zu eröffnen, sieht das Gesetz in § 613a Abs. 5 und Abs. 6 BGB umfangreiche Unterrichtungspflichten der vom Betriebsübergang betroffenen Arbeitnehmer vor (vgl. Teil A Rn. 125 f.). Schließlich enthält § 613a Abs. 4 BGB ein sowohl an den Veräußerer wie auch den Erwerber gerichtetes Verbot, das Arbeitsverhältnis wegen des Betriebsübergangs zu kündigen (vgl. Teil A Rn. 182). **93**

153 BAG 30.10.1986 – 2 AZR 101/85.

1. Übergang der Arbeitsverhältnisse

94 Die entscheidende und herausragende **Rechtsfolge eines Betriebsübergangs** ist der kraft Gesetzes erfolgende, sich also automatisch vollziehende Übergang der zum Zeitpunkt des Betriebsübergangs bestehenden Arbeitsverhältnisse vom Veräußerer auf den Erwerber. Das Arbeitsverhältnis wird also mit dem Erwerber fortgesetzt. Es handelt sich um einen **gesetzlichen Schuldnerwechsel.**[154] Der Abschluss neuer Arbeitsverträge ist nicht erforderlich. Vielmehr rückt der Erwerber auf der Seite des Veräußerers automatisch in dessen Arbeitgeberstellung ein. Trotzdem ist es in der Praxis nicht selten so, dass der Erwerber den betroffenen Arbeitnehmern aus Gründen der Harmonisierung der Arbeitsbedingungen den Abschluss neuer Arbeitsverträge anbietet. Wird das Angebot vom Arbeitnehmer nicht angenommen, so verbleibt es bei den Regelungen des bisherigen Arbeitsvertrages mit dem Veräußerer. Der Arbeitnehmer ist also nicht gezwungen, ein solches neues Vertragsangebot zu akzeptieren. In diesem Zusammenhang ist außerdem zu beachten, dass es durch den Abschluss neuer Arbeitsverträge nicht zu einer Umgehung von § 613a BGB kommen darf. Sollte dies der Fall sein, sind die abgeschlossenen Verträge wegen der Umgehung von § 613a BGB nichtig (Näheres hierzu siehe Teil A Rn. 184).

95 Vom Betriebsübergang erfasst werden alle Arbeitsverhältnisse, also **Vollzeit-** wie **Teilzeitarbeitsverhältnisse** ebenso wie **befristete Arbeitsverhältnisse** oder **Nebenbeschäftigungsverhältnisse**. Bei den befristeten Arbeitsverhältnissen ist zu berücksichtigen, dass § 613a BGB keine Verlängerung eines befristeten Arbeitsvertrages bewirkt, falls dieser noch vor dem Übertragungszeitpunkt endet.[155] Nach der Rechtsprechung des *BAG* gilt dies sogar dann, wenn die Beendigung des Arbeitsverhältnisses als Folge der Befristung nur eine juristische Sekunde vor dem Wirksamwerden des Betriebsübergangs erfolgte.[156] Die gesetzliche Regelung differenziert auch nicht zwischen Angestellten, Arbeitern und Auszubildenden. Auch **leitende Angestellte** stehen in einem Arbeitsverhältnis und werden daher vom Regelungsbereich der Bestimmung erfasst. Dies gilt entsprechend auch für **ruhende Arbeitsverhältnisse**. Aus diesem Grund werden auch die Arbeitsverhältnisse von Arbeitnehmern in der Freistellungsphase der Altersteilzeit erfasst. Da § 613a BGB ausdrücklich vom Bestehen eines Arbeitsverhältnisses ausgeht, werden Personen, die nicht in einem Arbeitsverhältnis, sondern in einem **freien Dienstverhältnis** stehen, nicht von einem Betriebsübergang erfasst. Dies gilt auch für vertretungsberechtigte **Organmitglieder juristischer Personen** wie beispielsweise Vorstandsmitglieder in Aktiengesellschaften oder

154 EuGH 14.11.1996 – C 305/94; *Bachner*, AiB 1996, 291.
155 EuGH 15.9.2010 – C-386/09.
156 BAG 22.1.2015 – 8 AZR 139/14.

GmbH-Geschäftsführer. Auf **Berufsausbildungsverhältnisse** findet § 613a BGB gem. § 10 Abs. 2 BBiG entsprechende Anwendung.[157] Sind die Auszubildenden in einer zentralen Ausbildungseinheit zusammengefasst, so gehen ihre Berufsausbildungsverhältnisse gem. § 613a Abs. 1 Satz 1 BGB auf den neuen Inhaber über, wenn diese Einheit übertragen wird, nicht jedoch im Falle einer Übertragung des Betriebs(teils), in dem sie vorübergehend zum Zwecke ihrer Ausbildung eingesetzt werden.

Eine **vorübergehende Suspendierung** der wechselseitigen Hauptpflichten aus dem Arbeitsverhältnis (beispielsweise **Mutterschutz, Elternzeit, Wehrdienst**) steht dessen Übergang nicht entgegen. Auch eine **Langzeiterkrankung** oder die **Erwerbsunfähigkeit** des Arbeitnehmers stehen dem Übergang des Arbeitsverhältnisses nicht entgegen.[158]

Im Fall einer so genannten **Konzernleihe**, wenn also der Veräußerer die in dem Betrieb tätigen Arbeitnehmer nicht selbst eingestellt, sondern lediglich bei der Konzernmutter oder einer anderen Konzerngesellschaft entliehen hat, können diese gleichwohl bei einer Übertragung der wirtschaftlichen Beschäftigungseinheit von einem Betriebsübergang erfasst werden.[159] Demgegenüber werden entliehene **Leiharbeitnehmer** nicht vom Betriebsübergang erfasst, weil sie in keinem Arbeitsverhältnis zum Veräußerer (Entleiher) stehen. Für Leiharbeitnehmer kommt es also darauf an, ob der Betrieb des Verleihers übergeht.

Auch im Fall des Übergangs eines Betriebsteils gehen die betroffenen Arbeitsverhältnisse über. **96** Wird aus einem Betrieb eine wirtschaftliche Teileinheit übernommen, die die Voraussetzungen eines Betriebsteils i. S. v. § 613a BGB erfüllt (vgl. Teil A Rn. 30), tritt der Erwerber in die Arbeitsverhältnisse der Arbeitnehmer ein, die in dieser Teileinheit tätig waren. Ist es allerdings infolge der Übernahme einer solchen Teileinheit nicht mehr möglich, den verbleibenden (Rest-)Betrieb sinnvoll fortzuführen, hat dies nicht zur Folge, dass der Erwerber der Teileinheit in die Arbeitsverhältnisse aller Arbeitnehmer des früheren Betriebes eintritt.[160] Vielmehr handelt es sich, bezogen auf den Restbetrieb, um eine Stilllegung.

In der Praxis ist die **Ausgründung von Tochtergesellschaften** – z. B. zur Be- **97** schränkung auf das so genannte **Kerngeschäft** – von besonderer Bedeutung. Nicht selten kommt es dabei vor, dass am gleichen Standort mehrere Spartengesellschaften entstehen, wo bisher sämtliche Dienstleistungen bzw. die Produktion unter dem rechtlichen Dach desselben Rechtsträgers verwirklicht wurden. Regelmäßig wird auch ein bislang einheitliches Unternehmen so aufgespalten, dass eine **Betriebsgesellschaft** ausgegründet wird, die den

157 BAG 13.7.2006 – 8 AZR 382/05.
158 BAG 21.2.2006 – 3 AZR 216/05.
159 EuGH 21.10.2010 – C-242/09.
160 BAG 13.11.1997 – 8 AZR 295/95.

Betrieb im Rahmen der bisherigen Betriebsorganisation fortführt, während die Betriebsmittel im Eigentum des bisherigen Rechtsträgers verbleiben. Diese so genannte **Besitzgesellschaft** stellt die Betriebsmittel auf der Grundlage von Nutzungsverhältnissen der Betriebsgesellschaft zur Verfügung (vgl. auch Teil A Rn. 180).

98 Bleibt trotz der Ausgründung einer oder mehrerer rechtlich selbständiger Gesellschaften ein gemeinsamer Betrieb i. S. v. § 1 Abs. 1 Satz 2, Abs. 2 BetrVG erhalten, so gehen nach der Rechtsprechung des *BAG* die Arbeitsverhältnisse auf die einzelnen ausgegründeten Gesellschaften über,[161] obwohl betriebsverfassungsrechtlich betrachtet der Betrieb unberührt bleibt.

99 Vorstehendes macht deutlich, dass bei der Entstehung eines **gemeinsamen Betriebes mehrerer Unternehmen** bzw. Rechtsträger für den Übergang der Arbeitsverhältnisse von der Trennung zwischen dem betriebsverfassungsrechtlichen und dem Betriebsbegriff i. S. v. § 613a BGB auszugehen ist. Beide Rechtsbegriffe überlappen sich zwar an vielen Stellen, sind aber nicht identisch. Deshalb spielt die rein betriebsverfassungsrechtlich zu beurteilende Frage, ob ein Gemeinschaftsbetrieb mehrerer Unternehmen entsteht, für den Übergang der Arbeitsverhältnisse keine Rolle. Dementsprechend findet ein Betriebsübergang gem. § 613a Abs. 1 Satz 1 BGB auf die Gesellschaften statt, die gemeinsam Betriebsinhaber geworden sind und den Betrieb gemeinsam führen.[162] Das Gleiche gilt dann, wenn eine Betriebsgesellschaft ausgegründet wird. Wird hingegen nicht die Betriebs-, sondern die Besitzgesellschaft ausgegründet, verbleiben die Arbeitsverhältnisse mangels Betriebsübergang bei der Betriebsgesellschaft.

100 Ein Betriebsübergang i. S. d. § 613a BGB mit der Folge eines Arbeitgeberwechsels kann auch dann vorliegen, wenn ein ehemals **gemeinsamer Betrieb mehrerer Unternehmen** nur noch von einem Unternehmen fortgeführt wird. Bei Fortführung eines gemeinsamen Betriebes nach Ausscheiden eines oder mehrerer Unternehmen liegt ein Betriebsübergang in der Regel vor, wenn die bisherigen Betriebszwecke unter Aufrechterhaltung der Arbeitsabläufe und mit im Wesentlichen gleichem Personal weiterbetrieben werden. Die Arbeitsverhältnisse der Arbeitnehmer der ausgeschiedenen Unternehmen gehen gem. § 613a BGB auf den Weiterbetreiber über.[163]

---

161 BAG 19. 1. 1988 – 3 AZR 263/86.

162 A. A. wohl BAG 5. 3. 1987 – 2 AZR 623/85.

163 Hess. LAG 16. 4. 1997 – 8 Sa 1202/95.

2. Zuordnung der Arbeitsverhältnisse

a. Grundregel

Zuordnungsprobleme werden sich bei der Übertragung kompletter Betriebe in der Regel keine stellen. Dagegen kann die Bestimmung der Arbeitnehmer, deren Arbeitsverhältnisse auf den neuen Inhaber übergehen, bei der Ausgliederung und Übertragung von einzelnen Betriebsteilen in der Praxis große Abgrenzungsprobleme bereiten. Die Bestimmung des Betriebs(teil)begriffs hat deshalb maßgeblichen Einfluss auf die Frage, welche Arbeitsverhältnisse von einem Arbeitgeberwechsel erfasst werden. Grundsätzlich bezieht sich der gesetzlich angeordnete Eintritt in die Arbeitgeberstellung auf alle Arbeitsverhältnisse, die zum Zeitpunkt des Betriebs(teil) übergangs vorhanden sind. Nur wenn eine wirtschaftliche Einheit bereits vor dem Betriebsübergang vorhanden ist, kann sich die Frage der Wahrung ihrer Identität und damit die Frage eines Betriebsteilübergangs überhaupt stellen. Ein Arbeitsverhältnis wird nur dann von einem Betriebsteilübergang i. S. v. § 613a Abs. 1 Satz 1 BGB erfasst, wenn der Arbeitnehmer zuvor individual- und ggf. auch kollektivrechtlich wirksam der dann übergehenden wirtschaftlichen Einheit zugeordnet wurde.[164] Zu Problemen kommt es regelmäßig dann, wenn die **Zuordnung von solchen Arbeitnehmern** zu bewerten ist, die **betriebs(teil)- oder** sogar **unternehmensübergreifend eingesetzt** sind. Es stellt sich dann die Frage, ob sie dem übertragenen Betrieb oder – noch komplizierter – dem Betriebsteil zugeordnet werden können.[165] Dabei kommt nach der Rechtsprechung des *EuGH* auch eine Zuordnung zu verschiedenen Betriebsteilen ist Betracht, mit der Folge, dass die Rechte und Pflichten aus dem Arbeitsvertrag der Klägerin auf verschiedene Erwerber anteilig entsprechend der von ihr wahrgenommenen Aufgaben übergehen können.[166] Eine solche Zuordnung entspricht nicht der bisherigen ständigen Rechtsprechung des *BAG*.[167] 101

Zuordnungsprobleme entstehen vor allem **bei so genannten Springern**, also Arbeitnehmern, die wechselnd in verschiedenen Betriebsabteilungen oder auch Betrieben des Veräußerers tätig sind. Ebenso schwierig gestaltet sich die Zuordnung der Arbeitsverhältnisse von **Arbeitnehmern mit überbetrieblichen Leitungsfunktionen**, z. B. des überbetrieblichen Leiters des Einkaufs. Ähnliches gilt für **Arbeitnehmer in Stabsfunktionen**, wie sie regelmäßig in der zentralen Datenverarbeitung, Buchhaltung oder Personalabteilung zu finden sind, sowie für Auszubildende, die in einer zentralen 102

---

164 BAG 30.1.2025 – 2 AZR 98/23.
165 Hierzu ausführlich auch WHSS-*Willemsen*, Rn. G 134 ff.
166 EuGH 26.03.20 – C-344/18.
167 BAG 17.10.2013 – 8 AZR 763/12.

Ausbildungswerkstatt eines Unternehmens beschäftigt sind. Auf Letztere ist § 613a BGB allerdings nur entsprechend anwendbar.[168]

103 Für die Zuordnung kommt es zunächst auf den **Willen der Vertragsparteien** an. Wenn sich diese darüber einig sind, dass ein Arbeitnehmer, der für mehrere Betriebe oder Betriebsteile gearbeitet hat, nach einem Übergang nur beim Erwerber beschäftigt werden soll, ist diese Vereinbarung maßgebend.[169]

104 Fehlt es dagegen – wie oft – an einer klaren Festlegung der Vertragsparteien über die Zuordnung des Arbeitsverhältnisses, ist auf den **objektiven Schwerpunkt des Arbeitsverhältnisses** abzustellen.[170] Hierbei kommt es maßgeblich auf die Verhältnisse zum Zeitpunkt des Betriebs(teil)übergangs an.[171] Entscheidend ist dabei eine organisations- und nicht eine funktionsorientierte Betrachtungsweise.[172] Dazu muss festgestellt werden, in welcher organisatorischen Einheit die Tätigkeit erbracht wird. Weniger erheblich ist, welchem Geschäftsteil die Tätigkeit zugutekommt oder mit welchen Betriebsmitteln die Tätigkeit erfolgt, wenn sie in einer anderen Einheit verrichtet wird.[173] Ein Arbeitnehmer muss daher regelmäßig *in* dem betreffenden Betrieb oder Betriebsteil tätig bzw. in ihn eingegliedert gewesen sein.[174] Eine lediglich **mittelbare Tätigkeit** *für* den Betrieb(steil) reicht hingegen nicht aus. Es genügt nicht, dass der Arbeitnehmer, ohne dem übertragenen Betrieb(steil) anzugehören, als Beschäftigter einer nicht übertragenen Abteilung Tätigkeiten für den übertragenen Betrieb(steil) verrichtet.[175] Ist der Arbeitsplatz also nicht in die Struktur und Organisation des Betriebs(teils) eingebunden, verbleibt sein Arbeitsverhältnis beim Veräußerer bzw. abgebenden Unternehmen.[176] Auch bei einem zeitlich befristeten Einsatz des Arbeitnehmers kommt eine tatsächliche Eingliederung in den zugewiesenen Bereich in Betracht. Nach der Rechtsprechung des *LAG Köln* ist jedenfalls bei der Zuweisung zu einem Betrieb oder Betriebsteil von mehr als einem halben Jahr eine klare strukturelle Einbindung zu dem Betrieb oder Betriebsteil zu erkennen.[177]

---

168 *Mehlich*, NZA 2002, 823.

169 BAG 20.7.1982 – 3 AZR 261/80; BAG 25.6.1985 – 3 AZR 254/83; BAG 18.3.1997 – 3 AZR 729/95; a.A. ErfK-*Preis*, § 613a Rn. 72, m.w.N. zur Gegenauffassung.

170 BAG 17.3.2013 – 8 AZR 763/12.

171 ErfK-*Preis*, § 613a BGB Rn. 72.

172 EuGH 16.12.1992 – C-132/91; BAG 13.11.1997 – 8 AZR 295/95.

173 EuGH 7.2.1985 – C-179/83.

174 BAG 17.10.2013 – 8 AZR 763/12.

175 BAG 13.11.1997 – 8 AZR 295/95 unter Berufung auf EuGH 7.2.1985 – C-179/83; BAG 8.8.2002 – 8 AZR 583/01; BAG 13.2.2003 – 8 AZR 102/02.

176 BAG 11.9.1997 – 8 AZR 555/95.

177 LAG Köln 4.12.2018 – 4 Sa 962/17.

Der **Schwerpunkt des Arbeitsverhältnisses** ist nach objektiven Kriterien festzustellen. In Betracht kommen sowohl schriftliche Abreden als auch die tatsächlichen Umstände wie besonders der überwiegende Arbeitsort, Arbeitszeit, Arbeitsaufwand, Bedeutung der Tätigkeiten für den Gesamtbetrieb oder das Gesamtunternehmen, Anbindung an Vorgesetzte oder Untergebene.[178] Bei Arbeitsverhältnissen in Stabspositionen muss die Verbindung mit der veräußerten wirtschaftlichen Einheit so eng gewesen sein, dass die Beschäftigungsmöglichkeit im zentralen Bereich durch die Veräußerung wegfällt.[179] Auszubildende in zentralen Ausbildungswerkstätten sind regelmäßig der Fachabteilung zuzuordnen, für die sie ausgebildet werden und in der sie nach Beendigung der Ausbildung eingesetzt werden sollen.[180] Überhaupt kein Schwerpunkt feststellbar ist mangels Bestehen eines Beschäftigungsverhältnisses bzw. Eingliederung in den Betrieb bei Altersteilzeitverhältnissen in der Freistellungsphase. Dennoch verbleibt ein solches Arbeitsverhältnis nach der Rechtsprechung des *BAG* nicht beim Veräußerer. Nach der Rechtsprechung des *BAG* richtet sich die Zuordnung eines freigestellten Arbeitnehmers in der Altersteilzeit nach dem letzten Arbeitsplatz. Dies gilt auch für Arbeitsverhältnisse freigestellter Betriebsratsmitglieder.[181] 105

In den Fällen, in welchen sich eine klare **Schwerpunktbildung nicht eindeutig** vornehmen lässt, stellt sich die Frage, nach welchen Grundsätzen dann die Zuordnung eines Arbeitsverhältnisses zu erfolgen hat. Hier findet sich in der Literatur ein ganzer Strauß von Lösungsansätzen, der vom vollständigen Ausschluss des Arbeitgeberwechsels[182] über die Einräumung eines arbeitnehmerseitigen Wahlrechts[183] bis zur Zuerkennung eines einseitigen Bestimmungsrechts des Betriebsveräußerers gem. § 315 BGB reicht.[184] Richtigerweise kann eine Zuordnung zum veräußerten Betrieb(steil) nicht erfolgen, wenn der Tatbestand der den Übergang des Arbeitsverhältnisses bewirkenden Überleitungsnorm – § 613a Abs. 1 Satz 1 BGB – nicht nachgewiesen ist. In diesem Fall verbleibt das Arbeitsverhältnis beim Veräußerer. In der Praxis wird die Zuordnung solcher Arbeitsverhältnisse daher vielfach zu einem **Problem der Beweislast.** 106

Streiten Arbeitnehmer und Erwerber über das Vorliegen der tatsächlichen Voraussetzungen für einen Betriebsübergang und vereinbaren die Parteien, dass ein Arbeitsverhältnis zwischen ihnen nicht zustande gekommen ist, handelt es sich hierbei um einen **Vergleich** i. S. v. § 779 Abs. 1 BGB und nicht 107

178 BAG 20.7.1982 – 3 AZR 261/80; *Bachner*, AiB 1996, 291 [300].
179 LAG Köln 7.12.2001 – 11 Sa 867/01.
180 *Mehlich*, NZA 2002, 823.
181 BAG 31.1.2008 – 8 AZR 27/07; BAG 30.10.2008 – 8 AZR 54/07.
182 *Müller/Thüsing*, ZIP 1997, 1869 [1873].
183 *Bachner*, AiB 1996, 291.
184 WHSS-*Willemsen*, Rn. G 136.

etwa um einen Auflösungsvertrag. Die Vereinbarung bedarf daher nicht der Schriftform gem. § 623 BGB.[185]

b. Umwandlungsrechtliche Zuordnung von Arbeitsverhältnissen

108 Soweit ein Übergang der Arbeitsverhältnisse gem. § 613a BGB mangels Betriebs(teil)übergang ausscheidet, ist im Geltungsbereich des UmwG eine **umwandlungsrechtliche Zuordnung des Arbeitsverhältnisses** gem. § 126 Abs. 1 Nr. 9 UmwG i. V. m. § 131 Abs. 1 UmwG denkbar. Voraussetzung dafür ist, dass die entsprechenden Arbeitsverhältnisse im Spaltungs- und Übernahmevertrag namentlich aufgeführt werden.[186] Die umwandlungsrechtliche Zuordnung und Übertragung hat grundsätzlich zur Folge, dass der im Spaltungsvertrag vorgesehene Rechtsträger mit Eintragung der Spaltung im Register des übertragenden Rechtsträgers gem. § 131 Abs. 1 Nr. 1 UmwG Arbeitgeber dieses Arbeitnehmers wird.

109 Ein Bedürfnis für die Übertragung von Arbeitsverhältnissen außerhalb des § 613a BGB i. V. m. § 35a Abs. 2 UmwG kann z. B. dann bestehen, wenn ein Arbeitnehmer in einer Stabsfunktion oder in einer Springerfunktion tätig ist und deshalb nicht – oder nicht eindeutig – dem zur Übertragung bestimmten Betrieb oder Betriebsteil zugeordnet werden kann, er jedoch gerade in dieser wirtschaftlichen Einheit eingesetzt werden soll. Besondere Bedeutung erlangt dies in **Spaltungsfällen**.

110 Bei der rein umwandlungsrechtlichen Übertragung von Arbeitsverhältnissen muss § 132 UmwG beachtet werden. Danach bleiben allgemeine Vorschriften, welche die Übertragbarkeit eines bestimmten Gegenstandes ausschließen, durch die Wirkungen der Eintragung der Spaltung ins Handelsregister unberührt. Um eine solche allgemeine Vorschrift handelt es sich bei § 613 Satz 2 BGB. Danach ist der **Anspruch auf Leistung der Dienste im Zweifel nicht übertragbar**, weil der zur Dienstleistung Verpflichtete die Dienste persönlich zu erbringen hat. § 613 Satz 2 BGB ist außerdem im Lichte der allgemeinen Berufswahlfreiheit nach Art. 12 GG auszulegen. In der Gesamtschau hat dies zur Folge, dass die rein umwandlungsrechtliche Übertragung eines Arbeitsverhältnisses der vorherigen Zustimmung des Arbeitnehmers bedarf.[187] Willigt der Arbeitnehmer nicht in den Übergang des Arbeitsverhältnisses ein, geht das Arbeitsverhältnis nicht auf den aufnehmenden Rechtsträger über.

111 Auf Fälle der **Verschmelzung** ist § 132 UmwG i. V. m. § 613 Satz 2 BGB analog anwendbar, soweit Arbeitsverhältnisse, die nicht einem bestimmten Betrieb zugeordnet werden können, übertragen werden sollen.

---

185 LAG Hamm 22. 5. 2002 – 3 Sa 1900/01.

186 *Bachner*, AR-Blattei (SD) 1625 Rn. 38.

187 BAG 19. 10. 2017 – 8 AZR 63/16.

c. Zuordnung von Arbeitsverhältnissen durch Abschluss eines Interessenausgleichs gem. § 35a Abs. 1 UmwG

112 Das UmwG enthält für die Zuordnung von Arbeitsverhältnissen eine Besonderheit. Nach § 35a Abs. 1 UmwG können im Falle der übertragenden Umwandlung (Verschmelzung, Spaltung oder Vermögensübertragung) in einem **Interessenausgleich** nach § 112 BetrVG diejenigen **Arbeitnehmer namentlich bezeichnet** werden, die nach der Umwandlung einem bestimmten Betrieb oder Betriebsteil zugeordnet werden. Der Interessenausgleich unterliegt den allgemeinen Bestimmungen der §§ 111, 112 BetrVG. Voraussetzung für die Anwendbarkeit der Vorschrift ist daher eine Betriebsänderung in Form einer Spaltung bzw. einer Zusammenlegung von Betrieben. Der Interessenausgleich und damit auch die »Namensliste« kann nicht erzwungen werden.

113 Gem. § 35a Abs. 1 UmwG kann das Arbeitsgericht die Zuordnung der Arbeitnehmer im Interessenausgleich nur auf **grobe Fehlerhaftigkeit** überprüfen. Die Darlegungs- und Beweislast für grobe Fehlerhaftigkeit der Zuordnung trägt der Arbeitnehmer. Wenngleich der Arbeitgeber auf die freiwillige Einigung mit dem Betriebsrat in einem Interessenausgleich angewiesen ist, stellt das Zuordnungsrecht **in der Praxis vielfach zugleich ein arbeitgeberseitiges Auswahlrecht** dar, welches auf der Betriebsratsseite mit Austauschgeschäften der unterschiedlichsten Art, vielfach mit höheren Abfindungsleistungen »erkauft« wird. Damit wird de facto das Zuordnungsrecht des Arbeitgebers erweitert.[188]

114 Wegen der faktischen Erweiterung des arbeitgeberseitigen Zuordnungsrechts und der aus § 35a Abs. 1 UmwG resultierenden relativen Gerichtsfestigkeit der getroffenen Zuordnungsentscheidung ist bei der Prüfung der Frage, ob **grobe Fehlerhaftigkeit** vorliegt, besonderes Augenmaß erforderlich. Nach § 35a Abs. 1 UmwG muss die Zuordnung der Arbeitnehmer nach den Vorgaben von § 613a Abs. 1 S. 1 BGB und damit auf der Grundlage einer übergangsfähigen wirtschaftlichen Einheit erfolgen. Die Regelung in § 35a Abs. 1 UmwG ergänzt damit lediglich die zwingende Regelung von § 613a Abs. 1 S. 1 BGB. Erfolgt die namentliche Zuordnung im Interessenausgleich nach § 35a Abs. 1 UmwG zu einer Einheit, die nicht darauf angelegt ist, identitätswahrend fortgeführt zu werden, so ist die Zuordnung grob fehlerhaft i. S. v. § 35a Abs. 1 UmwG und damit unverbindlich.[189] § 35a Abs. 1 UmwG ergänzt damit die zwingende Regelung des § 613a Abs. 1 S. 1 BGB.

115 Die Zuordnung der Arbeitsverhältnisse in einem **Interessenausgleich** auf der Grundlage von § 35a Abs. 1 UmwG hat daher wegen der Spezialität von § 613a Abs. 1 Satz 1 BGB **nur deklaratorischen Charakter**. § 613a Abs. 1

---

188 So zutreffend WHSS-*Willemsen*, Rn. G 138.

189 BAG 19.10.2017 – 8 AZR 63/16.

Satz 1 BGB geht einem Interessenausgleich, in dem Arbeitsverhältnisse zugeordnet werden, insoweit vor, als das Arbeitsverhältnis mit hinreichender Sicherheit einem bestimmten Betrieb oder Betriebsteil, der von der Umwandlung erfasst wird, zugerechnet werden kann. Verstößt die Zuordnung im Interessenausgleich gegen die aus § 613a Abs. 1 Satz 1 BGB resultierende **Kontinuität von Arbeitsverhältnis und Betriebsteil**, ist dies grob fehlerhaft i. S. v. § 35a Abs. 1 UmwG.[190] Entscheidendes Wertungskriterium, an welches die Betriebsparteien bei Abschluss des Interessenausgleichs gebunden sind, ist der Schwerpunkt des Arbeitsverhältnisses[191] (vgl. Teil A Rn. 105).

116 Kann ein Arbeitsverhältnis bei **Anlegung eines strengen Maßstabes** nicht eindeutig dem einen oder dem anderen Betrieb oder Betriebsteil zugeordnet werden, kommt das Zuordnungsprivileg des § 35a Abs. 1 UmwG zur Anwendung. Die Bestimmung hat unter diesen Voraussetzungen gerade die Funktion, eine weitgehend »gerichtsfeste« Zuordnung von Arbeitsverhältnissen zu ermöglichen, um vor allem die Praxis in Fällen der massenhaften Zuordnung von Arbeitsverhältnissen zu erleichtern.[192] Es ist denkbar und gegebenenfalls auch zu empfehlen, dass der Betriebsrat mit dem Arbeitgeber die Kriterien der Zuordnung vereinbart und so die Zuordnung auf eine objektive Entscheidungsgrundlage stellt.

3. Widerspruch des Arbeitnehmers

a. Rechtsgrundlage und Rechtsfolgen

117 Wie bereits dargestellt wurde (vgl. Teil A Rn. 94), tritt der Übergang des Arbeitsverhältnisses nach § 613a Abs. 1 Satz 1 BGB automatisch – kraft Gesetzes – ein. Der Arbeitnehmer kann den Übergang des Arbeitsverhältnisses jedoch dadurch verhindern, dass er dem **Übergang des Arbeitsverhältnisses auf den Erwerber widerspricht.**[193] Seit Inkrafttreten des Gesetzes zur Änderung des Seemannsgesetzes am 28. März 2002 ist dieses Widerspruchsrecht ausdrücklich in § 613a Abs. 6 BGB geregelt. Es ist Ausdruck des Grundrechts auf freie Berufswahl,[194] mit europäischem Recht vereinbar[195] und gilt nicht nur für die Fälle der Einzelrechtsnachfolge, sondern auch bei umwandlungsbedingtem Betriebs(teil)übergang.[196] Mit Ausübung des Widerspruchsrechts verbleibt das Arbeitsverhältnis beim übertragenden

190 *Bachner*, AR-Blattei (SD) 1625 Rn. 54 138;
191 BAG 20.7.1982 – 3 AZR 261/80.
192 Däubler/Deinert, § 323 UmwG Rn. 16.
193 BAG 7.4.1993 – 2 AZR 449/91 (B); BAG 22.4.1993 – 2 AZR 313/92; BAG 19.3.1998 – 8 AZR 139/97.
194 Däubler/Deinert, § 613a BGB Rn. 67.
195 EuGH 12.11.1998 – C-399/96; EuGH 16.12.1992 – C-132/91.
196 *Bachner*, AR-Blattei (SD) 1625 Rn. 57 ff.

Unternehmen. Das Widerspruchsrecht hat daher die Rechtsqualität eines Gestaltungsrechts in der Form eines Rechtsfolgenverweigerungsrechts.[197] Der Widerspruch kann als ausgeübtes Gestaltungsrecht weder ausdrücklich noch konkludent durch den Arbeitnehmer zurückgenommen werden.[198] Soweit der Arbeitnehmer das Widerspruchsrecht jedoch auf Grund bewusst unrichtiger Unterrichtung ausübt, kann er seine Erklärung gem. § 123 Abs. 1 BGB anfechten.[199] Bei einem sogenannten Kettenbetriebsübergang, wenn die Arbeitsverhältnisse der betroffenen Arbeitnehmer erst auf den ersten und später auf weitere Erwerber übergehen, kann ein betroffener Arbeitnehmer dem ersten Übergang des Arbeitsverhältnisses nur widersprechen, wenn er dem weiteren Übergang des Arbeitsverhältnisses durch den späteren Betriebsübergang auf den neuen Inhaber widersprochen hat.[200]

Erlischt allerdings **infolge einer Verschmelzung der übertragende Rechtsträger**, steht dem Arbeitnehmer nach der Rechtsprechung des *BAG* kein Widerspruchsrecht zu, da das Arbeitsverhältnis mit dem erloschenen Arbeitgeber nicht fortgesetzt werden kann.[201] Nach der hier vertretenen Auffassung steht dem Arbeitnehmer statt des Widerspruchsrechts ein **einseitiges Lösungsrecht** zu. Dieses ergibt sich aus dem bereits das Widerspruchsrecht tragenden Grundgedanken, dass der Arbeitnehmer in der Lage sein muss,[202] sein verfassungsrechtlich verbürgtes Recht, seinen Arbeitgeber selbst auswählen zu können, wahrzunehmen. Dieses muss der Arbeitnehmer dann aber auch ausdrücklich – in der Regel durch eine außerordentliche Kündigung innerhalb einer Frist von zwei Wochen seit Kenntnis der Verschmelzung im Handelsregister – erklären. Ein ausdrücklich erklärter Widerspruch des Arbeitnehmers ist jedoch nicht als einseitige Vertragsauflösung auszulegen. Vielmehr ist der Widerspruch dann für den Fall des Erlöschens des übertragenen Rechtsträgers als wirkungslos anzusehen.[203] Soweit ein Arbeitnehmer über einen rechtsirrig angenommenen Betriebsübergang unterrichtet wird und daraufhin keinen Widerspruch erklärt, ist er nicht nach § 613a Abs. 6 Satz 1 daran gehindert, sich auf den Fortbestand seines Arbeitsverhältnisses mit dem bisherigen Arbeitgeber zu berufen. § 613a Abs. 6 Satz 1 BGB, wonach der Arbeitnehmer dem Übergang seines Arbeitsverhältnisses nur innerhalb eines Monats nach Zugang der Unterrichtung nach Abs. 5 schriftlich widersprechen kann, setzt voraus, dass es zu einem Betriebs- oder 118

197 BAG 21.8.2014 – 8 AZR 619/13.
198 BAG 30.10.2003 – 8 AZR 491/02.
199 BAG 15.12.2011 – 8 AZR 220/11.
200 BAG 15.12.2022 – 2 AZR 99/22.
201 BAG 21.2.2008 – 8 AZR 157/07.
202 ArbG Münster 14.4.2000 – 3 Ga 13/00.
203 LAG Düsseldorf 15.11.2002 – 9 Sa 945/02; zum Widerspruch bei umwandlungsbedingtem Betriebsübergang vgl. *Altenburg/Leister*, NZA 2005, 15; BAG 21.2.2008 – 8 AZR 157/07; Pressemitteilung BAG Nr. 17/08.

Betriebsteilübergang gekommen ist und kann nicht, auch nicht analog, auf Fälle angewendet werden, in denen der vermeintliche Veräußerer und/oder der vermeintliche neue Inhaber den Arbeitnehmer über einen von ihnen rechtsirrig angenommenen Betriebsübergang unterrichtet haben.[204]

119 Die Ausübung des Widerspruchsrechts ist ohne weiteres möglich und bedarf **keines sachlichen Grundes.**[205] Das gilt auch für die **kollektive Ausübung des Widerspruchsrechts.** Die gemeinschaftliche Wahrnehmung individualrechtlicher Rechtspositionen ist vor allem nicht rechtsmissbräuchlich. Übt allerdings eine Vielzahl von Arbeitnehmern das Widerspruchsrecht aus, kann sich nach der Rechtsprechung des *BAG* aus der Zweckrichtung der Widerspruchsausübung ein rechtsmissbräuchliches Handeln ergeben, soweit sie nicht im Schwerpunkt auf die Verhinderung des Arbeitgeberwechsels, sondern beispielsweise von der Motivation getragen ist, den Betriebsübergang als solchen zu verhindern oder aber Vergünstigungen zu erzielen, auf die die Arbeitnehmer keinen Rechtsanspruch haben.[206] Solche Fälle dürften in der Praxis allerdings selten anzutreffen sein. Das Widerspruchsrecht des Arbeitnehmers besteht bei jeder Form eines Betriebs(teil)übergangs – auch im Zusammenhang mit übertragenden Umwandlungen nach dem UmwG.[207] Der Widerspruch wirkt auf den Zeitpunkt des Betriebsübergangs zurück.[208]

120 Die Ausübung des Widerspruchsrechts ist an den **Grundsatz von Treu und Glauben** (§ 242 BGB) gebunden. Hat sich der Arbeitnehmer entweder mit dem bisherigen oder mit dem neuen Arbeitgeber in zeitlichem Zusammenhang mit dem Betriebsübergang darüber geeinigt, dass er das Widerspruchsrecht nicht ausübe, ist er an diese Vereinbarung gebunden,[209] wenn Betriebsinhaber oder Betriebsübernehmer hierauf vertrauen durften.[210] Der Arbeitnehmer hat dem Übergang seines Arbeitsverhältnisses jedenfalls dann mit der Folge der Unbeachtlichkeit des Widerspruchs zugestimmt, wenn er in Kenntnis des Betriebsübergangs bei dem Betriebsübernehmer die Arbeit ohne Vorbehalt fortsetzt.[211] Verzichtet der Arbeitnehmer auf sein Widerspruchsrecht oder stimmt dem Übergang des Arbeitsverhältnisses ausdrücklich zu, ist ein (späterer) Widerspruch ausgeschlossen.[212] Bei der Auslegung

---

204 BAG 25.1.2018 – 8 AZR 309/16.

205 BAG 19.3.1998 – 8 AZR 139/97.

206 BAG 30.9.2004 – 8 AZR 462/03; kritisch zum Kollektivwiderspruch *Rieble*, NZA 2005, 1.

207 *Bachner*, NJW 1995, 2881; Däubler/Deinert, § 324 UmwG Rn. 4; WHSS-*Willemsen*, Rn. G 148.

208 Däubler/Deinert, § 613a BGB Rn. 69.

209 BAG 19.3.1998 – 8 AZR 139/97.

210 BAG 15.2.1984 – 5 AZR 123/82.

211 BAG 17.11.1977 – 5 AZR 618/76.

212 LAG Niedersachsen 5.2.2018 – 8 Sa 831/17.

einer Erklärung als Verzicht des Arbeitnehmers auf sein Widerspruchsrecht nach § 613a Abs. 6 BGB als solches oder als lediglich zeitweiliger Verzicht auf dessen Ausübung ist die hohe Bedeutung des Widerspruchsrechts für den Arbeitnehmer zu beachten. Ein Verzicht muss daher eindeutig und zweifelsfrei zum Ausdruck gebracht werden.[213] Aus diesem Grund ist es allgemein anerkannt, dass das **Widerspruchsrecht verwirken** kann. Dabei gibt es nach der Rechtsprechung keine Höchst- oder Mindestfrist für die Verwirkung. Entscheidend sind die konkreten Umstände des Einzelfalls, wobei die Merkmale »Zeitmoment« und »Umstandsmoment« zu betrachten, und die gegenläufigen Interessen der Parteien in einer abschließenden Gesamtbewertung unter Zumutbarkeitsgesichtspunkten zu berücksichtigen sind.[214] Mit der Verwirkung als Sonderfall der unzulässigen Rechtsausübung (§ 242 BGB) wird die verspätete Geltendmachung von Rechten ausgeschlossen. Sie dient dem Vertrauensschutz und verfolgt nicht den Zweck, den Schuldner stets dann von einer Verpflichtung zu befreien, wenn dessen Gläubiger seine Rechte längere Zeit nicht geltend gemacht hat (Zeitmoment). Das **Zeitmoment** allein kann daher nach der Rechtsprechung nicht zur Verwirkung führen; bei fehlerhafter Darstellung der Ansprüche aus betrieblicher Altersversorgung kann ggf. sogar nach mehreren Jahren noch ein Widerspruch in Betracht kommen.[215] Der gesetzlichen Regelung ist für das Zeitmoment der Verwirkung keine feststehende Frist zu entnehmen, vielmehr ist auf die konkreten Umstände des Einzelfalles abzustellen.[216] Der Arbeitnehmer muss unter Umständen untätig geblieben sein, die den Eindruck erweckt haben, dass er sein Widerspruchsrecht nicht mehr geltend machen wolle, sodass der bisherige Arbeitgeber sich darauf einstellen durfte, nicht mehr in Anspruch genommen zu werden (**Umstandsmoment**). Das Umstandsmoment wird nach der Rechtsprechung in Form einer Gesamtwürdigung unter Berücksichtigung aller Umstände des Einzelfalls festgestellt.[217] Zeitmoment und Umstandsmoment beeinflussen sich wechselseitig in dem Sinne, dass beide Elemente bildhaft im Sinne »kommunizierender Röhren« miteinander verbunden sind.[218] Dabei gilt, je mehr Zeit seit dem Zeitpunkt des Betriebsübergangs verstrichen ist und je länger der Arbeitnehmer bereits für den Erwerber gearbeitet hat, desto geringer sind die Anforderungen an das Umstandsmoment.[219] Das Erfordernis des Vertrauensschutzes auf Seiten des bisherigen Arbeitgebers muss hierbei derart überwiegen, dass ihm die Erfüllung des

213 BAG 28.2.2019 – 8 AZR 201/18.
214 BAG 22.7.2021 – 2 AZR 6/21.
215 *Gaul/Niklas*, DB 2009, 452 [455].
216 BAG 12.11.2009 – 8 AZR 530/07; BAG 24.2.2011 – 8 AZR 469/09.
217 BAG 24.2.2011 – 8 AZR 469/09.
218 BAG 22.6.2011 – 8 AZR 752/16.
219 BAG 24.8.2017 – 8 AZR 265/16.

Anspruchs nicht mehr zuzumuten ist.[220] Solche Umstände, die ein Vertrauen des Veräußerers auf die Nichtausübung des Widerspruchsrechts begründen, liegen dann vor, wenn der Arbeitnehmer über den Bestand des Arbeitsverhältnisses disponiert hat, sei es dadurch, dass das Arbeitsverhältnis grundlegend umgestaltet, z. B. ein Altersteilzeitvertrag abgeschlossen wurde, eine Eigenkündigung ausgesprochen, ein Aufhebungsvertrag mit dem Erwerber geschlossen oder eine von Seiten des Erwerbers ausgesprochene Kündigung hingenommen wurde.[221] Das gilt auch dann, wenn der Arbeitnehmer nach Ausspruch einer Kündigung durch den Veräußerer mit diesem eine Abwicklungsvereinbarung abschließt.[222] Nimmt der Arbeitnehmer demgegenüber lediglich die Folgen des Betriebsübergangs hin, indem er für den Erwerber widerspruchslos weiterarbeitet, so ist allein deshalb das Umstandsmoment regelmäßig nicht erfüllt. Wenn sich ein Arbeitnehmer gegenüber seinem bisherigen Arbeitgeber gegen die Versetzung wehrt und dieser diese nur unter dem Vorbehalt angenommen hat, die Wirksamkeit der Versetzung gerichtlich überprüfen zu lassen, muss er diesen »Vorbehalt« nicht gegenüber dem Betriebs(teil)erwerber zur Vermeidung von Rechtsnachteilen erneuern.[223] Die widerspruchslose Weiterarbeit für den neuen Inhaber rechtfertigt jedoch, die späte Ausübung des Widerspruchsrechts als mit Treu und Glauben (§ 242 BGB) unvereinbar und für den vormaligen Arbeitgeber als unzumutbar anzusehen, wenn sie über einen erheblichen Zeitraum erfolgt. Diesen Zeitraum, der frühestens mit dem Betriebsübergang beginnt, erachtet das *BAG* unter Berücksichtigung der wechselseitigen schutzwürdigen Interessen mit sieben Jahren als angemessen.[224] Damit hat das *BAG* im Grunde von der bisherigen Annahme Abschied genommen, dass das Umstandsmoment in allen Fällen eine Verfügung des Arbeitnehmers über sein Arbeitsverhältnis verlangt. Ein durch Tarifvertrag befristet eingeräumtes Rückkehrrecht zum bisherigen Arbeitgeber für den Fall der betriebsbedingten Kündigung durch den neuen Betriebsinhaber hat keinen Einfluss auf die Verwirkung des Widerspruchsrechts nach § 613a Abs. 6 BGB.[225]

Nicht ausreichend ist der Ausschluss des Widerspruchsrechts in Kollektivverträgen jeder Art, denn das Widerspruchsrecht ist **höchstpersönlich.**

121 Rechtlich unbeachtlich sind **Arbeitsverträge** zwischen dem Betriebsveräußerer und seinen Arbeitnehmern, die für den Fall der Ausübung des Widerspruchsrechts **auflösend bedingt** sind. Solche Verträge dienen dazu,

220 BAG 23.7.2009 – 8 AZR 538/08.

221 BAG 27.11.2008 – 8 AZR 174/07; BAG 24.7.2008 – 8 AZR 205/07 und 8 AZR 755/07; BAG 20.3.2008 – 8 AZR 1016/06; BAG 2.4.2009 – 8 AZR 473/07.

222 BAG 15.2.2007 – 8 AZR 431/06; BAG 12.11.2009 – 8 AZR 530/07.

223 BAG 21.3.2024 – 2 AZR 95/23.

224 BAG 24.8.2017 – 8 AZR 265/16.

225 BAG 22.7.2021 – 2 AZR 6/21.

das Widerspruchsrecht des Arbeitnehmers und die daraus resultierende Wahlfreiheit ins Leere laufen zu lassen. Dies ist mit dem Rechtsgedanken von § 613a BGB nicht zu vereinbaren. Allerdings ist es möglich, das Widerspruchsrecht einzelvertraglich durch Vereinbarung zwischen Veräußerer und Arbeitnehmer auszuschließen.[226] Eine solche einzelvertragliche Regelung bedarf zu ihrer Wirksamkeit immer eines engen zeitlichen Zusammenhangs mit einem tatsächlichen Betriebsübergang, um Umgehungsgefahren auszuschließen. Sie ohne Zusammenhang mit dem tatsächlichen Betriebsübergang in den Arbeitsvertrag aufzunehmen, wäre also unzulässig. Schließlich ist der Widerspruch auch dann unerheblich, wenn der Arbeitnehmer mit dem Veräußerer die Vereinbarung getroffen hat, dass das Arbeitsverhältnis übergehe.[227]

b. Widerspruchserklärung und Widerspruchsadressat

Der Widerspruch des Arbeitnehmers gegen den Übergang des Arbeitsver- **122**
hältnisses muss nach § 613a Abs. 6 BGB schriftlich erfolgen. Aus der gesetzlich angeordneten **Schriftform** folgt, dass der **Widerspruch** den Anforderungen von § 125 BGB entsprechen muss. Deshalb muss der Widerspruch des Arbeitnehmers eigenhändig unterschrieben sein. Wird das Schriftformerfordernis dagegen nicht eingehalten, ist der Widerspruch unwirksam. Aus objektiver Empfängersicht muss erkennbar sein, dass der Arbeitnehmer nicht will, dass sein Arbeitsverhältnis übergeht. Aus diesem Grund muss die Erklärung das Wort »Widerspruch« nicht zwingend enthalten. Der Widerspruch braucht vom Arbeitnehmer nicht begründet zu werden.[228] Im Übrigen finden auf den Widerspruch die **Regeln über Willenserklärungen** Anwendung. Der Widerspruch ist eine **einseitige empfangsbedürftige Willenserklärung**. Aus diesem Grund kann der Arbeitnehmer die Rechtsfolgen des Widerspruchs nach Zugang beim Erklärungsadressaten nicht einseitig durch das bloße Anbieten der Arbeitskraft oder durch Erklärung des Widerrufs des Widerspruchs wieder rückgängig machen.[229] Eine Rücknahme des Widerspruchs ist nach § 130 Abs. 1 Satz 2 BGB nur zeitgleich mit dessen Zugang möglich. Danach ist eine Rücknahme nur durch dreiseitige Vereinbarung aller am Betriebsübergang Beteiligten möglich. Die Wirkungen der Widerspruchserklärung können aber durch deren Anfechtung gem. §§ 119 ff. BGB beseitigt werden. Dies gilt z. B. dann, wenn der Arbeitnehmer durch nachweislich falsche Angaben des Betriebserwerbers zur Ausübung

226 BAG 19.3.1998 – 8 AZR 139/97.
227 BAG 19.3.1998 – 8 AZR 139/97.
228 BAG 19.2.2009 – 8 AZR 176/08.
229 BAG 30.10.2003 – 8 AZR 491/02.

des Widerspruchsrechts veranlasst wurde.[230] Als einseitiges Gestaltungsrecht ist der Widerspruch bedingungsfeindlich, d. h., der Widerspruch kann z. B. (rechtsverbindlich) nicht an die Bedingung geknüpft werden, dass der Erwerber auf den Ausspruch einer betriebsbedingten Kündigung für einen bestimmten Zeitraum verzichtet.

123 Die Erklärung des Widerspruchs kann **gegenüber dem bisherigen oder dem neuen Inhaber des Betriebs(teils)** abgegeben werden, § 613a Abs. 6 BGB. Dies gilt sowohl vor als auch nach dem Betriebsübergang.[231] Dem Mitarbeiter steht also ein Wahlrecht zu – unabhängig davon, wer die Unterrichtung nach § 613a Abs. 5 BGB vorgenommen hat. Kommt es nach einem Betriebsübergang zu einem weiteren Betriebsübergang und hat der Arbeitnehmer bis dahin dem mit dem vorangegangenen Betriebsübergang verbundenen Übergang seines Arbeitsverhältnisses nicht widersprochen, verliert der vormalige Arbeitgeber seine Eigenschaft als »bisheriger« Arbeitgeber i. S. v. § 613a Abs. 6 Satz 2 BGB an den Zwischenerwerber. Will der Arbeitnehmer in einem solchen Fall mit einem Widerspruch einen Fortbestand des Arbeitsverhältnisses mit dem vormaligen Arbeitgeber (Erstarbeitgeber) bewirken, muss er deshalb zunächst erfolgreich dem an den weiteren Betriebsübergang geknüpften Übergang seines Arbeitsverhältnisses auf den neuen Inhaber widersprechen.[232]

c. Zeitpunkt des Widerspruchs, Unterrichtung des Arbeitnehmers, Rechtsfolgen der Information

124 Der Arbeitnehmer muss den Widerspruch innerhalb eines Monats nach Zugang der Unterrichtung über den Betriebsübergang erklären, § 613a Abs. 5 und 6 BGB. Nach Ablauf dieser Frist ist der Widerspruch unbeachtlich.[233]

125 Dabei ist zu beachten, dass die **Widerspruchsfrist** von einem Monat erst mit Zugang der Unterrichtung in Textform nach § 613a Abs. 5 BGB zu laufen beginnt. Ist dagegen die Unterrichtung nicht ordnungsgemäß erfolgt, beginnt die einmonatige Widerspruchsfrist nicht zu laufen.[234] Der Zugang der Widerspruchserklärung richtet sich nach § 130 BGB. Danach trägt der Arbeitgeber die Darlegungs- und Beweislast für den Zugang der Unterrichtung. Schon deshalb werden die Unterrichtungsschreiben vielfach persönlich entweder in Anwesenheit von Zeugen oder gegen Quittierung ausgehändigt. Voraussetzung für den Zugang ist, dass die **Unterrichtung ordnungsgemäß** erfolgt. Nach der Rechsprechung des *BAG* sollen solche

230 BAG 15. 12. 2011 – 8 AZR 220/11.
231 *Worzalla*, NZA 2002, 353.
232 BAG 19. 11. 2015 – 8 AZR 773/14.
233 *Worzalla*, NZA 2002, 353.
234 BAG 10. 11. 2011 – 8 AZR 538/08; BAG 24. 5. 2005 – 8 AZR 398/04.

Fehler, die für die Willensbildungsprozesse der Arbeitnehmer, ob sie einem Übergang ihrer Arbeitsverhältnisse widersprechen, regelmäßig ohne Belang sind, nicht dazu führen, dass die Widerspruchsfrist nicht zu laufen beginnt.[235] Bleibt die Unterrichtung aus oder ist sie unvollständig oder falsch, beginnt die Widerspruchsfrist grundsätzlich erst dann zu laufen, wenn sie nachgeholt bzw. konkretisiert wurde (zum Inhalt der Unterrichtung vgl. Teil A Rn. 127 ff.). Soweit eine solche nachträgliche Konkretisierung erfolgt, ist diese in der nach § 613a Abs. 5 BGB vorgesehenen Form vorzunehmen und aus Gründen der Rechtsklarheit auch als solche zu bezeichnen. Damit wird sichergestellt, dass der Arbeitnehmer vom Beginn der Widerspruchsfrist Kenntnis erlangt.[236] Genügt die Unterrichtung zunächst formal den gesetzlichen Anforderungen, insbesondere denen des § 613a Abs. 5 BGB, und ist sie nicht offensichtlich fehlerhaft, so ist es Sache des Arbeitnehmers, der sich auf die Unzulänglichkeit der Unterrichtung beruft, einen behaupteten Mangel näher darzulegen.[237] Eine offensichtlich unzureichende Unterrichtung ist nur dann gegeben, wenn die Unterrichtung über die Person des Betriebserwerbers und/oder in Bezug auf einen in § 613a Abs. 5 BGB genannten Umstand fehlt bzw. unverständlich oder auf den ersten Blick mangelhaft ist.

Die **Unterrichtungspflicht** ist an keine weiteren Voraussetzungen gebun- **126**
den. Sie gilt nach § 613a Abs. 5 BGB unabhängig von der Betriebsgröße. Die Unterrichtung muss **entweder der bisherige Arbeitgeber oder der neue Inhaber** vornehmen. Betriebsveräußerer und Betriebserwerber sollten sich deshalb darauf verständigen, wer von beiden die gemeinsame Verpflichtung dem Arbeitnehmer gegenüber erfüllt. In der Praxis wird dies regelmäßig der bisherige Arbeitgeber sein. Denkbar ist jedoch auch die Unterrichtung durch Veräußerer und Erwerber in einem gemeinsamen Schreiben. Die Unterrichtung als solche gestaltet das Rechtsverhältnis gegenüber dem Arbeitnehmer nicht. Betriebsveräußerer und Betriebserwerber teilen lediglich ihre Rechtsauffassung zu den Rechtsfolgen des Betriebsübergangs mit. Die Unterrichtung gegenüber den von dem Betriebsübergang betroffenen Arbeitnehmern schließt etwaige gegenüber dem Betriebsrat bestehende Informationspflichten nicht aus; ebenso wenig kann durch die Unterrichtung des Betriebsrats die aus § 613a Abs. 5 BGB gegenüber den Arbeitnehmern resultierende Verpflichtung erfüllt werden. Für den Inhalt der Unterrichtung kommt es auf die Kenntnisstände des Veräußerers und des Erwerbers zum Zeitpunkt der Unterrichtung an. Zu spekulativen Mitteilungen sind sie nicht verpflichtet.[238] Durch die Unterrichtung soll der Arbeitnehmer in die Lage versetzt werden, eine wohl abgewogene Entscheidung über die Ausübung

---

235 BAG 30.1.2025 – 2 AZR 107/23.
236 BAG 23.7.2009 – 8 AZR 538/08.
237 BAG 30.1.2025 – 2 AZR 108/23.
238 BAG 29.6.2023 – 2 AZR 326/22.

des Widerspruchsrechts zu treffen.[239] Auf der Grundlage der Unterrichtung soll dem Arbeitnehmer die Möglichkeit eröffnet werden, sich zu erkundigen und beraten zu lassen und dann auf dieser Grundlage über einen Widerspruch zu entscheiden.[240] Da die Widerspruchserklärung bedingungsfeindlich ist und nicht einseitig widerrufen werden kann, sind mit ihr existentielle Folgen für die berufliche Entwicklung des Arbeitnehmers verbunden. An eine ordnungsgemäße Unterrichtung sind deshalb hohe Anforderungen zu stellen. Daraus folgt, dass der Arbeitnehmer durch die Unterrichtung in die Lage versetzt werden muss, Erkundigungen über den Betriebserwerber einzuholen. Damit bezieht sich die Unterrichtungspflicht zunächst auf die konkrete Identität des Erwerbers, also dessen Firma, dessen Firmensitz, die Geschäftsadresse und die übertragenen Betriebsmittel.[241] Soweit eine vollständige Unterrichtung über den Erwerber objektiv nicht möglich ist, z.B. weil dieser sich noch in der Gründungsphase befindet, muss dies in dem Unterrichtungsschreiben gegenüber den Arbeitnehmern offengelegt werden.[242] Die Unterrichtung über die juristische Person des Betriebserwerbers in einem Informationsschreiben ist unvollständig, wenn eine juristische Person mit den genannten Angaben im Handelsregister im Zeitpunkt des Unterrichtungsschreibens noch nicht eingetragen ist.[243]

127 Darüber hinaus bezieht sich die Unterrichtungspflicht aus § 613a Abs. 5 BGB[244] auf:

128 • **Zeitpunkt oder den geplanten Zeitpunkt des Übergangs** (Nr. 1):
Diesbezüglich ist auf den tatsächlichen Übergang der betrieblichen Organisationsgewalt abzustellen (vgl. Teil A Rn. 47). Steht dieser noch nicht fest, ist dem Arbeitnehmer der für den Übergang geplante Zeitpunkt mitzuteilen. Wird die unternehmerische Planung nicht eingehalten, ist die Unterrichtung zu aktualisieren, wenn die neue Planung von der bisherigen wesentlich abweicht. Um eine wesentliche Abweichung handelt es sich dann, wenn hierdurch die Entscheidung des Arbeitnehmers über die Ausübung des Widerspruchsrechts beeinflusst werden kann.[245]

129 • **Grund für den Übergang** (Nr. 2):
Der Grund für den Übergang ist nicht gleichzusetzen mit dem dem Übergang zugrunde liegenden Rechtsgeschäft.[246] Die Kenntnis von dem genauen Inhalt des Rechtsgeschäfts ist für die arbeitnehmerseitige Mei-

---

239 BAG 23.7.2009 – 8 AZR 538/08.
240 BAG 10.11.2011 – AZR 430/10.
241 BAG 13.7.2006 – 8 AZR 305/05.
242 BAG 23.7.2009 – 8 AZR 538/08.
243 BAG 14.11.2013 – 8 AZR 824/12.
244 Ausführlich hierzu, aber im Ergebnis zu restriktiv: LAG Düsseldorf 6.10.2005 – 15 Sa 355/05.
245 *Worzalla*, a.a.O.
246 So aber ausdrücklich *Worzalla*, NZA 2002, 353.

nungsbildung über die Ausübung des Widerspruchsrechts zwar nicht unerheblich, für den eigentlichen Widerspruch wohl aber zweitrangig. Da das Widerspruchsrecht der Sache nach der Auswahl des zukünftigen Arbeitgebers und damit der Chancenabwägung über die Sicherheit des zukünftigen Arbeitsplatzes und dessen Arbeitsbedingungen dient, sind für den Arbeitnehmer vor allem die tragenden wirtschaftlichen Erwägungen für die Veräußerung des Betriebs(teils) von Bedeutung. Diese sind deshalb in der Unterrichtung neben den rechtsgeschäftlichen Grundlagen für den Betriebsübergang vor allem mitzuteilen.

- **rechtliche, wirtschaftliche und soziale Folgen des Übergangs** für den Arbeitnehmer (Nr. 3): **130**
  Unter den rechtlichen Folgen für den Arbeitnehmer sind die Rechtsfolgen des Betriebsübergangs gem. § 613a Abs. 1–4 BGB zu verstehen. Eine Unterrichtung über die wesentlichen Rechtsfolgen ist ausreichend. Hierzu zählen der Übergang des Arbeitsverhältnisses mit den bestehenden Rechten und Pflichten, die Rechtsfolgen des Übergangs für Betriebsvereinbarungen und Tarifverträge, die Haftung von Betriebsveräußerer und Betriebserwerber sowie die Unwirksamkeit von wegen des Übergangs ausgesprochenen Kündigungen. Geht es um die rechtlich schwierig zu beurteilende Geltung eines Tarifvertrags beim Erwerber und ist dieser Umstand für die Ausübung des Widerspruchsrechts ersichtlich von Bedeutung, müssen der Betriebsveräußerer und/oder der Betriebserwerber sich hierzu ausdrücklich und in einer für Nichtjuristen verständlichen Weise erklären.[247] Es ist keine Unterrichtung eines außertariflichen Arbeitnehmers über einen Tarifvertrag erforderlich, der für ihn weder beim Betriebsveräußerer noch beim Betriebserwerber Anwendung findet.[248]
  Die Unterrichtung muss insbesondere auch Informationen über den Erwerber (Firmenbezeichnung, Firmensitz) enthalten. Der Hinweis auf eine künftige Firma und einen möglichen künftigen Sitz genügen nicht.[249]
  Nach der Rechtsprechung ist auch über das Widerspruchsrecht zu unterrichten. Ob über den Fortbestand des Betriebsrats zu unterrichten ist, ist streitig, nach der hier vertretenen Auffassung jedoch zu bejahen, weil es sich um die »betriebsverfassungsrechtlichen« Folgen des Betriebsübergangs handelt. Eine Unterrichtungspflicht besteht auch für den Fall, dass der Betriebserwerber ein neugegründetes Unternehmen ist, das dem Sozialplanprivileg nach § 112a Abs. 2 BetrVG unterliegt. Auch wenn zum Zeitpunkt des Betriebsübergangs noch keine konkrete Betriebsänderung geplant ist, stellt sich der Wegfall der Sozialplanpflicht als unmittelbare wirtschaftliche Folge des Betriebsübergangs dar und berührt unmittelbar

247 LAG Düsseldorf 26.7.2022 – 8 Sa 68/20.
248 BAG 29.6.2023 – 2 AZR 326/22.
249 BAG 14.11.2013 – 8 AZR 824/12.

die Rechtspositionen der übergehenden Arbeitsverhältnisse.[250] Eine bloße Mitteilung des Gesetzestextes von § 613a BGB ist nicht ausreichend. Die Unterrichtung sollte zudem im Einzelnen alle in § 2 Abs. 1 NachwG aufgeführten Arbeitsbedingungen enthalten. Nach der Rechtsprechung des *BAG* besteht in der Regel keine Verpflichtung, die Arbeitnehmer im Einzelnen über die wirtschaftliche und finanzielle Lage des neuen Inhabers zu unterrichten. Jedoch kann eine Unterrichtung erforderlich sein, wenn die wirtschaftlichen Rahmenbedingungen zu einer so gravierenden Gefährdung der wirtschaftlichen Absicherung der Arbeitnehmer bei dem neuen Inhaber führen könnten, dass sie als ein wesentliches Kriterium für einen möglichen Widerspruch der Arbeitnehmer gegen den Übergang ihrer Arbeitsverhältnisse anzusehen sind.[251] Zu den wirtschaftlichen Folgen des Übergangs für den Arbeitnehmer zählen vor allem Fragen zu dessen möglichen unternehmerischen Planungen im Hinblick auf den erworbenen Betrieb(steil). Das gilt nicht nur unter Berücksichtigung des Grundsatzes von Treu und Glauben und nicht erst dann, wenn der Veräußerer zur Zeit der Unterrichtung Kenntnis von einer drohenden Insolvenz des Erwerbers hat. So muss der bisherige Arbeitgeber oder der neue Betriebsinhaber bei einem Betriebsübergang die betroffenen Arbeitnehmer auch darüber unterrichten, dass der Betriebserwerber nur die beweglichen Anlageteile des Betriebes, nicht aber das Betriebsgrundstück übernimmt.[252] Zu den sozialen Folgen zähl vor allem die Frage, ob beim Erwerber ein Betriebsrat besteht sowie dessen möglicherweise eingeschränkte Rechtsstellung wegen Nichterreichen betriebsverfassungsrechtlicher Schwellenwerte. Im Übrigen gehören zu den wirtschaftlichen und sozialen Folgen diejenigen objektiv-sachlichen Gründe, die einen Widerspruch ohne Rechtsnachteile für den Arbeitnehmer tragen können. So führt der fehlende Hinweis auf die Neugründung des Betriebserwerbers, die nach § 112a Abs. 2 Satz 1 BetrVG nicht sozialplanpflichtig ist, zur Fehlerhaftigkeit des Unterrichtungsschreibens.[253]

131 • **hinsichtlich der Arbeitnehmer in Aussicht genommene Maßnahmen** (Nr. 4):
Die Bestimmung ist vergleichbar mit den so genannten Folgebewältigungsmaßnahmen i.S.v. § 5 Abs. 1 Nr. 9 UmwG. Zu den Maßnahmen gem. § 613a Abs. 5 Nr. 4 BGB gehört deshalb die Frage, ob im Zusammenhang mit dem Betriebs(teil)übergang ein Interessenausgleich und ein Sozialplan vereinbart wurde, aber auch Qualifizierungsmaßnahmen, die im Zusammenhang mit der Einführung neuer Arbeitsmethoden

250 BAG 14.11.2014 – 8 AZR 824/12.
251 BAG 15.12.2016 – 8 AZR 612/15.
252 BAG 31.1.2008 – 8 AZR 1116/06.
253 BAG 14.11.2013 – 8 AZR 824/12.

umgesetzt werden sollen, weil hiermit die berufliche Entwicklung des Arbeitnehmers angesprochen ist. Zu unterrichten ist auch über Planungen des Erwerbers hinsichtlich der betroffenen Arbeitsverhältnisse, z. B. etwaige Verlagerungs- oder Restrukturierungsabsichten.

Die Unterrichtung muss präzise sein und darf **keine juristischen Fehler** 132 enthalten. Eine lediglich »im Kern« richtige Unterrichtung ist damit nicht ausreichend.[254] Inzwischen hat das *BAG* diese Aussage relativiert. So sind nach der Rechtsprechung des *BAG* an den Inhalt der Unterrichtung über die rechtlichen Folgen des Betriebsübergangs keine im praktischen Leben kaum erfüllbaren Anforderungen dahingehend zu stellen, wonach das Unterrichtungsschreiben ›keinen juristischen Fehler‹ enthalten darf.[255] Eine Unterrichtung über den eigenen Standpunkt ist den Beteiligten eines Betriebsübergangs nicht deshalb unzumutbar, weil es sich um eine schwierig zu beantwortende Rechtsfrage handelt. § 613a Abs. 5 Nr. 3 BGB verpflichtet den Arbeitgeber in einem solchen Fall nicht zu der rechtlich objektiv zutreffenden Darstellung, sondern verlangt nur eine rechtlich vertretbare Auskunft.[256] Das *BAG* verlangt zudem eine möglichst (auch für Laien) **verständliche Darstellung.**[257] Eine bloße Wiedergabe des Gesetzeswortlauts genügt nicht. Die Verletzung der Unterrichtungspflicht nach § 613a Abs. 5 BGB führt nicht zur Unwirksamkeit der Kündigung, sondern hemmt lediglich den Lauf der Einmonatsfrist.[258] Die Schutzwürdigkeit des Arbeitgebers hängt grundsätzlich von der Schwere seines Unterrichtungsfehlers ab. Je geringer die Verletzung der Unterrichtungspflicht wiegt, umso niedriger sind im Einzelfall die Anforderungen an das vertrauensbegründende Verhalten des Arbeitnehmers, das zur Verwirkung seines Widerspruchsrechts führt (siehe hierzu auch Teil A Rn. 120).[259]

Durch das Unterrichtungsschreiben können auch zusätzliche Rechte der 133 Arbeitnehmer begründet werden. Voraussetzung ist, dass der Inhalt des Unterrichtungsschreibens, soweit hierdurch zusätzliche, über die gesetzlichen Mindestregelungen hinausgehende Ansprüche – wie z. B. eine über das Gesetz hinausgehende kündigungsschutzrechtliche Position – begründet werden sollen, von den Arbeitnehmern als Zusicherung verstanden werden können. Dies ist eine Frage des Einzelfalls und ist durch Auslegung der Erklärung aus der Sicht des Erklärungsempfängers nach §§ 133, 157 BGB zu ermitteln (zur vergleichbaren Problematik drittschützender Wirkung von Unternehmenskaufverträgen vgl. Teil A Rn. 170).

---

254 BAG 26. 5. 2011 – 8 AZR 18/10.
255 BAG 30. 1. 2025 – 2 AZR 98/23.
256 BAG 26. 3. 2015 – 2 AZR 783/13.
257 BAG 23. 7. 2009 – 8 AZR 538/08.
258 BAG 24. 5. 2005 – 8 AZR 398/04.
259 BAG 21. 12. 2017 – 8 AZR 99/17.

d. Gefahren des Widerspruchs für den Arbeitnehmer

134 Das Widerspruchsrecht des Arbeitnehmers besteht vorbehaltlos. Es ist an **keine sachlichen Gründe** gebunden (vgl. Teil A Rn. 119). Ob der Arbeitnehmer sich einem gesetzlichen Schuldnerwechsel unterwerfen will, unterliegt allein seiner Beurteilung. Wertungen in anderen Vorschriften bleiben jedoch nach der Rechtsprechung des *BAG* unberührt.[260] Diese Rechtsprechung des *BAG* führt zu **Risiken für den Arbeitnehmer**, die in der Beratungspraxis zu berücksichtigen sind. Im Einzelnen sind dies

135
- die Berücksichtigung des Widerspruchs bei der Sozialauswahl im Rahmen betriebsbedingter Kündigungen (vgl. Teil A Rn. 136),
- das Risiko des Verlusts eines Abfindungsanspruchs (vgl. Teil A Rn. 138),
- die Verhängung einer Sperrfrist beim Bezug von Arbeitslosengeld durch die Arbeitsverwaltung (vgl. Teil A Rn. 139),
- die Gefahr der böswilligen Unterlassung anderweitigen Erwerbs (vgl. Teil A Rn. 140),
- die Gefahr des Verlusts von Sonderkündigungsschutzrechten (vgl. Teil A Rn. 144).

136 Mit einem Widerspruch gegen den Übergang seines Arbeitsverhältnisses setzt sich der Arbeitnehmer dem **Risiko einer betriebsbedingten Kündigung** aus, weil ihn der bisherige Betriebsinhaber infolge des Betriebsübergangs häufig nicht mehr beschäftigen kann. Sofern bei dem Betriebsveräußerer eine vergleichbare – freie – Weiterbeschäftigungsmöglichkeit im ehemaligen Beschäftigungsbetrieb oder in einem anderen Betrieb desselben Unternehmens für den Arbeitnehmer nicht mehr zur Verfügung steht, ist eine **Kündigung** des widersprechenden Arbeitnehmers **aus betriebsbedingten Gründen** grundsätzlich sozial gerechtfertigt.[261] Hat der Betriebsveräußerer seine Betriebstätigkeit nicht gänzlich eingestellt, weil z.B. nur ein Betriebsteil übertragen wurde, ist ein Arbeitnehmer, der dem Übergang seines Arbeitsverhältnisses auf einen neuen Inhaber widersprochen hat, nach der in die **Sozialauswahl** einzubeziehen. Einer Berücksichtigung der Widerspruchsgründe im Rahmen der Sozialauswahl nach § 1 Abs. 3 Satz 1 KSchG steht der eindeutige Wortlaut des Gesetzes entgegen.[262]

Mit der Neufassung der Regelung wurde die Sozialauswahl auf die vier vorgenannten gesetzlichen Kriterien beschränkt. Diese Auflistung ist abschließend. Sie schließt damit grundsätzlich die Berücksichtigung der Gründe für den Widerspruch im Rahmen der Sozialauswahl aus.[263] Dem steht auch nicht das Regelungsziel des § 1 Abs. 3 KSchG, nämlich zu einer gerechten Vertei-

---

260 BAG 19.3.1998 – 8 AZR 139/97.
261 BAG 20.4.1989 – 2 AZR 431/88.
262 BAG 31.5.2007 – 2 AZR 276/06.
263 ErfK-*Preis*, § 613a BGB Rn. 107.

lung der verbliebenen Arbeitsplätze unter den Arbeitnehmern beizutragen, entgegen. Durch die Begrenzung der Sozialauswahl auf vier Kriterien wollte der Gesetzgeber diese rechtssicher ausgestalten. Dieser Wille des Gesetzgebers würde durch den Rückgriff auf vermeintlich allgemeine Wertungen bei der Sozialauswahl aber konterkariert. Es müssten dann Gesichtspunkte berücksichtigt werden, die vom Wortlaut des § 1 Abs. 3 Satz 1 KSchG nicht mehr erfasst werden, sondern auch wegen des erheblichen Wertungsspielraums nur schwer handhabbar und kalkulierbar wären.[264]

Der dem Betriebsübergang widersprechende Arbeitnehmer übt ein ihm einfachgesetzlich zugebilligtes Recht (§ 613a Abs. 6 Satz 1 BGB) aus. Sein Widerspruchsrecht ist von Gesetzes wegen weder an eine Begründung gebunden, noch müssen objektiv vernünftige Gründe vorliegen. Damit darf das Widerspruchsrecht des Arbeitnehmers nicht dadurch entwertet werden, dass ihm über den Umweg einer späteren Kündigung bzw. anlässlich einer Sozialauswahl bei einer solchen Kündigung eine Begründung für sein vorheriges, auch begründungslos zulässiges Verhalten abverlangt wird. Ist der Widerspruch rechtswirksam erfolgt, muss der Arbeitnehmer so gestellt werden, als habe der Betriebsübergang nicht stattgefunden. In diesem Fall steht er wieder im »Verteilungswettbewerb« um die vorhandenen Arbeitsplätze im Betrieb nach den von Gesetzes wegen vorgesehenen Kriterien.[265]

Im Ergebnis kann dies in den Fällen eines Betriebsteilübergangs im Rahmen der Sozialauswahl zu einem »Verdrängungswettbewerb« zwischen den Arbeitnehmern des übergangenen Betriebsteils und denen des restlichen, vom Übergang nicht betroffenen Betriebs. Dies hat der Gesetzgeber aber durch die gesetzlichen Neuregelungen in Kauf genommen.

Soweit lediglich ein Teilbetriebsübergang vorliegt, muss der Arbeitgeber **137**
dem Arbeitnehmer allerdings die Weiterbeschäftigung auf einem freien zumutbaren Arbeitsplatz gegebenenfalls auch zu geänderten Vertragsbedingungen anbieten, wenn er mit dem Widerspruch des Arbeitnehmers rechnen muss. Er darf sich dann nicht der **Weiterbeschäftigungsmöglichkeit auf dem freien Arbeitsplatz** berauben, indem er die freie Stelle mit einem anderen Arbeitnehmer besetzt. Die Berufung auf das faktische Fehlen der Weiterbeschäftigungsmöglichkeit ist dem Arbeitgeber dann verwehrt, weil er in rechtsmissbräuchlicher Weise versucht hat, den Anspruch des Arbeitnehmers zu vereiteln. Mit dem Widerspruch rechnen muss der Arbeitgeber ab dem Zeitpunkt der Kenntnis des Arbeitnehmers von dem Betriebsübergang.[266]

Schließlich konnte die Ausübung des Widerspruchsrechts nach der bisheri- **138**
gen Rechtsprechung zum **Verlust eines Abfindungsanspruchs** führen. Die

264 BAG 31.5.2007 – 2 AZR 276/06.
265 BAG 31.5.2007 – 2 AZR 276/06.
266 BAG 15.8.2002 – 2 AZR 195/01.

Tarifvertrags-[267] und Betriebsparteien waren danach befugt, Arbeitnehmer, die dem Übergang ihres Arbeitsverhältnisses auf einen Betriebserwerber ohne sachlichen Grund widersprochen haben und denen deshalb gekündigt werden musste, von Abfindungsansprüchen auszuschließen oder statt einer Abfindung andere Leistungen zu gewähren – wie z. B. die Teilnahme an einer Qualifikationsmaßnahme mit begleitenden Geldleistungen. Nach der Rechtsprechung verstößt eine solche Differenzierung nicht gegen den Gleichbehandlungsgrundsatz aus § 75 BetrVG. Sie knüpft vielmehr an den aus dem Widerspruch grundsätzlich zu Recht vermuteten fehlenden Ausgleichsbedarf des Arbeitnehmers an. Fehlt eine ausdrückliche Regelung im Sozialplan, ist dieser auszulegen. Nimmt ein Sozialplan von seinem Geltungsbereich solche Mitarbeiter aus, die einen angebotenen zumutbaren Arbeitsplatz ablehnen, gilt dies auch für den Fall, dass Arbeitnehmer dem Übergang ihres Arbeitsverhältnisses im Wege eines Betriebsübergangs nach § 613a BGB widersprechen. Die Weiterarbeit beim Betriebserwerber nach einem Betriebsübergang i. S. v. § 613a BGB ist dem Arbeitnehmer in der Regel gem. § 112 Abs. 5 Nr. 2 Satz 2 BetrVG zumutbar.[268]

139 In früheren Jahren hat die Arbeitsverwaltung bisweilen im Fall des Widerspruchs und einer sich anschließenden betriebsbedingten Kündigung des Arbeitnehmers gem. § 144 Abs. 3 SGB III die Voraussetzungen für die **Verhängung einer Sperrfrist beim Arbeitslosengeld** bejaht. Nach der Rechtsprechung des *BSG* ist der Widerspruch gegen den Übergang des Arbeitsverhältnisses als solcher kein sperrzeitrelevanter Sachverhalt i. S. d. § 159 SGB III.[269] Der Widerspruch ist damit sperrzeitneutral.

140 Aufgrund der **Rückwirkung des Widerspruchs** werden die Beteiligten so gestellt, als ob ein Arbeitsverhältnis mit dem Betriebserwerber zu keinem Zeitpunkt bestanden hat, vielmehr das Arbeitsverhältnis von Anfang an bei dem Betriebsveräußerer verblieben ist. Die zulässige Ausübung des Widerspruchsrechts schließt jedoch nach der Rechtsprechung des *BAG* die **Gefahr der böswilligen Unterlassung anderweitigen Erwerbs** durch den Arbeitnehmer gem. § 615 Satz 2 BGB nicht aus.[270] Denn die Rechtsordnung akzeptiert die Widerspruchserklärung, ohne sie an sachliche Gründe zu binden. Deshalb unterlässt der Arbeitnehmer böswillig anderweitigen Erwerb, wenn er trotz Kenntnis aller objektiven Umstände – vor allem der Arbeitsmöglichkeit zu unveränderten Arbeitsbedingungen beim Erwerber – vorsätzlich untätig bleibt oder die Aufnahme der Arbeit beim Erwerber bewusst verhindert. Setzt der Arbeitnehmer allerdings zur Vermeidung der Rechtsfolgen aus § 615 Satz 2 BGB die Tätigkeit beim Erwerber fort, liegt

---

267 BAG 10. 11. 1993 – 4 AZR 184/93; BAG 24. 11. 1993 – 4 AZR 407/92.
268 BAG 5. 2. 1997 – 10 AZR 553/96.
269 BSG 8. 7. 2009 – B 11 AL 17/08 R.
270 BAG 19. 3. 1998 – 8 AZR 139/97.

hierin kein Verzicht auf das Widerspruchsrecht. Der Arbeitnehmer sollte jedoch zur Vermeidung etwaiger Nachteile ausdrücklich schriftlich erklären, dass er die Arbeit nur unter Vorbehalt fortsetzt. Hat der Arbeitnehmer allerdings für die Ausübung des Widerspruchs einen sachlichen Grund, führt auch dies zum Ausschluss der tatbestandlichen Voraussetzungen von § 615 Satz 2 BGB.

nicht belegt **141–143**

Macht der Arbeitnehmer von seinem Widerspruchsrecht Gebrauch, besteht **144** darüber hinaus die **Gefahr des Verlusts von Sonderkündigungsschutzrechten**. Dies gilt besonders im Fall von Betriebsratsmitgliedern und bei Arbeitnehmern, die tariflich »unkündbar« sind. Wird z. B. ein Betriebsteil veräußert, in dem ein dem Übergang des Arbeitsverhältnisses widersprechendes Betriebsratsmitglied beschäftigt ist, kann diesem gegebenenfalls gem. § 15 Abs. 4 und 5 KSchG gekündigt werden. Eine Zustimmung des Betriebsrats zur betriebsbedingten Kündigung des widersprechenden Betriebsratsmitglieds ist gem. § 103 BetrVG nicht erforderlich.

Daneben sind in der Praxis aber auch Fälle mit umgekehrter Interessenlage **145** denkbar. Eine Klausel in einem **Sozialplan**, welche bei einem vorgesehenen Betriebs(teil)übergang den Anspruch des Arbeitnehmers auf eine Abfindung vom Abschluss eines Aufhebungsvertrages mit dem Betriebsübernehmer abhängig macht, ist unwirksam. Der Sozialplan darf aufgrund seiner Schutzfunktion für den Arbeitnehmer nicht zu dem Zweck missbraucht werden, dem Unternehmer die geplante Betriebsänderung zu erleichtern und das Risiko von Rechtsfehlern vom Arbeitgeber auf die Arbeitnehmer zu verlagern.[271]

Nach der Rechtsprechung des *LAG Nürnberg* ist der Arbeitnehmer, der dem **146** Betriebsübergang widersprochen hat, gehalten, ein gegenüber dem Veräußerer bestehendes **Konkurrenzverbot** zumindest während des Laufs der (fiktiven) Kündigungsfrist auch gegenüber dem Erwerber einzuhalten, obgleich im Verhältnis zu diesem kein Arbeitsverhältnis zustande gekommen ist.[272]

4. Rechte und Pflichten aus dem Arbeitsverhältnis

a. Allgemeine Grundlagen

Grundsätzlich tritt der Erwerber in sämtliche Rechte und Pflichten aus den **147** im **Zeitpunkt des Betriebsübergangs** (vgl. Teil A Rn. 128) mit dem Betriebsveräußerer bestehenden Arbeitsverhältnissen ein. § 613a Abs. 1 Satz 1 BGB bewirkt daher den Übergang des gesamten Vertragsverhältnisses von

271 LAG Baden-Württemberg 16. 9. 1997 – 8 Sa 77/97.
272 LAG Nürnberg 4. 2. 2003 – 6 (5) Sa 981/01.

wechselseitigen Haupt- und Nebenpflichten vom Veräußerer auf den Erwerber. Das Arbeitsverhältnis besteht also ohne jegliche inhaltliche Änderung in seinem zum Zeitpunkt des Übergangs vorhandenen Zustand zwischen dem Arbeitnehmer und dem Betriebserwerber fort. Dies gilt jedoch nur, soweit es um Rechte und Pflichten geht, die sich aus dem Einzelarbeitsvertrag ergeben. Geht es hingegen um kollektivrechtliche Ansprüche – also Rechte und Pflichten aus Betriebsvereinbarungen und Tarifverträgen –, ist zunächst zu prüfen, ob diese Rechtsnormen kollektivrechtlich weitergelten. Ist dies nicht der Fall, gelten die § 613a Abs. 1 Satz 2–4 BGB (vgl. Teil B Rn. 3 ff.; Teil A Rn. 198, 204 f.). Nach der Rechtsprechung des EuGH kann es im Fall eines Unternehmens-/Betriebsübergangs, an dem mehrere Erwerber beteiligt sind, denkbar sein, dass die Rechte und Pflichten aus einem Arbeitsvertrag auf jeden der Erwerber anteilig entsprechend der vom betreffenden Arbeitnehmer wahrgenommenen Aufgaben übergehen, sofern die daraus folgende Aufspaltung des Arbeitsvertrags möglich ist und weder eine Verschlechterung der Arbeitsbedingungen nach sich zieht noch die Wahrung der durch die Richtlinie gewährleisteten Ansprüche berührt.[273] Zudem hat der *EuGH* in dieser Entscheidung auch klargestellt, dass für den Fall, dass sich eine solche Aufspaltung als unmöglich herausstellt oder die Ansprüche dieses Arbeitnehmers beeinträchtigt, wäre bei der etwaigen nachfolgenden Beendigung des Arbeitsverhältnisses nach Art. EWG_RL_2001_23 Artikel 4 der Richtlinie davon auszugehen ist, dass die Beendigung durch den oder die Erwerber erfolgt ist, auch wenn sie vom Arbeitnehmer ausgegangen sein sollte.

148 Zu den Rechten und Pflichten aus dem Arbeitsverhältnis gehören nicht nur die ausdrücklich individualarbeitsvertraglich – also im **Arbeitsvertrag** selbst oder in **Zusatzvereinbarungen** – getroffenen Regelungen, sondern auch solche, die sich aus **betrieblicher Übung** oder so genannten **Gesamtzusagen** ergeben.[274] Bestand also bereits vor dem Betriebsübergang aufgrund einer betrieblichen Übung eine Bindungswirkung gegenüber dem Veräußerer, gilt diese auch für den neuen Betriebsinhaber. Lag dagegen zum Zeitpunkt des Betriebsübergangs noch keine bindende betriebliche Übung vor, muss der Erwerber lediglich den zuvor vom Veräußerer gesetzten Vertrauenstatbestand gegen sich gelten lassen. Der Erwerber hat für die Zukunft die Möglichkeit, die Betriebsübung unter Beachtung des arbeitsrechtlichen Gleichbehandlungsgrundsatzes abzubrechen und dadurch den Eintritt einer rechtlichen Bindung zu verhindern. Ebenfalls hinzuzurechnen sind die Rechte und Pflichten aus einem **Arbeitgeberdarlehen** – jedenfalls dann, wenn das Darlehen mit dem Bestand des Arbeitsverhältnisses verknüpft

273 EuGH 26.3.2020 – C-344/18.

274 LAG Mecklenburg-Vorpommern 14.12.2011 – 3 Sa 240/11; BAG 4.6.2008 – 4 AZR 421/07.

ist.[275] Soweit für die Berechnung von Ansprüchen des Arbeitnehmers an die im Arbeitsverhältnis zurückgelegte Betriebszugehörigkeit angeknüpft wird, sind auch die Zeiten zu berücksichtigen, die vor dem Betriebsübergang liegen. Der Erwerber rückt also auch in die vom Arbeitnehmer beim Veräußerer erworbene **Betriebszugehörigkeit** ein. Dies wirkt sich auf den Erwerb des Kündigungsschutzes nach § 1 Abs. 1 KSchG,[276] auf die Kündigungsfristen und auf die Wartezeit beim Urlaub nach § 4 BUrlG aus. Nach der Rechtsprechung des *EuGH* zählt auch die Dauer einer nach der Betriebszugehörigkeit berechneten Kündigungsfrist zu den finanziellen Rechten, die beim Erwerber erhalten bleiben.[277] Zu den Rechten und Pflichten aus einem Individualarbeitsvertrag zählen grundsätzlich auch Ansprüche aus **Bezugnahmeklauseln**, die auf die Anwendbarkeit eines Tarifvertrages auf das Arbeitsverhältnis verweisen (Teil A Rn. 218 ff.). Nicht zu den auf den Erwerber übergehenden Rechten gehören **handelsrechtliche Vollmachten** wie z. B. Handlungsvollmacht und Prokura. Dies folgt aus § 168 Satz 1 BGB. Da das Arbeitsverhältnis mit dem alten Arbeitgeber endet, erlöschen auch die in Zusammenhang mit dem Arbeitsverhältnis erteilten Vollmachten.[278] Der Kündigungsschutz als solcher geht nach der Rechtsprechung des *BAG* nicht über, wenn z. B. in dem abgespaltenen Betriebsteil zehn oder weniger Arbeitnehmer beschäftigt werden und deshalb in der neuen betrieblichen Einheit die Voraussetzungen des KSchG nicht erfüllt sind.[279] Das Recht, die **Arbeitsleistung** von dem Arbeitnehmer zu verlangen, steht nach dem Betriebsübergang dem Betriebserwerber zu. Nach der Rechtsprechung des *BAG* hat ein Arbeitnehmer gegen den Betriebserwerber einen Anspruch auf Erteilung eines umfassenden **Arbeitszeugnisses** in Form eines Endzeugnisses. Dies gilt auch, wenn der Betriebsveräußerer das Zwischenzeugnis vor einem Betriebsübergang erteilt hat und der Arbeitnehmer das Endzeugnis vom Betriebserwerber verlangt.[280]

Ab dem Zeitpunkt des Betriebsübergangs kann der Arbeitnehmer von dem **149**
Betriebserwerber die **Zahlung des Entgelts**, die **Erbringung der Nebenleistungen** sowie die **Einhaltung der arbeitsvertraglichen Nebenabreden** ebenso verlangen, wie diese bisher von dem Betriebsveräußerer zu leisten waren. Erfasst werden schließlich auch alle individualvertraglich garantierten Sonderleistungen wie z. B. Gratifikationen, Jubiläumsgelder und Versicherungen.[281] Bei Ansprüchen aus dem **Arbeitnehmererfindungs-**

---

275 LAG Köln 18. 5. 2000 – 10 Sa 50/00.
276 BAG 27. 6. 2002 – 2 AZR 270/01; BAG 18. 9. 2003 – 2 AZR 330/02.
277 EuGH 6. 4. 2017 – C-336/15.
278 Däubler/Deinert/Zwanziger, KSchR, § 613a BGB Rn. 166 m. w. N.
279 BAG 15. 2. 2007 – 8 AZR 397/06.
280 BAG 16. 10. 2007 – 9 AZR 248/07.
281 *Bachner*, AiB 1996, 291.

gesetz handelt es sich ebenfalls um Ansprüche, die aus dem Arbeitsverhältnis resultieren. Sie gehen daher auch gem. § 613a BGB auf den Erwerber über. Damit ist es denkbar, dass die übernommenen Arbeitnehmer durch die Übernahme ihrer bisherigen Ansprüche günstiger gestellt werden als die bereits beim Erwerber vorhandene Belegschaft. Dies stellt regelmäßig keinen Verstoß gegen den Gleichbehandlungsgrundsatz dar. Aus diesem Grund kann der Erwerber auch nicht unter Hinweis auf den **arbeitsrechtlichen Gleichbehandlungsgrundsatz** eine Anpassung an die Verhältnisse in seinem bereits bestehenden Betrieb einseitig anordnen. Will er eine Gleichstellung erreichen, muss er entweder eine vertragliche Änderungsvereinbarung herbeiführen oder eine Änderungskündigung aussprechen, wobei die strengen Voraussetzungen für eine Änderungskündigung vorliegen müssen.[282]

150 Der Zustand des Arbeitsverhältnisses bleibt anlässlich des Betriebsübergangs unberührt; ein **gekündigtes Arbeitsverhältnis** geht also in gekündigtem Zustand auf den Erwerber über und endet mit Ablauf der Kündigungsfrist. Ebenso beginnt die Frist des § 626 Abs. 2 BGB mit der Kenntnis des alten Arbeitgebers zu laufen. Allerdings stellt sich auf der Tatbestandsseite des Rechts zur **außerordentlichen Kündigung** die Frage, ob die Kündigungsgründe gegenüber dem neuen Arbeitgeber so schwer wiegen wie gegenüber dem alten Arbeitgeber. Die Berechtigung des alten Arbeitgebers, den Arbeitsvertrag anzufechten oder das Arbeitsverhältnis zu kündigen, steht auch dem neuen Arbeitgeber zu.

151 Das gegenüber dem Veräußerer erfolgende Leistungsangebot eines Arbeitnehmers besteht gegenüber dem neuen Arbeitgeber mit der Möglichkeit fort, dass dieser in **Annahmeverzug** gerät. Dies gilt innerhalb eines Kündigungsschutzprozesses auch dann, wenn der frühere Betriebsinhaber vor Betriebsübergang eine Kündigung ausgesprochen hat, den Arbeitnehmer nach Ablauf der Kündigungsfrist nicht weiterbeschäftigt und die Kündigung später für unwirksam erklärt wird.[283]

152 Zu beachten ist, dass **Ausschlussfristen** mit dem Betriebsübergang nicht etwa neu zu laufen beginnen, vielmehr wirkt die Geltendmachung bzw. Nichtgeltendmachung von Ansprüchen gegenüber dem alten Arbeitgeber auch im Hinblick auf die Wahrung oder das Verstreichen von Ausschlussfristen gegenüber dem neuen Arbeitgeber.[284] Das gilt jedoch nicht bei solchen Ausschlussfristen, die an das Ausscheiden aus dem Arbeitsverhältnis anknüpfen.[285] Da bei einem Betriebsübergang nach § 613a BGB die Arbeitgeberstellung des bisherigen Arbeitgebers endet, beginnt eine tarifliche Aus-

---

282 EuGH 14.9.2000 – C-343/98.
283 BAG 21.3.1991 – 2 AZR 577/90.
284 BAG 21.3.1991 – 2 AZR 577/90; BAG 12.2.2001 – 9 AZR 1/00.
285 BAG 10.8.1994 – 10 AZR 937/93.

schlussfrist für Ansprüche gegen den bisherigen Betriebsinhaber, die an das Ausscheiden aus dem Arbeitsverhältnis anknüpft, auch gegenüber dem Erwerber erst mit dem Zeitpunkt des Übergangs des Betriebes zu laufen.

b. Problemfälle aus der Praxis

Übernimmt der Erwerber mit dem Betrieb(steil) nicht zugleich den Gegenstand der **arbeitsvertraglich vereinbarten Sonderleistung**, ist er nicht in der Lage, die vereinbarte Leistung gegenüber dem Arbeitnehmer zu erbringen. Hierzu rechnen z. B. regelmäßig **Werkswohnungen** und **Firmenfahrzeuge**. Die Behandlung von besonderen unternehmensabhängigen **Vergütungsregelungen** (z. B. Ergebnisbeteiligungsmodelle oder Aktienoptionsrechte), **Wettbewerbsverboten**, **Urlaubsansprüchen** und **Versorgungsverpflichtungen** wirft vergleichbare Probleme auf. Der Betriebserwerber tritt allerdings auf keinen Fall in solche Rechtsverhältnisse ein, die neben – also unabhängig von – dem Arbeitsverhältnis bestehen.[286] Die Abgrenzung der Fallgruppen erfolgt im Wege der Vertragsauslegung. 153

Soweit es sich um Ansprüche auf Zuteilung von **Werkswohnungen und Firmenfahrzeuge** handelt und der Erwerber mit dem Betriebs(teil)übergang nicht zugleich den sachlichen Gegenstand der arbeitsvertraglich vereinbarten Sonderleistung erworben hat, gelten die folgenden Grundsätze. § 613a BGB behandelt den Fall eines gesetzlichen Schuldnerwechsels. Das Rechtsverhältnis zwischen dem Erwerber und dem Arbeitnehmer kommt daher kraft Gesetzes zustande. Da durch die gesetzliche Anordnung ein vertragliches Schuldverhältnis – nämlich der Arbeitsvertrag – übertragen wird, liegt es nahe, **die Bestimmungen über vertragliche Schuldverhältnisse** auf den Gegenstand der vertraglich vereinbarten Sonderleistung entsprechend anzuwenden.[287] Hierbei kann der Fall eines auf eine unmögliche Leistung gerichteten Vertrages i. S. v. § 275 BGB von vornherein ausgeklammert werden. Vielmehr ist das Schuldverhältnis durch **anfängliches Unvermögen des Erwerbers** gekennzeichnet, d. h. lediglich der Erwerber ist nicht in der Lage, die vertraglich vereinbarte Sonderleistung – also z. B. die Werksdienstwohnung oder das Firmenfahrzeug – zur Verfügung zu stellen. Der auf eine subjektiv unmögliche Leistung gerichtete Vertrag ist wirksam.[288] Der Schuldner – also der neue Betriebsinhaber – übernimmt durch sein Leistungsversprechen (im Fall des Betriebsübergangs durch die gesetzlich angeordnete Sonderrechtsnachfolge) stillschweigend eine Garantie für sein Leistungsvermögen. Der Erwerber kann diese Pflicht auch dadurch erfüllen, dass er mit dem 154

---

286 Däubler/Deinert, § 613a BGB Rn. 164.
287 *Bachner*, AiB 1996, 291.
288 Grüneberg, § 306 BGB Rn. 9.

Verfügungsberechtigten (z. B. dem Inhaber der Werkswohnung) eine Vereinbarung über die Überlassung an den Arbeitnehmer trifft.

155 Ist der Erwerber zur Leistungserfüllung infolge anfänglichen Unvermögens nicht in der Lage, kann der Gläubiger – der Arbeitnehmer – von dem Erwerber **Schadensersatz wegen Nichterfüllung** verlangen. Der Schadensersatz ist auf das positive Interesse gerichtet. Damit hat er den Arbeitnehmer so zu stellen, wie dieser stünde, wenn der Erwerber auch den Gegenstand der Sonderleistung erworben hätte. Um bei den vorgenannten Beispielen zu bleiben: Im Fall einer Werkswohnung hat der Erwerber dem Arbeitnehmer eine gleichwertige Wohnung zu verschaffen oder aber den Schaden des Arbeitnehmers – die Mietdifferenz – in Geld auszugleichen.[289] Selbstverständlich gilt dies nur, wenn die vertraglich vereinbarte Sonderleistung in unmittelbarem Zusammenhang mit dem Arbeitsverhältnis steht, wenn sie also wegen des Arbeitsverhältnisses gewährt wurde. Dies gilt für die Werksdienstwohnung, § 565e BGB, denn sie wird im Rahmen eines Dienstverhältnisses überlassen, ein gesondertes Mietverhältnis kommt nicht zustande; nicht jedoch für die lediglich mit Rücksicht auf das Dienstverhältnis überlassene Werkswohnung, § 565b BGB, bei der ein echtes Mietverhältnis zustande kommt.[290] Die Abgrenzung zwischen Werksdienstwohnung und der Werkswohnung ist eine Frage des Einzelfalls.

156 Im Fall von **unternehmensabhängigen Vergütungsregelungen** kann es vorkommen, dass der Erwerber aufgrund seiner Rechtsform rechtlich nicht in der Lage ist, die vereinbarte Leistung zu erbringen.

> Wird z. B. einem Arbeitnehmer ein Teil der Vergütung in Form von Aktien gewährt und wird der Betrieb, in dem der Arbeitnehmer beschäftigt ist, an eine GmbH veräußert, liegen die rechtsformabhängigen Voraussetzungen für die Gewährung von Aktien beim Betriebserwerber nicht vor.

Das Gleiche gilt für Aktienoptionsrechte des Arbeitnehmers.[291] Der Arbeitnehmer ist allerdings dann wirtschaftlich so zu stellen, wie er stünde, wenn er weiterhin beim abgebenden Unternehmen beschäftigt wäre (Schadensersatz wegen Nichterfüllung).

157 Der wirtschaftliche Status quo des Arbeitnehmers ist auch in denjenigen Fällen garantiert, in denen dem Arbeitnehmer ein Teil seiner Vergütung in Form einer Tantieme am Unternehmensgewinn geleistet wird. Dies kann, wenn die Zahlung der **Tantieme** wegen des Wegfalls der Geschäftsgrundlage wirtschaftlich unzumutbar ist, z. B. durch eine entsprechende Erhöhung

289 So im Ergebnis auch WHSS-*Willemsen*, Rn. G 175 ff.

290 *Hergenröder*, AR-Blattei (SD) 500.1 Rn. 713.

291 Hierzu ausführlich *Tappert*, NZA 2002, 1188; grundsätzlich zustimmend auch BAG 12.2.2003 – 10 AZR 299/02.

der Gesamtvergütung des Arbeitnehmers erfolgen.[292] Denkbar ist aber auch eine einmalige Entschädigungsleistung. Diese Grundsätze gelten auch dann, wenn der Arbeitnehmer beim Veräußerer Anspruch auf die Verschaffung preisreduzierter Fahrzeuge im Rahmen eines Werksangehörigengeschäfts hatte (so genannter **Personalrabatt**). Auch solche Ansprüche sind im Grundsatz übergangsfähig. Allerdings kann der Personalrabatt unter dem stillschweigend vereinbarten Vorbehalt stehen, dass der Arbeitgeber oder der jeweilige Konzern die preisgeminderte Ware selbst produziert.[293] Dieser Vorbehalt kann jedoch nicht so weit gehen, dass hiervon Leistung und Gegenleistung im Arbeitsvertrag unmittelbar betroffen sind, weil andernfalls arbeitsvertragliche Hauptleistungspflichten unter eine Bedingung gestellt würden, Hauptleistungspflichten aber grundsätzlich nur über eine Änderungskündigung zum Wegfall gebracht werden können. Deshalb können unter einem stillschweigenden Vorbehalt nur arbeitsvertragliche Nebenleistungen stehen.

Im Fall von Wettbewerbsverboten ist zu unterscheiden zwischen dem Wett- **158**
bewerbsverbot während der Laufzeit des Arbeitsvertrages und einem nachvertraglichen Wettbewerbsverbot. Während der Laufzeit des Arbeitsvertrages unterliegen Handelsgehilfen gem. § 59 HGB dem **gesetzlichen Wettbewerbsverbot** gem. § 60 HGB. Da dieses Wettbewerbsverbot nicht Ergebnis einer vertraglichen Vereinbarung zwischen Arbeitgeber und Arbeitnehmer ist, kann es nicht gem. § 613a BGB auf den Erwerber übergehen. Vielmehr ist nach dem Betriebsübergang zu unterscheiden, ob und in welchem Umfang Wettbewerbsverbote – wiederum gem. § 60 HGB – im Hinblick auf den neuen Betriebsinhaber bestehen. Hierfür ist allein das wirtschaftliche Interesse des neuen Arbeitgebers maßgeblich. Ein bisher hinsichtlich einer bestimmten Nebentätigkeit des Arbeitnehmers beim alten Arbeitgeber bestehendes Wettbewerbsverbot kann daher beim neuen Arbeitgeber entfallen, wenn sich die Geschäftszwecke des alten und des neuen Inhabers nicht decken.[294]

Bei den so genannten **nachvertraglichen** – also ausdrücklich zwischen den **159**
Arbeitsvertragsparteien vereinbarten – **Wettbewerbsverboten** gem. §§ 74 ff. HGB gelten diese Grundsätze entsprechend. Der Betriebsübergang führt daher dazu, dass der Arbeitnehmer gegenüber dem Betriebsveräußerer nach dem Zeitpunkt des Betriebsübergangs Wettbewerb betreiben kann. Das Wettbewerbsverbot gilt jetzt gegenüber dem Betriebserwerber, es sei denn, die Geschäftszwecke von Veräußerer und Erwerber decken sich nicht und das Wettbewerbsverbot verliert dadurch seine Grundlage. Anders ist die Rechtslage jedoch dann, wenn der Betriebsveräußerer mit dem Arbeitneh-

292 Zum Ganzen ausführlich WHSS-*Willemsen*, Rn. G 177 ff.
293 BAG 7.9.2004 – 9 AZR 631/03.
294 *Hergenröder*, AR Blattei (SD) 500.1 Rn. 742.

mer eine Vereinbarung getroffen hat, nach der unabhängig vom Bestehen eines Arbeitsverhältnisses ein Wettbewerbsverbot bestehen soll. Allerdings ist dann zu prüfen, ob ein solches Wettbewerbsverbot den Anforderungen aus Art. 12 GG standhält. Kommt wegen eines Widerspruchs des Arbeitnehmers ein Arbeitsverhältnis mit dem Betriebserwerber nicht zustande, kann das Wettbewerbsverbot – auch nicht in analoger Anwendung von § 613a Abs. 1 Satz 1 BGB – auf den Betriebserwerber erstreckt werden.[295] Die nachvertragliche Wettbewerbsabrede gilt auch dann nicht zugunsten des Betriebserwerbers, wenn der Arbeitnehmer zum Zeitpunkt des Betriebsübergangs schon aus dem Arbeitsverhältnis mit dem Betriebsveräußerer ausgeschieden ist.[296]

160 Der Arbeitgeberwechsel hat zur Folge, dass der Erwerber auch in die von dem bisherigen Arbeitgeber **einzelvertraglich** gegebenen **Versorgungsversprechen** eintritt (bzgl. kollektivrechtlicher Versorgungsversprechen vgl. eingehend Teil B Rn. 73). Dies gilt sowohl für unverfallbare wie auch für verfallbare Versorgungsanwartschaften der Arbeitnehmer.[297] Selbst mit Zustimmung des Arbeitnehmers kann nicht vereinbart werden, dass der alte Betriebsinhaber Schuldner der Versorgungsverpflichtungen bleibt.[298] Unerheblich ist, ob der Anspruch des Arbeitnehmers bei betrieblicher Altersversorgung auf Einzelzusage, Betriebsübung, Gesamtzusage oder aber dem Gleichbehandlungsgrundsatz beruht.[299] Die rechtliche Form der einzelvertraglichen Versorgungszusage ist daher ohne Bedeutung.[300] Dies gilt auch für öffentliche Arbeitgeber, die in entsprechende Verpflichtungen durch Übernahme von Arbeitnehmern aus der Privatwirtschaft eingetreten sind.[301] Der öffentliche Arbeitgeber als der neue Inhaber ist nicht berechtigt, den Arbeitnehmer bei dessen Ausscheiden gem. § 18 Abs. 1 Nr. 6 und Abs. 6 BetrAVG bei einer Zusatzversorgungseinrichtung nachzuversichern.[302]

161 Der Betriebsveräußerer bleibt Schuldner der **Versorgungsverpflichtung**, wenn das Arbeitsverhältnis im **Zeitpunkt des Betriebsübergangs** nicht mehr besteht. Dies gilt vor allem für diejenigen Arbeitnehmer, die aus dem Arbeitsleben ausgeschieden sind oder deren Arbeitsverhältnis aus anderen Gründen mit dem Betriebsveräußerer nicht mehr besteht. Voraussetzung ist selbstverständlich immer, dass eine entsprechende Anwartschaft erworben wurde. Die Übernahme der Versorgungslast für im Zeitpunkt des Betriebsübergangs nicht mehr beschäftigte Arbeitnehmer verstößt gegen § 4 Abs. 1

295 WHSS-*Willemsen*, Rn. G 184.
296 LAG Hessen 3.5.1993 – 10 Sa Ga 345/93; *Bauer*, DB 1983, 713.
297 BAG 24.3.1977 – 3 AZR 649/76; BAG 14.7.1981 – 3 AZR 517/80.
298 BAG 14.7.1981 – 3 AZR 517/80.
299 BAG 14.7.1981 – 3 AZR 517/80.
300 Vgl. BAG 8.11.1988 – 3 AZR 85/87.
301 BAG 27.10.1992 – 3 AZR 101/92.
302 BAG 27.10.1992 – 3 AZR 101/92.

und 2 BetrAVG.[303] Eine solche Befreiungs- und Übertragungsvereinbarung ist grundsätzlich nur mit Zustimmung des Arbeitnehmers zulässig. Die Unwirksamkeit der Übernahmevereinbarung im Verhältnis zum Arbeitnehmer führt jedoch nicht dazu, dass der gesamte Vertrag unwirksam ist. Es handelt sich um eine bloß relative Unwirksamkeit. Eine ergänzende Vertragsauslegung führt vielmehr dazu, dass sich der Übernehmer zum Schuldbeitritt verpflichtet hat, sodass er die Betriebsrentenzahlung an den ehemaligen Arbeitnehmer zusätzlich zu dem ehemaligen Betriebsinhaber schuldet.[304]

Der Betriebserwerber ist nicht verpflichtet, für Versorgungsleistungen, **162**
die keine übergegangenen, sondern solche Versorgungsverpflichtungen betreffen, die der Betriebserwerber aufgrund einer eigenen Versorgungszusage gewährt, die **Betriebszugehörigkeit** beim Betriebsveräußerer bei der Berechnung der Höhe der Versorgungsleistung in Ansatz zu bringen.[305] Mangels anderweitiger Regelungen ist die beim Veräußerer geleistete Betriebszugehörigkeit bei der Berechnung der für die **Unverfallbarkeit** von Versorgungsverpflichtungen maßgeblichen Betriebszugehörigkeit aber mitzurechnen. Der Betriebserwerber ist jedoch frei, den übergehenden Arbeitnehmern zwar eine betriebliche Altersversorgung zu versprechen, diese allerdings von der Leistung einer tatsächlichen Beschäftigungszeit im aufnehmenden Unternehmen abhängig zu machen. Hierin liegt kein Verstoß gegen § 1 Abs. 1 Satz 1 2. Alt. BetrAVG.[306]

Die Eintrittspflicht des Erwerbers in die Versorgungszusagen des Veräuße- **163**
rers ist von der Versorgungsform unabhängig. Für den Eintritt in die Versorgungslasten ist es daher unerheblich, ob es sich um eine **Direktzusage**, eine **Unterstützungskassenversorgung**, eine **Direktversicherung** oder eine **Pensionskassenversorgung** handelt.[307] Die Unterstützungskasse selbst ist nicht Gegenstand des Betriebsübergangs, sofern eine Übernahme nicht vereinbart wird. Die Unterstützungskasse wird in dem Umfang frei, wie die Versorgungsverpflichtungen auf den neuen Arbeitgeber übergehen.[308] Eine Gruppenunterstützungskasse ist nur dann zur Erbringung von Leistungen verpflichtet, wenn der Arbeitgeber zu den Trägerunternehmen gehört. Die Leistungspflicht entfällt deshalb auch dann, wenn der Arbeitgeber aus dem Kreis der Trägerunternehmen ausscheidet.[309]

---

303 BAG 17.3.1987 – 3 AZR 605/85, allerdings noch zur bis zum 31.12.2004 geltenden Fassung.

304 LAG Nürnberg 26.7.2005 – 6 Sa 100/05.

305 BAG 30.8.1979 – 3 AZR 58/78; BAG 19.12.2000 – 3 AZR 451/99; BAG 19.4.2005 – 3 AZR 469/04; LAG Frankfurt 2.4.2003 – 8 Sa 1027/02.

306 BAG 8.2.1983 – 3 AZR 229/81; BAG 20.7.1993 – 3 AZR 99/93; BAG 19.4.2005 – 3 AZR 469/04; Schoden, § 1 Rn. 25a.

307 Vgl. BAG 25.8.1976 – 5 AZR 788/75; BAG 30.8.1979 – 3 AZR 58/78.

308 BAG 28.2.1989 – 3 AZR 29/88.

309 BAG 11.2.1992 – 3 AZR 138/91.

c. Insolvenz

164 § 613a BGB ist grundsätzlich auch auf Betriebsveräußerungen in der Insolvenz anzuwenden. Dabei sind allerdings die folgenden Besonderheiten zu berücksichtigen: Wird ein Betrieb von einem sich in Insolvenz befindlichen Unternehmen erworben, ist der besonderen wirtschaftlichen Situation der **Insolvenz** unter Haftungsgesichtspunkten – durch **Haftungsbegrenzung zugunsten des Erwerbers** – Rechnung zu tragen.[310] Die besonderen Haftungsgrundsätze hängen daher grundsätzlich davon ab, ob der Betriebsübergang vor oder nach Eröffnung des Insolvenzverfahrens stattfindet. Findet die Übernahme der tatsächlichen Organisationsgewalt durch den Betriebserwerber noch vor Verfahrenseröffnung statt, bleibt § 613a Abs. 1 Satz 1 BGB uneingeschränkt anwendbar.[311] Deshalb ist gerade im Insolvenzverfahren die Bestimmung des Zeitpunkts des Betriebsübergangs (vgl. Teil A Rn. 128) besonders wichtig, zumal mögliche Übernahmeverhandlungen regelmäßig in engem zeitlichem Zusammenhang mit der Eröffnung des Insolvenzverfahrens geführt werden. Der Zeitpunkt des Betriebsübergangs kann allerdings vertraglich geregelt werden, sodass die Vertragsgestaltung als solche erheblichen Einfluss gewinnt.[312] So hat das *BAG* eine durch die Eröffnung des Insolvenzverfahrens aufschiebend bedingte Vereinbarung für zulässig erachtet.[313] Wird nach dem Betriebsübergang die Einstellung des Insolvenzverfahrens mangels Masse verfügt, wird die durch die Eröffnung des Insolvenzverfahrens eingetretene Haftungsbegrenzung nicht aufgehoben.

165 Gegenstand der Haftungsbegrenzung für den Betriebsübergang in der Insolvenz ist, dass der Erwerber nicht für **Altverbindlichkeiten** – also z. B. rückständige Lohnansprüche – haftet, sofern sie bis zur Eröffnung des Insolvenzverfahrens entstanden sind. Zwar ist er verpflichtet, die Arbeitsverhältnisse inhaltsgleich weiterzuführen, er wird jedoch nicht mit Rückständen und Versorgungslasten der Vergangenheit belastet. Auch Altersteilzeit-Verhältnisse, die sich nach dem »Blockmodell« zum Zeitpunkt des Betriebsübergangs bereits in der Freistellungsphase befinden, gehen grundsätzlich nach § 613a Abs. 1 Satz 1 BGB bei einem Betriebsübergang auf den Betriebserwerber über.[314] Wurde die Arbeitsphase des Blockmodells vor der Insolvenzeröffnung abgeschlossen, so sind die Vergütungsansprüche für die gesamte Altersteilzeit vollständig erarbeitet und werden Insolvenzforderungen. Wird der Betrieb aus der Insolvenz erworben, so haftet der Erwerber

310 BAG 20.6.2002 – 8 AZR 459/01.

311 BAG 28.4.1987 – 3 AZR 75/86; BAG 16.2.1993 – 3 AZR 347/92; BAG 20.6.2002 – 8 AZR 459/01.

312 WHSS-*Willemsen*, Rn. G 126.

313 BAG 4.7.1989 – 3 AZR 756/87.

314 BAG 30.10.2008 – 8 AZR 54/07.

nur für das Entgelt, das spiegelbildlich für die Vorleistung geschuldet wird, welche der Arbeitnehmer während der nach Insolvenzeröffnung noch andauernden Arbeitsphase erbringt. Ist die Arbeitsphase vor Insolvenzeröffnung abgeschlossen, haftet der Erwerber demnach nicht für die restlichen Vergütungsansprüche des Altersteilzeit-Arbeitnehmers während der Freistellungsphase.[315]

Daneben treffen den **Erwerber in der Insolvenz** die gleichen Verpflichtungen wie den Betriebserwerber außerhalb des Insolvenzverfahrens. Entsteht z. B. der Anspruch auf eine tarifliche Sonderzahlung nach der tariflichen Regelung erst am Fälligkeitstag, schuldet ein Betriebserwerber die volle tarifliche Sonderzahlung auch dann, wenn er den Betrieb aus der Insolvenzmasse erworben hat und das Insolvenzverfahren im Laufe des Bezugszeitraums eröffnet worden ist.[316] Die Haftungsbeschränkung des Betriebserwerbes für Insolvenzforderungen gilt nicht für Masseverbindlichkeiten.[317] Die Haftungsbegrenzung gilt auch nicht für durch den Betriebsveräußerer noch nicht erfüllte Urlaubsansprüche. Diese sind im Insolvenzverfahren nicht berücksichtigungsfähig, weil sie auf Freistellung von der Arbeit gerichtet sind.[318] **166**

Die Haftungsbegrenzung beim Betriebsübergang in der Insolvenz hat für **Versorgungsansprüche** zur Folge, dass der neue Betriebsinhaber nicht den Teil der Versorgungslast schuldet, den der Arbeitnehmer vor der Betriebsübernahme erworben hat.[319] Die Insolvenz führt so zu einer **Dreiteilung der Haftung** für die Versorgungsverpflichtungen: **167**

- Der Pensionssicherungsverein tritt für die bis zur Eröffnung des Insolvenzverfahrens erdienten Anwartschaften ein, soweit Unverfallbarkeit vorliegt.
- Die Insolvenzmasse trägt die zwischen Konkurseröffnung und Betriebsübergang erdienten Anwartschaften.
- Dem Betriebserwerber fallen die in der Zeit ab Betriebsübergang erdienten Teile zur Last.[320]

Damit tritt der Erwerber eines Betriebs aus der Insolvenz nach der Rechtsprechung des BAG nur eingeschränkt für Verbindlichkeiten des Veräußerers aus betrieblicher Altersversorgung ein, da die besonderen Verteilungsgrundsätze des Insolvenzrechts § 613a Abs. 1 BGB vorgehen. Das *BAG* hat **167a**

---

315 BAG 30.10.2008 – 8 AZR 54/07.
316 BAG 11.10.1995 – 10 AZR 984/94.
317 LAG Sachsen 30.4.2003 – 2 Sa 515/02.
318 LAG Niedersachsen 4.12.2002 – 2 Sa 481/02.
319 BAG 11.2.1992 – 3 AZR 117/91.
320 BAG 29.10.1985 – 3 AZR 485/83; BAG 11.2.1992 – 3 AZR 117/91; BAG 15.12.1987 – 3 AZR 420/87.

den *EuGH* um Klärung gebeten, ob eine solche Einschränkung mit Art. 3 I, III, IV RL 2001/23/EG zu vereinbaren ist.[321]

168 Von der Eröffnung des Insolvenzverfahrens ist allerdings die gerichtliche Verfügung der **vorläufigen Insolvenzverwaltung** – früher: **Sequestration** – zu unterscheiden, §§ 21 ff. InsO. In einem solchen Fall ist nach der noch zur Konkursordnung entwickelten Rechtsprechung des *BAG*[322] § 613a Abs. 1 Satz 1 BGB uneingeschränkt anwendbar, wenn der Betrieb mit Zustimmung des vorläufigen Insolvenzverwalters übertragen wird. Das bedeutet, dass die vorläufige Insolvenzverwaltung keine Sonderfolgen für die Haftung des Betriebsinhabers und die Verteilung von Gläubigerrisiken hat.

169 In diesem Zusammenhang ist zu beachten, dass die besonderen Haftungsgrundsätze des Insolvenzverfahrens nicht für **notleidende Betriebe** gelten, in denen es mangels Masse nicht zur Verfahrenseröffnung kommt.[323]

d. Vertrag zugunsten Dritter

170 Das *BAG* hat in seiner Entscheidung vom 20.4.2005[324] klargestellt, dass ein Kaufvertrag – im konkreten Fall ging es um einen Klinikkaufvertrag – als Vertrag zugunsten Dritter nach § 328 BGB – auch zugunsten der Arbeitnehmer – gewertet werden kann, soweit in diesem Vertrag die dynamische Anwendbarkeit der zum Zeitpunkt der Veräußerung geltenden Tarifverträge zugesichert werden soll. Diese Entscheidung hat weit reichende Bedeutung für die Praxis und bezieht sich nicht nur auf die dynamische Fortgeltung tariflicher Vergütungsregelungen (zur statischen Fortgeltung von Tarifnormen vgl. Teil A Rn. 204 ff.). In der Praxis werden anlässlich von Privatisierungen bzw. Ausgründungsvorgängen, aber auch im Zusammenhang mit Unternehmensfusionen vielfach z.B. auch besondere Kündigungsschutzregelungen vereinbart, wie z.B. der Ausschluss betriebsbedingter Kündigungen für einen bestimmten Zeitraum. Das Gleiche gilt z.B. für Standort- oder Beschäftigungssicherungsgarantien. Letztendlich kommt es für den drittschützenden Charakter der vertraglichen Regelung auf die Auslegung der Bestimmung im Unternehmenskaufvertrag an. Maßgeblich hierfür ist der konkrete Wortlaut sowie die konkreten Begleitumstände des Vertragsabschlusses (§§ 133, 157 BGB).[325]

---

321 BAG 16.10.2018 – 3 AZR 139/17.
322 BAG 21.2.1990 – 5 AZR 160/89; BAG 23.7.1991 – 3 AZR 366/90.
323 BAG 27.4.1988 – 5 AZR 358/87; BAG 23.7.1991 – 3 AZR 366/90; BAG 12.11.1991 – 3 AZR 559/90.
324 BAG 20.4.2005 – 4 AZR 292/04.
325 Ausführlich hierzu *Hohenstatt/Schramm*, NZA 2006, 251.

5. Haftung von Betriebserwerber und Betriebsveräußerer

a. Haftung bei Einzelrechtsnachfolge

Die **Haftung des Betriebserwerbers** richtet sich nach der Bestimmung des § 613a Abs. 1 Satz 1 BGB. Danach gehen beim Betriebsübergang nicht nur die Arbeitsverhältnisse auf den Betriebserwerber über. Vielmehr tritt der Erwerber auch im Außenverhältnis gegenüber den Arbeitnehmern in die Rechte und Pflichten aus den im Zeitpunkt des Übergangs bestehenden Arbeitsverhältnissen ein. Der Erwerber wird hierdurch Schuldner sämtlicher Ansprüche aus den übergehenden Arbeitsverhältnissen. Damit haftet der Erwerber den übernommenen Arbeitnehmern für Ansprüche, die vor dem Betriebsübergang entstanden sind, unmittelbar. Der Arbeitnehmer kann daher nicht auf eine vorherige Inanspruchnahme des Veräußerers verwiesen werden.[326] Eine Haftung des Erwerbers für Ansprüche derjenigen Arbeitnehmer, die zum Zeitpunkt des Übergangs bereits ausgeschieden sind, besteht nicht. Diese Arbeitsverhältnisse gehen nicht auf den Erwerber über, so dass der Betriebsveräußerer allein für diese Ansprüche haftet. Dazu gehören etwa rückständige Lohnforderungen, Ruhegelder der bereits im Ruhestand lebenden Arbeitnehmer sowie unverfallbare Versorgungsanwartschaften ausgeschiedener Arbeitnehmer. 171

Die Haftung des bisherigen Arbeitgebers regelt § 613a Abs. 2 BGB. Es handelt sich um eine **Mithaftung des Betriebsveräußerers**. Sie folgt dem Grundsatz, dass der Veräußerer für diejenigen Forderungen des Arbeitnehmers einzustehen hat, die ihm wirtschaftlich zuzurechnen sind.[327] Die Zurechnung ist begrenzt auf Forderungen, die innerhalb eines Jahres seit dem Betriebsübergang fällig werden. Der Betriebsveräußerer haftet daher – erst recht – voll für Ansprüche, die vor dem Übergang entstanden sind und fällig wurden.[328] 172

Für solche Ansprüche, die nach dem Übergang fällig werden, haftet der Veräußerer nur insoweit, wie sie **anteilig** vor dem Übergang erdient wurden. Dies ist besonders für periodisch wiederkehrende Leistungen wichtig, bei denen der Zeitpunkt der Entstehung des Anspruchs und dessen Fälligkeit regelmäßig auseinander fallen, wie z. B. im Fall von Jahressonderzahlungen oder Provisionen. Die Haftung des Betriebsveräußerers bezieht sich hier nur auf jenen Teil des Anspruchs, der innerhalb von zwölf Monaten nach Betriebsübergang fällig wird. Die Haftung des alten Arbeitgebers ist deshalb zeitanteilig beschränkt. Dies hat zur Folge, dass der Betriebsveräußerer zeitanteilig nur insoweit haftet, wie der Bemessungszeitraum im Kalenderjahr vor dem Betriebsübergang liegt. Erfolgt also z. B. der Betriebsübergang zum 173

326 WHSS-*Willemsen*, Rn. G 199.
327 Däubler/Deinert, § 613a BGB Rn. 98.
328 So auch ErfK-*Preis*, § 613a BGB Rn. 136.

ersten Oktober eines Jahres, wird die Jahressonderzahlung für dieses Kalenderjahr zu drei Vierteln von der Haftung des Betriebsveräußerers erfasst. Unbeschadet dessen kann der Arbeitnehmer im Beispiel selbstverständlich die Jahressonderzahlung in vollem Umfang auch von dem Erwerber verlangen. Der Betriebsveräußerer haftet nicht für Forderungen, die entweder erst nach dem Übergang entstanden sind oder später als ein Jahr nach dem Betriebsübergang fällig werden.

174 Für die Ansprüche des Arbeitnehmers haften Betriebsveräußerer und Betriebserwerber im Außenverhältnis als **Gesamtschuldner**, §§ 613a Abs. 2, 426 BGB. Grundsätzlich mögliche und in der Praxis auch häufig anzutreffende, im Innenverhältnis zwischen Veräußerer und Erwerber von der Gesamtschuldnerhaftung abweichende Haftungsregelungen in einem Unternehmenskaufvertrag wirken nur im Verhältnis zwischen Veräußerer und Erwerber und sind deshalb gegenüber dem Arbeitnehmer ohne Bedeutung.

b. Haftung in Umwandlungsfällen

175 In den **Umwandlungsfällen** richtet sich die **Haftung des Betriebserwerbers** nach § 613a Abs. 1 Satz 1 BGB (vgl. Teil A Rn. 171), sofern das Arbeitsverhältnis als Folge eines Betriebsübergangs auf den neuen Rechtsträger übergeht. Dies ergibt sich unmittelbar aus dem Gesetz, § 35a Abs. 2 UmwG (vgl. Teil A Rn. 70).

176 Jedoch findet die Regelung des § 613a Abs. 2 BGB für die **Mithaftung des Betriebsveräußerers in Umwandlungsfällen** keine Anwendung. Dies folgt aus § 35a Abs. 2 UmwG, der ebenso wenig auf § 613a Abs. 2 BGB wie auf § 613a Abs. 3 BGB Bezug nimmt, zumal letztere Regelung eine – eigentlich überflüssige – Klarstellung enthält, dass ein durch Umwandlung erloschener Rechtsträger auch nach dem Betriebsübergang nicht mehr haftet.[329] Daneben enthält das UmwG aber eine Reihe von weit gehenden **Sonderregelungen** über die Mithaftung des übertragenden Rechtsträgers.

177 Im Falle einer **Verschmelzung** sind die Arbeitnehmer nach § 22 UmwG berechtigt, binnen sechs Monaten nach ihrer Eintragung **Sicherheit** zu verlangen, sofern nicht für die Forderung – z. B. rückständiger Lohn – schon Befriedigung verlangt werden kann. Für das Verlangen nach Sicherheit reicht es aus, wenn der Rechtsgrund für eine Forderung schon gelegt ist.[330] Auch eine bedingte Forderung berechtigt zur Sicherheitsleistung.[331] Allein entscheidend ist der Vertragsabschluss. Damit können auch künftige Ansprüche – z. B. noch nicht verdientes Arbeitsentgelt – mit einer Sicherheitsleistung abgedeckt werden. Hierfür muss die Forderung nach Grund und

329 *Bachner*, AR-Blattei (SD) 1625 Rn. 64.
330 *Bachner*, AR-Blattei (SD) 1625 Rn. 65 ff.
331 Däubler/Deinert, § 613a BGB Rn. 17.

Höhe schriftlich angemeldet und glaubhaft gemacht werden und ihre Erfüllung durch die Verschmelzung gefährdet sein. Zu beachten ist dabei jedoch, dass eine Sicherheitsleistung für künftige Forderungen, soweit sie sich auf die **betriebliche Altersversorgung** beziehen, nicht möglich ist. So findet § 22 UmwG nach seinem Abs. 2 keine Anwendung, wenn die Gläubiger Anspruch auf vorzugsweise Befriedigung aus einer Deckungsmasse haben, die zu ihrem Schutz errichtet ist und staatlich überwacht wird. Dies ist regelmäßig der Pensionssicherungsverein.

Für den Fall der **Verschmelzung einer Personengesellschaft** findet sich in **178**
§ 45 UmwG eine Sonderregelung. Danach wird eine auf fünf Jahre begrenzte Mithaftung ehemals persönlich haftender Gesellschafter für Verbindlichkeiten der Personengesellschaft angeordnet.

Bei einer **Spaltung** gilt § 22 UmwG gem. §§ 125, 133 Abs. 1 Satz 2 UmwG **179**
entsprechend.[332] Außerdem haftet gem. § 133 Abs. 3–5 UmwG auch derjenige Rechtsträger, dem eine bestimmte Forderung – bzw. ein bestimmtes Arbeitsverhältnis, aus dem sich Forderungen ergeben – in den für die Spaltung maßgeblichen Vereinbarungen und Beschlüssen der beteiligten Rechtsträger nicht zugewiesen wurde. Voraussetzung ist jedoch, dass die Forderung binnen fünf Jahren nach der Eintragung der Spaltung fällig wird und entweder gegenüber diesem Rechtsträger gerichtlich geltend gemacht oder von ihm schriftlich anerkannt worden ist.[333]

Eine besondere Gefahr für Ansprüche der Arbeitnehmer beinhaltet die **Auf- 180**
spaltung einer Gesellschaft in eine **Anlage-** und eine **Betriebsgesellschaft**. Dabei werden die Vermögenswerte, die für die Ausübung der unternehmerischen Tätigkeit unentbehrlich sind (z. B. Maschinen, Grundstücke etc.), der Anlagegesellschaft zugeführt. Diese stellt sie dann der Betriebsgesellschaft zur entgeltlichen Nutzung zur Verfügung. Nunmehr werden der im Grunde vermögenslosen Betriebsgesellschaft gem. §§ 35a Abs. 2 UmwG, 613a Abs. 1 Satz 1 BGB auch die Arbeitnehmer zugeordnet. Das UmwG enthält für diese Fallkonstellation in § 134 UmwG eine spezielle Schutzbestimmung.[334] Sind an den an der Spaltung beteiligten Rechtsträgern im Wesentlichen die gleichen Personen beteiligt, haftet auch die Anlagegesellschaft neben der Betriebsgesellschaft als Gesamtschuldner für Ansprüche nach §§ 111–113 BetrVG, also für **Sozialplanansprüche und Ansprüche auf Nachteilsausgleich** wegen eines unterlassenen Interessenausgleichs (vgl. Teil B Rn. 325). Voraussetzung ist, dass diese Ansprüche innerhalb von fünf Jahren nach dem Wirksamwerden der Spaltung entstehen. Außerdem müssen sie innerhalb von zehn Jahren nach diesem Zeitpunkt fällig werden und entweder

332 *Bachner*, AR-Blattei (SD) 1625 Rn. 70.
333 Däubler/Deinert, § 613a BGB Rn. 18.
334 Zum Regelungsgehalt der Bestimmung auch *Bachner*, AR-Blattei (SD) 1625 Rn. 71 ff.

gegenüber der Anlagegesellschaft gerichtlich geltend gemacht werden oder von dieser schriftlich anerkannt sein.[335] Eine wichtige Folge ergibt sich aus § 134 UmwG: Danach ist bei der **Ermittlung des Sozialplanvolumens** auch das Vermögen der Anlagegesellschaft mit zu berücksichtigen.

181 Schließlich stellt sich die Frage nach der Haftung für Ansprüche aus der **betrieblichen Altersvorsorge**. In diesem Zusammenhang ist es von Bedeutung, ob die Grenzen des BetrAVG auch bei einer Übertragung von Versorgungsverpflichtungen aus beendeten Arbeitsverhältnissen im Wege einer Spaltung gelten. Zum Teil wurde dies in der Vergangenheit unter Hinweis auf § 132 UmwG i. V. m. § 4 BetrAVG bejaht.[336] Nach § 4 Abs. 1 BetrAVG bedarf die Übertragung einer Verpflichtung aus einer unverfallbaren Versorgungsanwartschaft oder einer laufenden Rente auf einen Folgearbeitgeber als neuen Schuldner der Zustimmung des Arbeitnehmers. Das *BAG* hat in einer Entscheidung aus dem Jahr 2005 klargestellt, dass die Regelung nach § 4 BetrAVG in den Fällen bereits beendeter Arbeitsverhältnisse unanwendbar ist und es deshalb im Fall der Übertragung von Versorgungsverpflichtungen im Wege der umwandlungsrechtlichen Spaltung weder der Zustimmung der Pensionäre noch des Pensionssicherungsvereins bedarf.[337] Das *BAG* begründet seine Entscheidung damit, dass der Gesetzgeber in den §§ 20, 133, 134 UmwG ein besonderes Haftungssystem geschaffen habe, welches der Regelung in § 3 BetrAVG vorgehe.

6. Arbeitgeberkündigung im Rahmen von Betriebsübergang und »Unternehmensumwandlung«

a. Kündigung wegen Betriebsübergang

182 Die Regelung des § 613a Abs. 4 Satz 1 BGB erklärt Kündigungen des Arbeitsverhältnisses eines Arbeitnehmers durch den bisherigen Arbeitgeber oder durch den neuen Inhaber für unwirksam, wenn sie wegen des Übergangs eines Betriebes oder eines Betriebsteils erfolgen. Die Bestimmung ist die **zentrale Kündigungsschutznorm** in Zusammenhang mit Unternehmensumstrukturierungen und klarer Ausdruck der Bestandsschutzfunktion von § 613a BGB. Diese Bestandsschutzfunktion von § 613a BGB würde ausgehöhlt, wenn die Arbeitsverhältnisse kraft gesetzlicher Anordnung zwar vom früheren Inhaber auf den Betriebserwerber übergingen, der Arbeitnehmer jedoch wegen des Betriebsübergangs mit einer Kündigung rechnen müsste. Sie konstituiert ein eigenständiges Kündigungsverbot außerhalb des KSchG, das auch für solche Arbeitsverhältnisse gilt, die nicht unter das KSchG fallen.

---

335 Däubler/Deinert, § 613a BGB Rn. 19.

336 ErfK-*Preis*, § 613a BGB Rn. 148; Münchner Kommentar BGB-*Schaub*, § 613a BGB Rn. 222.

337 BAG 22. 2. 2005 – 3 AZR 499/03 (A).

Die in § 4 KSchG vorgesehene Drei-Wochen-Frist für die Einreichung von Kündigungsschutzklagen findet auf die Geltendmachung des Kündigungsverbots nach § 613a Abs. 4 Satz 1 BGB ebenfalls Anwendung. Dies gilt auch dann, wenn die Kündigung durch den Insolvenzverwalter erfolgt, § 113 Abs. 2 Satz 1 InsO. Der besondere Kündigungsschutz nach § 613a Abs. 4 Satz 1 BGB findet gilt auch bei Änderungskündigungen Anwendung.[338]

Der Zweck der Bestimmung ist zunächst darin zu sehen, dass sie den Be- **183**
triebsübergang als solchen als Rechtfertigungsgrund für eine betriebsbedingte Kündigung ausschließt. Der **Betriebsübergang** selbst ist daher **kein dringendes betriebliches Erfordernis für eine Kündigung.**[339] Bei der Prüfung des dringenden betrieblichen Erfordernisses muss demzufolge die Betriebsübertragung außer Betracht bleiben.[340] Da jedoch nach § 613a Abs. 4 Satz 2 BGB die Kündigung aus anderen Gründen möglich bleibt (vgl. Teil A Rn. 186), schränkt die Rechtsprechung des *BAG* den Geltungsbereich der Bestimmung stark ein. Der Wegfall der Beschäftigungsmöglichkeit als Folge der Übertragung des Beschäftigungsbetriebes rechtfertigt deshalb im Grundsatz die betriebsbedingte Kündigung.

Die Kündigung muss, damit sie unwirksam ist, »wegen« des Betriebsüber- **184**
gangs erfolgen. Der Betriebsübergang muss deshalb der Beweggrund oder das Motiv für die Kündigung gewesen sein. Kündigungen erfolgen immer dann wegen des Betriebsübergangs, wenn die **Motivation für die Kündigung überwiegend in dem bevorstehenden Betriebsübergang** liegt.[341] Der Betriebsübergang muss der tragende Grund (der Beweggrund) für die Kündigung und nicht bloß deren äußerer Anlass sein. Dabei ist auf die Verhältnisse zum Zeitpunkt der Kündigung abzustellen. Ein bevorstehender Betriebsübergang führt deshalb immer dann zur Unwirksamkeit einer Kündigung, wenn die den Betriebsübergang ausmachenden Tatsachen im Zeitpunkt des Zugangs der Kündigung feststehen und bereits greifbare Formen angenommen haben (vgl. aber Teil A Rn. 187).[342] Die unwirksame Kündigung muss nicht notwendigerweise vor dem Betriebsübergang erfolgen; das Kündigungsverbot kann auch dann eingreifen, wenn die Kündigung nach der Übertragung des Betriebes bzw. des Betriebsteils ausgesprochen wird.[343] Unwirksam sind auch **Auswahlentscheidungen** des Erwerbers dergestalt, dass lediglich bestimmte Arbeitnehmer übernommen und deshalb Arbeitnehmern gekündigt werden soll, die von der negativen Auslese betroffen

---

338 BAG 16.5.2002 – 8 AZR 319/01.
339 BAG 9.2.1994 – 2 AZR 666/93.
340 *Hergenröder*, AR-Blattei (SD) 500.1 Rn. 336.
341 WHSS-*Willemsen*, Rn. H 92.
342 BAG 28.10.2004 – 8 AZR 199/04; ErfK-*Preis*, § 613a BGB Rn. 161.
343 BAG 27.10.2005 – 8 AZR 568/04.

sind,[344] sodass es sich bei der Kündigung wegen des Betriebsübergangs im Grunde um eine verdeckte personen- oder leistungsbedingte Kündigung handelt. Kann der Arbeitnehmer aus dem zeitlichen und funktionellen Zusammenhang zwischen Kündigung und Betriebsübergang Tatsachen nachweisen, die die Kausalität mit genügender Wahrscheinlichkeit darstellen, so ist eine tatsächliche Vermutung für eine unwirksame Kündigung wegen des Betriebsübergangs im Sinne von § 613a Abs 4 BGB zu bejahen, die der Arbeitgeber entkräften muss. Zur Entkräftung der Vermutung durch den Arbeitgeber genügt eine nachvollziehbare Begründung für die Kündigung, die den Verdacht einer Kündigung wegen des Betriebsübergangs ausschließt, weil sie einen sachlichen Grund dafür enthält, dass die Kündigung nur äußerlich formal mit dem Betriebsübergang verbunden, nicht aber materiell wegen des Betriebsübergangs erfolgt ist.[345]

Zulässig ist nach Auffassung der Rechtsprechung der Abschluss von **Aufhebungsverträgen** im Zusammenhang mit einem Betriebsübergang, wenn die Vereinbarung auf das endgültige Ausscheiden des Arbeitnehmers aus dem Betrieb gerichtet ist.[346] Demgegenüber sind jedoch Aufhebungsverträge wegen objektiver Gesetzesumgehung nichtig, wenn sie lediglich die Beseitigung der Kontinuität des Arbeitsverhältnisses bei gleichzeitigem Erhalt des Arbeitsplatzes bezwecken. Dies ist der Fall, wenn gleichzeitig mit dem Abschluss des Aufhebungsvertrages ein neues Arbeitsverhältnis mit dem Betriebsübernehmer vereinbart oder ein solches zumindest verbindlich in Aussicht gestellt wird.[347] Vorstehendes gilt auch dann, wenn noch vor dem Betriebsübergang zwar keine Aufhebungsverträge abgeschlossen, wohl aber neue Arbeitsverträge mit Erwerber.

185 Bei der betriebsbedingten Kündigung eines in einem stillzulegenden Betriebsteil beschäftigten Arbeitnehmers ist bei der Sozialauswahl auch ein vergleichbarer Arbeitnehmer zu berücksichtigen, der zum Zeitpunkt der Kündigung einem später noch zu übertragenden Betriebsteil angehört. Der Grundsatz der betriebsbezogenen Sozialauswahl wird nicht durch § 613a BGB verdrängt.[348]

b. Kündigung aus anderen Gründen

aa. Allgemeines

186 Das Kündigungsverbot aus § 613a Abs. 4 Satz 1 BGB lässt das Recht zur **Kündigung des Arbeitsverhältnisses aus anderen Gründen** als aus per-

344 BAG 28.10.2004 – 8 AZR 199/04.
345 LAG Berlin-Brandburg 17.11.2024 – 12 Sa 418/23.
346 BAG 25.10.2012 – 8 AZR 575/11.
347 BAG 25.10.2012 – 8 AZR 575/11.
348 BAG 28.10.2004 – 8 AZR 199/04.

sonen-, verhaltens-, aber auch aus betriebsbedingten Gründen unberührt, § 613a Abs. 4 Satz 2 BGB. Hiermit sind diejenigen Fälle gemeint, in denen trotz des Betriebsübergangs ein dringendes betriebliches Erfordernis für eine Kündigung vorliegt. In diesen Fällen muss im Einzelfall sorgfältig geprüft werden, ob diese Gründe nur vorgeschoben werden, um einen Übergang des Arbeitsverhältnisses auf den Erwerber zu verhindern. Dies würde gegen das Kündigungsverbot nach § 613a Abs. 4 Satz 2 BGB verstoßen. § 613a Abs. 4 BGB gilt bei einer so genannten übertragenden Unternehmensumwandlung, wenn der Arbeitgeberwechsel als Folge eines Betriebs(teils) übergangs eintritt, § 35a Abs. 2 UmwG (vgl. Teil A Rn. 70). Der Begriff des **dringenden betrieblichen Erfordernisses** ergibt sich aus den allgemeinen Bestimmungen des KSchG, vor allem aus § 1 Abs. 2 KSchG. Hierzu zählen vor allem **Sanierungskündigungen des Betriebsveräußerers und des Betriebserwerbers.**[349] Die entscheidende Frage ist, ob die Kündigung auch dann sozial gerechtfertigt wäre, wenn der Betrieb nicht veräußert worden wäre. § 613a Abs. 4 BGB schützt den Arbeitnehmer daher nicht vor solchen Risiken, die unabhängig von der Betriebsveräußerung eintreten können.[350] So stellt auch eine in Aussicht genommene, **geplante Betriebsstilllegung** ein dringendes betriebliches Erfordernis für eine Kündigung dar.

bb. Kündigung durch den Veräußerer auf der Grundlage des zukünftigen Erwerberkonzepts

Für die Praxis relevant ist auch, wenn der Erwerber seinerseits ein neues Un- **187**
ternehmenskonzept verfolgt und der Veräußerer nach Absprache mit dem Erwerber dessen Organisations- und Strukturentscheidungen in die Wege leitet, besonders die aus Sicht des Erwerbers erforderlichen Kündigungen ausspricht.[351] Bei einer solchen **Veräußererkündigung auf Erwerberkonzept** ist von den folgenden Grundsätzen auszugehen: Zweifellos stellt der bloße Wunsch, die Anzahl der Arbeitnehmer zu reduzieren, kein ausreichendes Unternehmenskonzept dar. Daher muss eine **aus wirtschaftlichen Gründen nachvollziehbare Umstrukturierungsentscheidung** zur Begründung des Wegfalls der Arbeitsplätze hinzukommen. Nur dann kommt eine rechtmäßige betriebsbedingte Kündigung nach § 613a Abs. 4 Satz 2 BGB, § 1 Abs. 2 KSchG in Betracht. Entscheidend kommt es daher auch nicht darauf an, ob Pläne des alten oder des neuen Betriebsinhabers realisiert werden sollen, sondern allein darauf, ob die Arbeitsplätze in dem Betrieb(steil), der Gegenstand der Veräußerung ist, erforderlich sind. Darum macht es im Grundsatz keinen Unterschied, wer eine Rationalisierungsmaßnahme unter

---

349 Däubler/Deinert, § 613a BGB Rn. 203, 204.
350 WHSS-*Willemsen*, Rn. H 93, 98.
351 BAG 26.5.1983 – 2 AZR 477/81.

Beachtung der Erfordernisse des Kündigungsschutzes durchführt. § 613a Abs. 4 BGB dient nicht der Vermeidung betriebsbedingter Kündigungen als solcher. Angesichts dessen ist im Grundsatz die Berechtigung des alten Arbeitgebers anzuerkennen, mit der Umsetzung der Rationalisierungspläne des neuen Arbeitgebers zu beginnen.[352] In jedem Fall muss aber ein verbindliches Konzept oder ein Sanierungsplan des Erwerbers vorliegen, dessen Realisierung im Zeitpunkt des Zugangs der Kündigungserklärung bereits greifbare Formen angenommen haben muss.[353] Das von dem Erwerber ins Auge gefasste Ziel, Arbeitsaufgaben von Mitarbeitern des Veräußerers auf Mitarbeiter des Erwerbers umzuverteilen, reicht hierfür nach Auffassung des *LAG Köln* nicht aus.[354]

188 In der Praxis spielt aber auch ein anderer Fall der Veräußererkündigung auf Erwerberkonzept eine große Rolle. Dies ist die Kündigung zur **Verbesserung der Verkaufschancen.**[355] Zulässig ist die Veräußererkündigung in einem solchen Fall nur dann, wenn der Veräußerer das Konzept auch ohne den Erwerber hätte umsetzen können,[356] weil das Kündigungsrecht des Veräußerers nicht um Gründe erweitert werden darf, die allein in der Sphäre des Erwerbers liegen.[357] Deshalb ist die Veräußererkündigung unwirksam, wenn das Erwerberkonzept Planungen enthält, die organisatorisch beim Veräußerer gar nicht umsetzbar wären, vor allem also dann, wenn eine betriebliche Situation mit in die Beurteilung einbezogen werden muss, wie sie sich erst beim Erwerber darstellen wird. Wegen der Betriebsbezogenheit des dringenden Erfordernisses für den Ausspruch einer Kündigung fehlt es in diesem Fall an den Gründen, die eine Kündigung nach § 1 Abs. 2 KSchG rechtfertigen können.[358]

cc. Wiedereinstellungsanspruch

189 Verändert sich nach Ausspruch einer Kündigung, aber vor Ablauf der Kündigungsfrist wegen beabsichtigter Betriebsstilllegung die Tatsachenlage aufgrund eines **wider Erwarten zustande gekommenen Betriebsübergangs**, hat der Arbeitnehmer einen **Fortsetzungs- bzw. Wiedereinstellungsanspruch** gegen den Erwerber zu unveränderten Arbeitsbedingungen unter Wahrung seines Besitzstandes.[359] Tritt der Betriebsübergang als Folge der Übernahme der Hauptbelegschaft – z. B. im Reinigungsgewerbe

352 ErfK-*Preis*, § 613a BGB Rn. 169.
353 BAG 20.3.2003 – 8 AZR 97/02.
354 LAG Köln 17.6.2003 – 9 Sa 443/03.
355 BAG 18.7.1996 – 8 AZR 127/94; hierzu auch *Bachner*, AiB 1997, 483.
356 BAG 26.5.1983 – 2 AZR 477/81; a. A. ErfK-*Preis*, § 613a BGB Rn. 170.
357 BAG 26.5.1983 – 2 AZR 477/81.
358 Zum Ganzen ausführlich WHSS-*Willemsen*, Rn. H 107 ff.
359 BAG 15.12.2011 – 8 AZR 197/11.

oder auch im Bewachungsgewerbe – erst mit oder sogar **nach Ablauf der Kündigungsfrist** ein, ist der Fortsetzungsanspruch entgegen der bisherigen Rechtsprechung des *BAG* auch über den Ablauf der Kündigungsfrist hinaus zu erstrecken.[360] Die nach der Rechtsprechung des *BAG* für die Frage der Rechtsmäßigkeit einer Kündigung im Grundsatz entscheidungserhebliche Prognose des Arbeitgebers dient allein dem Interesse des Arbeitgebers, weil er andernfalls u. U. Annahmeverzugslohn leisten müsste[361] und weil die Unternehmerentscheidung dadurch auch nicht auf ihre tatsächliche Notwendigkeit überprüft wird. Der Wiedereinstellungsanspruch enthält deshalb ein für die Praxis bedeutsames Korrektiv dieses Grundsatzes. Der Antrag ist auf Abgabe einer Willenserklärung auf rückwirkenden Abschluss eines Arbeitsvertrages zu richten und damit als Leistungsantrag zulässig. Findet der Betriebsübergang jedoch nach Ablauf der Kündigungsfrist anlässlich einer insolvenzbedingten Kündigung statt, verneint das *BAG* den Anspruch auf Wiedereinstellung – wohl vor allem deshalb, um eine möglichst zügige Abwicklung einer sanierenden Betriebsübernahme zu gewährleisten. Ein Wiedereinstellungsanspruch kann grundsätzlich nur solchen Arbeitnehmern zustehen, die zum Zeitpunkt des Zugangs der Kündigung Kündigungsschutz nach dem KSchG genießen. Ob sich in Kleinbetrieben ausnahmsweise aus § 242 BGB ein Wiedereinstellungsanspruch ergeben kann, muss im jeweiligen Einzelfall geprüft werden.[362]

Scheidet der Arbeitnehmer nicht durch betriebsbedingte Kündigung, **190**
sondern durch **Aufhebungsvertrag** aus dem Veräußererbetrieb aus, hat er nur dann einen Anspruch auf Wiedereinstellung zu unveränderten Bedingungen, wenn die Wirkungen des Aufhebungsvertrages nachträglich durch Wegfall der Geschäftsgrundlage oder durch Anfechtung entfallen.[363] Im **Insolvenzfall** besteht ein Fortsetzungsanspruch nicht.[364]

Der Wiedereinstellungsanspruch führt nicht zur automatischen Fortsetzung **191**
des Arbeitsverhältnisses. Der Arbeitnehmer muss deshalb den **Anspruch auf Fortsetzung des Arbeitsverhältnisses** noch während dessen Bestehen oder zumindest unverzüglich (in Anlehnung an die im Kündigungsrecht geltende Frist des § 4 KSchG analog spätestens innerhalb von drei Wochen nach Kenntniserlangung von den den Betriebsübergang begründenden tatsächlichen Umständen)[365] gegenüber dem Betriebserwerber **geltend machen.**[366]

---

360 LAG Brandenburg 12. 4. 2005 – 2 Sa 497/04; vgl. *Müller-Glöge*, NZA 1999, 450 [455]; a. A. BAG 13. 5. 2004 – 8 AZR 198/03.

361 BAG 28. 10. 2004 – 8 AZR 199/04; *Hergenröder*, AR-Blattei (SD) 500.1 Rn. 468.

362 BAG 19. 10. 2017 – 8 AZR 845/15.

363 BAG 10. 12. 1998 – 8 AZR 324/97.

364 BAG 10. 12. 1998 – 8 AZR 324/97.

365 LAG Hamm 11. 5. 2000 – 4 Sa 1469/99.

366 BAG 10. 12. 1998 – 8 AZR 324/97.

c. Umwandlungsrechtliche Besonderheiten

aa. Gemeinsamer Betrieb mehrerer Unternehmen, § 132 Abs. 1 UmwG

192 Nach § 132 Abs. 1 UmwG gilt ein Betrieb als Betrieb im Sinne des Kündigungsschutzrechts, wenn die an einer Spaltung oder an einer Teilübertragung nach dem Dritten oder Vierten Buch des UmwG beteiligten Rechtsträger nach dem Wirksamwerden der Spaltung oder der Teilübertragung einen Betrieb gemeinsam führen. § 132 Abs. 1 UmwG regelt daher den kündigungsschutzrechtlichen Rahmen für den Fall eines so genannten **Gemeinschaftsbetriebes mehrerer Unternehmen** und kodifiziert damit die schon vor Inkrafttreten des UmwG geltende Rechtsprechung des *BAG*,[367] nach der in diesem Fall bei einer betriebsbedingten Kündigung für die Frage der **Sozialauswahl** auf die Verhältnisse des gemeinsamen Betriebes abzustellen ist. Dabei ist auf den gemeinschaftlichen Betrieb auch für die **Erreichung des Schwellenwertes i. S. v.** § 23 Abs. 1 KSchG und für die Prüfung einer **anderweitigen Beschäftigungsmöglichkeit** abzustellen. Soweit es um die Weiterbeschäftigungsmöglichkeit auf freien Arbeitsplätzen in anderen Betrieben geht, § 1 Abs. 2 KSchG, sind die Betriebe sämtlicher Unternehmen in die Betrachtung einzubeziehen, die den gemeinsamen Betrieb führen, und nicht nur diejenigen, mit denen den Arbeitnehmer ein Arbeitsverhältnis verbindet. Das gilt zumindest dann, wenn die Unternehmen, die den Gemeinschaftsbetrieb führen, den Personalbedarf nicht nur betriebsbezogen, sondern eben auch unternehmensübergreifend abstimmen.[368]

bb. Erweiterter Kündigungsschutz gem. § 132 Abs. 2 UmwG

193 Gem. § 132 Abs. 2 UmwG darf sich die kündigungsrechtliche Stellung eines Arbeitnehmers bei einer **Spaltung oder Teilübertragung** nach dem Dritten oder Vierten Buch des UmwG nicht durch die Umwandlung verschlechtern. Der besondere Kündigungsschutz nach § 132 Abs. 2 UmwG gilt für die Dauer von zwei Jahren ab dem Wirksamwerden der Spaltung bzw. der Teilübertragung. Die Vorschrift gilt analog für die Zusammenlegung von Betrieben und Betriebsteilen.[369] § 132 Abs. 2 UmwG gewährt einen umfassenden **Schutz vor kündigungsrechtlichen Verschlechterungen** jeder Art.[370] Die Bestimmung schützt den Arbeitnehmer nicht nur im Hinblick auf den Wegfall des Kündigungsschutzes an sich, der Arbeitnehmer ist vielmehr kündigungsrechtlich so zu stellen, wie er stünde, wenn die Spaltung oder

---

367 BAG 18. 10. 2000 – 2 AZR 494/99.
368 *Bachner*, AR-Blattei (SD) 1625 Rn. 93.
369 *Bachner*, AR-Blattei (SD) 1625 Rn. 94; *Däubler*, RdA 1995, 136.
370 Vgl. Däubler/Deinert, § 323 UmwG Rn. 2.

Teilübertragung nicht stattgefunden hätte.[371] Dies ergibt sich schon aus dem Wortlaut der Bestimmung. Systematische Erwägungen stehen dem nicht entgegen.

Zur kündigungsrechtlichen Stellung i. S. v. § 132 Abs. 2 UmwG rechnet vor 194
allem die **Unterschreitung** des **in § 23 Abs. 1 Satz 2 KSchG** geregelten **Schwellenwertes.**[372] Der besondere Schutz gem. **§ 15 KSchG** für Betriebsratsmitglieder und die anderen in dieser Bestimmung aufgeführten Amtsträger unterfällt dagegen der kündigungsrechtlichen Stellung des § 132 Abs. 2 UmwG, soweit diese infolge der Spaltung oder Teilübertragung ihr Mandat verlieren. Für diese **Mandatsträger** folgt aus § 132 Abs. 2 UmwG, dass sich der gem. § 15 Abs. 1 Satz 2 KSchG für die Dauer von einem Jahr nachwirkende Sonderkündigungsschutz auf einen Zeitraum von zwei Jahren verlängert. Auch **§ 103 BetrVG** ist eine kündigungsrechtliche Bestimmung. Deshalb fingiert § 132 Abs. 2 UmwG die Mitgliedschaft eines ehemaligen Betriebsratsmitglieds im Betriebsrat. Es bedarf daher der **Zustimmung des Betriebsrats zur Kündigung**. Existiert ein Betriebsrat nicht mehr, ist direkt das arbeitsgerichtliche Zustimmungsersetzungsverfahren einzuleiten.[373] Ebenfalls zur kündigungsrechtlichen Stellung zählen **vertragliche und tarifvertragliche Kündigungsfristen** z. B. aus Betriebsvereinbarungen, wie sie beim alten Arbeitgeber bestanden haben. Soweit Kündigungsfristen in Betriebsvereinbarungen oder Tarifverträgen geregelt sind, kann der zweijährigen Weitergeltung dieser Bestimmungen nicht entgegengehalten werden, § 613a Abs. 1 Satz 2 BGB sehe als abschließende Regelung der Fortgeltung von kollektivrechtlichen Bestimmungen lediglich eine einjährige Weitergeltung vor.[374] Wegen des mit dem UmwG verfolgten rechtspolitischen Ziels, den Kündigungsschutz des Arbeitnehmers zu stärken, ist § 132 Abs. 2 UmwG eine Spezialvorschrift zu § 35a Abs. 2 UmwG, § 613a Abs. 1 Satz 1 BGB. Nicht zur kündigungsrechtlichen Stellung gehören das **Anhörungsrecht** des Betriebsrats gem. **§ 102 BetrVG** sowie die Pflicht zur Aufstellung von Sozialplänen.[375] Auch bei der Anzeigepflicht bei **Massenentlassungen** gem. der **§§ 17 ff. KSchG** handelt es sich um keine kündigungsschutzrechtliche Bestimmung nach § 132 Abs. 2 UmwG.[376]

Nach der Rechtsprechung des *BAG*[377] soll § 132 Abs. 2 UmwG nicht dazu 195
führen, dass hinsichtlich der **Sozialauswahl** auf die Verhältnisse vor Wirksamwerden der Spaltung abzustellen ist. Die Regelung gelte nur für Ver-

371 Däubler/Deinert, § 323 UmwG Rn. 3.
372 BAG 15. 2. 2007 – 8 AZR 397/06.
373 Däubler/Deinert, § 323 UmwG Rn. 12.
374 So aber WHSS-*Hohenstatt*, Rn. H 156.
375 Däubler/Deinert, § 323 UmwG Rn. 8, 9.
376 Däubler/Deinert, § 323 UmwG Rn. 7; KR-*Friedrich*, §§ 323–324 UmwG Rn. 45.
377 BAG 22. 9. 2005 – 6 AZR 526/04.

schlechterungen, die sich als unmittelbare Folge einer Spaltung darstellen. Nachfolgende Entwicklungen würden von § 132 Abs. 2 UmwG nicht erfasst und könnten sich durchaus nachteilig für den Arbeitnehmer auswirken. Bloße indirekte bzw. reflexartige Vorteile, die sich allein aus der tatsächlichen Situation im Ursprungsbetrieb ergeben haben, betreffen nach Ansicht des *BAG* nicht die rechtliche Stellung des Arbeitnehmers. Um einen derartigen indirekten Vorteil handele es sich, wenn der gekündigte Arbeitnehmer bezogen auf den Ursprungsbetrieb mit weiteren Arbeitnehmern vergleichbar wäre und eine hierauf bezogene Sozialauswahl zu seinen Gunsten ausfiele. Eine Sozialauswahl scheitere zudem daran, dass ein Austausch zwischen Arbeitnehmern des Ursprungsbetriebes und des Betriebes des abgespaltenen Unternehmens ohne Änderung des Arbeitsvertrages regelmäßig nicht möglich sei. Schließlich sei zu berücksichtigen, dass der Rechtsträger des abgespaltenen Unternehmens Arbeitnehmern des Ursprungsbetriebes in der Regel nicht kündigen könne. Eine Sozialauswahl zwischen Arbeitnehmern des Betriebes des abgespalteten Unternehmens und des Ursprungsbetriebes findet daher nur dann statt, wenn die Unternehmen nach der Spaltung weiterhin einen gemeinsamen Betrieb führen. Diese Rechtsprechung des *BAG* ist abzulehnen. Sie schränkt den Geltungsbereich der Bestimmung gerade in ihrem Kernbereich ein, dort nämlich, wo Spaltungsfälle besondere praktische Relevanz erlangen. Eines der wesentlichen arbeitsrechtlichen Ziele des UmwG war es doch, den Arbeitnehmer vor den regelmäßig im Zusammenhang mit Spaltungen stehenden Gefahren zu schützen. Hierzu rechnet eben z. B. auch die Spaltung des Betriebes zum Zweck der späteren Stilllegung des abgespaltenen Betriebsteils. Deshalb ist die Verkürzung auf unmittelbare Rechtsfolgen der Spaltung verfehlt, die praktische Bedeutung der Bestimmung zu Unrecht in ihrem Kernbereich erheblich eingeschränkt worden.

V. Rechtsfolgen eines Betriebsübergangs für den Tarifvertrag

Inhaltsübersicht Rn.

1. Grundsätze

§ 613a Abs. 1 Satz 2 BGB gilt auch für tarifvertragliche Ansprüche. Die Bestimmung sieht daher auch für Ansprüche aus Tarifverträgen die Transformation in Individualarbeitsrecht vor. Da § 613a Abs. 1 Satz 2 BGB jedoch einen so genannten gesetzlichen **Auffangtatbestand** darstellt (vgl. Teil B Rn. 3), ist zunächst ebenso wie bei Ansprüchen aus Betriebsvereinbarungen zu prüfen, ob nicht der Tarifvertrag auf kollektivrechtlicher Grundlage weiter gilt und damit die Rechtsnormen des Tarifvertrages gem. § 4 Abs. 1 TVG weiterhin unmittelbar und zwingend zwischen den beiderseits Tarifgebundenen Anwendung finden. Zudem kann die Weitergeltung eines Tarifvertrages nach § 613a Abs. 1 Satz 3 BGB ausgeschlossen sein, wenn die betreffenden Rechte und Pflichten beim Betriebserwerber durch Rechtsnormen eines anderen Tarifvertrages oder einer anderen Betriebsvereinbarung geregelt sind. Damit stellt die Regelung in § 613a Abs. 1 Satz 3 BGB eine Rangkollisionsänderung dar, die die beim neuen Arbeitgeber geltenden kollektivvertraglichen Vorschriften gegenüber den individualrechtlich fort geltenden Rechten nach § 613a Abs. 1 Satz 2 BGB als höherrangig einordnet und den beim neuen Betriebsinhaber geltenden Kollektivnormen einen Anwendungsvorrang einräumt.[378] 196

Bei der Beurteilung der Rechtslage ist insbesondere danach zu unterscheiden, ob für den Betrieb(steil) ein **Firmen- oder ein Verbandstarifvertrag** Anwendung findet. Darüber hinaus ist zwischen Einzel- und Gesamtrechtsnachfolge zu differenzieren. Schließlich kommt es darauf an, ob ein Anspruch unmittelbar aus dem Tarifvertrag resultiert oder ob die tarifliche Leistung auf arbeitsvertraglicher Grundlage nach Maßgabe einer **Verweisungs- oder Bezugnahmeklausel** gewährt wird (vgl. hierzu Teil A Rn. 218 ff.). 197

2. Kollektivrechtliche Fortgeltung des Verbandstarifvertrages

a. Einzelrechtsnachfolge

Für die unmittelbare und zwingende Wirkung eines Tarifvertrages gem. § 4 Abs. 1 TVG ist Voraussetzung, dass die Arbeitsvertragsparteien tarifgebunden sind. Ein **Betriebsübergang** ist daher **ohne tarifrechtliche Auswirkungen**, wenn auch nach dem Übergang derselbe Verbandstarifvertrag gem. §§ 2 Abs. 1, 3 Abs. 1, 5 TVG auf das Arbeitsverhältnis anwendbar ist.[379] 198

378 BAG 14.8.2001 – 1 AZR 619/00.

379 Däubler/Deinert, § 613a BGB Rn. 86.

b. Gesamtrechtsnachfolge

199 Wird der Betrieb im Wege der Gesamtrechtsnachfolge (z. B. als Folge einer Verschmelzung nach dem UmwG) übertragen, ist zu beachten, dass die **Mitgliedschaft im Arbeitgeberverband** eine **höchstpersönliche Rechtsstellung** darstellt. Nach zutreffender Rechtsprechung des *BAG* setzt sich damit gem. §§ 38, 40 BGB die Verbandsmitgliedschaft nicht beim neuen Rechtsträger fort. Es handelt sich um ein nicht übertragbares Recht.[380] Die Tarifgebundenheit des übernehmenden Rechtsträgers bleibt auch nicht in entsprechender Anwendung von § 3 Abs. 3 TVG solange bestehen, bis der Tarifvertrag endet. Denn der Regelungsbereich dieser Bestimmung beschränkt sich im Wesentlichen auf den Austritt aus dem Arbeitgeberverband.[381] Ebenfalls nicht entsprechend anwendbar ist § 4 Abs. 5 TVG. Zwar gelten nach dieser Bestimmung die Rechtsnormen eines Tarifvertrages weiter, bis sie durch eine andere Abmachung ersetzt werden. Das *BAG* hat auch eine entsprechende Anwendbarkeit der Bestimmung beim Herauswachsen eines Betriebes aus dem Geltungsbereich eines Tarifvertrages befürwortet.[382] Die bloße Nachwirkung von Tarifnormen gem. § 4 Abs. 5 TVG vermittelt dem Arbeitnehmer jedoch eine schlechtere Rechtsstellung, als dies in der Betriebsübergangsrichtlinie vorgesehen ist. Wirken Tarifnormen nach, können sie jederzeit durch eine andere Abmachung ersetzt werden. Art. 3 Abs. 3 der Betriebsübergangsrichtlinie sieht jedoch vor, dass der Erwerber die in einem Kollektivvertrag vereinbarten Arbeitsbedingungen mindestens für die Dauer von einem Jahr aufrechterhalten muss. Diese Wirkung entfaltet lediglich § 613a Abs. 1 Satz 2 BGB, sodass es in diesem Fall bei der Transformation der tarifvertraglichen Ansprüche in den Individualarbeitsvertrag verbleibt (vgl. Teil A Rn. 204).[383] Das gilt nach § 613a Abs. 1 Satz 3 BGB aber gerade nicht, wenn die Rechte und Pflichten bei dem neuen Inhaber durch einen anderen Tarifvertrag geregelt sind. Dies setzt die kongruente Tarifbindung voraus. Dazu muss der andere Tarifvertrag kraft beiderseitiger Tarifgebundenheit für das übergegangene Arbeitsverhältnis gelten.[384] Die Ablösung erfolgt grundsätzlich unabhängig davon, ob sich für die übergegangenen Arbeitsverhältnisse die Arbeitsbedingungen verbessern oder verschlechtern. Wie das *BAG* in dieser Entscheidung klargestellt hat, folgt aus der Entscheidung des *EuGH* in der Rechtssache »Scattolon«[385] kein allgemeines Verschlechterungsverbot.

---

380 BAG 13.7.1994 – 4 AZR 555/93; für den Fall der Gesamtrechtsnachfolge ausdrücklich BAG 24.6.1998 – 4 AZR 208/97.

381 BAG 28.5.1997 – 4 AZR 545/95; Däubler/Deinert, § 613a BGB Rn. 87.

382 BAG 10.12.1997 – 4 AZR 193/97.

383 Däubler/Deinert, § 613a BGB Rn. 90f.

384 BAG 23.1.2019 – 4 AZR 445/17.

385 EuGH 6.9.2011 – C-108/10.

3. Kollektivrechtliche Fortgeltung des Firmentarifvertrages

a. Einzelrechtsnachfolge

Der Arbeitgeber kann auch selbst Partei des Tarifvertrages sein, § 3 Abs. 1 TVG. In diesem Fall handelt es sich um einen so genannten **Firmentarifvertrag.** Geschäftsgrundlage der Transformation von durch Rechtsnormen eines Tarifvertrags geregelten Rechten und Pflichten im Arbeitsverhältnis nach § 613a Abs. 1 Satz 2 BGB ist allein deren normative Geltung vor dem Betriebsübergang.[386] Nach einem Betriebsübergang gilt auch ein Firmentarifvertrag beim Erwerber lediglich nach § 613a Abs. 1 Satz 2 BGB, nicht aber tarifrechtlich weiter. Ein anderes gilt nur dann, wenn der Erwerber die tarifrechtliche Geltung mit der am Tarifvertragsabschluss beteiligten Gewerkschaft in der Form des § 1 Abs. 2 TVG vereinbart.[387] Beim Firmentarifvertrag unterscheidet sich die Stellung des Betriebsübernehmers als Arbeitgeber gegenüber derjenigen bei Betriebsvereinbarungen. So knüpft die Arbeitgeberstellung in der Betriebsverfassung an die arbeitsorganisatorische Einheit des Betriebs an. Nur auf dieser Grundlage kann der Erwerber auch in die Rechte und Pflichten des Arbeitgebers i. S. d. BetrVG eintreten. Demgegenüber wird die Tarifgebundenheit des Betriebserwerbers als Partei des Tarifvertrages nach §§ 2 Abs. 1, 3 Abs. 1 TVG erst durch den Abschluss eines Tarifvertrages oder durch eine tarifvertragliche Vereinbarung mit der vertragsschließenden Gewerkschaft, dass der Firmentarifvertrag weitergelten soll, begründet, nicht aber bereits durch den Betriebsübergang als solchen. **200**

nicht belegt **201**

b. Gesamtrechtsnachfolge

Die Wirkungen einer Unternehmensumwandlung bestehen bei der Verschmelzung, § 20 Abs. 1 Nr. 1 und 2 UmwG, und auch im Fall der Spaltung, § 131 Abs. 1 Nr. 1 UmwG, in der so genannten **(partiellen) Universalsukzession.** Gemeint ist hiermit die (gegebenenfalls teilweise) Gesamtrechtsnachfolge des neuen Rechtsträgers in das übertragene Vermögen. Für die **Verschmelzung** hat das *BAG* zutreffend entschieden, dass der übernehmende Rechtsträger – anders als im Fall des Verbandstarifvertrages (vgl. Teil A Rn. 199) – als Folge der Gesamtrechtsnachfolge in einen mit dem übertragenden Rechtsträger abgeschlossenen Firmentarifvertrag eintritt. Der Firmentarifvertrag sei eine Verbindlichkeit, die zum Vermögen des übertragenden Rechtsträgers zu zählen sei. Der übernehmende Rechtsträger **202**

---

386 BAG 26. 8. 2009 – 4 AZR 280/08.

387 BAG 26. 8. 2009 – 4 AZR 280/08.

werde also Partei des für den übertragenden Rechtsträger geltenden Firmentarifvertrages.[388]

203 Für die kollektivrechtliche Fortgeltung des Firmentarifvertrages ist nach der Rechtsprechung des *BAG* bei einer Ausgliederung eines Betriebs im Wege der **Spaltung** nach § 123 Abs. 3 Nr. 1 UmwG auf Grund der damit verbundenen partiellen Gesamtrechtsnachfolge im Spaltungs- und Übernahmevertrag gem. § 126 Abs. 1 Nr. 9 UmwG festzulegen, welcher der beiden Rechtsträger in die Rechtsstellung als Vertragspartei eines Haustarifvertrages eintritt. Fehlt es an einer solchen Regelung, verbleibt der übertragende Rechtsträger in dieser Rechtsstellung.[389]

4. Transformation in Individualarbeitsrecht und Ablösung

204 Wirkt der beim alten Betriebsinhaber geltende Tarifvertrag – sei es nun ein Verbands- oder aber ein Firmentarifvertrag – nicht kollektivrechtlich fort, werden die durch Tarifvertrag geregelten Rechte und Pflichten **Inhalt des Arbeitsverhältnisses** zwischen dem neuen Inhaber und dem Arbeitnehmer und dürfen nicht vor Ablauf eines Jahres nach dem Zeitpunkt des Übergangs zum Nachteil des Arbeitnehmers geändert werden, § 613a Abs. 1 Satz 2 BGB. Dabei ist jedoch unbedingt zu beachten, dass solche transformierten Tarifnormen arbeitsvertraglich vereinbarten Regelungen nicht gleichzustellen sind. Vielmehr behalten sie nach der Rechtsprechung des *BAG* trotz Transformation ihren kollektivrechtlichen Charakter, was z. B. für die Ablösung durch spätere Tarifverträge mit gleichem Regelungsgegenstand von erheblicher Bedeutung ist (vgl. Teil A Rn. 214).[390]

205 Nach dem ausdrücklichen Wortlaut des Gesetzes ist Voraussetzung, dass die Arbeitsverhältnisse tarifvertraglich geregelt sind. Dies ist nur dann der Fall, wenn beim alten Inhaber entweder **beidseitige Tarifbindung der Arbeitsvertragsparteien** oder aber eine **Allgemeinverbindlicherklärung** vorlag. Ändert sich z. B. der fachliche Geltungsbereich durch die Abspaltung eines Betriebsteils, gilt der Firmentarifvertrag individualrechtlich fort, § 35a Abs. 2 UmwG i. V. m. § 613a Abs. 1 Satz 2 BGB. Bei nur einseitiger Tarifvertragsbindung kommt § 613a Abs. 1 Satz 2 BGB demnach gerade nicht zur Anwendung. In diesen Fällen kann jedoch eine Bezugnahmeklausel greifen (vgl. Teil A Rn. 218).

206 Zu den Tarifnormen, die von § 613a Abs. 1 Satz 2 BGB erfasst werden, gehören auch solche Bestimmungen, die nur noch kraft **Nachwirkung** gem. § 4 Abs. 5 TVG zur Anwendung kommen.[391] Etwas anderes kann sich ledig-

388 BAG 24. 6. 1998 – 4 AZR 208/97.
389 BAG 21. 11. 2012 – 4 AZR 85/11.
390 BAG 22. 4. 2009 – 4 AZR 100/08.
391 BAG 27. 11. 1991 – 4 AZR 211/91.

lich dann ergeben, wenn die Nachwirkung von Tarifnormen ausgeschlossen war.[392] Geht der Betrieb(steil) mit einem nur noch nachwirkenden Tarifvertrag über, greift § 613a Abs. 1 Satz 2 BGB im Hinblick auf nachwirkende Tarifnormen unabhängig davon ein, ob das Arbeitsverhältnis zwischen dem Arbeitnehmer und dem Betriebsveräußerer bei Ablauf des Tarifvertrages – Eintritt der Nachwirkung – schon bestanden hat. Die Übertragung des Betriebes hat zur Folge, dass die im Nachwirkungsstadium geltenden Tarifnormen des außer Kraft getretenen Tarifvertrages Bestandteil des Arbeitsvertrages werden. Das bedeutet, dass der Arbeitnehmer die Ausschlussfristen auch bei der Geltendmachung von Ansprüchen beachten muss, die er gegenüber dem neuen Betriebsinhaber behauptet und die aus der Zeit nach dem Betriebsübergang resultieren.

§ 613a Abs. 1 Satz 2 BGB bezieht sich sowohl auf die **Inhaltsnormen** (z. B. 207
die Dauer der Wochenarbeitszeit) eines Tarifvertrages wie auch auf **Abschluss- und Beendigungsnormen** (z. B. tarifliche Kündigungsfristen). Insoweit gilt nichts anderes als bei Betriebsvereinbarungen (vgl. Teil B Rn. 57). Da § 613a Abs. 1 Satz 2 BGB lediglich eine Schutznorm zugunsten der von einem Betriebs(teil)übergang betroffenen Arbeitnehmer darstellt, erfasst die Bestimmung nicht solche Arbeitnehmer, die erst nach dem Betriebsübergang eingestellt werden.

Nach § 613a BGB wird der **tarifvertragliche Status quo zum Zeitpunkt** 208
des Betriebs(teil)übergangs (zur vergleichbaren Rechtslage bei Betriebsvereinbarungen vgl. Teil B Rn. 58) garantiert. Die Transformationswirkung erstreckt sich folglich nur auf diejenigen Tarifnormen, die im Zeitpunkt des Betriebsübergangs unmittelbar und zwingend gelten. An der tariflichen Weiterentwicklung der Rechte und Pflichten aus dem bisherigen Tarifvertrag nimmt der übernommene Arbeitnehmer nach dem § 613a Abs. 1 S. 2 BGB zugrunde liegenden Prinzip der statischen Verweisung nicht teil. **Spätere tarifvertragliche Änderungen** bleiben unberücksichtigt.[393] Sie werden auch dann nicht mehr erfasst, wenn sie nach dem Wortlaut des Tarifvertrages **rückwirkend** gelten sollen. Dieses Ergebnis folgt aus der Koalitionsfreiheit des Erwerbers. Die Tarifvertragsparteien sind nicht berechtigt, ihre Regelungsbefugnis auf nicht tarifgebundene Arbeitgeber auszudehnen, indem sie Normen rückwirkend in Kraft setzen.[394] Hieraus folgt schließlich auch, dass der neue Arbeitgeber bei **Neueinstellungen** nicht bereits wegen des Betriebsübergangs an beim Veräußerer geltende Tarifverträge, z. B. tarifliche Vergütungsordnungen, gebunden ist. Die Anwendbarkeit der tariflichen Regelung auf Neueinstellungen bedarf in diesem Fall eines zusätzlichen Gel-

392 BAG 3.7.2013 – 4 AZR 961/11.

393 BAG 26.8.2009 – 5 AZR 969/08.

394 BAG 13.11.1985 – 4 AZR 309/84; BAG 10.11.1993 – 4 AZR 375/92; BAG 13.9.1994 – 3 AZR 148/94; Däubler/Deinert, § 613a Rn. 94.

tungsgrunds, wie z. B. einzelvertragliche Bezugnahme, betriebliche Übung, die Anwendbarkeit des arbeitsrechtlichen Gleichbehandlungsgrundsatzes oder aber die Tatsache, dass die ehemals tarifliche Vergütungsordnung jetzt einen Entlohnungsgrundsatz nach § 87 Abs. 1 Nr. 10 BetrVG darstellt.[395]

209 Bestandteil des Arbeitsvertrages können auch tarifliche **Abfindungsregelungen** werden.[396]

210 Bei tarifvertraglichen Ansprüchen, die auf **gemeinsamen Einrichtungen der Tarifvertragsparteien** beruhen, kommt im Falle eines Betriebsübergangs nur eine analoge Anwendung von § 613a Abs. 1 Satz 2 BGB in Betracht.[397] Dies gilt z. B. für die **Zusatzversorgungskasse im Baugewerbe**. So sieht § 2 des Tarifvertrages über eine zusätzliche Alters- und Invalidenbeihilfe im Baugewerbe vor, dass als Gemeinsame Einrichtung der Tarifvertragsparteien eine Zusatzversorgungskasse als Versicherungsverein auf Gegenseitigkeit im Sinne des VAG gegründet wird. Die Zusatzversorgungskasse gewährt Unterstützungsleistungen, die rein arbeitgeberseitig finanziert werden. Da nach dem Wortlaut von § 613a Abs. 1 BGB lediglich »Rechte und Pflichten aus dem Arbeitsverhältnis« von der Transformationswirkung erfasst werden, es sich bei den Rechtsnormen in Tarifverträgen über Gemeinsame Einrichtungen aber um solche handelt, welche die normativen Beziehungen zwischen den Arbeitgebern und der Gemeinsamen Einrichtung auf der einen sowie zwischen der Gewerkschaft und der Einrichtung auf der anderen Seite regeln, ist eine unmittelbare Anwendung der Bestimmung ausgeschlossen. Allerdings ist die Unterstützungsleistung, die durch die Gemeinsame Einrichtung im Baugewerbe gewährt wird, eine Leistung, die im Ergebnis wie eine Inhaltsnorm die materielle Rechtsposition des Arbeitnehmers in Form der Zusatzversorgung gestaltet und nur wegen der im Baugewerbe geltenden Besonderheiten über eine Gemeinsame Einrichtung gewährt wird. Schon dies rechtfertigt den Analogieschluss. Darüber hinaus folgt aus der Betriebsübergangsrichtlinie, dass der neue Betriebsinhaber tarifvertragliche Regelungen im gleichen Umfang aufrechterhalten muss, wie sie für den Vorgänger gegolten haben. Deshalb bleibt nach zutreffender Rechtsprechung des *BAG* das Versorgungsversprechen gegenüber dem Arbeitnehmer auch dann als Bestandteil des Arbeitsvertrages bestehen, wenn Ansprüche auf Unterstützungsleistungen über eine Gemeinsame Einrichtung erfüllt werden. Der neue Betriebsinhaber muss, wenn er den Arbeitnehmer aus Rechtsgründen nicht mehr bei der Gemeinsamen Einrichtung weiterversichern und die Beiträge entrichten kann, eine gleichwertige Leis-

---

395 BAG 23. 9. 2003 – 1 ABR 35/02.

396 BAG 20. 4. 1994 – 4 AZR 342/93.

397 *Lorenz*, DB 1980, 1745 [1747]; *Röder*, DB 1981, 1980 [1981]; *Wank*, NZA 1987, 505 [506].

tung einräumen.[398] Dies kann z. B. durch Begründung eines entsprechenden Anspruchs auf dem freien Versicherungsmarkt geschehen. Dabei muss der Erwerber den Arbeitnehmer so stellen, wie er stünde, wenn er weiterhin in der Gemeinsamen Einrichtung versichert wäre. Dies gilt auch dann, wenn der neue Betriebsinhaber auf dem freien Versicherungsmarkt höhere Beiträge für den Arbeitnehmer zu erbringen hat, als der Betriebsveräußerer gegenüber der Gemeinsamen Einrichtung zu leisten verpflichtet war.

§ 613a Abs. 1 Satz 2 BGB begründet eine **einjährige Veränderungssperre** **211**
im Hinblick auf das transformierte Tarifrecht, also hinsichtlich derjenigen tariflichen Regelungen, die Bestandteil des Arbeitsvertrages wurden. Solche tarifvertraglichen Ansprüche dürfen daher nicht vor Ablauf eines Jahres nach dem Zeitpunkt des Übergangs zum Nachteil des Arbeitnehmers geändert werden. In dieser Hinsicht gilt nichts anderes als für Normen einer Betriebsvereinbarung, die Bestandteil des Arbeitsvertrages wurden (vgl. Teil B Rn. 59).

Die Veränderungssperre erfasst allerdings solche Ansprüche nicht, die un- **212**
ter die Bestimmungen von § 613a Abs. 1 Satz 3 und 4 BGB fallen. Damit sind die **Fälle des vorherigen Ablaufs des Tarifvertrages** (§ 613a Abs. 1 Satz 4 1. Alt. BGB), der zwischen den Arbeitsvertragsparteien getroffenen Vereinbarung über die Geltung eines anderen Tarifvertrages bei fehlender zweiseitiger Tarifgebundenheit (§ 613a Abs. 1 Satz 4 2. Alt. BGB) und die Anwendbarkeit eines beim neuen Inhaber geltenden Tarifvertrages (§ 613a Abs. 1 Satz 3 BGB) von der Transformationswirkung des § 613a Abs. 1 Satz 2 BGB ausgenommen.

Um eine **vorherige Beendigung des Tarifvertrages** i. S. v. § 613a Abs. 1 **213**
Satz 4 1. Alt. BGB handelt es sich dann, wenn der Tarifvertrag vor Ablauf eines Jahres seit dem Betriebs(teil)übergang infolge des Ablaufs einer Befristung oder aber durch Kündigung endet. Die Veränderungssperre greift auch dann nicht, wenn bei fehlender beiderseitiger Tarifgebundenheit im Geltungsbereich eines anderen Tarifvertrages dessen Anwendung zwischen dem neuen Inhaber und dem Arbeitnehmer vereinbart wird. Es handelt sich um eine so genannte **einzelvertragliche Bezugnahmeklausel** (vgl. Teil A Rn. 218). Voraussetzung ist, dass die Anwendbarkeit des anderen Tarifvertrages insgesamt vereinbart wird. Es reicht also nicht aus, wenn lediglich Einvernehmen über die Geltung einzelner Normen des Tarifvertrages besteht. Darüber hinaus muss der andere Tarifvertrag – bei unterstellter beiderseitiger Tarifbindung – fachlich, räumlich und persönlich anwendbar sein. Ausreichend ist es, wenn lediglich bei einer der beiden Arbeitsvertragsparteien die Tarifgebundenheit fehlt.[399]

398 BAG 5. 10. 1993 – 3 AZR 586/92.
399 WHSS-*Hohenstatt*, Rn. E 137.

214 Transformationswirkung und Veränderungssperre entfallen auch dann, wenn beim neuen Betriebsinhaber ein **anderer Tarifvertrag** anwendbar ist, § 613a Abs. 1 Satz 3 BGB. Der Norm liegt die Wertung zugrunde, dass es der Sicherung eines kollektivrechtlich begründeten Mindeststandards beim Betriebsübergang nicht bedarf, wenn ein für das Arbeitsverhältnis aufgrund kongruenter Tarifbindung des Erwerbers und des Arbeitnehmers legitimierter Mindeststandard vorhanden ist.[400] Unerheblich ist dabei, ob es sich bei diesem anderen Tarifvertrag um einen **Firmentarifvertrag** oder aber um einen **Verbandstarifvertrag** handelt. Ebenso unerheblich ist es, ob der andere Tarifvertrag bereits zum Zeitpunkt des Betriebsübergangs oder aber erst zeitlich nach dem Betriebsübergang in Kraft tritt.[401] Ein enger zeitlicher Zusammenhang mit dem Betriebs(teil)übergang ist nicht erforderlich. Da der Gesetzgeber dem **Vereinheitlichungsinteresse** des neuen Betriebsinhabers den Vorrang eingeräumt hat, findet das **Günstigkeitsprinzip** zwischen dem transformierten Tarifvertragsanspruch und dem beim Erwerber geltenden Tarifvertrag nach der Rechtsprechung des *BAG* keine Anwendung.[402] D. h., auch wenn der ablösende Tarifvertrag materiell schlechtere Regelungen vorsieht, als dies im bis zum Betriebsübergang geltenden Tarifvertrag der Fall war, ändert dies nichts an der ablösenden Wirkung des beim Erwerber anwendbaren Tarifvertrages. In diesem Zusammenhang ist aber streitig, ob vor dem Hintergrund der Entscheidung des *EuGH* in der Rechtssache Scattolon[403] nunmehr – trotz des im europäischen und nationalen Recht möglichen Ablösungsprinzips – bei kongruenten Kollektivvereinbarungen ein allgemeines Verschlechterungsverbot gilt, welches in einem kollektiven Günstigkeitsvergleich mündet und bei dem es darum geht, dass »in etwa« das bisherige Arbeitsentgelt erhalten bleibt. Das *BAG* ist dagegen nach wie vor der Auffassung, dass sich aus dem Unionsrecht zweifelsfrei kein Verschlechterungsverbot ergebe und hat deswegen eine Vorlage an den *EuGH* abgelehnt.[404] Eine Ausnahme ergibt sich jedoch wie auch im Fall von Betriebsvereinbarungen aus dem Grundsatz des Vertrauensschutzes im Anwendungsbereich betrieblicher Altersversorgungen. Eine Ablösung bereits erdienter Anwartschaften ist folglich nur für die Zukunft möglich (zu den Einzelheiten vgl. Teil B Rn. 73).

215 Um einen anderen Tarifvertrag i. S. d. § 613a Abs. 1 Satz 3 BGB handelt es sich nur dann, wenn dieser Tarifvertrag denselben Gegenstand regelt wie derjenige Tarifvertrag, der vor dem Betriebs(teil)übergang anwendbar war.

---

400 BAG 13.3.2012 – 1 AZR 659/10.

401 BAG 20.4.1994 – 4 AZR 342/93; BAG 16.5.1995 – 3 AZR 535/94; BAG 11.5.2005 – 4 AZR 315/04.

402 BAG 22.4.2009 – 4 AZR 100/08.

403 EuGH 6.9.2011 – C-108/10.

404 BAG 23.1.2019 – 4 AZR 445/17.

Erforderlich ist jedoch keine vollständige **Deckungsgleichheit der tarifvertraglichen Regelungsgegenstände**. In diesem Zusammenhang ist auch darauf hinzuweisen, dass transformierte tarifvertragliche Ansprüche nur dann durch eine im aufnehmenden Unternehmen geltende Betriebsvereinbarung mit demselben Regelungsgegenstand abgelöst werden können (**Über-Kreuz-Ablösung**), wenn dem Betriebsrat zu dem Regelungsgegenstand der Betriebsvereinbarung ein erzwingbares Mitbestimmungsrecht zusteht.[405]

Nach § 613a Abs. 1 Satz 3 BGB kann ein beim Erwerber geltender Tarifvertrag bislang beim Veräußerer bestehende tarifliche Ansprüche nur dann verdrängen, wenn **beiderseitige Tarifgebundenheit der Arbeitsvertragsparteien** besteht. Es reicht daher nicht aus, wenn allein der neue Arbeitgeber – also der Betriebserwerber – an einen Tarifvertrag gebunden ist, vielmehr muss auch der Arbeitnehmer in der für den neuen Tarifvertrag zuständigen Gewerkschaft Mitglied sein.[406] Voraussetzung ist daher die so genannte kongruente Tarifgebundenheit sowohl des neuen Betriebsinhabers als auch des Arbeitnehmers; diese kongruente Tarifgebundenheit von Arbeitgeber und Arbeitnehmer kann auch erst nach dem Betriebsübergang begründet werden.[407] Nach dieser Sonderregelung klärt § 613a Abs. 1 Satz 3 BGB den Fall kollektivrechtlicher Ablösung von Tarifverträgen, während § 613a Abs. 1 Satz 4 2. Alt. BGB die individualrechtliche Ablösung regelt. § 613a Abs. 1 Satz 3 BGB findet deshalb vor allem in denjenigen Fällen Anwendung, in denen zwischen dem neuen Arbeitgeber und der vor dem Betriebsübergang zuständigen Gewerkschaft entweder ein Firmen- oder aber ein Verbandstarifvertrag zu denselben Regelungstatbeständen (materielle Arbeitsbedingungen: Entgelt, Arbeitszeit etc.) abgeschlossen wurde oder aber später abgeschlossen wird. 216

nicht belegt 217

5. Tarifvertrag und einzelvertragliche Bezugnahmeklausel (Verweisungsklausel)

Vereinbaren die Arbeitsvertragsparteien die Anwendbarkeit eines Tarifvertrages durch **individualrechtliche Inbezugnahme des Tarifvertrages** auf das Arbeitsverhältnis, gilt der Tarifvertrag nicht zwingend und unmittelbar i. S. d. § 4 Abs. 3 TVG (normativ wie ein Gesetz). Vielmehr kommt der Tarifvertrag durch rechtsgeschäftliche (arbeitsvertragliche) Vereinbarung der Arbeitsvertragsparteien zur Anwendung. 218

405 BAG 21.4.2010 – 4 AZR 768/08.
406 BAG 20.4.1994 – 4 AZR 342/93; BAG 16.5.1995 – 3 AZR 535/94; BAG 21.2.2001 – 4 AZR 18/00.
407 BAG 11.5.2005 – 4 AZR 315/04.

219 Bei arbeitsvertraglichen Bezugnahmeklauseln werden im Wesentlichen **drei Grundtypen** unterschieden:

220 • Eine **statische Klausel** verweist auf einen konkreten, zum Zeitpunkt des Vertragsabschlusses geltenden Tarifvertrag in seiner aktuellen Fassung.

> Beispiel
> »Auf das Arbeitsverhältnis findet der Gehalts- und Lohntarifvertrag für den Einzel- und Versandhandel des Landes Hessen in der Fassung vom 23. Juli 2015 Anwendung.«

221 • Eine **kleine dynamische Klausel** nimmt auf einen konkreten, im Betrieb geltenden Tarifvertrag in seiner jeweiligen Fassung Bezug.

> Beispiel
> »Für die gegenseitigen Vertragsbeziehungen ist der Tarifvertrag für die Angestellten der Eisen-, Metall- und Elektroindustrie des Tarifbezirkes Nordwürttemberg/Nordbaden in seiner jeweils geltenden Fassung maßgebend.«

222 • Eine **große dynamische Verweisung** bezieht sich auf alle in Frage kommenden Tarifverträge. Die große dynamische Verweisungsklausel wird auch als **Tarifwechselklausel** bezeichnet.[408]

> Beispiel
> »Die Bedingungen des Arbeitsverhältnisses richten sich nach dem jeweils einschlägigen Tarifvertrag.« oder »… nach dem jeweils für den Arbeitgeber maßgeblichen Tarifvertrag.«

223 Statische Klauseln sind in der Praxis eher selten. Bezugnahmeklauseln enthalten in der Regel und im Zweifel **dynamische Verweisungen auf bestehende Tarifvertragswerke.**[409] Der konkrete Inhalt der Bezugnahmeklausel ist durch Auslegung zu ermitteln. Für die Verweisung auf Firmentarifverträge gilt nichts anderes.[410]

224 Nach der Rechtsprechung des *BAG*[411] ist zwischen Bezugnahmeklauseln, die vor dem 1. 1. 2002 abgeschlossen wurden, und solchen, die nach diesem Zeitpunkt vereinbart wurden, zu unterscheiden.

224a Für **Bezugnahmeklauseln in bis zum 31. 12. 2001 abgeschlossenen Arbeitsverträgen** gilt das Folgende: Solche Klauseln dienen regelmäßig der Vereinheitlichung der Arbeitsbedingungen von Gewerkschaftsmitgliedern und nicht organisierten Arbeitnehmern. Ohne die Gewerkschaftsmitgliedschaft des Arbeitnehmers überprüfen zu müssen, soll der Arbeitgeber jeweils

---

408 BAG 16. 10. 2002 – 4 AZR 467/01.
409 BAG 20. 3. 1991 – 4 AZR 455/90; BAG 16. 8. 1988 – 3 AZR 61/87.
410 BAG 29. 8. 2001 – 4 AZR 332/00.
411 BAG 14. 12. 2005 – 4 AZR 536/04.

den Tarifvertrag anwenden können, an den er seinerseits durch Verbands- oder durch Firmentarifvertrag gebunden ist.[412] Die Bezugnahme spiegelt wider, was tarifrechtlich gilt. Dabei sind die folgenden Fallgestaltungen zu unterscheiden:

- Handelt es sich in einer solchen Situation um eine große dynamische Verweisungsklausel, führt die Vertragsauslegung unter Berücksichtigung der Funktion der Klausel als **Gleichstellungsabrede** regelmäßig dazu, dass nach dem Betriebsinhaberwechsel der neue Tarifvertrag Anwendung findet, weil die einzelvertragliche Bezugnahme auf einen Tarifvertrag nur das widerspiegeln soll, was auch tarifrechtlich verbindlich ist.[413] Handelt es sich um eine sogenannte Gleichstellungsabrede im Sinne der früheren Rechtsprechung, so steht diese unter der auflösenden Bedingung, dass ihre Dynamik endet, wenn die Voraussetzungen für die Annahme einer solchen Abrede entfallen. Die auflösende Bedingung tritt nicht nur bei Ende der Tarifgebundenheit der Arbeitgeberin ein, sondern u. a. auch dann, wenn der Arbeitnehmer an einen Arbeitsort versetzt wird, der außerhalb des Geltungsbereichs des in Bezug genommenen Tarifvertrags liegt.[414] Soweit ein Arbeitsvertrag neben den Tarifverträgen, an welche die Arbeitgeberin gebunden ist, auch auf andere Tarifverträge verweist, steht dies einer Auslegung als zeitdynamische Bezugnahme, deren Dynamik nach der früheren Rechtsprechung des Senats mit dem Ende der Tarifgebundenheit der Arbeitgeberin entfällt (sog. Gleichstellungsabrede), entgegen.[415]
- Handelt es sich demgegenüber um eine kleine dynamische Verweisungsklausel, kann diese Klausel nur bei Vorliegen zusätzlicher Umstände als Gleichstellungsabrede ausgelegt werden. Aus diesen Umständen muss sich ergeben, dass die Arbeitsvertragsparteien den Arbeitsvertrag dem anderen, nicht bezeichneten Tarifvertrag unterwerfen wollten.[416]
- Nach der Rechtsprechung des *BAG* ist bei einem Verbandswechsel des Arbeitgebers eine kleine dynamische Bezugnahmeklausel regelmäßig korrigierend als große dynamische Bezugnahmeklausel auszulegen, wenn es sich um Tarifverträge derselben Gewerkschaft handelt.[417] Nur so könne der Gefahr der Besserstellung von nicht organisierten Arbeitnehmern gegenüber tarifgebundenen Arbeitnehmern entgegengewirkt werden.

---

412 BAG 20.3.1991 – 4 AZR 455/90.
413 BAG 16.10.2002 – 4 AZR 467/01.
414 BAG 11.12.2024 – 4 AZR 44/24.
415 BAG 21.5.2025 – 4 AZR 267/24.
416 BAG 30.8.2000 – 4 AZR 581/99; BAG 25.10.2000 – 4 AZR 506/99.
417 BAG 4.9.1996 – 4 AZR 135/95.

- Anders ist die Rechtslage dann, wenn der neue Betriebsinhaber an einen Tarifvertrag gebunden ist, der mit einer anderen Gewerkschaft abgeschlossen wurde. In diesem Fall greift § 613a Abs. 1 Satz 2 BGB zugunsten der tarifgebundenen Arbeitnehmer mit der Folge ein, dass der beim Veräußerer geltende Tarifvertrag einzelvertraglich auch beim Erwerber weiter gilt. Da die Gleichstellungsabrede ihre Funktion wegen des durch § 613a Abs. 1 Satz 1 BGB vermittelten Bestandsschutzes auch beim Erwerber nicht verlieren darf, folgt hieraus, dass der nicht tarifgebundene Arbeitnehmer nunmehr gleichfalls Anspruch auf die beim Veräußerer geltenden Arbeitsbedingungen hat.[418]
- Ist der Erwerber selbst nicht tarifgebunden, kann die Bezugnahmeklausel ihre eigentliche Aufgabe – nämlich die Gleichstellung organisierter und nicht organisierter Arbeitnehmer – schon der Sache nach nicht erfüllen, sodass die Bezugnahmeklausel ihre materiell-rechtliche Berechtigung verliert.[419]
- Endet die Tarifgebundenheit des Erwerbers ersatzlos, gelten die Bedingungen des in Bezug genommenen Tarifvertrages mit dem Stand (statisch) weiter, den sie bei Wegfall der Tarifgebundenheit haben.[420]

225 Ist die **Bezugnahmeklausel** in einem **ab dem 1.1.2002** vereinbarten Arbeitsvertrag enthalten, darf nach der Rechtsprechung des *BAG*[421] die Bezugnahmeklausel nicht mehr als bloße Gleichstellungsklausel ausgelegt werden. Dies folgt nach Auffassung des BAG aus dem zu diesem Zeitpunkt in Kraft getretenen Schuldrechtsmodernisierungsgesetzes und der damit verbundenen Geltung der **Unklarheitenregelung** in § 305c Abs. 2 BGB auch für Arbeitsverträge. Der Arbeitnehmer sei als »Verbraucher« besonders schutzwürdig. Das hat zur Folge, dass solche Bezugnahmeklauseln auch solche Tarifverträge – also z. B. tarifliche Entgelterhöhungen – erfassen können, die nach dem Betriebsübergang in Kraft treten, und zwar unabhängig davon, ob der Erwerber tarifgebunden ist oder nicht.

225a Nach der früheren Rechtsprechung des *EuGH* war eine solche Rechtsfolge – unter Zugrundelegung allein der europäischen Betriebsübergangsrichtlinie – zwar nicht geboten; die Betriebsübergangsrichtlinie stand einer solchen Auslegung aber auch nicht entgegen.[422]

225b In der Rechtssache Mark Alemo-Herron[423] hat der *EuGH* entschieden, dass der Erwerber dann, wenn er aus rechtlichen Gründen nicht die Möglich-

418 ErfK-*Preis*, § 613a BGB Rn. 127a.
419 BAG 4.8.1999 – 5 AZR 642/98; BAG 26.9.2001 – 4 AZR 544/00.
420 BAG 16.10.2002 – 4 AZR 467/01.
421 BAG 14.12.2005 – 4 AZR 536/04; vgl. hierzu ausführlich *Klebeck*, NZA 2006, 15ff.
422 EuGH 9.3.2006 – C 499/04.
423 EuGH 18.7.2013 – C-426/11.

keit habe, die Entwicklung der Tarifbedingungen mitzugestalten, nicht an eine dynamische Bezugnahmeklausel gebunden sei, sondern diese vielmehr nur statisch wirke. Denn eine dynamische Bindung beschränke seine Vertragsfreiheit so erheblich, dass der Wesensgehalt seines Rechts auf unternehmerische Freiheit beeinträchtigt sei.

Zwischenzeitlich hat das BAG als Folge der Entscheidung des EuGH in der Rechtssache Alemo-Herron (vgl. Teil A Rn. 225b) dem EuGH die dort aufgeworfenen Fragen zur arbeitsvertraglichen Tarifanbindung bei Betriebsübergängen vorgelegt.[424] Zwischenzeitlich hat der *EuGH* entschieden, dass die dynamische Bindung des Erwerbers aber auch dann zulässig sein soll, wenn nach nationalem Recht sowohl die einvernehmliche als auch einseitige Möglichkeit zur Anpassung der zum Zeitpunkt des Übergangs bestehenden Arbeitsbedingungen besteht.[425] Dies ist im deutschen Recht möglich. So kann der Erwerber neben einer einvernehmlichen Änderung des Arbeitsvertrags insbesondere auch mit der Änderungskündigung interessengerechte Arbeitsbedingungen herstellen. Dynamische Bezugnahmeklauseln gehen daher als solche auf den Erwerber über.[426] **225c**

Der Übergang des Arbeitsverhältnisses kann dazu führen, dass der kraft individualvertraglicher Vereinbarung in Bezug genommene Tarifvertrag ein anderer ist als die im Betrieb/Unternehmen normativ anwendbare tarifliche Regelung. Findet in diesem Fall auch die normativ geltende tarifliche Regelung auf das Arbeitsverhältnis Anwendung, weil der Arbeitnehmer Mitglied der Gewerkschaft ist, so ist die entstehende Regelkollision nach dem Günstigkeitsprinzip (§ 4 Abs. 3 TVG) aufzulösen.[427] Vereinbaren daher die Arbeitsvertragsparteien die dynamische Bezugnahme auf die Tarifverträge einer bestimmten Branche, gelten diese gem. § 613a Abs. 1 Satz 1 BGB bei einem Teilbetriebsübergang mit Branchenwechsel auch im übergegangenen Arbeitsverhältnis vertraglich weiter, auch wenn in der Branche, der der übergegangene Teilbetrieb nunmehr angehört, für allgemeinverbindlich erklärte Tarifverträge gelten, die für die Arbeitnehmer ungünstiger sind als diejenigen der arbeitsvertraglich in Bezug genommenen Tarifverträge. Die Fortgeltung der in Bezug genommenen Tarifverträge ist für die Arbeitnehmer eine günstigere Abmachung i. S. v. § 4 Abs. 3 TVG.[428] **226**

Bei einer **großen dynamischen Bezugnahmeklausel** kann zweifelhaft sein, welches die »jeweils einschlägigen« bzw. »jeweils für den Arbeitgeber geltenden« Tarifverträge sein sollen. Solche Klauseln sind daher **auszulegen**. Das *BAG* hat Zweifel angemeldet, ob eine solche Klausel möglicherweise als **226a**

---

424 BAG 17.6.2015 – 4 AZR 61/14.
425 EuGH 27.4.2017 – C-680/15.
426 BAG 30.8.2017 – 4 AZR 95/14.
427 BAG 24.2.2010 – 4 AZR 691/08.
428 BAG 29.8.2007 – 4 AZR 467/06.

unwirksam anzusehen ist, weil sie nicht klar und verständlich formuliert ist und damit nicht den Vorgaben von § 307 Abs. 1 Satz 2 BGB entspricht.[429] Bei Gewerkschaftsmitgliedern gehen auch bei einer einzelvertraglichen Verweisungsklausel diejenigen Tarifverträge vor, die aufgrund der Gewerkschaftsmitgliedschaft anwendbar sind. Ist der Arbeitnehmer nicht Gewerkschaftsmitglied, findet derjenige Tarifvertrag Anwendung, der insgesamt auf das Arbeitsverhältnis besser passt, also gegebenenfalls auch Berufsgruppen-spezifische Regelungen. Gilt z. B. im Betrieb auch ein spezieller Tarifvertrag für Ärzte, so ist im Zweifel dieser Tarifvertrag anzuwenden.

227 Die Bezugnahmeklausel wird nicht von der **Veränderungssperre** des § 613a Abs. 1 Satz 2 BGB (vgl. Teil B Rn. 59) erfasst. Weil es sich um eine einzelvertragliche Vereinbarung handelt, ist ein **sachlicher Grund** erforderlich, wenn der neue Inhaber die Bezugnahmeklausel zum Nachteil des Arbeitnehmers verschlechtern will.

VI. Zulässigkeit der vertraglichen Begrenzung der Rechtsfolgen von § 613a BGB

228 Nach dem Gesetzeszweck dient die Regelung in § 613a BGB dem Schutz der vom Betriebsübergang betroffenen Arbeitnehmer und stellt deshalb zwingendes Recht dar. Aus diesem Grund sind Abreden zwischen dem Veräußerer und dem Erwerber, die zu Lasten des Arbeitnehmers von der Schutzvorschrift des § 613a BGB abweichen, im Verhältnis zu dem Arbeitnehmer unwirksam. Arbeitnehmer, deren Arbeitsverhältnis im Zusammenhang mit einem Betriebsübergang auf einen neuen Betriebsinhaber übertragen wird, sind typischerweise einer besonderen **Drucksituation** ausgesetzt. Vielfach werden nur solche Geschäftseinheiten »abgestoßen«, die aus Sicht des Arbeitgebers unrentabel erscheinen. Der neue Betriebsinhaber wird deshalb ebenso häufig ein Interesse haben, die »mitgebrachten« Arbeitsbedingungen abzusenken, um Lohnkosten einzusparen, sie jedenfalls aber mit den in seinem Unternehmen geltenden Arbeitsbedingungen zu harmonisieren. Es handelt sich um eine in der Praxis geradezu typische Interessenkollision. Soweit deshalb mit Arbeitnehmern in einer solchen Situation ein Änderungsvertrag abgeschlossen werden soll, stehen die Vertragsfreiheit der Arbeitsvertragsparteien auf der einen und die Schutz- und Besitzstandwahrungsfunktion des § 613a BGB auf der anderen Seite in einem besonderen **Spannungsverhältnis**. Dies gilt umso mehr, als § 613a Abs. 4 Satz 1 BGB einen in der Praxis nur unzureichenden Schutz vor Kündigungen anlässlich und im Zusammenhang mit einem Betriebsübergang bietet (vgl. Teil A Rn. 182 ff.).

---

429 BAG 16.5.2012 – 4 AZR 321/10.

229 Den Arbeitsvertragsparteien bleibt es aber unbenommen, anlässlich eines konkreten Betriebsübergangs eine **Vereinbarung über die Beendigung des Arbeitsverhältnisses** herbeizuführen. Dies folgt schon aus dem Widerspruchsrecht des Arbeitnehmers, welches den Übergang des Arbeitsverhältnisses auf den neuen Betriebsinhaber ausschließt (vgl. Teil A Rn. 117 ff.). Sie kann sowohl mit dem alten als auch mit dem neuen Arbeitgeber getroffen werden.[430]

230 Ein **Aufhebungsvertrag** ist wegen objektiver Umgehung des Kündigungsschutzes nach § 613a Abs. 4 Satz 1 BGB **nichtig**, wenn er lediglich die **Beseitigung der Kontinuität des Arbeitsverhältnisses bei gleichzeitigem Erhalt des Arbeitsplatzes** bezweckt, er also nicht auf das endgültige Ausscheiden aus dem Betrieb gerichtet ist.[431] Das ist z. B. dann der Fall, wenn trotz des Aufhebungsvertrages zugleich ein neues Arbeitsverhältnis zum Betriebsübernehmer zu schlechteren Arbeitsbedingungen vereinbart oder zumindest verbindlich in Aussicht gestellt wird. Verbindlich in Aussicht gestellt ist ein Anschlussarbeitsverhältnis auch dann, wenn der Arbeitnehmer darlegt, dass er nach den gesamten Umständen des Einzelfalls vom Erwerber eingestellt worden wäre. Das Gleiche gilt, wenn ein Arbeitgeber (Veräußerer oder Erwerber) seine Arbeitnehmer mit Hinweis auf eine geplante Betriebsveräußerung veranlasst, bestehende Ansprüche zu erlassen, damit der Veräußerer neue Arbeitsverträge ohne entsprechende Verpflichtungen abschließen kann,[432] oder aber veranlasst, **Änderungsverträge** zu verschlechterten Arbeitsbedingungen mit dem Erwerber noch vor dem Zeitpunkt des Betriebsübergangs zu akzeptieren, damit die Arbeitsverhältnisse sodann zu den schlechteren Bedingungen auf den Erwerber übergehen (vgl. Teil A Rn. 232).[433] Wird dem Arbeitnehmer eine Betriebsstilllegung vorgespiegelt und schließt er deshalb die Aufhebungsvereinbarung ab, kann der Arbeitnehmer den Aufhebungsvertrag wegen arglistiger Täuschung anfechten.

231 Unzulässig sind auch **abstrakte, vom jeweiligen Einzelfall losgelöste Vereinbarungen** der Arbeitsvertragsparteien über den Ausschluss der Rechtsfolgen des § 613a BGB, vor allem bzgl. des Übergangs des Arbeitsverhältnisses, wie dies z. B. für entsprechende Vereinbarungen schon zum Zeitpunkt des Abschlusses des Arbeitsvertrages mit dem späteren Erwerber der Fall wäre. Denn der Arbeitnehmer weiß regelmäßig nicht, worauf er sich bei einer solchen Vereinbarung einlässt.[434] Ebenfalls unwirksam ist die **Befristung** eines Arbeitsverhältnisses, wenn mit ihr objektiv der Zweck verfolgt wird, den durch § 613a BGB bezweckten Bestandsschutz bei rechtsgeschäftlichen

430 BAG 29. 10. 1975 – 5 AZR 444/74.
431 BAG 10. 12. 1998 – 8 AZR 324/97.
432 BAG 12. 5. 1992 – 3 AZR 247/91.
433 BAG 7. 11. 2007 – 5 AZR 1007/06.
434 WHSS-*Willemsen*, Rn. G 189.

Betriebsübergängen zu verhindern.[435] Das gilt selbst dann, wenn wegen der geringen Zahl der im Betrieb beschäftigten Arbeitnehmer keine Umgehung des allgemeinen, wohl aber des Kündigungsschutzes nach § 613a Abs. 4 Satz 1 BGB in Betracht kommt. Um einen Umgehungsfall handelt es sich allerdings dann nicht, wenn Aufhebungsvereinbarungen abgeschlossen werden, die Beschäftigten in eine **Transfergesellschaft** wechseln und der Betriebserwerber sodann nur einen Teil der Arbeitnehmer übernimmt. Aufhebungsverträge sind aber unwirksam, wenn die Übernahme in eine Transfergesellschaft nur zum Schein vorgeschoben oder wenn bezweckt wird, die Sozialauswahl zu umgehen.[436] Die Übernahme der Arbeitnehmer durch die Transfergesellschaft selbst stellt infolge der Aufgabe des bisherigen Betriebszwecks keinen Betriebsübergang dar.[437]

232 Aufgrund des Spannungsverhältnisses zwischen Vertragsfreiheit und Umgehungsverbot müssen vor allem **Vertragsänderungen** anlässlich eines Betriebsübergangs einer **Inhaltskontrolle** mit dem Ziel unterworfen werden, eine Umgehung der Rechtsfolgen von § 613a BGB zu unterbinden. Denn das Hauptmotiv von § 613a Abs. 4 Satz 1 BGB ist der Schutz vor Veränderung des Vertragsinhalts ohne sachlichen Grund.[438]

> So ist z. B. das **Lemgoer Modell** als Verstoß gegen das Umgehungsverbot betrachtet worden. Werden daher Arbeitnehmer unter Verweis auf den bevorstehenden Betriebsübergang und die Erhaltung der Arbeitsplätze veranlasst, entweder das Arbeitsverhältnis selbst zu kündigen oder aber einer Aufhebungsvereinbarung zuzustimmen, um sodann mit dem neuen Betriebsinhaber einen neuen Arbeitsvertrag mit schlechteren Arbeitsbedingungen abzuschließen, vor allem auf bisherige Gehaltsbestandteile und Versorgungszusagen aus dem früheren Arbeitsverhältnis mit dem Betriebsveräußerer zu verzichten, liegt hierin eine – unwirksame – Umgehung von § 613a Abs. 1 und 4 BGB.[439]

Das gilt auch dann, wenn die Aufhebungsverträge mit dem Insolvenzverwalter abgeschlossen werden.[440] Der Sache nach handelt es sich nicht um einen neuen Arbeitsvertrag mit dem Erwerber, sondern um eine Vertragsänderung unter Missachtung von § 613a Abs. 4 Satz 2 BGB.[441] Gleichfalls sind ein Erlassvertrag mit dem bisherigen Arbeitgeber und der Abschluss eines neuen Arbeitsvertrages mit dem neuen Betriebsinhaber unter Verschlechterung der Arbeitsbedingungen unwirksam.[442]

---

435 BAG 27.4.1995 – 8 AZR 197/94; BAG 2.12.1998 – 7 AZR 579/97.
436 BAG 10.12.1998 – 8 AZR 324/97; BAG 18.8.2005 – 8 AZR 523/04.
437 *Bachner/Schindele*, NZA 1999, 130.
438 *Müller-Glöge*, NZA 1999, 450 [455]; *Hanau*, ZIP 1998, 1817 [1821].
439 BAG 28.4.1987 – 3 AZR 75/86; BAG 11.2.1992 – 3 AZR 117/91.
440 LAG Nürnberg 19.4.2005 – 6 Sa 897/04.
441 A. A. WHSS-*Willemsen*, Rn. G 192.
442 BAG 12.5.1992 – 3 AZR 247/91.

Demnach ist eine Änderungsvereinbarung anlässlich eines Betriebsinhaberwechsels allenfalls bei **Vorliegen evidenter sachlicher Gründe** wirksam.[443] Dies ergibt sich auch aus Art. 4 Abs. 2 der Betriebsübergangsrichtlinie. Danach gilt die Beendigung des Arbeitsverhältnisses anlässlich eines Betriebsübergangs als Beendigung durch den Arbeitgeber, wenn die Beendigung erfolgt, weil der Übergang eine wesentliche Änderung der Arbeitsbedingungen zum Nachteil des Arbeitnehmers zur Folge hat. Wesentliche Vertragsänderungen gehen damit zu Lasten des Arbeitgebers. Eine Zurechnung in die Risikosphäre des Arbeitgebers ist daher nur dann unzulässig, wenn die wesentliche Änderung durch einen sachlichen Grund gerechtfertigt ist. So steht die Betriebsübergangsrichtlinie einer mit dem neuen Betriebsinhaber vereinbarten Änderung des Arbeitsverhältnisses nicht entgegen, wenn das anwendbare innerstaatliche Recht eine solche Änderung unabhängig von einem Betriebsübergang zulässt.[444] 233

Anknüpfungspunkt für das Vorliegen eines sachlichen Grundes ist die konkrete Funktion der Vereinbarung. Handelt es sich um einen von der Rechtsordnung legitimierten Zweck, ist die Vereinbarung wirksam. Die Änderungsvereinbarung ist deshalb zulässig, wenn eine Änderungskündigung nach § 1 Abs. 2 Satz 2 KSchG zulässig wäre.[445] Hierfür bedarf es eines betriebsbedingten Grundes. Außerdem darf die Änderungsvereinbarung nicht willkürlich die Arbeitsbedingungen nur einzelner Arbeitnehmer verschlechtern, weil sie sonst gegen die Grundsätze der Sozialauswahl verstieße. 234

Rechtsschranken für Änderungsvereinbarungen konstituieren auch die §§ 3 Abs. 1, 4 Abs. 1 BetrAVG, §§ 123 Abs. 1, 138 BGB. Soll im Rahmen eines Änderungsvertrages z. B. vereinbart werden, dass **Versorgungsanwartschaften** nicht fortgeführt werden, ist die Vereinbarung nur wirksam, wenn zugleich die Voraussetzungen für den Widerruf der Versorgungsanwartschaft erfüllt sind.[446] Eine Insolvenzsituation ist für sich allein nicht als sachlicher Grund anzusehen, wenn der Betriebserwerber nicht darlegt, dass gerade die Fortführung der Versorgungszusagen zu tiefgreifenden Schwierigkeiten für das Unternehmen führe.[447] 235

Verzichtet der Arbeitnehmer auf **rückständiges Arbeitsentgelt**, bedarf es hierfür gleichfalls sachlicher Gründe.[448] Ebenfalls sind Lohnverzichte aus Anlass eines Betriebsübergangs nur zulässig, wenn hierfür – bei Anlegung eines strengen Maßstabs – sachliche Gründe vorliegen.[449] So ist ein Verzicht 236

---

443 BAG 18.8.2005 – 8 AZR 65/05; a. A. *Hergenröder*, AR-Blattei (SD) 500.1 Rn. 458.
444 EuGH 10.2.1988 – 324/86.
445 So wohl auch *Pietzko*, ZIP 1990, 1105 [1114].
446 BAG 29.10.1985 – 3 AZR 485/83.
447 BAG 29.10.1985 – 3 AZR 485/83.
448 BAG 27.4.1988 – 5 AZR 358/87; Däubler/Deinert, § 613a BGB Rn. 182.
449 BAG 27.4.1988 – 5 AZR 358/87.

auf Ansprüche auf künftige Zahlung von freiwilligen sozialen Leistungen (Treueprämien) nur dann wirksam, wenn dadurch nachweisbar dauerhaft Arbeitsplätze erhalten werden.[450]

237 Die in einer Betriebsvereinbarung enthaltene Regelung, nach der der Anspruch auf Zahlung einer **Weihnachtsgratifikation** im Fall eines Betriebsübergangs entfällt,[451] ist wegen Umgehung von § 613a BGB unwirksam.

238 Kein sachlicher Grund für Vertragsänderungen ist das Ziel der **Harmonisierung der Arbeitsbedingungen** beim Betriebserwerber. § 613a Abs. 1 Satz 3 BGB sieht hierfür nur kollektivrechtliche Instrumente – die Betriebsvereinbarung (vgl. Teil B Rn. 57) und den Tarifvertrag (vgl. Teil A Rn. 214) – vor.[452]

450 BAG 26.1.1977 – 5 AZR 302/75.
451 LAG Hamm 16.12.2004 – 8 Sa 1526/04.
452 A.A. WHSS-*Hohenstatt*, Rn. A 194.

B. Betriebsübergang und Betriebsverfassung

I. Grundsätze

1 Der Inhalt des Arbeitsverhältnisses wird nicht nur durch den Arbeitsvertrag bestimmt, sondern auch durch seine kollektivrechtlichen Rechtsgrundlagen, insbesondere Betriebsvereinbarungen und Tarifverträge. Durch die Durchführung von Unternehmensumstrukturierungen können sich die kollektivrechtlichen Rechtsgrundlagen des Arbeitsverhältnisses verändern. Damit können bislang bestehende Ansprüche der Arbeitnehmer entfallen, aber auch neue Ansprüche entstehen. Für die Beurteilung der Rechtsstellung der von einer Umstrukturierungsmaßnahme (wie der Übertragung von Betrieben und Betriebsteilen) betroffenen Arbeitnehmer ist daher immer entscheidend, auf welcher **Rechtsgrundlage** die Leistungen gewährt werden bzw. wurden und wie sich die Umstrukturierung auf diese Rechtsgrundlagen auswirkt. Insbesondere in einem arbeitsgerichtlichen Verfahren ist die mögliche Anspruchsgrundlage von elementarer Bedeutung.

2 Bei der Einordnung der Rechtsgrundlagen muss zwischen der Ebene **individualarbeitsvertraglicher** auf der einen und **kollektivarbeitsrechtlicher** Leistungsgewährung auf der anderen Seite differenziert werden. Auf der Ebene der kollektivrechtlichen Ansprüche stellt sich bei einem Betriebsübergang immer die Frage nach der Fortgeltung von betriebsverfassungsrechtlichen Regelungen über die Arbeitsbedingungen (Betriebs-, Gesamtbetriebs- oder Konzernbetriebsvereinbarung). Sodann sind in diesem Zusammenhang immer auch die Beteiligungsrechte des Betriebsrats bei einem Betriebsübergang zu beurteilen. Für tarifliche Ansprüche ist entscheidend, welche Rechtsfolgen der Betriebsübergang auf die Tarifzugehörigkeit der betroffenen unternehmerischen Einheit hat (vgl. hierzu schon Teil A Rn. 196ff.).

II. Folgen des Betriebsübergangs für die Fortgeltung von Betriebsvereinbarungen

Inhaltsübersicht

1. Betriebsvereinbarung bei identitätswahrendem Betriebsübertragung

3 Nach der Rechtsprechung des *BAG* ist § 613a BGB ein so genannter **Auffangtatbestand:**[1] Die Regelung des § 613a Abs. 1 Satz 2 BGB soll sicherstellen, dass der vom Betriebsübergang erfasste Arbeitnehmer keinen Rechtsnachteil erfährt, wenn der Betriebserwerber nicht mehr an die im bisherigen Betrieb bestehenden kollektiven Regelungen (Betriebsvereinbarungen, Tarifverträge) gebunden ist. In diesem Fall sollen die im Zeitpunkt des Betriebsübergangs bestehenden Kollektivvereinbarungen individualrechtlich fortgelten. Dagegen findet § 613a Abs. 1 Satz 2 BGB **keine Anwendung**, wenn die **Kollektivvereinbarungen ohnehin kollektivrechtlich** – also als Betriebsvereinbarung oder als Tarifvertrag – **fortgelten. In diesem Fall bedarf es des Auffangtatbestandes nicht.**

4 Eine Betriebsvereinbarung gilt kollektivrechtlich – also als Betriebsvereinbarung weiter und bleibt daher ebenso wie das Amt des Betriebsrats von einer Umstrukturierungsmaßnahme unberührt, wenn die – betriebsverfassungsrechtliche – **Identität des Betriebes** auch nach der Umstrukturierung erhalten bleibt. Da § 613a BGB lediglich die Funktion eines Auffangtatbestandes hat, setzt die Regelung selbst im Grundsatz voraus, dass Betriebsvereinbarungen in der Rechtsform einer Betriebsvereinbarung – also als kollektives Recht nach § 77 Abs. 4 Satz 1 BetrVG unmittelbar und zwingend – fortgelten. Damit ist die Aufrechterhaltung der Identität des Betriebes die Grundlage für die normative Weitergeltung der Betriebsnormen.[2]

5 Eine Transformation von Regelungen einer Betriebsvereinbarung nach § 613a Abs. 1 Satz 2 BGB in den Arbeitsvertrag kommt daher nur dann in Frage, wenn sich die Fortgeltung der Betriebsvereinbarung nicht schon aus anderen Vorschriften oder Strukturprinzipien ergibt.[3] Aus § 613a Abs. 1 Satz 2 BGB lässt sich gerade nicht ableiten, dass Betriebsvereinbarungen

---

1 St. Rspr., vgl. z.B. BAG 18.9.2002 – 1 ABR 54/01; LAG Berlin-Brandenburg 24.5.2018 – 5 Sa 54/18.

2 BAG 5.2.1991 – 1 ABR 32/90.

3 Vgl. BAG 18.9.2002 – 1 ABR 54/01; BAG 5.6.2002 – 7 ABR 17/01; BAG 15.1.2002 – 1 AZR 58/01; BAG 14.8.2001 – 1 AZR 619/00; BAG 27.7.1994 – 7 ABR 37/93.

nach einem Betriebsübergang nicht normativ fortwirken. Vielmehr tritt der Betriebserwerber bei einer **betriebsidentitätswahrenden Übertragung** regelmäßig in die betriebsverfassungsrechtliche Stellung des früheren Betriebsinhabers ein. Dies hat zur Folge, dass er Partei der Betriebsvereinbarung wird und somit auch an die im Betrieb geltenden Betriebsvereinbarungen jedenfalls so lange gebunden ist, bis sie ihr Ende finden. Seiner Funktion nach bezweckt § 613a Abs. 1 Satz 2–4 BGB damit auch die **Schließung bestehender Lücken im Betriebsverfassungs- und Tarifrecht**. Die Bestimmung dient nicht dazu, die Rechtsstellung des Betriebsrats und der Arbeitnehmer einzuschränken. Vielmehr kommt ihr die Wirkung einer zusätzlichen **Sicherung** zu und führt nicht zur Lockerung ohnehin bestehender betriebsverfassungsrechtlicher Bindungen.

Im Fall einer **übertragenden Umwandlung nach dem UmwG** gilt im Grundsatz das Gleiche. Auch hier ist entscheidend, ob die betriebliche Identität erhalten bleibt. Dabei richtet sich die Überleitung im Fall der Umwandlung nach **§ 20 Abs. 1 Nr. 1 UmwG**. Aufgrund der in dieser Bestimmung angeordneten **Gesamtrechtsnachfolge** rückt der übernehmende Rechtsträger in die betriebsverfassungsrechtliche Rechtsstellung seines Rechtsvorgängers als Vertragspartner der Betriebsvereinbarung nach. Dagegen richtet sich die Überleitung auf den neuen Rechtsträger im Fall der **umwandlungsrechtlichen Spaltung** (partielle Gesamtrechtsnachfolge) nach § 131 Abs. 1 Nr. 1 UmwG. Für die Anwendung von § 35a Abs. 2 UmwG i. V. m. § 613a Abs. 1 Satz 2–4 BGB ist bei Erhaltung der betrieblichen Identität kein Raum. **6**

Vorstehendes gilt entsprechend für die Fortgeltung von Betriebsvereinbarungen bei Gesamtrechtsnachfolge im Rahmen einer gesellschaftsrechtlichen **Anwachsung**. Die Möglichkeit der Anwachsung von Gesellschaftsanteilen ist in § 738 BGB geregelt. Sie ermöglicht im Bereich der Personengesellschaften die Herbeiführung der Rechtsfolgen einer Verschmelzung oder eines Rechtsformwechsels durch Gesamtrechtsnachfolge außerhalb des UmwG. Zu diesem Zweck treten alle Gesellschafter mit Ausnahme eines von ihnen aus einer Personengesellschaft aus (oder sie übertragen ihre Anteile auf einen Mitgesellschafter). Dadurch wächst das Gesamthandvermögen der Personengesellschaft automatisch und kraft Gesetzes bei dem verbleibenden »letzten« Gesellschafter an. Damit erlischt zugleich die Gesellschaft, weil von zwei oder mehr Gesellschaftern nur noch einer übrig bleibt (Konfusion). Besondere Bedeutung hat das Anwachsungsmodell in der Praxis bei der Verschmelzung (im untechnischen Sinne) einer GmbH & Co. KG auf ihren alleinigen Kommanditisten und beim Formwechsel (im untechnischen Sinne) einer GmbH & Co. KG in eine GmbH. Der Übergang des Gesellschaftsvermögens in Form der Universalsukzession – und damit auch des Betriebes der vormaligen Personengesellschaft – beruht auf der Austrittsvereinbarung **7** des letzten Gesellschafters und damit auf einer rechtsgeschäftlichen Vereinbarung. Deshalb ist § 613a BGB anwendbar.[4]

8 Allerdings bestehen auch bei betriebsidentitätswahrender Übertragung Ausnahmen vom Grundsatz der kollektivrechtlichen Fortgeltung einer Betriebsvereinbarung. Das ist dann der Fall, wenn die Betriebsvereinbarung zwingend an eine bei der Rechtsvorgängerin bestehende Unternehmens- und betriebsverfassungsrechtliche Struktur anknüpft, die bei dem Erwerber so nicht besteht, z. B. wenn in einer Betriebsvereinbarung spezifische Unterrichtungs- und Beratungsansprüche des Wirtschaftsausschusses geregelt sind.[5] Meist wird es sich hier um Vereinbarungen handeln, die keine unmittelbaren Auswirkungen auf die materielle Rechtsstellung der Arbeitnehmer haben, sondern das Binnenverhältnis zwischen den Betriebsparteien regeln.

9 Soweit die **Betriebsvereinbarung im aufnehmenden Unternehmen kollektivrechtlich** weiter gilt, hat sie auch nach dem Betriebsinhaberwechsel **unmittelbare und zwingende Wirkung** i. S. v. § 77 Abs. 4 Nr. 1 BetrVG. Der Erwerber wird Partei der Betriebsvereinbarung. Die Unternehmensleitung kann sich von dieser Betriebsvereinbarung durch Kündigung gegenüber dem Betriebsrat lösen, § 77 Abs. 5 BetrVG. Ebenfalls möglich sind aufhebende und ablösende Betriebsvereinbarungen.

10 Nach der Rechtsprechung des *BAG* ist das **Ende der Amtszeit** des Betriebsrats für den normativen Fortbestand einer Betriebsvereinbarung ohne Bedeutung.[6] Aus diesem Grund muss bei **Wegfall des Betriebsrats** die Kündigung der Betriebsvereinbarung gegenüber jedem einzelnen Arbeitnehmer erfolgen. Das ist z. B. dann von Bedeutung, wenn nach Abspaltung eines Betriebsteils und Auslaufen des Übergangsmandats ein neuer Betriebsrat für den abgespaltenen Betriebsteil nicht mehr gewählt wurde.

11 Bei **freiwilligen Betriebsvereinbarungen** gilt nach Ende der Amtszeit eines Betriebsrats ohne entsprechende Neuwahl grundsätzlich eine Kündigungsfrist von drei Monaten. Dies folgt aus einer entsprechenden Anwendung von § 77 Abs. 5 BetrVG. Die in § 613a Abs. 1 Satz 2 BGB enthaltene **einjährige Veränderungssperre** findet im Falle einer freiwilligen Betriebsvereinbarung bei Wegfall des Betriebsrats nach identitätswahrendem Betriebsteilübergang keine Anwendung. Dies gilt zum einen deshalb, weil die Betriebsvereinbarung normativ und eben nicht, wie in § 613a Abs. 1 Satz 2 BGB vorgesehen, individualrechtlich fortgilt. Zum anderen muss in diesem Zusammenhang berücksichtigt werden, dass der Bestand der Betriebsvereinbarung beim Erwerber nicht besser geschützt sein kann, als es bei einem Verbleiben des

---

4 BAG 21. 2. 2008 – 8 AZR 157/07; LAG Baden-Württemberg 31. 1. 2007 – 22 Sa 5/06.

5 BAG 24. 1. 2017 – 1 ABR 24/15, für den Fall einer Gesamtbetriebsvereinbarung.

6 Vgl. BAG 28. 7. 1981 – 1 ABR 79/79; BAG 12. 6. 2019 – 1 AZR 154/17.

Betriebes beim Veräußerer gewesen wäre. Dort hätte der Veräußerer die freiwillige Betriebsvereinbarung jederzeit mit einer Frist von drei Monaten kündigen können, falls nicht in der Betriebsvereinbarung eine andere Kündigungsfrist vereinbart wurde.

Bei **erzwingbaren Betriebsvereinbarungen** muss nach Ende der Amts- 12
zeit eines Betriebsrats ohne entsprechende Neuwahl in entsprechender Anwendung von § 77 Abs. 6 BetrVG eine anderweitige Abmachung mit dem Arbeitnehmer herbeigeführt werden. Der Erwerber hat also nur die Möglichkeit, mit dem Arbeitnehmer entweder einen **Änderungsvertrag** abzuschließen oder aber eine **Änderungskündigung** auszusprechen. Die **einjährige Veränderungssperre** nach § 613a Abs. 1 Satz 2 BGB findet auch hier keine Anwendung, d.h. eine Änderungskündigung ist schon vor Ablauf eines Jahres zulässig. Und auch in diesem Fall lässt sich dieses Ergebnis daraus ableiten, dass § 613a BGB lediglich den arbeitsvertraglichen Status quo sichern soll.

2. Betriebsvereinbarung im Gemeinschaftsbetrieb

In § 1 Abs. 1 Satz 2, Abs. 2 BetrVG hat der Gesetzgeber den **Gemeinschafts-** 13
betrieb mehrerer Unternehmen für das gesamte Betriebsverfassungsrecht anerkannt. Für die Fälle der **Spaltung eines Unternehmens** enthält § 1 Abs. 2 Nr. 2 BetrVG eine **widerlegbare Vermutungsregelung**, die sich auf die gemeinsame Führung des Betriebes durch die beteiligten Unternehmen und damit auf den unveränderten Fortbestand des Betriebes im betriebsverfassungsrechtlichen Sinne bezieht. Voraussetzung dafür ist, dass die **Betriebsorganisation** als Folge der Unternehmensspaltung **unverändert** bleibt. Die betriebsorganisatorische Einheit wird also gerade nicht gespalten. Die Vermutungswirkung ist auf den Anwendungsbereich des BetrVG beschränkt. Greift die Vermutung, so hat dies die folgenden Konsequenzen:

- Der Betriebsrat bleibt wegen Erhaltung der betrieblichen Identität im Amt.
- Zugleich **gelten die bestehenden Betriebsvereinbarungen kollektivrechtlich als Betriebsvereinbarung weiter**, ändern also nicht ihren Rechtscharakter als normative Rechtsquelle des Arbeitsrechts. Allerding treten sämtliche an der Spaltung beteiligten Unternehmen als Vertragspartei in die fortgeltenden Betriebsvereinbarungen ein.
- Eine Betriebsänderung i.S.v. § 111 Satz 3 Nr. 3 BetrVG in Form einer Betriebsspaltung liegt nicht vor, weil die »Spaltung« gerade nicht zu einer Änderung der Betriebsorganisation führt.

Die Vermutungsregel erfasst sämtliche Arten der gesellschaftsrechtlichen Spaltung eines Rechtsträgers, also die Aufspaltung, Abspaltung und Ausgliederung von Unternehmen(steilen).

14 Dabei verfolgt § 1 Abs. 1 Satz 2 BetrVG den **Zweck, Spaltungen bzw. Teilübertragungen eines Rechtsträgers**, sofern sie lediglich aus steuer-, haftungs- oder wettbewerbsrechtlichen Gründen erfolgen und sie die betriebliche Arbeitsorganisation unangetastet lassen, **für die betriebsverfassungsrechtliche Vertretungssituation der Belegschaft folgenlos zu stellen**. Die Vermutungswirkung des § 1 Abs. 1 Satz 2, Abs. 2 BetrVG ersetzt den Nachweis einer **Führungsvereinbarung** zwischen den beteiligten Unternehmen.

3. Schicksal der Betriebsvereinbarung bei Übergangsmandat

15 § 21a BetrVG räumt dem Betriebsrat ein so genanntes **Übergangsmandat** ein, dies sowohl bei der unternehmensinternen Betriebsspaltung und der Zusammenfassung von Betrieben als auch dann, wenn diese Maßnahmen Folge einer Einzelrechtsnachfolge oder einer Gesamtrechtsnachfolge nach dem UmwG sind. Das Übergangsmandat führt dazu, dass der Betriebsrat im Amt bleibt und die Geschäfte für die ihm bislang zugeordneten Betriebsteile zeitlich befristet weiterführt, soweit diese Betriebsteile nach § 1 Abs. 1 Satz 1 BetrVG betriebsratsfähig sind.

16 Auch wenn der Betriebsrat »nur« im Wege des Übergangsmandats zuständig ist, gelten im Falle der Spaltung von Betrieben Betriebsvereinbarungen auf kollektivrechtlicher Ebene weiter. Denn es wäre widersprüchlich, zwar das Übergangsmandat des Betriebsrats des Ursprungsbetriebes als solches anzuerkennen, die Fortgeltung der von ihm für den abgespaltenen/zusammengelegten Betrieb(steil) abgeschlossenen Betriebsvereinbarungen jedoch zu leugnen.[7] Allerdings ist die **normative Fortwirkung der Einzelbetriebsvereinbarung auf ihren bisherigen persönlichen Geltungsbereich beschränkt**. D. h. diese Betriebsvereinbarungen werden nur für den in der übergegangenen betriebsorganisatorischen Einheit beschäftigten Personenkreis Bestandteil der kollektiven Normenordnung der neuen betriebsorganisatorischen Einheit. Diese Betriebsvereinbarungen finden also keine Anwendung für Arbeitnehmer, für die sie vor der Spaltung nicht gegolten haben. Dies gilt in der Regel unabhängig davon, ob ein Betriebsteil abgespalten und als eigenständiger Betriebsteil fortgeführt wird oder ob mehrere Betriebe bzw. Betriebsteile zu einer neuen betrieblichen Einheit zusammengefasst werden.

17 Soweit **mehrere Betriebe bzw. Betriebsteile zu einer neuen betrieblichen Einheit zusammengefasst** werden, wird der nach § 21a Abs. 2 BetrVG für das Übergangsmandat zuständige Betriebsrat auch Partei derjenigen Betriebsvereinbarungen, die vor dem Übertragungsvorgang für diejenigen Betriebe bzw. Betriebsteile galten, deren Betriebsrat nach der Zuständig-

---

7 Vgl. BAG 18.9.2002 – 1 ABR 54/01; *Bachner*, NJW 1995, 2081 ff.

keitsregelung des § 21a Abs. 2 BetrVG nicht Träger des Übergangsmandats wurde. Dies folgt aus der **Unteilbarkeit des Übergangsmandats**: Ist der übergangsweise mandatierte Betriebsrat für alle Arbeitnehmer der neuen betriebsorganisatorischen Einheit zuständig, müssen auch alle Einzelbetriebsvereinbarungen normativ fortgelten. Nur auf diese Weise kann zudem sichergestellt werden, dass eine sachgerechte Behandlung eines etwaigen Harmonisierungsbedarfs in der neuen Einheit möglich ist. Dem Erwerber wird so ein umfassend zuständiger Verhandlungspartner gegenübergestellt. Diesen Harmonisierungsgedanken hat der Gesetzgeber auch in § 613a Abs. 1 Satz 3 BGB deutlich zum Ausdruck gebracht. Im Übrigen würde es auch dem Gleichheitsprinzip widersprechen, die Betriebsvereinbarungen des für das Übergangsmandat zuständigen Betriebsrats normativ und demgegenüber die Betriebsvereinbarungen der anderen beteiligten betriebsorganisatorischen Einheiten lediglich individualrechtlich – nach Transformation durch § 613a Abs. 1 Satz 2 BGB – weiter gelten zu lassen.

Auch im Fall der Zusammenfassung von Betrieben/Betriebsteilen gelten **18** die jeweiligen Betriebsvereinbarungen nur beschränkt auf ihren bisherigen (vor der Zusammenfassung maßgeblichen) persönlichen Geltungsbereichen normativ weiter.

Unter Berücksichtigung dieser Grundsätze sind folgende **Fallgruppen** **19** denkbar, in denen der übergangsweise mandatierte Betriebsrat als Vertragspartner die beim Veräußerer/den Veräußerern für die übertragene/n betriebsorganisatorische/n Einheit/en geltenden Einzelbetriebsvereinbarungen normativ fortführt:

- Ein Betrieb wird in der Weise auf ein oder mehrere andere Unternehmen **20** aufgespalten, dass **zwei neue betriebsorganisatorisch selbständige Betriebe entstehen**. Der Ursprungsbetrieb geht unter. Hier gelten die für den Ursprungsbetrieb geltenden Betriebsvereinbarungen als Betriebsvereinbarungen der aus der Spaltung hervorgehenden neuen Betriebe fort, weil diese vor der Spaltung Betriebsteile des Ursprungsbetriebs und damit mit diesem teilidentisch waren. Dieser Vorgang führt also gewissermaßen zu einer normativen Vervielfältigung der Einzelbetriebsvereinbarung. Der übergangsweise mandatierte Betriebsrat führt die Betriebsvereinbarungen in den neu entstandenen Betrieben fort. Allerdings ist die normative Fortwirkung der jeweiligen Einzelbetriebsvereinbarung auf ihren bisherigen persönlichen Geltungsbereich beschränkt. Die in der übergegangenen betriebsorganisatorischen Einheit geltenden Betriebsvereinbarungen werden so zum Bestand der kollektiven Normenordnung der neuen betriebsorganisatorischen Einheit.
- Ein Betriebsteil wird derart abgespalten, dass der Ursprungsbetrieb unter **21** Wahrung seiner Identität als Betrieb erhalten bleibt. Der **abgespaltene Betriebsteil** wird bei dem aufnehmenden Rechtsträger **als eigenständiger Betrieb fortgeführt**. Hier gelten die Ausführungen in Rn. 20 ent-

sprechend. Im Ursprungsbetrieb und in dem abgespaltenen Betriebsteil gelten die Betriebsvereinbarungen normativ weiter. Darüber hinaus wäre es widersprüchlich, zwar das Übergangsmandat des Betriebsrats des Ursprungsbetriebes anzuerkennen, die Fortgeltung der von ihm für den abgespaltenen/zusammengelegten Betrieb/Betriebsteil abgeschlossenen Betriebsvereinbarungen jedoch zu leugnen.

22 • Ein Betriebsteil wird derart abgespalten, dass der Ursprungsbetrieb unter Wahrung seiner Identität als Betrieb erhalten bleibt. Der **abgespaltene Betriebsteil** wird bei dem aufnehmenden Rechtsträger **in einen betriebsratslosen Betrieb eingegliedert**. Hier gelten im Ursprungsbetrieb die Betriebsvereinbarungen kollektivrechtlich weiter. Für den abgespaltenen Betriebsteil sind zwei Fallkonstellationen zu unterscheiden:

(1) Bildet der eingegliederte Betriebsteil in dem aufnehmenden Betrieb eine eigenständige Teilorganisation, so gilt die Betriebsvereinbarung in dem aufnehmenden Betrieb für diese Teilorganisation als Betriebsvereinbarung fort; die normative Fortwirkung der Einzelbetriebsvereinbarung ist damit auf ihren bisherigen persönlichen Geltungsbereich beschränkt. Vertragspartner bleibt der übergangsweise mandatierte Betriebsrat. Die in der übergegangenen betriebsorganisatorischen Einheit geltenden Betriebsvereinbarungen werden so zum Bestand der kollektiven Normenordnung in der aufnehmenden betriebsorganisatorischen Einheit.

(2) Endet die betriebliche Teilidentität jedoch mit der Eingliederung, so verlieren auch die für diese Teilorganisation vor der Spaltung geltenden Betriebsvereinbarungen ihren normativen Charakter und werden (jedenfalls wenn zugleich ein Betriebsübergang vorliegt) nach § 613a Abs. 1 Satz 2 BGB Bestandteil des Arbeitsvertrages.

Ob die betriebliche Teilorganisation aufrecht erhalten bleibt, ist eine Frage der Gesamtumstände und kann nach Maßgabe des jeweiligen Einzelfalls entschieden werden.

23 • Ein Betriebsteil wird derart abgespalten, dass der Ursprungsbetrieb unter Wahrung seiner Identität als Betrieb erhalten bleibt. Der **abgespaltene Betriebsteil** wird bei dem aufnehmenden Rechtsträger **mit einem anderen Betrieb zu einem neuen Betrieb zusammengelegt**. Für die Frage der Fortgeltung der betroffenen Betriebsvereinbarungen gelten die Ausführungen unter Teil B Rn. 22 entsprechend.

24 • Ein Betriebsteil wird derart abgespalten, dass der Ursprungsbetrieb unter Wahrung seiner Identität als Betrieb erhalten bleibt. Der **abgespaltene Betriebsteil** wird bei dem aufnehmenden Rechtsträger **mit einem anderen – ebenfalls abgespaltenen – Betriebsteil zu einem neuen Betrieb zusammengelegt**. Für die Frage der Fortgeltung der betroffenen Betriebsvereinbarungen gelten die Ausführungen unter Teil B Rn. 22 entsprechend.

- **Mehrere Betriebe** eines oder mehrerer Unternehmen/Rechtsträger **werden zu einem neuen Betrieb zusammengelegt**, während die beteiligten Ursprungsbetriebe untergehen. Für die Frage der Fortgeltung der betroffenen Betriebsvereinbarungen gelten die Ausführungen unter Teil B Rn. 22 entsprechend. 25
- Ein **Betrieb** wird **in einen anderen, betriebsratslosen Betrieb** mit der Folge **eingegliedert**, dass der aufnehmende Betrieb unter Wahrung seiner Identität überlebt, während der eingegliederte Betrieb untergeht und seine betriebliche Identität verliert. Die Betriebsvereinbarungen des aufnehmenden Betriebes gelten normativ weiter. Die Betriebsvereinbarungen des eingegliederten Betriebes werden (jedenfalls wenn der Maßnahme ein Betriebsübergang zugrunde liegt) gemäß § 613a Abs. 1 Satz 2 BGB Bestandteil des Arbeitsvertrages. 26

Mit der Beendigung des Übergangsmandats tritt der **neu gewählte Betriebsrat** in die fortgeltenden Betriebsvereinbarungen als Vertragspartner ein. Wird kein neuer Betriebsrat gewählt, gilt die Betriebsvereinbarung gleichwohl normativ fort. Dies folgt aus dem Grundsatz, dass der normative Fortbestand einer Betriebsvereinbarung nicht an die Amtskontinuität des Betriebsrats gebunden ist. 27

III. Folgen des Betriebsübergangs für die Fortgeltung von Gesamtbetriebsvereinbarungen

Auch bei der Beurteilung des **normativen Fortbestandes einer Gesamtbetriebsvereinbarung** ist zunächst von den allgemeinen, für örtliche Betriebsvereinbarungen entwickelten Grundsätzen auszugehen[8] (vgl. Teil B Rn. 3 ff.). Daneben treten jedoch die für Gesamtbetriebsvereinbarungen geltenden Besonderheiten: 28

- Es ist zu differenzieren zwischen solchen Betriebsvereinbarungen, die der Gesamtbetriebsrat in eigener Zuständigkeit nach § 50 Abs. 1 BetrVG und jenen die er auf der Grundlage von § 50 Abs. 2 BetrVG im Auftrag des örtlichen Betriebsrats abgeschlossen hat. Der Rechtsnatur nach handelt es sich nur im Fall der originären Zuständigkeit des Gesamtbetriebsrats um eine **echte Gesamtbetriebsvereinbarung**, während es sich bei der im Auftrag des örtlichen Betriebsrats abgeschlossenen Kollektivvereinbarung in der Sache um eine **örtliche Betriebsvereinbarung** handelt.
- Schließlich muss die Bewertung des Fortbestandes von Gesamtbetriebsvereinbarungen unterscheiden zwischen dem Fortbestand der Gesamtbetriebsvereinbarung im abgebenden Unternehmen auf der einen und im aufnehmenden Unternehmen auf der anderen Seite (vgl. Teil B Rn. 29).

8 Vgl. BAG 18.9.2002 – 1 ABR 54/01; hierzu auch *Bachner*, NJW 1995, 2081 ff.; 2003, 2861 ff.

29 Ausgehend von dem Grundsatz, dass das Ende der Amtszeit des Betriebsrats für den normativen Fortbestand einer Betriebsvereinbarung bedeutungslos ist, endet bei originärer Zuständigkeit des Gesamtbetriebsrats die **Gesamtbetriebsvereinbarung** als kollektive Rechtsnorm im »**abgebenden**« **Unternehmen** nicht schon dann, wenn dieses Unternehmen bzw. dieser Rechtsträger nicht mehr über einen Gesamtbetriebsrat verfügt. Das bedeutet, dass die Gesamtbetriebsvereinbarung selbst dann kollektivrechtlich weiter gilt, wenn die Voraussetzung für die Bildung eines Gesamtbetriebsrats zwischenzeitlich entfallen ist, weil das »abgebende« Unternehmen infolge unternehmerischer Maßnahmen nur noch einen Betrieb führt. Die Gesamtbetriebsvereinbarung gilt dann im abgebenden Unternehmen als Einzelbetriebsvereinbarung fort. Wenn der Arbeitgeber sich von dieser Betriebsvereinbarung lösen möchte, so hat er eine Kündigung der »Gesamtbetriebsvereinbarung« gegenüber dem Betriebsrat auszusprechen, der im abgebenden Unternehmen bestehen bleibt. Sollte im abgebenden Unternehmen kein Betriebsrat mehr vorhanden sein, z. B. weil in dem verbleibenden Betrieb kein Betriebsrat gewählt worden war, kann der Arbeitgeber die Kündigung der vormaligen Gesamtbetriebsvereinbarung nur allen Arbeitnehmern des Unternehmens gegenüber erklären.[9]

30 Schließt der Gesamtbetriebsrat die »Gesamtbetriebsvereinbarung« im **Auftrag des örtlichen Betriebsrats** ab, gelten für deren Fortbestand die für die Weitergeltung örtlicher Betriebsvereinbarungen anzuwendenden Grundsätze.[10] Wird also z. B. ein **Betrieb in seiner Gesamtheit** auf einen anderen Rechtsträger **übertragen** und bleibt die betriebliche Identität des übertragenen Betriebes nach der Ausgliederung **auch im aufnehmenden Rechtsträger** erhalten, gelten die Betriebsvereinbarungen in diesem Betrieb als örtliche Betriebsvereinbarung weiter (zu den näheren Einzelheiten vgl. Teil B Rn. 3 ff.).

31 Für die Frage der **Fortgeltung von Gesamtbetriebsvereinbarungen im aufnehmenden Unternehmen** bei Übertragung sämtlicher oder doch mehrerer Betriebe eines Unternehmens hat sich das *BAG* in seiner Grundsatzentscheidung vom 18. 9. 2002[11] im Bereich der in **originärer Zuständigkeit abgeschlossenen Gesamtbetriebsvereinbarungen** zu Recht von dem Gedanken leiten lassen, dass der **kollektivrechtlichen Fortgeltung** von Gesamtbetriebsvereinbarungen im Interesse sowohl der Arbeitnehmer wie auch des Erwerbers gegenüber der Fortgeltung nach § 613a Abs. 1 Satz 2 BGB – also als Bestandteil des Einzelarbeitsvertrages – der Vorzug einzuräumen sei. Zur Begründung führt das *BAG* aus, dass dieses Verständnis den schützenswerten Interessen der Beteiligten entspreche und auch systemkonform sei. Die

9 Vgl. Fitting, § 77 Rn. 169.
10 Vgl. BAG 18. 9. 2002 – 1 ABR 54/01.
11 Vgl. BAG 18. 9. 2002 – 1 ABR 54/01; siehe auch BAG 13. 8. 2019 – 1 AZR 213/18.

Aufrechterhaltung der kollektiven Ordnung diene zum einen dem Schutz der Arbeitnehmer, auch wenn deren Interesse an der Weitergeltung der bestehenden Regelungen wegen § 613a Abs. 1 Satz 2 BGB und den entsprechenden Vorschriften des UmwG nicht notwendig den Fortbestand einer Gesamtbetriebsvereinbarung als kollektives und normatives Regelungswerk verlange. Es sei ein materieller Unterschied, ob die Interessenwahrnehmung auch künftig durch den Betriebsrat oder nur noch individuell erfolgen könne. Der Fortbestand der betrieblichen Ordnung als Kollektivordnung diene zum anderen dem potenziellen Veränderungsinteresse des Arbeitgebers. Er könne so die bestehenden betrieblichen Regelungen gemeinsam mit dem im aufnehmenden Betriebsrat zuständigen Betriebsrat an veränderte Gegebenheiten anpassen. Das *BAG* unterscheidet vor diesem Hintergrund die nachfolgenden **vier Sachverhaltsvarianten:**

- **Es werden sämtliche Betriebe eines Unternehmens von einem anderen Unternehmen, das bis dahin keinen eigenen Betrieb führte, im Wege der Einzel- oder Gesamtrechtsnachfolge übernommen.** 32

  Nach der Rechtsprechung des *BAG* gelten Gesamtbetriebsvereinbarungen des übertragenden Unternehmens auch beim aufnehmenden Unternehmen normativ weiter, wenn alle Betriebe übertragen werden, das aufnehmende Unternehmen bisher keinen eigenen Betrieb geführt hatte und die übertragenen Betriebe ihre Identität bewahren. In dieser Situation ist schon nicht auszuschließen, dass nicht nur jeder einzelne Betriebsrat, sondern auch der bestehende Gesamtbetriebsrat im Amt bleibt (vgl. Teil B Rn. 102), sodass schon der Grundsatz der Amtskontinuität des zuständigen Betriebsverfassungsorgans »Gesamtbetriebsrat« für eine kollektivrechtliche Fortgeltung spricht. Unabhängig davon bestehen auch der Regelungsbereich und der Koordinationsbedarf, der die Zuständigkeit des Gesamtbetriebsrats begründet hat, unverändert fort. Ein Rückgriff auf den Auffangtatbestand des § 613a BGB ist von dessen Zweck als bloß nachrangiger Regelung nicht gedeckt. Die Situation ist vergleichbar mit dem Inhaberwechsel in einem Unternehmen mit nur einem einzigen Betrieb, der die dort geltenden Einzelbetriebsvereinbarungen unberührt lässt. 33

- **Es wird nur ein einziger Betrieb von mehreren auf ein Unternehmen übertragen, in dem es einen Betrieb mit Betriebsrat nicht gibt.** 34

  Wird dagegen nur ein einzelner Betrieb identitätswahrend übertragen, gilt die Gesamtbetriebsvereinbarung als Einzelbetriebsvereinbarung normativ weiter, und zwar unabhängig davon, ob in den aufnehmenden Unternehmen bereits Betriebe vorhanden waren oder nicht. Die für den normativen Fortbestand einer Einzelbetriebsvereinbarung entwickelten Grundsätze (vgl. Teil B Rn. 3 ff.) finden auch auf diesen Fall Anwendung. Nach diesen Grundsätzen ist anerkannt, dass der vorübergehende oder endgültige Wegfall des Betriebsrats die bestehenden Betriebsvereinba- 35 rungen in ihrer normativen Wirkung unberührt lässt. Sie bleiben deshalb als Betriebsvereinbarungen bestehen. Dies gilt im Hinblick auf eine Gesamtbetriebsvereinbarung entsprechend. Demzufolge besteht auch kein Bedürfnis für die Anwendung des Auffangtatbestandes des § 613a Abs. 1 Satz 2 BGB. Die Betriebsvereinbarung steht damit auch einer inhaltlichen Änderung durch den neuen Arbeitgeber und den örtlichen Betriebsrat offen. Zu beachten ist jedoch, dass die kollektivrechtliche Fortgeltung der Gesamtbetriebsvereinbarung nach einem Betriebsübergang oder einer Umwandlung daran scheitern kann, dass die betreffende Regelung nach ihrem Inhalt die Zugehörigkeit zum bisherigen Unternehmen zwingend voraussetzt und damit nach dem Betriebsübergang gegenstandslos wird. Außerdem kann die Gesamtbetriebsvereinbarung nach der Kollisionsregelung in § 613a Abs. 1 Satz 3 BGB enden, weil sie durch eine Gesamtbetriebsvereinbarung des aufnehmenden Unternehmens abgelöst wird.

36 • **Es werden weder alle noch nur ein einziger, sondern mehrere Betriebe eines Unternehmens auf einen anderen Rechtsträger übertragen, der bis dahin keinen eigenen Betrieb führte.**

37 In diesem Fall gilt eine bestehende Gesamtbetriebsvereinbarung für die in ein aufnehmendes Unternehmen übertragenen Betriebe nicht jeweils als Einzelbetriebsvereinbarung, sondern als Gesamtbetriebsvereinbarung weiter. Zwar verliert der Gesamtbetriebsrat des abgebenden Unternehmens auch in solchen Fällen seine Zuständigkeit für die übertragenen Betriebe, weil diese Zuständigkeit auf ein einziges – rechtlich selbständiges – Unternehmen begrenzt ist. Es bilden auch nicht etwa die von den Betriebsräten der übertragenen Betriebe in den bisher zuständigen Gesamtbetriebsrat entsandten Mitglieder automatisch den Gesamtbetriebsrat des übernehmenden, bisher betriebslosen Unternehmens. Vielmehr ist der Gesamtbetriebsrat in diesen Fällen nach Maßgabe des § 47 BetrVG vollständig neu zu bilden. Bis dahin besteht im Erwerberunternehmen eine gesamtbetriebsratslose Zeit. Das steht der Fortgeltung als Gesamtbetriebsvereinbarung im aufnehmenden Unternehmen aber nicht entgegen. Hierfür bedarf es des Fortbestehens und der weiter bestehenden Zuständigkeit des abschließenden Gesamtbetriebsrats nicht. Ausreichend ist, dass eine gesamtbetriebsratsfähige Anzahl der Betriebe ihre Identität bewahrt hat. Dies begründet den Bedarf an betriebsübergreifender Koordination, der Wesensmerkmal der in Form einer Gesamtbetriebsvereinbarung getroffenen Regelungen ist. Wird ein Gesamtbetriebsrat im Erwerberunternehmen neu konstituiert, wie dies von § 47 BetrVG zwingend verlangt wird, rückt dieser gegenüber dem neuen Arbeitgeber als zuständiger Regelungspartner in die Gesamtbetriebsvereinbarung ein. Bis dahin kommt allerdings eine inhaltliche Abänderung der Gesamtbetriebsvereinbarung nicht in Betracht. Möglich ist nur deren vollständige Beendigung durch gleichzeitige Kündigung

seitens des Arbeitgebers gegenüber allen Einzelbetriebsräten der übernommenen Betriebe. Wollen diese ihrerseits kündigen, können sie dies selbst gemeinsam nicht, sondern nur der von ihnen zu bildende Gesamtbetriebsrat, zu dessen Errichtung sie nach § 47 Abs. 1 BetrVG verpflichtet sind. Bestehen in einzelnen Betrieben keine örtlichen Betriebsräte, gelten die Gesamtbetriebsvereinbarungen gleichwohl normativ fort. Die Kündigung der kollektiven Regelung hat dann gegenüber jedem einzelnen Arbeitnehmer zu erfolgen.

- **Gegenstand des Betriebsübergangs/der Unternehmensumwandlung ist nicht ein Betrieb als ganzer, sondern nur ein – allerdings betriebsratsfähiger – Teil desselben. Das aufnehmende Unternehmen führt den übernommenen Betriebsteil nach dem Betriebsübergang als eigenständigen Betrieb fort.** 38

Auch in diesem Fall gilt die Gesamtbetriebsvereinbarung normativ weiter – 39 und zwar a) als Gesamtbetriebsvereinbarung, wenn mehrere Betriebsteile übertragen, eigenständige Betriebe errichtet werden und das aufnehmende Unternehmen bislang betriebsratslos war, oder b) als Einzelbetriebsvereinbarung, wenn lediglich die Übertragung eines Betriebsteils in Rede steht oder aber mehrere Betriebsteile übertragen werden und das aufnehmende Unternehmen selbst über Betriebsräte verfügt. Die Betriebsvereinbarungen gelten demnach weiterhin nur für Belegschaften, für die sie auch zuvor schon galten. Insoweit gilt nichts anderes als für die Fortgeltung von Einzelbetriebsvereinbarungen.

Die normative Wirkung der Gesamtbetriebsvereinbarung endet immer 40 **dann**, wenn die betreffende Regelung nach ihrem Inhalt die **Zugehörigkeit zum bisherigen Unternehmen zwingend voraussetzt** und deshalb nach dem Betriebsübergang gegenstandslos ist. Dies gilt zunächst für den Fall der Zweckerreichung, z. B. dann, wenn das von den Betriebsparteien mit der Gesamtbetriebsvereinbarung verbundene Ziel nur in den Betrieben des abgebenden Unternehmens verwirklicht werden konnte. In dieser Situation kann die Gesamtbetriebsvereinbarung ihre Funktion, die Arbeitsverhältnisse unmittelbar und zwingend zu gestalten, im aufnehmenden Unternehmen nicht mehr erfüllen; es entfällt also ihre Gestaltungswirkung, wie dies z. B. in Fragen einer neuen Arbeitsorganisation oder in Fällen der betrieblichen Ordnung der Fall sein kann.[12] Kann also die fragliche Betriebsvereinbarung in der neuen betrieblichen Organisation ihren Zweck nicht mehr erfüllen, wächst der abgegebene Betrieb gewissermaßen aus dem betrieblichen Geltungsbereich der Betriebsvereinbarung heraus,[13] wie dies auch für Tarifverträge nach §§ 3 Abs. 3, 4 Abs. 5 TVG anerkannt ist.[14]

---

12 Vgl. *Bachner*, NJW 2003, 2863.
13 Vgl. *Bachner*, NZA 1997, 79.
14 Vgl. BAG 10. 12. 1997 – 4 AZR 193/97.

41 Möglich ist jedoch auch, dass ein **betriebsübergreifender Regelungsbedarf** gerade **nur für das abgebende, nicht jedoch für das aufnehmende Unternehmen** besteht, sodass ein zwingender Grund für die Beendigung der normativen Wirkung der Gesamtbetriebsvereinbarung dann vorliegt, wenn dieser Bedarf im aufnehmenden Unternehmen entfällt. Der **fortgesetzte Bedarf an betriebsübergreifender Koordination** ist immer Voraussetzung für den Fortbestand der normativen Wirkung der Gesamtbetriebsvereinbarung als Gesamtbetriebsvereinbarung. Es müssen also auch nach dem Zeitpunkt der Übertragung von Betrieben immer noch die Voraussetzungen von § 50 Abs. 1 BetrVG vorliegen. Dieser Bedarf ist Wesensmerkmal einer Gesamtbetriebsvereinbarung. Dieser Bedarf ist aber in der Regel schon dann vorhanden, wenn bei der Übertragung eine gesamtbetriebsratsfähige Anzahl von Betrieben ihre Identität bewahrt.[15]

42 Bisher nicht entschieden ist die Frage des normativen Fortbestandes einer in originärer Zuständigkeit nach § 50 Abs. 1 BetrVG abgeschlossenen Gesamtbetriebsvereinbarung bei **Übertragung in ein Unternehmen mit bestehender betrieblicher Organisation.**[16] Höchstrichterliche Rechtsprechung zu dieser Fragestellung liegt bisher keine vor.

43 Hier sind die folgenden Fälle zu unterscheiden:

- In dem aufnehmenden Unternehmen existiert bereits eine Gesamtbetriebsvereinbarung zu diesem Regelungsstand. Dann wird die Gesamtbetriebsvereinbarung, die bislang für die übertragenen Betriebe galt, nach § 613a Abs. 1 Satz 3 BetrVG abgelöst.
- Bestand eine entsprechende Gesamtbetriebsvereinbarung in dem aufnehmenden Unternehmen nicht, dann gilt die für die übertragenen Betriebe bislang geltende Gesamtbetriebsvereinbarung auch in der aufnehmenden Einheit normativ als Gesamtbetriebsvereinbarung weiter, allerdings beschränkt auf die übertragenen betrieblichen Einheiten.

IV. Folgen des Betriebsübergangs für die Fortgeltung von Konzernbetriebsvereinbarungen

44 Auch für die Beurteilung der **kollektivrechtlichen Fortgeltung von Konzernbetriebsvereinbarungen** ist in Anlehnung an die für die Gesamtbetriebsvereinbarung getroffene Unterscheidung zwischen echter und unechter Konzernbetriebsvereinbarung zu differenzieren. Es sind die folgenden Fallgestaltungen zu unterscheiden:

45
- Ein **Betrieb oder Betriebsteil wird innerhalb eines Konzerns** übertragen:

15 Vgl. BAG 18.9.2002 – 1 ABR 54/01.
16 Vgl. Bachner/Köstler/Matthießen, § 4 Rn. 119.

Handelt es sich um eine echte Konzernbetriebsvereinbarung, also um eine solche, die der Konzernbetriebsrat aufgrund **originärer Zuständigkeit** gem. § 58 Abs. 1 BetrVG vereinbart hat (z. B. eine konzernweite Regelung der betrieblichen Altersversorgung), gilt diese Konzernbetriebsvereinbarung kollektivrechtlich weiter, weil der betroffene Betrieb/Betriebsteil innerhalb des Konzernverbunds verbleibt. Dabei ist es unerheblich, ob dieser Betriebsteil als eigenständiger Betrieb fortgeführt oder in einen anderen Betrieb desselben Konzerns eingegliedert wird. Denn in beiden Fällen bleibt die fragliche Einheit innerhalb des Konzernverbunds.

Dagegen kommt es im Fall der **Auftragszuständigkeit des Konzernbetriebsrats** darauf an, in wessen Auftrag der Konzernbetriebsrat tätig wurde. Erfolgte die Beauftragung durch den Gesamtbetriebsrat in einer Angelegenheit, für die der Gesamtbetriebsrat originär zuständig ist, gelten die Grundsätze zur kollektivrechtlichen Fortgeltung von Gesamtbetriebsvereinbarungen entsprechend (vgl. Teil B Rn. 28). Beauftragt der Gesamtbetriebsrat den Konzernbetriebsrat demgegenüber in einer Angelegenheit, in der er zuvor selbst durch den örtlichen Betriebsrat beauftragt wurde, handelt es sich der Sache nach um eine örtliche Betriebsvereinbarung. Es gelten dann die für örtliche Betriebsvereinbarungen entwickelten Grundsätze (vgl. hierzu Teil B Rn. 3 ff. bei Übertragung eines ganzen Betriebes und Teil B Rn. 15 ff. bei Übertragung eines Betriebsteils). 46

- Ein **Betrieb oder Betriebsteil wird in ein Unternehmen außerhalb eines Konzerns** übertragen: 47

  Hat der Konzernbetriebsrat die fragliche Konzernbetriebsvereinbarung in **originärer Zuständigkeit** abgeschlossen und wird der Betrieb oder Betriebsteil in ein Unternehmen übertragen, das bislang über keine betrieblichen Strukturen verfügt hat und das nicht in den bisherigen Konzernverbund eingebunden ist, so wird die Konzernbetriebsvereinbarung entsprechend der für die Gesamtbetriebsvereinbarung entwickelten Grundsätze als Einzelbetriebsvereinbarung fortgeführt. Das gilt nicht, wenn das aufnehmende Unternehmen selbst in einen Konzernverbund eingegliedert ist und für diesen Konzernverbund eine ablösende Konzernbetriebsvereinbarung besteht (§ 613a Abs. 1 Satz 3 BGB).

Besteht bei **originärer Zuständigkeit** des abgebenden Konzernbetriebsrats in dem aufnehmenden Unternehmen ein Gesamtbetriebsrat und hat dieser eine im Wesentlichen mit dem Regelungsgegenstand der Konzernbetriebsvereinbarung deckungsgleiche Gesamtbetriebsvereinbarung abgeschlossen, für deren Abschluss er aufgrund originärer Zuständigkeit zuständig war, so löst die Gesamtbetriebsvereinbarung nach § 613a Abs. 1 Satz 3 BGB die bisher geltende Konzernbetriebsvereinbarung ab. 48

Existiert in der vorstehend in Teil B Rn. 48 skizzierten Fallgestaltung eine solche Gesamtbetriebsvereinbarung nicht, so gilt nach der hier vertretenen Auffassung die Konzernbetriebsvereinbarung wegen der Übertragbarkeit 49 der für die Gesamtbetriebsvereinbarung entwickelten Grundsätze ebenfalls als Einzelbetriebsvereinbarung weiter (vgl. hierzu Teil B Rn. 28ff.). Die Regelungen der fraglichen Gesamtbetriebsvereinbarung werden also nicht Bestandteil des Arbeitsvertrages nach § 613a Abs. 1 Satz 2 BGB.

50 Im Fall der **Auftragszuständigkeit** des Konzernbetriebsrats kommt es auch hier darauf an, in wessen Auftrag der Konzernbetriebsrat tätig wurde. Wurde der Konzernbetriebsrat für den originär zuständigen Gesamtbetriebsrat tätig, so finden die Grundsätze unter Teil B Rn. 28ff. Anwendung. Beauftragt der Gesamtbetriebsrat den Konzernbetriebsrat in einer Angelegenheit, in der er zuvor selbst durch den örtlichen Betriebsrat beauftragt wurde, handelt es sich der Sache nach um eine örtliche Betriebsvereinbarung (vgl. hierzu Teil B Rn. 3ff.).

50a Die Rechtsfolgen eines sogenannten Share Deals für Konzernbetriebsvereinbarungen werden in Teil B Rn. 79f. behandelt.

V. Transformation in Individual-Arbeitsrecht und Ablösung durch andere Regelungen

Inhaltsübersicht Rn.

1. Allgemeines

51 Soweit Betriebsvereinbarungen, Gesamtbetriebsvereinbarungen und Konzernbetriebsvereinbarungen nicht kollektivrechtlich weitergelten, werden die Normen der einzelnen Kollektivvereinbarungen bei einem Betriebsübergang grundsätzlich Inhalt des Arbeitsverhältnisses zwischen dem neuen Inhaber und dem Arbeitnehmer (§ 613a Abs. 1 Satz 2 BGB). Dieser Vorgang wird allgemein als Transformation kollektivarbeitsrechtlicher Bestimmungen in individualarbeitsrechtliche Regelungen bezeichnet. Vorstehendes gilt auch für den Fall der Unternehmensumwandlung, wenn die Unternehmensumwandlung mit einem Betriebsübergang einhergeht.

52 Dabei behalten die transformierten Normen aber ihren kollektivrechtlichen Charakter. Sie sind deshalb unmittelbar zwischen den Arbeitsvertragspartei-

en vereinbarten Regelungen nicht gleichzustellen.[17] Für die Transformation in den Arbeitsvertrag ist außerdem nur dort Raum, wo die Betriebsvereinbarung nicht ohnehin normativ, also als Betriebsvereinbarung, Gesamtbetriebsvereinbarung oder Konzernbetriebsvereinbarung fortgilt. Dabei können Betriebsvereinbarungen auch im Zusammenhang mit der Entstehung eines Übergangsmandats des Betriebsrats nach § 21a BetrVG fortgelten. Daher befassen sich die folgenden Ausführungen nur mit denjenigen Fällen, in denen feststeht, dass die kollektivrechtliche Regelung nicht normativ, sondern als Bestandteil des Arbeitsvertrages (»transformiert«) weitergilt.

2. Transformation in den Arbeitsvertrag – Ablösung von Betriebsvereinbarungen

Da in den weitaus überwiegenden Fällen der Übertragung von Betrieben 53
und Betriebsteilen die Einzelbetriebsvereinbarung normativ fortwirkt (vgl. hierzu Teil B Rn. 3 ff.), bleibt **für die Transformation von Betriebsvereinbarungen nach § 613a Abs. 1 S. 2 BGB in den Einzelarbeitsvertrag nur noch wenig Raum**. Im Wesentlichen geht es hier um die nachfolgend aufgeführten Fallkonstellationen und dies gleichermaßen bei der rechtsgeschäftlichen Einzel- wie auch bei der umwandlungsrechtlichen Gesamtrechtsnachfolge:

- Ein Betriebsteil wird derart abgespalten, dass der Ursprungsbetrieb unter 54
  Wahrung seiner Identität als Betrieb i. S. v. § 1 BetrVG erhalten bleibt. Der abgespaltene Betriebsteil wird in einen anderen Betrieb eingegliedert und verliert dort seine betriebliche Teilidentität.
- Ein Betrieb wird in einen anderen Betrieb so eingegliedert, dass der auf- 55
  nehmende Betrieb unter Wahrung seiner Identität als betriebliche Einheit i. S. v. § 1 BetrVG »überlebt«, während der eingegliederte Betrieb »untergeht«, also seine betriebliche Identität verliert.

Demgegenüber gilt die Betriebsvereinbarung normativ fort, wenn der über- 56
tragene Betrieb/Betriebsteil in der aufnehmenden betrieblichen Organisation als abgrenzbare betriebliche Teilorganisation (Betriebsteil) fortgeführt wird.

Die Transformation von Normen der Betriebsvereinbarung in indivi- 57
dualrechtliche Ansprüche bezieht sich ausschließlich auf so genannte **Inhaltsnormen.**[18] Hierbei handelt es sich um Rechtsnormen, die Rechte und Pflichten aus dem Arbeitsverhältnis regeln (z. B. Regelungen zur Vergütung oder zur Arbeitszeit). Zu diesen Inhaltsnomen zählen auch **Abschluss- und Beendigungsnormen**. Um eine Abschlussnorm handelt es sich z. B. dann, wenn die Betriebsvereinbarung einen Anspruch auf Änderung des Arbeits-

17 ErK-Preis, § 613a Rn. 112.
18 BAG 19. 11. 2019 – 1 AZR 386/18.

verhältnisses vorsieht oder sich aus der Betriebsvereinbarung – z.B. nach Ablauf einer Befristung – ein Anspruch auf Abschluss eines Arbeitsverhältnisses ergibt. Beendigungsnormen sind solche Bestimmungen, die die Beendigung eines Arbeitsverhältnisses regeln, also z.B. Kündigungsschutzbestimmungen, die sich aus Betriebsvereinbarungen ergeben. Denkbar ist z.B. der Ausschluss von Kündigungen für ältere Arbeitnehmer. **Betriebsnormen und betriebsverfassungsrechtliche Normen** können nicht Bestandteil des Arbeitsvertrages werden.

58 Grundsätzlich werden Bestimmungen einer Betriebsvereinbarung nur Inhalt solcher Arbeitsverhältnisse, die zum **Zeitpunkt des Betriebsübergangs** bereits bestanden haben. Nicht erfasst werden hingegen nachträglich begründete Arbeitsverhältnisse. Maßgeblicher Zeitpunkt für die Feststellung, ob und welche Betriebsvereinbarungen mit welchem Inhalt Bestandteil des Arbeitsvertrages werden, ist also der Zeitpunkt des Betriebsübergangs (vgl. hierzu Teil A Rn. 54). Betriebsvereinbarungen, die vor dem Zeitpunkt des Betriebsübergangs abgeschlossen wurden, aber erst danach in Kraft treten, werden ebenfalls Bestandteil des Arbeitsvertrages. Betriebsvereinbarungen, die nach diesem Zeitpunkt aufgrund einer schon zum Zeitpunkt des Übergangs geltenden, sich unmittelbar aus der Betriebsvereinbarung ergebenden Regelung angepasst oder geändert werden, ohne dass es hierzu eines weiteren Umsetzungsaktes bedarf (z.B. bei einer stufenweise erfolgenden Erhöhung bzw. Abschmelzung einer außertariflichen Sonderleistung), werden ebenfalls Bestandteil des Arbeitsvertrages, allerdings mit der in der Betriebsvereinbarung vorgesehenen Anpassungsregelung.

59 Die auf diesem Weg transformierten kollektivrechtlichen Ansprüche **dürfen nicht vor Ablauf eines Jahres nach dem Zeitpunkt des Betriebsübergangs zum Nachteil des Arbeitnehmers geändert werden** (§ 613a Abs. 1 Satz 2 BGB). Voraussetzung ist, dass es sich hierbei um eine erzwingbare und nicht um eine freiwillige Betriebsvereinbarung handelt (Rn. 62). Das sind Betriebsvereinbarungen, die nicht der erzwingbaren Mitbestimmung unterliegen, weil sie nicht durch Spruch der Einigungsstelle »erzwungen« werden können.

60 Der Ablauf der Jahresfrist erlaubt lediglich, dass kollektive Regelungen, die Inhalt des Arbeitsverhältnisses geworden sind, geändert werden können. Solche Regelungen laufen also nicht automatisch aus. Nach **Ablauf der einjährigen Veränderungssperre** besteht aber die Möglichkeit, das transformierte Kollektivarbeitsrecht abzuändern. Dies kann entweder durch einen **Tarifvertrag** oder durch eine **Betriebsvereinbarung** geschehen – und zwar in demselben Maße wie während des Laufs der Sperrfrist. Darüber hinaus hat der Erwerber die Möglichkeit, die Arbeitsbedingungen durch einvernehmlichen **Änderungsvertrag** oder durch eine **Änderungskündigung** abzuändern. Unproblematisch ist in diesem Zusammenhang der Änderungsvertrag. Er ist nach Ablauf der Veränderungssperre unbeschränkt zulässig.

Die Änderungskündigung ist lediglich im Rahmen der allgemeinen nach dem KSchG für eine Änderungskündigung geltenden Bestimmungen zulässig und bedarf daher regelmäßig eines betriebsbedingten Kündigungsgrundes.

Die einjährige Veränderungssperre gilt nicht für **freiwillige Betriebsvereinbarungen**. Zwar werden auch freiwillige Betriebsvereinbarungen Bestandteil des Arbeitsvertrages, sie können aber vom Erwerber jederzeit und ohne Einhaltung besonderer kündigungsschutzrechtlicher Voraussetzungen mit einer Frist von drei Monaten gekündigt werden, es sei denn, in der Betriebsvereinbarung ist eine andere Kündigungsfrist geregelt. Dies folgt aus dem Regelungszweck von § 613a BGB: die Bestimmung soll den Arbeitnehmer nicht besserstellen, als er stünde, wenn der Betriebsübergang nicht stattgefunden hätte. Durch § 613a BGB soll der arbeitsvertragliche Status quo, also der erworbene Besitzstand abgesichert werden.[19] Die Kündigung ist, wenn in der aufnehmenden betrieblichen Einheit ein Betriebsrat besteht, oder wenn ein Betriebsrat übergangsweise mandatiert ist, angesichts des kollektivrechtlichen Ursprungscharakters der transformierten Rechtsnormen gegenüber dem Betriebsrat, andernfalls gegenüber den Arbeitnehmern selbst auszusprechen. In letzterem Fall ist die Kündigung nicht auf das Vorhandensein etwaiger betriebsbedingter Gründe zu prüfen. Es handelt sich nicht um eine Kündigung, die den Bedingungen des KSchG unterliegt, sondern um ein einseitiges, aus dem kollektivrechtlichen Charakter der Norm resultierendes »Lossagungsrecht« des Erwerbers. 61

Existiert ein Betriebsrat, der für die Arbeitnehmer zuständig ist, ist die Kündigung auch gegenüber dem für den Betrieb zuständigen Betriebsrat möglich, weil die transformierten Regelungen ihren kollektiven Ursprung behalten.[20] In diesem Fall gelten die gekündigten Normen wegen ihres kollektivrechtlichen Charakters so weiter, wie sie im Fall eines normativen Fortbestands im Erwerberbetrieb gegolten hätten. Dies ergibt sich aus Sinn und Zweck von § 613a Abs. 1 S. 2 BGB. Diese Norm soll die vor dem Betriebsübergang bestehende kollektivrechtliche Rechtsposition der Arbeitnehmer schützen. Handelt es sich also z. B. um eine über die Einigungsstelle erzwingbare Regelung nach § 87 Abs. 2 BetrVG, die in den Arbeitsvertrag transformiert wurden, so führt die Kündigung zur »Nachwirkung der Betriebsvereinbarung im Arbeitsverhältnis«. Das gilt entsprechend, wenn es sich um eine so genannte freiwillige Betriebsvereinbarung handelt, für die aber in der Betriebsvereinbarung die Nachwirkung im Falle der Kündigung vereinbart worden ist.[21] Fehlt es bei einer freiwilligen Betriebsvereinbarung 61a

19 Vgl. hierzu auch instruktiv BAG 14.8.2001 – 1 AZR 619/00.
20 LAG Hamm 30.5.2018 – 6 Sa 55/18; BAG 22.10.2019 – 3 AZR 429/18.
21 Vgl. BAG 19.9.2023 – 1 AZR 281/22.

an einer vereinbarten Nachwirkung, so endet diese als Folge der Kündigung auch im Arbeitsverhältnis.

62 Bei der Zusammenlegung/Eingliederung von Betrieben und/oder Betriebsteilen entsteht oftmals **ein vielfältiges Geflecht unterschiedlicher Ansprüche der im Betrieb vorhandenen Arbeitnehmergruppen, je nachdem welche »Betriebsübergangshistorie« die Arbeitnehmer aufweisen**. Der damit in Zusammenhang stehende Administrationsaufwand kann erheblich sein. Allerdings berechtigt dies den Betriebsinhaber nicht zum Ausspruch »harmonisierender« Änderungskündigungen. Denn die unterschiedlichen Anspruchssituationen sind zwingende Folge von § 613a Abs. 1 Satz 1 und 2 BGB. Die Differenzierung der Arbeitnehmerpositionen danach, aus welchem Betrieb die Arbeitnehmer stammen, ist deshalb nicht sachwidrig und damit kein Verstoß gegen den Gleichbehandlungsgrundsatz. Auch die Begründung, die Arbeitsbedingungen der übergegangenen Arbeitnehmer seien günstiger als die der schon bislang im Erwerberunternehmen beschäftigten Arbeitnehmer, rechtfertigt eine Kündigung nicht. Die Arbeitsbedingungen der übergegangenen Arbeitnehmer können daher nicht unter Berufung auf den Gleichbehandlungsgrundsatz nach unten angepasst werden.[22] Allerdings können auch die Beschäftigten der aufnehmenden Einheit keine Anpassung ihrer Vertragsbedingungen nach oben verlangen.[23] Zulässig ist aber die Kündigung von transformierten Rechtsnormen einer Betriebsvereinbarung gegenüber dem Betriebsrat.

63 Die übergegangenen Arbeitnehmer haben keinen Anspruch auf Teilhabe an denjenigen Betriebsvereinbarungen, von denen sie von den Betriebsparteien des Erwerbers unter zulässiger Berufung auf einen Sachgrund ausgenommen werden.[24] Dies ist der Fall, wenn sie vom Geltungsbereich der Betriebsvereinbarung der aufnehmenden Einheit nicht erfasst werden. Denkbar ist auch, dass die Betriebsvereinbarung hinsichtlich einer Anspruchsvoraussetzung »Betriebstreue« danach differenziert, ob diese beim Erwerber oder beim Veräußerer erbracht wurde.

64 Die **Dauer der Veränderungssperre** nach § 613a Abs. 1 Satz 2 BGB ist auf die **Dauer der Betriebsvereinbarung** beschränkt. Endet also eine Betriebsvereinbarung vor Ablauf eines Jahres nach dem Betriebsübergang, endet zu diesem Zeitpunkt auch die Veränderungssperre. Dies ergibt sich daraus, dass § 613a BGB lediglich den kollektivrechtlichen Status quo des Arbeitnehmers schützt.

65 Die Transformationswirkung des § 613a Abs. 1 Satz 2 BGB endet auch dann vor Ablauf eines Jahres nach dem Zeitpunkt des Betriebsübergangs, wenn

22 Vgl. BAG 28.4.1982 – 7 AZR 1139/79; Bachner, AiB 1996, 281.

23 Vgl. BAG 30.8.1979 – 3 AZR 58/78; BAG 31.8.2005 – 5 AZR 517/04.

24 Vgl. für den Bereich der betrieblichen Altersversorgung BAG 19.1.2010 – 3 ABR 19/08.

Arbeitgeber und Arbeitnehmer eine **Vereinbarung über die Geltung des im Betrieb anwendbaren Tarifvertrages** treffen (§ 613a Abs. 1 Satz 4 BGB). Voraussetzung für eine solche Vereinbarung ist allerdings, dass der jeweilige Tarifvertrag nicht schon als Kollektivnorm Anwendung findet. Darüber hinaus reicht es nicht aus, wenn sich Arbeitgeber und Arbeitnehmer lediglich auf einzelne Normen des Tarifvertrages einigen. Vielmehr hat eine solche Vereinbarung nur dann ablösende Wirkung, wenn der gesamte Tarifvertrag durch individualrechtliche Vereinbarung zur Grundlage des Arbeitsvertrages gemacht wird. Voraussetzung ist außerdem, dass der Tarifvertrag überhaupt sachliche Teilmengen des transformierten Kollektivrechts enthält und dass die Vereinbarung im Geltungsbereich des in Bezug genommenen Tarifvertrages vereinbart wird. Der Tarifvertrag muss also – beiderseitige Tarifgebundenheit unterstellt – räumlich und fachlich anwendbar sein.

Von besonderer Bedeutung ist die Regelung nach § 613a Abs. 1 Satz 3 **66** BGB. Danach ist eine Transformation der Ansprüche aus der Betriebsvereinbarung in den Individualarbeitsvertrag ausgeschlossen, wenn die Rechte und Pflichten aus der Betriebsvereinbarung bei dem neuen Inhaber durch **Rechtsnormen einer anderen Betriebsvereinbarung** oder Gesamtbetriebsvereinbarung (s. Rn. 71) geregelt werden. Diese Bestimmung dient der Vereinheitlichung der Arbeitsbedingungen beim Erwerber. Die Ablösung der individualrechtlichen Fortgeltung durch andere, beim Erwerber geltende Betriebsvereinbarungen findet unabhängig davon statt, welche Arbeitsbedingungen günstiger sind. Das **Günstigkeitsprinzip** findet keine Anwendung.[25] Voraussetzung dafür, dass § 613a Abs. 1 Satz 3 BGB seine ablösende Wirkung entfalten kann, ist die Eingliederung des veräußerten Betriebs(teils) in einen Betrieb des Erwerbers, in dem eine Betriebsvereinbarung denselben Gegenstand regelt. Es muss sich also um kongruente Regelungsgegenstände handeln, wie z. B. eine Jahressonderzahlung oder ein Weihnachtsgeld. Dies gilt sowohl in persönlicher als auch in sachlicher Hinsicht. Ob eine solche **Kongruenz der Regelungsgegenstände** vorliegt, ist für jeden Sachkomplex gesondert festzustellen. Die Betriebsvereinbarung kann auch durch einen Tarifvertrag abgelöst werden **(Über-Kreuz-Ablösung)**.[26] Dies setzt aber beiderseitige Tarifgebundenheit voraus.

Für die Ablösung einer bislang beim Veräußerer geltenden Betriebsver- **67** einbarung durch eine Betriebsvereinbarung beim Erwerber nach § 613a Abs. 1 Satz 3 BGB ist nicht erforderlich, dass die ablösende Betriebsvereinbarung schon zum Zeitpunkt des Betriebsübergangs Anwendung findet. Vielmehr **haben auch solche – ggf. durch Spruch der Einigungsstelle beschlossenen – Betriebsvereinbarungen Verdrängungswirkung, die nach**

25 Vgl. BAG 26. 9. 1979 – 4 AZR 819/77; BAG 12. 6. 2019 – 1 AZR 154/17.
26 Vgl. BAG 21. 4. 2010 – 4 AZR 768/08.

dem Betriebsübergang vereinbart werden.[27] Den nach § 613a Abs. 1 Satz 2 BGB ins Individualarbeitsrecht transformierten, vormaligen Normen einer Betriebsvereinbarung bleibt deren rechtlicher Ursprungscharakter als Kollektivnorm insoweit weiter anhaften, als sie gegenüber der Ablösung durch neue kollektivrechtliche Regelungen nicht weiter geschützt sein können, als sie es in ihrer früheren kollektivrechtlichen Erscheinungsform als Betriebsvereinbarung waren. Auch hier findet das Günstigkeitsprinzip keine Anwendung.[28] Es gilt das Ablösungsprinzip, das auch unionsrechtlich ein zulässiges Rechtsprinzip darstellt.[29] Allenfalls dann, wenn der Erwerber ein Regelungsregime »vorhält«, das zum Ziel oder zur Folge hat, dass sich die Arbeitsbedingungen der Arbeitnehmer nach dem Übergang insgesamt verschlechtern, kann das Ablösungsprinzip durchbrochen werden.[30]

68 Eine ablösende Betriebsvereinbarung ist nicht erforderlich im Falle der Transformation der Normen einer **teilmitbestimmten Betriebsvereinbarung** nach § 87 Abs. 1 Nr. 10 BetrVG, wenn der Erwerber die aufgrund dieser Betriebsvereinbarung gewährten Leistungen ersatzlos streichen (und nicht lediglich auf andere Weise verteilen) möchte, z. B. im Falle der Gewährung einer freiwilligen Sonderleistung. In einem solchen Fall ist der Betriebserwerber berechtigt, die teilmitbestimmte Betriebsvereinbarung gegenüber seinem Betriebsrat zu kündigen; eine Kündigung gegenüber den einzelnen Arbeitnehmern ist angesichts des kollektiven Ursprungscharakters der transformierten Normen zwar möglich, aber nicht erforderlich. Da der Betriebserwerber die Gewährung der finanziellen Leistungen vollständig beenden will, tritt auch keine Nachwirkung nach Maßgabe von § 77 Abs. 6 BetrVG ein.[31]

69 Die ablösende Wirkung von Betriebsvereinbarungen, die beim Erwerber gelten, lässt sich nicht dadurch vermeiden, dass Betriebsrat und Betriebsveräußerer noch vor dem Betriebsübergang die Fortgeltung von Regelungen auch für die Zeit nach dem Betriebsübergang vereinbaren.[32] Dies erscheint unter dem Gesichtspunkt des Rechtsgedankens **eines Vertrages zu Lasten Dritter** – des Betriebserwerbers – berechtigt. Eine solche Vereinbarung überschreitet deshalb regelmäßig die Regelungsmacht der Betriebsparteien.

70 Handelt es sich um einen Anwendungsfall des Übergangsmandats, sind Betriebsvereinbarungen zwischen Betriebsrat und Betriebserwerber grundsätzlich zulässig. Mit der Anerkennung des Übergangsmandats hat der

---

27 BAG 12.6.2019 – 1 AZR 154/17.
28 BAG 12.6.2019 – 1 AZR 154/17.
29 EuGH 6.9.2011 – C-108/10, [Scattolon], Rn. 74.
30 BAG 12.6.2019 – 1 AZR 154/17.
31 BAG 19.11.2019 – 1 AZR 386/18.
32 Vgl. BAG 1.4.1987 – 4 AZR 77/86.

Gesetzgeber zugleich eine rechtsträgerübergreifende Zuständigkeit des das **Übergangsmandat** wahrnehmenden Betriebsrats anerkannt. Das Übergangsmandat ist ein Vollmandat. Es berechtigt daher auch zur Gestaltung der Arbeitsbedingungen beim Erwerber mittels einer Betriebsvereinbarung.

Auch die beim Erwerber geltenden **Gesamtbetriebsvereinbarungen** können ablösende Wirkung entfalten, auch im Hinblick auf Regelungen in beim Veräußerer geltenden Betriebsvereinbarungen. Voraussetzung für eine solche Verdrängung ist allerdings, dass die Gesamtbetriebsvereinbarung denselben Regelungsgegenstand beinhaltet (Identität der Regelungsgegenstände) und dass der Gesamtbetriebsrat die Gesamtbetriebsvereinbarung aufgrund originärer Zuständigkeit gem. § 50 Abs. 1 BetrVG abgeschlossen hat. Wurde der Gesamtbetriebsrat im aufnehmenden Unternehmen lediglich im Auftrag der einzelnen lokalen Betriebsräte tätig, handelt es sich der Sache nach nicht um eine Gesamt-, sondern um eine Betriebsvereinbarung des örtlichen Betriebsrats. In einem solchen Fall kann die »Gesamtbetriebsvereinbarung« des aufnehmenden Unternehmens nur dann ablösende Wirkung entfalten, wenn der Betrieb bzw. Betriebsteil in einen Betrieb des aufnehmenden Unternehmens eingegliedert wird und der dort gewählte Betriebsrat seinen Gesamtbetriebsrat zum Abschluss der »Gesamtbetriebsvereinbarung« beauftragt hatte. 71

Die Ausführungen in Rn. 71 gelten entsprechend gilt für die Ablösung durch **Konzernbetriebsvereinbarungen**. 72

Die vorstehenden Grundsätze gelten im **Bereich der betrieblichen Altersvorsorge** nur eingeschränkt. Denn die Ablösung der beim Veräußerer bestehenden Regelungen durch Regelungen des Erwerbers kollidiert im Bereich der betrieblichen Altersversorgungsregelungen, soweit diese auf einer Betriebsvereinbarung beruhen, mit dem Grundsatz des Vertrauensschutzes, wenn die Betriebsvereinbarung beim Erwerber eine geringwertigere Versorgungszusage enthält. Denn Versorgungsanwartschaften werden regelmäßig über lange Zeiträume erdient. Sie haben außerdem nicht nur die Funktion eines Entgelts für geleistete Arbeit, sie dienen darüber hinaus auch und gerade der Sicherung des Lebensunterhalts nach Beendigung des Erwerbslebens. Das Harmonisierungsinteresse des Erwerbers muss deshalb in diesen Fällen hinter dem Grundsatz des Vertrauensschutzes zurückstehen. § 613a Abs. 1 Satz 3 BGB ist in diesem Fall teleologisch (nach Sinn und Zweck) zu reduzieren.[33] Ein Eingriff in bereits erdiente Versorgungsanwartschaften ist daher grundsätzlich unzulässig. Die Versorgungsordnung des Betriebsveräußerers wird deshalb in der Regel auf den Zeitpunkt des Betriebsübergangs nach § 2 BetrAVG festgeschrieben. Versorgungsanwartschaften, die bis zum Zeitpunkt des Betriebsübergangs entstanden sind, muss der Erwerber aufrechterhalten. Der übernommene Arbeitnehmer darf deshalb im Versorgungs- 73

33 BAG 22.10.2019 – 3 AZR 429/18.

fall für die beim Veräußerer verbrachten Zeiten der Betriebszugehörigkeit keine geringeren Versorgungsleistungen erhalten, als er sie erhalten hätte, wenn er zum Zeitpunkt des Betriebsübergangs aus dem Arbeitsverhältnis ausgeschieden wäre (zur Drei-Stufen-Theorie s. Rn. 75a).

74 Für die Zeit ab dem Betriebsübergang gelten demgegenüber die Regeln des Betriebserwerbers. Eine beim neuen Betriebsinhaber aufgrund einer Betriebsvereinbarung geltende betriebliche Altersversorgungsregelung kann daher für diejenigen Mitarbeiter, deren Arbeitsverhältnis gem. § 613a BGB übergegangen ist, nur mit Wirkung für die Zukunft Anwendung finden. Allerdings bedeutet dies nach der Rechtsprechung des BAG nicht, dass der bis zum Betriebsübergang erdiente Besitzstand vom Erwerber stets zusätzlich zu der bei ihm erdienten Altersversorgung geschuldet wäre. Die gebotene Besitzstandswahrung führt nach der Rechtsprechung nur insoweit zu einem erhöhten Versorgungsanspruch, wie die Ansprüche aus der Neuregelung im Versorgungsfall hinter dem zurückbleiben, was bis zum Betriebsübergang erdient war.[34]

75 Dieser Rechtsprechung kann nicht gefolgt werden. Zurecht weist das LAG Düsseldorf[35] darauf hin, dass einmal erdientes Arbeitsentgelt nicht entzogen werden kann und damit auch eine »Verrechnung« bereits erworbener Anwartschaften mit Ansprüchen, die durch weitere Arbeitsleistungen und/oder Betriebstreue beim Betriebserwerber erworben werden, nicht zulässig ist. Außerdem verstößt die Rechtsprechung des BAG gegen den Gleichbehandlungsgrundsatz. Denn der im Wege eines Betriebsübergangs übergegangene Arbeitnehmer würde ohne nachvollziehbare Gründe schlechter gestellt als ein Arbeitnehmer, der von dem Betriebserwerber neu eingestellt wurde. Letzterer behält etwaige Anwartschaften aus seinem vorherigen Arbeitsverhältnis und erwirbt daneben beim neuen Arbeitgeber – dem Betriebserwerber – kontinuierlich neue Ansprüche. Nach der hier vertretenen Auffassung führt die gebotene Besitzstandswahrung daher nicht nur dann zu einem erhöhten Versorgungsanspruch, wenn die Ansprüche aus der Neuregelung hinter dem zurückbleiben, was bis zum Betriebsübergang erdient war. Der erdiente Besitzstand wird vielmehr zusätzlich zu der beim Betriebserwerber geltenden und erworbenen Altersversorgung geschuldet.

75a Nach ständiger Rechtsprechung des Bundesarbeitsgerichts[36] ist die Rechtmäßigkeit der Ablösung einer Versorgungsordnung, die in einer Betriebsvereinbarung geregelt ist, durch eine neue Betriebsvereinbarung anhand der sog, »**Drei-Stufen-Theorie**«, zu überprüfen. Danach kann in bereits erdiente Anwartschaften grundsätzlich nicht eingegriffen werden. Eine Ausnahme gilt nur im Falle zwingender Gründe (1. Stufe). Eingriffe in Zuwächse, die

---

34 Vgl. BAG 24.7.2001 – 3 AZR 660/00; BAG 22.10.2019 – 3 AZR 429/18.
35 LAG Düsseldorf 25.2.2014 – 6 Sa 1431/13.
36 Vgl. z.B. BAG 9.12.2014 – 3 AZR 323/23.

sich dienstzeitunabhängig aus variablen Berechnungsfaktoren ergeben (Eingriffe in dynamische Berechnungsgrundlagen, »erdiente Dynamik«), können nur aus triftigen Gründen erfolgen (2. Stufe). Für Eingriffe in dienstzeitabhängige, noch nicht erdiente Zuwächse genügen dagegen sachlich-proportionale Gründe (3. Stufe). Unter sachlich-proportionalen Gründen sind nachvollziehbare, anerkennenswerte und damit willkürfreie Gründe zu verstehen. Diese können auf einer Fehlentwicklung der betrieblichen Altersversorgung oder einer wirtschaftlich ungünstigen Entwicklung des Unternehmens beruhen. Eine langfristig unzureichende Eigenkapitalverzinsung, oder langfristige Substanzgefährdung ist nicht erforderlich, auch nicht die Feststellung einer insolvenznahen Lage. Entscheidend ist, ob wirtschaftliche Schwierigkeiten vorliegen, auf die ein vernünftiger Unternehmer reagieren darf. Darüber hinaus müssen die Gründe für den Eingriff in die betriebliche Altersversorgung in diesem Fall »verhältnismäßig« sein.

3. Transformation und Ablösung von Gesamtbetriebsvereinbarungen

Bei einer »Gesamtbetriebsvereinbarung« handelt es sich um eine Betriebsvereinbarung des örtlichen Betriebsrats, soweit die Gesamtbetriebsvereinbarung aufgrund einer Beauftragung durch den örtlichen Betriebsrat abgeschlossen worden ist. Wird daher ein Betrieb bzw. ein Betriebsteil in einem solchen Fall aus dem Unternehmen herausgelöst und auf ein anderes Unternehmen übertragen, kommen, wenn die Einzelbetriebsvereinbarung nicht normativ fortgilt, die für die Transformation von Betriebsvereinbarungen entwickelten Grundsätze zur Anwendung (vgl. Teil B Rn. 53). Bei originärer Zuständigkeit des Gesamtbetriebsrats finden die Grundsätze über die kollektivrechtliche Fortgeltung von Gesamtbetriebsvereinbarungen Anwendung (vgl. Teil B Rn. 28 ff.). Ist nach diesen Grundsätzen die normative Fortgeltung der Gesamtbetriebsvereinbarung ausgeschlossen, wird die Gesamtbetriebsvereinbarung gleichfalls nach § 613a Abs. 1 Satz 2 BGB Gegenstand des Arbeitsvertrages. 76

Die sich aus § 613a Abs. 1 Satz 3 und 4 BGB für eine Betriebsvereinbarung ergebenden Ausnahmen vom Transformationsprinzip finden auch auf die in originärer Zuständigkeit des Gesamtbetriebsrats abgeschlossenen Gesamtbetriebsvereinbarungen Anwendung (vgl. Teil B Rn. 28 f.). Soweit also im aufnehmenden Unternehmen eine – ebenfalls originäre – Gesamtbetriebsvereinbarung sachlich und inhaltlich denselben Gegenstand regelt, so kommt (§ 35a Abs. 2 UmwG i. V. m.) § 613a Abs. 1 Satz 3 BGB als Spezialregelung zu § 613a Abs. 1 Satz 2 BGB zur Anwendung. Es gilt dann das Ablösungsprinzip. Die Gesamtbetriebsvereinbarung des Veräußerers wird unabhängig davon, ob sie für die Arbeitnehmer günstiger ist, durch die beim Erwerber geltende Gesamtbetriebsvereinbarung ersetzt. 77

4. Transformation und Ablösung von Konzernbetriebsvereinbarungen

78 Für Konzernbetriebsvereinbarungen gelten die in den Rn. 76, 77 dargestellten und für Gesamtbetriebsvereinbarungen geltenden Grundsätze entsprechend. Es kommt also auch hier darauf an, ob die Konzernbetriebsvereinbarung in originärer Zuständigkeit des Konzernbetriebsrats oder im Auftrag eines örtlichen oder eines Gesamtbetriebsrats abgeschlossen wurde.

5. Exkurs: Fortgeltung von Betriebsvereinbarungen bei Unternehmensveräußerung

79 Wird nicht ein Betrieb oder Betriebsteil, sondern ein Unternehmen als Ganzes veräußert (sogenannter Share Deal), so gelten **Betriebs- und Gesamtbetriebsvereinbarungen** grundsätzlich unverändert kollektivrechtlich weiter, denn sowohl die Identität des Betriebes wie auch die Identität des Rechtsträger bleiben erhalten. Eine Ausnahme hiervon ist nur dann gerechtfertigt, wenn das Unternehmen in einen Konzern eingegliedert wird und die fragliche Angelegenheit dort durch den Konzernbetriebsrat in originärer Zuständigkeit nach § 58 Abs. 1 BetrVG in einer Konzernbetriebsvereinbarung geregelt ist. In diesem Fall löst die Konzernbetriebsvereinbarung in analoger Anwendung von § 613a Abs. 1 Satz 3 BGB die bisherige Betriebs- oder Gesamtbetriebsvereinbarung ab.

80 Gilt für das veräußerte Unternehmen eine Konzernbetriebsvereinbarung, die der Konzernbetriebsrat in originärer Zuständigkeit abgeschlossen hat, so ist zu unterscheiden:

- Wenn das veräußerte Unternehmen nicht wieder in einen Konzern eingegliedert wird, dann gilt die Konzernbetriebsvereinbarung als Folge des Vorrangs der kollektivrechtlichen Weitergeltung von Betriebsvereinbarungen grundsätzlich als Gesamtbetriebsvereinbarung für das veräußerte Unternehmen weiter.[37] Eine zuvor in einem Betrieb dieses Unternehmens geltende Konzernbetriebsvereinbarung gilt daher dort normativ als Einzelbetriebsvereinbarung weiter. Unterhält das aus dem Konzern ausscheidende Unternehmen mehrere Betriebe, gilt die Konzernbetriebsvereinbarung nach dem Ausscheiden des Unternehmens aus dem Konzern für diese als Gesamtbetriebsvereinbarung fort.[38] Das folgt nach der Rechtsprechung des BAG aus der auf die Organisationseinheit des Betriebs bezogenen Normwirkung von Betriebsvereinbarungen. Eine Weitergeltung als Bestandteil des Arbeitsvertrages in analoger Anwendung von § 613a Abs. 1 Satz 2 BGB kommt daher nicht in Betracht.

---

37 BAG 6.7.2018 – 6 TaBV 4/18.

38 BAG 25.2.2020 – 1 ABR 39/18.

- Wird das Unternehmen demgegenüber in einen anderen Konzern eingegliedert und gilt in diesem Konzern zu demselben Regelungsgegenstand eine Konzernbetriebsvereinbarung, die der dortige Konzernbetriebsrat in originärer Zuständigkeit abgeschlossen hat, so löst die Konzernbetriebsvereinbarung des »aufnehmenden Konzerns« die bisher geltende Konzernbetriebsvereinbarung in analoger Anwendung von § 613a Abs. 1 Satz 3 BGB ab.[39]
- Grundsätzlich hindert auch ein sogenannter Konzernbezug der durch die Konzernbetriebsvereinbarung ausgestalteten betriebsverfassungsrechtlichen Angelegenheit, deren Fortgeltung in dem Betrieb oder den Betrieben des aus dem Konzernverbund ausscheidenden Unternehmens, nicht. Eine normative Weitergeltung scheidet aber aus, wenn die betreffende Regelung nach ihrem Inhalt die Zugehörigkeit zum bisherigen Konzern zwingend voraussetzt, oder nach dem Ausscheiden des Unternehmens aus dem Konzern gegenstandslos wird.[40]

VI. Die Rechtsstellung von Betriebsrat und Betriebsratsmitgliedern nach dem Betriebsübergang

Inhaltsübersicht Rn.

1. Grundsatz der Amtskontinuität und Betriebsidentität

Anknüpfungspunkt für die Bildung von Betriebsräten ist jeweils der einzel- **81**
ne Betrieb i.S.v. § 1 BetrVG. Für die Bildung von Betriebsräten ist damit die betriebsorganisatorische Ebene und der betriebsverfassungsrechtliche Betriebsbegriff maßgeblich. Deshalb haben Veränderungen, die sich allein **auf gesellschaftsrechtlicher Ebene** – auf der Ebene des Unternehmens bzw. des Rechtsträgers – auswirken, **keine betriebsverfassungsrechtlichen Konsequenzen** und sind daher für bestehende Betriebsratsgremien rechtlich

39 BAG 25.2.2020 – 1 ABR 39/18.
40 BAG 25.2.2020 – 1 ABR 39/18.

(nicht notwendigerweise wirtschaftlich) unerheblich. Denn in diesen Fällen bleibt die betriebliche Identität gewahrt. Deshalb lassen allein gesellschaftsrechtliche Änderungen auch bestehende Mandate und Mitgliedschaften in den örtlichen Betriebsräten wie auch im Gesamtbetriebsrat unberührt.

82 Zu den betriebsverfassungsrechtlich unerheblichen, gesellschaftsrechtlichen Veränderungen zählt insbesondere der reine Gesellschafter- bzw. Anteilseignerwechsel (so genannter **share-deal**), wenn also ein Unternehmen als Ganzes an einen neuen Eigentümer (Gesellschafter) veräußert wird. In diesem Fall bleiben sowohl die örtlichen Betriebsräte wie auch der für das Unternehmen gebildete Gesamtbetriebsrat im Amt. Bei der **Spaltung** eines Unternehmens – wenn z. B. aus einer Gesellschaft mehrere Gesellschaften gebildet werden – bleiben die örtlichen Betriebsräte im Amt, weil die Spaltung des Unternehmens die betriebliche Identität unberührt lässt. Demgegenüber müssen für die aus der Spaltung hervorgehenden neuen Unternehmen neue Gesamtbetriebsräte gebildet werden, wenn die neuen Unternehmen gem. § 47 BetrVG einen Gesamtbetriebsrat errichten müssen. Das gilt für die **Verschmelzung** von zwei oder mehr Unternehmen entsprechend.

83 Auch außerhalb gesellschaftsrechtlicher Veränderungen gilt, dass unternehmerische Maßnahmen dann keine Auswirkungen auf das Amt des Betriebsrats haben, wenn die **Identität des Betriebes** – sei es bei rechtsgeschäftlicher Einzelrechtsnachfolge, als Folge eines umwandlungsrechtlich bedingten Betriebsinhaberwechsels oder aber durch bloße Organisationsentscheidung ohne Wechsel des Rechtsträgers – unberührt bleibt.[41] Für die Rechtsstellung der von einer unternehmerischen Organisationsentscheidung betroffenen Betriebsratsmitglieder kommt es daher entscheidend darauf an, ob die **Betriebsidentität** auch nach Durchführung der unternehmerischen Maßnahme erhalten bleibt (vgl. Teil B Rn. 3 ff.).

83a Ein Wechsel in der Betriebsinhaberschaft führt auch nicht zu einer Beendigung des Amts des Wahlvorstands, denn durch eine Veränderung in der Betriebsführung wird die betriebliche Organisationseinheit, für die der Betriebsrat gewählt ist oder gewählt werden soll, nicht berührt.[42]

84 Für die Betriebsidentität ist der Betriebsbegriff entscheidend. Ein Betrieb i. S. d. BetrVG liegt nach der Rechtsprechung des BAG vor, wenn die in einer Arbeitsstätte vorhandenen materiellen Betriebsmittel für den oder die verfolgten arbeitstechnischen Zwecke zusammengefasst, geordnet und gezielt eingesetzt werden, und der Einsatz der menschlichen Arbeitskraft von einem **einheitlichen Leitungsapparat in personellen und sozialen (Mitbestimmungs-)Angelegenheiten** gesteuert wird[43] (zu der Frage eines

41 BAG 5. 2. 1991 – 1 ABR 32/90; BAG 27. 7. 1994 – 7 ABR 37/93; speziell zur Unternehmensumwandlung *Bachner*, NJW 1995, 2881 ff.
42 LAG Berlin-Brandenburg Beschl. v. 23. 11. 2021 – 13 TaBVGa 1534/21.
43 BAG 24. 1. 1996 – 7 ABR 10/95.

Gemeinschaftsbetriebes vgl. Teil B Rn. 13 ff.). Entscheidend ist dabei stets der Einzelfall, der unter wertender Gesamtbetrachtung einer Vielzahl von Kriterien beurteilt werden muss.

Für die Bestimmung des Betriebsbegriffs sind insbesondere maßgeblich die Wahrnehmung einer einheitlichen Personalleitung, die Nutzung der sächlichen und immateriellen Mittel, die räumliche Verortung der Betriebsstätten, die Organisation der personellen und technischen Arbeitsabläufe, die arbeitstechnischen Zwecke, die Nutzung zentraler Betriebseinrichtungen wie Lohnbüro, Buchhaltung, Sekretariat, Kantine sowie die Wahrnehmung von Ausbildungsaufgaben. **85**

Damit hat es der Arbeitgeber auf der Grundlage der bundesarbeitsgerichtlichen Rechtsprechung im Grundsatz selbst in der Hand, eine seinen Vorstellungen entsprechende Leitungsorganisation zu schaffen und sie in etwaigen Veränderungsprozessen anzupassen. Der Arbeitgeber hat es daher auch in der Hand, den Betrieb seinen Bedürfnissen anzupassen und ihn auf seine Wünsche zuzuschneiden. Der Arbeitgeber findet den Betrieb folglich nicht vor, er schafft ihn sich erst selbst. Allerdings darf der Zweck des BetrVG nicht gänzlich außen vor bleiben. Bei der Bestimmung der betrieblichen Identität ist daher zu berücksichtigen, dass das BetrVG Organisationseinheiten unterstellt, in denen die Arbeitnehmer ihre Beteiligungsrechte durch einen Betriebsrat gegenüber dem Arbeitgeber sinnvoll wahrnehmen können. **86**

2. Gemeinschaftsbetrieb

Die Ausführungen in Teil B Rn. 81 ff. gelten im Grundsatz entsprechend für den **Gemeinschaftsbetrieb mehrerer Unternehmen**. Das gilt auch im Hinblick auf den Betriebsbegriff. Auch für das Vorliegen eines Gemeinschaftsbetriebes ist die einheitliche Leitungsbefugnis in personellen und sozialen Angelegenheiten entscheidend.[44] Das *BAG* führt aus: **87**

»Von einem gemeinsamen Betrieb mehrerer Unternehmen ist auszugehen, wenn die in einer Betriebsstätte vorhandenen materiellen und immateriellen Betriebsmittel für einen einheitlichen arbeitstechnischen Zweck zusammengefasst, geordnet und gezielt eingesetzt werden und der Einsatz der menschlichen Arbeitskraft von einem einheitlichen Leitungsapparat gesteuert wird. Dazu müssen sich die beteiligten Unternehmen zumindest stillschweigend zu einer gemeinsamen Führung rechtlich verbunden haben. Diese einheitliche Leitung muss sich auf die wesentlichen Funktionen eines Arbeitgebers in sozialen und personellen Angelegenheiten erstrecken. Eine lediglich unternehmerische Zusammenarbeit genügt nicht. Vielmehr müssen die Funktionen des Arbeitgebers in den sozialen und personellen Angelegenheiten **88**

44 BAG 11.2.2004 – 7 ABR 27/03.

des Betriebsverfassungsgesetzes institutionell einheitlich für die beteiligten Unternehmen wahrgenommen werden.«[45]

89 Eine unternehmerische Zusammenarbeit allein reicht für die Annahme eines Gemeinschaftsbetriebs nicht aus. Vielmehr müssen die beteiligten Unternehmen eine sog. Führungsvereinbarung abschließen, die sich aber auch aus den tatsächlichen Umständen ergeben, also konkludent getroffen werden kann.

90 Die BetrVG enthält in § 1 Abs. 2 BetrVG zwei Vermutungsregelungen, die generell für alle Fälle der Einzel- und der Gesamtrechtsnachfolge anwendbar sind. Diese Vermutungsregeln tragen dem Umstand Rechnung, dass die für die »Führungsvereinbarung«[46] zwischen den beteiligten Unternehmen erforderlichen Nachweise von den Wahlvorständen oder Betriebsräten kaum zu erbringen sind.[47] Insbesondere durch § 1 Abs. 2 Nr. 1 BetrVG wird dem Betriebsrat und dem Wahlvorstand der Nachweis der Führungsvereinbarung erspart. Sind die Voraussetzungen eines Vermutungstatbestandes erfüllt, so kann zugleich auch das Vorliegen einer Führungsvereinbarung nicht bestritten werden.

91 Nach dem Wortlaut von § 1 Abs. 2 Nr. 1 BetrVG wird ein gemeinsamer Betrieb widerlegbar vermutet, wenn zur Verfolgung arbeitstechnischer Zwecke die Betriebsmittel sowie die Arbeitnehmer von den Unternehmen gemeinsam eingesetzt **werden**. Diese Vermutung zielt auf das Bestehen einer einheitlichen Leitung der beteiligten Unternehmen.

92 Bei der erforderlichen rechtlichen **wertenden Gesamtbetrachtung**, ob ein gemeinsamer Einsatz der Arbeitnehmer und damit eine einheitliche Leitungsbefugnis in personellen und sozialen Angelegenheiten vorliegt, kommt es insbesondere auf die folgenden tatsächlichen Umstände an:

- Die Arbeitnehmer sind in einer gemeinsamen Betriebsstätte (auf demselben Grundstück, im selben Gebäude, in denselben Räumen) untergebracht.
- Die wesentlichen Betriebsmittel werden unternehmensübergreifend genutzt.
- Die Arbeitnehmer werden unternehmensübergreifend eingesetzt; es wird also ein arbeitgeberübergreifender Personaleinsatz praktiziert. Das ist insb. dann der Fall, wenn die Arbeitszeit- und/oder Urlaubsregelungen aufeinander abgestimmt sind.
- Die Auszubildenden werden in allen am Gemeinschaftsbetrieb beteiligten Unternehmen ausgebildet.

45 BAG 11.2.2004 – 7 ABR 27/03; BAG 18.9.2003 – 2 AZR 79/02.
46 BAG 9.2.2000 – 7 ABR 21/98.
47 Vgl. BT-Drucks. 14/5741, 33.

- Die Arbeitsabläufe der Unternehmen sind organisatorisch, personell und technisch verknüpft, was z. B. in einheitlichen EDV-Systemen zum Ausdruck kommen kann.
- Die Unternehmen betreiben gemeinsame Einrichtungen, wie z. B. eine einheitliche Gehaltsbuchhaltung oder eine gemeinsame Kantine.
- Es besteht Personenidentität in den Geschäftsführungsorganen der Gesellschaft.
- Die tatsächliche Personalleitung i. S. einer gebündelten betriebsbezogenen Leitungsstruktur wird für die beteiligten Unternehmen gemeinsam, insbesondere personenidentisch wahrgenommen.

Darüber hinaus wird eine einheitliche Leitung mehrerer Unternehmen nach **93** § 1 Abs. 2 Nr. 2 BetrVG dann widerlegbar vermutet, wenn die Spaltung eines Unternehmens **zur Folge hat, dass von einem Betrieb ein oder mehrere Betriebsteile einem an der Spaltung beteiligten anderen Unternehmen zugeordnet werden, ohne dass sich dabei die Organisation des betroffenen Betriebes wesentlich ändert**. Es handelt es sich also um die Fälle der bloßen Unternehmensaufspaltung, ohne dass der Betrieb als solcher gespalten wird. Besteht auch nach der Unternehmensspaltung eine einheitliche betriebliche Leitungsmacht, so handelt es sich nach wie vor um denselben Betrieb. Die betriebliche Identität bleibt erhalten. Aus der Unternehmensspaltung geht ein gemeinsamer Betrieb der aus der Spaltung entstehenden Unternehmen hervor.

Die Vorschrift des § 1 Abs. 2 Nr. 2 BetrVG will verhindern, dass Spaltungen **94** bzw. Teilübertragungen eines Rechtsträgers (Unternehmens), die insbesondere aus steuerrechtlichen, haftungs- (z. B. die Gründung einer »reichen«, aber arbeitnehmerlosen **Besitzgesellschaft** und einer »armen« **Betriebsgesellschaft**, die zugleich als Arbeitgeberin auftritt) oder wettbewerbsrechtlichen Gründen erfolgen, aber nicht die bestehende Arbeitsorganisation antasten sollen[48] auf die betriebsverfassungsrechtliche Vertretungssituation der Belegschaft durchschlagen.

Nach dem Zweck von § 1 Abs. 2 Nr. 2 BetrVG greift die Vermutungsregel **95** aber auch ein, wenn ein Rechtsträger (Unternehmen) Betriebsteile im Rahmen einer Einzelrechtsnachfolge mit der Folge eines Betriebsübergangs nach § 613a BGB auf einen anderen Rechtsträger überträgt, ohne dass die Übertragung zu betriebsorganisatorischen Änderungen führt.

Im Hinblick auf die **Beteiligungsrechte des Betriebsrats** ergeben sich im **96** Gemeinschaftsbetrieb einige Besonderheiten. Im Einzelnen:
Die Mitgliederzahl des Betriebsrats bezieht sich auf die **Gesamtzahl** der von allen beteiligten Unternehmen **innerhalb des jeweiligen Gemeinschaftsbetriebes beschäftigten Arbeitnehmer**. Diese Zahl ist auch bei allen ande-

48 So ausdrücklich BR-Drucks. 75/1994, 174 und die Gesetzesbegründung zum BetrVerf-Reformgesetz, BT-Drucks. 5741, 33; *Bachner*, NJW 1995, 2881.

ren sog. Schwellenwerten des BetrVG maßgeblich, wie insbesondere bei der Freistellung von Betriebsratsmitgliedern (§ 38 BetrVG), bei der Gründung eines Wirtschaftsausschusses (§ 106 BetrVG) und bei Interessenausgleich bzw. Sozialplan (§§ 111, 112 BetrVG).

97 Auch bei personellen Einzelmaßnahmen (§ 99 BetrVG) kommt es bei **Versetzungen und Einstellungen** auf die Anzahl der Beschäftigten im Gemeinschaftsbetrieb insgesamt an. Dies gilt auch dann, wenn die beteiligten Unternehmen je für sich weniger als zwanzig Arbeitnehmer beschäftigen. Zwar stellt § 99 Abs. 1 BetrVG dem Wortlaut nach nicht auf die Anzahl der Beschäftigten im Betrieb, sondern im Unternehmen ab. Dabei ist jedoch der Sonderfall eines Gemeinschaftsbetriebs mehrerer Unternehmen, die nur zusammen mehr als zwanzig Arbeitnehmer beschäftigen, nicht berücksichtigt. Wegen der gleichen Interessenlage und zur Vermeidung von Wertungswidersprüchen ist die analoge Anwendung des § 99 BetrVG auf Versetzungen in einem solchen Betrieb geboten.[49]

98 Bei **Eingruppierungen und Umgruppierungen** ist demgegenüber auf die Anzahl der Beschäftigten bei dem jeweiligen Vertragsarbeitgeber abzustellen;[50] das gilt allerdings nur dann, wenn es kein rechtsträgerübergreifendes Vergütungssystem gibt, was nach der Rechtsprechung des BAG zulässig ist.[51]

99 Auch beim **Sozialplan** kommt es nicht auf die Anzahl der Beschäftigten bei dem jeweiligen Vertragsarbeitgeber, sondern auf die Anzahl der Beschäftigten im Gemeinschaftsbetrieb an, weil das Betriebsergebnis – und damit das Betriebsergebnis eines jeden einzelnen Vertragsarbeitgebers – im Betrieb insgesamt unter Beteiligung aller Vertragsarbeitgeber erwirtschaftet wird.

100 In sozialen Angelegenheiten nach § 87 Abs. 1 ist nach dem Gegenstand des Beteiligungsrechts zu unterscheiden. Der Vertragsarbeitgeber ist zuständig, soweit es um die Beteiligungsrechte in Vergütungsfragen nach § 87 Abs. 1 Nr. 10 und 11 BetrVG geht, wenn für die jeweiligen Vertragsarbeitgeber unterschiedliche Vergütungssysteme gelten sollen. Für die Mitbestimmungsrechte nach § 87 Abs. 1 Nr. 1, Nr. 2, Nr. 6, Nr. 7 und Nr. 8 ist demgegenüber die Gesamtheit der am Gemeinschaftsbetrieb beteiligten Vertragsarbeitgeber zuständig. Ein einzelnes an der Führung des Gemeinschaftsbetriebs beteiligtes Unternehmen ist für einen solchen Antrag nicht passivlegitimiert.[52]

101 Der Betriebsrat des Gemeinschaftsbetriebes entsendet Vertreter nach § 47 BetrVG in die **Gesamtbetriebsräte** aller an dem Gemeinschaftsbetrieb beteiligten Unternehmen. Einen gemeinsamen Gesamtbetriebsrat für alle

---

49 BAG 29.9.2004 – 1 ABR 39/03.
50 BAG 29.9.2004 – 1 ABR 39/03.
51 BAG 12.12.06 – 1 ABR 38/05.
52 BAG 15.5.07 – 1 ABR 32/06.

beteiligten Rechtsträger sieht das BetrVG nicht vor. Hierzu bedarf es eines sog. Strukturtarifvertrages nach § 3 Abs. 1 Nr. 3 BetrVG, der allerdings nur in engen Grenzen zulässig ist.

3. Gesamtbetriebsrat und Konzernbetriebsrat

Das **Amt des Gesamtbetriebsrats** endet, wenn die Voraussetzungen für seine Errichtung nach § 47 BetrVG nicht mehr vorliegen, also z. B. dann, wenn ein Unternehmen nicht über mehrere Betriebsräte verfügt. Das BAG erwägt in seiner neueren Rechtsprechung, dass der Gesamtbetriebsrat fortbesteht, wenn sämtliche Betriebe eines Unternehmens auf ein anderes Unternehmen übertragen werden und die Identität der Betriebe erhalten bleibt. Der Fortbestand des Gesamtbetriebsrats komme aber dann nicht in Betracht, wenn nicht sämtliche Betriebe übertragen werden oder das neue Unternehmen bereits über einen oder mehrere Betriebe verfügt und sich die betrieblichen Strukturen im übernehmenden Unternehmen durch Integration der neuen Betriebe in das Unternehmen entsprechend ändern.[53] Dieser Auffassung ist zuzustimmen, denn der Gesamtbetriebsrat wird zwar für ein Unternehmen gebildet; es handelt sich aber dennoch um ein Organ der Betriebsverfassung, dessen Legitimation ausschließlich auf der betrieblichen Ebene gründet, weil der Gesamtbetriebsrat nicht etwa von allen Arbeitnehmern des Unternehmens gewählt, sondern von den örtlichen Betriebsräten »bestückt« wird. 102

Der Konzernbetriebsrat entfällt, wenn die Voraussetzungen für seine Errichtung entfallen, also insbesondere die Konzernbeziehung gänzlich entfällt. Wird ein Konzern insgesamt auf ein anderes bislang betriebsratsloses Unternehmen übertragen, so dürfte der Konzernbetriebsrat in entsprechender Anwendung der Ausführungen unter Teil B Rn. 102 zum Gesamtbetriebsrat unverändert fortbestehen. Rechtsprechung hierzu gibt es allerdings noch nicht. 103

4. Übergangsmandat des Betriebsrats, Restmandat

a. Allgemeines

Nach § 21a BetrVG hat der Betriebsrat bei einer **Spaltung eines Betriebes oder einer Zusammenlegung von Betrieben/Betriebsteilen** zu einem neuen Betrieb ein Übergangsmandat. Zweck des Übergangsmandats des Betriebsrats ist, dass die Beschäftigten gerade in der für sie kritischen Phase der in § 21a BetrVG geregelten Fälle der Änderung der betrieblichen Identität in besonderem Maße des kollektiven Schutzes durch den Betriebsrat bedürfen. Deshalb sollen in dieser Situation betriebsratslose Zeiten vermieden 104

53 Vgl. BAG 5.6.2002 – 7 ABR 17/01.

werden und den Arbeitnehmern die Unterstützung durch eine betriebsverfassungsrechtliche Repräsentation erhalten bleiben.[54] Dies gilt umso mehr, als die Veränderung bloße Folge einer arbeitgeberseitigen Organisationsentscheidung ist. Das *BAG* hatte diese Gefährdungssituation für die Mitarbeiter schon früher erkannt. Denn mit § 21a BetrVG wurde zugleich eine Entscheidung des *BAG* vom 31. 5. 2000 kodifiziert, durch die eine vom *BAG* erkannte Schutzlücke geschlossen wurde.[55]

105 § 21a Abs. 1 und 2 BetrVG regeln zunächst die rechtsträgerinterne Umstrukturierung. Wird ein Betrieb gespalten, so bleibt dessen Betriebsrat im Amt und führt die Geschäfte für die ihm bislang zugeordneten Betriebsteile weiter, soweit sie die Voraussetzungen des § 1 Abs. 1 Satz 1 BetrVG erfüllen und nicht in einen Betrieb eingegliedert werden, in dem ein Betriebsrat besteht. Das Gleiche gilt dann, wenn Betriebe oder Betriebsteile zu einem neuen Betrieb zusammengefasst werden. In diesem Fall nimmt der Betriebsrat des nach der Zahl der wahlberechtigten Arbeitnehmer größten Betriebes oder Betriebsteils das Übergangsmandat wahr. § 21a Abs. 3 BetrVG erklärt sodann die Abs. 1 und 2 auch dann für anwendbar, wenn die Spaltung oder Zusammenlegung von Betrieben und Betriebsteilen im Zusammenhang mit einer Betriebsveräußerung oder einer Umwandlung nach dem UmwG erfolgt, und regelt somit den Fall einer **rechtsträgerübergreifenden Umstrukturierungsmaßnahme** in gleicher Weise wie die unternehmensinterne Umstrukturierung.

106 Eine Ausnahme gilt im Fall der Betriebsspaltung dann, wenn der abgespaltene Betriebsteil nicht über die in § 1 BetrVG genannte Arbeitnehmerzahl verfügt und in einen Betrieb eingegliedert wird, in dem bereits ein Betriebsrat besteht.[56] Nach dem Wortlaut des Gesetzes müssen die beiden Bedingungen des Ausnahmetatbestandes kumulativ erfüllt sein. Es handelt sich aber um zwei unterschiedliche Fallgestaltungen und damit um ein **Redaktionsversehen des Gesetzgebers**. Denn nach der gesetzlichen Ratio entsteht das Übergangsmandat schon dann nicht, wenn nur eine der beiden Alternativen erfüllt ist (»oder«). Sind in dem abgespaltenen Betriebsteil nicht mindestens fünf Arbeitnehmer beschäftigt, von denen drei in den Betriebsrat wählbar sind, so sind die gesetzlichen Voraussetzungen für die Bildung eines Betriebsrats nicht erfüllt. Wird der Betriebsteil in einen Betrieb eingegliedert, in dem schon ein Betriebsrat besteht, so besteht auf Seiten der betroffenen Beschäftigten kein besonderes Schutzbedürfnis.[57] In beiden Fällen entsteht also kein Übergangsmandat.

---

54 Vgl. BT-Drucks. 14/5741, 38, 39.

55 BAG 31. 5. 2000 – 7 ABR 78/98 sowie *Bachner*, DB 1995, 2068 ff; a. A. noch BAG 23. 11. 1988 – 7 AZR 121/88.

56 Vgl. *Bachner*, DB 1995, 2068.

57 Vgl. jeweils noch zu § 321 UmwG *Bachner*, DB 1995, 2068.

Die Spaltung eines Betriebes nach § 21a BetrVG knüpft nicht an den Rechtsträger, sondern allein an die **Änderung der Betriebsorganisation** an. Die Spaltung geht immer einher mit einer Veränderung des betrieblichen Leitungsapparats in personellen und sozialen Angelegenheiten. Denkbar ist die Spaltung zunächst im Sinne einer Aufspaltung des Betriebes als Ganzes; es entstehen dann ein oder mehrere neue Betriebe und der Ursprungsbetrieb wird aufgelöst. Es ist aber auch möglich, dass ein einzelner Betriebsteil abgespalten wird und der abgebende Betrieb seine Identität wahrt. Bei der Abspaltung eines Betriebsteils besteht also die organisatorische Einheit des Ursprungsbetriebs fort und der dort gewählte Betriebsrat bleibt im Amt. Das ist z. B. auch dann der Fall, wenn bei einem der eigenständig fortgeführten Betriebsteile ein räumlicher und funktionaler Zusammenhang mit dem bisherigen Betrieb besteht, und dessen betriebliches Substrat weitgehend unverändert geblieben ist.[58] Möglich sind solche Spaltungsvorgänge auch in Gemeinschaftsbetrieben[59] und in selbständigen Betriebsteilen nach § 4 Abs. 1 BetrVG. 107

§ 21a Abs. 2 BetrVG bezieht sich ausdrücklich auf die Zusammenfassung von Betrieben und Betriebsteilen zu einem Betrieb. Auch für diese Fallkonstellationen ordnet das Gesetz die Entstehung eines Übergangsmandats an. Um eine Zusammenfassung von Betrieben/Betriebsteilen handelt es sich dann, wenn zwei Betriebe bzw. Betriebsteile unter eine einheitliche Leitungsmacht gestellt werden. Dadurch verlieren die bisherigen Betriebe/Betriebsteile ihre Identität. Es handelt sich also um den umgekehrten Fall der Spaltung. Für den gesetzlichen Tatbestand von § 21a Abs. 2 BetrVG ist unerheblich, ob der Zusammenfassung eine Spaltung des Betriebes vorausgeht. § 21a Abs. 2 BetrVG erfasst sowohl diesen Fall wie auch die reine Zusammenlegung von Betrieben und/oder Betriebsteilen. In beiden Alternativen ist das Schutzinteresse der betroffenen Arbeitnehmer nicht minder groß, verlieren doch beide Male die früher zuständigen Betriebsräte wegen des Wegfalls der Organisationseinheiten, für die sie gewählt worden sind, infolge der Bildung eines neuen, selbstständigen Betriebes ihr Mandat.[60] 108

Bleibt der Betriebsrat im Amt, weil die Umstrukturierung rein gesellschaftsrechtliche Konsequenzen hat – wie z. B. bei einem aus einer Unternehmensspaltung hervorgehenden Gemeinschaftsbetrieb (Teil B Rn. 13) – so findet § 21a BetrVG keine Anwendung, ein Übergangsmandat entsteht dann nicht. Entscheidend für die Entstehung des Übergangsmandats ist immer die Änderung der Betriebsidentität als Folge einer Betriebsspaltung oder des Zusammenschlusses von Betrieben/Betriebsteilen bei gleichzeitigem Wegfall der betriebsverfassungsrechtlichen Repräsentation. Ebenfalls aus- 109

58 Vgl. BAG 8. 3. 2022 – 1 ABR 19/21.

59 Vgl. z. B. BAG 8. 3. 2022 – 1 ABR 19/21.

60 Vgl. jeweils noch zu § 321 UmwG *Bachner*, NJW 1995, 2881.

geschlossen ist ein Übergangsmandat bei einer bloß räumlichen Verlegung des Betriebs, einer Änderung des Betriebszwecks unter Beibehaltung der Betriebsorganisation, bei einem bloßen Betriebsinhaberwechsel, bei einem Wechsel der Gesellschafter oder einer Änderung der Rechtsform des Unternehmens.

109a Veräußert der kirchliche Gesellschafter einer Einrichtung, in der eine Mitarbeitervertretung besteht, 100 % der Geschäftsanteile an ein weltliches Unternehmen, so hat diese Anteilsveräußerung (»share deal«) auf dem Gebiet des kollektiven Arbeitsrechts zur Folge, dass die Einrichtung nicht mehr unter die Bereichsausnahme des § 118 Abs. 2 BetrVG fällt, bei ihr künftig nicht mehr die Mitarbeitervertretungsordnung, sondern das Betriebsverfassungsgesetz anzuwenden ist, und sie im Hinblick auf die arbeitsrechtlichen Regelungen nicht mehr am Selbstbestimmungsrecht der Kirche gemäß Art. 140 GG in Verbindung mit Art. 137 WRV teilnimmt. Die Mitarbeitervertretung verliert mit Wirksamwerden eines solchen Gesellschafterwechsels und der »Verweltlichung« der Einrichtung ihr Mandat.[61]

109b § 21a BetrVG gilt auch für Betriebsräte, die auf der Grundlage sogenannter **Zuordnungstarifverträge** i. S. d. § 3 BetrVG errichtet wurden.[62] Darüber hinaus gilt, dass dann, wenn die tarifliche Arbeitnehmervertretungsstruktur wegfällt, dem noch auf Grundlage eines Zuordnungstarifvertrages gewählten Betriebsrat, analog § 21a BetrVG ein Übergangsmandat zukommt. Dadurch kann der Übergang vom tariflichen zum gesetzlichen Organisationsrecht ohne das Entstehen von Schutzlücken durch betriebsratslose Zeiten hinreichend gewährleistet werden.[63]

b. Zuständiger Betriebsrat, Mitglieder des Betriebsrats während des Übergangsmandats

110 Je nach Art der Betriebsspaltung ergeben sich unterschiedliche Auswirkungen auf bestehende Betriebsratsmandate:

111 Wenn aus dem Ursprungsbetrieb lediglich ein **Betriebsteil abgespalten** wird, ohne dass die Identität des Ursprungsbetriebs verloren geht, dann bleibt im **Ursprungsbetrieb** der Betriebsrat als Gremium im Amt und die im Ursprungsbetrieb weiter beschäftigten Betriebsratsmitglieder behalten ihre Funktion als Mitglieder des Betriebsrats.

112 Wird der **abgespaltene Betriebsteil betriebsorganisatorisch verselbständigt** und bildet er damit einen eigenständigen Betrieb i. S. v. § 1 BetrVG, so nehmen die im abgespaltenen Betriebsteil beschäftigten Betriebsratsmitglieder gemeinsam mit den im Ursprungsbetrieb verbleibenden Mandatsträ-

61 Vgl. KAG Bayern 29. 6. 2022 – 2 MV 17/22.
62 Vgl. BAG 22. 8. 2017 – 1 ABR 52/14.
63 LAG Düsseldorf 20. 12. 2022 – 3 TaBV 31/22.

gern das Übergangsmandat wahr. Denn bei der Abspaltung eines Betriebsteils ist der Betriebsrat des abgebenden Betriebes für die Wahrnehmung des Übergangsmandats zuständig, § 21a Abs. 1 Satz 1 BetrVG. In diesem Fall besteht also volle personelle Kontinuität bei der Wahrnehmung des Übergangsmandats.

Das Gleiche gilt, wenn der **abgespaltene Betriebsteil in einen betriebsratslosen Betrieb eingegliedert** wird. Die Zuständigkeit des Betriebsrats des Ursprungsbetriebs zur Wahrnehmung des Übergangsmandats beschränkt sich in diesem Fall nicht nur auf die von ihm bisher vertretenen Arbeitnehmer, also die Arbeitnehmer des abgespaltenen / eingegliederten Betriebsteils. Vielmehr ist der Betriebsrat des Ursprungsbetriebs auch für die Arbeitnehmer des aufnehmenden, bisher betriebsratslosen Betriebes zuständig. Denn eine Beschränkung der Zuständigkeit auf die Arbeitnehmer des abgespaltenen/eingegliederten Betriebsteils widerspricht dem betriebsverfassungsrechtlichen Grundsatz, dass ein Betriebsrat niemals nur für unselbständige Betriebsteile, sondern immer nur für einen Betrieb als Ganzes zuständig sein kann. Außerdem folgt dies aus der Verpflichtung des übergangsweise mandatierten Betriebsrats, einen Wahlvorstand zu bestellen. Diese Verpflichtung kann nicht allein für einen unselbständigen Betriebsteil, sondern muss für den aufnehmenden Betrieb insgesamt wahrgenommen werden. Andernfalls wäre die Wahl wegen Verkennung des Betriebsbegriffes zumindest anfechtbar. Dies gilt auch dann, wenn dem betriebsratslosen Betrieb die größte Zahl der wahlberechtigten Arbeitnehmer zugeordnet war. **113**

Anders ist die Rechtslage jedoch zu beurteilen, wenn der abgespaltene Betriebsteil mit einem anderen Betrieb bzw. mit einem anderen – ebenfalls abgespaltenen – Betriebsteil **zu einem neuen Betrieb i. S. v.** § 1 BetrVG **zusammengelegt wird** und in diesem anderen Betrieb(steil) bereits ein Betriebsrat bestand. In einem solchen Fall ist zunächst zu klären, welcher Betriebsrat Träger des Übergangsmandats wird. Nach der ausdrücklichen gesetzlichen Regelung wird das Übergangsmandat in dem neuen Betrieb von dem Betriebsrat wahrgenommen, dem zum Zeitpunkt der Zusammenfassung der nach der Zahl der wahlberechtigten Arbeitnehmer größte an der Maßnahme beteiligte Betrieb oder Betriebsteil zugeordnet war. In den anderen an der Maßnahme beteiligten abgespaltenen/eingegliederten Betrieb(steil)en verlieren die Betriebsratsmitglieder demgegenüber mit dem Zeitpunkt der betriebsorganisatorischen Veränderung ihr Betriebsratsmandat. Diese (ehemaligen) Betriebsratsmitglieder genießen dann nachwirkenden Kündigungsschutz i. S. v. § 15 KSchG. Gleichfalls zum Verlust des Betriebsratsmandats führt die **Eingliederung des abgespaltenen Betriebsteils** in einen anderen Betrieb, in dem schon ein Betriebsrat besteht, § 21a Abs. 1 Satz 1 BetrVG. **114**

Die betriebsidentitätsvernichtende **Aufspaltung eines Betriebes** in zwei betriebsorganisatorisch selbständige Betriebe i. S. v. § 1 BetrVG hat zur Folge, **115** dass sämtliche Betriebsratsmitglieder des Ursprungsbetriebes für die Dauer des Übergangsmandats ihr Betriebsratsmandat behalten. Das Übergangsmandat bezieht sich dann auf sämtliche aus der Spaltung hervorgegangenen Betriebe. Mit Beendigung des Übergangsmandats beginnt für alle Betriebsratsmitglieder der nachwirkende Kündigungsschutz gem. § 15 KSchG, es sei denn, sie wurden erneut in den Betriebsrat gewählt.

116 Bei der **Zusammenlegung von Betrieben** ist, soweit die einzelnen Fälle der Zusammenlegung nicht schon als Spezialfälle der Betriebsspaltung behandelt wurden (vgl. o.), von Folgendem auszugehen: Werden **mehrere Betriebe eines oder mehrerer Unternehmen/Rechtsträger zu einem neuen Betrieb** i. S. v. § 1 BetrVG **zusammengelegt**, wird das Übergangsmandat in dem neuen Betrieb von dem Betriebsrat wahrgenommen, dem der nach der Zahl der wahlberechtigten Arbeitnehmer größte Betrieb zugeordnet war (s. § 21a Abs. 2 Satz 1 BetrVG). Die Betriebsratsmitglieder der übrigen von der Maßnahme betroffenen Betriebsräte verlieren ihr Mandat und erlangen nachwirkenden Kündigungsschutz. Wird hingegen ein **Betrieb in einen anderen, betriebsratslosen Betrieb** mit der Folge **eingegliedert**, dass der aufnehmende (und betriebsratslose) Betrieb als Betrieb i. S. v. § 1 BetrVG fortbesteht, während der eingegliederte Betrieb untergeht, nimmt der Betriebsrat des untergegangenen Betriebes für alle Arbeitnehmer des neuen Betriebes (auch diejenigen, die bislang nicht durch einen Betriebsrat vertreten waren) das Übergangsmandat wahr. Dies gilt nicht, wenn ein Betrieb in einen anderen Betrieb, in dem bereits ein Betriebsrat besteht, mit der Folge eingegliedert wird, dass der aufnehmende Betrieb als Betrieb i. S. v. § 1 BetrVG fortbesteht und der eingegliederte Betrieb untergeht. In diesem Fall endet das Betriebsratsmandat der Betriebsratsmitglieder des eingegliederten Betriebes mit dem Zeitpunkt der Eingliederung. Ab dem Zeitpunkt der Eingliederung erlangen sie nachwirkenden Kündigungsschutz.

117 In allen Fällen bleibt der Betriebsrat während der Dauer des Übergangsmandats nicht nur als Organ, sondern auch in seiner **bisherigen personellen Zusammensetzung** bestehen und für die neue betriebliche Organisationseinheit zuständig. Betriebsratsmitglieder, die z. B. in einem abgespaltenen Betriebsteil beschäftigt waren und künftig einer anderen Organisationseinheit angehören, scheiden daher nicht wegen Beendigung des Arbeitsverhältnisses oder Verlust der Wählbarkeit gem. § 24 Abs. 1 Nr. 3 oder 4 BetrVG aus dem Betriebsrat aus. Der Schutzzweck dieser Normen schließt ihre Anwendung auf die hier behandelten Fälle aus. Die in § 24 Abs. 1 Nr. 3 und 4 BetrVG angeordnete Beendigung der Mitgliedschaft im Betriebsrat bei Beendigung des Arbeitsverhältnisses oder bei Verlust der Wählbarkeit will verhindern, dass dem Betriebsrat Mitglieder angehören, die nicht mehr zu der Belegschaft gehören, deren Interessen er vertritt. Im Fall des Übergangsmandats behält der Betriebsrat jedoch für eine gewisse Zeit seine Zuständigkeit auch für die Arbeitnehmer des abgespaltenen Betriebsteils. Deshalb ist es zum Zwecke einer angemessenen Interessenvertretung erforderlich, dass diese Arbeitnehmer für den gesamten Zeitraum, in dem der Betriebsrat noch ihre Interessen vertritt, in ihm wie bisher vertreten sind.

c. Dauer des Übergangsmandats

Das **Übergangsmandat ist in seiner Dauer zeitlich befristet**. Dabei sind **zwei Beendigungsalternativen** denkbar. Zum einen endet das Übergangsmandat immer, sobald in dem durch unternehmerische Entscheidung neu entstandenen Betrieb ein **Betriebsrat gewählt und das Wahlergebnis bekannt gegeben** ist. Erstreckt sich das Übergangsmandat des bisherigen Betriebsrats auf mehrere abgespaltene Betriebsteile, endet es in der jeweiligen Einheit jeweils dann, wenn ein Betriebsrat gewählt und dessen Wahlergebnis bekannt gemacht worden ist. Das Übergangsmandat bleibt also so lange erhalten, bis in der letzten von der Maßnahme betroffenen Einheit ein Betriebsrat gewählt ist. **118**

Als zweite Beendigungsalternative kennt das Gesetz die Beendigung durch Zeitablauf. Denn in jedem Fall endet das Übergangsmandat dann, wenn seine **zeitliche Höchstdauer abgelaufen** ist. Dieser Zeitpunkt ist nach § 21a Abs. 1 Satz 3 BetrVG spätestens **nach Ablauf von sechs Monaten nach Wirksamwerden der Spaltung oder der Teilübertragung** des Rechtsträgers erreicht. Bei der Zusammenfassung von Betrieben und/oder Betriebsteilen endet das Übergangsmandat mit Bekanntgabe des Wahlergebnisses, spätestens jedoch ebenfalls nach Ablauf von sechs Monaten, § 21a Abs. 2 Satz 2 BetrVG. Ist daher in einer der Organisationseinheiten nicht rechtzeitig ein Betriebsrat gewählt, endet das Übergangsmandat für diese Einheit, ohne dass ein neuer Betriebsrat gewählt worden ist. **119**

§ 21a BetrVG enthält keine Regelung zum **Beginn des Übergangsmandats**. Nicht maßgeblich ist – im Falle einer Unternehmensumwandlung – der Zeitpunkt der Eintragung der Spaltung/Verschmelzung ins Handelsregister. Da das Übergangsmandat an die Veränderung der betrieblichen Strukturen und damit an einen tatsächlichen Vorgang anknüpft, ist für den **Fristbeginn** in allen Fällen (Umwandlung, Einzelrechtsnachfolge, unternehmensinterne Organisationsveränderung) der **Zeitpunkt der tatsächlichen betriebsorganisatorischen Änderung** entscheidend. Hier wird man auf denjenigen Zeitpunkt abstellen müssen, zu dem ein eigenständiger Leitungsapparat in personellen und sozialen Angelegenheiten entsteht. Der Fristbeginn setzt darüber hinaus eine **offizielle Information des Betriebsrats** über die betrieblich-organisatorische Spaltung/Zusammenfassung, ggf. auch über die unternehmerische Spaltung/Zusammenfassung voraus.[64] **120**

---

64 ArbG Frankfurt/M. 24.9.2001 – 15/18 BV 187/01, AiB 2002, 629.

121 Durch Tarifvertrag oder Betriebsvereinbarung kann die **Dauer des Übergangsmandats** um bis zu sechs Monate **verlängert** werden, § 21a Abs. 1 Satz 4 BetrVG. Die entsprechende Kollektivvereinbarung (Tarifvertrag, Betriebsvereinbarung) muss vor Ablauf der sechsmonatigen Frist wirksam vereinbart sein, denn nach Ablauf dieser Frist ist das Übergangsmandat beendet und kann nicht mehr verlängert werden.

d. Inhalt des Übergangsmandats

122 § 21a BetrVG zielt auf eine unverzügliche Neuwahl von Betriebsräten für die als Folge der Spaltung oder Zusammenfassung von Betrieben betriebsratslosen Organisationseinheiten. Derjenige Betriebsrat, der das Übergangsmandat wahrnimmt, ist zur Vermeidung von betriebsratslosen Zeiten verpflichtet, seine sich aus § 21a Abs. 1 Satz 2 BetrVG ergebende Hauptaufgabe – die **Bestellung eines Wahlvorstandes für die als Folge der Betriebsspaltung** bzw. **der Zusammenfassung von Betrieb(steil)en betriebsratslose Organisationseinheit** – so zügig wahrzunehmen, dass spätestens nach Ablauf von sechs Monaten nach Wirksamwerden der betriebsorganisatorischen Änderung in diesem Betrieb ein Betriebsrat gewählt ist. Die Einsetzung des Wahlvorstandes durch Gesamt- oder Konzernbetriebsrat gem. § 17 Abs. 1 BetrVG oder durch eine Betriebsversammlung gem. § 17 Abs. 2 BetrVG wird durch § 21a Abs. 1 BetrVG verdrängt. § 21a Abs. 1 Satz 2 BetrVG ist gegenüber diesen Vorschriften die speziellere Regelung.

123 Ein **Wahlvorstand** ist im Falle der Abspaltung eines Betriebsteils **ausnahmsweise auch für den Ursprungsbetrieb** zu bestellen, wenn infolge der Abspaltung (und ggf. des damit verbundenen Arbeitgeberwechsels) im Ursprungsbetrieb keine Betriebsratsmitglieder und auch keine Ersatzmitglieder mehr zur Verfügung stehen. Stehen allerdings Ersatzmitglieder zur Verfügung, so rücken diese nach Ablauf des Übergangsmandats in den Betriebsrat nach. Ist nach deren Eintreten die Gesamtzahl der Betriebsratsmitglieder unter die für den Ursprungsbetrieb vorgeschriebene Zahl der Mitglieder des Betriebsrats gesunken, sind von den im Ursprungsbetrieb nachgerückten Betriebsratsmitgliedern (nicht von dem das Übergangsmandat ausübenden Betriebsrat) Wahlen einzuleiten (s. § 13 Abs. 2 Ziff. 2 BetrVG). Stehen zwar genügend Ersatzmitglieder als Nachrücker zur Verfügung, hat sich aber die Belegschaftsstärke i. S. d. § 13 Abs. 2 Nr. 1 in der Weise geändert, dass eine Neuwahl erforderlich wird, so wird die Neuwahl ebenfalls von den nachgerückten Ersatzmitgliedern eingeleitet.

124 Kommt der übergangsweise mandatierte Betriebsrat seiner Aufgabe zur **Bestellung eines Wahlvorstandes** nicht nach, so kann dessen Bestellung gem. §§ 17 Abs. 4 i. V.m 16 Abs. 2 BetrVG unmittelbar durch das Arbeitsgericht erfolgen. Erforderlich ist dann ein Antrag von mindestens drei wahlberechtigten Arbeitnehmern oder einer im Betrieb vertretenen Gewerkschaft.

Der Umfang des Übergangsmandats ist **inhaltlich nicht eingeschränkt**. Der Betriebsrat, der das Übergangsmandat wahrnimmt, ist zur **Wahrnehmung aller Mitwirkungs- und Mitbestimmungsrechte nach dem BetrVG**, vor allem auch im personellen und wirtschaftlichen Bereich, sowie zum Abschluss von Betriebsvereinbarungen befugt. Außerdem berechtigt das Übergangsmandat zur **Wahrnehmung aller Befugnisse im organisatorischen Bereich**. Hierzu zählt z. B. die Durchführung von Betriebsversammlungen oder Sprechstunden. Die von dem übergangsweise mandatieren Betriebsrat getroffenen Entscheidungen und Vereinbarungen wirken für und gegen den neugewählten Betriebsrat. 125

e. Restmandat

Geht ein Betrieb durch **Stilllegung, Spaltung oder Zusammenlegung** unter, 126
so bleibt dessen Betriebsrat nach § 21b BetrVG so lange im Amt, wie dies zur Wahrnehmung der damit im Zusammenhang stehenden Mitwirkungs- und Mitbestimmungsrechte erforderlich ist. Der Betriebsrat nimmt dann ein sog. Restmandat wahr.

Mit der Regelung in § 21b BetrVG wurde zum einen die von der Rechtspre- 127
chung des BAG[65] geschaffene **Rechtsfigur des Restmandats** des Betriebsrats gesetzlich verankert, zum anderen eine Gesetzeslücke geschlossen, die auch nicht vom Übergangsmandat des Betriebsrats gem. § 21a BetrVG erfasst wird. Die Bestimmung ist zwingend. Sie sichert das Recht des Betriebsrats, die mit der Auflösung der Betriebsorganisation zusammenhängenden betriebsverfassungsrechtlichen Befugnisse über das Ende seiner Amtszeit hinaus wahrzunehmen. Das Restmandat ist daher kein Vollmandat.

Das Entstehen eines Übergangsmandats schließt ein Restmandat nicht aus; 128
vielmehr ergänzen sich Restmandat und Übergangsmandat gegenseitig. Während das Übergangsmandat diejenigen Fälle betrifft, in denen bestehende betriebliche Organisationsstrukturen eines Unternehmens durch Aufteilung oder Zusammenlegung zwar geändert werden, die vorhandenen sachlichen und personellen Mittel jedoch im Grundsatz erhalten bleiben und in einer anderen Organisationsform weiter genutzt werden, bezieht sich das Restmandat des § 21b BetrVG auf den Fall des Untergangs der betrieblichen Organisationseinheit, also die Stilllegung eines Betriebs. Die **Betriebsstilllegung** ist also schon deshalb kein Anwendungsfall des Übergangsmandates, weil die betriebliche Organisationsbasis des Betriebsrats weggefallen ist.

Das **Restmandat dient der Sicherung der Beteiligungsrechte** des Betriebs- 129
rats insbesondere gem. der §§ 111, 112 BetrVG. Bis zur Stilllegung bleibt das Betriebsratsmandat unzweifelhaft erhalten. Für den Zeitraum danach wirkt das Restmandat. Der Betriebsrat soll auch bei der Betriebsstilllegung

65 Vgl. nur BAG 16.6.1987 – 1 AZR 528/85.

in die Lage versetzt werden, den Versuch eines Interessenausgleichs bis zur Einigungsstelle zu gehen bzw. einen Sozialplan durch die Einigungsstelle erzwingen zu lassen, und nicht durch geschicktes Taktieren des Arbeitgebers bei der Durchführung der Stilllegung seine Mitwirkungsrechte verlieren.

VII. Beteiligungsrechte des Betriebsrats in wirtschaftlichen Angelegenheiten bei Betriebsübergängen

Inhaltsübersicht Rn.

1. Vorliegen einer Betriebsänderung nach § 111 Satz 3 BetrVG

a. Vorbemerkung

Die §§ 111, 112 BetrVG räumen dem Betriebsrat bestimmte Beteiligungsrechte in einem gesetzlich definierten Verfahren bei dem Abschluss von **Interessenausgleich und Sozialplan** ein. Voraussetzung für die Anwendbarkeit von § 111 BetrVG ist die Planung einer **Betriebsänderung**. Im Zusammenhang mit einer rechtsgeschäftlichen bzw. umwandlungsrechtlichen Rechtsnachfolge kommen hierfür vor allem der **Zusammenschluss von Betrieben** und die **Spaltung von** in Frage. Demgegenüber gilt nach überwiegender Meinung **der reine Betriebsübergang** nicht als Betriebsänderung. **130**

Sind die Voraussetzungen einer Betriebsänderung nach § 111 Satz 3 BetrVG erfüllt, wird das **Vorliegen einer Betriebsänderung** i. S. v. § 111 Satz 1 BetrVG gesetzlich **fingiert**, also gesetzlich festgestellt. Der Nachweis wesentlicher Nachteile für die Belegschaft oder aber erheblicher Teile der Belegschaft, wie dies grundsätzlich § 111 Satz 1 BetrVG erfordert, ist nicht notwendig. Die Beteiligungsrechte des Betriebsrats bei einer Betriebsänderung im Hinblick auf den Interessenausgleich entfallen daher nicht deshalb, weil im Einzelfall solche wesentlichen Nachteile nicht zu befürchten sind. Ob ausgleichs- oder milderungswürdige Nachteile entstehen oder entstanden sind, ist bei der Aufstellung des Sozialplans zu prüfen und notfalls von der Einigungsstelle nach billigem Ermessen zu entscheiden. **131**

Für das Vorliegen einer Betriebsänderung sind **gesellschaftsrechtliche Veränderungen ohne Bedeutung**. Eine Verschmelzung von Unternehmen stellt für sich betrachtet keine Betriebsänderung dar, es sei denn, sie hätte solche Auswirkungen auf betrieblicher Ebene, wie sie in § 111 Satz 3 definiert sind. **132**

Ein »Durchschlagen« auf die Betriebsebene ist in der Weise denkbar, dass vor, mit oder nach der gesellschaftsrechtlichen Verschmelzung Betriebe oder Betriebsteile aus beiden Unternehmen zusammengeschlossen werden. Dies gilt entsprechend für eine gesellschaftsrechtliche Spaltung. Ausschließlich **gesellschaftsrechtliche Änderungen** lösen folglich für sich ebenfalls keine Mitbestimmungsrechte des Betriebsrats nach § 111 BetrVG aus. Das gilt insbesondere in den folgenden Fällen:

- Die Spaltung eines Rechtsträgers führt auf der Ebene des Betriebes zur **Bildung eines Gemeinschaftsbetriebes mehrerer Unternehmen**.
- Die Spaltung führt zur Entstehung einer Anlage- und einer Betriebsgesellschaft i. S. v. § 132 UmwG.

b. Zusammenschluss mit anderen Betrieben

133 Der **Zusammenschluss mit anderen Betrieben** stellt nach § 111 Satz 3 Ziff. 3 BetrVG ausdrücklich eine Betriebsänderung dar. In diesem Zusammenhang ist auch ein **Betriebsteil**, der nach **§ 4 Satz 1 BetrVG** als Betrieb gilt, für die Anwendung des § 111 BetrVG als Betrieb anzusehen. § 111 Satz 3 Ziff. 3 BetrVG bezieht sich auch auf »**wesentliche Betriebsteile**«. Dies ergibt sich zwar nicht unmittelbar aus dem Wortlaut der Bestimmung. Die Regelung ist jedoch entsprechend anzuwenden. Denn die möglichen Auswirkungen auf die Arbeitnehmer sind keine anderen als beim Zusammenschluss ganzer Betriebe. Es ist deshalb in diesem Zusammenhang auch unerheblich, ob es sich bei dem wesentlichen Betriebsteil um einen **unselbständigen Betriebsteil** handelt. Ein Betriebsteil ist auch dann ein wesentlicher i. S. d. § 111 Satz 3 Nr. 1 BetrVG, wenn in ihm ein erheblicher Teil der Arbeitnehmer des Gesamtbetriebs beschäftigt ist. Dabei gelten die Zahlen- und Prozentangaben in § 17 Abs. 1 KSchG über die Anzeigepflicht bei Massenentlassungen als Maßstab.[66]

134 Demnach kommen als betriebsändernder **Zusammenschluss von Betrieben/Betriebsteilen** vor allem folgende Fallgruppen in Betracht:

- Ein abgespaltener Betriebsteil wird in einen anderen Betrieb eingegliedert.
- Ein abgespaltener Betriebsteil wird mit einem anderen Betrieb zu einem neuen Betrieb i. S. v. § 1 BetrVG zusammengelegt.
- Ein abgespaltener Betriebsteil wird mit einem anderen, ebenfalls abgespaltenen Betriebsteil zu einem neuen Betrieb zusammengelegt.
- Zwei Betriebe werden zu einem neuen Betrieb zusammengeschlossen.
- Ein Betrieb wird in einen anderen Betrieb mit der Folge eingegliedert, dass der aufnehmende Betrieb als Betrieb weiterbesteht, während der eingegliederte Betrieb untergeht.

66 Vgl. BAG 21. 10. 1980 – 1 AZR 145/79.

Der Zusammenschluss von Betrieben (oder Betriebsteilen) kann auch zur **Bildung eines Gemeinschaftsbetriebes mehrerer Unternehmen** führen oder einen solchen betreffen. Auch dann liegt eine Betriebsänderung vor. Die Bildung eines einheitlichen Leitungsapparats ist jedenfalls immer eine wesentliche Organisationsänderung. **135**

Eine Betriebsänderung in der Form eines Zusammenschlusses mehrerer Betriebe ist auch bei einer nach § 3 Abs. 1 oder Abs. 2 BetrVG gewillkürten (in der Regel tariflichen) Vertretungsstruktur möglich.[67] **135a**

c. Spaltung von Betrieben

Als Betriebsänderung i. S. v. § 111 Satz 1 BetrVG gilt gem. § 111 Satz 3 Nr. 3 BetrVG ebenfalls die **Spaltung von Betrieben**. Eine Betriebsänderung in der Form einer Spaltung mehrerer Betriebe ist auch bei einer nach § 3 Abs. 1 oder Abs. 2 BetrVG gewillkürten (in der Regel tariflichen) Vertretungsstruktur möglich.[68] **136**

§ 111 Satz 3 Nr. 3 BetrVG erfasst auch so genannte **Bagatellabspaltungen**, denn das Vorliegen der Voraussetzungen »wesentlicher Nachteile für erhebliche Teile der Belegschaft« ist gerade nicht tatbestandliches Merkmal von § 111 Satz 3 BetrVG.[69] Nach der Rechtsprechung des BAG[70] reicht die Abspaltung einer veräußerungsfähigen Einheit aus, wobei es sich nicht um einen wesentlichen Betriebsteil handeln muss.[71] Die Grenze des § 17 KSchG muss nicht erreicht sein. So gilt z. B. die Verselbständigung des Kantinenbereichs mit 40 Beschäftigten auch dann als Betriebsänderung, wenn dieser Bereich im Verhältnis zum Gesamtbetrieb mit 2000 Beschäftigten nur eine relativ kleine Einheit darstellt. **137**

Gliedert daher der Arbeitgeber einen Betriebsteil aus, um ihn auf ein anderes Unternehmen zu übertragen, liegt in der **organisatorischen Spaltung des Betriebes** eine mitbestimmungspflichtige Betriebsänderung i. S. v. § 111 Satz 3 Nr. 3 BetrVG.[72] Dagegen liegt in der Teilstilllegung eines Betriebes keine Spaltung des Betriebes. Teilstilllegung und Spaltung schließen sich wechselseitig aus.[73] **138**

Ein Betrieb kann innerhalb desselben Unternehmens gespalten werden. Es handelt sich dann um eine so genannte **unternehmensinterne Umstrukturierungsmaßnahme**, also nicht um einen Betriebsübergang, weil die un- **139**

---

67 Siehe BAG 21. 6. 2023 – 7 ABR 19/22.
68 Siehe BAG 21. 6. 2023 – 7 ABR 19/22.
69 LAG Bremen 21. 10. 2004 – 3 Sa 77/04.
70 BAG 10. 12. 1996 – 1 ABR 32/96.
71 BAG 18. 3. 2008 – 1 ABR 77/06.
72 Vgl. BAG 10. 12. 1996 – 1 ABR 32/96.
73 BAG 18. 3. 2008 – 1 ABR 77/06.

ternehmerische Maßnahme innerhalb desselben Unternehmens (desselben Arbeitgebers) durchgeführt wird. Ein Betriebsübergang setzt immer einen Arbeitgeberwechsel voraus.

140 Die Änderung der betrieblichen Organisation ist häufig eine **notwendige Vorbereitungsmaßnahme für eine spätere Ausgliederung**. Das gilt z. B. dann, wenn die für eine Ausgliederung vorgesehenen Funktionen beim Veräußerer noch nicht als Teilbetrieb organisiert sind. Dann ist der Veräußerer – wenn er später einen Betriebsübergang veranlassen will – zwingend zu einer vorausgehenden Neuordnung seines Betriebes in Form der Bündelung der für die Ausgliederung vorgesehenen Funktionen zu einem eigenständigen Betriebsteil verpflichtet, weil nur ein Betriebsteil, nicht jedoch bloße Funktionen bzw. Tätigkeiten Gegenstand eines Betriebsübergangs sein können. Die Gründung eines solchen Betriebsteils ist dann für sich gesehen eine Betriebsänderung i. S. v. § 111 BetrVG; es handelt sich jedenfalls um eine wesentliche Änderung der betrieblichen Organisation. Die Rechtsprechung hat dieses Vorgehen für zulässig erachtet.[74] Allerdings erwächst daraus für den Betriebsrat eine Verhandlungsposition, die auch wichtig für die Gestaltung des späteren Betriebsübergangs werden kann.

141 Die Spaltung eines Betriebes kann auch Folge der rechtsgeschäftlichen oder umwandlungsrechtlich bedingten Übertragung eines Betriebsteils sein.

142 Als **Tatbestände einer betriebsändernden Betriebsspaltung** kommen vor allem folgende Fallkonstellationen in Betracht:

- Ein Betrieb wird in der Weise aufgespalten, dass zwei betriebsorganisatorisch selbständige Betriebe i. S. v. § 1 BetrVG entstehen.
- Ein Betriebsteil wird vom Ursprungsbetrieb abgespalten und betriebsorganisatorisch verselbständigt oder in einen bestehenden Betrieb eingegliedert; der Ursprungsbetrieb bleibt bestehen.

143 Von einer Betriebsänderung in Form einer Betriebsaufspaltung sind alle Arbeitnehmer des ursprünglich einheitlichen Betriebes betroffen.[75] Das Augenmerk bei etwaigen Interessenausgleichsverhandlungen ist deshalb nicht nur auf diejenigen Beschäftigten zu richten, die auf einen anderen Arbeitgeber übergehen, sondern auch auf diejenigen, die beim Veräußerer verbleiben, denn auch dort kann die Spaltung Nachteile mit sich bringen (wie z. B. Arbeitsverdichtung, veränderte Jobprofile etc.).

d. Verhältnis zwischen Betriebsübergang und Betriebsänderung

144 Nach ständiger Rechtsprechung des BAG[76] stellt der **reine Betriebsübergang** – also die Übertragung eines Betriebes als Ganzes unter Wahrung

74 LAG Hamburg 26.4.2017 – 6 Sa 76/16.
75 Vgl. BAG 16.6.1987 – 1 ABR 41/85.
76 Vgl. nur BAG 17.3.1987 – 1 ABR 47/85.

seiner Identität – keine Betriebsänderung i. S. v. § 111 BetrVG dar. § 613a BGB habe eine die Arbeitnehmer schützende Sonderregelung für den rechtsgeschäftlichen – aber auch für den umwandlungsbedingten – Betriebsübergang getroffen.[77] Die (eigentums-)rechtliche Zuordnung eines Betriebes wirke sich nicht auf den Betrieb als arbeitstechnische bzw. arbeitsorganisatorische Einheit aus.

Obgleich der bloße Betriebsübergang nach der Rechtsprechung des *BAG* keine Betriebsänderung darstellt, begegnet die **Ausklammerung des Betriebsübergangs** aus dem Verhandlungsverfahren der §§ 111 ff. vor dem Hintergrund der Richtlinie 2002/14/EG zur Unterrichtung und Anhörung der Arbeitnehmer **europarechtlichen Bedenken**. **145**

Die **Richtlinie 2002/14/EG** verlangt Unterrichtung und Anhörung auch in Bezug auf solche Entscheidungen, die »wesentliche Veränderungen der Arbeitsverträge« mit sich bringen können. Diese Voraussetzung ist im Fall des Betriebsübergangs zweifellos erfüllt, denn der Austausch des früheren Arbeitgebers (des Veräußerers) durch den neuen Arbeitgeber (den Erwerber) stellt wohl eine der gravierendsten Veränderungen der arbeitsrechtlichen Beziehungen dar. Nach Art. 4 Abs. 4 Buchst. e der Richtlinie muss der Meinungsaustausch in diesem Fall »mit dem Ziel« erfolgen, »eine Vereinbarung zu erreichen«. Dieses Erfordernis erfüllt nach deutschem Recht aber das Verhandlungsverfahren nach §§ 111, 112 BetrVG. Vor diesem Hintergrund wäre es nur sachgerecht, den Betriebsübergang auch dann in das Verhandlungsverfahren nach den §§ 111, 112 BetrVG einzubeziehen, wenn die Voraussetzungen der in § 111 Satz 3 BetrVG genannten Ziff. 1–5 im Einzelfall nicht erfüllt sind. Das wäre durchaus auch möglich, weil § 111 Satz 3 keine abschließende Aufzählung enthält. **146**

Ein Betriebsübergang kann aber mit einer Betriebsänderung zusammenfallen. In diesem Fall ist auch nach der Rechtsprechung des *BAG* der Anwendungsbereich des § 111 Satz 1 BetrVG und damit der Weg zur Einigungsstelle eröffnet. Daher ist eine **Betriebsänderung anlässlich eines Betriebsübergangs** durchaus möglich.[78] **147**

Hierfür kommen – mit Ausnahme der Stilllegung des ganzen Betriebes oder von wesentlichen Betriebsteilen gem. § 111 Satz 3 Nr. 1 BetrVG – sämtliche weiteren und in § 111 Satz 3 BetrVG aufgeführten Betriebsänderungstatbestände in Betracht, also **148**

- die Einschränkung des ganzen Betriebes oder wesentlicher Betriebsteile, § 111 Satz 3 Nr. 1 BetrVG,
- die Verlegung des ganzen Betriebes oder wesentlicher Betriebsteile, § 111 Satz 3 Nr. 2 BetrVG,

---

77 Vgl. BAG 4. 12. 1979 – 1 AZR 843/76.

78 So auch BAG 4. 12. 1979 – 1 AZR 843/76; BAG 16. 6. 1987 – 1 ABR 41/85.

- grundlegende Änderungen der Betriebsorganisation, des Betriebszwecks oder der Betriebsanlagen, § 111 Satz 3 Nr. 4 BetrVG, sowie
- die Einführung grundlegend neuer Arbeitsmethoden und Fertigungsverfahren, § 111 Satz 3 Nr. 5 BetrVG.

Die Erörterung dieser Betriebsänderungstatbestände ist nicht Gegenstand dieses Basiskommentars. Insoweit wird auf die einschlägige Kommentarliteratur verwiesen.[79]

2. Das Verfahren zum Abschluss eines Interessenausgleichs

a. Unterrichtung des Wirtschaftsausschusses

149 In Unternehmen mit in der Regel mehr als einhundert ständig beschäftigten Arbeitnehmern ist nach § 106 BetrVG ein Wirtschaftsausschuss zu bilden. Der Wirtschaftsausschuss hat die Aufgabe, wirtschaftliche Angelegenheiten mit dem Unternehmer zu beraten und den Betriebsrat bzw. den Gesamtbetriebsrat – je nach dem, bei welchem Gremium der Wirtschaftsausschuss zu bilden ist – als dessen **Hilfsorgan** zu unterrichten. Zu diesem Zweck hat der Unternehmer den Wirtschaftsausschuss rechtzeitig und umfassend über die wirtschaftlichen Angelegenheiten des Unternehmens unter Vorlage der erforderlichen Unterlagen zu informieren, soweit dadurch nicht Betriebs- und Geschäftsgeheimnisse des Unternehmens gefährdet werden. Ebenso hat er die sich daraus ergebenden Auswirkungen auf die Personalplanung darzustellen.

150 Die Information des Wirtschaftsausschusses ist nur dann **rechtzeitig** im Sinne des § 106 BetrVG, wenn die Planungen des Arbeitgebers noch nicht abgeschlossen sind. Der Wirtschaftsausschuss ist *vor* dem Betriebsrat/Gesamtbetriebsrat zu unterrichten. Der Unternehmer darf den Wirtschaftsausschuss nicht vor vollendete Tatsachen stellen, sonst ist eine Beratung sinnlos. Ein konkretes Informationsbegehren des Wirtschaftsausschusses ist nicht erforderlich. Der Unternehmer muss bei Vorliegen der in § 106 Abs. 3 BetrVG aufgeführten Unterrichtungstatbestände von sich aus tätig werden und den Wirtschaftsausschuss unaufgefordert unterrichten. Bei verspäteter Unterrichtung ist eine Einflussnahme auf die Willensbildung des Unternehmers nicht mehr möglich.

151 Plant die **Konzernspitze** unterrichtungspflichtige Maßnahmen und sind die nachgeordneten Unternehmen nicht in die Planung einbezogen, so ändert dies nichts an der Unterrichtungs- und Beratungspflicht gegenüber dem Wirtschaftsausschuss des nachgeordneten Unternehmens durch dessen Geschäftsführung. Diese ist vielmehr verpflichtet, sich die Informationen, die für die Unterrichtung des Wirtschaftsausschusses erforderlich sind, von der

---

79 Vgl. insb. DKW-*Däubler*, § 111 Rn. 43 ff.

Konzernleitung zu beschaffen. Andernfalls liefe der gesetzliche Anspruch des Wirtschaftsausschusses im nachgeordneten Unternehmen ins Leere. Die Geschäftsführung des nachgeordneten Unternehmens kann sich daher nicht auf »Nicht-Wissen« berufen.[80]

Die Unterrichtung muss **umfassend** erfolgen. Dies setzt voraus, dass der 152
Wirtschaftsausschuss über sämtliche für den Unternehmer maßgeblichen Entscheidungsgrundlagen und Planungen unterrichtet wird. Es gilt der Grundsatz der Informationsparität. Nur so wird der Wirtschaftsausschuss in die Lage versetzt, sich auf seine Sitzungen gründlich vorzubereiten[81] und die wirtschaftliche Angelegenheit **auf Augenhöhe mit dem Unternehmer** zu **beraten**. Der Wirtschaftsausschuss muss aufgrund der Unterrichtung zu einer sachgemäßen Beratung und zu eigenen Alternativvorschlägen zu der unternehmerischen Planung in der Lage sein.

Was im Einzelfall an Vorbereitung erforderlich ist, hängt weitgehend vom 153
jeweiligen Beratungsgegenstand ab. Der Unternehmer ist verpflichtet, Unterlagen mit umfangreichen Daten und Zahlen schon vor der Sitzung vorzulegen. Dem Wirtschaftsausschuss sind die erforderlichen Unterlagen selbst vorzulegen, eine Darstellung ausschließlich in Form einer Präsentation ist nicht ausreichend. Im Falle einer Unternehmensübernahme benennt das Gesetz in § 106 Abs. 2 Satz 2 BetrVG besondere Informationspflichten. Der Unternehmer kann auch verpflichtet sein, die Unterlagen den Mitgliedern des Wirtschaftsausschusses zeitweise – zur Vorbereitung auf die Sitzung – zu überlassen.[82] Überlässt der Unternehmer dem Wirtschaftsausschuss die entsprechenden Unterlagen, so sind diese – mangels anderweitiger Abrede mit dem Unternehmer – unverzüglich nach Beendigung der Sitzung zurückzugeben.

Die Mitglieder des Wirtschaftsausschusses haben nach der Rechtsprechung 154
des BAG allerdings kein Recht, sich von den überlassenen Unterlagen ohne Zustimmung des Unternehmers **Kopien oder Abschriften** anzufertigen.[83] Diese Auffassung ist praxisfremd und stört den Sitzungsablauf, gerade wenn es um umfangreiche Unterlagen und komplexe Themenstellungen geht. Denn gem. § 108 Abs. 3 BetrVG besteht das Einsichtsrecht gerade während der Wirtschaftsausschusssitzung. Außerdem ist eine gleichberechtigte Diskussion und Beratung mit dem Arbeitgeber nur möglich, wenn der Wirtschaftsausschuss die Unterlagen vor Augen hat.

Die Unterrichtungspflicht des Unternehmers erstreckt sich auch auf die 155
sich aus der wirtschaftlichen Angelegenheit ergebenden **Auswirkungen auf die Personalplanung**. Damit ist automatisch auch die Personalplanung

80 LAG Hamburg 19.7.2018 – 21 TaBV 33/18.
81 BAG 20.11.1984 – 1 ABR 64/82.
82 BAG 20.11.1984 – 1 ABR 64/82.
83 BAG 20.11.1984 – 1 ABR 64/82.

selbst Gegenstand der Unterrichtung und Beratung mit dem Wirtschaftsausschuss.

156 Die Unterrichtungspflicht und die Verpflichtung des Unternehmers zur Vorlage notwendiger Unterlagen ist nach § 106 Abs. 1 BetrVG nur dann eingeschränkt, wenn **Betriebs- und Geschäftsgeheimnisse** des Unternehmers gefährdet werden. Für eine entsprechende Gefährdung bedarf es konkreter objektiver Anhaltspunkte. Bei seiner Ermessensentscheidung muss der Unternehmer berücksichtigen, dass die Mitglieder des Wirtschaftsausschusses nach § 79 Abs. 2 BetrVG ohnehin zur Geheimhaltung verpflichtet sind. Eine solche Gefährdung kann daher nur in seltenen Ausnahmefällen in Betracht kommen, wenn eine konkrete Gefahr für einen tatsächlichen »Störfall« besteht.

157 Daran ändert auch das sog. **Geschäftsgeheimnisgesetz** (GeschGehG) nichts. Mit diesem Gesetz ist die europäische Geheimnisschutzrichtlinie (EU) 2016/943 vom 8. Juni 2016 umgesetzt worden. Danach unberührt bleiben aber die Rechte der Arbeitnehmervertretungen. Denn nach § 3 Abs. 1 Nr. 3 des Gesetzes darf ein Geschäftsgeheimnis ausdrücklich durch »ein Ausüben von Mitwirkungs- und Mitbestimmungsrechten einer Arbeitnehmervertretung erlangt werden«. Dazu gehören auch die Informationsrechte des Betriebsrats und des Wirtschaftsausschusses. Da nach § 3 Abs. 2 GeschGehG ein Geschäftsgeheimnis auch »erlangt, genutzt oder offengelegt werden darf, wenn dies durch Gesetz gestattet ist«, ist auch die Weitergabe der Informationen innerhalb des zuständigen Betriebsrats erlaubt. Vor diesem Hintergrund kann auch die Übermittlung von Insiderinformationen zu einer ordnungsgemäßen Unterrichtung gehören. Die Information gegenüber dem Wirtschaftsausschuss ist dann nicht »unbefugt« i. S. v. § 106 Abs. 2 BetrVG.

158 Der Wirtschaftsausschuss kann sachkundige Arbeitnehmer des Unternehmens einschließlich der in § 5 Abs. 3 genannten Angestellten hinzuziehen, wie sich aus § 108 Abs. 2 BetrVG ergibt. Für die Hinzuziehung und die Verschwiegenheitspflicht von Sachverständigen gilt § 80 Abs. 3 und 4 entsprechend. Der Wirtschaftsausschuss dem Betriebsrat hat über jede Sitzung unverzüglich und vollständig zu berichten, § 108 Abs. 4 BetrVG.

159 Nach § 109 BetrVG entscheidet auf Anrufung des Betriebsrats bzw. des Gesamtbetriebsrats (nicht des Wirtschaftsausschusses selbst) die **Einigungsstelle**, wenn eine Auskunft über wirtschaftliche Angelegenheiten des Unternehmens im Sinne des § 106 entgegen dem Verlangen des Wirtschaftsausschusses nicht, nicht rechtzeitig oder nur ungenügend erteilt wird und hierüber zwischen Unternehmer und (Gesamt)Betriebsrat eine Einigung nicht zustande kommt. Unzureichend ist die Auskunftserteilung auch dann, wenn der Unternehmer die erforderlichen Unterlagen i. S. d. § 106 BetrVG nicht offengelegt hat. Erforderlich ist ein ausdrückliches Auskunftsverlangen, allerdings nicht ein diesbezüglicher Beschluss des Wirtschaftsausschusses.

Die Einigungsstelle überprüft, ob im konkreten Fall eine Auskunftspflicht des Unternehmers besteht.[84] Die Einigungsstelle kann auch dann angerufen werden, wenn über Umfang und Zeitpunkt der Auskunftserteilung Streit besteht, ebenso bei Streitigkeiten über die Erläuterung des Jahresabschlusses nach § 108 Abs. 5, über das Einsichtsrecht in Unterlagen nach § 108 Abs. 3 und über die Verpflichtung des Arbeitgebers zur Vorlage des Wirtschaftsprüferberichts.[85] Ebenfalls im Einigungsstellenverfahren ist die Frage zu klären, ob der Unternehmer zur Auskunftsverweigerung berechtigt ist, weil andernfalls Betriebs- oder Geschäftsgeheimnisse gefährdet würden.

Gem. § 106 Abs. 3 Nr. 8 BetrVG ist der **Zusammenschluss und die Spaltung von Unternehmen und Betrieben** ein durch das BetrVG vorgegebener Unterrichtungstatbestand. Der Zusammenschluss von Unternehmen ist deren Verschmelzung, die Spaltung z. B. dessen Aufspaltung in Besitz- und Betriebsgesellschaft. Auf das Vorliegen einer Betriebsänderung kommt es für die Unterrichtung des Wirtschaftsausschusses nicht an (vgl. zu den Einzelheiten einer Betriebsänderung Teil B Rn. 130 ff.). **160**

Bei der **Unterrichtung über** den **Zusammenschluss und die Spaltung von Unternehmen oder Betrieben** sind dem Wirtschaftsausschuss im Fall der **Anwendbarkeit des UmwG** auch die einzelnen Umwandlungsverträge bzw. Entwürfe zur Kenntnis zu bringen. In die Unterrichtung gleichfalls einzubeziehen sind die potenziellen Auswirkungen auf betrieblicher Ebene einschließlich potenzieller Betriebsübergänge. Diejenigen Tatsachen, über die der Betriebsrat (ggf. Gesamtbetriebsrat und/oder Konzernbetriebsrat) nach dem UmwG zu unterrichten ist, stellen eine Untergrenze für die Informationen dar, die der Wirtschaftsausschuss erhalten muss. Bezüglich der Folgen für die Arbeitnehmer müssen mindestens die von § 613a Abs. 5 BGB geforderten Angaben gemacht werden. Außerdem sind die möglichen Gefahren für die Arbeitnehmer zu bezeichnen, insb. soweit z. B. ein Personalabbau oder eine Verlegung eines Betriebes oder Betriebsteils im Raume steht. **Außerhalb der Anwendbarkeit des UmwG** gelten die vorstehend aufgeführten Informationspflichten entsprechend. **161**

Häufig wirken sich die Verschmelzung und Spaltung eines Unternehmens auch auf die **Betriebsorganisation** und die **Betriebsabläufe** aus. Auch hierüber ist der Wirtschaftsausschuss zu unterrichten. Ob es sich hierbei um grundlegende Änderungen handelt, ist – im Unterschied zu § 111 Satz 3 Nr. 4 und 5 BetrVG – nicht entscheidend. **162**

Ebenfalls in Betracht kommt als Anknüpfungspunkt für eine Unterrichtung § 106 Abs. 3 Nr. 10 BetrVG (»**Sonstige für die Arbeitnehmer bedeutsame Vorgänge und Vorhaben**«). Unter diese Generalklausel fallen alle Vorgänge und Vorhaben, die die Interessen der Arbeitnehmer im sozialen, politischen, **163**

84 BAG 17.9.1991 – 1 ABR 74/90.
85 BAG 8.8.1978, DB 1978, 1695.

karitativen, kulturellen oder wirtschaftlichen Bereich wesentlich berühren können und nicht von den in § 106 Abs. 3 Nr. 1–9a geregelten Fallgestaltungen erfasst sind. Voraussetzung ist, dass die Interessen der Arbeitnehmer wesentlich berührt sein können.

164 Von der **Generalklausel** nach § 106 Abs. 3 Nr. 10 BetrVG erfasst werden z. B. Rechtsstreitigkeiten von grundlegender Bedeutung, die allgemeine wirtschaftliche Lage der Branche, Auswirkungen der Steuerpolitik oder der Energiepolitik (im Bereich der Energieversorgungsunternehmen), Umstrukturierung und Entflechtung (unbundling) von Energieversorgungsunternehmen, die Veräußerung sog. Randsparten bzw. die »Bereinigung des Portfolios«, die Veräußerung des Nichtkerngeschäfts, die Übertragung von Aufgaben des Stammpersonals auf Fremdpersonal in nicht nur unerheblichem Umfang, die Verlagerung der Produktion ins Ausland, die Einführung von Matrix-Strukturen und »Balanced Scorecards«, die Realisierung von Industrie 4.0 (digitale Vernetzung der Arbeitsprozesse) und ein beabsichtigter Börsengang.

165 Auch die **Planung eines Betriebsübergangs** ist von der Generalklausel des § 106 Abs. 3 Nr. 10 BetrVG erfasst.[86] Es handelt sich schon deshalb um eine gravierende Veränderung für die betroffenen Arbeitnehmer, weil § 613a BGB zu einem automatischen Arbeitgeberwechsel führt. Unter § 106 Abs. 3 Nr. 10 BetrVG fällt auch die Absicht, sämtliche Geschäftsanteile der GmbH auf einen neuen Gesellschafter zu übertragen (**share deal**). Der notarielle Vertrag über die Veräußerung der Geschäftsanteile betrifft demgegenüber das Verhältnis zwischen dem bisherigen und dem neuen Gesellschafter. Nach der Rechtsprechung des *BAG* handelt sich deshalb nicht um eine Unterlage des Unternehmens, die nach § 106 Abs. 2 BetrVG dem Wirtschaftsausschuss vorzulegen ist.[87] Eine Ausnahme gelte dann, wenn der Vertrag auch Absprachen über die zukünftige Geschäftspolitik enthält.[88] Der Unternehmer hat dem Wirtschaftsausschuss daher mitzuteilen, ob im Zusammenhang mit der Abtretung der Geschäftsanteile Absprachen über die künftige Geschäftsführung und Geschäftspolitik erfolgt sind.[89]

b. Unterrichtung und Beratung mit dem Betriebsrat

166 Nach § 111 Satz 1 BetrVG hat der Unternehmer in Unternehmen mit in der Regel mehr als 20 wahlberechtigten Arbeitnehmern den Betriebsrat über **geplante Betriebsänderungen** rechtzeitig und umfassend zu unterrichten und die geplante Betriebsänderung mit dem Betriebsrat zu beraten.

---

86 Nur BAG 22. 1. 1991 – 1 ABR 38/89.
87 BAG 22. 1. 1991 – 1 ABR 38/89.
88 BAG 22. 1. 1991 – 1 ABR 38/89.
89 BAG 22. 1. 1991 – 1 ABR 38/89.

Das Beteiligungsrecht des Betriebsrats betrifft die jeweilige, auf eine Betriebsänderung abzielende Entscheidung des Unternehmers. Nach dem Zweck des Beteiligungsrechts muss der Betriebsrat so rechtzeitig unterrichtet werden, dass er noch Einfluss auf die unternehmerische Planung nehmen kann, **in dem hier behandelten Zusammenhang also insbesondere auf die Zusammenlegung und Spaltung von Betrieben und daraus resultierende Änderungen der Organisation und Arbeitsabläufe**. **167**

Maßgebender Zeitpunkt für die nach § 111 Satz 1 BetrVG erforderliche Unterrichtung des Betriebsrats und die Beratung der Betriebsänderung mit dem Betriebsrat ist deshalb der Zeitpunkt, in dem der Unternehmer in die **Planungsphase** eintritt. Steht die konkrete Maßnahme schon in allen grundsätzlichen, wesentlichen Einzelheiten aus Sicht der Unternehmensleitung fest, ist die Unterrichtung des Betriebsrats verspätet. Denn die vom BetrVG geforderte Möglichkeit zur beratenden Einflussnahme auf die unternehmerische Entscheidung besteht dann nicht mehr. **168**

Der Arbeitgeber darf noch nicht abschließend über die Betriebsänderung entschieden haben. **Der Arbeitgeber darf den Betriebsrat nicht vor vollendete Tatsachen stellen**. Sind die Würfel bereits gefallen, so wird die Intention des Gesetzgebers verfehlt und es erübrigt sich die Beratung über die geplante Betriebsänderung. **169**

Das Beteiligungsrecht des Betriebsrats nach § 111 BetrVG setzt ein, sobald die **Planung des Unternehmers zu einer gewissen Reife gelangt** ist, d.h. sobald der Unternehmer sich im Grundsatz entschlossen hat, eine Maßnahme – allerdings vorbehaltlich der Bemühungen um eine Einigung mit dem Betriebsrat – durchzuführen. Eine solche geplante Betriebsänderung liegt dann vor, wenn der Arbeitgeber **aufgrund abgeschlossener Prüfungen und Strukturkonzepte** grundsätzlich **zu einer Betriebsänderung entschlossen** ist. Die unternehmerische Planung in Form der geplanten Betriebsänderung muss hinreichend bestimmt, Art und Umfang der angestrebten Maßnahme bekannt sein.[90] Von diesem Zeitpunkt an hat der Unternehmer den Betriebsrat zu unterrichten und die Betriebsänderung mit ihm zu beraten. **170**

Erforderlich ist also, dass sich die Planung des Unternehmers in gewissem Umfang verdichtet und konkretisiert hat. **Lediglich vorläufige Konzepte und Vorüberlegungen sind allein noch keine Planung** im Sinne des § 111 Satz 1 BetrVG und lösen noch keine Beteiligungsrechte des Betriebsrats aus. Die Abgrenzung zwischen der Phase bloßer Vorüberlegungen (»Planspiele«) und dem Eintritt in die unterrichtungspflichtige Planungsphase ist in der Praxis schwierig, jedenfalls aber immer eine Frage des Einzelfalls. **171**

90 BAG 18.7.2017 – 1 AZR 546/15.

172 Aus dem Wortlaut der Bestimmung ergibt sich, dass die Initiative zum Abschluss des Interessenausgleichs vom Unternehmer ausgehen muss.[91]

173 Die Unterrichtung hat so zu erfolgen, dass sich der **Betriebsrat** ein **vollständiges Bild von der geplanten Umstrukturierungsmaßnahme** machen kann. Zu diesem Zweck sind dem Betriebsrat nach der allgemeinen Vorschrift des § 80 Abs. 2 BetrVG die erforderlichen Unterlagen zur Verfügung zu stellen.[92] Diese Vorlagepflicht dient der sachgerechten und wirksamen Wahrnehmung der gesetzlichen Aufgaben durch den Betriebsrat. Die Unterrichtung des Wirtschaftsausschusses allein ist nicht ausreichend. Diese ist der Unterrichtung des Betriebsrats vorgelagert. Da die Unterrichtungspflicht nach § 111 BetrVG einen Geheimnisvorbehalt nicht kennt, sind dem Betriebsrat auch Betriebs- und Geschäftsgeheimnisse mitzuteilen.

174 Ein dem Betriebsrat mitgeteilter geplanter interessenausgleichspflichtiger Personalabbau als solcher und dessen Umfang kann nicht per se zu einem **Betriebs- oder Geschäftsgeheimnis** im Sinne des § 79 deklariert werden.[93] Informationen über einen geplanten betriebsändernden Personalabbau (wie auch alle weiteren Betriebsänderungen) gelten also nicht generell bis zum Abschluss der Interessenausgleichsverhandlungen als Betriebs- und Geschäftsgeheimnis. Ein derart weiter Anwendungsbereich läuft dem Normzweck und der Rechtsnatur des § 79 BetrVG zuwider. Entscheidend kommt es vielmehr auf die Umstände des Einzelfalls an.

175 An der Unterrichtungspflicht des Unternehmers ändert auch das sog. **Geschäftsgeheimnisgesetz** (GeschGehG) nichts. Hier gilt nichts anderes als für den Wirtschaftsausschuss (Teil B Rn. 157).

176 Der Arbeitgeber ist auch nicht berechtigt, einzelne Betriebsratsmitglieder – insbesondere den Vorsitzenden – mit einem »Maulkorb« zu belegen. Zieht der Arbeitgeber z. B. aus steuerlichen Gründen in Erwägung, den Betrieb aufzuspalten und hat er einen diesbezüglichen betriebswirtschaftlichen und steuerrechtlichen Beratungsvertrag mit einer Wirtschaftsprüfungsgesellschaft abgeschlossen, so ist der – hierüber informierte – **Betriebsratsvorsitzende verpflichtet, seine Kenntnisse an das Betriebsratsgremium weiterzugeben** und sie jedenfalls nicht vor seinen Betriebsratskollegen geheim zu halten. Dies gilt auch dann, wenn er diese Kenntnisse als Mitglied des Verwaltungsrats des Arbeitgebers gewonnen hatte und im Verwaltungsrat vereinbart worden war, die in Erwägung gezogene Betriebsaufspaltung zunächst geheim zu halten.[94]

---

91 BAG 18.12.1984 – 1 AZR 176/82; LAG Rheinland-Pfalz 20.11.2018 – 6 Sa 115/18.

92 DKW-*Däubler*, § 111 BetrVG Rn. 164.

93 LAG Schleswig-Holstein 20.5.2015 – 3 TaBV 35/14; LAG Hessen 20.3.2017 – 16 TaBV 12/17.

94 LAG Hamm 22.7.2011 – 10 Sa 381/11.

Der Betriebsrat ist durch die **Vorlage von Unterlagen** so zu stellen, dass er die Beratung mit dem Arbeitgeber über die geplante Betriebsänderung sach- und zielorientiert (**auf Augenhöhe**) führen kann. Der Betriebsrat muss daher über dieselben Unterlagen verfügen, die auch für den Unternehmer für die Entscheidung maßgeblich sind. Hat der Unternehmer zunächst mehrere Alternativen erwogen, so muss er dem Betriebsrat den Inhalt der alternativen Maßnahmen darlegen und begründen, weshalb er sich letztendlich für die von ihm bevorzugte Variante entschieden hat. Auch für die alternativ in Aussicht genommenen Maßnahmen hat der Arbeitgeber die Unterlagen vorzulegen. **177**

c. Interessenausgleich vor der Einigungsstelle

Führen die Beratungen von Arbeitgeber und Betriebsrat nicht zu einer schriftlichen Einigung über den Interessenausgleich, so können nach § 112 Abs. 2 Satz 1 sowohl der Unternehmer als auch der Betriebsrat den Vorstand der **Bundesagentur für Arbeit** um Vermittlung ersuchen; der Vorstand kann die Aufgabe auf andere Bedienstete der Bundesagentur für Arbeit übertragen. Dieses **Vermittlungsersuchen** ist gesetzlich nicht zwingend vorgeschrieben und **in der betrieblichen Praxis allenfalls eine Randerscheinung.**[95] **178**

In der Regel wird sogleich von der in § 112 Abs. 2 Satz 2 vorgesehenen Möglichkeit zur Anrufung der **Einigungsstelle** Gebrauch gemacht. Auch hier können sowohl der Arbeitgeber wie auch der Betriebsrat den Antrag auf Tätigwerden der Einigungsstelle stellen. Auf Ersuchen des Vorsitzenden der Einigungsstelle nimmt ein Mitglied des Vorstands der Bundesagentur für Arbeit oder ein vom Vorstand der Bundesagentur für Arbeit benannter Bediensteter der Bundesagentur für Arbeit an der Verhandlung teil; in der betrieblichen Praxis spielt dies jedoch so gut wie keine Rolle. **179**

Die Anrufung der Einigungsstelle setzt das **Scheitern der Beratungen** (Verhandlungen) zwischen den Betriebsparteien über das Ob und das Wie der Betriebsänderung voraus. Zwar muss mit der Anrufung der Einigungsstelle nicht abgewartet werden, bis beide Seiten der Auffassung sind, alles umfassend erörtert zu haben. Die Einigungsstelle kann aber erst dann angerufen werden, wenn die Betriebsparteien ihrer Verhandlungspflicht aus § 74 Abs. 1 Satz 2 nachgekommen sind, und über strittige Fragen mit dem ernsthaften Willen zur Einigung verhandelt bzw. Vorschläge für die Beilegung von Meinungsverschiedenheiten formuliert haben.[96] Ob mit Verständigungswillen geführte Verhandlungen gescheitert sind, bleibt dabei aber grundsätzlich der subjektiven Einschätzung jedes Betriebspartners überlassen. Begrenzt **180**

---

95 Vgl. DKW, §§ 112, 112a BetrVG Rn. 5.

96 LAG Rheinland-Pfalz 6.2.2020 – 5 TaBV 30/19; BAG 18.3.2015 – 7 ABR 41.

wird dieser Beurteilungsspielraum lediglich dadurch, dass die Erklärung des Scheiterns der Verhandlungen nicht offensichtlich unbegründet (unsachlich) sein darf.[97] Andernfalls würde der in § 100 ArbGG zugrundeliegende Beschleunigungszweck konterkariert werden, nach welchem beim Auftreten von Meinungsverschiedenheiten in einer mitbestimmungspflichtigen Angelegenheit möglichst rasch eine formal funktionsfähige Einigungsstelle zur Verfügung gestellt werden soll. Zudem hätte es die verhandlungsunwillige Partei durch geschicktes Taktieren auch in der Hand die Einsetzung einer Einigungsstelle längere Zeit zu blockieren.[98]

181 Die Einigungsstelle kann ebenfalls angerufen werden, wenn die Gegenseite die **Verhandlungen ausdrücklich oder konkludent verweigert** hat; auch insoweit kommt es grundsätzlich auf die subjektive Einschätzung des Betriebspartners an.[99] Andernfalls fehlt für die Anrufung der Einigungsstelle das **Rechtsschutzinteresse.** Die Frage, ob die Verhandlungen tatsächlich gescheitert sind, ist im Hinblick auf das Vorhandensein des Rechtsschutzinteresses eine Rechtsfrage, und damit **gerichtlich überprüfbar.**

182 Können sich Arbeitgeber und Betriebsrat nicht auf die Einsetzung einer Einigungsstelle einigen, z. B. weil der Arbeitgeber behauptet, eine Betriebsänderung nach § 111 liege nicht vor oder weil die Betriebsparteien sich nicht auf die Anzahl der Beisitzer der Einigungsstelle oder deren Vorsitzenden einigen können, so können beide Seiten ein Beschlussverfahren vor dem ArbG mit dem Ziel einleiten, dass die **Einigungsstelle durch das ArbG eingesetzt** wird.

Nach § 100 ArbGG muss das ArbG die Einigungsstelle einsetzen, es sei denn, es handelt sich bei der jeweiligen unternehmerischen Maßnahme offensichtlich um keine Betriebsänderung. Offensichtlich unzuständig ist die Einigungsstelle nur, wenn bei fachkundiger Beurteilung durch das Gericht eindeutig erkennbar ist, dass es sich unter keinem tatsächlichen und rechtlichen Gesichtspunkt um eine Betriebsänderung handelt.

183 Das Kriterium der offensichtlichen Unzuständigkeit setzt voraus, dass an der Unzuständigkeit der Einigungsstelle weder in rechtlicher noch in tatsächlicher Hinsicht ernsthafte Zweifel möglich sind. Hiernach sind Tatsachenfeststellungen im Ergebnis auf eine Schlüssigkeitsprüfung beschränkt, da Tatsachen, die erst durch gerichtliche Beweiserhebung ermittelt werden müssten, nicht offensichtlich im Sinne von § 100 Abs. 1 Satz 2 ArbGG sind. Der eingeschränkte Prüfungsmaßstab des ArbG erklärt sich aus den Besonderheiten des Bestellungsverfahrens, welches darauf gerichtet ist, den Betriebsparteien im Bedarfsfall möglichst rasch eine formal funktionsfähige

---

97 LAG München 25.3.2021 – 3 TaBV 3/21.

98 LAG München 25.3.2021 – 3 TaBV 3/21.

99 BAG 18.3.2015 – 7 ABR 4/13, Rn. 17 m.w.N.; LAG Rheinland-Pfalz 10.10.2024 – 5 TaBV 15/24.

Einigungsstelle zur Verfügung zu stellen. Diese Zielsetzung erfordert ein unkompliziertes Bestellungsverfahren ohne zeitraubende Klärung streitiger Tatsachenfragen und Prüfung nicht offensichtlich zu beantwortender bzw. höchstrichterlich nicht geklärter Rechtsfragen.[100]

Die Einigungsstelle ist immer dann unzuständig, wenn sie vom oder gegenüber dem unzuständigen Betriebsrat angerufen wird (siehe für den Interessenausgleich Teil B Rn. 198 ff. und für den Sozialplan Teil B Rn. 262 ff.).

Die für den Abschluss eines Sozialplans einzusetzende Einigungsstelle ist **184** offensichtlich unzuständig, wenn im Falle der Stilllegung (§ 111 Satz 3 Nr. 1 BetrVG) kein wesentlicher Betriebsteil betroffen ist. Dies richtet sich bei einem Personalabbau danach, ob hinsichtlich des Betriebsteils die Zahlenwerte des § 17 Abs. 1 KSchG erreicht werden. Eine offensichtliche Unzuständigkeit der Einigungsstelle liegt auch dann vor, wenn ein in diesem Sinne wesentlicher Betriebsteil nicht stillgelegt, sondern nur eingeschränkt wird und der Personalabbau selbst die Zahlengrößen des § 17 Abs. 1 KSchG bezogen auf den Betrieb nicht erreicht.[101]

Nach § 112 Abs. 3 BetrVG sollen Unternehmer und Betriebsrat der Eini- **185** gungsstelle Vorschläge zur Beilegung der Meinungsverschiedenheiten über den Interessenausgleich machen. Die Einigungsstelle hat eine Einigung der Parteien zu versuchen. Kommt eine Einigung zustande, so ist sie schriftlich niederzulegen und von den Parteien und vom Vorsitzenden zu unterschreiben.

Kommt eine Einigung über den Interessenausgleich auch vor der Einigungs- **186** stelle nicht zustande, dann sind die **Verhandlungen über den Interessenausgleich gescheitert**. Allerdings muss das Scheitern der Verhandlungen nicht durch einen förmlichen Beschluss der Einigungsstelle festgestellt werden.[102] Die Tätigkeit der Einigungsstelle im Hinblick auf den Interessenausgleich ist damit auch dann beendet, wenn der Arbeitsgeber oder Betriebsrat einseitig das Scheitern der Verhandlungen vor der Einigungsstelle erklären. Dabei setzt der Gesetzgeber auch für die Verhandlungen vor der Einigungsstelle eine **gewisse Verhandlungspflicht und Einlassungsbereitschaft** voraus; auch das ergibt sich aus § 74 Abs. 1 Satz 2.

Die **Einigungsstelle darf im Falle des Scheiterns der Verhandlungen über** **187** **den Interessenausgleich keinen Spruch** fällen; die Einigungsstelle darf also die Angelegenheit nicht entscheiden. Dieses Recht steht ihr nur im Falle des Sozialplans zu. Der **Interessenausgleich** ist also **nicht erzwingbar**.

Der **Verhandlungs- bzw. Beratungsanspruch des Betriebsrats endet** erst **188** dann, wenn die Verhandlungen in der Einigungsstelle für gescheitert erklärt werden. Der Arbeitgeber darf nicht vor Durchführung des Einigungsstel-

100 LAG Hessen, 30.8.2024 – 5 TaBV 85/24.
101 LAG Baden-Württemberg 9.3.2022 – 19 TaBV 1/22.
102 BAG 16.8.2011 – 1 AZR 44/10.

lenverfahrens die Verhandlungen über einen Interessenausgleich endgültig für gescheitert erklären. Will der Unternehmer Ansprüche auf Nachteilsausgleich (vgl. § 113) vermeiden, muss er das für den Versuch einer Einigung über den Interessenausgleich gesetzlich vorgesehene Verfahren voll ausschöpfen. Hierfür reicht der Abschluss eines Interessenausgleichs auch dann aus, wenn diesem kein wirksamer Betriebsratsbeschluss zu Grunde liegt.[103] Falls eine Einigung mit dem Betriebsrat nicht möglich ist, und der Betriebsrat nicht selbst die Initiative ergreift, muss der Unternehmer seinerseits die Einigungsstelle anrufen, um dort einen Interessenausgleich (bis zum endgültigen Scheitern) zu versuchen.[104]

189 Die Einigungsstelle ist nach der Rechtsprechung unzuständig für Verhandlungen über einen Interessenausgleich, wenn die zugrundeliegende Betriebsänderung bereits vollzogen ist. Für bereits durchgeführte Betriebsänderungen kommt die Durchführung von Interessenausgleichsverhandlungen und damit auch die Errichtung einer hierauf bezogenen Einigungsstelle nicht mehr in Betracht.[105] Diese Rechtsprechung lässt – auch vor dem Hintergrund der Rechtsfolgen des § 113 BetrVG (Nachteilsausgleich) – unberücksichtigt, dass damit der Unternehmer »belohnt« wird, welcher betriebsverfassungswidrig handelt. Denkbar wäre es nämlich auch, in der Einigungsstelle Verhandlungen über die Beseitigung der Folgen der durchgeführten Betriebsänderung zu führen.

190 Die Verpflichtung, wegen Betriebsänderung den Versuch eines Interessenausgleichs mit dem Betriebsrat zu unternehmen, entfällt aber nicht deshalb, weil die Betriebsänderung (z. B. eine Stilllegung) die unausweichliche Folge einer wirtschaftlichen Zwangslage ist, und es zu ihr keine sinnvollen Alternativen gibt.[106]

d. Gerichtliche Durchsetzung der Rechtspositionen des Betriebsrats, Unterlassungsanspruch des Betriebsrats

191 Der Betriebsrat kann zunächst im arbeitsgerichtlichen Beschlussverfahren klären lassen, ob überhaupt eine Betriebsänderung vorliegt.[107] Schneller zum Ziel führt die Einleitung eines Verfahrens zum Zwecke der **Einsetzung einer Einigungsstelle nach § 98 ArbGG**. Dieses Verfahren ist zum einen schneller (ca. 4–6 Wochen) als ein Beschlussverfahren (ggf. mehrere Instanzen); zum

---

103 LAG Nürnberg 10.12.2014 – 2 Sa 379/14.

104 BAG 18.12.1984 – 1 AZR 176/82, AiB 1992, 348; LAG Rheinland-Pfalz 20.11.2018 – 6 Sa 115/18.

105 LAG Rheinland-Pfalz 27.4.2017 – 6 TaBV 26/16; LAG Baden-Württemberg 9.3.2022 – 19 TaBV 1/22; LAG Düsseldorf 6.1.2021 – 4 TaBVGa 2/20.

106 LAG Sachsen-Anhalt 12.1.2016 – 7 Sa 87/13.

107 vgl. DKW, §§ 112, 112a BetrVG Rn. 222 ff.

anderen wird die Einigungsstelle nur dann nicht eingesetzt, wenn die vom Betriebsrat behauptete Betriebsänderung unter keinem Gesichtspunkt vorliegt.

Wird die Betriebsänderung umgesetzt (z. B. durch den Ausspruch von Kündigungen, den Abschluss von Aufhebungsverträgen, die Verlegung von Betriebsanlagen, die Abmietung von Betriebsgebäuden, die Kündigung von Aufträgen etc.), bevor das Interessenausgleichsverfahren vollständig abgeschlossen ist, bevor also die Einigungsstelle das Scheitern der Verhandlungen erklärt hat, so gehen die dem Betriebsrat in §§ 111, 112 zuerkannten Rechtspositionen ins Leere. Eine **nachträgliche Unterrichtung des Betriebsrats sowie die nachträgliche Beratung und Verhandlung der Betriebsänderung** hat **keinen Sinn**. Das BAG vertritt die Auffassung, dass die Sanktion des Nachteilsausgleichs in § 113 Abs. 3 hierfür eine ausreichende Absicherung der Beteiligungsrechte des Betriebsrats darstellt. Das ist schon deshalb zweifelhaft, weil diese Sanktion nicht dem Betriebsrat (er ist der Rechtsträger), sondern dem einzelnen Arbeitnehmer zusteht. **192**

Zutreffend begründet das LAG Düsseldorf[108] den Unterlassungsanspruch des Betriebsrats auch mit **europarechtlichen Gründen**. Das entsprechende Beteiligungsrecht des Betriebsrats ergebe sich aus der gebotenen richtlinienkonformen Auslegung des BetrVG nach Maßgabe der Richtlinie 2002/14/EG zur Unterrichtung und Anhörung der Arbeitnehmer. Nach Art. 8 Abs. 1 dieser Richtlinie müssen in den Mitgliedstaaten **geeignete Verwaltungs- und Gerichtsverfahren** vorhanden sein, mit deren Hilfe die Erfüllung der sich aus dieser Richtlinie ergebenden Verpflichtungen durchgesetzt werden kann. Nachteilsausgleichsansprüche der Arbeitnehmer sind gerade nicht geeignet den Verhandlungsanspruch des Betriebsrats durchzusetzen. Denn dadurch würde es dem Arbeitgeber ermöglicht, sich von seinen betriebsverfassungsrechtlichen Verpflichtungen »freizukaufen«, ohne dass der Betriebsrat hierzu seine Zustimmung erteilen müsste. **193**

Eine Vielzahl der Gerichte vertritt (zu Recht) die Auffassung, dass der Betriebsrat zur Wahrung seiner Unterrichtungs-, Beratungs- und Verhandlungsansprüche im Wege des einstweiligen Rechtsschutzes nach § 938 Abs. 2 ZPO (Sicherungsverfügung) vom Arbeitgeber die **Unterlassung der betriebsverfassungswidrigen Durchführung der Betriebsänderung** bis zur Ausschöpfung des Verhandlungsanspruchs über einen Interessenausgleich nach §§ 111, 112 verlangen kann.[109] Die **einstweilige Verfügung** zielt also – **194**

108 LAG Düsseldorf 6.1.2021 – 4 TaBVGa 2/20.

109 zustimmend: LAG Düsseldorf 6.1.2021 – 4 TaBVGa 2/20; LAG Hamm 17.2.2015 – 7 TaBVGa 1/15; LAG Rheinland-Pfalz 5.2.2010 – 6 TaBVGa 5/09; LAG Hessen 19.1.2010 – 4 TaBVGa 3/10; LAG München 22.12.2008 – 6 TaBVGa 6/08, AiB 2009, 235–236; LAG Berlin-Brandenburg 10.12.2020 – 26 TaBVGa 1498/20; LAG Schleswig-Holstein 20.7.2007 – 3 TaBVGa 1/07, AiB

zur Sicherung der Beteiligungsrechte des Betriebsrats – auf eine vorübergehende (befristete) Untersagung der beabsichtigten Betriebsänderung, insbesondere auf eine Untersagung solcher Maßnahmen des Arbeitgebers, die den Verhandlungsanspruch des Betriebsrats rechtlich oder faktisch in Frage stellen, ab.[110]

194a Deshalb endet der Unterlassungsanspruch des Betriebsrats grundsätzlich erst, wenn die Verhandlungen in der Einigungsstelle für gescheitert erklärt worden sind oder wenn die Betriebsänderung bereits durchgeführt worden ist.[111] Gegenstand der einstweiligen Verfügung kann z. B. das vorübergehende Verbot des Ausspruchs von Kündigungen oder der beabsichtigten Außerbetriebnahme und Entfernung von Betriebsanlagen sein. Die Dauer des Unterlassungsanspruchs orientiert sich nach der Rechtsprechung des LAG Hessen aber an der Zeitspanne, die nach dem Stand und dem bisherigen Verlauf der Verhandlungen der Betriebsparteien voraussichtlich bei zügigem Vorgehen für den Abschluss des Beteiligungsverfahrens erforderlich sein wird. Eine Unterlassungsverfügung kann also nicht mehr erlassen werden, wenn das Beteiligungsverfahren, einschließlich der Verhandlungen in einer Einigungsstelle über den Abschluss eines Interessenausgleichs, bereits hätte abgeschlossen sein können, wenn der Betriebsrat sein Recht zur Anrufung der Einigungsstelle gemäß § 112 Abs. 2 Satz 2 unverzüglich ausgeübt hätte und falls erforderlich durch die Einleitung eines Bestellungsverfahrens nach § 98 ArbGG hätte durchsetzen können.[112]

194b Führt der Arbeitgeber die **Betriebsänderung ohne den Versuch eines Interessenausgleichs** durch, so bleibt er jedenfalls dennoch zum Abschluss eines Sozialplans verpflichtet. Zwar richtet sich der Interessenausgleich (und damit auch der Sozialplan) grundsätzlich auf die »geplante« Betriebsänderung, wovon nach Durchführung der Betriebsänderung nicht mehr die Rede sein kann. Allerdings soll der Arbeitgeber nicht die Möglichkeit haben, durch rasche Schaffung vollendeter Tatsachen den Beteiligungsrechten des Betriebsrats den Boden zu entziehen. Deshalb kann auch nach vollzogener Betriebsänderung noch ein Sozialplan aufgestellt werden.[113]

2008, 349–350; so auch ErfK-Kania, § 111 BetrVG, Rn. 24; Fitting, § 111 BetrVG Rn. 138; ablehnend: LAG Baden-Württemberg 21. 10. 2009 – 20 TaBVGa 1/09; LAG Köln 27. 5. 2009 – 2 TaBVGa 7/09; LAG Nürnberg, Beschluss v. 11. 4. 2024 – 4 TaBVGa 1/24.

110 LAG Berlin-Brandenburg 19. 6. 2014 – 7 TaBVGa 1219/14.

111 LAG Rheinland-Pfalz 22. 3. 2018 – 4 TaBV 20/17.

112 LAG Hessen 18. 1. 2011 – 4 Ta 487/10, 13. 3. 2018 – 4 TaBVGa 32/18.

113 BAG 15. 10. 1979 – 1 ABR 49/77; LAG Köln 27. 7. 2020 – 9 TaBV 27/20.

e. Registerrechtliche Fragen in Fällen der Anwendbarkeit des UmwG

Wenn mit der Umwandlung eines Rechtsträgers (**Unternehmens**) zugleich der Tatbestand einer Betriebsänderung gemäß § 111 BetrVG – im hier behandelten Zusammenhang i. S. v. § 111 Satz 3 Ziff. 3 BetrVG (Zusammenschluss und Spaltung von Betrieben) – erfüllt ist, wird mit der Eintragung der Unternehmensumwandlung im Handelsregister die Betriebsänderung selbst vollzogen. Dies ergibt sich aus den §§ 20 Abs. 1 Nr. 1 und 131 Abs. 1 Nr. 1 UmwG, wonach mit der Eintragung der Verschmelzung das Vermögen – der Betrieb – des übertragenden Rechtsträgers bzw. bei der Abspaltung die abgespaltenen Teile des Vermögens – der Betriebsteil – auf den übernehmenden Rechtsträger übergeht bzw. übergehen. Auch in einer solchen Situation darf die Unternehmensumwandlung zur **Sicherung der Beteiligungsrechte des Betriebsrats** erst wirksam werden, wenn das Interessenausgleichsverfahren vollständig abgeschlossen ist. Deshalb muss das Interessenausgleichsverfahren bei **Zeitgleichheit von Betriebsänderung und Unternehmensumwandlung** auch vor Eintragung der Umwandlung in das Handelsregister abgeschlossen sein. Dies setzt voraus, dass der Unternehmer einen Interessenausgleich nötigenfalls bis zur Einigungsstelle versucht hat. 195

Ist vor der beabsichtigten Eintragung der betriebsändernden Unternehmensumwandlung das Interessenausgleichsverfahren noch nicht abgeschlossen, so muss dies auch vom Registergericht durch – vorläufige – Ablehnung des Eintragungsantrags beachtet werden. Das betriebsverfassungsrechtliche Beteiligungsrecht des Betriebsrats ist daher durch ein entsprechend **befristetes registerrechtliches Vollzugsverbot** sicherzustellen. Denn das Registergericht darf die zuständigen Arbeitnehmervertretungen nicht sehenden Auges vor vollendete Tatsachen stellen. Es muss vielmehr die betriebsverfassungsrechtlichen Wertungen berücksichtigen. Eine entsprechende Prüfungs- und Handlungspflicht des Registerrichters folgt aus dem **Prinzip der Einheit der Rechtsordnung**. Hieraus folgt, dass der Eintragungsantrag formell unzulässig ist, solange das Interessenausgleichsverfahren vor Eintragung der betriebsändernden Umwandlung in das Handelsregister nicht beendet ist. Das Amtsgericht als Registergericht hat dann eine sog. **Zwischenverfügung** nach § 382 FamFG zu erlassen. Das Eintragungshindernis ist in diesem Fall erst dann behoben, wenn das Interessenausgleichsverfahren vollständig durchgeführt ist. Das Amtsgericht muss von Amts wegen tätig werden. 196

Außerdem ist der Betriebsrat berechtigt, die Durchführung des betriebsänderungsrelevanten Umwandlungstatbestands im Wege der **einstweiligen Verfügung** im arbeitsgerichtlichen Beschlussverfahren bis zum Abschluss des Interessenausgleichsverfahrens unterbinden zu lassen. Hierzu bleibt ihm in der Praxis der Weg, die Zuleitung der umwandlungsrechtlichen Verträge bzw. ihrer Entwürfe durch die Vertretungsorgane der beteiligten Gesell- 197 schaften an das Registergericht bis zum Abschluss des Interessenausgleichsverfahrens beim Arbeitsgericht unterbinden zu lassen. Schon im Vorfeld der Entscheidung des Prozessgerichts (Arbeitsgerichts) über die vom Betriebsrat beantragte einstweilige Verfügung muss das Registergericht gem. § 381 FamFG in diesem Fall seine Eintragungsverfügung bis zur Entscheidung des Arbeitsgerichts aussetzen. Denn die begehrte Eintragungsverfügung hängt von der Beurteilung eines streitigen Rechtsverhältnisses – dem Unterlassungsbegehren des Betriebsrats – ab, so dass das nach § 381 FamFG i. V. m. § 21 Abs. 1 FamFG vorausgesetzte Tatbestandsmerkmal der Vorgreiflichkeit erfüllt ist. Ist noch kein Rechtstreit anhängig, so hat das Registergericht dem Betriebsrat eine Frist zur Einleitung eines einstweiligen Verfügungsverfahrens zu bestimmen. Die Aussetzungsverfügung des Registergerichts ist den Beteiligten bekanntzumachen. Aus § 16 Abs. 2 HGB folgt, dass das Registergericht bei Erlass einer einstweiligen Verfügung die Eintragung nicht vornehmen darf, wenn der obsiegende Teil – hier also der Betriebsrat – widerspricht.[114]

f. Zuständiger Betriebsrat

198 Die **betriebsverfassungsrechtliche Kompetenzverteilung** geht von einer grundsätzlichen Zuständigkeit des örtlichen Betriebsrats aus.[115] Unterrichtung und Beratung nach § 111 BetrVG haben deshalb mangels anderer Anhaltspunkte gegenüber dem örtlichen Betriebsrat zu erfolgen.

199 Nach der betriebsverfassungsrechtlichen Kompetenzverteilung können aber auch der **Gesamtbetriebsrat** oder der **Konzernbetriebsrat** zuständig sein. Nach den §§ 50, 58 BetrVG ist der Gesamtbetriebsrat bzw. Konzernbetriebsrat zuständig für die Behandlung von Angelegenheiten, die das Gesamtunternehmen (den Konzern) oder mehrere Betriebe (die Konzernunternehmen) betreffen und nicht durch die einzelnen Betriebsräte (Gesamtbetriebsräte) innerhalb ihrer Betriebe (Unternehmen) geregelt werden können. Für den betriebs- oder unternehmensübergreifenden Regelungsbedarf kommt es entscheidend auf das unternehmerische Planungskonzept an. Maßgeblich ist, ob der Maßnahme ein **einheitliches unternehmerisches Gesamtkonzept** zugrunde liegt, das sich über mehrere Betriebe erstreckt und deshalb einer einheitlichen Regelung bedarf.[116]

200 Der Betriebsrat kann bei eigener Zuständigkeit den Gesamtbetriebsrat nach § 50 Abs. 2 ermächtigen, für ihn die Verhandlungen über Interessenausgleich und Sozialplan zu führen. Zieht der Betriebsrat die Verhandlungs-

114 Keidel/Kuntze/*Winkler*, § 127 Rn. 27 ff.; *Bumiller/Winkler*, § 127 Rn. 2; beide noch zu § 127 FGG.

115 vgl. DKW, § 111 BetrVG Rn. 144 ff.

116 BAG 11.12.2001 – 1 AZR 193/01; BAG 19.6.2007 – 2 AZR 304/06.

macht wieder an sich und beendet damit die **Auftragszuständigkeit** des Gesamtbetriebsrats, wozu er berechtigt ist, so bestehen erhebliche Gefahren der Verzögerung für das gesamte Verfahren.

Für die Unterrichtung und Beratung nach § 111 BetrVG ist der **Gesamtbetriebsrat** zuständig, wenn die unternehmerische Maßnahme mindestens zwei Betriebe eines Unternehmens betrifft und eine einheitliche Regelung zwingend geboten ist. Hiervon ist z. B. in den folgenden Situationen auszugehen: 201

- Im Zusammenhang mit der Spaltung eines Betriebs wird der abgespaltene Betriebsteil mit einem anderen Betrieb(steil) desselben Unternehmens zu einem neuen Betrieb zusammengelegt.[117]
- In mehreren Betrieben eines Unternehmens sollen bestimmte Geschäftseinheiten ausgegliedert werden.[118]
- Mehrere Betriebe eines Unternehmens werden zusammengelegt.[119]
- Alle Betriebe eines Unternehmens sollen stillgelegt werden.[120]
- Ein unternehmensweiter Personalabbau soll ohne Rücksicht auf betriebliche Besonderheiten allein auf Basis eines freiwilligen Ausscheidens der Arbeitnehmer durchgeführt werden.[121]
- Mehrere Betriebe des Unternehmens sollen gleichzeitig aufgrund einheitlicher unternehmerischer Entscheidung im Sinne von § 111 Satz 3 Nr. 1 eingeschränkt oder im Sinne von § 111 Satz 3 Nr. 4 umstrukturiert werden.[122]

Bei alledem kommt es nicht darauf an, wie sich die geplante Betriebsänderung im Laufe der Zeit realisiert, sondern darauf, was die **ursprüngliche Planung** vorsah.[123] Denn andernfalls wäre die Zuständigkeit abhängig vom Ergebnis der mit dem Betriebsrat durchzuführenden Beratung, in der ja gerade etwaige Alternativkonzepte des Betriebsrats diskutiert werden sollen. 202

Eine Zuständigkeit des Gesamtbetriebsrats nach § 111 BetrVG bei betriebsübergreifenden Maßnahmen besteht auch für solche Betriebe, in denen die Grenze zur Betriebsänderung nicht überschritten ist, weil es sich dort ggf. nur um einfache Reorganisationsmaßnahmen handelt, wenn in anderen Betrieben, die von der unternehmerischen Planung betroffen sind, jeweils die Schwelle zur Betriebsänderung erreicht ist. Eine getrennte Betrachtung würde nämlich eine einheitliche Maßnahme sinnwidrig aufspalten. Wenn ge- 203

117 BAG 3.5.2006 – 1 ABR 15/05, AiB 2007, 494–495.
118 z. B. der Vertrieb auf eine Vertriebs GmbH, BAG 8.6.1999 – 1 AZR 831/98.
119 BAG 24.1.1996 – 1 AZR 542/95.
120 BAG 17.2.1981 – 1 AZR 290/78.
121 BAG 20.4.1994 – 10 AZR 186/93, AiB 1994, 638–639.
122 BAG 11.12.2001 – 1 AZR 193/01, AiB 2003, 500–501.
123 BAG 11.12.2001 – 1 AZR 193/01.

rade betriebsübergreifende Zusammenhänge ein Vorhaben des AG prägen, so ist es nur konsequent, das Vorhaben auch in dieser Hinsicht einheitlich zu betrachten. Maßgeblich kann allein sein, ob die betriebsübergreifende Maßnahme insgesamt, also wenigstens in einem Betrieb, eine Betriebsänderung darstellt.[124]

204 Für die Beteiligung gemäß §§ 111, 112 BetrVG anlässlich der Zusammenlegung von Betrieben mehrerer Unternehmen eines Konzerns besteht keine Zuständigkeit der Einzel- oder Gesamtbetriebsräte, sondern gemäß § 58 Abs. 1 Satz 1 BetrVG eine Zuständigkeit des Konzernbetriebsrats.[125]

205 Die **Zuständigkeit** für die Verhandlungen **über Interessenausgleich und Sozialplan** ist **nicht zwingend bei einem Gremium konzentriert**. Rechtlich sind Interessenausgleich und Sozialplan nicht derart »verzahnt«, dass sie notwendigerweise von demselben Gremium vereinbart werden müssten. Es reicht auch nicht aus, dass die erforderlichen finanziellen Mittel von ein und demselben Arbeitgeber zur Verfügung gestellt werden. Aus der Zuständigkeit des Gesamtbetriebsrats für den Interessenausgleich kann also nicht zwingend auch auf dessen Zuständigkeit für den Sozialplan geschlossen werden. Grund hierfür ist, dass es sich um Regelungswerke handelt, die sich beide nach Voraussetzungen, Inhalt und Ausgestaltung wesentlich unterscheiden.[126] Gegenstand des Interessenausgleichs ist die Frage, ob, wie und wann eine Betriebsänderung durchgeführt wird. Dagegen geht es beim Sozialplan um den Ausgleich der aus der Betriebsänderung resultierenden Nachteile.

206 Ist festgestellt, dass für die Verhandlung des Interessenausgleichs der Gesamtbetriebsrat zuständig ist, so muss dennoch für den **Sozialplan** gesondert geprüft werden, ob auch die Zuständigkeit hierfür beim Gesamtbetriebsrat liegt, was nur dann der Fall ist, wenn es effektiv unmöglich ist, eine Regelung innerhalb der einzelnen Betriebe zu treffen. Es muss ein **zwingendes Bedürfnis für eine überörtliche Regelung** bestehen. Für den Sozialplan ist der Gesamtbetriebsrat daher nicht zuständig, wenn

- bloße Zweckmäßigkeitserwägungen aus Sicht des Arbeitgebers (oder des Gesamtbetriebsrats) dies wünschenswert erachten lassen.
- durch das Tätigwerden mehrerer Betriebsräte ggf. ein erhöhter Gesamtaufwand zu Lasten des Arbeitgebers entsteht.[127]

Deshalb ist für den Sozialplan in der Regel der örtliche Betriebsrat zuständig.

207 Demgegenüber ist **der Gesamtbetriebsrat zuständig, wenn**

124 LAG Düsseldorf 15.10.2020 – 11 Sa 799/19.
125 LAG Hessen 10.7.2018 – 4 TaBVGa 74/18.
126 BAG 3.5.2006 – 1 ABR 15/05, AiB 2007, 494–495.
127 BAG 3.5.2006 – 1 ABR 15/05, AiB 2007, 494–495.

- im Rahmen des Interessenausgleichs ein **Sanierungskonzept** vereinbart wurde, das nur auf der Grundlage eines bestimmten, für das ganze Unternehmen maßgebenden **Sozialplanvolumens** verwirklicht werden kann.[128]
- aus dem Inhalt des Interessenausgleichs eine Notwendigkeit für einen einheitlichen Sozialplan auf Unternehmensebene folgt.[129]

Geht es um Angelegenheiten, die den Konzern bzw. die Konzernunternehmen betreffen und nicht innerhalb der Betriebe oder innerhalb der Unternehmen geregelt werden können, ist der **Konzernbetriebsrat** zuständig. Verhandlungspartner des Konzernbetriebsrats ist dann die Konzernspitze. Soll im Einzelfall ermittelt werden, ob der Konzernbetriebsrat zuständig ist, kann nach der Rechtsprechung des BAG nicht auf die zur Kompetenzabgrenzung von Betriebsrat und Gesamtbetriebsrat maßgebenden Kriterien abgestellt werden.[130] Das BAG lässt aber offen, welche Kriterien für eine Zuständigkeit des Konzernbetriebsrats stattdessen maßgeblich sein sollen. Jedenfalls bei einer Betriebsänderung in Form einer Betriebsschließung sei – so das BAG – bereits zweifelhaft, ob eine originäre Zuständigkeit des Konzernbetriebsrats überhaupt eröffnet sein kann. Ebenso ist es denkbar, dass der Konzernbetriebsrat im Falle einer mehrere Konzernunternehmen betreffenden Standortverlegung, zwar für den Interessenausgleich, nicht jedoch für den Sozialplan zuständig ist, für welchen die Zuständigkeit beim örtlichen Betriebsrat verbleibt, weil es für die Dotierung des Sozialplans auf die wirtschaftliche Situation des Unternehmens und nicht des Konzerns ankommt.[131] **208**

Nach der Rechtsprechung des BAG[132] kann immer nur ein Betriebsratsgremium und können nicht mehrere unterschiedliche Gremien nebeneinander für einen bestimmten Regelungsgegenstand (Interessenausgleich und/oder Sozialplan) zuständig sein. Ist **zweifelhaft, ob der Betriebsrat, der Gesamtbetriebsrat oder der Konzernbetriebsrat zuständig ist**, so muss der Arbeitgeber die verschiedenen in Betracht kommenden Gremien auffordern, sich über die Zuständigkeit zu verständigen. Findet eine solche Verständigung statt, reichen Verhandlungen mit dem für zuständig erklärten Gremium auch dann aus, wenn diesem in Wirklichkeit keine Zuständigkeit zukam.[133] Fehlt es an einer Einigung zwischen den Gremien innerhalb einer angemessenen Frist, so ist der Arbeitgeber berechtigt, sich für denjenigen Verhand- **209**

---

128 BAG 11.12.2001 – 1 AZR 193/01, AiB 2003, 500–501; BAG 3.5.2006 – 1 ABR 15/05, AiB 2007, 494–495.

129 BAG 11.12.2001 – 1 AZR 193/01, AiB 2003, 500–501; BAG 3.5.2006 – 1 ABR 15/05, AiB 2007, 494–495.

130 BAG 20.2.2018 – 1 AZR 531/15.

131 LAG Köln 20.3.2023 – 9 TaBV 9/23.

132 BAG 14.11.2006 – 1 ABR 4/06.

133 BAG 24.1.1996 – 1 AZR 542/95, AiB 1996, 670–671.

lungspartner zu entscheiden, für dessen Zuständigkeit die überwiegenden und rechtlich plausiblen Gründe sprechen. Die Dauer der Frist hängt von der Kompliziertheit der zu klärenden Rechtsfragen sowie der Dringlichkeit der Betriebsänderung ab. Ein Zeitraum von einem Monat soll dabei als Anhaltspunkt dienen, denn es müssen in der Regel auch Sitzungstermine der Gremien koordiniert werden.

210 Gerade bei großen – unternehmens- oder konzernweiten bzw. unternehmens- oder konzernübergreifenden – Umstrukturierungsmaßnahmen, ist es, unabhängig von den teilweise zweifelhaften rechtlichen Zuständigkeitsfragen, (auch aus Sicht des Arbeitgebers) notwendig und sinnvoll, sämtliche Ebenen der Arbeitnehmervertretung in einen **permanenten Informationsprozess** einzubeziehen.

g. Hinzuziehung eines Beraters durch den Betriebsrat

211 Gem. § 111 Satz 2 BetrVG kann der Betriebsrat in **Unternehmen mit mehr als 300 Arbeitnehmern** zu seiner Unterstützung einen Berater hinzuziehen,[134] § 80 Abs. 4 – also die Geheimhaltungspflicht der Auskunftspersonen und der Sachverständigen nach § 79 – gilt entsprechend. Die **Beschränkung** des Beraters auf Unternehmen mit mehr als 300 AN ist **Folge der Kostenrelevanz der Beratung.** Der Betriebsrat kann den Berater auch ohne eine vorherige Vereinbarung mit dem Arbeitgeber einbeziehen (LAG Berlin-Brandenburg 14.3.2014 – 6 TaBV 52/14).

In **Gemeinschaftsbetrieben** mit mehr als 300 Arbeitnehmern kann der Betriebsrat einen Berater auch dann hinzuziehen, wenn in keinem der Trägerunternehmen mehr als 300 Arbeitnehmer beschäftigt sind.

In **Unternehmen mit 300 und weniger Arbeitnehmern** kommt die Hinzuziehung eines Beraters/Sachverständigen nach § 80 Abs. 3 BetrVG in Betracht. Der wesentliche Unterschied im Vergleich zur Hinzuziehung von Sachverstand nach § 111 Satz 2 liegt darin, dass nach § 80 Abs. 3 die Hinzuziehung des Beraters der Zustimmung des Arbeitsgebers bedarf. Demgegenüber kann der Betriebsrat nach der hier vertretenen Auffassung im Rahmen von § 111 Satz 2 den Berater auch ohne vorherige Vereinbarung mit dem Arbeitgeber einbeziehen.

212 Im Geltungsbereich von § 80 Abs. 3 ist aber zu berücksichtigen, dass die Feststellung einer Betriebsänderung und die daraus folgende Verpflichtung zum Interessenausgleich sowie das diesbezügliche Verfahren keine Standard- oder Routineangelegenheiten sind, sondern betriebsverfassungsrechtlichen Sachverstand voraussetzen (LAG Berlin-Brandenburg 14.3.2014 – 6 TaBV 52/14), so dass der Arbeitgeber die Zustimmung in der Regel zu erteilen hat. Außerdem kann der Betriebsrat auch in Unternehmen mit 300 und

134 Vgl. DKW, § 111 BetrVG Rn. 166.

weniger Arbeitnehmern einen Berater als Beisitzer in die Einigungsstelle bestellen; die Kosten des externen Beisitzers trägt der Arbeitgeber. Für die Bestellung als Beisitzer der Einigungsstelle bedarf es nicht der Zustimmung des Arbeitsgebers.

Die Hinzuziehung des Beraters nach § 111 Satz 2, auch eines Sachverständigen nach § 80 Abs. 3, setzt nicht voraus, dass dieser einen anerkannten Beratungsberuf (Rechtsanwalt, Steuerberater, Wirtschaftsprüfer usw.) ausübt. **»Neutralität«** ist ebenfalls **nicht erforderlich**. Vielmehr geht es allein um die Erfüllung einer bestimmten Aufgabe: Die fragliche Person soll dazu in der Lage sein, den Betriebsrat bei der Ausübung seiner Rechte, die aus einer geplanten Betriebsänderung folgen, kompetent zu unterstützen. Die fehlende Sachkunde des Betriebsrats soll durch den Berater/Sachverständigen ersetzt werden. Der Sachverständige/Berater berät den Betriebsrat hinsichtlich konkreter Fragestellungen und soll ihn damit in die Lage versetzen, die Verhandlungen mit dem Arbeitgeber sachkundig zu führen (BAG 14.12.2016 – 7 ABR 8/15). Deshalb legt der Betriebsrat auch den **Beratungsauftrag** fest, der in der Regel die Betriebsänderung einschließlich aller mit ihr für die Arbeitnehmer verbundenen Folgen umfasst. Nach fragwürdiger Auffassung des LAG München kann der Berater nicht mehr nach § 111 Satz 2 bestellt werden, wenn die Einigungsstelle bereits eingesetzt ist (LAG München 24.6.2010 – 2 TaBV 121/09). Auch dann kann jedoch die Person, die vom Betriebsrat als Berater in Betracht gezogen wurde, als Beisitzer der Einigungsstelle bestellt werden. 213

Der **Betriebsrat entscheidet selbst, wen er als Berater auswählen will.** Die verbindliche Verweisung des Betriebsrats auf innerbetrieblichen Sachverstand ist nicht zulässig. Im Falle von § 111 Satz 2 **fingiert** das Gesetz nach der hier vertretenen Auffassung und entgegen dem BGH die **Erforderlichkeit** eines Beraters. Sie ist daher nicht gesondert zu prüfen. Dies wird schon daran deutlich, dass anders als in § 80 Abs. 3 das Kriterium der Erforderlichkeit nicht ausdrücklich genannt ist. Im Anwendungsbereich von § 111 Satz 2 kommt es für die Kostentragungspflicht des Arbeitgebers nach § 40 Abs. 1 nicht darauf an, dass der Betriebsrat die entstehenden Kosten im Zeitpunkt ihrer Verursachung zur sachgerechten Aufgabenerfüllung für erforderlich halten durfte. Selbst wenn man jedoch die Hinzuziehung eines Beraters nach § 111 Satz 2 dem Grundsatz der Erforderlichkeit unterstellt, so hat doch der Betriebsrat bei der Bewertung der Frage der Erforderlichkeit einen sehr weiten Beurteilungsspielraum. Dies ergibt sich schon daraus, dass geplante Betriebsänderungen in der Regel weitreichende Konsequenzen für die Beschäftigten haben, so dass sich der Betriebsrat nicht mit »Bordmitteln« (unternehmensinternem Sachverstand) behelfen muss, deren Unabhängigkeit mehr als fragwürdig ist. Deshalb wird die Hinzuziehung eines externen Beraters bei Interessenausgleich- und Sozialplanverhandlungen auch regelmäßig erforderlich sein (LAG Hessen 18.11.2009 – 9 TaBV 39/09). 214

215 Der Betriebsrat hat auch einen Beurteilungsspielraum, ob er zur Beratung einen sachkundigen Arbeitnehmer, einen Sachverständigen, oder beide hinzuzieht. Dieser Beurteilungsspielraum ist nur eingeschränkt gerichtlich überprüfbar. Dabei ist hinsichtlich eines arbeitgeberseitigen Verlangens einer Hinzuziehung interner Sachverständiger insbesondere zu berücksichtigen, dass deren Tätigkeit angesichts des im Arbeitsverhältnis bestehenden Abhängigkeitsverhältnisses strukturell von Arbeitgeberinteressen geleitet ist.

216 Der Betriebsrat ist schließlich auch unter Zugrundelegung der Rechtsprechung des BAG **nicht dazu verpflichtet, von der kostengünstigsten Möglichkeit Gebrauch zu machen.** Vielmehr kann er der aus seiner Sicht qualitativ höherwertigen Leistung den Vorzug einräumen. Darüber hinaus ist es von Bedeutung, ob zu dem Berater bereits ein **Vertrauensverhältnis** besteht (BAG 28.6.1995 – 7 ABR 55/94, AiB 1995, 731–733 [allerdings in Bezug auf eine gewerkschaftliche Schulungsveranstaltung]).

217 Ein **Vertrag**, den der Betriebsrat zu seiner Unterstützung gemäß § 111 Satz 2 mit einem Beratungsunternehmen schließt, ist nach der (fragwürdigen) Rechtsprechung des BGH (BGH 25.10.2012 – III ZR 266/11, AiB 2013, 385–389) gegenüber dem Arbeitgeber **nur insoweit wirksam, als die vereinbarte Beratung zur Erfüllung der Aufgaben des Betriebsrats erforderlich und das versprochene Entgelt marktüblich** ist. Nur in diesem Umfang habe der Betriebsrat daher einen Kostenerstattungs- und Freistellungsanspruch gegen den Arbeitgeber gemäß § 40 Abs. 1. Der Betriebsratsvorsitzende könne – soweit die Erforderlichkeit überschritten werden würde – gegenüber dem Beratungsunternehmen entsprechend den Grundsätzen des Vertreters ohne Vertretungsmacht (§ 179 BGB) haften, es sei denn, dass Beratungsunternehmen habe die mangelnde Erforderlichkeit der Beratung gekannt oder habe sie erkennen müssen. Immerhin hat der BGH deutlich gemacht, dass die Grenzen des dem Betriebsrat bei der Beurteilung der Erforderlichkeit der Beratung zustehenden Spielraums im Interesse seiner Funktions- und Handlungsfähigkeit nicht zu eng gezogen werden dürfen.

218 Vor diesem Hintergrund sollte der Betriebsrat sich von dem Berater zusagen lassen, dass die Mitglieder des Betriebsrats nicht persönlich für einen Honorarausfall des Sachverständigen haften bzw. gegenüber dem Sachverständigen nur die Abtretung des Kostenfreistellungsanspruchs aus § 40 Abs. 1 BetrVG geschuldet wird (BGH 25.10.2012 – III ZR 266/11, AiB 2013, 385–389).

219 Der Betriebsrat schließt mit dem Berater in der Regel einen **Dienstvertrag,** ausnahmsweise (etwa bei der Anfertigung eines Gutachtens) einen Werkvertrag. Gegenstand der Vereinbarung ist auch das Honorar des Beraters, das in der Regel das marktübliche Honorar nicht übersteigen darf. Der Arbeitgeber muss den Betriebsrat von den **Kosten der Beratung** nach § 40 freistellen.

Der Freistellungsanspruch kann an den Berater abgetreten und von diesem selbst gegen den Arbeitgeber geltend gemacht werden.

Notwendig ist ein **Beschluss des Betriebsrats,** in welchem die Hinzuziehung einer bestimmten Person und das Beratungsprogramm festgelegt werden. Der **Beschluss** muss **dem Arbeitgeber mitgeteilt** werden. Ist zweifelhaft, ob überhaupt eine »geplante Betriebsänderung« vorliegt, so reicht für die Hinzuziehung des Beraters aus, dass der Betriebsrat die Voraussetzungen für die Einschaltung des Beraters unter Abwägung aller Umstände als gegeben ansehen durfte. Den Betriebsrat in dieser Situation auf ein gerichtliches Verfahren zu verweisen, hätte in der Sache eine nicht vertretbare Verzögerung der Aufgabenwahrnehmung auf Seiten des Betriebsrats, aber auch eine unnötige Verzögerung des Beratungsprozesses, und damit der Durchführung der geplanten Maßnahme zur Folge. **220**

Der Betriebsrat ist trotz des zweifelhaften Wortlauts der Bestimmung (»einen« Berater) berechtigt, auch **mehrere Berater** hinzuziehen. Eine Betriebsänderung wirft oft vielschichtige Probleme auf. Hierzu gehören insbesondere juristische, betriebswirtschaftliche, arbeitsorganisatorische, versorgungsmathematische, ggf. auch informationstechnische Fragestellungen. Der Zweck der Bestimmung spricht deshalb eindeutig für das Recht des Betriebsrats zur Einschaltung mehrerer Berater. **221**

Rechtsgrundlage für die **Beauftragung eines Rechtsanwalts zur Führung von Verhandlungen** über einen Interessenausgleich ist weder § 111 Satz 2, noch § 80 Abs. 3, sondern § 40 Abs. 1 BetrVG; der Rechtsanwalt ist dann Verfahrensbevollmächtigter des Betriebsrats. Nach § 40 Abs. 1 hat der Arbeitgeber nur solche durch die Beauftragung eines Rechtsanwalts entstehenden Honorarkosten zu tragen, die der Betriebsrat für erforderlich halten durfte.[135] Die Erteilung einer Honorarzusage durch den Betriebsrat, die zu höheren als den gesetzlichen Gebühren führt, kommt nur in Ausnahmefällen in Betracht, wobei allerdings ausgesprochen fraglich, und von der Rechtsprechung auch nicht höchstrichterlich entschieden, ist, wie die gesetzlichen Gebühren im Falle einer Betriebsänderung zu berechnen sind. Häufig werden deshalb in der Praxis Honorarvereinbarungen abgeschlossen, die mit dem Arbeitgeber abgestimmt sind. Eine Honorarvereinbarung kommt auch dann in Betracht, wenn der Arbeitgeber in der Vergangenheit in vergleichbaren Fällen die Erteilung einer solchen Zusage stets akzeptiert hat. Ein solcher Ausnahmefall kann auch dann vorliegen, wenn der Verhandlungsgegenstand eine spezielle Rechtsmaterie betrifft, und der vom Betriebsrat ausgewählte, über die entsprechenden Spezialkenntnisse verfügende Rechtsanwalt zur Übernahme des Mandats nur bei Vereinbarung **222**

135 BAG 14.12.2016 – 7 ABR 8/15.

eines Zeithonorars bereit ist, und der Betriebsrat keinen vergleichbar qualifizierten Rechtsanwalt zu günstigeren Konditionen findet.[136]

3. Der Interessenausgleich

a. Form und Inhalt des Interessenausgleichs, Abgrenzung zum Sozialplan

223 Ein Interessenausgleich nach § 112 Abs. 1 Satz 1 BetrVG kommt nur wirksam zustande, wenn er **schriftlich** niedergelegt und vom Unternehmer und Betriebsrat unterschrieben wurde. Ein mündlich vereinbarter Interessenausgleich ist unwirksam, und lässt Nachteilsausgleichsansprüche nach § 113 BetrVG entstehen, wenn die Betriebsänderung dennoch durchgeführt wird.[137]

224 § 112 Abs. 1 Satz 1 verlangt nicht, dass ein Interessenausgleich in einer gesonderten Urkunde niedergelegt und als solcher ausdrücklich bezeichnet wird. Es ist in der Betriebspraxis vielfach üblich, Interessenausgleich und Sozialplan in einer Urkunde niederzulegen, diese nur als Sozialplan zu bezeichnen, oder andere Bezeichnungen zu wählen. Vor diesem Hintergrund kommt es allein darauf an, ob die Einigung der Betriebspartner über das »Ob« und »Wie« einer geplanten Betriebsänderung, oder eines Teils derselben, schriftlich festgehalten ist, und in dieser Urkunde mit ausreichender Deutlichkeit sichtbar wird. Dies bestimmt sich nach dem Inhalt der Einigung, die auszulegen ist.[138]

225 Gemäß § 112 Abs. 1 Satz 1 gilt außerdem § 77 Abs. 2 Satz 3 entsprechend. Deshalb haben Arbeitgeber und Betriebsrat abweichend von § 126a Abs. 2 BGB den Interessenausgleich elektronisch zu signieren, wenn der Interessenausgleich in elektronischer Form abgeschlossen wird. Außerdem sind Interessenausgleiche an geeigneter Stelle im Betrieb auszulegen.

226 **Gegenstand eines Interessenausgleichs** i. S. v. § 112 Abs. 1 Satz 1 BetrVG sind Regelungen darüber, ob, wann und in welcher Form die vom Unternehmer geplante Betriebsänderung ausgeführt werden soll. Denkbar sind Regelungen zum Zeitplan der Maßnahmen und zu deren Umfang. In dem hier behandelten Zusammenhang kommen insbesondere Regelungen zu folgenden Inhalten in Frage:

- Definition und organisatorische Struktur desjenigen Betriebsteils, der abgespalten/übertragen werden soll,
- Art und Weise der Eingliederung eines abgespaltenen Betriebsteils in einen anderen Betrieb,

---

136 BAG 14.12.2016 – 7 ABR 8/15.

137 Vgl. BAG 18.12.1972 – 1 AZR 176/82.

138 LAG München 12.11.2020 – 3 Sa 301/20.

- namentliche Definition der Arbeitnehmer, die dem abgespaltenen Betriebsteil zuzuordnen sind,
- Struktur und Organisation des neuen Betriebes, der aus der Zusammenlegung mehrerer Betriebe/Betriebsteile entsteht.

Denkbar sind auch 227

- (zeitlich befristete) Kündigungsverbote,
- Anzahl der Entlassungen oder Versetzungen,
- Verpflichtung des Unternehmers, vor Ausspruch von Entlassungen zunächst Aufhebungsverträge oder Altersteilzeitverträge anzubieten,
- Einführung von Kurzarbeit zur Vermeidung von Entlassungen,
- Verabredungen über arbeitsplatzsichernde Investitionen in alternativen Produktpaletten,
- Beschäftigungs- und/oder Standortsicherungszusagen,
- Umschulungs- und Weiterbildungsangebote.

Was letztendlich Gegenstand des Interessenausgleichs wird, ist immer eine Frage des Einzelfalls. Allgemein können Inhalt eines Interessenausgleichs alle Regelungen sein, die **nicht Gegenstand des Sozialplans sind bzw. sein dürfen**. Im **Sozialplan** geht es im Unterschied zum Interessenausgleich um den **Ausgleich oder die Milderung der wirtschaftlichen Nachteile**, die den Arbeitnehmern infolge der beabsichtigten – ggf. im Interessenausgleich vereinbarten – Betriebsänderung entstehen (vgl. Teil B Rn. 277 ff.). Die Grenzen zwischen Interessenausgleich und Sozialplan sind in der Praxis allerdings fließend. 228

Ein (bloßer) **Rahmeninteressenausgleich**, also eine abstrakt-generelle Regelung für alle im Betrieb in nächster Zeit möglicherweise durchzuführenden interessenausgleichspflichtigen Maßnahmen, ist im Unterschied zu einem Rahmensozialplan (Teil B Rn. 272) unzulässig.[139] Das Mitbestimmungsrecht des Betriebsrats nach § 112 BetrVG knüpft an die jeweilige konkrete Betriebsänderung an.[140] Der Interessenausgleich ist seiner Natur nach auf den Einzelfall bezogen, denn durch ihn soll der Betriebsrat Einfluss auf die Gestaltung der konkreten Betriebsänderung nehmen können. Dies schließt vorweggenommene Regelungen für künftige, in ihren Einzelheiten noch nicht absehbare Maßnahmen aus. In der vorweggenommenen Regelung läge in Wirklichkeit ein Verzicht auf die Mitgestaltung der künftigen Betriebsänderung.[141] 229

Etwas anderes gilt, wenn der **Rahmeninteressenausgleich** für tiefgreifende Unternehmensumstrukturierungen abgeschlossen wird, bei denen in einem abgegrenzten Zeitraum verschiedene Betriebsänderungen von derselben unternehmerischen Planung erfasst werden. Bei solchen (im Beraterjargon 230

139 ArbG Köln 26.9.2019 – 11 BV 123/19.
140 BAG 26.8.1997 – 1 ABR 12/97.
141 BAG 26.8.1997 – 1 ABR 12/97.

regelmäßig als Future 20XX, Connect 20XX, Break Even 20XX etc. bezeichneten Restrukturierungsprozessen) zeitlich und inhaltlich abgegrenzten Maßnahmen kann eine **generalisierende Interessenausgleichsvereinbarung** vorweggeschaltet werden, welche Ausschnitte der in Teil B Rn. 226 genannten Regelungsgegenstände eines Interessenausgleichs für alle von der unternehmerischen Planung erfassten Betriebsänderungen enthält, wie z. B. dass die geplanten unternehmerischen Maßnahmen ohne Beendigungskündigungen durchgeführt werden sollen. Voraussetzung ist jedoch, dass die jeweilige Betriebsänderung bei entsprechender Konkretisierung im Rahmen eines sogenannten **Teilinteressenausgleichs** geregelt (konkretisiert) wird. In diesem Fall liegt im Abschluss eines Rahmeninteressenausgleichs kein Verzicht auf das Mitbestimmungsrecht des Betriebsrats.

231 Im **Sozialplan** geht es im Unterschied zum Interessenausgleich um den **Ausgleich oder die Milderung der wirtschaftlichen Nachteile**, die den AN infolge der beabsichtigten – ggf. im Interessenausgleich vereinbarten – Betriebsänderung entstehen. Nachteile können z. B. sein

- Entlassungen,
- Versetzungen
- längere Anfahrtswege
- Qualifikationsverluste etc.

Ausgleichsregelungen hierfür sind dann z. B.

- Abfindungen,
- Mobilitätsbeihilfen,
- Regelungen zum Fahrtkostenersatz und
- Zuschüsse zu Weitbildungsmaßnahmen.

b. Bindungswirkung des Interessenausgleichs

232 Nach der Rechtsprechung des BAG ist der Interessenausgleich eine sogenannte »**Kollektivvereinbarung eigener Art**«, der nicht die Wirkung einer Betriebsvereinbarung zukommt. Deshalb soll der Betriebsrat auch nicht auf die Erfüllung des gefundenen Kompromisses bestehen können, und der Betriebsrat keinen gerichtlich durchsetzbaren Anspruch gegen den Arbeitgeber haben, die Betriebsänderung so wie im Interessenausgleich vorgesehen auch auszuführen.[142]

233 Letztendlich wird man für die Frage der Bindungswirkung aber nicht formal auf die Bezeichnung der Vereinbarung als Interessenausgleich, sondern darauf abstellen müssen, welche konkreten (ggf. auch wechselseitigen) Verpflichtungen von den Betriebsparteien mit Unterzeichnung eingegangen worden sind. Deshalb ist auch anerkannt, dass sich der Arbeitgeber ver-

---

142 Vgl. BAG 28. 8. 1991 – 7 ABR 72/90; BAG 3. 5. 2006 – 1 ABR 15/05; zum Meinungsstand vgl. auch Fitting, §§ 112, 112a Rn. 43 ff.

pflichten kann, die Betriebsänderung – wie im Interessenausgleich vorgesehen – durchzuführen und davon abweichende Maßnahmen zu unterlassen. Entscheidend ist hier die **Auslegung der getroffenen Vereinbarung**. Die Betriebsparteien haben es deshalb in der Hand, einen **eigenständigen Erfüllungs- bzw. Unterlassungsanspruch des Betriebsrats zu begründen**. Dies ist auch für Teilbereiche des Interessenausgleichs denkbar.[143] Hat sich z. B. der Arbeitgeber durch eine Sicherungsvereinbarung verpflichtet, den Betrieb für eine bestimmte Zeit fortzuführen, ist er an sein Wort gebunden, es handelt sich dann um eine vertraglich verbindliche Zusage. Schließt der Betrieb dann doch vor der Zeit, drohen dem Arbeitgeber erhebliche Mehrkosten – denn alle Gekündigten haben Anspruch auf Nachteilsausgleich.[144] Um Streitigkeiten zu vermeiden, wird der Interessenausgleich in der Praxis häufig auch als Betriebsvereinbarung abgeschlossen, z. B. mit der Formulierung »**Betriebsvereinbarung über einen Interessenausgleich**«. Rechtlich erzwingbar ist eine solche Bezeichnung jedoch nicht.

c. Namensliste nach § 1 Abs. 5 KSchG

Nach § 1 Abs. 5 KSchG wird vermutet, dass eine Kündigung durch dringen- **234**
de betriebliche Erfordernisse bedingt ist, wenn bei einer Betriebsänderung nach § 111 die **Arbeitnehmer, denen gekündigt werden soll, in einem Interessenausgleich zwischen Arbeitgeber und Betriebsrat namentlich bezeichnet** sind – sogenannte **Namensliste.**[145] Außerdem wird dann die soziale Auswahl der Arbeitnehmer nur noch auf grobe Fehlerhaftigkeit überprüft. Die Bestimmung hat also zur Folge, dass der Arbeitnehmer, der sich auf einen abweichenden Sachverhalt beruft, entgegen § 1 Abs. 2 Satz 4 KSchG die volle Beweislast hierfür trägt. Die Regelung des § 1 Abs. 5 KSchG führt daher zu einer Beweislastumkehr.[146] Nach der Rechtsprechung des BAG findet die Bestimmung auch auf betriebsbedingte Änderungskündigungen, die Gegenstand einer Namensliste sind, Anwendung.[147] Die Vermutungswirkung erstreckt sich nach der Rechtsprechung des BAG auch auf das Nichtvorliegen einer anderweitigen Beschäftigungsmöglichkeit im Betrieb und anderen Betrieben desselben Unternehmens.[148]

Die Vereinbarung einer Namensliste entbindet den Arbeitgeber nicht von **235**
der Pflicht zur **Anhörung des Betriebsrats** gemäß § 102 BetrVG. Da jedoch gerade die Sozialauswahl Gegenstand der Namensliste ist, dürfte es zulässig

143 LAG München 16. 7. 1997 – 9 TaBV 54/97.
144 LAG Köln 11. 5. 2017 – 8 TaBV 32/17.
145 vgl. ausführlich DKW, §§ 112, 112a BetrVG Rn. 22, 24, 30 ff.
146 BAG 21. 2. 2002 – 2 AZR 581/00.
147 BAG 19. 6. 2007 – 2 AZR 304/06, AiB 2008, 676.
148 BAG 19. 7. 2012 – 2 AZR 386/11.

sein, dass der Betriebsrat im Rahmen eines solchen Interessenausgleichs auf die Durchführung gesonderter Anhörungsverfahren verzichtet. Die Namensliste entbindet den Arbeitgeber auch nicht von der Verpflichtung, dem Arbeitnehmer auf Verlangen die **Gründe mitzuteilen,** die zu der getroffenen sozialen Auswahl geführt haben.[149] Hieraus folgt zugleich, dass auch die Namensliste sich **auf soziale, die Kündigung rechtfertigende Kriterien stützen können muss.**

236 Der Interessenausgleich nach § 111 Satz 1 BetrVG **ersetzt die Stellungnahme des Betriebsrats nach § 17 Abs. 3 Satz 2 KSchG**, wie sich unmittelbar aus § 1 Abs. 5 Satz 4 KSchG ergibt.

237 Die **Namensliste** ist Bestandteil des Interessenausgleichs und daher **nicht erzwingbar**, da der Interessenausgleich – auch vor der Einigungsstelle – nur freiwillig zustande kommen kann.

238 Die Vermutungswirkungen nach § 1 Abs. 5 KSchG treten nur ein, wenn die der Kündigung zugrunde liegende Betriebsänderung vollumfänglich Gegenstand einer Verständigung der Betriebsparteien im Sinne der §§ 111 Satz 1, 112 BetrVG, also eines Interessensausgleichs, ist. Ein Interessenausgleich nur über Teile eines geplanten Stellenabbaus reicht hingegen nicht aus.[150] Unter dieser Voraussetzung ist es allerdings zulässig, die Namensliste lediglich auf einen **Teil des Personalabbaus** zu beschränken, welcher durch die Betriebsänderung verursacht ist. Die Namensliste muss sich jedoch immer auf den Kreis der betroffenen vergleichbaren Arbeitnehmer insgesamt beziehen, also auf die gesamte Vergleichsgruppe (sog. »Teil-Namensliste«). Wie sich die dem Interessenausgleich zugrunde liegende Betriebsänderung aus Sicht der Betriebsparteien auf die konkreten Beschäftigungsmöglichkeiten der Arbeitnehmer im Betrieb insgesamt auswirkt, wird nur aus einer Namensliste ersichtlich, die die Gruppe der betroffenen vergleichbaren Arbeitnehmer insgesamt erfasst.[151] Das ergibt sich aus dem Zweck der Namensliste, der in der Reduzierung der arbeitgeberseitigen, sich aus einer fehlerhaften Sozialauswahl ergebenden Risiken besteht. Die Betriebsparteien können durchaus übereinkommen, diese Risiken nur für eine bestimmte Arbeitnehmergruppe zu beschränken. Eine Teil-Namensliste ist als integraler Bestandteil eines Interessenausgleiches gemäß § 111 jedenfalls dann eine ausreichende Basis für die Rechtswirkungen des § 1 Abs. 5 KSchG, wenn der durch die Namensliste erfasste Bereich so deutlich abgrenzbar von dem nicht erfassten Bereich ist, dass die Sozialauswahl nicht beeinflusst werden kann, und er darüber hinaus wesentlich größer ist.[152]

---

149 BAG 12.4.2002 – 2 AZR 706/00, AiB 2002, 726 und BAG 22.1.2004 – 2 AZR 111/02, AiB Newsletter 2004, 25; LAG Sachsen-Anhalt 9.3.2010 – 2 Sa 369/09.

150 BAG 17.3.2016 – 2 AZR 182/15.

151 BAG 26.3.2009 – 2 AZR 296/07, AiB 2010, 117.

152 BAG 19.7.2012 – 2 AZR 352/11; LAG Niedersachsen 22.1.2015 – 5 Sa 1013/14.

Die einzelnen Personen müssen so genau bezeichnet werden, dass ihre **Identifizierung** zweifelsfrei möglich ist.[153] 239

In der Namensliste dürfen **nur** solche **Arbeitnehmer** aufgeführt sein, welche aus der eigenen Sicht der Betriebsparteien **aufgrund der im Interessenausgleich vereinbarten Betriebsänderung von betriebsbedingter Kündigung betroffen** sind. Dies ist nicht der Fall, wenn in die Namensliste Arbeitnehmer nur deshalb aufgenommen werden, um bei dem von diesen Mitarbeitern gewünschten freiwilligen Ausscheiden drohende Sperrzeiten gemäß § 159 SGB III nach Möglichkeit auszuschließen.[154] 240

Die Namensliste muss **in unmittelbarem zeitlichem Zusammenhang** mit dem Interessenausgleich vereinbart werden. Nur dann ist die Liste »in einem Interessenausgleich« vereinbart. Außerdem muss sich die die Betriebsänderung zum Zeitpunkt des Abschlusses des Interessenausgleichs noch in der Planungsphase befinden, damit dem Betriebsrat entsprechend dem Zweck des § 111 BetrVG eine Einflussnahme auf die unternehmerische Entscheidung möglich ist.[155] Andernfalls kann die Namensliste nicht die ihr gesetzlich zugewiesenen Wirkungen entfalten. 241

Die Namensliste kann sich nur auf geplante Kündigungen, **nicht** hingegen auf **schon ausgesprochene Kündigungen** beziehen. 242

Die Namensliste bedarf wie der gesamte Interessenausgleich der **Schriftform.** Im Falle eines Interessenausgleichs mit Namensliste ohne anfängliche feste körperliche Verbindung von Interessenausgleich und Namensliste, ist die Schriftform z. B. dann nicht gewahrt, wenn zwar der Interessenausgleich auf eine Namensliste verweist, jedoch in der Namensliste eine Rückverweisung auf den Interessenausgleich fehlt.[156] Ohne eine solche Rückverweisung stellen Interessenausgleich und Namensliste keine einheitliche Urkunde dar. Die Schriftform ist auch dann nicht gewahrt, wenn die Namensliste als Anlage des Interessenausgleichs lediglich mit Paraphen unterzeichnet worden ist, da das gesetzliche Schriftformerfordernis in § 1 Abs. 5 KSchG der unzweideutigen Willenserklärung der Parteien dient, und insbesondere normative Rechtswirkung zu Lasten Dritter (also der betroffenen Arbeitnehmer) herbeiführt. 243

Ist das dem Interessenausgleich zugrunde liegende **Punktesystem** für die Auswahl der von Kündigung betroffenen Arbeitnehmer **altersdiskriminierend**, so führt das zu grober Fehlerhaftigkeit der Sozialauswahl. Dies hat jedoch nach der Rechtsprechung des BAG nicht die »Unwirksamkeit« der Namensliste und des Interessenausgleichs insgesamt, und damit den Weg- 244

153 LAG Düsseldorf 28.5.2008 – 7 Sa 318/08.
154 BAG 26.3.2009 – 2 AZR 296/07, AiB 2010, 117.
155 BAG 17.8.2023 – 6 AZR 56/23.
156 BAG 12.5.2010 – 2 AZR 551/08.

fall der gesetzlichen Vermutung der Betriebsbedingtheit der Kündigung, zur Folge, sondern führt nur zur Unwirksamkeit der einzelnen Kündigung.[157]

245 Eine »**Herausnahmeliste**« ist keine Namensliste im Sinne von § 1 Abs. 5 KSchG. Deshalb ist eine Liste unwirksam, nach der denjenigen Arbeitnehmern gekündigt werden können soll, die nicht in der Liste genannt sind.

246 Die Namensliste ist keine »**Freigabeliste**«. Dies wäre z.B. dann der Fall, wenn die Liste für Arbeitgeber und Betriebsrat gemeinsam nur Mittel zu dem Zweck wäre, unliebsame Arbeitnehmer loszuwerden.

247 Nach der Rechtsprechung des BAG richtet sich die **Zuständigkeit für die Namensliste** nach der allgemeinen betriebsverfassungsrechtlichen Kompetenzverteilung. Ist also z.B. der Gesamtbetriebsrat für den Interessenausgleich zuständig, so ist er – und nicht der lokale Betriebsrat – auch für die Namensliste zuständig[158], obwohl der lokale Betriebsrat zweifelsohne »näher dran« ist, weil er die sozialen Umstände der betroffenen Arbeitnehmer besser kennt. Vor diesem Hintergrund ist jedenfalls zu empfehlen, den Inhalt der Namensliste mit dem jeweiligen örtlichen Betriebsrat abzustimmen.

248 Angesichts der individualrechtlichen Folgen eines Interessenausgleichs mit Namensliste für die einzelnen Arbeitnehmer **trägt der Betriebsrat große Verantwortung**, wenn er eine entsprechende Vereinbarung unterzeichnet. Die Weiterbeschäftigungsmöglichkeiten und die Sozialauswahl müssen daher vor Unterzeichnung ernsthaft geprüft worden sein. Der Betriebsrat muss sich auch über die gegebenenfalls möglichen betriebspolitischen Folgen im Klaren sein.

d. Namensliste nach § 35a Abs. 1 UmwG

249 Nach § 35a Abs. 1 UmwG kann das ArbG – wenn bei einer Verschmelzung, Spaltung oder Vermögensübertragung nach dem Umwandlungsgesetz (UmwG) ein **Interessenausgleich** zustande kommt, in dem diejenigen **Arbeitnehmer** bezeichnet werden, die nach der Umwandlung **einem bestimmten Betrieb oder Betriebsteil zugeordnet werden** – diese Zuordnung der Arbeitnehmer nur auf grobe Fehlerhaftigkeit überprüfen. Für eine Unternehmensspaltung nach dem UmwG muss das vorhandene Vermögen nicht zwingend in der Form der Übertragung bereits vorhandener Betriebe oder Betriebsteile aufgespalten werden. Unter Wahrung der Mitbestimmungsrechte des Betriebsrats ist es auch zulässig, vor der eigentlichen Unternehmensaufspaltung einen zuvor einheitlichen Betrieb nach Arbeitsprozessen zu »zerschlagen«, und die hierdurch entstandenen eigenständigen Betriebe oder Betriebsteile sodann im Wege der Unternehmensaufspaltung auf andere Rechtsträger zu übertragen. Werden also die Betriebe oder Be-

157 BAG 5.11.2009 – 2 AZR 676/08.
158 BAG 19.7.2012 – 2 AZR 386/11.

triebsteile, die im Zuge der Unternehmensaufspaltung auf die neuen Rechtsträger übertragen werden sollen, erst durch eine Betriebsspaltung geschaffen, können die Betriebsparteien in einem Interessenausgleich nach § 111 Nr. 3 BetrVG die namentliche Zuordnung der Arbeitnehmer zu den neu geschaffenen betrieblichen Einheiten vornehmen.[159]

Wie sich aus dem Begriff der »**groben Fehlerhaftigkeit**« ergibt, geht das Gesetz in § 35a Abs. 1 UmwG von einem Zuordnungsspielraum aus, in dem sich die Betriebsparteien bei Zuordnungsentscheidungen im Rahmen eines Interessenausgleichs nach § 35a Abs. 1 UmwG bewegen können. Die Betriebsparteien müssen sich von sachlichen Erwägungen leiten lassen, sodass eine willkürliche Zuordnung ausgeschlossen ist. Sind sachliche Gründe für die konkrete Zuordnung erkennbar, scheidet eine »grobe« Fehlerhaftigkeit aus. Grob fehlerhaft ist die Zuordnung, wenn sie sich unter keinem rechtlichen Gesichtspunkt sachlich rechtfertigen lässt. **250**

Die Zuordnung muss jedoch grundsätzlich in der Weise erfolgen, wie sie sich aus der aus § 613a Abs. 1 Satz 1 BGB resultierenden **objektiven Rechtslage** ergibt.[160] Denn § 35a Abs. 2 UmwG verweist auch für Umwandlungsfälle auf die Geltung von § 613a BGB. Damit müssen auch in diesen Umwandlungsfällen die Voraussetzungen eines Betriebsübergangs vollumfänglich erfüllt sein. Der aus einem Betriebsübergang resultierenden Zuordnung des Arbeitsverhältnisses gebührt deshalb gegenüber einer Zuordnung gemäß § 35a Abs. 1 UmwG grundsätzlich der Vorrang. Es ist deshalb nicht zulässig, Arbeitnehmer einem übergehenden Betrieb(steil) zuzuordnen, obwohl sie von Rechts wegen nicht dieser Organisationseinheit zuzurechnen sind. Ebenso wenig können die Betriebsparteien Arbeitnehmer, deren Arbeitsverhältnis der übergehenden Organisationseinheit zugeordnet werden muss, von dem gesetzlich zwingenden Übergang ausnehmen. Eine Zuordnung ist gleichfalls ausgeschlossen, wenn ein Arbeitnehmer dem Übergang seines Arbeitsverhältnisses widersprochen hat. Der Vorrang des § 613a BGB i. V. m. § 35a Abs. 2 UmwG vor einer Zuordnung gemäß § 35a Abs. 1 UmwG gilt aber nur dann, wenn mit der Umwandlungsmaßnahme tatsächlich ein Betrieb oder Betriebsteil auf einen anderen Rechtsträger übergeht.[161] Werden dagegen die Betriebe, die im Zuge der Unternehmensaufspaltung auf die neuen Rechtsträger übertragen werden sollen, erst durch eine Betriebsspaltung geschaffen, fehlt es an Betrieben oder Betriebsteilen, an die für die Zuordnung der Arbeitnehmer gemäß § 613a Abs. 1 BGB angeknüpft werden könnte. In dieser Situation können die Betriebsparteien in einem Interessenausgleich **251**

159 LAG Hamburg 4. 5. 2016 – 6 Sa 2/16.
160 BAG 7. 6. 2018 – 8 AZR 573/16.
161 LAG Schleswig-Holstein 5. 11. 2015 – 5 Sa 437/14.

zur Betriebsspaltung die namentliche Zuordnung der Arbeitnehmer zu den neu geschaffenen Betrieben vornehmen.[162]

252 **Praktische Bedeutung** erlangt die Bestimmung vor allem dann, wenn die rechtliche Zuordnung eines Arbeitnehmers aufgrund seiner bisherigen Stellung im früheren Betrieb nicht eindeutig ist: Dies kann z. B. dann der Fall sein, wenn der Arbeitnehmer in mehreren Abteilungen gearbeitet hat (z. B. bei Springern) oder wenn es um Fälle der massenhaften Zuordnung von Arbeitsverhältnissen geht. Insoweit hat der Interessenausgleich dann auch normative Wirkung nach § 77 Abs. 4 BetrVG.

253 Auch bei **Betriebsspaltungen außerhalb des UmwG** wird vielfach mit Zuordnungslisten gearbeitet. Diese haben allerdings nicht die rechtliche Qualität (häufig aber die faktische Gestaltungsmacht) eines Interessenausgleichs nach § 323 Abs. 2 BGB. Mangels einer ausdrücklichen gesetzlichen Regelung ist hier die Prüfungsbefugnis des Arbeitsgerichts also nicht auf grobe Fehlerhaftigkeit eingeschränkt. Ist der Betriebsrat allerdings in das Zuordnungsverfahren eingebunden, bieten solche Listen eine gewisse Richtigkeitsgewähr. Dies setzt jedoch voraus, dass zwischen Betriebsrat und Arbeitgeber die Zuordnungskriterien unter Berücksichtigung der Grundsätze des § 613a BGB festgelegt worden sind und die Zuordnung dann einvernehmlich vorgenommen wurde.

254 In der **betrieblichen Praxis** kommt es häufig auch vor, dass der abzuspaltende (und auf ein anderes Unternehmen zu übertragende) **Betriebsteil** noch gar nicht besteht, sondern **erst noch gegründet werden muss**, beispielsweise weil bestimmte Tätigkeiten aus einer einheitlichen Bearbeitungskette auf einen externen Dienstleister übertragen werden sollen. Das ist z. B. dann der Fall, wenn eine Bank die strategische Grundsatzentscheidung getroffen hat, Teile des Wertpapiergeschäfts nicht mehr als eigene betriebliche Aktivität fortzuführen, sondern überwiegend auf externe Geschäftspartner zu übertragen. In einer solchen Fallgestaltung sollte der Interessenausgleich dann insbesondere das Folgende Regeln:

- die organisatorische Neustrukturierung, also die Gründung des abzuspaltenden Betriebsteils innerhalb des bestehenden Betriebs,
- die Zuordnungskriterien der dem abzuspaltenden Betriebsteil zuzuordnenden Arbeitnehmer einschließlich der sich hieraus ergebenden Mitarbeiterliste; hier ist der Schwerpunkt der bisherigen Tätigkeit maßgeblich,
- die Übertragung des neu zu bildenden Betriebsteils auf den Erwerber,
- und ggf. die Einzelheiten der Eingliederung dieses Betriebsteil in einen bestehenden Betrieb beim Erwerber.

162 LAG Schleswig-Holstein 5. 11. 2015 – 5 Sa 437/14.

4. Der Sozialplan

a. Zweck der gesetzlichen Regelung

Nach der gesetzlichen Definition in § 112 Abs. 1 Satz 1 BetrVG dient der Sozialplan dem **Ausgleich oder der Milderung derjenigen wirtschaftlichen Nachteile, die den Arbeitnehmern infolge der geplanten Betriebsänderung** entstehen. Im Unterschied zum Interessenausgleich regelt der Sozialplan also nicht das »Ob« und »Wie« der Betriebsänderung, sondern es werden die materiellen Nachteile ausgeglichen, die den Arbeitnehmern als Folge der Umsetzung der Betriebsänderung entstehen – z. B. durch Zahlung einer Abfindung für den Verlust des Arbeitsplatzes. 255

Der **Interessenausgleich ist nicht erzwingbar**, während der **Sozialplan von der Einigungsstelle beschlossen** werden kann. In der Regel werden die Verhandlungen zu Interessenausgleich und Sozialplan dennoch gemeinsam geführt, weil der Unternehmer den Sozialplan nicht ohne den Interessenausgleich, und umgekehrt der Betriebsrat den Interessenausgleich nicht ohne den Sozialplan, unterzeichnen will/wird. Gesetzlich zwingend vorgeschrieben ist dies nicht. 256

b. Rechtsnatur, Zustandekommen, Auslegung des Sozialplans

Der Sozialplan setzt nach § 112 Abs. 1 Satz 2 BetrVG zu seiner Wirksamkeit **Schriftform** voraus. Nach § 112 Abs. 1 Satz 1 gilt außerdem § 77 Abs. 2 Satz 3 entsprechend. Deshalb haben Arbeitgeber und Betriebsrat abweichend von § 126a Absatz 2 BGB den Sozialplan elektronisch zu signieren, wenn der Sozialplan in elektronischer Form abgeschlossen wird. Außerdem sind Sozialpläne an geeigneter Stelle im Betrieb auszulegen 257

Sozialpläne sind, obwohl ihnen nach dem Wortlaut von § 112 Abs. 1 Satz 3 BetrVG nur »die Wirkung einer Betriebsvereinbarung zukommt«, echte **Betriebsvereinbarungen** im Sinne des Betriebsverfassungsgesetzes. Es handelt sich nach der Rechtsprechung des BAG um Betriebsvereinbarungen besonderer Art.[163] Nach § 112 Abs. 1 Satz 4 BetrVG ist § 77 Abs. 3 BetrVG – also der sog. **Tarifvorbehalt** – auf den Sozialplan nicht anzuwenden. Betriebsrat und Arbeitgeber können daher in einem Sozialplan Regelungen vereinbaren, die von einem für den Betrieb geltenden Tarifvertrag – z. B. von einem tariflichen Rationalisierungsschutzabkommen – abweichen. D. h., der betriebliche Sozialplan wird durch einen etwaigen »Tarifsozialplan« nicht verdrängt bzw. gesperrt. 258

163 BAG 27.8.1975 – 4 AZR 454/74.

259 Wie sonstige Betriebsvereinbarungen sind auch Sozialpläne **nach den für die Tarifauslegung**[164] bzw. für **Gesetze**[165] **geltenden Grundsätzen auszulegen.** Maßgeblich ist deshalb der in der Betriebsvereinbarung selbst zum Ausdruck gelangte Wille der Vertragsparteien, der sich zunächst aus dem Wortlaut, sodann aus Zweck und Historie des Sozialplans ergibt. Raum für die Feststellung eines vom Wortlaut abweichenden Parteiwillens besteht nicht, außer der Wortlaut ist unklar, oder besondere Umstände wie z.B. Protokollnotizen zum Sozialplan legen dies nahe.

259a Als Betriebsvereinbarung gilt der Sozialplan nach § 77 Abs. 4 Satz 1 BetrVG unmittelbar und zwingend. Er begründet damit unmittelbar Ansprüche der Arbeitnehmer. **Individuelle Vereinbarungen** zwischen Arbeitgeber und Arbeitnehmer sind zulässig, dürfen den Arbeitnehmer jedoch nicht schlechter stellen als die Regelungen des Sozialplans. Es gilt das Günstigkeitsprinzip.[166] Ein **Verzicht auf Ansprüche aus einem Sozialplan** ist nach § 77 Abs. 4 Satz 2 nur mit Zustimmung des Betriebsrats wirksam. Ein Vergleich über die Anspruchsvoraussetzungen, also die einer Sozialplanforderung zugrunde liegenden Tatsachen, ist allerdings unbeschränkt zulässig.

260 Der Betriebsrat kann seine Zustimmung zu einem Interessenausgleich vom Abschluss eines Sozialplans abhängig machen. Daher sind die Verhandlungen über Interessenausgleich und Sozialplan häufig ineinander verzahnt. Dies empfiehlt sich auch deshalb, weil die Nachteile, die den Arbeitnehmern aus einer Betriebsänderung entstehen, erst dann abschließend und rechtssicher beurteilt werden können, wenn der Interessenausgleich vereinbart ist und die Betriebsänderung damit konkret feststeht.

261 Im Unterschied zum Interessenausgleich kann der Sozialplan nach einer verbreiteten Auffassung auch noch verlangt werden, wenn das Wahlergebnis einer Betriebsratswahl erst nach Beginn der Durchführung einer Betriebsänderung bekanntgegeben wird. Der Abschluss eines Sozialplans ist auch noch nach dem Beginn der Betriebsänderung möglich, während das Verfahren zur Beratung eines Interessenausgleichs zu diesem Zeitpunkt zwecklos ist.[167]

c. Zuständiger Betriebsrat

262 Die Zuständigkeit für die Verhandlungen und den Abschluss des Sozialplans richtet sich nach der **betriebsverfassungsrechtlichen Kompetenzverteilung** zwischen Betriebsrat, Gesamtbetriebsrat und Konzernbetriebsrat (vgl.

164 BAG 27.8.1975 – 4 AZR 454/74.
165 BAG 11.6.1975 – 5 AZR 217/74.
166 BAG 27.1.2004 – 1 AZR 148/03.
167 LAG Saarland 14.5.2003 – 2 TaBV 7/03; LAG Köln 5.3.2007 – 2 TaBV 10/07; LAG Hessen 15.10.2013 – 4 TaBV 138/13.

zum Interessenausgleich Teil B Rn. 198 ff.). Für den Sozialplan ist **grundsätzlich der örtliche Betriebsrat** zuständig. Das gilt auch dann, wenn für den Interessenausgleich der Gesamtbetriebsrat oder der Konzernbetriebsrat zuständig ist. Die Zuständigkeiten für den Interessenausgleich und den Sozialplan sind in der Regel nicht deckungsgleich. Folgende Einzelfälle sind zu beachten:

- Regelt ein mit dem Gesamtbetriebsrat nach § 50 Abs. 1 BetrVG vereinbarter Interessenausgleich eine Betriebsänderung, die einzelne Betriebe unabhängig voneinander betrifft, oder eine solche, die sich auf einen Betrieb beschränkt, ist ein unternehmensweit zu findender Ausgleich der wirtschaftlichen Nachteile im Sozialplan nicht zwingend. In diesem Fall ist also der örtliche Betriebsrat zuständig. **263**
- Erfassen die im Interessenausgleich vereinbarten Betriebsänderungen hingegen mehrere oder sogar sämtliche Betriebe des Unternehmens und ist die Durchführung des Interessenausgleichs abhängig von betriebsübergreifend einheitlichen Kompensationsregelungen in dem noch abzuschließenden Sozialplan, so ist der Gesamtbetriebsrat zuständig. Dies kann der Fall sein, wenn der Arbeitgeber für das Gesamtunternehmen oder jedenfalls betriebsübergreifend freiwillige Leistungen zur Verfügung stellt. Ferner ist dies der Fall, wenn die Umsetzung der unternehmerischen Maßnahme betriebsübergreifende Versetzungen zur Folge hat.[168] **264**
- Bei der Stilllegung sämtlicher Betriebe eines Unternehmens infolge Insolvenz ist der Gesamtbetriebsrat nicht nur für das Aufstellen des Interessenausgleichs, sondern auch für den Sozialplan zuständig.[169] **265**
- Die Zuständigkeit des Konzernbetriebsrats der Interessenausgleichsverhandlungen endet auch dann spätestens mit der Insolvenzeröffnung, wenn eine geplante Betriebsänderung die Betriebe verschiedener Unternehmen betrifft. Dies gilt auch bei Eigenverwaltung mit Sachverwalterbestellung.[170] **266**
- Wird in einem Betrieb ein **Betriebsrat erst gewählt, nachdem** sich der Arbeitgeber zur Stilllegung des Betriebes entschlossen und mit der **Stilllegung begonnen** hat, kann der Betriebsrat nach der zweifelhaften Rechtsprechung des *BAG* auch dann nicht die Vereinbarung eines Sozialplans verlangen, wenn dem Arbeitgeber im Zeitpunkt seines Entschlusses bekannt war, dass im Betrieb ein Betriebsrat gewählt werden soll.[171] **267**
- Wird der Sozialplan anlässlich einer **Betriebsstilllegung** aufgestellt und sieht er die Übernahme der Arbeitnehmer des stillgelegten Betriebes **268**

---

168 LAG 14. 5. 2012 – 16 TaBV 197/11.
169 BAG 17. 2. 1981 – 1 AZR 290/78.
170 LAG Baden-Württemberg 24. 6. 2015 – 22 Sa 59/14.
171 BAG 28. 10. 1992 – 10 ABR 75/9; BAG 20. 4. 1982 – 1 ABR 3/80.

in einen anderen Betrieb desselben Unternehmens vor, ist nach durchgeführter Betriebsstilllegung für eine spätere Änderung des Sozialplans der Betriebsrat des neuen Beschäftigungsbetriebs der aus dem Sozialplan berechtigten Arbeitnehmer zuständig.[172]

d. Sozialplanverfahren, Erzwingbarkeit des Sozialplans

269 Das Verfahren zum Abschluss des Sozialplans entspricht im Grundsatz dem Verfahren zum Abschluss des Interessenausgleichs (vgl. Teil B Rn. 149 ff.). Im Unterschied zum Interessenausgleich ist der Sozialplan jedoch **erzwingbar**, wie sich aus § 112 Abs. 4 BetrVG ergibt: Kommt eine Einigung über den Sozialplan nicht zustande, entscheidet die **Einigungsstelle** über die Aufstellung eines Sozialplans. Die Einigungsstelle kann erst angerufen werden, wenn die Verhandlungen gescheitert sind (vgl. zum Scheitern der Verhandlungen Teil B Rn. 186).

270 Der Betriebsrat kann den Sozialplan grundsätzlich **bei jeder Betriebsänderung** erzwingen, soweit Nachteile für die betroffenen Arbeitnehmer entstehen. Auch noch nach Umsetzung der Betriebsänderung und auch ohne Interessenausgleich kann der Sozialplan über die Einigungsstelle durchgesetzt werden.[173] Das gilt jedoch nach der Rechtsprechung des BAG nicht, wenn der Betriebsrat eines bislang betriebsratslosen Betriebs erst nach Beginn der Durchführung der Betriebsänderung gewählt wird. Die Beteiligung des Betriebsrats solle grundsätzlich stattfinden, bevor die Betriebsänderung durchgeführt ist. Daher könne ein erzwingbares Mitbestimmungsrecht des Betriebsrats auf Abschluss eines Sozialplans nicht mehr entstehen, wenn der Betriebsrat zu dem Zeitpunkt, in dem der Arbeitgeber mit der Umsetzung der Betriebsänderung begonnen hat, noch nicht gebildet war.[174] Der Rechtsprechung des BAG ist nicht zuzustimmen, denn die Mitbestimmung des Betriebsrats beim Abschluss eines Sozialplans dient dem Ausgleich von Nachteilen der Arbeitnehmer, und nicht der Beeinflussung der Arbeitgeberplanung. Deshalb kann diese Mitbestimmung (im Unterschied zu der Mitbestimmung bei einem Interessenausgleich) auch noch nach finaler Planung des Arbeitgebers ausgeübt werden.[175] Ausnahmen von der Erzwingbarkeit des Sozialplans ergeben sich nur aus § 112a BetrVG (vgl. Teil B Rn. 273 ff.).

271 Ist ungewiss, ob eine Betriebsänderung durchgeführt wird oder nicht, können die Betriebspartner für den Fall, dass es sich um eine Betriebsänderung

172 BAG 24.3.1981 – 1 AZR 805/78.

173 LAG Rheinland-Pfalz 25.11.2021 – 5TaBV 10/21; BAG 17.9.2013 – 1 ABR 217/12.

174 BAG 8.2.2022 – 1 ABR 2/21.

175 LAG Köln 5.3.2007 – 2 TaBV 10/07, AuR 07, 395.

handelt, einen **vorsorglichen Sozialplan** vereinbaren.[176] Betriebsrat und Arbeitgeber können also auch für noch nicht geplante, aber in groben Umrissen schon abschätzbare Betriebsänderungen einen Sozialplan aufstellen. Der vorsorgliche Sozialplan ist aber nur in Form einer freiwilligen Betriebsvereinbarung möglich und daher nicht erzwingbar. Darin liegt noch kein unzulässiger Verzicht auf künftige Mitbestimmungsrechte.[177] Soweit ein **vorsorglicher Sozialplan** dann wirksame Regelungen (z. B. zu Abfindungen) enthält, ist das Mitbestimmungsrecht des Betriebsrats nach § 112 verbraucht, falls eine entsprechende Betriebsänderung später tatsächlich vorgenommen wird.[178] Das heißt, der Betriebsrat kann dann keine andere Sozialplanregelung zu dem entsprechenden Regelungskomplex über die Einigungsstelle durchsetzen.

Manchmal werden in der Praxis auch sog. Rahmensozialpläne abgeschlossen. Im Unterschied zum vorsorglichen Sozialplan knüpft der **Rahmensozialplan** nicht an eine (jedenfalls in groben Umrissen erkennbare) Betriebsänderung an. Er gilt vielmehr ganz abstrakt für alle in ihm geregelten betriebsbedingten Maßnahmen (z. B. Abfindungen im Fall einer Kündigung oder Umzugshilfen). Im Unterschied zum vorsorglichen Sozialplan verbraucht der Rahmensozialplan das Mitbestimmungsrecht des Betriebsrats für eine konkrete Betriebsänderung nicht. Der Betriebsrat kann also, wenn tatsächlich eine Betriebsänderung durchgeführt werden soll, für diese Betriebsänderung einen Sozialplan auch dann verlangen, wenn schon ein Rahmensozialplan besteht. Der Rahmensozialplan ist eine freiwillige Betriebsvereinbarung (vgl. § 88) und daher nicht erzwingbar. **272**

In einem Tendenzbetrieb ist der Arbeitgeber nicht verpflichtet einen Interessenausgleich zu beraten. Ein Sozialplan ist nach § 118 BetrVG jedoch auch hier erzwingbar.[179] **272a**

e. Betriebsänderung ohne erzwingbaren Sozialplan (Unternehmensneugründungen)

§ 112 Abs. 4 und 5 BetrVG finden gem. § 112a Abs. 2 BetrVG keine Anwendung auf **Betriebe eines Unternehmens in den ersten vier Jahren nach seiner Gründung** (so genanntes »**Sozialplanprivileg**«). Entscheidend für den Ablauf der Vierjahresfrist ist der Beginn der Betriebsänderung. Nach dem Wortlaut des Gesetzes ist in diesem Fall ein Sozialplan nicht erzwingbar. Dies gilt für Betriebsänderungen jeder Art. Mit der Bestimmung wird der Zweck verfolgt, Unternehmensgründungen zu erleichtern. Der Unter- **273**

176 BAG 1. 4. 1998 – 10 ABR 17/97.
177 BAG 26. 8. 1997 – 1 ABR 12/97.
178 BAG 26. 8. 1997 – 1 ABR 12/97.
179 BAG 18. 11. 2003 – 1 AZR 637/02, AiB 2004, 385.

nehmensgründer soll von dem wirtschaftlichen Risiko einer sozialplanpflichtigen Betriebsänderung befreit werden. **Maßgebender Zeitpunkt** für die Gründung des Unternehmens ist die Aufnahme einer Erwerbstätigkeit, die nach § 138 AO dem Finanzamt mitzuteilen ist, § 112a Abs. 2 Satz 3 BetrVG. **Freiwillige Sozialpläne** sind jedoch nach wie vor möglich. Auch die Verpflichtungen des Unternehmers nach §§ 111, 112 BetrVG gelten weiter. Der Unternehmer muss also die Einigungsstelle anrufen, wenn die Verhandlungen mit dem Betriebsrat nicht zur Unterzeichnung eines Interessenausgleichs geführt haben und den Interessenausgleich vor der Einigungsstelle versuchen (vgl. Teil B Rn. 178 ff.). Der Betriebsrat kann die Einigungsstelle wegen des Versuchs eines (freiwilligen) Sozialplans anrufen. In beiden Fällen kann die Einigungsstelle allerdings keinen Spruch fällen.

274 Nach der Rechtsprechung des BAG ist ein **neu gegründetes Unternehmen** in den ersten vier Jahren nach seiner Gründung auch dann von der Sozialplanpflicht befreit, wenn diese Betriebsänderung in einem Betrieb erfolgt, den das Unternehmen erworben hat und der erworbene Betrieb schon länger als vier Jahre besteht.[180] Gegen diese Rechtsprechung bestehen erhebliche Bedenken. So besteht gerade bei einem schon länger existierenden Betrieb viel eher die Möglichkeit zur Einschätzung seiner künftigen wirtschaftlichen Entwicklung. Der Erwerber weiß also, worauf er sich einlässt. Schließlich bestehen **Missbrauchsgefahren** in nicht zu unterschätzendem Umfang: Der Betrieb kann in ein neu gegründetes Unternehmen »abgeschoben« werden, um dort nach einer »Schonfrist« eine kostengünstige Stilllegung durchzuführen. Immerhin hat das BAG für diesen Fall der Flucht aus der Sozialplanpflicht eine Ausnahme gemacht, wobei der Missbrauchssachverhalt schwer nachzuweisen sein wird.[181]

275 Von der Sozialplanpflicht nicht befreit sind Neugründungen im Zusammenhang mit der **rechtlichen Umstrukturierung von Unternehmen und Konzernen** (§ 112a Abs. 2 Satz 2 BetrVG). Damit tritt nach dem **Zweck der Regelung** eine Befreiung von der Sozialplanpflicht nicht ein, wenn bestehende Unternehmen in ihrer rechtlichen Struktur und ihrem Bestand unverändert bleiben.[182] Hierdurch soll sichergestellt werden, dass Unternehmen durch bloße gesellschaftsrechtliche Umstrukturierungen nicht in den Genuss des Sozialplanprivilegs nach § 112a BetrVG kommen. Damit soll einer »Flucht aus der Sozialplanpflicht« vorgebeugt werden.

276 Um eine rechtliche Umstrukturierung von Unternehmen und Konzernen – und damit nicht um neu gegründete Unternehmen – handelt es sich jedenfalls in den folgenden **Fallgruppen**:

---

180 BAG 13.6.1989 – 1 ABR 14/88.
181 BAG 13.6.1989 – 1 ABR 14/88.
182 Vgl. zum Zweck der Bestimmung ausführlich BAG 22.2.1995 – 10 ABR 23/94.

- Die Verschmelzung von Unternehmen auf ein neu gegründetes Unternehmen.
- Die Umwandlung auf ein neu gegründetes Unternehmen.
- Die Auflösung eines Unternehmens und Übertragung seines Vermögens auf ein neu gegründetes Unternehmen.
- Die Aufspaltung eines Unternehmens auf mehrere neugegründete Unternehmen.
- Die Abspaltung von Unternehmensteilen auf neu gegründete Tochtergesellschaften.
- Der Alleingesellschafter und Geschäftsführer der Komplementär-GmbH einer KG gründet eine neue GmbH; diese übernimmt von der KG deren Geschäftsbetrieb.
- Innerhalb desselben Konzerns wird ein neues Unternehmen gegründet.
- Zwei Unternehmen übertragen Teile ihrer unternehmerischen Aktivitäten auf ein von ihnen errichtetes Gemeinschaftsunternehmen. Dieses Unternehmen setzt die übertragenen Geschäftsaktivitäten fort. Dies gilt auch dann, wenn das Unternehmen daneben zusätzliche unternehmerische Aktivitäten entfaltet.
- Die Geschäftsaktivitäten einschließlich des Betriebes einer Tochtergesellschaft eines Konzerns werden im Wege des Betriebsübergangs auf ein neu gegründetes konzernfremdes Unternehmen übertragen. Das gilt jedenfalls dann, wenn in dem aufnehmenden Konzern bereits ein Unternehmen (eine Schwestergesellschaft) besteht, das denselben oder aber vergleichbaren Geschäftsaktivitäten nachgeht.
- Zwei Unternehmen übertragen einzelne Betriebe einem neu gegründeten Unternehmen, das die Betriebe mit einer auf dem Zusammenschluss beruhenden unternehmerischen Zielsetzung fortführen soll.

f. Regelungsgegenstände des Sozialplans

Gem. § 112 Abs. 5 BetrVG hat die **Einigungsstelle** bei ihrer Entscheidung sowohl **die sozialen Belange der Arbeitnehmer** zu berücksichtigen als auch auf die **wirtschaftliche Vertretbarkeit** ihrer Entscheidung für das Unternehmen zu achten. Dabei hat sich die Einigungsstelle ausweislich des ausdrücklichen Gesetzeswortlauts **im Rahmen billigen Ermessens** vor allem von folgenden Grundsätzen leiten zu lassen: **277**

- Sie soll beim Ausgleich oder bei der Milderung wirtschaftlicher Nachteile, vor allem durch Einkommensminderung, Wegfall von Sonderleistungen oder Verlust von Anwartschaften auf betriebliche Altersversorgung, Umzugskosten oder erhöhte Fahrtkosten, Leistungen vorsehen, die in der Regel den Gegebenheiten des Einzelfalls Rechnung tragen. **278**
- Sie hat die Aussichten der betroffenen Arbeitnehmer auf dem Arbeitsmarkt zu berücksichtigen. Sie soll Arbeitnehmer von Leistungen aus- **279**

schließen, die in einem zumutbaren Arbeitsverhältnis im selben Betrieb oder in einem anderen Betrieb des Unternehmens oder eines zum Konzern gehörenden Unternehmens weiterbeschäftigt werden können und die Weiterbeschäftigung ablehnen. Die mögliche Weiterbeschäftigung an einem anderen Ort begründet für sich allein nicht die Unzumutbarkeit.

280 • Sie soll die im Dritten Buch des Sozialgesetzbuches vorgesehenen Förderungsmöglichkeiten zur Vermeidung von Arbeitslosigkeit berücksichtigen.

281 • Sie hat bei der Bemessung des Gesamtbetrages der Sozialplanleistungen darauf zu achten, dass der Fortbestand des Unternehmens oder die nach Ausführung der Betriebsänderung verbleibenden Arbeitsplätze nicht gefährdet werden.

282 Die vorstehend beschriebenen Regelungsaspekte spielen auch in einem frei vereinbarten (also nicht durch Spruch der Einigungsstelle erzwungenen) Sozialplan regelmäßig die entscheidende Rolle. Dabei verfügen sowohl die Betriebsparteien wie auch die Einigungsstelle bei der in ihrem Ermessen liegenden Entscheidung darüber, ob und welche Nachteile ganz oder teilweise ausgeglichen und welche lediglich gemildert werden sollen, über einen **Gestaltungs- bzw. Beurteilungsspielraum**. Allein der Umstand, dass ein Sozialplan nicht sämtliche mit der Betriebsänderung verbundenen Nachteile der Arbeitnehmer vollständig ausgleicht, obwohl dies dem Unternehmen wirtschaftlich möglich wäre, macht diesen nicht fehlerhaft. So ist z. B. ein Sozialplan, der keine Regelung zur betrieblichen Altersversorgung enthält, nicht deshalb ermessensfehlerhaft. Es besteht keine Pflicht, Nachteile sämtlicher Kategorien auszugleichen.[183] Jedoch darf der Normzweck von § 112 Abs. 1 S. 2 BetrVG, die wirtschaftlichen Nachteile der Arbeitnehmer zumindest zu mildern, nicht verfehlt werden.

283 Konkret hängen die **Regelungsgegenstände eines Sozialplans** ab von der jeweiligen Betriebsänderung und den hieraus für die Arbeitnehmer resultierenden Nachteilen. Jeder Sozialplan ist eine Einzelfallentscheidung, auch wenn sich bestimmte Regelungsgegenstände wiederholen. Nachfolgend werden im Sinne einer **Checkliste** diejenigen Regelungsgegenstände aufgeführt, die typischerweise Inhalt eines Sozialplans sind.[184]

- Sachlicher Geltungsbereich, vor allem die erfasste Betriebsänderung
- Personeller Geltungsbereich, in der Regel die Arbeitnehmer i. S. v. § 5 Abs. 1 BetrVG, sofern und soweit sie von der jeweiligen Betriebsänderung betroffen sind
- Versetzung im Unternehmen bei gleichem Standort
  - Zumutbarkeit der Versetzung

183 BAG 7.5.2019 – 1 ABR 54/17.

184 Siehe zu näheren Einzelheiten in diesem Zusammenhang *Bachner*, Kommentar zum BetrVG, § 112, Rn. 106ff.

  - Ausgleichszahlung bei schlechterer Vergütungsgruppe
  - Ausgleichszahlung bei verändertem Arbeitsinhalt
- Versetzung im Unternehmen an einen anderen Standort (individuell oder im Rahmen einer Betriebsverlegung, gegebenenfalls auch bei Verlegung des Betriebes ins Ausland)
  - Zumutbarkeit der Versetzung
  - Fahrtkosten
  - Anrechnung der längeren Wegezeiten auf die Arbeitszeit
  - Hilfe bei der Wohnungssuche
  - Umzugskosten
  - Rückkehroption
  - Probephase und Abkehrrecht
- Versetzung im Konzern
  - Zumutbarkeit der Versetzung
  - Übernahme durch ein Konzernunternehmen im Inland
  - Übernahme durch ein Konzernunternehmen im Ausland
- Übernahme durch ein anderes Unternehmen außerhalb des Konzerns
- Abfindung
  - gegebenenfalls Differenzierung nach der Form des Ausscheidens: Beendigungskündigung, Änderungskündigung, Aufhebungsvertrag, Eigenkündigung, Wechsel in Transfergesellschaft
  - Behandlung von Teilzeitkräften und befristet Beschäftigten
  - Begriffsdefinitionen: Lebensalter, Dauer der Betriebszugehörigkeit, Unterhaltspflichten, Eigenschaft als alleinerziehende Person, Schwerbehinderteneigenschaft, Vermögensverhältnisse, Arbeitslosigkeit
  - Höhe der Abfindung: Festbeträge oder bestimmte Berechnungsformeln
  - gegebenenfalls Reduzierung oder Ausschluss der Abfindung bei Ablehnung eines im Wege eines Versetzungsangebots angebotenen zumutbaren anderen Arbeitsplatzes
  - Fälligkeit und Vererblichkeit des Abfindungsanspruchs sowie Behandlung bei Kündigungsschutzklage
- Urlaub und Sozialleistungen im Jahr des Ausscheidens
- Werkswohnungen
- Arbeitgeberdarlehen
- Betriebliche Altersversorgung
- Altersteilzeitverträge und Vorruhestandsprogramme
- Zeugniserteilung
- Wiedereinstellungszusagen
- Härtefonds
- Fortführung der bestehenden Ausbildungsverhältnisse
- Verfahren bei Auslegungsproblemen und Meinungsverschiedenheiten in Bezug auf den Sozialplan (Schlichtungsverfahren)

- Salvatorische Klausel
- Geltungsdauer

g. Geltungsdauer des Sozialplans

284 Ein für eine bestimmte Betriebsänderung vereinbarter **Sozialplan** kann **nicht ordentlich gekündigt** werden, soweit nichts Gegenteiliges vereinbart ist. Der Sozialplan ist grundsätzlich zweckbefristet, d.h. er gilt für den Ausgleich sämtlicher Nachteile, die aus einer bestimmten Betriebsänderung entstehen. Der Sozialplan gilt also für die gesamte Betriebsänderung, bis diese vollständig durchgeführt ist. Das gilt entsprechend für einen vorsorglichen Sozialplan.

285 Nach der Rechtsprechung des BAG ist eine Kündigung von Dauerregelungen in einem Sozialplan möglich. **Dauerregelungen** sind nur solche Bestimmungen, nach denen ein bestimmter wirtschaftlicher Nachteil durch auf bestimmte oder unbestimmte Zeit laufende Leistungen ausgeglichen oder gemildert werden soll.[185] Deshalb kann auch ein **Rahmensozialplan** gekündigt werden, es sei denn, es ist ein Kündigungsrecht in der Vereinbarung ausgeschlossen oder eingeschränkt worden.

286 Ist in einem Sozialplan ein Kündigungsrecht vereinbart worden, so **wirken seine Regelungen** im Falle der Kündigung **nach**, bis sie durch eine neue Regelung ersetzt werden. Die ersetzende Regelung kann Ansprüche der Arbeitnehmer, die vor dem Wirksamwerden der Kündigung entstanden sind, nicht zu deren Ungunsten abändern. Das gilt auch dann, wenn die Arbeitnehmer aufgrund bestimmter Umstände nicht mehr auf den unveränderten Fortbestand des Sozialplans vertrauen konnten.[186] Keine Nachwirkung entsteht im Falle der **Kündigung eines Rahmensozialplans**, da es sich bei diesem um eine freiwillige Betriebsvereinbarung handelt.

287 Ist die **Geschäftsgrundlage eines Sozialplans weggefallen,** und ist einem Betriebspartner das Festhalten am Sozialplan mit dem bisherigen Inhalt nach Treu und Glauben nicht mehr zuzumuten, können die Betriebspartner die Regelungen des Sozialplans den veränderten tatsächlichen Umständen anpassen. Verweigert der andere Betriebspartner die Anpassung, entscheidet die Einigungsstelle verbindlich sowohl über die Frage, ob die Geschäftsgrundlage tatsächlich weggefallen ist, als auch über die ggf. ersetzende Regelung.[187] Nach der Rechtsprechung des BAG kann in diesem Fall die anpassende Regelung aufgrund des anzupassenden Sozialplans schon entstandene

185 Vgl. BAG 10.8.1994 – 10 ABR 61/93, AiB 1995, 471–472.
186 BAG 10.8.1994 – 10 ABR 61/93.
187 Vgl. BAG 10.8.1994 – 10 ABR 61/93.

Ansprüche der Arbeitnehmer auch zu deren Ungunsten abändern. Insoweit genießen die Arbeitnehmer keinen Vertrauensschutz.[188]

Das BAG[189] steht auf dem Standpunkt, dass eine **wider Erwarten erfolgende Betriebsveräußerung** einem aus Anlass einer Betriebsstilllegung abgeschlossenen Sozialplan die Geschäftsgrundlage entzieht. Habe der Arbeitgeber mit der Durchführung einer geplanten Betriebsstilllegung durch Kündigung aller Arbeitsverhältnisse begonnen, entfalle die Geschäftsgrundlage des für die Betriebsstilllegung vereinbarten Sozialplans, wenn alsbald nach Ausspruch der Kündigung der Betrieb von einem Dritten übernommen werde und dieser sich bereit erkläre, alle Arbeitsverhältnisse zu den bisherigen Bedingungen fortzuführen. **288**

Die Betriebspartner können einen **Sozialplan** jederzeit **einvernehmlich,** aber nur für die Zukunft **abändern.**[190] Jedenfalls soweit der Sozialplan Dauerregelungen enthalte und fortlaufende, zeitlich unbegrenzte Leistungsansprüche begründe, kann er nach der Rechtsprechung des BAG durch eine spätere Betriebsvereinbarung in den Grenzen von Recht und Billigkeit auch zuungunsten der Arbeitnehmer abgeändert werden.[191] Ein Eingriff in bereits entstandene Sozialplanforderungen ist jedoch unzulässig. **289**

h. Entstehung und Fälligkeit von Leistungen aus dem Sozialplan

Es obliegt grundsätzlich der freien Ermessensentscheidung der Betriebsparteien und damit dem konkreten Inhalt des Sozialplans, wann Sozialplanansprüche **entstehen.**[192] Fehlt es an einer anderweitigen ausdrücklichen Regelung, entstehen z. B. Abfindungsforderungen erst mit Beendigung des Arbeitsverhältnisses aus betriebsbedingten Gründen.[193] Das ist der Zeitpunkt des betriebsbedingten Ausscheidens des Arbeitnehmers.[194] Entstehung des Anspruchs und dessen Fälligkeit fallen also üblicherweise zusammen. Verstirbt der Arbeitnehmer also vor der Beendigung des Arbeitsverhältnisses durch Ablauf der Kündigungsfrist, so kann der Anspruch mangels Entstehung nicht auf die Erben des Arbeitnehmers übergehen (vgl. Teil B Rn. 295). **290**

Die Fälligkeit der Abfindungsforderung ist – wenn dies Gegenstand des Sozialplans geworden ist – durch die Erhebung einer Kündigungsschutz- **291**

---

188 Vgl. BAG 10. 8. 1994 – 10 ABR 61/93.
189 Vgl. BAG 28. 8. 1996 – 10 AZR 886/95.
190 Vgl. BAG 10. 8. 1994 – 10 ABR 61/93.
191 Vgl. BAG 24. 3. 1981 – 1 AZR 805/78.
192 BAG 13. 12. 1994 – 3 AZR 357/94.
193 BAG 22. 5. 1996 – 10 AZR 907/95.
194 BAG 15. 7. 2004 – 2 AZR 630/03.

klage aufschiebend bedingt, d. h. in diesem Fall tritt Fälligkeit erst mit deren rechtskräftiger Klageabweisung oder mit der Rücknahme der Klage ein.

292 Verfügt der Arbeitgeber die Stilllegung eines Betriebes und entlässt er alle Arbeitnehmer, kann er nach der Rechtsprechung des BAG **gegen** die aus einem vom Betriebsrat erzwungenen Sozialplan resultierenden **Abfindungsforderungen nicht einwenden**, seine Kündigungen seien unwirksam gewesen, weil es sich um einen Betriebsübergang gehandelt habe, der nicht zum Anlass einer Kündigung hätte genommen werden dürfen. Ein solcher Einwand ist widersprüchlich und verstößt gegen den Grundsatz von Treu und Glauben.[195]

i. Verzicht und Verjährung bei Sozialplanleistungen

293 Als Betriebsvereinbarung gilt der Sozialplan nach § 77 Abs. 4 Satz 1 unmittelbar und zwingend. Er begründet damit unmittelbar Ansprüche der Arbeitnehmer. **Individuelle Vereinbarungen** zwischen Arbeitgeber und Arbeitnehmer sind zulässig, dürfen den Arbeitnehmer jedoch nicht schlechter stellen als die Regelungen des Sozialplans. Es gilt das Günstigkeitsprinzip.[196]

293a Ein **Verzicht** des Arbeitnehmers auf Ansprüche aus einem Sozialplan – z. B. in einem Aufhebungsvertrag durch Zahlung einer niedrigeren Abfindung – ist nach § 77 Abs. 4 Satz 2 BetrVG nur mit Zustimmung des Betriebsrats wirksam. Dabei muss der Betriebsrat unmissverständlich zum Ausdruck bringen, dass er mit dem Verzicht einverstanden ist. Die Zustimmung setzt einen ordnungsgemäßen Beschluss des Betriebsrats voraus. Fehlt die erforderliche Zustimmung des Betriebsrates, ist ein vom Arbeitnehmer gleichwohl erklärter Verzicht wegen Verstoßes gegen ein gesetzliches Verbot nach § 134 BGB unwirksam.[197] Im Beispielsfall kann der Arbeitnehmer daher die volle Abfindungssumme verlangen, obwohl er den Vertrag mit reduzierter Abfindung selbst unterzeichnet hat. Unbeschränkt zulässig ist demgegenüber ein **Vergleich über die Anspruchsvoraussetzungen**, also die einer Sozialplanforderung zugrunde liegenden Tatsachen.

294 Ansprüche aus dem Sozialplan unterliegen der gesetzlichen **Verjährung**. Nach den §§ 195, 199 BGB beträgt die Verjährungsfrist deshalb drei Jahre ab Kenntnis oder grob fahrlässiger Unkenntnis. **Ausschlussfristen** in einem Tarifvertrag, die entsprechende Fristen für alle »Ansprüche aus dem Arbeitsverhältnis« vorsehen, erfassen nach der Rechtsprechung des BAG auch

195 Vgl. BAG 27.6.1995 – 1 ABR 62/94.
196 BAG 27.1.2004 – 1 AZR 148/03.
197 LAG Hamm 2.2.2012 – 11 Sa 79/11.

Ansprüche aus einem Sozialplan.[198] Die Frist beginnt in der Regel mit der rechtlichen Beendigung des Arbeitsverhältnisses.

j. Vererblichkeit von Sozialplanleistungen

Ist der Abfindungsanspruch zum Zeitpunkt des Todes des anspruchsberechtigten Arbeitnehmers bereits entstanden, geht dieser Anspruch auf den **Erben** über. Keine Voraussetzung für die Rechtsnachfolge ist, dass der Abfindungsanspruch zu diesem Zeitpunkt schon fällig war.[199] Der Abfindungsanspruch entsteht aber – wenn die Betriebsparteien im Sozialplan oder die Arbeitsvertragsparteien z. B. im Aufhebungsvertrag nichts anderes vereinbart haben – erst mit der rechtlichen Beendigung des Arbeitsverhältnisses, also in der Regel mit Ablauf der Kündigungsfrist. Stirbt der Arbeitnehmer vor diesem Zeitpunkt, wird das Arbeitsverhältnis nicht aus betriebsbedingten Gründen beendet, sodass kein Abfindungsanspruch auf die Erben übergehen kann.[200] Deshalb sollte in der Sozialplanpraxis darauf geachtet werden, dass der Zeitpunkt der **Entstehung des Abfindungsanspruchs auf den Zeitpunkt des Ausspruchs der Kündigung** bzw. des Abschlusses des Aufhebungsvertrages **vorverlagert** wird. 295

k. Steuerliche Behandlung der Abfindung

Die Sozialplanleistungen, vor allem die Abfindung, werden in der Regel »brutto« ausbezahlt. Damit trägt der Arbeitnehmer die **Steuerlast**; die Übernahme der Steuer durch den Arbeitgeber ist im Zweifel nicht gewollt. Die Besteuerung von Abfindungen richtet sich nach der so genannten Fünftelregelung (§ 34 i. V. m. § 24 Nr. 1 EStG). Der Steuersatz wird so bestimmt, als wäre die Abfindung auf fünf Steuerjahre verteilt worden. Damit wird die Steuerprogression reduziert. 296

Beispiel: 297
Ein Arbeitnehmer hat ein zu versteuerndes Jahreseinkommen von 30 000 Euro. Das Arbeitsverhältnis endet per Auflösungsvertrag zum Jahresende. Nach dem Sozialplan wird eine Abfindung in Höhe von 10 000 Euro bezahlt. Ohne Fünftelregelung ergäbe sich der Steuersatz des betroffenen Arbeitnehmers für dieses Jahr auf der Grundlage eines Einkommens von 40 000 Euro. Der Steuersatz betrüge in dem Jahr 22,35 %. Aufgrund der Fünftelregelung wird zur Berechnung des Steuersatzes lediglich ein Fünftel der Abfindung herangezogen, also 2000 Euro. Insgesamt beträgt die Basis für den Steuersatz somit nur 32 000 Euro. Hieraus ergäbe sich ein Steuersatz von 19,37 %. Dieser Satz ist allerdings auf die

---

198 BAG 27. 1. 2004 – 1 AZR 148/03.
199 BAG 27. 6. 2006 – 1 AZR 322/05.
200 BAG 27. 6. 2006 – 1 AZR 322/05.

vollen Einkünfte in Höhe von 40 000 Euro anzuwenden. Im Beispiel reduziert sich die Steuerlast aufgrund der Fünftelregelung um 1 192 Euro.

Bisher musste der Arbeitgeber die Fünftelregelung im Lohnsteuerabzugsverfahren direkt bei der Auszahlung einer Abfindung anwenden und so den Steuersatz für den Arbeitnehmer senken. Ab Januar 2025 sind die Arbeitgeber nicht mehr für die Umsetzung der Fünftelregelung zuständig; die Leistungen unterliegen daher ab dem Jahr 2025 zunächst dem regulären Lohnsteuerabzug. Dem Arbeitnehmer entsteht durch diese gesetzliche Neuregelung jedoch »nur« ein Liquiditätsnachteil, denn die aus der Fünftelregelung resultierende Steuerermäßigung kann der Arbeitnehmer weiterhin im Rahmen der Veranlagung zur Einkommensteuer geltend machen. Die Durchführung der Fünftelregelung muss daher von den Arbeitnehmern über ihre Steuererklärung beantragt werden.

I. Keine Anrechnung der Abfindung auf das Arbeitslosengeld, Sperrfrist

298 **Sozialversicherungspflichtig** sind Abfindungen grundsätzlich nicht. Dies gilt aber dann nicht, wenn in der Abfindung ein bereits erworbener Entgeltanspruch oder eine Urlaubsabgeltung enthalten sind. Dann wird die Abfindung »infiziert«.

299 Eine echte »Anrechnung« der Abfindung auf das **Arbeitslosengeld** findet ebenfalls nicht statt. Allerdings ruht der Anspruch auf Arbeitslosengeld, wenn bei der Festlegung des Beendigungszeitpunkts für das Arbeitsverhältnis die für den Arbeitnehmer maßgebliche Kündigungsfrist nicht beachtet wurde (§ 158 SGB III). Dann wird die Zahlung des Arbeitslosengeldes für den Ruhenszeitraum »ausgesetzt«. Der Arbeitslosengeldanspruch ruht dann grundsätzlich bis zu dem Tag, an dem das Arbeitsverhältnis bei Einhaltung der Kündigungsfrist geendet hätte. Die Arbeitsverwaltung leistet für diesen Zeitraum auch keine Sozialversicherungsbeiträge. Damit endet der Krankenversicherungsschutz nach § 19 Abs. 2 SGB V einen Monat nach Ausscheiden aus dem Arbeitsverhältnis.

300 Bei **Ausschluss der ordentlichen Kündigung** – z. B. in einem Tarifvertrag oder bei Betriebsratsmitgliedern nach dem KSchG – findet § 158 Abs. 1 Satz 3 SGB III Anwendung. Danach ist bei zeitlich unbegrenztem Ausschluss eine Kündigungsfrist von 18 Monaten und bei zeitlich begrenztem Ausschluss die Kündigungsfrist, die ohne den Ausschluss maßgeblich wäre, zu beachten. Darüber hinaus ruht der Anspruch auf Arbeitslosengeld nach § 158 Abs. 2 Satz 1 SGB III längstens ein Jahr. Außerdem ruht er gemäß § 158 Abs. 2 Satz 2 Nr. 1 SGB III längstens bis zu dem Tag, an dem der Arbeitnehmer bei Fortführung des Arbeitsverhältnisses einen Betrag von 60 % der Abfindung verdient hätte. Der für die Berechnung des Ruhenszeitraums

in Ansatz kommende Betrag von 60 % der Abfindung vermindert sich nach § 158 Abs. 2 Satz 3 SGB III für je fünf Lebensjahre nach Vollendung des 35. Lebensjahr und für je fünf Jahre Betriebszugehörigkeit um jeweils 5 %, beträgt aber mindestens 25 % der Abfindung.

Beispiel: 301
Ein 55 Jahre alter Arbeitnehmer mit einem Bruttomonatseinkommen von 5000 Euro wird nach 30-jähriger Betriebszugehörigkeit entlassen. Eine ordentliche Kündigung wäre nicht mehr zulässig gewesen. Der Arbeitnehmer erhält eine Abfindung von 50 000 Euro.

Im Beispiel ist die ordentliche Kündigung des Arbeitnehmers zeitlich unbegrenzt ausgeschlossen. Daher gilt eine fiktive Kündigungsfrist von 18 Monaten. Der Anspruch ruht jedoch längstens für 12 Monate. 60 % der Abfindung werden höchstens berücksichtigt. 20 % der Abfindung sind für das höhere Lebensalter und 30 % für die längere Betriebszugehörigkeit abzuziehen. Das ergäbe einen anrechenbaren Teil von 10 % der Abfindung. Mindestens sind aber 25 % der Abfindung anzurechnen. Das sind 12 500 Euro. Diesen Betrag hätte der Arbeitnehmer binnen eines Zeitraums von 2,5 Monaten verdient, wenn das Arbeitsverhältnis unverändert fortgeführt worden wäre. Für diesen Zeitraum ruht der Anspruch auf Arbeitslosengeld.

Schließt ein Arbeitnehmer im Zusammenhang mit einer Betriebsänderung 302
einen Auflösungsvertrag, so kann es (und wird es häufig) zu einer **Sperrzeit** beim Arbeitslosengeld kommen. Der Sozialplan kann auch regeln, wer – Arbeitgeber oder Arbeitnehmer – das Risiko zu tragen hat, wenn die Agentur für Arbeit nach Abschluss eines Auflösungsvertrages eine Sperrfrist verhängt. Daher ist es nicht selten, dass der Sozialplan zusätzliche Ausgleichsleistungen vorsieht, wenn tatsächlich eine Sperrzeit verhängt wird. Denn solche Leistungen vermindern das sozialversicherungsrechtliche Risiko des Arbeitnehmers beim Abschluss eines Auflösungsvertrages.

m. Betriebsübergang, Sozialplanleistungen nach Widerspruch gegen einen Betriebsübergang

Geht ein Betrieb auf einen anderen, weniger finanzkräftigen Arbeitgeber 303
über, so bestehen häufig Bedenken, ob – für den Fall einer späteren Betriebsänderung – der Erwerber überhaupt einen Sozialplan – jedenfalls einen angemessen dotierten Sozialplan – finanzieren kann. Dieses Risiko kann bei Sozialplanverhandlungen – z. B. im Zusammenhang mit der Abspaltung eines Betriebsteils – zwar auf freiwilliger Basis, jedoch nicht durch Spruch der Einigungsstelle ausgeglichen werden. Eine **Verringerung der Haftungsmasse bei dem Betriebserwerber** gehört nach der Rechtsprechung des *BAG* nicht zu den berücksichtigungsfähigen Nachteilsfolgen. Das gilt jedenfalls,

solange kein Rechtsmissbrauch vorliegt. Das gilt auch für die befristete Befreiung des Erwerbers von der Sozialplanpflicht nach § 112a Abs. 2[201] (vgl. Teil B Rn. 273 ff.), wenngleich in einem solchen Fall häufig vereinbart wird, dass der Erwerber auf dieses Haftungsprivileg verzichtet.

304 Es ist dennoch vielfach **gängige Praxis, die von einem Betriebsübergang betroffenen Beschäftigten über die Regelungen des § 613a BGB hinaus abzusichern.** Hierfür kommen besonders Regelungen zur Wahrung des gesamten Besitzstandes (am besten auf Jahreseinkommensbasis) für mehrjährige Zeiträume in Betracht. Der Besitzstand erfasst die gesamte Vergütung nebst erfolgsorientierter Vergütung, betrieblicher Altersversorgung, Dienstwagen, sonstige Nebenleistungen (z. B. Jobticket) etc. Häufig werden auch Kündigungsschutzklauseln vereinbart, so z. B. dass die Kündigung durch den Veräußerer für einen bestimmten Zeitraum ausgeschlossen ist. Dieser Kündigungsausschluss ist manchmal beschränkt auf den Ausschluss von Beendigungskündigungen; Änderungskündigungen sind dann zulässig. Umso wichtiger ist es in solchen Fällen, räumlich beschränkte Standortgarantien zu vereinbaren, beispielsweise dadurch, dass die Änderungskündigung nicht auf eine Beschäftigung außerhalb des bisherigen Standorts gerichtet sein darf. Teilweise werden auch (zeitliche begrenzte) Rückkehrrechte zum alten Arbeitgeber vereinbart. Manchmal erhalten die übergehenden Beschäftigten auch Bleibe-Prämien (»Retention Fee«) oder Willkommensprämien, vor allem wenn der künftige Arbeitgeber einen Einstieg in einen für ihn neuen oder aus anderen Gründen besonders interessanten Markt plant.

305 Sieht ein Sozialplan Abfindungen bei betriebsbedingten Kündigungen vor, so haben – wenn nichts anderes vereinbart ist – auch solche Arbeitnehmer einen Anspruch, die deshalb entlassen werden, weil sie dem **Übergang ihres Arbeitsverhältnisses auf den Erwerber eines Betriebsteils widersprochen** haben.[202] In der Praxis sind diese Fälle jedoch selten. Denn häufig enthalten Sozialpläne Regelungen, die den Abfindungsanspruch gerade für solche Situationen ausschließen, was zulässig ist.

306 Ein Abfindungsanspruch besteht z. B. dann nicht, wenn der Sozialplan eine Regelung enthält, wonach Arbeitnehmer, die das Angebot eines zumutbaren Arbeitsplatzes ablehnen, keine oder nur eine reduzierte Abfindung erhalten. Nach der Rechtsprechung des BAG gilt eine solche Herausnahme aus dem Kreis der Anspruchsberechtigten auch für diejenigen Arbeitnehmer, die dem Übergang ihres Arbeitsverhältnisses im Wege eines Betriebsüberganges nach § 613a BGB widersprechen.[203] Die **Weiterarbeit beim Betriebs-**

201 BAG 10. 12. 1996 – 1 ABR 32/96.
202 BAG 15. 12. 1998 – 1 AZR 332/98.
203 BAG 5. 2. 1997 – 10 AZR 553/96; BAG 6. 11. 2007 – 1 AZR 960/06.

erwerber nach einem Betriebsübergang im Sinne von § 613a BGB ist dem Arbeitnehmer in der Regel **zumutbar.**[204]

Demgegenüber soll eine Regelung in einem Sozialplan, die einen **Ausschluss betriebsbedingter Kündigungen** vorsieht, davon aber diejenigen Beschäftigten ausnimmt, die der Überleitung ihres Arbeitsverhältnisses auf einen anderen Arbeitgeber widersprochen haben, gegen den betriebsverfassungsrechtlichen Gleichbehandlungsgrundsatz nach § 75 BetrVG mit der Folge verstoßen, dass sich auch die dem Übergang ihres Arbeitsverhältnisses widersprechenden Mitarbeiter auf den besonderen Kündigungsschutz berufen können.[205] **307**

Während es im Falle des Ausschlusses von Abfindungsleistungen um die Bemessung der durch die Betriebsänderung eintretenden Nachteile geht, sich die Differenzierung also am Zweck des Sozialplans orientiert, diene diese Regelung dazu, den Kreis der von Kündigungen betroffenen Arbeitnehmer möglichst auf diejenigen zu begrenzen, die dem Übergang ihres Arbeitsverhältnisses auf einen anderen Arbeitgeber widersprochen haben. Das sei gleichheitswidrig. **308**

n. Transfersozialplan

Der Transfersozialplan ist ein **arbeitsmarktpolitisches Instrument**, dessen Voraussetzungen in den §§ 110 ff. SGB III (i. V. m. § 112 Abs. 5 Nr. 2a BetrVG) geregelt sind. Er dient dazu, die von Entlassung betroffenen Arbeitnehmer durch entsprechende Maßnahmen einer Transfergesellschaft möglichst schnell in eine neue Beschäftigung überzuleiten. Der Transfersozialplan ist ein vollwertiger Sozialplan im Sinne von § 112 BetrVG, der aber regelmäßig **neben und zusätzlich zu dem eigentlichen »Abfindungssozialplan«** abgeschlossen wird, weil er ausschließlich folgendes regelt: **309**

- Die Beendigung des bisherigen Arbeitsverhältnisses und die Überleitung der Arbeitnehmer in die Transfergesellschaft,
- die Vertragsbedingungen der überwechselnden Arbeitnehmer in der Transfergesellschaft und
- die Leistungen der Transfergesellschaft für die Arbeitnehmer.

Der Arbeitgeber muss sich von der Bundesagentur für Arbeit beraten lassen. Aus diesem Grund ist es unbedingt zu empfehlen, die **Bundesagentur für Arbeit** bereits in die Verhandlungen über den Interessenausgleich und (Transfer)Sozialplan einzubinden, um die Anspruchsvoraussetzungen für die Einrichtung einer Transfergesellschaft frühzeitig zu erfüllen. **310**

In der Regel werden die von Entlassung bedrohten Mitarbeiter im Wege eines so genannten dreiseitigen Vertrages in eine Transfergesellschaft übergeleitet. Dieser **dreiseitige Vertrag** enthält die Aufhebung des Arbeitsverhältnisses **311**

---

204 BAG 5.2.1997 – 10 AZR 553/96; LAG Düsseldorf 14.12.2010 – 16 Sa 513/10.
205 LAG Berlin-Brandenburg 10.2.2015 – 7 Sa 1694/14.

mit dem bisherigen Arbeitgeber und die Begründung eines neuen Arbeitsverhältnisses mit der Transfergesellschaft. Der Übergang der Mitarbeiter in die Transfergesellschaft ist kein Betriebsübergang nach § 613a BGB.

312 Die **Arbeitsvertragsbedingungen der Mitarbeiter in der Transfergesellschaft** werden im Transfersozialplan zwischen Betriebsrat und Arbeitgeber ausgehandelt. Hierzu gehören insbesondere die Höhe des Entgelts der Arbeitnehmer und deren Verpflichtung zur Teilnahme an Qualifizierungs- und Vermittlungsmaßnahmen.

313 Die finanzielle Basis für die in die Transfergesellschaft eingetretenen Beschäftigten bildet das **Transferkurzarbeitergeld**. Das Transferkurzarbeitergeld wird im Rahmen des Aufbaus einer Transfergesellschaft bei der zuständigen Agentur für Arbeit von der Transfergesellschaft beantragt. Die Höhe des Transferkurzarbeitergeldes entspricht der Höhe des Arbeitslosengeldes. Der Bezug des Transferkurzarbeitergeldes ist auf maximal zwölf Monate begrenzt und hat keinen Einfluss auf die Bezugsdauer des Arbeitslosengeldes. D. h., die betroffenen Mitarbeiter haben nach Beendigung ihres Rechtsverhältnisses mit der Transfergesellschaft Anspruch auf Arbeitslosengeld I für die volle Bezugsdauer. Im Gegenteil: Die Verweildauer in der Transfergesellschaft wird bei der Berechnung der Dauer von Arbeitslosengeldansprüchen sogar berücksichtigt. Das Transferkurzarbeitergeld wird im Rahmen des Aufbaus einer Transfergesellschaft von der Transfergesellschaft bei der zuständigen Agentur für Arbeit beantragt.

314 In der Regel wird das **Transferkurzarbeitergeld** von dem entlassenen Unternehmen »**aufgestockt**«, sodass die Mitarbeiter der Transfergesellschaft bis zu 100 % netto ihrer vormaligen Bezüge erhalten können. Regelmäßig werden jedoch zwischen 80–90 % netto der früheren Bezüge zur Auszahlung gebracht. Die Finanzierung aller Kosten der Transfergesellschaft erfolgt – von dem Transferkurzarbeitergeld abgesehen – auch im Übrigen durch das Unternehmen. Das sind die so genannten **Remanenzkosten**, also Lohnnebenkosten, Kosten der Qualifizierungsmaßnahmen, Verwaltungskosten etc.

315 Die Transfergesellschaft hat die **Aufgabe, die von Arbeitslosigkeit bedrohten Beschäftigten in Arbeitsverhältnisse zu vermitteln**. Zur Vermittlung stehen Transfergesellschaften unterschiedliche Instrumente zur Verfügung. Weiterbildungsmaßnahmen, die vom entlassenen Unternehmen finanziert werden, helfen den Mitarbeitern in der Transfergesellschaft, sich beruflich neu zu orientieren oder so zu qualifizieren, dass sie in neue Beschäftigungsverhältnisse vermittelt werden können. Ferner arbeiten die Transfergesellschaften in enger Abstimmung mit der Agentur für Arbeit und nutzen auch deren etablierte Instrumente.

316 Für die betroffenen **Mitarbeiter** hat der Transfersozialplan **Vorteile**, die nicht vernachlässigt werden dürfen:

- Vermeidung von Arbeitslosigkeit während des Bezugs von Transferkurzarbeitergeld für bis zu zwölf Monate,

- Ununterbrochene Weiterversicherung in der Rentenversicherung,
- Professionelle Betreuung bei der beruflichen Neuorientierung,
- Finanzierung von Weiterbildungsmaßnahmen,
- Teilnahme an innerbetrieblichen Qualifizierungsmaßnahmen (Probearbeit),
- Bewerbungen aus einem bestehenden Beschäftigungsverhältnis heraus.

Die **Vorteile für das Unternehmen** sind **317**

- Vermeidung von Kündigungsfristen,
- Vermeidung von Kündigungsschutzklagen,
- Bessere Kalkulierbarkeit der Kosten des Personalabbaus,
- Reduzierung des Imageschadens durch Personalanpassung.

Ein Transfersozialplan zum Übertritt in eine externe Transfergesellschaft **318**
muss die Regelungen zur Milderung der wirtschaftlichen Nachteile der betroffenen Beschäftigten hinreichend konkret regeln. Regelmäßig nicht genügend ist ein vorgesehenes Gesamtbudget der Weiterbildungsmittel für den Träger, welches keine konkreten Vorgaben darüber enthält, wie diese Mittel (für Leistungen wie z.B. Qualifizierung, Vermittlung und Aufstockung) auf die übergehenden Beschäftigten zu verteilen sind. Ein entsprechender Beschluss der Einigungsstelle ist unwirksam (LAG Berlin-Brandenburg 1.2.2016 – 9 TaBV 1519/15).

o. Dotierung des Sozialplans

Die Kosten, die für das Unternehmen durch einen Sozialplan ausgelöst wer- **318a**
den, sind naturgemäß Gegenstand der Auseinandersetzung zwischen den Betriebsparteien. Das BetrVG trifft nur für den Sozialplan, der durch Spruch der Einigungsstelle zustande kommt, eine Regelung. Hier gilt nach § 112 Abs. 5, dass der Sozialplan **für das Unternehmen wirtschaftlich vertretbar** sein muss und die nach Durchführung der Betriebsänderung verbleibenden Arbeitsplätze nicht gefährden darf. Allerdings ist dort nicht ausdrücklich definiert, unter welchen Voraussetzungen diese Bedingung erfüllt ist, insbesondere enthält das BetrVG keine Obergrenze für Leistungen des Sozialplans.

Der Ausgleichs- und Milderungsbedarf für die von der Betriebsänderung **318b**
betroffenen Arbeitnehmer bemisst sich ausschließlich nach den den Arbeitnehmern voraussichtlich entstehenden Nachteilen und nicht nach der Wirtschaftskraft des Unternehmens. Der wirtschaftlichen Vertretbarkeit des Sozialplans für den Arbeitgeber kommt – wie § 112 Abs. 5 Satz 1 zeigt – lediglich eine Korrekturfunktion zu.[206] Das BAG hält daher auch einschneidende finanzielle Belastungen des Unternehmens durch den Sozialplan bis an den

206 BAG 7.5.2019 – 1 ABR 54/17; LAG Baden-Württemberg 2.11.2022 – 4 TaBV 7/21.

Rand der Bestandsgefährdung – aber nicht über diese hinaus – im Grundsatz für möglich.[207] Die **zumutbare Belastung für das Unternehmen ist umso größer, je härter die Betriebsänderung die Arbeitnehmer trifft**. Der Verlust des Arbeitsplatzes ist regelmäßig als der für den Arbeitnehmer am schwersten wiegende Nachteil anzusehen. Eine relative Belastung bis zu der in § 112 Abs. 5 Satz 2 Nr. 3 benannten Grenze, also bis an die Grenze der Bestandsgefährdung, wird deshalb am ehesten bei einer Betriebsänderung vertretbar sein, die zur Entlassung eines großen Teils der Belegschaft führt, auch wenn es sich um ein wirtschaftlich wenig leistungsfähiges Unternehmen handelt. So hat das BAG Aufwendungen für einen Sozialplan jedenfalls in Höhe des Einspareffekts eines Jahres für vertretbar gehalten.[208] Eine absolute Höchstgrenze ist damit indessen nicht festgelegt. Die Einigungsstelle kann bei Betriebsänderungen, welche auf langfristige Wirkungen angelegt sind, auch eine durch die Betriebsänderung zu erwartende Kostenersparnis von zwei Jahren in Kauf nehmen, ohne dass aus diesem Grunde ihr Ermessensspielraum überschritten wäre.[209] Ein sog. »Sozialplan 0«, der zu keinerlei wirtschaftlichem Ausgleich für die betroffenen Arbeitnehmer führt, ist demgegenüber nicht zulässig.[210]

318c Im Sinne eines allgemeinen Grundsatzes lässt sich formulieren, dass ein Sozialplan so zu dotieren ist, dass er über den Ausgleich der den Arbeitnehmern durch die Betriebsänderung **entstehenden Nachteile** nicht hinausgeht, diese aber **mindestens substanziell mildert, die Arbeitnehmer also von den Nachteilen spürbar entlastet**. Das wirtschaftliche Volumen eines Sozialplans ist insoweit zu begrenzen, als die gebotene Entlastung wirtschaftlich nicht vertretbar ist, weil der Ausgleich der Nachteile den Bestand des Unternehmens gefährden würde.[211] Die Grenze der wirtschaftlichen Vertretbarkeit eines außerhalb eines Insolvenzverfahrens aufgestellten Sozialplans ist regelmäßig überschritten, wenn die Erfüllung der sich aus ihm ergebenden Verbindlichkeiten zu einer Illiquidität des Unternehmens, seiner bilanziellen Überschuldung oder einer nicht mehr hinnehmbaren Schmälerung des Eigenkapitals führt.[212]

319 Es ist (jedenfalls bei einem Spruch der Einigungsstelle) unzulässig, die Dotierung des Sozialplans von der Entscheidung eines Dritten (z. B. des Hauptgesellschafters) abhängig zu machen. Vielmehr muss die Einigungsstelle selbst nach eigenem Ermessen entscheiden, ob und ggf. in welcher Weise

207 BAG 6.5.2003 – 1 ABR 11/02, AiB 2005, 124–127.
208 BAG 27.10.1987 – 1 ABR 9/86.
209 BAG 6.5.2003 – 1 ABR 11/02, AiB 2005, 124–127.
210 LAG Hamm 26.10.2021 – 7 TaBV 19/21.
211 LAG Berlin-Brandenburg 18.10.2018 – 21 TaBV 1372/17.
212 BAG 14.2.2023 – 1 ABR 28/21.

die den Arbeitnehmern entstehenden Nachteile ausgeglichen oder gemildert werden.[213]

Wesentliche **Kriterien** für die Belastbarkeit eines Unternehmens und die **Bemessung des Sozialplanvolumens** sind z. B. 320

- das in der Bilanz ausgewiesene Eigenkapital,
- das Anlagevermögen wie Sachanlagen, Grundstücke, grundstücksgleiche Rechte und Bauten einschließlich Betriebsbauten,
- die Möglichkeit für kurzfristige Liquiditätsbeschaffung, gegebenenfalls indem Teile des in Sachanlagen angelegten Vermögens kurzfristig veräußert werden,
- etwaige Rückstellungen, die das Unternehmen gebildet hat,
- die durch die Betriebsänderung eintretende Kostenersparnis (Einsparung von Gehaltsaufwendungen),
- Ansprüche des arbeitgebenden Unternehmens gegen Dritte auf Ausgleich der Sozialplanlasten.

Ein weiteres Indiz für die Höhe des Sozialplanvolumens ist die vom Unter- 321
nehmer vorgenommene Selbsteinschätzung der wirtschaftlichen Vertretbarkeit eines Sozialplans. Diese findet ihren Ausdruck in einer etwaigen **Rückstellung**. Bei der Festlegung des Volumens eines Sozialplans muss man auch in Ansatz bringen, dass die finanzielle Belastung durch den Sozialplan für das Unternehmen eine **Betriebsausgabe** darstellt und deshalb **steuerlich abzugsfähig** ist. Zu diesen Fragen ist der **Wirtschaftsausschuss** zu informieren.

Ist der Arbeitgeber finanziell nicht in der Lage, die Forderungen aus einem 322
bestehenden Sozialplan zu erfüllen, stellt sich die Frage, ob auf das Vermögen einer gegebenenfalls vorhandenen beherrschenden Gesellschaft durchgegriffen werden kann. Ein solcher so genannter **Haftungsdurchgriff** besteht, wenn die beherrschende Gesellschaft das Vermögen des Arbeitgebers und ihr eigenes nicht auseinanderhält (sogenannte **Sphärenvermischung**) oder wenn die beherrschende Gesellschaft der beherrschten Gesellschaft nur ein so geringes Kapital zugeführt hat, dass diese offensichtlich die ihr zugedachten Aufgaben nicht erfüllen kann (sogenannte **Unterkapitalisierung**). Die Beweislast hierfür trägt der Arbeitnehmer. Ausdrücklich gesetzlich vorgesehen ist der Haftungsdurchgriff auf die im Sinne des Konzernrechts herrschende Gesellschaft bei der so genannten Eingliederung nach § 322 AktG. Besteht ein Beherrschungs- und Gewinnabführungsvertrag, ist das herrschende Unternehmen nach § 302 AktG lediglich zur Verlustübernahme verpflichtet. Dennoch ist bei der Entscheidung über die Dotierung des Sozialplans zu berücksichtigen, ob die aufgetretenen Verluste des Arbeitgebers bislang konzernintern ausgeglichen wurden und deshalb zu erwarten

213 ArbG Berlin 7.7.2015 – 13 BV 1848/15.

war, dass auch angemessene Abfindungen innerhalb des Konzerns finanziert werden würden.[214]

323 Nach der Rechtsprechung des BGH[215] ist ein Haftungsdurchgriff auf die beherrschende Gesellschaft auch möglich bei einem so genannten **existenzvernichtenden Eingriff** nach § 826 BGB. Um einen solchen handelt es sich dann, wenn der Gesellschaft (vor allem der GmbH) ohne angemessene Gegenleistung Vermögenswerte entzogen werden, die sie zur Erfüllung ihrer Verbindlichkeiten benötigt. Dabei kann es sich auch um »Geschäftschancen« oder Ressourcen handeln, wenn diese z. B. auf eine andere Gesellschaft verlagert werden. Möglich ist dies auch, wenn die – auch faktisch – beherrschte GmbH ohne nennenswerte eigene Entwicklungschancen lediglich als »verlängerte Werkbank« und als »Auffangbecken für Verluste« der herrschenden Gesellschaft fungiert und ihr so die wesentlichen finanziellen Mittel entzogen werden. Nach der Rechtsprechung des LAG Berlin-Brandenburg[216] sollen Ansprüche wegen eines existenzvernichtenden Eingriffs nur im Falle der Insolvenz bestehen.

324 Vom Haftungsdurchgriff ist der **Berechnungsdurchgriff** zu unterscheiden. Dieser betrifft die Frage, ob für die Feststellung des Sozialplanvolumens auch auf das Vermögen der beherrschenden Gesellschaft abgestellt werden kann. Allgemein wird angenommen, dass dann, wenn die Voraussetzungen eines Haftungsdurchgriffs vorliegen, auch von einem Berechnungsdurchgriff ausgegangen werden muss. Ein Berechnungsdurchgriff auf die Obergesellschaft ist nach der Rechtsprechung des BAG dann möglich, wenn ein Gewinnabführungsvertrag abgeschlossen wurde, der die Obergesellschaft zum Ausgleich entstandener Verluste verpflichtet.[217]

324a Ein **Bemessungsdurchgriff** kann sich auch aus den in der Betriebsverfassung in § 2 Abs. 1 BetrVG verankerten Grundsätzen von Treu und Glauben ergeben.[218] Das ist der Fall bei einer funktionswidrigen Vermögens- oder Geschäftsfeldverschiebung. Eine solche liegt vor, wenn das beherrschte Unternehmen seine Entscheidungen nicht am Eigeninteresse, sondern an den Interessen Dritter ausrichtet und sich deshalb seine wirtschaftliche Lage so verschlechtert, dass ein angemessen dotierter Sozialplan wirtschaftlich nicht vertretbar ist. Das beherrschte Unternehmen muss sich dann so behandeln lassen, als hätte es die seinen Interessen zuwiderlaufenden Handlungen nicht vorgenommen.

---

214 ArbG Berlin 7.7.2015 – 13 BV 1848/15.

215 BGH 13.12.2004 – II ZR 256/02.

216 LAG Berlin-Brandenburg 18.10.2018 – 21 TaBV 1372/17.

217 BAG 15.3.2011 – 1 ABR 97/09; LAG Niedersachsen 18.10.2011 – 11 TaBV 88/10.

218 LAG Berlin-Brandenburg 18.10.2018 – 21 TaBV 1372/17.

Eine Spezialregelung findet sich in § 134 UmwG. Der Gesetzgeber hat für den Fall der **Spaltung in eine Betriebs- und eine Anlagegesellschaft** die Letztere verpflichtet, fünf Jahre lang für alle nach den §§ 111–113 BetrVG geschaffenen Verbindlichkeiten auch in der Betriebsgesellschaft einzustehen (vgl. Teil A Rn. 175 ff.). Hintergrund ist, dass die Arbeitnehmer in der Regel in der Betriebs- und nicht in der Anlagegesellschaft beschäftigt werden. **325**

Im Falle eines **Gemeinschaftsbetriebs** ist für die Berechnung des Sozialplanvolumens wegen der gemeinschaftlichen Führung des Betriebes auf das Vermögen aller am Gemeinschaftsbetrieb beteiligten Unternehmen abzustellen. **326**

p. Gerichtliche Durchsetzung der Rechtsposition des Betriebsrats

Können sich der Arbeitgeber und der Betriebsrat nicht auf eine Einigungsstelle einigen, so bietet es sich für den Betriebsrat in der Regel an, ein **Verfahren zur Einsetzung der Einigungsstelle nach § 98 ArbGG** einzuleiten. **327**

Vertritt der Betriebsrat die Auffassung, der Sozialplan sei insgesamt oder in einzelnen Teilen rechtswidrig, so kann dies im Wege eines Beschlussverfahrens geklärt werden. **328**

Das gilt auch, wenn Arbeitgeber und Betriebsrat über die Auslegung (Inhalt) einer Bestimmung des Sozialplans streiten. Der Betriebsrat hat insoweit einen eigenen **betriebsverfassungsrechtlichen Durchführungsanspruch**. Macht der Betriebsrat geltend, eine von ihm abgeschlossene Betriebsvereinbarung – also auch ein Sozialplan – sei vom Arbeitgeber in einer bestimmten Art und Weise anzuwenden, so besteht dieser Feststellungsanspruch auch dann, wenn sich die vom Betriebsrat verlangte Art und Weise der Durchführung auf den Inhalt normativ begründeter Ansprüche von Arbeitnehmern bezieht. Hierbei handelt es sich nicht um eine »unzulässige Prozessstandschaft« des Betriebsrats. So kann der Betriebsrat z. B. feststellen lassen, ob ein in einem Sozialplan vorgesehener Abfindungshöchstbetrag die Kinder- und Behindertenzuschläge umfasst, oder ob unter Berücksichtigung dieser Zuschläge auch eine Überschreitung der Höchstgrenze möglich ist.[219] Der betriebsverfassungsrechtliche Durchsetzungsanspruch des Betriebsrats sichert nicht nur dessen betriebsverfassungsrechtliche Rechtsstellung als Partei der Betriebsvereinbarung ab, sondern dient im weiteren Sinne auch dem Grundsatz der Prozessökonomie, indem hierdurch eine Vielzahl von Individualverfahren, die jedenfalls im Kern auf dieselbe Streifrage zielen, vermieden werden können. **329**

219 BAG 25. 2. 2020 – 1 ABR 38/18, Abfindungshöchstbetrag von 300 000 Euro.

5. Nachteilsausgleichsanspruch gem. § 113 BetrVG

a. Zweck der Regelung

330 § 113 räumt den Arbeitnehmern **Nachteilsausgleichsansprüche** ein.[220] Die Bestimmung verfolgt den Zweck, den Unternehmer zu sanktionieren, wenn er ohne zwingenden Grund von einem Interessenausgleich abweicht oder einen solchen erst gar nicht versucht. § 113 räumt den Arbeitnehmern, die von der Betriebsänderung betroffen sind, dann einen finanziellen Ausgleichsanspruch ein (Nachteilsausgleich). Die Bestimmung setzt kein **Verschulden** des Unternehmers, aber immer die Planung/Durchführung einer Betriebsänderung voraus.[221] Die Bestimmung gilt für alle Formen der Betriebsänderung und damit auch dann, wenn ein Sozialplan nicht erzwungen werden kann, weil im Falle von § 112a dessen Schwellenwerte nicht erfüllt sind.

b. Voraussetzungen des Anspruchs auf Nachteilsausgleich

aa. Abweichung vom Interessenausgleich

331 § 113 unterscheidet zwei Alternativen für das Entstehen des Anspruchs auf Nachteilsausgleich. Ein Anspruch entsteht nach § 113 Abs. 1 zunächst dann, wenn der Unternehmer **ohne zwingenden Grund von einem Interessenausgleich über die geplante Betriebsänderung abweicht** und infolgedessen Arbeitnehmer entlassen werden oder andere wirtschaftliche Nachteile erleiden (§ 113 Abs. 2). Das kann z.B. dann der Fall sein, wenn:

- Kündigungen ausgesprochen werden, obwohl ein Personalabbau ausschließlich über freiwillige Maßnahmen erreicht werden sollte;
- eine Anlage stillgelegt wird, obwohl vereinbart war, dass noch zwei Jahre weiter produziert wird;
- eine Ausgliederung eines Betriebsteils durchgeführt wird, obwohl vereinbart war, dass die Maßnahme unterbleibt.

332 Der Unternehmer wird den Arbeitnehmern gegenüber nur dann nicht ausgleichspflichtig, wenn er für die Abweichung vom Interessenausgleich einen **zwingenden Grund** hat; ein (nur) wichtiger Grund genügt daher nicht. Zwingende Gründe sind nur solche, die nachträglich – also nach Unterzeichnung des Interessenausgleichs – entstanden und erkennbar geworden sind.[222] Hinzukommen muss, dass der Unternehmer im Interesse des Unternehmens und der Arbeitnehmer zur Abwendung einer unmittelbar drohenden Gefahr oder zur Anpassung an eine unvorhersehbare Sachlage vom Interessenausgleich abweicht. An die Notwendigkeit der Abweichung

---

220 vgl. DKW, § 113 BetrVG Rn. 1 ff.
221 BAG 4.12.1979 – 1 AZR 843/76, AiB 2007, 248.
222 BAG 17.9.1974 – 1 AZR 16/74.

ist ein hoher Maßstab anzulegen; dem Unternehmer darf praktisch keine andere Wahl bleiben.

Beispiele für zwingende Gründe sind: 333

- Arbeitgeber und Betriebsrat schließen einen Interessenausgleich wegen einer beabsichtigten Betriebsschließung. Danach findet sich ein Interessent, der den Betrieb erwerben will;
- Arbeitgeber und Betriebsrat schließen einen Interessenausgleich wegen der Abspaltung und Verlegung der Produktion eines Betriebsteils. Danach entscheidet sich die Geschäftsführung, die Produktion doch am bisherigen Standort fortzuführen.

bb. Unterbliebene oder mangelhafte Verhandlungen über den Interessenausgleich

Der Arbeitnehmer hat nach § 113 Abs. 3 gleichfalls Anspruch auf Nachteilsausgleich, wenn der Unternehmer eine geplante **Betriebsänderung durchführt, ohne über sie einen Interessenausgleich mit dem Betriebsrat versucht** (zum Verfahren vgl. Teil B Rn. 178) zu haben. Nach der Rechtsprechung des BAG beginnt der Unternehmer mit der Durchführung einer Betriebsänderung, wenn er unumkehrbare Maßnahmen ergreift und damit vollendete Tatsachen schafft.[223] Dies ist jedenfalls dann der Fall, wenn er die bestehenden Arbeitsverhältnisse zum Zwecke der Betriebsstilllegung kündigt oder wenn die Produktion eingestellt wird, die Interessenausgleichsverhandlungen aber gerade erst einmal begonnen haben. 334

Nach der Rechtsprechung des BAG[224] stellt die tatsächliche Einstellung der operativ-betrieblichen Tätigkeiten noch nicht den Beginn der Durchführung der Betriebsstilllegung dar. Die faktische Beendigung betrieblicher Arbeiten oder des operativen Geschäfts sei nicht gleichzusetzen mit der betrieblichen Stilllegung als Maßnahme im Sinne von § 111. Erst dann, wenn **unumkehrbare Maßnahmen zur Durchführung der Stilllegung** ergriffen worden seien, werde die Schwelle zur Betriebsänderung überschritten. Dabei soll aber selbst das Verbringen von Betriebsmitteln an andere Standorte bzw. deren Freigabe zur Verschrottung nicht zwingend unumkehrbare Maßnahmen hinsichtlich der interessenausgleichspflichtigen Betriebsänderung auslösen, jedenfalls dann nicht, wenn der jeweilige Betrieb weniger durch sächliche Betriebsmittel als durch das Know-how seiner Mitarbeiter geprägt ist. Entscheidend dürfte deshalb darauf abzustellen sein, was dem Betrieb sein wesentliches Gepräge gibt. In einem Produktionsbetrieb, in dem der Betrieb mehr durch die Produktionsmittel geprägt ist, ist von einer Auflösung der betrieblichen Organisation dann auszugehen, wenn die Produktionsmittel 335

223 BAG 14.4.2015 – 1 AZR 794/13; BAG 13.9.2003 – 1 AZR 576/02.

224 BAG 20.2.2018 – 1 AZR 531/15.

veräußert oder verlagert werden sollen. Demgegenüber kommt es in einem betriebsmittelarmen Dienstleistungsbetrieb, der eher durch das Know-how seiner Mitarbeiter geprägt ist, auf die Entscheidung zur Kündigung der Mitarbeiter – die »Zerschlagung der betriebsprägenden Belegschaft« – an.

336 Auch das Versenden von Unterrichtungsschreiben gemäß 613a Abs. 5 BGB soll nach der Rechtsprechung – jedenfalls des LAG Baden-Württemberg[225] – noch nicht den Beginn einer Betriebsänderung im Sinne einer Betriebsspaltung darstellen. Mit einer Unterrichtung der Mitarbeiter werden keine unumkehrbaren Maßnahmen ergriffen. Dies ergebe sich schon daraus, dass der Arbeitgeber gegebenenfalls gehalten ist, seine Unterrichtung zu vervollständigen oder zu verändern. Darüber hinaus könne eine Unterrichtung hinfällig werden, z. B. weil der vorgesehene Betriebsübergang nicht stattfindet. Diese Rechtsprechung ist jedenfalls deshalb fraglich, weil die Versendung in der Regel unmittelbar vor Beginn der Widerspruchsfrist nach § 613a BGB erfolgt und Änderungen der unternehmerischen Planung innerhalb dieser Monatsfrist absolut praxisfremd sind.

337 Das Mitbestimmungsrecht des Betriebsrats nach § 111 zwingt den Unternehmer dazu, **einen Interessenausgleich nötigenfalls bis zur Einigungsstelle zu versuchen**. Erst dann hat der Unternehmer einen ausreichenden, die Ausgleichspflicht aus § 113 Abs. 3 ausschließenden Versuch zur Herbeiführung eines Interessenausgleichs unternommen. Ruft der Unternehmer die Einigungsstelle nach gescheiterten internen Verhandlungen mit dem Betriebsrat nicht an und führt er die Betriebsänderung dennoch durch, so liegt ein pflichtwidriges Unterlassen i. S. v. § 113 Abs. 3 vor. Die Sanktion des § 113 Abs. 3 greift also dann ein, wenn an sich zwingende Gründe für die Durchführung der Betriebsänderung gegeben sind, der Unternehmer die Maßnahme aber ohne die gesetzlich vorgesehene Beteiligung des Betriebsrats vollzieht. Das gilt zum Beispiel dann, wenn eine Hierarchieebene durch Ausspruch von Kündigungen abgebaut wird, obwohl die Beratung mit dem Betriebsrat noch andauert.

cc. Kausalität

338 In beiden Fällen (§ 113 Abs. 1 und § 113 Abs. 3) haben nur diejenigen Arbeitnehmer Anspruch auf Nachteilsausgleich, die infolge der Abweichung vom Interessenausgleich oder infolge der unter Missachtung der Beteiligungsrechte durchgeführten Betriebsänderung entlassen werden oder andere wirtschaftliche Nachteile erleiden (**Kausalität**).

339 Die **nachträgliche** – also nach der Einleitung der Betriebsänderung erfolgte – **Vereinbarung eines Interessenausgleichs oder Sozialplans** beseitigt

225 LAG Baden-Württemberg 17. 1. 2017 – 19 TaBV 4/16.

die einmal eingetretene Kausalität nicht.[226] Das gilt auch für die nachträgliche Erklärung des Betriebsrats, er wolle keine rechtlichen Schritte wegen des unterbliebenen Versuchs eines Interessenausgleichs unternehmen.[227] § 113 begründet Individualansprüche der Arbeitnehmer, über die der Betriebsrat nicht verfügen kann.

dd. Entlassungen

Zu den **Entlassungen** i. S. d. Gesetzes zählen neben betriebsbedingten Kündigungen und Änderungskündigungen auch betrieblich veranlasste Aufhebungsverträge und Eigenkündigungen. Zu den sonstigen **wirtschaftlichen Nachteilen** neben Entlassungen zählen z. B. Versetzungen sowie der Wegfall von Ausbildungsmöglichkeiten und Aufstiegsanwartschaften. **340**

ee. Tendenzbetriebe

Das BAG hat die Frage, ob § 113 Abs. 1 und 2 auch im Tendenzbetrieb anwendbar sind, ausdrücklich offen gelassen.[228] Das LAG Rheinland-Pfalz[229] hat die Frage jedenfalls für den Fall des § 113 Abs. 3 verneint: Steht dem Betriebsrat im Tendenzbetrieb kein Verhandlungsanspruch in Bezug auf den Interessenausgleich zu, fehlt es an einem Unterlassungsanspruch, Betriebsänderungen ohne den Versuch eines Interessenausgleichs vorzunehmen. **341**

c. Höhe des Nachteilsausgleichs

aa. Abfindung

Die **Höhe des Nachteilsausgleichsanspruchs** ist in das Ermessen des Gerichts gestellt. Das Gericht ist dabei nach § 113 Abs. 1 an die Höchstgrenzen des § 10 KSchG gebunden. Häufig orientieren sich die Gerichte im Falle eines Arbeitsplatzverlustes an der »Faustformel«: Ein halbes Gehalt für jedes Jahr der Betriebszugehörigkeit. Das ist fragwürdig, denn wegen des Sanktionscharakters von § 113 spielt die wirtschaftliche Lage des Unternehmers für die Bemessung des Nachteilsausgleichs keine Rolle. **342**

226 BAG 13.6.1989 – 1 AZR 819/87; BAG 14.9.1976 – 1 AZR 784/75.
227 BAG 14.9.1976 – 1 AZR 784/75.
228 BAG 27.10.1998 – 1 AZR 766/97, AiB Telegramm 1999, 15; vgl. a. DKW, § 113 BetrVG Rn. 11.
229 LAG Rheinland-Pfalz 7.12.2017 – 5 TaBVGa 3/17.

bb. Ausgleich sonstiger wirtschaftlicher Nachteile

343 Treten arbeitnehmerseitig andere wirtschaftliche Nachteile ein, so ist nach § 113 Abs. 2 ein echter **Schadensersatz** im Sinne eines vollen finanziellen Ausgleichs für die Dauer von zwölf Monaten zu gewähren. Bei der Festsetzung des Nachteilsausgleichs ist das Gericht nicht an § 112 Abs. 5 Satz 2 Nr. 2 gebunden.[230]

cc. Gemeinschaftsbetrieb

344 Ob sich der Anspruch der Arbeitnehmer auf Nachteilsausgleich gem. § 113 Abs. 3 gegen den Vertragsarbeitgeber allein, oder auch gegen alle den Betrieb gemeinschaftlich führenden Unternehmen richtet, hat das BAG bislang offengelassen.[231] Nach Auffassung des LAG Düsseldorf[232] ist diese Frage zu verneinen, da das BAG für die Sozialplanabfindung eine gesamtschuldnerische Haftung aller am Gemeinschaftsbetrieb beteiligten Unternehmen von Gesetzes wegen abgelehnt habe.[233] Für den Anspruch auf Nachteilsausgleich, der jedenfalls teilweise denselben Zweck erfülle wie die Sozialplanabfindung, könne nichts anderes gelten.

d. Anrechnung von Sozialplanleistungen

345 Nach der Rechtsprechung des BAG sind die **Abfindungsleistungen**, die der Arbeitnehmer aufgrund **des Sozialplans** erhalten hat, **auf die Nachteilsausgleichsforderung** vollständig **anzurechnen.**[234] Die Zahlung eines Nachteilsausgleichs erfülle – so das BAG – auch die Sozialplanforderung, da der Zweck beider betriebsverfassungsrechtlicher Leistungen weitgehend deckungsgleich sei. Dem stehe auch die Massenentlassungsrichtlinie (Richtlinie 98/59/EG) nicht entgegen. Eine Verletzung der Konsultationspflicht des Arbeitgebers mit dem Betriebsrat vor einer Massenentlassung habe die Unwirksamkeit der Kündigung zur Folge, löse aber keinen Abfindungsanspruch aus. Eine Sanktionierung im Sinne einer Entschädigungszahlung sei europarechtlich nicht geboten. Der Unternehmer geht daher jedenfalls im Hinblick auf die Höhe der Abfindungsleistungen keinerlei Risiko ein, wenn er den Betriebsrat nicht ordnungsgemäß beteiligt.[235] Ihr ist deshalb nicht zuzustimmen. Das gilt umso mehr, da nicht alle Landesarbeitsgerichte dem Betriebsrat bei nicht ordnungsgemäßer Beteiligung einen Unterlas-

230 BAG 10.12.1996 – 1 AZR 290/96, AiB 1997, 669–670.
231 BAG 12.11.2002 – 1 AZR 632/01.
232 LAG Düsseldorf 9.3.2017 – 5 Sa 781/16.
233 BAG 12.11.2002 – 1 AZR 632/01.
234 BAG 12.2.2019 – 1 AZR 279/17.
235 vgl. DKW, §§ 112, 112a BetrVG Rn. 221 ff.

sungsanspruch bzgl. der Durchführung der Betriebsänderung einräumen. Jedenfalls insoweit sollte die Rechtsprechung »nachbessern«.

C. Rechtsprechungsübersicht

I. Überblick über wesentliche Entscheidungen zum Betriebsübergang

Inhaltsübersicht Seite

1. Anwendungsbereich von § 613a BGB

Betriebsübergang und Kündigung eines Heimarbeitsverhältnisses
§ 613a BGB ist auf Heimarbeitsverhältnisse weder unmittelbar noch entsprechend anzuwenden.
BAG 24.3.1998 – 9 AZR 218/97, DB 1998, 1669 – 1670

Scheinarbeitsvertrag und § 613a BGB
Von § 613a BGB erfasst werden die Arbeitsverhältnisse aller Arbeitnehmer, unabhängig davon, ob es sich um Arbeiter, Angestellte oder Auszubildende handelt, auch leitende Angestellte fallen darunter. Dagegen gilt § 613a BGB nicht für Personen, die in keinem Arbeitsverhältnis, sondern in einem freien Dienstverhältnis stehen. Das gleiche gilt für »Scheinarbeitsverhältnisse«.
BAG 13.2.2003 – 8 AZR 59/02, NZA 2003, 2930 – 2932

Betriebsübergang
Leitsatz
Der Anstellungsvertrag eines GmbH-Geschäftsführers geht nicht nach § 613a BGB auf einen Betriebserwerber über. § 613a BGB erfasst nur Arbeitsverhältnisse.
BAG 13. 2. 2003 – 8AZR 654/01, AP BGB § 611 Organvertreter Nr. 24

Kündigung eines aufgrund Arbeitsvertrags tätigen Geschäftsführer – Betriebsübergang
§ 613a BGB schützt auch Organmitglieder im Sinne des § 14 Abs. 1 Nr. 1 KSchG, die auf der Grundlage eines Arbeitsverhältnisses tätig sind (Rn. 31 ff.). Das Arbeitsverhältnis geht grundsätzlich mit dem beim Betriebsveräußerer zuletzt innegehabten Inhalt der Beschäftigung, und deshalb mit Tätigkeiten eines Geschäftsführers über. (Orientierungssatz)
Die Organstellung von Vertretern juristischer Personen geht dagegen nicht im Wege eines Betriebsübergangs nach § 613a BGB auf den Erwerber über. (Orientierungssatz)
BAG 20. 7. 2023 – 6 AZR 228/22, NZA 2023, 1457 – 1461

Betriebsübergang im Ausbildungsverhältnis – Widerspruchserklärung – Verwirkung – Rechtsfolgen des Widerspruchs nach vollzogenem Betriebsübergang
Ein Betriebsübergang gem. § 613a Abs. 1 BGB bewirkt nicht nur den Übergang der Arbeitsverhältnisse, sondern auch den Übergang der Ausbildungsverhältnisse auf den Betriebserwerber. (Orientierungssatz)
BAG 13. 7. 2006 – 8 AZR 382/05, NZA 2006, 1406–1411

Erfassung von Arbeitsteilzeitverhältnissen
Leitsatz
Das Altersteilzeitarbeitsverhältnis eines sich in der Freistellungsphase befindlichen Arbeitnehmers geht bei einem Betriebsübergang auf den neuen Betriebsinhaber über.
BAG 31. 1. 2008 – 8 AZR 27/07, NZA 2008, 705 – 709

2. Begriffsbestimmung zum Betriebsübergang

Wahrung von Ansprüchen der Arbeitnehmer beim Übergang von Unternehmen
Artikel 1 Absatz 1 der Richtlinie 77/187 zur Angleichung der Rechtsvorschriften der Mitgliedstaaten über die Wahrung von Ansprüchen der Arbeitnehmer beim Übergang von Unternehmen, Betrieben oder Betriebsteilen ist so auszulegen, dass ein Fall, in dem ein Unternehmer durch Vertrag einem anderen Unternehmer die Verantwortung für die Erledigung der

früher von ihm selbst wahrgenommenen Reinigungsaufgaben überträgt, auch dann dem Anwendungsbereich der Richtlinie unterliegt, wenn diese Aufgaben vor der Übertragung von einer einzigen Arbeitnehmerin erledigt wurden.

Weder die Tatsache, dass eine derartige Übertragung nur einen Tätigkeitsbereich betrifft, der für das übertragende Unternehmen von untergeordneter Bedeutung ist und nicht in einem notwendigen Zusammenhang mit dem Unternehmenszweck steht, noch die Tatsache, dass mit der Übertragung keine Vermögensgegenstände übergegangen sind, noch die Zahl der betroffenen Arbeitnehmer können zum Ausschluss dieses Vorgangs vom Anwendungsbereich der Richtlinie führen, da das entscheidende Kriterium für die Antwort auf die Frage, ob es sich um einen Übergang im Sinne der Richtlinie handelt, die Wahrung der Identität der wirtschaftlichen Einheit ist, die sich u. a. daraus ergibt, dass dieselbe oder eine gleichartige Geschäftstätigkeit vom neuen Inhaber tatsächlich weitergeführt oder wiederaufgenommen wird.

EuGH 14. 4. 1994 – Rs. C-392/92 (Christel Schmidt), NZA 1994, 545 – 546 (Modifizierung in EuGH 11. 3. 1997 – Rs. C-13/95)

Wahrung der Ansprüche der Arbeitnehmer beim Übergang von Unternehmen

Die Richtlinie 77/187 zur Angleichung der Rechtsvorschriften der Mitgliedstaaten über die Wahrung von Ansprüchen der Arbeitnehmer beim Übergang von Unternehmen, Betrieben und Betriebsteilen gilt nach ihrem Artikel 1 Absatz 1 nicht für den Fall, dass ein Auftraggeber, der die Reinigung von Räumlichkeiten einem Unternehmer übertragen hat, den Vertrag mit diesem kündigt und zur Durchführung ähnlicher Arbeiten einen neuen Vertrag mit einem anderen Unternehmer schließt, sofern dieser Vorgang weder mit einer Übertragung relevanter materieller oder immaterieller Betriebsmittel von dem einen auf den anderen Unternehmer noch mit der Übernahme eines nach Zahl und Sachkunde wesentlichen Teils des von dem einen Unternehmer zur Durchführung des Vertrages eingesetzten Personals durch den anderen Unternehmer verbunden ist.

Mit dem Begriff des Übergangs im Sinne der Richtlinie wird nämlich ein Fall erfasst, in dem eine wirtschaftliche Einheit – d. h. eine organisierte Gesamtheit von Personen und Sachen zur Ausübung einer wirtschaftlichen Tätigkeit mit eigener Zielsetzung – ihre Identität über den betreffenden Vorgang hinaus wahrt. Unter diesen Voraussetzungen stellt der bloße Verlust eines Auftrags an einen Mitbewerber keinen solchen Übergang dar. Darüber hinaus ist es denkbar, dass eine wirtschaftliche Einheit in bestimmten Branchen, in denen es im Wesentlichen auf die menschliche Arbeitskraft ankommt, ohne relevante Betriebsmittel tätig sein und eine Gesamtheit von Arbeitnehmern darstellen kann, die durch eine gemeinsame Tätigkeit

dauerhaft verbunden sind, wobei bei einem solchen Fall für die Annahme eines Übergangs im Sinne der Richtlinie jedoch erforderlich ist, dass diese Gesamtheit durch die Übernahme eines wesentlichen Teils ihres Personals durch den neuen Auftragnehmer fortbesteht.
EuGH 11.3.1997 - Rs. C-13/95 (Ayse Süzen), NZA 1997, 433 - 434

Kein Betriebsübergang - identitätsprägende Betriebsmittel - Übernahme wesentlicher Teile der Belegschaft - Überwachungsunternehmen
Allein der Übergang eines Bewachungsauftrags von einem Auftragnehmer auf einen anderen, ohne den Übergang identitätsprägender Betriebsmittel bzw. die Übernahme eines wesentlichen Teils der Belegschaft, stellt keinen Betriebsübergang dar. (Orientierungssatz)
Zwar hatte der EuGH in seinem noch zur Richtlinie 77/187/EWG des Rates vom 14.2.1977 ergangenen Urteil vom 14.4.1994 (EuGH, Slg. 1994, I-1311 = NZA 1994, 545 = NJW 1994, 2343 = AP BGB § 613a Nr. 106 = EzA BGB § 613a Nr. 114 - Christel Schmidt) einen Betriebsübergang in einem Fall, in dem die einzige Arbeitnehmerin vom neu beauftragten Unternehmen ein erfolgloses Angebot zur Weiterbeschäftigung erhalten hatte, angenommen. Jedoch hat der EuGH, beginnend mit seinem Urteil vom 11.3.1997 (EuGH, Slg. 1997, I-1259 = NZA 1997, 433 = NJW 1997, 2039 = AP EWG-Richtlinie Nr. 77/187 Nr. 14 = EzA BGB § 613a Nr. 145 - Ayse Süzen), diese Rechtsprechung modifiziert. Der EuGH stellt bei einer Auftragsnachfolge nunmehr bei betriebsmittelarmen Betrieben auf die tatsächliche Übernahme eines nach Zahl und Sachkunde wesentlichen Teils des Personals (vgl. Lorenz, ZIP 1997, 531 [533]), d.h. auf die tatsächliche Identitätswahrung, ab (vgl. zuletzt EuGH, NZA 2011, 148 = EzA EG-Vertrag 1999 Richtlinie 2001/23 Nr. 6 - CLECE).
Kommt es nicht zur Weiterbeschäftigung des für die Identitätswahrung relevanten Anteils der Arbeitnehmer, so nutzt der Auftragsnachfolger gerade nicht die vom alten Auftragnehmer in der personellen Verbundenheit geschaffene Organisationsstruktur (vgl. auch Generalanwältin *Trstenjak*, BeckRS 2010, 91247 Rn. 68 - CLECE; *Hartmann*, EuZA 2011, 329 [336]). Die Identitätswahrung ist dann misslungen. Wird das Angebot, mit derselben Tätigkeit wie zuvor, zum Nachfolger zu wechseln, von den Beschäftigten des Vorgängers - oder einer identitätswahrenden Anzahl von ihnen - abgelehnt, liegt kein Betriebsübergang vor (vgl. *Schlachter*, in: Festschr. f. Däubler, S. 180 [186]; *Moll*, RdA 1999, 233 [238]; *Müller-Glöge*, NZA 1999, 449 [453]: bloße Einstellungsangebote reichen nicht aus).
BAG 15.12.2011 - 8 AZR 197/11, NZA-RR 2003, 179 - 185.

Betriebsübergang – Eigenwirtschaftlichkeit – Wahrung von Ansprüchen der Arbeitnehmer – Anwendungsbereich
Artikel 1 der Richtlinie 2001/23 zur Angleichung der Rechtsvorschriften der Mitgliedsstaaten über die Wahrung von Ansprüchen der Arbeitnehmer beim Übergang von Unternehmen, Betrieben oder Unternehmens- oder Betriebsteilen ist dahin auszulegen, dass bei der Prüfung des Vorliegens eines Unternehmens- oder Betriebsübergangs nach dieser Vorschrift im Fall einer Auftragsneuvergabe im Rahmen der Gesamtbetrachtung die Feststellung einer Überlassung der Betriebsmittel zur eigenwirtschaftlichen Nutzung keine notwendige Voraussetzung für die Feststellung eines Übergangs dieser Mittel vom ursprünglichen Auftragnehmer auf den neuen Auftragnehmer ist. Der Übergang von Betriebsmitteln stellt allerdings nur einen Teilaspekt der Gesamtbetrachtung dar, die der nationale Richter bei der Prüfung des Vorliegens eines Unternehmens- oder Betriebsübergangs im Sinne dieser Bestimmung vorzunehmen hat.
EuGH 15.12.2005 – C-232/04 und C-233/04 (Güney-Görres), AP Richtlinie 2001/23/EG Nr. 1

Betriebsübergang eines Handwerksbetriebs – Gemeinschaftsbetrieb
1. Haben zwei Unternehmen in unterschiedlichen Tätigkeitsbereichen (hier: privates und gewerbliches Handwerk) einen eigenen Geschäftsführer, liegt mangels eines einheitlichen betriebsbezogenen Leitungsapparates kein gemeinsamer Betrieb vor, auch wenn die Geschäftsführer Familienmitglieder sind.
2. § 613a BGB führt nicht zur Schaffung eines rechtlichen Zusammenhangs zwischen Unternehmen, die vereinzelt Betriebsmittel erwerben oder nutzen, sondern nur zum Übergang eines Arbeitsverhältnisses auf einen einzigen Betriebsübernehmer. Ein Arbeitsverhältnis des Arbeitnehmers zu einer Arbeitgebergruppe ist daraus nicht herzuleiten.
3. Für einen Teilbetriebsübergang nach § 613a Abs. 1 BGB ist es erforderlich, dass die übernommenen Betriebsmittel bereits bei dem früheren Betriebsinhaber die Qualität eines Betriebsteils hatten und der Erwerber gerade die prägenden materiellen Betriebsmittel des Teilbetriebes übernimmt. Dazu reicht es nicht aus, nur jeweils einzelne Räume des ehemaligen Firmengebäudes, das Lager und drei bzw. vier von vormals 21 Fahrzeugen zu nutzen. Auch ist die Firmenadresse für einen Betrieb ohne Laufkundschaft nicht prägend für die Identität.
4. Ist die Hauptbelegschaft des Ausgangsbetriebes (hier eine technische Zeichnerin, ein Bauleiter und zwei kaufmännische Angestellte) von beiden Betrieben nicht übernommen worden, stellt dies eine starke Veränderung der organisatorischen Abläufe dar, die die Wahrung der Identität für einen Betriebsübergang ausschließt.
BAG 16.2.2006 – 8 AZR 211/05, NZA 2006, 592 – 597

Betriebsübergang eines Handwerksbetriebs – Teilbetrieb – wirtschaftliche Identität

Voraussetzung für einen Teilbetriebsübergang nach § 613a Abs. 1 BGB ist, dass die übernommenen Betriebsmittel bereits bei dem früheren Betriebsinhaber die Qualität eines Betriebsteils hatten und der Erwerber gerade die wesentlichen Betriebsmittel des Teilbetriebes übernimmt. (Orientierungssatz) Dazu reicht es nicht aus, nur einzelne Räume des ehemaligen Firmengebäudes und drei von vormals 21 Fahrzeugen zu nutzen. Auch ist die Firmenadresse für einen Betrieb ohne Laufkundschaft nicht prägend für die Identität.

BAG 16. 2. 2006 – 8 AZR 204/05, NZA 2006, 794 – 798

Widerspruchsrecht bei gesetzlich angeordnetem Übergang eines Arbeitsverhältnisses

1. Ordnet ein Gesetz zwingend die Überleitung von Arbeitsverhältnissen vom Land auf eine Stiftung öffentlichen Rechts an, so verstößt dieser Eingriff in die Freiheit der Arbeitsplatzwahl des Arbeitnehmers jedenfalls dann nicht gegen Art. 12 Abs. 1 GG, wenn die Nichteinräumung eines Widerspruchsrechts der Erhaltung der Funktionsfähigkeit einer Einrichtung der Daseinsvorsorge dient, sich die Arbeitsbedingungen nicht wesentlich ändern und dem Arbeitnehmer mit dem neuen Arbeitgeber ein vergleichbar potenter Schuldner gegenübersteht. (Leitsatz)
2. § 613a BGB ist für Betriebsübergänge, die im Wege der Gesamtrechtsnachfolge kraft Gesetzes vollzogen werden, unanwendbar. (Orientierungssatz)

BAG 2. 3. 2006 – 8 AZR 124/05, NZA 2006, 848 – 854

Neuvergabe der Bereederung eines Forschungsschiffs – Betriebsübergang

1. Die Herausnahme von Seeschiffen aus dem Geltungsbereich der Betriebsübergangsrichtlinie EGRL 23/2001 bindet nicht die nationalen Gerichte, sodass § 613a BGB anwendbar bleibt.
2. Einzelne Forschungsschiffe mit ihren für Forschungszwecke erforderlichen wissenschaftlichen Einrichtungen und Organisationen stellen eine wirtschaftliche Einheit dar. Bei einer Bereederung eines Forschungsschiffs liegt ein Teilbetrieb der Reederei im Sinne von § 613a BGB vor. Eigentumsverhältnisse spielen dabei keine Rolle.
3. Ein rechtsgeschäftlicher Betriebsübergang liegt auch vor, wenn ein Betrieb nach Vergabe eines öffentlichen Auftrags übertragen wurde.

BAG 2. 3. 2006 – 8 AZR 147/05, NZA 2006, 1105 – 1108

Betriebsübergang – Auftragsnachfolge – eigenwirtschaftliche Nutzung der Betriebsmittel
1. Bei der Prüfung, ob ein Betriebsübergang gegeben ist, ist das Merkmal der eigenwirtschaftlichen Nutzung der sächlichen Betriebsmittel nicht mehr heranzuziehen (im Anschluss an EuGH 15. Dezember 2005 – Rs. C-232/04 und C-233/04 – ZIP 2006, 95). (Leitsatz)
2. Auch sächliche Betriebsmittel spielen für die Ausführung einer Dienstleistung und damit für die Identität der wirtschaftlichen Einheit eine erhebliche Rolle, wenn es sich um standortgebundene umfangreiche Anlagen und Maschinen handelt, die vom potenziellen Betriebsübernehmer weiterbenutzt werden. Die Eigentumsverhältnisse sind dabei unerheblich.
BAG 6. 4. 2006 – 8 AZR 222/04, NJW 2006, 2138 – 2141

Betriebsübergang – Bistrobewirtschaftung bei der Bahn
Leitsatz
Ein Betriebsübergang im Sinne des § 613a BGB setzt die im Wesentlichen unveränderte Fortführung einer wirtschaftlichen Einheit unter Wahrung ihrer Identität voraus. Ein Betrieb oder Betriebsteil geht daher nur dann über, wenn er beim Erwerber als Betrieb oder organisatorisch selbständiger Betriebsteil fortgeführt wird. Dies ist nicht der Fall, wenn ein Bewirtschaftungsbetrieb vollständig in die eigene Organisationsstruktur eines anderen Unternehmens eingegliedert wird.
BAG 6. 4. 2006 – 8 AZR 249/04, NZA 2006, 1039 – 1042

Betriebsübergang bei einem Frauenhaus – Änderung der Tätigkeit – Voraussetzungen eines Wiedereinstellungsanspruchs
1. Wesentliche Änderungen in der Organisation, der Struktur und im Konzept können im Rahmen des § 613a Abs. 1 BGB der Identitätswahrung entgegenstehen.
2. Haben Merkmale eines Anforderungsprofils einen nachvollziehbaren Bezug zur Organisation und zum Inhalt der auszuführenden Arbeiten, kann ein Betriebsübernehmer ein geändertes Anforderungsprofil gegenüber einem Wiedereinstellungsanspruch einwenden. (Leitsatz)
BAG 4. 5. 2006 – 8 AZR 299/05, NZA 2006, 1096 – 1101

Betriebsübergang – Neuvergabe des Auftrags zur Personenkontrolle am Flughafen
1. Nutzt ein Auftragnehmer von der Bundesrepublik Deutschland zur Verfügung gestellte technische Geräte und Anlagen, um die Personenkontrolle am Flughafen durchzuführen, macht deren Einsatz den eigentlichen Kern des zur Wertschöpfung erforderlichen Funktionszusammenhangs aus, sodass darin die wirtschaftliche Einheit zu sehen ist.

2. Führt in einem solchen Fall nach einer Neuvergabe des Auftrags der spätere Auftragnehmer die Kontrolltätigkeit unverändert und ohne zeitliche Unterbrechung fort, ist von einem Betriebsübergang auszugehen. Auf die eigenwirtschaftliche Nutzung der sächlichen Betriebsmittel und auf Übernahme von Personal kommt es nicht an. (Orientierungssatz)
BAG 13.6.2006 - 8 AZR 271/05, NJW 2007, 106 - 110

Betriebsübergang - Möbeleinzelhandel
Ein Betriebsübergang im Sinne des § 613a BGB liegt vor, wenn ein neuer Rechtsträger die wirtschaftliche Einheit unter Wahrung ihrer Identität fortführt. Dies gilt auch für den Erwerb nur eines Betriebsteils. Die Änderung des Betriebszwecks durch den Erwerber spricht gegen eine Identität der wirtschaftlichen Einheit. Mit einem geänderten Einkaufs- und Verkaufskonzept, den Möbelverkauf zu Discountpreisen bei einem anderen Kundenkreis und mit geringerem Personalbedarf durchzuführen, wird ein anderer Betriebszweck verfolgt.
BAG 13.7.2006 - 8 AZR 331/05, NZA 2006, 1357 - 1359

Betriebsteilübergang - Kaufmännische Verwaltung
1. Der Betriebsteilübergang steht für dessen Arbeitnehmer dem Betriebsübergang gleich. Bei dem Erwerb eines Betriebsteils ist auch erforderlich, dass die wirtschaftliche Einheit ihre Identität bewahrt.
2. Für die Zuordnung eines Arbeitnehmers ist darauf abzustellen, ob er in dem übergegangenen Betriebsteil tatsächlich eingegliedert war. Es ist insbesondere nicht ausreichend, dass er Tätigkeiten für den übertragenen Teil verrichtet hat, ohne in dessen Struktur eingebunden gewesen zu sein.
3. Betriebsteile, wie beispielsweise die »kaufmännische Verwaltung«, gehen nur dann auf den Betriebserwerber über, wenn ihre sächlichen oder immateriellen Betriebsmittel übertragen worden sind oder der nach Zahl und Sachkunde wesentliche Teil des dort beschäftigten Personals übertragen worden ist.
BAG 24.8.2006 - 8 AZR 556/05, NJOZ 2007, 5216 - 5223

Betriebsübergang und Widerspruchsfrist - Zuordnung des Arbeitnehmers bei übergehender Einheit - zuvor individual- und ggf. kollektivrechtlich wirksame Zuordnung zur übergehenden wirtschaftlichen Einheit
1. Nur wenn eine wirtschaftliche Einheit bereits vor dem Betriebsübergang vorhanden ist, kann sich die Frage der Wahrung ihrer Identität und damit die Frage eines Betriebs(teil)übergangs überhaupt stellen. (Rn. 21)
2. Ein Arbeitsverhältnis wird nur von einem Betriebs(teil)übergang i. S. v. § 613a Abs. 1 Satz 1 BGB erfasst, wenn der Arbeitnehmer zuvor individual-

und ggf. kollektivrechtlich wirksam der dann übergehenden wirtschaftlichen Einheit zugeordnet wurde. (Rn. 21)
3.Vom Anwendungsbereich der RL 2001/23/EG sind nur solche Fälle betroffen, in denen die übertragene Einheit bereits vor dem Übergang über eine ausreichende funktionelle Selbständigkeit verfügte. Unionsrechtlich ist es unerheblich, wie lange die wirtschaftliche Einheit beim Veräußerer vor dem Betriebsübergang bereits bestanden hat. Sie kann auch allein zum Zweck der Ermöglichung eines Betriebs(teil)übergangs geschaffen werden, lediglich ›betrügerische oder missbräuchliche‹ Fälle haben außer Betracht zu bleiben. (Rn. 22)
4. Ein Arbeitsverhältnis wird nur von einem Betriebs(teil)übergang i. S. v. § 613a Abs. 1 Satz 1 BGB erfasst, wenn der Arbeitnehmer zuvor individual- und ggf. kollektivrechtlich wirksam der dann übergehenden wirtschaftlichen Einheit zugeordnet wurde. § 613a Abs. 4 Satz 1 BGB ist nicht analog auf den Fall der Versetzung eines Arbeitnehmers in einen übergehenden Betriebsteil anwendbar. (Rn. 28, Rn. 30)
5. Eine Zuordnung zu einem übergehenden Betriebsteil ist nicht nach den Kriterien einer ›sozialen Auswahl‹ vorzunehmen. (Rn. 43)
6. Fehler bei der Unterrichtung nach § 613a Abs. 5 BGB, die für den Willensbildungsprozess der Arbeitnehmer, ob sie einem Übergang ihres Arbeitsverhältnisses widersprechen, regelmäßig ohne Belang sind, führen nicht dazu, dass die Widerspruchsfrist des § 613a Abs. 6 Satz 1 BGB nicht zu laufen beginnt. (Rn. 53)
7. An den Inhalt der Unterrichtung über die rechtlichen Folgen des Betriebsübergangs dürfen keine im praktischen Leben kaum erfüllbaren Anforderungen dahingehend gestellt werden, dass das Unterrichtungsschreiben ›keinen juristischen Fehler‹ enthalten darf. (Rn. 53)
BAG 30. 1. 2025 – 2 AZR 98/23, BeckRS 2025, 2958

Neuvergabe von Schlachtarbeiten in Schlachthof als Betriebsübergang
Nutzt ein Auftragnehmer zur Durchführung der Ausbein-, Zerlege- und Schlachtarbeiten die ihm vom Inhaber des Schlachthofs zur Verfügung gestellten technischen Einrichtungen, macht deren Einsatz den eigentlichen Kern des zur Wertschöpfung erforderlichen Funktionszusammenhangs aus. Darin ist die wirtschaftliche Einheit zu sehen. Führt der neue Auftragnehmer die Schlachtarbeiten ohne zeitliche Unterbrechung unverändert wie der bisherige Auftragnehmer fort, ist von einem Betriebsübergang auszugehen. (Orientierungssatz)
BAG 15. 2. 2007 – 8 AZR 431/06, NZA 2007, 793 – 798

Betriebsübergang – Bodenpersonal einer Fluglinie auf einem Großflughafen – Nachteilsausgleich wegen Betriebsänderung – Konsultationspflichten nach europäischem Recht

1. Beim Handling auf einem Großflughafen handelt es sich nicht um eine Dienstleistung, bei der es im Wesentlichen auf die menschliche Arbeitskraft ankommt. Materielle Betriebsmittel spielen dabei keine nur untergeordnete Rolle, sondern sind für die Aufgabendurchführung unabdingbar. Daher kann ein Betriebsübergang nicht allein deshalb verneint werden, weil der Betriebserwerber kein Personal übernommen hat, denn nur in betriebsmittelarmen Betrieben ist die Wahrung der Identität der wirtschaftlichen Einheit möglich, wenn der neue Betriebsinhaber nicht nur die betreffende Tätigkeit weiterführt, sondern auch einen nach Zahl und Sachkunde wesentlichen Teil des Personals übernimmt, das sein Vorgänger gezielt bei dieser Tätigkeit eingesetzt hat.

2. Beginnt ein Unternehmen mit der Durchführung einer Betriebsänderung nach § 111 BetrVG, ohne zuvor mit dem Betriebsrat einen Interessenausgleich abgeschlossen oder ausreichend versucht zu haben, haben die von der Betriebsänderung betroffenen Arbeitnehmer einen Anspruch auf Ausgleich der ihnen entstehenden wirtschaftlichen Nachteile nach § 113 Abs. 3 BetrVG. Mit diesem Nachteilsausgleich sind Ansprüche aus einem später vereinbarten Sozialplan nach §§ 112, 112a BetrVG zu verrechnen. Das gilt jedenfalls dann, wenn das Unternehmen vor Beginn der Betriebsänderung den Konsultationspflichten der Massenentlassungsrichtlinie EGRL 59/98 genügt hat.

BAG 16. 5. 2007 – 8 AZR 693/06, NZA 2007, 1296 – 1301

Kein Betriebsübergang bei Neugründung des Betriebs mit einzelnen Arbeitsmitteln des Veräußerers

1. Veräußert der Insolvenzverwalter alle im Eigentum des Insolvenzschuldners, eines Dachdeckerbetriebs, stehenden Arbeitsgeräte und Fahrzeuge an einen Dritten und erwerben zwei neu gegründete Unternehmen des Dachdeckerhandwerks jeweils von diesen Gerätschaften und Fahrzeuge, um sie für ihre Betriebe zu nutzen, so liegt allein darin noch kein Betriebs- oder Betriebsteilübergang. Dies gilt auch dann, wenn jeder der neuen Dachdeckerbetriebe einige der früheren Arbeitnehmer des Insolvenzschuldners neu einstellt. Für einen Betriebs- oder Betriebsteilübergang genügt es nicht, dass der Erwerber mit einzelnen, bislang nicht teilbetrieblich organisierten Betriebsmitteln einen Betrieb oder Betriebsteil gründet.

2. Durch den Erwerb der ursprünglich dem Insolvenzschuldner gehörenden Arbeitsmittel haben die neu gegründeten Dachdeckerbetriebe auch keinen gemeinsamen Betrieb gegründet. Es fehlt an einem einheitlichen Leitungsapparat. Der Umstand, dass die Geschäftsführer der beiden neu gegründeten

Unternehmen des Dachdeckerhandwerks verschwägert sind, spricht allein nicht für eine einheitliche Leitung der beiden Betriebe.
3. Auch nach der Stilllegung eines Betriebs durch den Insolvenzverwalter ist der Betriebsrat nach § 102 BetrVG zu beteiligen, wenn der Insolvenzverwalter einem Arbeitnehmer kündigen will, den er über den Zeitpunkt der Betriebsstilllegung hinaus für Abwicklungsarbeiten weiterbeschäftigt hat. Insoweit besteht ein Restmandat des Betriebsrats.
4. Hat der Arbeitgeber eine erforderliche Massenentlassungsanzeige unter Verstoß gegen § 17 Abs. 1 KSchG erst nach Ausspruch der Kündigungen der Agentur für Arbeit angezeigt, so führt dies nach dem Grundsatz des Vertrauensschutzes dann nicht zur Unwirksamkeit der Kündigungen, wenn diese vor dem Urteil des Europäischen Gerichtshofs vom 27. 1. 2005 in der Rechtssache »Junk« (C-188/03) ausgesprochen worden sind. Einer Vorlage dieser Rechtsfrage an den Europäischen Gerichtshof bedarf es nicht. (Orientierungssatz)
BAG 26. 7. 2007 – 8 AZR 769/06, NZA 2008, 112- 118

Betriebsübergang – Auftragsnachfolge – Identität der wirtschaftlichen Einheit – veränderte Organisation
1. Führt ein Unternehmen, das bei einer Auftragsneuvergabe berücksichtigt wurde, die Erfüllung der Aufgabe eines Servicevertrages fort, so stellt dies für sich genommen keinen Betriebsübergang dar.
2. Der Übergang einer wirtschaftlichen Einheit setzt neben einer etwaigen Auftragsnachfolge die Feststellung zusätzlicher Umstände voraus, die in der Gesamtwürdigung die Annahme des Fortbestandes der wirtschaftlichen Einheit rechtfertigen. Eine Tätigkeit ist noch keine wirtschaftliche Einheit.
3. An einem Übergang einer wirtschaftlichen Einheit unter Wahrung ihrer Identität fehlt es, wenn die Aufgabe künftig im Rahmen einer wesentlich anderen, deutlich größeren Organisationsstruktur durchgeführt wird, deren Aufgabenumfang zudem um ein Vielfaches größer ist.
4. Eine unternehmensübergreifende Sozialauswahl ist nicht vorzunehmen, wenn der Gemeinschaftsbetrieb im Zeitpunkt der Kündigung nicht mehr besteht. Gleiches gilt, wenn im Zeitpunkt der Kündigung einer der Betriebe, die zusammen einen Gemeinschaftsbetrieb gebildet haben, zwar noch nicht stillgelegt ist, auf Grund einer unternehmerischen Entscheidung, die bereits greifbare Formen angenommen hat, aber feststeht, dass er bei Ablauf der Kündigungsfrist des Arbeitnehmers stillgelegt sein wird.
BAG 14. 8. 2007 – 8 AZR 1043/06, NZA 2007, 1431 – 1436

Änderung Betriebsorganisation – Eingliederung in eine größere Einheit – Änderung der Arbeitsplätze – Verpackungstätigkeit

1. Bei der Prüfung, ob eine wirtschaftliche Einheit übergegangen ist, sind sämtliche den betreffenden Vorgang kennzeichnende Tatsachen in einer Gesamtwürdigung zu berücksichtigen. Teilaspekte dürfen nicht isoliert betrachtet werden.

2. Die Eingliederung betrifft nicht nur die Arbeitsorganisation, sondern das Bestehen der Einheit in ihrer wirtschaftlichen Identität und damit eine vorrangige Frage. Mit einer Eingliederung in eine größere Einheit ändert sich regelmäßig die Art des Betriebs oder Betriebsteils und der Tätigkeit, die in der bisherigen Einheit erbrachte Tätigkeit stellt nur einen Ausschnitt der Tätigkeiten des neuen Betriebs dar (ErfK/*Preis*, 8. Aufl., § 613a BGB Rn. 6; *Staudinger/Annuß*, 2005, § 613a Rn. 49). Werden sächliche oder immaterielle Betriebsmittel übernommen, so bilden sie nur einen Teil der Betriebsmittel des neuen Betriebs. Gleiches gilt für übernommene Arbeitnehmer. Mit der Eingliederung in eine andere Arbeitsorganisation ändern sich die Arbeitsplätze. Nach § 613a BGB soll der Erhalt der Arbeitsverhältnisse aber nur dort gewährleistet werden, wo die betriebliche Einheit fortbesteht. Selbst wenn man als Normziel von § 613a BGB annähme, ein Gleichlauf von Arbeitsplatz und Arbeitsverhältnis solle sichergestellt werden, kann nicht vom gesetzlichen Erfordernis des Übergangs einer wirtschaftlichen Einheit abgesehen werden; ein Betriebsübergang ist nicht allein deshalb zu bejahen, weil der Arbeitnehmer seine Tätigkeit bei dem neuen Betriebsinhaber erbringen könnte (*BAG* [14.8.2007], NZA 2007, 1431 = AP BGB § 613a Nr. 325 = EzA BGB 2002 § 613a Nr. 74 Rn. 25; ErfK/*Preis*, § 613a BGB Rn. 5).

3. Die bisherigen Verpackungsaufgaben wurden in eine andere, neue Organisationsstruktur eingegliedert. Daher ist vorliegend nicht von einem Betriebsübergang auszugehen.

BAG 24.4.2008 – 8 AZR 268/07, NZA 2008, 1314 – 1318

Betriebsübergang – Übernahme der Kundenbeziehungen – Frischelager

1. Maßgeblich für einen Betriebsübergang ist stets der Wechsel der Rechtspersönlichkeit des Betriebsinhabers. Ein Wechsel der Gesellschafter berührt die Identität der Gesellschaft als Rechtssubjekt nicht, sodass allein der Gesellschafterwechsel zu keinem Betriebsübergang führt. Dies gilt selbst dann, wenn alle Gesellschafter ausscheiden und ihre Gesellschaftsanteile auf einen oder mehrere Erwerber übertragen.

2. Die Übernahme der Buchhaltung und der Personalverwaltungsaufgaben eines Tochterunternehmens durch die Konzernmutter ist kein Betriebsübergang, wenn damit keine Übernahme von Betriebsmitteln oder Personal verbunden ist.

3. Allein die Bestellung von zwei Prokuristen der Konzernmutter zu Handlungsbevollmächtigten einer KG begründet keinen Betriebsübergang, wenn diese nicht über die Personalbefugnis hinaus die gesamte Organisations- und Leitungsmacht namens und im Auftrag der Konzernmutter in einer Weise übernommen haben, die einer Übernahme des Betriebes durch die Konzernmutter gleichkommt.
4. Die Übertragung von Sicherungseigentum stellt keinen Betriebsübergang dar, da dadurch dem bisherigen Eigentümer nicht die Nutzungsmöglichkeit entzogen wird.
5. Die Übernahme der Kundenbeziehungen durch die Konzernmutter führt nicht zu einem Betriebsübergang, wenn diese nunmehr ihrerseits das Tochterunternehmen mit der Durchführung der bisher bereits erbrachten Tätigkeiten beauftragt. (Orientierungssatz)
BAG 14.8.2007 – 8 AZR 803/06, NZG 2008, 17 – 19

Kein Betriebsübergang ohne Wechsel der Rechtspersönlichkeit des Betriebsinhabers
1. Maßgeblich für einen Betriebsübergang ist stets der Wechsel der Rechtspersönlichkeit des Betriebsinhabers. Bleibt das Rechtssubjekt des Betriebsinhabers identisch, fehlt es an einem Betriebsübergang. Damit berührt auch ein Wechsel der Gesellschafter die Identität der Gesellschaft als Rechtssubjekt nicht, so dass allein der Gesellschafterwechsel zu keinem Betriebsübergang führt. Der bloße Erwerb von Anteilen an einem Unternehmen und die Ausübung von Herrschaftsmacht über dieses Unternehmen durch ein anderes Unternehmen genügen nicht für die Annahme eines Übergangs von Unternehmen, Betrieben oder Unternehmens- und Betriebsteilen i. S. d. EGRL 23/2001. Ein ›Übergang‹ i. S. d. EGRL 23/2001 erfordert eine Übernahme durch einen ›neuen‹ Arbeitgeber. Dies gilt auch für das Verständnis der Bestimmungen des nationalen Rechts, d. h. für § 613a BGB.(Rn. 26) (Orientierungssatz)
2. Eine bloße Umfirmierung erfüllt die Voraussetzungen eines Betriebsübergangs i. S. d. § 613a BGB mangels Wechsels des Betriebsinhabers nicht. Der bloße Erwerb von Gesellschaftsanteilen kann einen Betriebsübergang nicht begründen.(Rn. 27) (Orientierungssatz)
LAG Rheinland-Pfalz 22.2.2023 – 6 Sa 131/22, RFamU 2023, 292

Betriebs(teil)übergang bei einer Rechtsanwaltskanzlei als GbR
1. Wird eine Anwaltskanzlei von mehreren Rechtsanwälten als Gesellschaft des bürgerlichen Rechts betrieben, so ist regelmäßig diese Gesellschaft und nicht jeder einzelne Gesellschafter Arbeitgeber der in der Kanzlei beschäftigten Arbeitnehmer.
2. Beschließen die Gesellschafter die Schließung der Anwaltskanzlei, so liegt kein Betriebs- oder Betriebsteilübergang vor, wenn sich nach erfolgter Ein-

stellung der Kanzleitätigkeit ein Teil der bisherigen Gesellschafter zu einer neuen Anwaltssozietät in anderen Geschäftsräumen zusammenschließt und die übrigen Gesellschafter in eine andere Anwaltskanzlei eintreten oder sich als Rechtsanwälte selbständig machen und jeder Gesellschafter seinen bisherigen Mandantenstamm weiterbetreut, ohne dass er das bisherige Büropersonal oder einen wesentlichen Teil desselben übernimmt. (Orientierungssatz)
BAG 30. 10. 2008 – 8 AZR 397/07, NZA 2009, 485 – 489

Folgen einer Eingliederung in Organisationsstruktur des Erwerbers
1. Für einen Betriebsübergang muss die »organisierte Zusammenfassung von Ressourcen zur Verfolgung einer wirtschaftlichen Haupt- oder Nebentätigkeit« ihre Identität bewahren (Art. 1 Nr. 1 Buchst. b RL 2001/23/EG).
2. Dabei ist nicht so sehr auf die konkrete Organisation der verschiedenen Produktionsfaktoren durch den Unternehmer abzustellen als vielmehr auf den Zusammenhang der Wechselbeziehung und gegenseitigen Ergänzung, der die Produktionsfaktoren verknüpft.
3. Wird die übertragene Einheit in die Struktur des Erwerbers eingegliedert, so fällt dieser Zusammenhang der funktionellen Verknüpfung der Wechselbeziehung und gegenseitigen Ergänzung zwischen den für einen Betriebsübergang maßgeblichen Faktoren nicht zwangsläufig weg.
4. Die Beibehaltung der »organisatorischen Selbständigkeit« der übertragenen Einheit ist nicht erforderlich, wohl aber die Beibehaltung des Funktions- und Zweckzusammenhangs zwischen den verschiedenen übertragenen Faktoren, der es dem Erwerber erlaubt, diese Faktoren zur Verfolgung einer bestimmten wirtschaftlichen Tätigkeit zu nutzen, auch wenn sie in eine andere Organisationsstruktur eingegliedert worden sind.
5. Eine bloße Auftragsnachfolge erfüllt für sich genommen diese Voraussetzung nicht. Dies gilt auch dann, wenn ein Dienstleistungsauftrag der einzige Auftrag eines Betriebs ist.
6. Sind in der Organisationsstruktur des Betriebserwerbers keine in ihrem Funktions- und Zweckzusammenhang beibehaltenen Faktoren des Betriebsveräußerers mehr aufrechterhalten, spricht dies gegen einen Betriebsübergang.
7. Bei der Prüfung, ob eine wirtschaftliche Einheit unter Wahrung ihrer Identität übergegangen ist, sind sämtliche den betreffenden Vorgang kennzeichnenden Umstände zu berücksichtigen. (Orientierungssatz)
BAG 22. 1. 2009 – 8 AZR 158/07, NZA 2009, 905 – 908

Betriebsübergang – Kindertagesstätte
1. Im öffentlichen Dienst kommt § 613a Abs. 1 BGB grundsätzlich bei einer Übertragung wirtschaftlicher Tätigkeiten – jedoch nicht bei einer Über-

tragung von Tätigkeiten in Ausübung hoheitlicher Befugnisse – zur Anwendung.
2. Bei § 613a BGB handelt es sich um zwingendes Recht, der Betriebsübergang erfolgt von Rechts wegen und ungeachtet anderslautender Abmachungen. (Orientierungssatz)
3. Es ist ohne Bedeutung, in welchem (vermeintlichen) Rechtsverhältnis der Übernehmer die bisherigen Arbeitnehmer nach der Übernahme weiter(beschäftigt). Die Verträge und Arbeitsverhältnisse, die im Zeitpunkt des Übergangs zwischen dem Veräußerer und den im übertragenenen Betrieb(steil) beschäftigten Arbeitnehmern bestehen, sind als zu diesem Zeitpunkt vom Veräußerer auf den Erwerber übergegangen anzusehen, unabhängig davon, welche Einzelheiten dazu zwischen beiden vereinbart worden sind.
4. Ein Erfolg im Kündigungschutzprozess setzt nach der punktuellen Streitgegenstandstheorie voraus, dass zum Zeitpunkt der Kündigung (noch) ein Arbeitsverhältnis besteht. Dies gilt auch im Falle des Betriebsübergangs. Die Kündigung eines Betriebsveräußerers nach der Betriebsübertragung geht mangels eines mit ihm bestehenden Arbveitsverhältnisses ins Leere. Eine gleichwohl erhobene Klage auf Feststellung der Unwirksamkeit der Kündigung ist unbegründet. (Orientierungssatz)
BAG 20. 3. 2014 – 8 AZR 1/13, NZA 2014, 1095 – 1097

Übergang eines Betriebsteils, der die organisatorische Selbständigkeit nicht wahrt (Rechtssache Klarenberg)
Art. 1 Abs. 1 Buchst. a und b der Richtlinie 2001/23 zur Angleichung der Rechtsvorschriften der Mitgliedstaaten über die Wahrung von Ansprüchen der Arbeitnehmer beim Übergang von Unternehmen, Betrieben oder Unternehmens- oder Betriebsteilen ist dahin auszulegen, dass diese Vorschrift auch dann angewandt werden kann, wenn der übertragene Unternehmens- oder Betriebsteil seine organisatorische Selbständigkeit nicht bewahrt, sofern die funktionelle Verknüpfung zwischen den übertragenen Produktionsfaktoren beibehalten wird und sie es dem Erwerber erlaubt, diese Faktoren zu nutzen, um derselben oder einer gleichartigen wirtschaftlichen Tätigkeit nachzugehen; es ist Sache des vorlegenden Gerichts, das Vorliegen dieser Voraussetzungen zu prüfen. Einer allein auf das Kriterium der organisatorischen Selbständigkeit abstellenden Auffassung von der Identität der wirtschaftlichen Einheit kann insbesondere angesichts des mit der Richtlinie 2001/23 verfolgten Zwecks nicht gefolgt werden, die darauf abzielt, im Fall eines Übergangs einen wirksamen Schutz der Rechte der Arbeitnehmer sicherzustellen. Sie würde nämlich dazu führen, dass die Anwendbarkeit dieser Richtlinie auf diesen Unternehmens- oder Betriebsteil allein deshalb ausgeschlossen wäre, weil sich der Erwerber entschließt, den erworbenen Unternehmens- oder Betriebsteil aufzulösen und in seine eigene Struktur

einzugliedern, wodurch den betreffenden Arbeitnehmern der von dieser Richtlinie gewährte Schutz vorenthalten würde.
EuGH 12. 2. 2009 – C 466/07, NZA 2009, 251 – 254

Betriebsteil – Wahrung der Identität – Fortsetzungsverlangen
1. Für die Abgrenzung von Betrieb und Betriebsteil ist eine Gesamtbetrachtung maßgeblich, bei der die wirtschaftliche Einheit und ihre Identität im Mittelpunkt steht. Auch beim Erwerb eines Betriebsteils ist erforderlich, dass die wirtschaftliche Einheit ihre Identität wahrt. Daher muss eine Teileinheit des Betriebs auch bereits beim früheren Betriebsinhaber die Qualität eines Betriebsteils gehabt haben.
2. Für das Vorliegen einer selbständig abtrennbaren organisatorischen Einheit kann sprechen, wenn der Unternehmensbereich bereits beim bisherigen Betriebsinhaber im Rahmen eines Dienstleistungsvertrages an einen rechtlich selbständigen Auftragnehmer zur eigenen Verantwortung übertragen wurde.
3. Für das Vorliegen eines Betriebsteilübergangs kommt es nur in sogenannten betriebsmittelarmen Teilbetrieben entscheidend auf den Übergang von Personal und Führungskräften an.
4. Für das Verlangen eines Arbeitnehmers gegenüber dem Betriebserwerber, das Arbeitsverhältnis fortzusetzen, gilt grundsätzlich die gleiche Frist wie für die Widerspruchserklärung. Wurde gegen die Informationspflicht nach § 613a Abs. 5 BGB dergestalt verstoßen, dass über einen erfolgenden oder bereits erfolgten Betriebsübergang überhaupt nicht unterrichtet wurde, so beginnt für ein Fortsetzungsverlangen der betroffenen Arbeitnehmer eine Frist nicht zu laufen.
5. Auch das Fortsetzungsverlangen des Arbeitnehmers kann wegen Verwirkung ausgeschlossen sein. Der Gleichlauf der Frist für ein Fortsetzungsverlangen mit der Widerspruchsfrist schließt eine Anwendung der allgemeinen Verwirkungsgrundsätze nicht aus, weil jedes Recht nur unter Berücksichtigung der Grundsätze von Treu und Glauben ausgeübt werden kann.
BAG 27. 1. 2011 – 8 AZR 326/09, AP BGB, § 613a Nr. 402

Übergang eines Teilbetriebs
1. Für die Abgrenzung von Betrieb und Betriebsteil ist eine Gesamtbetrachtung maßgeblich, bei der die wirtschaftliche Einheit und ihre Identität im Mittelpunkt stehen. Auch beim Erwerb eines Betriebsteils ist es erforderlich, dass die wirtschaftliche Einheit ihre Identität wahrt. Schon beim bisherigen Betriebsinhaber muss eine selbständig abtrennbare organisatorische Einheit gegeben sein, mit der innerhalb des betrieblichen Gesamtzwecks ein Teilzweck verfolgt wurde.
2. Der übertragene Unternehmens- oder Betriebsteil muss beim Betriebserwerber seine organisatorische Selbständigkeit nicht vollständig bewahren,

es genügt, dass dieser die funktionelle Verknüpfung zwischen den übertragenen Produktionsfaktoren beibehält und es ihm derart ermöglicht wird, diese Faktoren zu nutzen, um derselben oder einer gleichartigen wirtschaftlichen Tätigkeit nachzugehen. (Orientierungssatz)
3. Für die Prüfung eines Betriebsteilübergangs ist es unbeachtlich, ob der verbleibende Restbetrieb noch fortgesetzt wird oder nicht mehr lebensfähig ist. Der Betriebsteilübergang ergibt sich aus der Wahrung der Identität der übernommenen Einheit beim Erwerber und nicht aus dem Untergang der früheren Identität des Gesamtbetriebs. (Orientierungssatz)
4. Teilweise parallel zu der Entscheidung des Bundesarbeitsgerichts vom 10. November 2011 - 8 AZR 538/10.
5. Die unter dem Aktenzeichen 1 BvR 2279/11 eingelegte Verfassungsbeschwerde wurde durch Beschluss des BVerfG vom 15.6.2014 nicht zur Entscheidung angenommen.
BAG 7.4.2011 - 8 AZR 730/09, NZA 2011, 1231 - 1234

Betriebsverlagerung - neuer Betriebssitz im Ausland
1. Die Verlagerung eines Betriebs oder Betriebsteils steht einem Betriebsübergang i. S. d. § 613a BGB nicht entgegen, wenn die räumliche Entfernung zwischen alter und neuer Betriebsstätte nicht so erheblich ist, dass allein aus diesem Grunde bereits die Wahrung der Identität bezweifelt werden kann. Dies ist der Fall, wenn die Wegstrecke zur neuen Betriebsstätte von den Arbeitnehmern in weniger als einer Autostunde bewältigt werden kann.
2. Das Arbeitsvertragsstatut eines Arbeitnehmers, in dessen Vertragsverhältnis keine Rechtswahl vereinbart ist, kann sich bei einem Wechsel von Deutschland in das Ausland infolge eines Betriebsübergangs ändern. Die Änderung tritt aber erst ein, nachdem das Arbeitsverhältnis übergegangen ist.
3. Für eine vor dem Betriebsübergang ausgesprochene, nach deutschem Recht zu beurteilende Kündigung sind solche Rechtsänderungen ohne Belang.
BAG 26.5.2011 - 8 AZR 37/10, NZA 2011, 1143 - 1147

Kein Betriebsübergang - Auslandsbezug - Übergang Arbeitsverhältnis -Niederlande
1. Nach der Entscheidung des BAG vom 26.5.2011 (- 8 AZR 37/10 - NZA 2011, 1143 [BAG 26.5.2011 - 8 AZR 37/10]) steht die Verlagerung eines Betriebs in das Ausland der Anwendung des § 613a Abs. 1 S. 1 BGB auch nicht entgegen. Das Arbeitsvertragsstatut eines Arbeitnehmers, in dessen Vertragsverhältnis keine Rechtswahl vereinbart ist, kann sich zwar bei einem Wechsel von Deutschland in das Ausland infolge eines Betriebsübergangs ändern. Diese Änderung tritt aber erst ein, nachdem das Arbeitsverhältnis übergegangen ist. Sie schließt also die Anwendung von § 613a Abs. 1 S. 1

BGB bei der Prüfung eines Betriebsübergangs mit Auslandsbezug nicht aus. Eine Änderung des Arbeitsvertragsstatuts kann hier ausgeschlossen werden, da der Kläger von der Schuldnerin nie in den Niederlanden beschäftigt wurde.
2. Ergänzend ist anzuführen, dass die Betriebsübergangsrichtlinie 2001/23/EG vom 12.3.2001 auch in den Niederlanden umgesetzt wurde (vgl. EuGH 21.10.2010 – C242/09, Albron Catering, NZA 2010, 1255).
LAG Hessen 3.12.2014 –18 Sa 1300/12, BeckRS 2016, 69260.

Betriebsteilübergang – Betriebsteil beim Veräußerer
1. Ein Übergang eines Betriebsteils auf einen Erwerber i.S.d. § 613a Abs. 1 Satz 1 BGB liegt nur dann vor, wenn die übernommenen Betriebsmittel und/oder Beschäftigten bereits beim Veräußerer eine abgrenzbare organisatorische wirtschaftliche Einheit, d.h. einen Betriebsteil dargestellt haben. (Orientierungssatz/Leitsatz)
BAG 13.10.2011 – 8 AZR 455/10, NZA 2012, 504 – 507

Betriebsübergang – Rettungsdienst
1. Bei der Durchführung von Rettungsdiensten handelt es sich um eine Aufgabe der Daseinsvorsorge. Dies steht der Annahme eines Betriebsübergangs grundsätzlich nicht entgegen. § 613a BGB findet auch Anwendung, wenn die öffentliche Hand einen privaten Betrieb übernimmt oder ein Betriebsinhaberwechsel zwischen öffentlich-rechtlichen Körperschaften stattfindet.
2. Die Übertragung von Dienstleistungen, die im öffentlichen Interesse sind, schließt die Anwendung der Betriebsübergangsrichtlinie EGRL 23/2001 dann nicht aus, wenn die betreffende Tätigkeit keine hoheitliche Tätigkeit darstellt. Hoheitliche Tätigkeit setzt eine hinreichend qualifizierte Ausübung von Sonderrechten, Hoheitsprivilegien oder Zwangsbefugnissen voraus, die bei der Durchführung des Rettungsdienstes nicht vorliegt.
3. Die sächlichen Betriebsmittel, insbesondere die überlassenen Rettungsfahrzeuge, sind für den Betrieb »Rettungsdienst« identitätsprägend, da bei wertender Betrachtung ihr Einsatz den eigentlichen Kern des zur Wertschöpfung erforderlichen Funktionszusammenhangs ausmacht und sie unverzichtbar für die auftragsgemäße Verrichtung der Tätigkeit sind.
4. Allein die Herausgabe der sächlichen Betriebsmittel durch den Leistungserbringer und bisherigen Inhaber des Betriebs »Rettungsdienste« an den Träger des Rettungsdienstes führt nicht dazu, dass dieser zum neuen Betriebsinhaber wird. Ein für einen Betriebsübergang maßgeblicher Fortführungswille des Trägers des Rettungsdienstes fehlt, wenn die materiellen Betriebsmittel sofort anderen privaten Hilfsdiensten zur Durchführung des Rettungsdienstes zur Verfügung gestellt werden. (Orientierungssatz)
5. Für die Beurteilung eines Betriebsübergangs i.S.d. § 613a Abs. 1 Satz 1 BGB kommt es auf die Übernahme der tatsächlichen Betriebsinhaberschaft

an, nicht darauf, ob der Träger des Rettungsdienstes nach öffentlichem Recht verpflichtet gewesen wäre, eine bedarfsgerechte Versorgung mit Leistungen des Rettungsdienstes selbst durchzuführen. (Orientierungssatz)
BAG 10. 5. 2012 - 8 AZR 434/11, NZA 2012, 1161 - 1169

Übernahme eines nach Zahl und Sachkunde wesentlichen Teils des Personals - Zuordnung des Arbeitnehmers zur übergehenden wirtschaftlichen Einheit
1. In Branchen, in denen es im Wesentlichen auf die menschliche Arbeitskraft ankommt, kann auch eine Gesamtheit von Arbeitnehmern, die durch eine gemeinsame Tätigkeit dauerhaft verbunden sind, eine wirtschaftliche Einheit darstellen. (Orientierungssatz)
2. Die Wahrung der Identität der wirtschaftlichen Einheit ist in diesem Fall anzunehmen, wenn der neue Betriebsinhaber nicht nur die betreffende Tätigkeit weiterführt, sondern auch einen nach Zahl und Sachkunde wesentlichen Teil des Personals übernimmt, das sein Vorgänger gezielt bei dieser Tätigkeit eingesetzt hatte. (Orientierungssatz)
3. Es hängt dann von der Struktur des Betriebs oder Betriebsteils ab, welcher nach Zahl und Sachkunde zu bestimmende Teil der Belegschaft übernommen werden muss, um die Rechtsfolgen des § 613a BGB auszulösen. Haben die Arbeitnehmer einen geringen Qualifikationsgrad, muss eine hohe Anzahl von ihnen weiterbeschäftigt werden, um auf einen Fortbestand der vom Konkurrenten geschaffenen Arbeitsorganisation schließen zu können. Ist ein Betrieb stärker durch Spezialwissen und die Qualifikation der Arbeitnehmer geprägt, kann neben anderen Kriterien ausreichen, dass wegen ihrer Sachkunde wesentliche Teile der Belegschaft übernommen werden. Entscheidend ist, ob der weiterbeschäftigte Belegschaftsteil insbesondere aufgrund seiner Sachkunde, seiner Organisationsstruktur und nicht zuletzt auch seiner relativen Größe im Grundsatz funktionsfähig bleibt.
4. Übernimmt der neue Betriebsinhaber mehr als die Hälfte der in einem IT-Service-Betrieb beschäftigten IT-Servicetechniker, EDV-Servicemitarbeiter und Führungskräfte, so kann aufgrund des hohen Qualifikationsgrades dieser Beschäftigten die Übernahme eines nach Zahl und Sachkunde wesentlichen Teils des Personals angenommen werden.
5. Als Rechtsfolge eines Betriebs- bzw. Betriebsteilübergangs ergibt sich ein Übergang des Arbeitsverhältnisses nur dann, wenn der Arbeitnehmer der übergehenden wirtschaftlichen Einheit zum Zeitpunkt des Übergangs angehört. Für die Zuordnung des Arbeitnehmers ist darauf abzustellen, ob er in den übergegangenen Betrieb oder Betriebsteil tatsächlich eingegliedert war, so dass es insbesondere nicht ausreicht, dass er Tätigkeiten für den übertragenen Teil verrichtet hat, ohne in dessen Struktur eingebunden gewesen zu sein.

6. Teilweise parallel zu der Entscheidung des Bundesarbeitsgerichts vom 21. Juni 2012 – 8 AZR 243/11.
BAG 21.6.2012 – 8 AZR 181/11, NZA-RR 2013, 6 – 15

Betriebsübergang – Abschluss eines Aufhebungsvertrages
1. Der Abschluss eines Aufhebungsvertrages mit einem Betriebsveräußerer und damit zusammenhängend der Abschluss eines Arbeitsvertrages mit einer Beschäftigungs- und Qualifizierungsgesellschaft (BQG) ist trotz eines anschließenden Betriebsübergangs grundsätzlich wirksam, wenn die Vereinbarung auf das endgültige Ausscheiden des Arbeitnehmers aus dem Betrieb gerichtet ist. § 613a BGB wird jedoch umgangen, wenn der Aufhebungsvertrag die Beseitigung der Kontinuität des Arbeitsverhältnisses bei gleichzeitigem Erhalt des Arbeitsplatzes bezweckt, weil zugleich ein neues Arbeitsverhältnis vereinbart oder zumindest verbindlich in Aussicht gestellt wurde.
2. Dies gilt auch, wenn der Arbeitnehmer die Umgehung des § 613a BGB damit begründet, es sei zwar nicht ausdrücklich ausgesprochen worden, jedoch nach den gesamten Umständen klar gewesen, dass er vom Betriebserwerber eingestellt werde. Diese Umstände hat der Arbeitnehmer näher darzulegen und ggf. zu beweisen. Auch in diesem Falle liegt die objektive Zwecksetzung des Aufhebungsvertrages in der Beseitigung der Kontinuität des Arbeitsverhältnisses bei gleichzeitigem Erhalt des Arbeitsplatzes.
BAG 25.10.2012 – 8 AZR 572/11, NZI 2013, 313 – 317

Betriebsübergang – befristeter Arbeitsvertrag – Wahrung der Identität des Arbeitgebers
Schließt ein Arbeitnehmer mit einem Betriebserwerber im Falle eines Betriebsübergangs einen befristeten Arbeitsvertrag ab, so wird grundsätzlich die Identität der Arbeitgeber gewahrt, da der Erwerber nach § 613a Abs. 1 S atz 1 BGB in Bezug auf das Arbeitsverhältnis Rechtsnachfolger des Betriebsveräußerers geworden ist. Liegt zwar an sich ein Betriebsübergang vor, wird das Arbeitsverhältnis des Kl. hiervon aber nicht erfasst, weil es vor dem Zeitpunkt des Übergangs wirksam – z. B. aufgrund eines Aufhebungsvertrages – aufgelöst worden ist, steht § 14 Abs. 2 Satz 2 TzBfG dem Abschluss einer sachgrundlosen Befristung mit dem Betriebserwerber nicht entgegen.
BAG 25.10.2012 – 8 AZR 572/11, AP BGB, § 613a Nr. 436.

Auftragsneuvergabe – Objektschutz
1. Sächliche Betriebsmittel sind für den Betrieb identitätsprägend, wenn bei wertender Betrachtung ihr Einsatz den eigentlichen Kern des zur Wertschöpfung erforderlichen Funktionszusammenhangs ausmacht und sie unverzichtbar für die auftragsgemäße Verrichtung der Tätigkeit sind, auf

dem freien Markt nicht erhältlich sind oder ihr Gebrauch vom Arbeitgeber zwingend vorgeschrieben ist.
2. Die Neuvergabe eines Objektschutzauftrages kann dann einen Betriebsübergang i. S. d. § 613a BGB darstellen, wenn der Auftraggeber verlangt, dass für die Bewachung des Objekts ein von ihm angeschafftes und auf seine Bedürfnisse angepasstes zentrales Alarmmanagementsystem benutzt, das bereits vom alten Sicherheitsdienstleister eingesetzt wurde.
BAG 23.5.2013 – 8 AZR 207/12, DB 2013, 2336

Kein Betriebsübergang – Verlust eines Auftrags an Mitbewerber – Bewachungs- und Sicherheitsleistungen
1. Mit seiner dritten Frage möchte das vorlegende Gericht wissen, ob Art. 1 I der RL 2001/23 dahin auszulegen ist, dass er einer nationalen Bestimmung wie der im Ausgangsverfahren fraglichen entgegensteht, nach der der Verlust eines Kunden seitens eines Wirtschaftsteilnehmers mit der Vergabe der Dienstleistung an einen anderen Wirtschaftsteilnehmer nicht unter den Begriff »Übergang von Unternehmen [oder] Betrieben« fällt.
2. Hierzu hat der Gerichtshof bereits entschieden, dass der bloße Verlust eines Auftrags an einen Mitbewerber für sich genommen keinen Unternehmens- oder Betriebsübergang darstellt (*EuGH*, ECLI:EU:C:1997:141 = NZA 1997, 433 Rn. 16 – Süzen). Allerdings ermöglicht eine nationale Bestimmung, die den Verlust eines Kunden seitens eines Wirtschaftsteilnehmers mit der Vergabe der Dienstleistung an einen anderen Wirtschaftsteilnehmer generell vom Anwendungsbereich dieses Begriffs ausnimmt, es nicht, sämtliche den betreffenden Vorgang kennzeichnenden Tatsachen zu berücksichtigen.
3. Daher ist Art. 1 I der RL 2001/23 unter Berücksichtigung der in den Rn. 26 und 27 des vorliegenden Urteils angeführten ständigen Rechtsprechung des *Gerichtshofs* und des Ziels dieser Richtlinie, das ihrem dritten Erwägungsgrund zufolge in der Wahrung der Ansprüche der Arbeitnehmer bei einem Inhaberwechsel liegt, dahin auszulegen, dass er einer solchen nationalen Bestimmung entgegensteht.
4. Unter diesen Umständen ist auf die dritte Frage zu antworten, dass Art. 1 I der RL 2001/23 dahin auszulegen ist, dass er einer nationalen Bestimmung wie der im Ausgangsverfahren fraglichen entgegensteht, nach der der Verlust eines Kunden seitens eines Wirtschaftsteilnehmers mit der Vergabe der Dienstleistung an einen anderen Wirtschaftsteilnehmer nicht unter den Begriff »Übergang von Unternehmen [oder] Betrieben« im Sinne dieses Art. 1 I fällt.
EuGH 19.10.2017 – C-200/16, NZA 2017, 1379 – 1381.

Betriebsübergang – Leiharbeitsunternehmen
1. Bei Leiharbeitsunternehmen ist bei der Prüfung, ob eine Übernahme eines Betriebsteils vorliegt, mangels einer abgrenzbaren Organisationsstruk-

tur eine Prüfung vorzunehmen, bei welcher deren Besonderheiten Rechnung getragen wird, anstatt zu untersuchen, ob ihrer Organisationsstruktur nach eine wirtschaftliche Einheit vorgelegen hat, welche übernommen worden ist.
2. In diesem Zusammenhang ist zu prüfen, ob die vom Veräußerer übertragenen Betriebsmittel bei ihm eine einsatzbereite Gesamtheit dargestellt haben, die als solche dazu ausgereicht hat, die für die wirtschaftliche Tätigkeit des Unternehmens charakteristischen Dienstleistungen ohne Inanspruchnahme anderer wichtiger Betriebsmittel oder anderer Unternehmensteile erbringen zu können.
BAG 12. 12. 2013 - 8 AZR 1023/12, NZA 2014, 436 - 438

Betriebsteilübergang - Öffentlicher Dienst
Leitsatz
Kommt es - wie bei der Arbeitsvermittlung - im Wesentlichen auf die menschliche Arbeitskraft an, ist die Wahrung der Identität der wirtschaftlichen Einheit anzunehmen, wenn nicht nur die betreffende Tätigkeit, sondern auch ein nach Zahl und Sachkunde wesentlicher Teil des Personals übernommen wird.
Orientierungssatz
1. Im öffentlichen Dienst kommt § 613a Abs. 1 BGB i. V. m. der Richtlinie EGRL 23/2001 bei einer Übertragung wirtschaftlicher Tätigkeiten - jedoch grundsätzlich nicht bei einer Übertragung von Tätigkeiten in Ausübung hoheitlicher Befugnisse - zur Anwendung.
2. Der Umstand, dass ein Übergang auf einseitigen Entscheidungen staatlicher Stellen und nicht auf einer Willensübereinstimmung beruht, steht der Annahme eines Betriebsübergangs nicht entgegen.
3. Der Begriff »Behörde« in Art. 1 Abs. 1 Buchst. c der Richtlinie EGRL 23/2001 ist nicht auf staatliche Stellen im engen Sinne - in Deutschland insbesondere Bund, Länder und Gebietskörperschaften - begrenzt, sondern umfasst auch andere juristische Personen des öffentlichen Rechts.
BAG 22. 5. 2014 - 8 AZR 1069/12, NZA 2014, 1335 - 1340

Betriebsteilübergang - Betriebsteil als bestehende wirtschaftliche Einheit
1. Bei der Prüfung, ob eine wirtschaftliche Einheit ihre Identität bewahrt, müssen sämtliche den betreffenden Vorgang kennzeichnenden Tatsachen berücksichtigt werden. Dazu gehören namentlich die Art des Unternehmens oder Betriebs, der etwaige Übergang der materiellen Betriebsmittel, der Wert der immateriellen Aktiva im Zeitpunkt des Übergangs, die etwaige Übernahme der Hauptbelegschaft durch den neuen Inhaber, der etwaige Übergang der Kundschaft sowie der Grad der Ähnlichkeit zwischen den vor und nach dem Übergang verrichteten Tätigkeiten und die Dauer einer

eventuellen Unterbrechung dieser Tätigkeiten. Diese Umstände sind jedoch nur Teilaspekte der vorzunehmenden Gesamtbewertung und dürfen deshalb nicht isoliert betrachtet werden.
2. Dem Übergang eines gesamten Betriebs steht, soweit die Voraussetzungen des § 613a BGB erfüllt sind, der Übergang eines Betriebsteils gleich. Dies ist unabhängig davon, ob die übergegangene wirtschaftliche Einheit ihre Selbständigkeit innerhalb der Struktur des Erwerbers bewahrt oder nicht; es genügt, wenn die funktionelle Verknüpfung zwischen den übertragenen Produktionsfaktoren beibehalten und es dem Erwerber derart ermöglicht wird, diese Faktoren zu nutzen, um derselben oder einer gleichartigen wirtschaftlichen Tätigkeit nachzugehen.
BAG 21. 8. 2014 – 8 AZR 648/13, NZA 2015, 167 – 170

Betriebsteilübergang – Rechtsverhältnis der Weiterbeschäftigung beim Erwerber
Der Umstand, dass zuvor als Lokalredakteur angestellte Arbeitnehmer fortan als freie Mitarbeiter tätig sind, spricht nicht gegen einen Betriebsteilübergang. Bei § 613a BGB handelt es sich wie auch bei der EGRL 23/2001 um zwingendes Recht. Der Übergang erfolgt von Rechts wegen und ungeachtet anderslautender Abmachungen. Es ist ohne Bedeutung, in welchem (vermeintlichen) Rechtsverhältnis der Übernehmer die bisherigen Arbeitnehmer nach der Übernahme (weiter)beschäftigt.
BAG 19. 3. 2015 – 8 AZR 119/14, AP BGB § 613a Nr. 464.

Betriebsübergang – wesentlicher Teil der Leitungsebene – Weiterbeschäftigung
1. Für die bei der Stadt vorgesehenen Stellen für Fallmanager ist ein nach Zahl und Sachkunde wesentlicher Teil der Arbeitsvermittler/innen der BFG übernommen worden. Zur Sicherstellung der Funktionsfähigkeit der Arbeitsvermittlung sind bereits im Sommer 2010 mit dem Kläger wie auch mit anderen Arbeitsvermittler/innen Vereinbarungen zur Fortsetzung der Tätigkeit bei der beklagten Stadt getroffen worden. Von den Ende Dezember 2010 im Aufgabenbereich der aktiven Arbeitsvermittlung im Bereich SGB II in den Abteilungen 3, 4 und 5 der BFG beschäftigten 51 Arbeitsvermittler/innen sind die meisten am 1. 1. 2011 zur beklagten Stadt gewechselt, die ihrerseits 52 Stellen für Fallmanager vorgesehen hatte.
2. Hinzu kommt die Übernahme von wesentlichen Teilen der Leitungsebene; damit hat die beklagte Stadt einen insgesamt funktionsfähigen Belegschaftsteil weiterbeschäftigt. So nutzt sie nicht nur das spezifische Fachwissen und die Kontakte der Arbeitsvermittler/innen, sondern auch das der übernommenen Führungskräfte. Der Nutzung des betriebsspezifischen Knowhows der Führungskräfte kommt für die Frage des Betriebsübergangs ganz

erhebliche Bedeutung zu (vgl. auch *BAG* 24. 1. 2013 – 8 AZR 706/11, BeckRS 2013, 69658 Rn. 37 m. w. N.).
BAG 22. 5. 2014 – 8 AZR 1069/12, NZA 2014, 1334 – 1340.

Fehlen einer Beschäftigungsmöglichkeit nach Betriebsübergang – Widerspruch des Arbeitnehmers
1. Eine betriebsbedingte Kündigung kann nicht allein mit dem Wegfall des Arbeitsplatzes begründet werden. Erforderlich ist, dass für den von einer betrieblichen Maßnahme betroffenen Arbeitnehmer keine Möglichkeit der Weiterbeschäftigung besteht, weder an seinem bisherigen Arbeitsplatz noch an anderen Stellen im Betrieb oder Unternehmen. Eine etwaige Weiterbeschäftigungsmöglichkeit steht einer betriebsbedingten Kündigung aber nur dann entgegen, wenn sie sowohl dem Arbeitnehmer als auch dem Arbeitgeber objektiv möglich ist. Dies setzt voraus, dass ein freier Arbeitsplatz zu vergleichbaren oder zu geänderten (schlechteren) Arbeitsbedingungen vorhanden ist (BAG 29. 8. 2013 – 2 AZR 721/12, Rn. 15; BAG 24. 6. 2004 – 2 AZR 326/03, Rn. 27; Ascheid/Preis/Schmidt/Kiel, 6. Aufl. 2021, KSchG § 1 Rn. 542). (Rn. 35).
2. Für das Fehlen einer anderweitigen Weiterbeschäftigungsmöglichkeit ist gem. § 1 Abs. 2 Satz 4 KSchG der Arbeitgeber darlegungs- und beweispflichtig. Dabei gilt eine abgestufte Darlegungslast. Bestreitet der Arbeitnehmer lediglich den Wegfall seines bisherigen Arbeitsplatzes, genügt der Vortrag des Arbeitgebers, wegen der betrieblichen Notwendigkeiten sei eine Weiterbeschäftigung zu den gleichen Bedingungen nicht möglich. Macht der Arbeitnehmer geltend, es sei eine Beschäftigung an anderer Stelle möglich, obliegt es ihm darzulegen, wie er sich seine anderweitige Beschäftigung vorstellt. Erst daraufhin muss der Arbeitgeber eingehend erläutern, aus welchen Gründen eine solche Beschäftigung nicht möglich war (BAG 25. 10. 2012 – 2 AZR 552/11, Rn. 30; BAG 24. 5. 2012 – 2 AZR 62/11, Rn. 28; BAG 29. 8. 2013 – 2 AZR 721/12, Rn. 19). (Rn. 36)
3. Schließlich steht der Wirksamkeit der Kündigung auch nicht § 613a Abs. 4 Satz 1 BGB entgegen. Nach dieser Vorschrift ist die Kündigung des Arbeitsverhältnisses eines Arbeitnehmers durch den bisherigen Arbeitgeber wegen des Übergangs eines Betriebs oder eines Betriebsteils unwirksam. § 613a Abs. 4 Satz 1 BGB erfüllt in erster Linie eine Präventivfunktion, die Veräußerer und Erwerber davon abhalten soll, den Betriebsübergang zu benutzen, um sich bestimmter Arbeitnehmer zu entledigen. Insbesondere dem Betriebsnachfolger soll nicht das Recht zustehen, einzelne Arbeitnehmer oder Teile der Belegschaft ohne Beachtung der Schranken des gesetzlichen Kündigungsschutzes vom Übergang der Arbeitsverhältnisse auszuschließen und dabei eine Auslese zu treffen (Ascheid/Preis/Schmidt/Steffan, 6. Aufl. 2021, BGB § 613a Rn. 173 m. w. N.). (Rn. 44)

4. Das Recht zur Kündigung des Arbeitsverhältnisses aus anderen Gründen bleibt nach Satz 2 der Vorschrift unberührt. Für eine Kündigung aus anderen Gründen in diesem Sinne kommen insbesondere betriebsbedingte Gründe nach § 1 Abs. 2 KSchG in Betracht. Einer betriebsbedingten Kündigung steht § 613a Abs. 4 Satz 1 BGB daher nicht entgegen. Diese Norm greift nicht ein, wenn der Arbeitnehmer dem Übergang seines Arbeitsverhältnisses widersprochen hat und der Betriebsveräußerer das Fehlen einer Beschäftigungsmöglichkeit für den widersprechenden Arbeitnehmer wegen des Betriebsübergangs geltend macht (BAG 24.2.2000 – 8 AZR 145/99, Rn. 27). (Rn. 45)
LAG Rheinland-Pfalz 30.11.2021 – 8 Sa 190/20, BeckRS 2021, 51947

Kein Beschäftigungsanspruch bei ehemaliger Firma nach Betriebsteilübergang
1.Für einen Betriebsteilübergang ist nur entscheidend, dass es sich bei dem Gegenstand des Inhaberwechsels um eine wirtschaftliche Einheit handelt. Es kommt nicht darauf an, ob es dabei um ein »Unternehmen«, einen »Betrieb« oder einen »Unternehmens- oder Betriebsteil« geht (vgl. BAG 7.6.2018, 8 AZR 573/16, Rn. 31, BeckRS 2018, 20180). (Rn. 27)
2.Um eine wirtschaftliche Einheit handelt es sich bei jeder hinreichend strukturierten und selbstständigen Gesamtheit von Personen und Sachen zur Ausübung einer wirtschaftlichen Tätigkeit mit eigenem Zweck. Diese muss vor dem Übergang insbesondere über eine ausreichende funktionelle Autonomie verfügen (vgl. EuGH 13.6.2019, C 664/17, Rn 60, BeckRS 2019, 11111). (Rn. 29)
3.Für einen Übergang im Sinne von § 613a Abs. 1 Satz 1 BGB ist entscheidend, dass die Identität der betreffenden wirtschaftlichen Einheit aufrechterhalten bleibt. Dies ist zu bejahen, wenn die Einheit tatsächlich weitergeführt oder wiederaufgenommen wird (vgl. BAG 7.6.2018, 8 AZR 574/16, Rn. 30, BeckRS 2018, 20187). (Rn. 30)
4.Kommt es im Wesentlichen auf die menschliche Arbeitskraft an, kann eine strukturierte Gesamtheit von Arbeitnehmern trotz des Fehlens nennenswerter materieller oder immaterieller Vermögenswerte eine wirtschaftliche Einheit darstellen. (Rn. 32)
5.Unverzichtbares Kriterium für einen Betriebsübergang ist die tatsächliche Weiterführung der Geschäftstätigkeit durch den Betriebsnachfolger (z.B. BAG 27.9.2012, 8 AZR 826/11, Rn. 21, BeckRS 2013, 66668). (Rn. 47)
6.Um eine wirtschaftliche Einheit i.S.v. Art. 1 Abs. 1 lit. a RL 2002/23/EG handelt es sich bei jeder hinreichend strukturierten und selbstständigen Gesamtheit von Personen und Sachen zur Ausübung einer wirtschaftlichen Tätigkeit mit eigenem Zweck. Die wirtschaftliche Einheit muss vor dem Übergang insbesondere über eine ausreichende funktionelle Autonomie verfügen. (Rn. 29)

7.Darauf, ob es dabei um ein ›Unternehmen‹, einen ›Betrieb‹ oder einen ›Unternehmens- oder Betriebsteil‹ – auch im Sinne des jeweiligen nationalen Rechts – geht, kommt es nicht an. (Rn. 28)
LAG Hessen 20. 10. 2022 – 5 Sa 1473/21, BeckRS 2022, 54891

Kein Fortbestand eines Arbeitsverhältnisses nach Betriebsübergang
1.Im europäischen Kontext ist bei einem Betriebsübergang nur entscheidend, dass es sich bei dem Gegenstand des Inhaberwechsels um eine wirtschaftliche Einheit handelt. Darauf, ob es dabei um ein »Unternehmen«, einen »Betrieb« oder einen »Unternehmens- oder Betriebsteil« geht, kommt es nicht an (vgl. BAG 7. 6. 2018, 8 AZR 573/16, Rn. 31, BeckRS 2018, 20180). (Rn. 28)
2.Wird ein Arbeitnehmer kurz vor einem Betriebsübergang durch eine Versetzung des Arbeitgebers dem übergehenden Betriebsteil zugeordnet, ist die Zuordnungsmaßnahme nur verbindlich, wenn sie rechtlich wirksam ist (vgl. BAG 21. 2. 2013, 8 AZR 877/11, Rn. 37 f., BeckRS 2013, 68486). (Rn. 55)
3.Auch das Recht des Arbeitnehmers, die Rechtsunwirksamkeit einer Versetzung geltend zu machen, unterliegt der Verwirkung (BAG 12. 12. 2006, 9 AZR 747/06, Rn. 18, BeckRS 2007, 41409). (Rn. 59)
LAG Hessen 6. 10. 2022 – 5 Sa 1671/21, BeckRS 2022, 55010

Betriebsübergang – Abgrenzung gegen Funktionsnachfolge
1. Kommt es bei der Frage, ob ein Betriebsübergang i. S. d. § 613a BGB vorliegt, bei den betroffenen Betrieben im Wesentlichen auf die menschliche Arbeitskraft an, kann eine strukturierte Gesamtheit von Arbeitnehmern trotz des Fehlens nennenswerter materieller oder immaterieller Vermögenswerte eine wirtschaftliche Einheit darstellen. Wenn eine Einheit ohne nennenswerte Vermögenswerte funktioniert, kann die Wahrung ihrer Identität nach ihrer Übernahme nicht von der Übernahme derartiger Vermögenswerte abhängen. Die Wahrung der Identität der wirtschaftlichen Einheit ist in diesem Fall anzunehmen, wenn der neue Betriebsinhaber nicht nur die betreffende Tätigkeit weiterführt, sondern auch einen nach Zahl und Sachkunde wesentlichen Teil des Personals übernimmt. Hingegen stellt die bloße Fortführung der Tätigkeit durch einen anderen (Funktionsnachfolge) ebenso wenig einen Betriebsübergang dar wie die reine Auftragsnachfolge.
2. Wird die eigentliche Leistung eines Betriebs nicht durch ein materielles Betriebsmittel erbracht, sondern nur mit dessen Hilfe, handelt es sich dabei zwar um ein wichtiges Hilfsmittel, dieses prägt jedoch nicht die Identität der Einheit.
3. Bei den einen möglichen Betriebsübergang kennzeichnenden Umständen ist zu berücksichtigen, ob sie eine »Übernahme« i. S. d. Fortführung des beim potentiellen Veräußerer bestehenden Betriebs darstellen oder ob sie nicht vielmehr durch die Eigenart des übernommenen Auftrags bedingt sind

und daher als Begleiterscheinung der Auftragsnachfolge nicht prägend für die Annahme eines Betriebsübergangs sein können.
BAG 19.3.2015 – 8 AZR 150/14, NJOZ 2015, 1665 – 1667

Übergang i. S. v. § 613a BGB – Erwerb von Gesellschaftsanteilen
Der bloße Erwerb von Anteilen an einem Unternehmen und die Ausübung von Herrschaftsmacht über dieses Unternehmen durch ein anderes Unternehmen genügen nicht für die Annahme eines Übergangs von Unternehmen, Betrieben oder Unternehmens- und Betriebsteilen i. S. d. EGRL 23/2001.
Ein »Übergang« i. S. d. EGRL 23/2001 erfordert eine Übernahme durch einen »neuen Arbeitgeber«.
BAG 27.4.2017 – 8 AZR 859/15, AP Nr. 469 zu § 613a BGB

Ausscheiden eines Unternehmens als Teilhaber eines Gemeinschaftsbetriebes
Mit dem Ausscheiden eines Unternehmens als Teilhaber eines Gemeinschaftsbetriebes aus demselben kann grundsätzlich ein Teilbetriebsübergang gemäß § 613a BGB verbunden sein. So können etwa die verbleibenden Unternehmen gemeinsam oder einzelne von ihnen oder auch ein neu eintretendes Unternehmen den bisher von dem ausgeschiedenen Unternehmen geführten Betriebsteil übernehmen oder fortführen. Bei einer unveränderten Fortführung des Gemeinschaftsbetriebes liegt einer dieser Fälle zwingend vor; denn dann wird auch der Teilbetrieb unverändert fortgeführt, so dass ein Teilbetriebsübergang anzunehmen ist.
LAG Berlin-Brandenburg 9.10.2017 – 19 Sa 2109/16, BeckRS 2017, 156551.

Betriebsübergang bei einem Reinigungsauftrag
Ein Betriebsübergang liegt vor, wenn ein neuer Rechtsträger die wirtschaftliche Einheit unter Wahrung von deren Identität fortführt. Bei der Übernahme eines Reinigungsauftrages kommt es zu einem Betriebsübergang nur dann, wenn nach Zahl und Sachkunde ein wesentlicher Teil des im betreffenden Objekt eingesetzten Personals, mithin die Hauptbelegschaft der Reinigungskräfte, übernommen wurde. Diese umfasst bei einem Reinigungsauftrag in der Regel 85 Prozent der Belegschaft.
LAG Rheinland-Pfalz 6.11.2017 – 3 Sa 273/17, BeckRS 2017, 146949.

Bloße Möglichkeit zur Fortführung des Betriebes genügt nicht
Die (vertraglich eingeräumte) Möglichkeit zur Fortführung des Betriebs reicht zur Annahme eines Betriebsübergangs nicht aus. Im Hinblick darauf, dass es entscheidend auf die tatsächlichen Umstände ankommt, genügt die bloße vertragliche Verpflichtung, einen Betrieb zu einem bestimmten Zeit-

punkt zu übernehmen, nicht für die Annahme eines Betriebsübergangs zu diesem Zeitpunkt.
LAG Rheinland-Pfalz 31.8.2017 – 2 Sa 73/17, BeckRS 2017, 144207.

Verantwortlichkeit für den Betriebsübergang
Leitsatz
Verantwortlich für den Betrieb einer wirtschaftlichen Einheit ist die Person, die die wirtschaftliche Einheit im eigenen Namen führt und nach außen als deren Inhaber auftritt.
BAG 25.1.2018 – 8 AZR 309/16, NZA 2018, 933 – 942

Betriebsübergang einer Erstaufnahmeeinrichtung für Flüchtlinge
Leitsätze
1. In der Übernahme des Betriebs einer Landeserstaufnahmeeinrichtung für Flüchtlinge kann ein Betriebsübergang liegen. Das ist der Fall, wenn dem neuen Betreiber die Räumlichkeiten einschließlich der Erstausstattung der Unterbringungszimmer überlassen werden und ein nach Zahl und Sachkunde wesentlicher Teil des Personals übernommen wird (mehrere Betreuer und der Objektleiter).
2. Der Annahme eines Betriebsübergangs steht es nicht entgegen, dass der neue Betreiber bauliche Veränderungen durchführt, u.a. um eine elektronische Erfassung in allen Leistungsbereichen zu ermöglichen. Das gilt auch für Änderungen des Betreiberkonzeptes mit verstärkten Betreuungsangeboten einschließlich des Betriebes eines Kindergartens in Eigenregie.
LAG Baden-Württemberg 18.9.2018 – 19 Sa 76/17, BeckRS 2018, 28775

Betriebsstilllegung oder Betriebsübergang nach Insolvenz von Air C.
1. Flugzeuge sind als sächliche Betriebsmittel für ein Luftfahrtunternehmen unerlässlich und sie gehören deshalb zu den wesentlichen identitätsprägenden Betriebsmitteln. Der Einsatz der Flugzeuge macht aber bei wertender Betrachtungsweise trotz des enorm hohen finanziellen Wertes dieser Betriebsmittel nicht allein den Kern des zur Wertschöpfung erforderlichen Funktionszusammenhangs aus. Um die Maschinen einsetzen zu können, bedarf es deshalb auch des Einsatzes speziell ausgebildeter Piloten. Insoweit sind für den Betrieb auch die Anzahl und die Befähigung der eingesetzten Piloten von erheblicher und identitätsstiftender Bedeutung.
2. Flugzeuge, Langstrecken, Mittel- und Kurzstrecken sind ebenso wenig wie Start- und Landerechte für sich selbständig abgrenzbare wirtschaftliche und organisatorische Betriebsteile. Ist der gesamte Flugbetrieb im Wesentlichen zentral organisiert, ohne dass vor Ort eine Leitung existiert, die wesentliche Arbeitgeberfunktionen wahrnimmt, so handelt es sich bei den Abflugstationen auch nicht um Betriebsteile.
LAG Düsseldorf 25.4.2019 – 11 Sa 481/18, BeckRS 2019, 10158

Betriebs(teil-)übergang der A. Berlin PLC & Co. Luftverkehrs KG
Weder bei den einzelnen Flugzeugen, Flugzeugtypen oder Slots, noch den jeweiligen Stationen, noch dem Bereich Wet-Lease oder der Unterscheidung in Lang- bzw. Kurz- und Mittelstrecke handelte es sich um selbstständige Betriebe oder Betriebsteile im Sinne abgrenzbarer, übertragungsfähiger wirtschaftlicher Einheiten.
LAG Berlin-Brandenburg 14. 6. 2019 – 9 Sa 1797/18, BeckRS 2019, 24727

Kein Betriebsteilübergang bei Air-Berlin Insolvenz – keine Betriebsteile – Nichtbestehen einer wirtschaftlichen Einheit
1. Im Rahmen der Air-Berlin-Insolvenz fanden keine Betriebsteilübergänge auf andere Fluggesellschaften statt, denn bei Air Berlin waren keine Betriebsteile gebildet. Es handelte sich um einen einheitlichen Flugbetrieb, welcher zentral gesteuert wurde (Rn. 66 ff.). (Orientierungssatz)
2. Dies gilt auch bzgl. des so genannten Wet-Lease. Air Berlin stellte dabei die von ihr selbst geleasten Flugzeuge einer anderen Fluggesellschaft als weiterer Leasingnehmerin mit wechselnder Besatzung, Wartung und Versicherung zur Verfügung. Das Wet-Lease-Geschäft hatte weder eine eigene Leitung noch zugeordnetes Personal. Letzteres gilt auch bezogen auf den Zeitraum, als Air Berlin den eigenwirtschaftlichen Flugbetrieb bereits eingestellt hatte und nur noch das Wet-Lease-Geschäft betrieb. Damit wurde kein Betriebsteil geschaffen, sondern der Flugbetrieb plangemäß abgewickelt (Rn. 75 ff.). (Orientierungssatz)
3. Dies entspricht der Konzeption des Unionsrechts und seiner Umsetzung durch § 613a Abs. 1 Satz 1 BGB. Die RL 2001/23/EG soll ebenso wie § 613a Abs. 1 Satz 1 BGB die Kontinuität der im Rahmen einer wirtschaftlichen Einheit bestehenden Arbeitsverhältnisse gewährleisten. Mit dem Übergang einer wirtschaftlichen Einheit gehen nur die Arbeitsverhältnisse auf den neuen Arbeitgeber über, die dem »Betrieb« oder »Betriebsteil«, d. h. der übergehenden wirtschaftlichen Einheit, zugeordnet sind. Eine bisher nicht bestehende Zuordnung von Arbeitnehmern kann nicht durch eine betriebsbezogene Sozialauswahl erfolgen (Rn. 80). (Orientierungssatz)
4. Gab es vor einer in Etappen vollzogenen Betriebsstilllegung keine übergangsfähige Einheit, werden die in der letzten Phase der Zerschlagung des Betriebs in dem noch bestehenden »Restbetrieb« weiter beschäftigten Arbeitnehmer durch die Fortsetzung der Abwicklung nicht erstmals einer wirtschaftlichen Einheit im Sinne des Betriebsübergangsrechts zugeordnet (Rn. 85 f.). (Orientierungssatz)
BAG 14. 5. 2020 – 6 AZR 235/19, NZA 2020, 1091 – 1108

Abgrenzung eines Betriebsteilübergangs im Flugbetrieb
Die Identität einer wirtschaftlichen Einheit ergibt sich aus mehreren untrennbar zusammenhängenden Merkmalen wie dem Personal der Einheit,

ihren Führungskräften, ihrer Arbeitsorganisation, ihren Betriebsmethoden und gegebenenfalls den ihr zur Verfügung stehenden Betriebsmitteln.
2. Erforderlich ist eine ausreichende funktionelle Autonomie, wobei sich der Begriff auf die Befugnisse bezieht, die der Leitung der betreffenden Gruppe von Arbeitnehmern eingeräumt sind, um die Arbeit dieser Gruppe relativ frei und unabhängig zu organisieren und insbesondere Weisungen zu erteilen und Aufgaben auf die untergeordneten Arbeitnehmer zu verteilen, ohne dass andere Organisationsstrukturen des Arbeitgebers dazwischengeschaltet sind.
BAG 13.8.2019 – 8 AZN 171/19, AP ArbGG 1979 § 72a Nr. 99

Betrieb von Buslinien – Betriebsübergang ohne Übernahme materieller Betriebsmittel
Bei der Übernahme einer Tätigkeit, deren Ausübung nennenswerte Betriebsmittel erfordert, durch eine wirtschaftliche Einheit aufgrund eines Verfahrens zur Vergabe eines öffentlichen Auftrags, ist der Umstand, dass diese Mittel, die Eigentum der die Tätigkeit zuvor ausübenden wirtschaftlichen Einheit sind, von der erstgenannten Einheit wegen rechtlicher, umweltrelevanter und technischer Vorgaben des öffentlichen Auftraggebers nicht übernommen werden, der Qualifizierung der Übernahme der Tätigkeit als Unternehmensübergang nicht notwendigerweise entgegenzuhalten. Dies gilt dann, wenn andere Tatsachen, wie die Übernahme eines wesentlichen Teils der Belegschaft und die Fortsetzung der Tätigkeit ohne Unterbrechung, die Feststellung zulassen, dass die betreffende wirtschaftliche Einheit ihre Identität bewahrt.
EuGH 27.2.2020 – C-298/18, NZA 2020, 443 – 445

Vergabe eines Auftrags an zwei Zuschlagempfänger und Übernahme der eingesetzten Arbeitnehmer durch alle Erwerber
1. Im Fall eines Unternehmensübergangs, an dem mehrere Erwerber beteiligt sind, gehen die Rechte und Pflichten aus einem Arbeitsvertrag auf jeden der Erwerber anteilig entsprechend der vom betreffenden Arbeitnehmer wahrgenommenen Aufgaben über, sofern die daraus folgende Aufspaltung des Arbeitsvertrags möglich ist und weder eine Verschlechterung der Arbeitsbedingungen nach sich zieht noch die Wahrung der durch diese Richtlinie gewährleisteten Ansprüche berührt.
2. Sollte sich eine solche Aufspaltung als unmöglich herausstellen oder die Ansprüche dieses Arbeitnehmers beeinträchtigen, wäre bei der etwaigen nachfolgenden Beendigung des Arbeitsverhältnisses davon auszugehen, dass sie durch den oder die Erwerber erfolgt ist, auch wenn sie vom Arbeitnehmer ausgegangen sein sollte.
EuGH 26.3.2020 – C-344/18, BeckRS 2020, 4277

3. Zeitpunkt des Betriebsübergangs

Begriff des Zeitpunkts des Übergangs

Der Übergang der Arbeitsverträge und Arbeitsverhältnisse gem. Artikel 3 Absatz 1 der Richtlinie 77/187 zur Angleichung der Rechtsvorschriften der Mitgliedstaaten über die Wahrung von Ansprüchen der Arbeitnehmer beim Übergang von Unternehmen, Betrieben oder Betriebsteilen erfolgt notwendigerweise zu demselben Zeitpunkt, zu dem das Unternehmen übergeht. Der Zeitpunkt dieses Übergangs entspricht dem Zeitpunkt, zu dem die Inhaberschaft, mit der die Verantwortung für den Betrieb der übertragenen Einheit verbunden ist, vom Veräußerer auf den Erwerber übergeht. Dies ist ein genau bestimmter Zeitpunkt, der nicht nach Gutdünken des Veräußerers oder Erwerbers auf einen anderen Zeitpunkt verlegt werden kann.
Infolgedessen sind nach Artikel 3 Absatz 1 die Verträge und Arbeitsverhältnisse, die zum Zeitpunkt des Übergangs im Sinne dieser Bestimmung zwischen dem Veräußerer und den im übertragenen Unternehmen beschäftigten Arbeitnehmern bestehen, als zu diesem Zeitpunkt vom Veräußerer auf den Erwerber übergegangen anzusehen, unabhängig davon, welche Einzelheiten diese hierzu vereinbart haben.
EuGH 26.5.2005 – Rs. C-478/03, AP Richtlinie 77/187/EWG Nr. 1

Wirksamkeit einer Kündigung – Zeitpunkt eines Betriebsübergangs – Sozialauswahl

1. Macht die Arbeitnehmerin geltend, ihr durch den Insolvenzverwalter ordentlich gekündigtes Arbeitsverhältnis sei durch einen Betriebsübergang (hier auch mangels Widerspruchs) auf den Erwerber vor Eröffnung des Insolvenzverfahrens übergegangen, ist die Kündigungsschutzklage gegen den Insolvenzverwalter unschlüssig, da wegen der punktuellen Streitgegenstandstheorie im Kündigungszeitpunkt kein Arbeitsverhältnis zur Insolvenzschuldnerin mehr bestand.
2. Bei Handels- und Dienstleistungsbetrieben ist bei der Prüfung eines Betriebsübergangs bei dem Tatbestandsmerkmal der identitätsprägenden wirtschaftlichen Einheit vorwiegend auf immaterielle Betriebsmittel abzustellen.
3. Eine Sozialauswahl kommt grundsätzlich dann nicht mehr in Betracht, wenn allen Arbeitnehmern wegen einer Betriebsstilllegung gekündigt wird.
BAG 27.10.2005 – 8 AZR 568/04, NZA 2006, 668 – 673

4. Übergang der Arbeitsverhältnisse

Versorgungsverschaffung nach Betriebsübergang
Leitsätze
1. Verlässt ein Betriebsteil mit seiner Veräußerung (§ 613a BGB) den Geltungsbereich eines Zusatzversorgungssystems, erlischt damit ein zuvor begründetes Recht auf Zusatzversorgung nicht. Der Betriebserwerber muß vielmehr dem weiterbeschäftigten Arbeitnehmer aus dem arbeitsrechtlichen Grundverhältnis im Versorgungsfall die Leistungen verschaffen, die er erhalten hätte, wenn er bei dem ursprünglichen Arbeitgeber verblieben und entsprechend den ursprünglich vereinbarten Bedingungen versichert worden wäre (Bestätigung von BAG 5. Oktober 1993 – 3 AZR 586/92 – AP BetrAVG § 1 Zusatzversorgungskassen Nr. 42 = EzA BetrAVG § 1 Zusatzversorgung Nr. 6).
2. Dieser Versorgungsverschaffungsanspruch wird erst mit Eintritt des Versorgungsfalles fällig. Er kann deshalb vorher weder verfallen noch verjähren oder verwirken.
BAG 18. 9. 2001 – 3 AZR 689/00, NZA 2002, 1391 – 1394

Versorgungszusage – Betriebsübergang nicht tarifgebundene Arbeitnehmer
1. Die dynamische Verweisung auf tarifliche Regelungen in einem mit einem tarifgebundenen Arbeitgeber abgeschlossenen Arbeitsvertrag aus der Zeit vor dem 1. 1. 2002 ist in der Regel so auszulegen, dass die nicht tarifgebundenen Arbeitnehmer mit den Arbeitnehmern, die tarifgebunden sind, gleichgestellt werden sollten. Im Falle eines Betriebsteilübergangs auf einen nicht an den Tarifvertrag gebundenen Betriebserwerber hat dies zur Folge, dass die in Bezug genommenen tarifvertraglichen Regelungen statisch bezogen auf den Zeitpunkt des Betriebsübergangs weiter Anwendung finden.
2. Wird auf eine tarifliche Versorgungsregelung verwiesen, die einen externen Durchführungsweg vorsieht, und ist eine Versorgung über diesen Durchführungsweg nach dem Betriebsübergang nicht mehr möglich, hat der Betriebserwerber dem Arbeitnehmer eine gleichwertige Versorgung anderweitig zu verschaffen. (Orientierungssatz)
BAG 15. 2. 2011 – 3 AZR 54/09, NZA 2011, 928 – 934

Betriebsveräußerung und Ansprüche aus Aktienoptionsplan der Konzernmutter
Leitsatz
Hat ein Konzernunternehmen in einem Aktienoptionsplan eigenständig Verpflichtungen gegenüber Arbeitnehmern übernommen, die im Betrieb eines anderen zum Konzern gehörenden Unternehmens beschäftigt sind, so gehen diese Verpflichtungen im Falle der Veräußerung des Betriebs nicht auf

den Betriebserwerber über, da sie nicht Gegenstand des Arbeitsverhältnisses mit dem Betriebsveräußerers waren.
BAG 12. 2. 2003 – 10 AZR 299/02, NZA 2003, 487 – 490

Zuordnung eines Verkaufsleiters bei Übernahme von Verbrauchermärkten
Wenn nicht der gesamte Betrieb, sondern nur ein Betriebsteil übernommen wird, muß der Arbeitnehmer dem übertragenen Betriebsteil angehören, damit sein Arbeitsverhältnis gem. § 613a BGB auf den Erwerber übergeht. Es genügt hierfür nicht, daß der Arbeitnehmer, ohne dem übertragenen Betriebsteil anzugehören, als Beschäftigter einer nicht übertragenen Abteilung Tätigkeiten für den übertragenen Betriebsteil verrichtete. Stabsstellen wie Verkaufsleiter gehen bei der Übernahme von Betrieben nicht zwangsläufig mit über.
BAG 17. 6. 2003 – 2 AZR 134/02, AP BGB § 613a Nr. 260

Betriebsübernahme und Unverfallbarkeit
Betriebszugehörigkeitszeiten sind bei Betriebsübernahmen im Sinne des § 613a BGB oder bei Gesamtrechtsnachfolge auch bezüglich der Unverfallbarkeit von Betriebsrenten zusammenzurechnen.
BAG 20. 4. 2004 – 3 AZR 297/03, NZA 2005, 927 – 929

Jahreswagen – Personaleinkauf – Branchenwechsel nach Betriebsübergang
Leitsatz
Die Einräumung eines sog. Personalrabatts steht regelmäßig unter dem vertraglichen Vorbehalt, dass der Arbeitgeber die preisgeminderten Waren selbst herstellt. Ein Anspruch des Arbeitnehmers auf verbilligten Bezug dieser Waren geht daher nicht ohne weiteres nach § 613a Abs. 1 Satz 1 BGB bei einem (Teil-)Betriebsübergang über.
BAG 7. 9. 2004 – 9 AZR 631/03, NZA 2005, 941 – 944

Rentenanwartschaften bei Betriebsübergang in der Insolvenz
Leitsätze
1. Ein Arbeitsverhältnis geht auch dann auf einen Betriebserwerber über, wenn es wirksam auf das Ende des Tages vor dem Betriebsübergang befristet ist und der Erwerber es nahtlos durch Abschluss eines neuen Arbeitsverhältnisses fortsetzt.
2. In Rentenanwartschaften, die ein Arbeitnehmer für Zeiten nach der Eröffnung eines insolvenzrechtlichen Verfahrens erwirbt, tritt im Fall eines späteren Betriebsübergangs der Betriebserwerber ein. Die Masse haftet für derartige Ansprüche nur insoweit, als die besonderen Voraussetzungen einer Mithaftung des Betriebsveräußerers vorliegen.
BAG 19. 5. 2005 – 3 AZR 649/03, NZA-RR 2006, 373 – 378

Betriebsübergang in der Insolvenz – Betriebsrente

1. Zutreffend ist, dass bei einem Betriebsübergang der Betriebserwerber gem. § 613a Abs. 1 S. 1 BGB in die Rechte und Pflichten aus dem Arbeitsverhältnis eintritt, und damit Versorgungsschuldner wird (BAGE 134, 111 = NZA 2010, 883 = AP BetrAVG § 1 Nr. 63 Rn. 32). Diese Haftung des Erwerbers eines Betriebs in der Insolvenz – vorausgesetzt, der Betrieb wird, wie vorliegend, nach der Eröffnung des Insolvenzverfahrens übernommen (vgl. BAG, NZA 1993, 643 = NJW 1993, 2259 = AP BetrAVG § 1 Betriebsveräußerung Nr. 15; NZA 1997, 94 = NJW 1997, 1027 = AP BGB § 613a Nr. 148) – ist nach der ständigen Rechtsprechung des BAG, von der abzuweichen kein Anlass besteht und von der im Grundsatz beide Parteien ausgehen, aufgrund einer teleologischen Reduktion des § 613a Abs. 1 S. 1 beschränkt. Für die Abwicklung aller Ansprüche, die zum Zeitpunkt der Insolvenzeröffnung bereits entstanden sind, sieht die Insolvenzordnung ein Verfahren vor, das von dem Grundsatz der gleichmäßigen Gläubigerbefriedigung beherrscht wird. Soweit die Verteilungsgrundsätze des Insolvenzrechts greifen, gehen diese als Spezialregelungen vor. Damit wird sichergestellt, dass alle Gläubiger gleichmäßig befriedigt werden. Außerdem werden Betriebsübernahmen in der Insolvenz erleichtert. Die insolvenzrechtliche Beschränkung des Eintritts der Haftung nach § 613a Abs. 1 S. 1 BGB betrifft danach Insolvenz-, nicht jedoch Masseforderungen (BAGE 114, 349 = NZA-RR 2006, 373; Urt. v. 14.11.2012 – 5 AZR 778/11, BeckRS 2013, 67325 Rn. 13).

2. Für Anwartschaften auf betriebliche Altersversorgung bedeutet dies, dass der Betriebserwerber für den Teil der Betriebsrentenansprüche, der nach Eröffnung des insolvenzrechtlichen Verfahrens erdient worden ist, haftet. Waren bei Verfahrenseröffnung Betriebsrentenansprüche oder -anwartschaften entstanden, nehmen sie an der Verteilung als Konkurs- bzw. Insolvenzforderungen teil. Soweit gesetzliche Unverfallbarkeit vorliegt, haftet der PSV (*BAG*, NZA 1993, 20 = AP BetrAVG § 1 Betriebsveräußerung Nr. 13 = NJW 1993, 157 Ls.; BAGE 114, 349 = NZA-RR 2006, 373). Davon ausgehend, besteht die vom Kläger von der Beklagten begehrte Ausfallhaftung nicht. Die hier streitige endgehaltsbezogene Dynamik für die vor der Insolvenz erbrachten ruhegehaltsbezogenen Zeiten war bereits vor dem 1.3.2009 erdient und nahm – soweit nicht der PSV eintritt – für den Kläger an der Verteilung als Insolvenzforderung teil.

3. Dass die endgehaltsabhängige Dynamik im Zeitpunkt der Insolvenz bereits erdient ist, ergibt sich aus der grundlegenden Entscheidung des BAG vom 17.4.1985 (NZA 1986, 57 = AP BetrAVG § 1 Unterstützungskassen Nr. 4)

LAG Düsseldorf 20.1.2017 – 6 Sa 582/16, NZA-RR 2017, 549 – 556

Entsendevertrag – Befristung der Auslandstätigkeit – Betriebsübergang

1. Wird in einer Entsendevereinbarung das »Ruhen« des bisherigen Dienstvertrages dergestalt vereinbart, dass die Entsendevereinbarung »an die Stelle des Dienstvertrages tritt«, ist vom Vorliegen eines zweiten Vertrages der Parteien auszugehen. Der Zweck der Erhaltung der inländischen Sozialversicherung ist dabei für die arbeitsrechtliche Beurteilung grundsätzlich nicht erheblich.
2. Als sachlicher Befristungsgrund vor der Geltung des TzBfG sind der Fortbestand eines Arbeitsverhältnisses zum bisherigen Arbeitgeber und die gesicherte Rückkehrmöglichkeit des Arbeitnehmers (hier trotz späteren Teilbetriebsübergangs) anerkannt. (Orientierungssatz).

BAG 14.7.2005 – 8 AZR 392/04, NZA 2005, 1411 – 1415

Berechnung einer Jubiläumsgabe, wenn der ehemalige Betriebsinhaber eine solche Leistung nicht zugesagt hatte

Aus § 613a BGB ergibt sich nicht, dass durch den Betriebsübergang neue Ansprüche der übernommenen Arbeitnehmer begründet werden. War einem Arbeitnehmer von dem ehemaligen Betriebsinhaber keine Jubiläumszusage zugesagt, ist der Betriebserwerber deshalb nicht nach § 613a BGB verpflichtet, die vor dem Betriebsübergang zurückgelegte Beschäftigungszeit auf die für die Jubiläumsgabe erforderliche Dienstzeit anzurechnen. (Orientierungssatz)

BAG 26.9.2007 – 10 AZR 657/06, NZA 2007, 1426 – 1428

Früheres Zwischenzeugnis bindend

Geht ein Betrieb oder Betriebsteil durch ein Rechtsgeschäft auf einen anderen Inhaber über, so tritt dieser in die Rechte und Pflichten aus den im Zeitpunkt des Übergangs bestehenden Arbeitsverhältnissen ein. Dies gilt auch hinsichtlich der Beurteilung der Arbeitsleistung eines übernommenen Arbeitnehmers. Der neue Arbeitgeber ist daher an den Inhalt des vom Betriebsveräußerer erteilten Zwischenzeugnisses gebunden, es sei denn, es sind nachträglich Umstände aufgetreten, die eine abweichende Beurteilung des Arbeitnehmers rechtfertigen.

BAG 16.10.2007 – 9 AZR 248/07, NJW 2008, 1175 – 1178

Vertragsänderung nach Betriebsübergang – Anfechtungsfrist
Leitsätze

1. § 613a BGB hindert Arbeitnehmer und Betriebsübernehmer nicht, nach einem Betriebsübergang einzelvertraglich die mit dem Betriebsveräußerer vereinbarte Vergütung abzusenken.

2. Ist eine Anfechtung wegen arglistiger Täuschung (§ 123 Abs. 1 1. Alt. BGB) erklärt worden, können andere Anfechtungsgründe nicht nachgeschoben werden.
BAG 7.11.2007 - 5 AZR 1007/06, NJW 2008, 939 - 940

Betriebserwerber muss Schwerbehinderteneigenschaft berücksichtigen
Der nach dem Gesetz bestehende Sonderkündigungsschutz schwerbehinderter Menschen greift nur dann ein, wenn sich der behinderte Arbeitnehmer innerhalb von drei Wochen nach Erhalt der Kündigung auf seine Schwerbehinderteneigenschaft beruft. Dies ist entbehrlich, wenn der Arbeitgeber - was wohl der Normalfall sein dürfte - von der Behinderung bereits Kenntnis hat. Ist die Belegschaft im Wege des Betriebsübergangs auf einen neuen Arbeitgeber übergegangen, tut dieser gut daran, sich beim Erwerb des Betriebs über bestehende Schwerbehinderungen zu erkundigen. Das Bundesarbeitsgericht hat nämlich entschieden, dass sich der Betriebserwerber die Kenntnis von der Schwerbehinderung des gekündigten Arbeitnehmers zurechnen lassen muss. Eine in Unkenntnis des Sonderkündigungsschutzes ohne vorherige Zustimmung des Integrationsamtes ausgesprochene Kündigung eines schwerbehinderten Mitarbeiters ist daher auch dann unwirksam, wenn sich dieser nicht (rechtzeitig) auf seine Rechte beruft.
BAG 11.12.2008 - 2 AZR 395/07, NZA 2009, 556 - 558

Arbeitnehmer an einmal ausgesprochene Kündigung gebunden
Ein erheblicher Rückstand des Arbeitgebers mit Gehaltszahlungen kann eine fristlose Kündigung des Arbeitnehmers rechtfertigen. Dieser ist jedoch auch dann an die Kündigung gebunden, wenn sich nachträglich die wirtschaftliche Situation des Unternehmens verbessert oder der Betrieb auf einen solventen Eigentümer übergeht. Das Bundesarbeitsgericht wies dementsprechend die Klage eines Managers auf Wiedereinstellung ab. Dieser hatte monatelang kein Geld bekommen; als das Unternehmen schließlich Insolvenz anmelden musste, kündigte er fristlos. Nachdem der Betrieb dann von einem anderen Unternehmer weitergeführt wurde, machte er die Unwirksamkeit seiner Kündigung geltend. Die Bundesrichter hielten den Manager jedoch an seiner Erklärung fest. Da das Arbeitsverhältnis bereits vor dem Betriebsübergang beendet worden war, bestand keine Verpflichtung des Betriebsübernehmers, das Beschäftigungsverhältnis fortzuführen.
BAG 12.3.2009 - 2 AZR 894/07, AP BGB § 626 Nr. 221

Unzulässiger Gehaltsverzicht vor Betriebsübergang
Ein Arbeitgeber (Betreiber einer Kindertagesstätte) blieb seinen Mitarbeitern über Jahre hinweg das Urlaubs- und Weihnachtsgeld schuldig. Letztlich stellte er die Arbeitnehmer vor die Wahl, insoweit auf ihre Zahlungsansprüche zu verzichten und somit einen Betriebsübergang auf einen neuen Arbeit-

geber zu ermöglichen oder das Unternehmen müsse Insolvenz anmelden. Aus Furcht vor dem Arbeitsplatzverlust unterschrieb eine Erzieherin den Verzicht auf das ausstehende Urlaubs- und Weihnachtsgeld. Nachdem die Einrichtung auf einen neuen Träger übergegangen war, verlangte sie von diesem die entsprechenden Nachzahlungen. Das Bundesarbeitsgericht erklärte den zwischen der Erzieherin und dem früheren Arbeitgeber geschlossenen Erlassvertrag wegen Verstoßes gegen ein gesetzliches Verbot (§ 134 BGB) für nichtig. Bei einem Betriebsübergang schreibt § 613a Abs. 1 Satz 1 BGB zwingend vor, dass der Betriebserwerber in die Rechte und Pflichten aus den im Zeitpunkt des Übergangs bestehenden Arbeitsverhältnissen eintritt. Eine – wie hier geschehene – Umgehung dieser Vorschrift ist unzulässig. Die Arbeitnehmerin konnte daher den Betriebsübernehmer auf Nachzahlung der ausstehenden Vergütung in Anspruch nehmen.
BAG 19. 3. 2009 – 8 AZR 722/07, NJW 2009, 3260 – 3262

Betriebsteilübergang – Zuordnung zu einem Betriebsteil
1. Wird nicht der gesamte Betrieb, sondern nur ein Betriebsteil übernommen, muss der Arbeitnehmer dem übertragenen Betriebsteil oder Bereich angehören, damit sein Arbeitsverhältnis gemäß § 613a BGB auf den Erwerber übergeht.
2. Entscheidend für die Zuordnung ist der Tätigkeitsschwerpunkt. Zur Ermittlung ist in erster Linie auf den jeweiligen zeitlichen Aufwand und Arbeitseinsatz abzustellen.
BAG 17. 10. 2013 – 8 AZR 763/12, NZA-RR 2014, 175 – 177

Zuordnung des Arbeitnehmers zu Betrieb oder Betriebsteil – Eingliederung
Liegen die Voraussetzungen eines Betriebsübergangs bzw. eines Betriebsteilübergangs vor, so gehen jeweils die Arbeitsverhältnisse derjenigen Arbeitnehmer über, die dem konkreten Betrieb oder Betriebsteil zuzuordnen sind. Hierfür ist erforderlich, dass der Arbeitnehmer in den übertragenen Betrieb oder Betriebsteil tatsächlich eingegliedert ist. (Leitsatz)
LAG Köln 4. 12. 2018 – 4 Sa 962/17, BeckRS 2018, 38284

Anrechnung der Beschäftigungszeit beim Veräußerungsunternehmen trotz Unterbrechung des Arbeitsverhältnisses
Bei einem Betriebsübergang ist nach dem Schutzzweck des § 613a BGB die beim Veräußerer verbrachte Beschäftigungszeit auch dann auf die Beschäftigungszeit beim Erwerber anzurechnen, wenn der Veräußerer das Arbeitsverhältnis wirksam gekündigt hatte und mit dem Erwerber ein neues Ar-

beitsverhältnis mit nur einer kurzen Unterbrechung und unter Beibehaltung der bisherigen Tätigkeit begründet worden ist. (Leitsatz)
LAG Berlin-Brandenburg 5.3.2020 - 21 Sa 1684/19, BeckRS 2020, 11255

5. Weitergeltung von Tarifnormen

Rückwirkender Tarifvertrag nach Betriebsübergang
Leitsätze
1. Die Rechtsnormen eines Tarifvertrages (§ 4 Abs. 1 Satz 1 TVG) gelten nur dann unmittelbar und zwingend in einem Arbeitsverhältnis, wenn beide Parteien des Arbeitsvertrages im Zeitpunkt des Abschlusses des Tarifvertrages tarifgebunden (§ 3 Abs. 1 TVG) sind. Die Tarifvertragsparteien können nicht dadurch, dass sie die von ihnen geschaffenen Rechtsnormen rückwirkend in Kraft setzen, ihre Regelungsbefugnis auf nicht tarifgebundene Arbeitgeber ausdehnen.
2. § 613a Abs. 1 Satz 2 BGB sorgt, ausgehend von den Verhältnissen im Zeitpunkt des Betriebsübergangs, für eine Besitzstandswahrung auf arbeitsvertraglicher Ebene. Die tarifvertraglichen Regelungen werden mit dem Inhalt, den sie im Zeitpunkt des Betriebsübergangs haben, Bestandteil des Arbeitsvertrages. Spätere tarifvertragliche Änderungen werden auch dann nicht mehr erfasst, wenn sie rückwirkend gelten sollen (im Anschluss an BAG Urteil vom 13.11.1985 - 4 AZR 309/84 = BAGE 50, 158 = AP Nr. 46 zu § 613a BGB, BAG Urteil vom 1.4.1987 - 4 AZR 77/86 = BAGE 55, 154 = AP Nr. 64 zu § 613a BGB und BAG Urteil vom 10. November 1993 - 4 AZR 375/92 - DB 1994, 2638 = NZA 1994, 948 ff.).
BAG 13.9.1994 - 3 AZR 148/94, NZA 1995, 740 - 742

Bezugnahme auf Tarifvertrag und Branchenwechsel
Leitsätze
1. Eine Bezugnahmeklausel im Arbeitsvertrag, mit der die Anwendbarkeit oder »Geltung« eines bestimmten, dort benannten Tarifvertrages oder Tarifwerks vereinbart worden ist, kann über ihren Wortlaut hinaus nur dann als Bezugnahme auf den jeweils für den Betrieb fachlich/betrieblich geltenden Tarifvertrag (so genannte große dynamische Verweisungsklausel) ausgelegt werden, wenn sich dies aus besonderen Umständen ergibt; der bloße Umstand, dass es sich um eine Gleichstellungsabrede handelt, genügt hierfür nicht.
2. Zur Ablösung nach § 613a Abs. 1 Satz 2 BGB schuldrechtlich weitergeltender tariflicher Normen durch einen anderen Tarifvertrag nach § 613a Abs. 1 Satz 3 BGB ist die Tarifgebundenheit sowohl des neuen Inhabers als auch des Arbeitnehmers erforderlich.
BAG 30.8.2000 - 4 AZR 581/99, NZA 2001, 510 - 512

Ende der arbeitsvertraglichen dynamischen Bezugnahme auf Tarifvertrag
Eine arbeitsvertragliche dynamische Bezugnahme auf Tarifverträge steht, wenn es sich um eine sog. Gleichstellungsabrede im Sinne der früheren Rechtsprechung handelt, unter der auflösenden Bedingung, dass ihre Dynamik endet, wenn die Voraussetzungen für die Annahme einer solchen Abrede entfallen. Diese tritt nicht nur bei Ende der Tarifgebundenheit der Arbeitgeberin ein, sondern u. a. auch dann, wenn der Arbeitnehmer an einen Arbeitsort versetzt wird, der außerhalb des Geltungsbereichs des in Bezug genommenen Tarifvertrags liegt. In der Folge sind die in Bezug genommenen Tarifverträge ab diesem Zeitpunkt nur noch statisch, mit dem dann bestehenden Inhalt, anwendbar (Rn. 36 ff.). (Leitsatz)
BAG 11. 12. 2024 – 4 AZR 44/24, NZA 2025, 566 – 571

Betriebsübergang, Tarifwechsel
Der Senat hält daran fest, dass § 613a Abs. 1 Satz 3 BGB die kongruente Tarifgebundenheit sowohl des neuen Betriebsinhabers als auch des Arbeitnehmers voraussetzt (Senat 30. August 2000 – 4 AZR 581/99). Nach § 613a Abs. 1 Satz 2 BGB richtet sich das Arbeitsverhältnis der Parteien, wenn dessen Bedingungen durch Tarifvertrag »geregelt« sind, zumindest für ein Jahr nach dem Betriebsteilübergang auf die neue Arbeitgeberin nach den Tarifbestimmungen, die im Zeitpunkt des Betriebsübergangs bestanden haben. Diese Wirkung tritt nach § 613a Abs. 1 Satz 3 BGB nur dann nicht ein, wenn das Arbeitsverhältnis bei der neuen Arbeitgeberin durch »ihre« Tarifverträge geregelt wird. Dafür genügt nicht, dass nur der neue Arbeitgeber an diese anderen Tarifverträge gebunden ist, wenn es um tarifvertragliche Inhalts-, Abschluss- und Beendigungsnormen geht. Vielmehr greift § 613a Abs. 1 Satz 3 BGB nur ein, wenn auch der Arbeitnehmer tarifgebunden ist. Dazu muss er der Gewerkschaft angehören, die diese anderen Tarifverträge abgeschlossen hat. Es reicht nicht aus, wenn beide Gewerkschaften dem DGB angehören.
BAG 21. 2. 2001 – 4 AZR 18/00, NZA 2011, 1318 – 1325

Betriebsübergang – Tarifwechsel – Verdi
1. Die Verdrängung eines, gem. § 613a Abs. 1 Nr. 2 BGB Inhalt des Arbeitsverhältnisses gewordenen, Tarifvertrages durch einen anderen Tarifvertrag gem. § 613a IAbs. 1 S. 3 BGB setzt die kongruente Tarifgebundenheit von Arbeitnehmer und Arbeitgeber an diesen voraus.
2. Diese Verdrängung tritt auch dann ein, wenn die kongruente Tarifgebundenheit erst nach dem Betriebsübergang begründet wird. Das Gesetz sieht dafür keine zeitliche Grenze vor.

3. Die Verschmelzung der Gewerkschaften IG Medien, ÖTV, HBV, DAG und DPG zu der Gewerkschaft Verdi kann eine kongruente Tarifgebundenheit an einen verdrängenden Tarifvertrag begründen.
4. § 95 der Satzung der Gewerkschaft Verdi trifft Regelungen für durch »Tarifbindung« begründete Tarifkonkurrenzen. Sie erfasst damit nicht den Fall der Verdrängung gemäß § 613a Abs. 1 S. 3 BGB eines nach § 613a Abs. 1 S. 2 BGB weitergeltenden Tarifvertrags.
5. Die Verdrängung gemäß § 613a Abs. 1 S. 3 BGB von nach § 613a IAbs. 1 S. 2 BGB weitergeltenden Tarifverträgen tritt nur insoweit ein, als die normativ geltenden neuen Tarifnormen denselben Regelungsgegenstand betreffen. (Orientierungssatz)
BAG 11.5.2005 - 4 AZR 315/04, NZA 2005, 1362 - 1365

Dynamische tarifliche Verweisung bei Betriebsübergang
Leitsätze
1. Nach § 613a Abs. 1 Satz 2 BGB werden die dort umschriebenen Tarifnormen in dem Rechtsstand zum Inhalt des Arbeitsverhältnisses, der im Zeitpunkt des Betriebsübergangs besteht.
2. Die dynamische Blankettverweisung hat beim Übergang der verweisenden Tarifnorm in das Arbeitsverhältnis gem. § 613a Abs. 1 Satz 2 BGB zur Folge, dass auch die Regelung der in Bezug genommenen Tarifnorm nur in dem Rechtsstand in das Arbeitsverhältnis übergeht, der im Zeitpunkt des Betriebsübergangs bestand.
BAG 20.6.2001 - 4 AZR 295/00, NZA 2002, 517 - 520

Bezugnahme auf mehrere Tarifwerke - ergänzende Vertragsauslegung
1.Verweist ein Arbeitsvertrag neben den Tarifverträgen, an welche die Arbeitgeberin gebunden ist, auch auf andere, steht dies einer Auslegung als zeitdynamische Bezugnahme, deren Dynamik nach der früheren Rechtsprechung des Senats mit dem Ende der Tarifgebundenheit der Arbeitgeberin entfällt - sog. Gleichstellungsabrede - entgegen (Rn. 17 ff.). (Orientierungssatz)
2. Die Wirksamkeit einer Bezugnahmeklausel setzt nach allgemeinen Vertragsgrundsätzen voraus, dass die in Bezug genommenen Tarifnormen eindeutig bestimmbar sind. Maßgebend ist der Zeitpunkt ihrer jeweiligen Anwendung. Eine Verweisung auf mehrere Tarifwerke ist eindeutig, solange die in Bezug genommenen Tarifverträge identisch sind (Rn. 30 ff.). (Orientierungssatz)
3. Haben die Parteien keine ausdrückliche oder konkludente Kollisionsregel für den Fall getroffen, dass die in Bezug genommenen Tarifwerke später unterschiedliche Regelungen enthalten, führt dies nicht zur Unwirksamkeit der Bezugnahme, sondern zu deren Teilunwirksamkeit und zum Wegfall der vereinbarten Dynamik (Rn. 35). (Orientierungssatz)

4. Ist aufgrund des Fehlens einer Kollisionsregelung eine planwidrige Regelungslücke entstanden und kommen mehrere Möglichkeiten der Lückenschließung im Wege ergänzender Vertragsauslegung in Betracht, ist bei Allgemeinen Geschäftsbedingungen diejenige zu wählen, welche aus einer objektiv-generalisierenden Sicht dem hypothetischen Willen beider Parteien Rechnung trägt (Rn. 36 ff.) (Orientierungssatz)
BAG 21. 5. 2025 – 4 AZR 267/24, BeckRS 2025, 19241

Dynamische Verweisung in Firmentarifvertrag auf Flächentarifverträge nach Betriebsübergang
Leitsätze
1. Die wegen beiderseitiger Tarifgebundenheit unmittelbar und zwingend geltenden Bedingungen eines Firmentarifvertrages werden nach einem Betriebsübergang zum Inhalt des Arbeitsverhältnisses, dies aber nur mit dem Tarifstand zurzeit des Betriebsübergangs. Spätere Änderungen der im Firmentarifvertrag in Bezug genommenen Verbandstarifverträge sind unbeachtlich (Bestätigung Senat 20. Juni 2001 – 4 AZR 295/00).
2. Daran ändert nichts, dass der Firmentarifvertrag einschließlich der darin in Bezug genommenen Verbandstarifverträge auch kraft arbeitsvertraglicher Vereinbarung anzuwenden ist. Eine solche Vereinbarung ist eine Gleichstellungsabrede und begründet deswegen keine Rechtsposition, die über die bei Tarifgebundenheit hinausgeht.
BAG 29. 8. 2001 – 4 AZR 332/00, NZA 2002, 513 – 517

Betriebsübergang wegen Bezugnahmeklausel und betriebliche Übung
Leitsätze
1. Ist im Arbeitsvertrag mit dem tarifgebundenen Arbeitgeber vereinbart, für das
Arbeitsverhältnis »gelten die Bedingungen des jeweils gültigen Tarifvertrages«, so stellt dies in der Regel eine »Tarifwechselklausel« dar.
2. Mit dieser Tarifwechselklausel wird zunächst auf die Tarifverträge Bezug genommen, an die der Arbeitgeber bei Abschluss des Arbeitsvertrages gebunden ist.
3. Eine solche Tarifwechselklausel bewirkt auch, dass an Stelle der Bedingungen dieser Tarifverträge die Normen anderer Tarifverträge anzuwenden sind, an die der Arbeitgeber im Falle des Wechsels seiner Tarifgebundenheit gebunden ist.
4. Die Vereinbarung gemäß Leitsatz 1 stellt zugleich eine Gleichstellungsabrede dar. Endet die Tarifgebundenheit des Arbeitgebers ersatzlos, so gelten die Bedingungen des in Bezug genommenen Tarifvertrages mit dem Stand (statisch) weiter, den sie bei Wegfall der Tarifgebundenheit haben.
BAG 16. 10. 2002 – 4 AZR 467/01, NZA 2003, 390 – 393

Ablösung einer Zuwendungsregelung durch neuen Tarifvertrag nach Betriebsübergang

Die im Arbeitsverhältnis mit dem Betriebsveräußerer gem. § 3 Abs. 1, § 4 Abs. 1 Satz 1 TVG unmittelbar und zwingend geltenden Regelungen des TV Zuwendung Arb-O wurden hier gem. § 613a Abs. 1 Satz 2 BGB Inhalt des Arbeitsverhältnisses und wurden auch nicht gem. § 613a Abs. 1 Satz 3 BGB durch den KMG-MTV Nr. 1 vom 17.12.1997 abgelöst. Dies wäre nur der Fall, wenn diesem Tarifvertrag zu entnehmen wäre, dass er die vertraglich fortgeltenden Tarifregelungen insgesamt ablösen sollte. Keine(r) der Paragrafen oder Protokollnotizen des MTV Nr. 1 befasst sich mit einer jährlich zu zahlenden Zuwendung.

BAG 22.1.2003 – 10 AZR 227/02, NJOZ 2003, 1863 – 1865

Günstigkeitsprinzip im Konkurrenzverhältnis

4. Leitsatz

Findet auf ein Arbeitsverhältnis, für das ein Tarifvertrag kraft Allgemeinverbindlichkeit (hier: Gebäudereinigertarifvertrag) gilt, auch ein anderer Tarifvertrag kraft arbeitsvertraglicher Bezugnahme Anwendung (hier BMT-G II), handelt es sich nicht um Tarifkonkurrenz. Es »konkurriert« vielmehr ein Arbeitsvertrag mit einem Tarifvertrag. Dieses Verhältnis ist nach Maßgabe des Günstigkeitsprinzips des § 4 Abs. 3 TVG zu lösen.

BAG 29.8.2007 – 4 AZR 767/06, NZA 2008, 364 – 367; **Bestätigung durch BAG 17.11.2010 – 4 AZR 391/09,** NZA 2011, 356 – 360

Betriebsübergang – ver. di – Gründung – Tarifwechsel

Leitsätze

1. Zur Verdrängung eines nach § 613a Abs. 1 Satz 2 BGB Inhalt des Arbeitsverhältnisses gewordenen Tarifvertrages führt nach § 613a Abs. 1 Satz 3 BGB auch eine erst nach dem Betriebsübergang begründete kongruente Tarifgebundenheit an einen anderen Tarifvertrag.
2. Die nach einem Betriebsteilübergang erfolgte Verschmelzung u.a. der IG Medien und der ÖTV zur Gewerkschaft ver. di führt im Fall der Tarifgebundenheit des neuen Arbeitgebers an von der vormaligen Gewerkschaft ÖTV geschlossene Tarifverträge bei einem Arbeitnehmer, der zum Zeitpunkt des Betriebsteilübergangs der vormaligen IG Medien angehörte und nunmehr Mitglied von ver. di ist, zur kongruenten Tarifgebundenheit an diese Tarifverträge.
3. § 95 der Satzung der Gewerkschaft ver. di steht der Verdrängung von gem. § 613a Abs. 1 Satz 2 BGB weitergeltenden Tarifverträgen nach § 613a Abs. 1 Satz 3 BGB nicht entgegen.

4. Das Günstigkeitsprinzip findet im Verhältnis zwischen dem nach § 613a Abs. 1 Satz 2 BGB fortgeltenden und dem beim Erwerber normativ geltenden neuen Tarifrecht keine Anwendung.
BAG 11.5.2005 – 4 AZR 315/04, AP TVG § 4 Tarifkonkurrenz Nr. 30

Auskunft über Rentenanwartschaft bei Betriebsübergang
1. Soweit § 17 Abs. 2 des am 1.1.1995 in Kraft getretenen Tarifvertrages über die betriebliche Zusatzversorgung für die Arbeitnehmer der DB AG (ZVersTV) von »vorzeitig ausgeschiedenen Arbeitnehmern« spricht, meint er »vorher ausgeschiedene« Arbeitnehmer im Sinne von § 2 BetrAVG.
2. Der Arbeitnehmer hat nach dem Betriebsübergang keinen Anspruch auf Auskunft über eine Betriebsrentenanwartschaft nach § 613a Abs. 5 BGB, denn Ansprüche aus betrieblicher Altersversorgung sind keine Folge des Übergangs, da sie bis zum Zeitpunkt des Übergangs ohne Rücksicht auf diesen entstehen und unabhängig vom Handeln des Veräußerers oder des Erwerbers bestehen.
3. Kann der Arbeitnehmer nach einem Betriebsübergang aufgrund des § 4a BetrVG gegen den Betriebserwerber einen Anspruch auf Auskunft über erworbene Anwartschaften geltend machen, besteht daneben kein Anspruch auf Auskunft nach § 242 BGB.
4. Hinweise des Senats: »teilweise Parallelsachen 22. Mai 2007 – 3 AZR 357/06 – (vorliegend), – 3 AZR 834/05 –«
BAG 22.5.2007 – 3 AZR 357/06, NZA 2007, 1285 – 1287

Tarifvertragliche Ansprüche gehen Betriebsvereinbarung vor
Geht ein Betrieb oder Betriebsteil durch ein Rechtsgeschäft auf einen anderen Inhaber über, so tritt dieser in die Rechte und Pflichten aus den im Zeitpunkt des Übergangs bestehenden Arbeitsverhältnissen ein (§ 613a Absatz 1, Satz 1 BGB). Dies gilt auch für Regelungen der betrieblichen Altersversorgung. Danach behalten Arbeitnehmer auch bei einem Betriebsübergang ihre Rechte aus einem Tarifvertrag über die betriebliche Altersversorgung. Dies gilt selbst dann, wenn im neuen Unternehmen eine Betriebsvereinbarung über die betriebliche Altersversorgung besteht. Eine Betriebsvereinbarung kann tarifvertraglich entstandene Ansprüche nicht ablösen, da Betriebsvereinbarungen, bei denen der Arbeitgeber allein über die Dotierung entscheidet, im Gegensatz zu Tarifverträgen nur zum Teil mitbestimmt sind.
BAG 13.11.2007 – 3 AZR 191/06, NZA 2008, 600 – 603

Transformation tariflicher Normen aufgrund Betriebsübergang erfasst gesamten Bestand an Tarifnormen
Leitsätze
1. Zu den bei einem Betriebsübergang nach § 613a Abs. 1 Satz 2 BGB in das Arbeitsverhältnis zwischen dem Betriebserwerber und dem Arbeitnehmer

transformierten Normen gehört der gesamte Bestand der Tarifnormen, die die Rechte und Pflichten zwischen dem tarifgebundenen Betriebsveräußerer und dem tarifgebundenen Arbeitnehmer geregelt haben. Dies gilt auch für eine dort bereits festgelegte dynamische Veränderung, die erst nach dem Betriebsübergang eintreten soll.
2. Die Wirkungsweise der nach § 613a Abs. 1 Satz 2 BGB in das Arbeitsverhältnis zwischen Betriebserwerber und Arbeitnehmer transformierten Normen entspricht regelmäßig derjenigen, die bei einem Austritt des Veräußerers aus dem tarifschließenden Arbeitgeberverband hinsichtlich des zur Zeit des Austritts geltenden Verbandstarifvertrags nach § 3 Abs. 3 TVG eintreten würde. Dabei entspricht das Ende der Sperrfrist nach § 613a Abs. 1 Satz 2 und 4 BGB dem Ende des nachbindenden Tarifvertrags.
BAG 22.4.2009 – 4 AZR 100/08, NZA 2010, 41 – 50

Betriebsübergang – Transformation Nachwirken von Kollektivnormen
1. Geht ein Betrieb unter Verlust seiner Betriebsidentität auf einen Betriebserwerber über, werden die Inhaltsnormen einer Betriebsvereinbarung nach § 613a Abs. 1 S. 2 BGB in die Arbeitsverhältnisse der Arbeitnehmer transformiert. Dabei bleibt der kollektivrechtliche Charakter der transformierten Normen einschließlich einer von den Betriebsparteien vereinbarten Nachwirkung mit entsprechenden betriebsverfassungsrechtlichen Konfliktlösungsmöglichkeiten erhalten. (Orientierungssatz)
2. Die als »Inhalt des Arbeitsverhältnisses« fortwirkenden Inhaltsnormen der Betriebsvereinbarung werden daher unter dem – jeder kollektivrechtlichen Norm innewohnenden – Vorbehalt ihrer nachfolgenden Abänderbarkeit mit kollektivrechtlichen Mitteln transformiert (BAG 19.11.2019 – 1 AZR 386/18, BAGE 168, 337 Rn. 16 m.w.N. = NZA 2020, 297). Dies hat zur Folge, dass der Betriebserwerber die transformierten Normen gegenüber dem zuständigen Gremium der Arbeitnehmervertretung kündigen kann (vgl. für eine teilmitbestimmte Betriebsvereinbarung BAG 19.11.2019 – 1 AZR 386/18, BAGE 168, 337 Rn. 18 m.w.N. = NZA 2020, 297). Allerdings gelten die gekündigten Normen wegen ihres kollektivrechtlichen Charakters so weiter, wie sie im Fall eines normativen Fortbestands im Erwerberbetrieb gegolten hätten (vgl. für den Ausschluss der Nachwirkung bei Tarifverträgen BAG 22.4.2009 – 4 AZR 100/08, BAGE 130, 237 Rn. 84 = NZA 2010, 41). Dies gebieten Sinn und Zweck von § 613a Abs. 1 S. 2 BGB. Diese Norm soll den Bestand der kollektivrechtlichen Regelungen bei einem Betriebsübergang schützen (vgl. BT-Drs. 8/3317, 11), und verhindern, dass sich die vor dem Betriebsübergang bestehende kollektivrechtliche Rechtsposition der Arbeitnehmer durch den Betriebsübergang verschlechtert. Haben die Betriebsparteien daher für teilmitbestimmte Regelungen einer Betriebsvereinbarung deren Nachwirkung vereinbart, kommt diese – einschließlich der damit verbundenen kollektivrechtlichen Möglichkeit ihrer

Beendigung – auch im Fall einer Transformation der betreffenden Inhaltsnormen nach § 613a Abs. 1 S. 2 BGB zum Tragen.
BAG 19. 9. 2023 – 1 AZR 281/22, NZA 2024, 271 – 276

Dynamische Bezugnahme auf Tarifvertrag – Abschluss eines Änderungsvertrags nach dem Inkrafttreten der Schuldrechtsreform – Betriebsübergang auf nicht tarifgebundenen Erwerber
1. Bei einer Änderung eines Arbeitsvertrags, der vor dem Inkrafttreten der Schuldrechtsreform zum 1. Januar 2002 abgeschlossen worden ist (»Altvertrag«), nach dem 1. Januar 2002 kommt es für die Beurteilung, ob für die in der Vertragsänderung enthaltene Verweisungsklausel die Auslegungsmaßstäbe für »Neu-« oder für »Altverträge« maßgeblich sind, darauf an, ob die Klausel im Änderungsvertrag zum Gegenstand der rechtsgeschäftlichen Willensbildung der hieran beteiligten Vertragsparteien gemacht worden ist.
2. Der sich von Rechts wegen nach § 613a Abs. 1 Satz 1 BGB vollziehende Eintritt des Erwerbers eines Betriebes oder Betriebsteils in die Rechte und Pflichten der zum Zeitpunkt des Betriebsübergangs bestehenden Arbeitsverhältnisse bezieht sich auf alle arbeitsvertraglich begründeten Rechte und Pflichten und umfasst mithin auch solche aus Verweisungsklauseln auf einen Tarifvertrag (Rn. 39) (hier: Lohntarifvertrag für die Metallindustrie Hamburg und Umgebung, Mecklenburg-Vorpommern und Schleswig-Holstein vom 7. Mai 2007).
3. Die Wirkung einer Bezugnahmeklausel wird nicht dadurch berührt, dass der in Bezug genommene Tarifvertrag noch aus einem weiteren rechtlichen Grund für das Arbeitsverhältnis der Parteien maßgebend ist. Eine ggf. entstehende Regelkollision ist nach dem gesetzlichen Kollisionslösungsprinzip des Günstigkeitsvergleichs gemäß § 4 Abs. 3 TVG aufzulösen. (Rn. 43) Auch wenn auf diese Weise eine der beiden Regelungen im Arbeitsverhältnis – zeitweise – keine praktische Wirkung entfaltet, so bleibt sie jedoch bestehen und ist demgemäß Teil des bei einem Betriebsübergang mit übergehenden Regelungsbestands.
4. Durch die Anordnung des Übergangs einer mit dem Veräußerer eines Betriebes arbeitsvertraglich vereinbarten dynamischen Verweisung auf einen Tarifvertrag auf den Betriebserwerber wird dieser nicht in seinem Grundrecht auf negative Koalitionsfreiheit verletzt.
BAG 24. 2. 2010 – 4 AZR 691/08, NZA-RR 2010, 530 – 535

Keine Ablösung transformierter Tarifregelungen durch eine nach dem Betriebsübergang beim Betriebserwerber abgeschlossene Betriebsvereinbarung

Leitsatz

Gilt im Arbeitsverhältnis mit dem Betriebsveräußerer ein Vergütungstarifvertrag kraft beiderseitiger Tarifbindung, können die nach § 613a Abs. 1 Satz 2 BGB in das Arbeitsverhältnis transformierten Tarifregelungen nicht durch eine beim Betriebserwerber geltende ungünstigere Betriebsvereinbarung nach § 613a Abs. 1 Satz 3 BGB abgelöst werden.

Orientierungssatz

1. Jedenfalls außerhalb des Bereichs der erzwingbaren Mitbestimmung des Betriebsrats ist für eine sog. Über-Kreuz-Ablösung der Rechtsnormen eines Tarifvertrags durch Regelungen einer Betriebsvereinbarung kein Raum.

2. Die entsprechend der Grundregel in § 613a Abs. 1 Satz 1 BGB zum Zeitpunkt des Übergangs des Arbeitsverhältnisses bestehenden Rechte und Pflichten beschreiben das Arbeitsverhältnis umfassend, wie es zu diesem Zeitpunkt existiert. Dazu gehören nicht nur die aktuell realisierten Rechte und Pflichten, sondern alle, auf die sich eine der Vertragsparteien bei unveränderter Fortsetzung des Arbeitsverhältnisses berufen könnte. Daher gehen auch diejenigen Rechte und Pflichten des Arbeitsverhältnisses auf den Betriebserwerber über, die in Kollektivnormen geregelt sind, ohne dass spätere Änderungen der Kollektivnormen selbst Einfluss auf die Weitergeltung nach § 613a Abs. 1 Satz 2 BGB haben. Auch diese gehen in dem Zustand über, in dem sie sich zum Zeitpunkt des Übergangs befinden. Sie gelten zwar statisch fort, aber eine in der – statisch – fortgeltenden Norm selbst angelegte Dynamik bleibt aufrechterhalten.

BAG 21.4.2010 – 4 AZR 768/08, DB 2010, 1998

Ausgliederung im Wege der Spaltung – Festlegung der Vertragspartei eines Haustarifvertrages

Leitsatz

Bei einer Ausgliederung eines Betriebs im Wege der Spaltung nach § 123 Abs. 3 Nr. 1 UmwG (juris: UmwG 1995) ist aufgrund der damit verbundenen partiellen Gesamtrechtsnachfolge im Spaltungs- und Übernahmevertrag gemäß § 126 Abs. 1 Nr. 9 UmwG (juris: UmwG 1995) festzulegen, welcher der beiden Rechtsträger in die Rechtsstellung als Vertragspartei eines Haustarifvertrages eintritt. Fehlt es an einer solchen Regelung, verbleibt der übertragende Rechtsträger in dieser Rechtsstellung

BAG 21.11.2012 – 4 AZR 85/11, NZG 2013, 594 – 598

Transformation tariflicher Regelungen nach einem Betriebsübergang

Leitsatz

Verweist ein Anerkennungshaustarifvertrag, der nach seinem Geltungsbereich für alle Arbeitnehmer und Auszubildenden des Arbeitgebers gilt, auf Verbandstarifverträge mit einem anderen räumlichen Geltungsbereich, gelten deren Normen grundsätzlich unabhängig davon, ob der räumliche Geltungsbereich des Verweisungstarifvertrags auch für die vom Haustarifvertrag erfassten Arbeitnehmer und Auszubildenden gegeben ist.

Orientierungssatz

1. Für den als sogenannte Elementenfeststellungsklage zulässigen Feststellungsantrag besteht ein nach § 256 Abs 1 ZPO erforderliche Feststellungsinteresse, wenn durch die gerichtliche Entscheidung der Streit der Parteien über die Anwendbarkeit der im Feststellungsantrag genannten Tarifverträge zum Zeitpunkt des Betriebsübergangs auf das zwischen ihnen bestehende Arbeitsverhältnis insgesamt beseitigt werden kann.
2. Sind kollektiv-rechtliche Regelungen nach § 613a Abs. 1 Satz 2 BGB Inhalt des Arbeitsverhältnisses geworden, haben spätere Änderungen der tariflichen Regelungen keinen Einfluss auf die weitere Anwendbarkeit des nach § 613a Abs. 1 Satz 2 BGB transformierten Normenbestandes für das auf einen Betriebserwerber übergegangene Arbeitsverhältnis. Ein anderes Ergebnis kann sich allenfalls dann ergeben, wenn die Nachwirkung von Tarifnormen ausgeschlossen worden war.
3. Eine verschlechternde Ablösung der zwischen einem Veräußerer und einem Arbeitnehmer aufgrund beiderseitiger Tarifgebundenheit geltenden tariflichen Regelungen durch Bestimmungen einer bei einem nicht tarifgebundenen Betriebserwerber geltenden Betriebsvereinbarung im Wege der Über-Kreuz-Ablösung ist jedenfalls außerhalb des Bereiches der erzwingbaren Mitbestimmung nicht möglich.
4. Enthält eine Betriebsvereinbarung auch mitbestimmungsfreie Teile (sog. teilmitbestimmte Betriebsvereinbarung), scheidet eine Ablösung der transformierten tariflichen Regelungen nach § 613a Abs. 1 Satz 3 BGB aus.

BAG 3.7.2013 – 4 AZR 961/11, AP BGB § 613a Nr. 443

Bezugnahmeklausel bleibt nach Betriebsübergang zeitdynamisch

Eine dynamische Bezugnahmeklausel geht als vertragliche Vereinbarung zwischen dem Veräußerer und dem Arbeitnehmer regelmäßig auf das nach dem Betriebsübergang bestehende Arbeitsverhältnis mit dem Erwerber nach § 613a Abs. 1 S. 1 BGB unter Aufrechterhaltung der Dynamik über.
Die Bindung des Erwerbers eines Betriebs an die von dessen Veräußerer mit dem Arbeitnehmer individualrechtlich vereinbarte dynamische Bezugnahme auf einen Tarifvertrag verstößt nicht gegen unionsrechtliche Regelungen, namentlich Art 3 EGRL 23/2001 i. V. m. Art 16 EUGrdRCh.

BAG 30.8.2017 – 4 AZR 443/15, NJW 2018, 1040 – 1043

Personalüberleitungsvertrag – statische oder dynamische Geltung des TVöD/VKA

1. Eine dynamische Anwendbarkeit von Tarifverträgen mittels Personalüberleitungsvereinbarung kann für den Fall eines Betriebsübergangs nach § 613a Abs. 1 BGB nicht ohne die Beteiligung bzw. die Zustimmung des neuen Arbeitgebers für die Zeit nach dem Betriebsübergang vereinbart werden.
2. Für den Abschluss einer Dienstvereinbarung »Personalüberleitungsvertrag«, insbesondere wenn sie auch noch Bindungen für die Zeit nach dem Betriebs- bzw. Dienststellenübergang entfalten sollen, fehlt dem Personalrat die erforderliche Regelungskompetenz nach § 84 Abs. 1 S. 1 PersVG SN.
BAG 13.12.2017 – 4 AZR 202/15, NZA 2018, 793 – 797

Auslegung einer Bezugnahmeklausel bei einem Betriebsübergang

Wenn ein Tarifvertrag kraft einzelvertraglicher Bezugnahme auf das Arbeitsverhältnis mit dem Betriebsveräußerer anwendbar war, findet sein Inhalt nach § 613a Abs. 1 S. 1 BGB auch nach dem Betriebsübergang als Individualvertragsrecht unverändert weiter Anwendung. Eine Gesetzeslücke, die durch eine analoge Anwendung der Regelung des § 613a Abs. 1 S. 3 BGB zu schließen sein könnte, fehlt.
BAG 16.5.2018 – 4 AZR 209/15, NZA 2018, 1489 – 1494

Verweisung auf kirchliche Arbeitsrechtsregelungen bleibt erhalten

Eine dynamische Verweisung auf kirchliche Arbeitsrechtsregelungen gilt auch nach einem Betriebsübergang auf einen weltlichen Erwerber weiter. Art 3 EGRL 23/2001 in Verbindung mit Art 16 GRC steht dem nicht entgegen, weil der Betriebserwerber eine Anpassung des Arbeitsvertrags an veränderte Umstände durch eine einvernehmliche Vertragsänderung oder eine Änderungskündigung nach § 2 KSchG erreichen kann.
BAG 21.6.2018 – 6 AZR 38/17, NZA 2018, 1413 – 1419

Tarifauslegung
Leitsatz

Tarifvertragsparteien können sich von dem gesetzlichen Konzept lösen, das bei Betriebsübergängen unter bestimmten Voraussetzungen eine Vereinheitlichung der kollektiven Arbeitsbedingungen vorsieht (§ 613a Abs. 1 S. 2 und 3 BGB), und stattdessen mit einem Tarifvertrag für die neu geschaffene betriebliche Organisation eine Konzeption der weitgehenden Kontinuität der Arbeitsbedingungen verfolgen. Mit der Zielsetzung, den Arbeitnehmern jeweils Bestandsschutz für ihre bisherigen Arbeitsbedingungen zu gewähren, statt sie in der neu geschaffenen Einheit neuen kollektiven Arbeitsbedingungen zu unterwerfen, verlassen die Tarifvertragsparteien den ihnen als Normgeber zustehenden Gestaltungsfreiraum nicht.
LAG Hamburg 29.8.2018 – 6 Sa 12/18, BeckRS 2018, 37577

Kein Verschlechterungsverbot bei Ablösung von Tarifverträgen nach Betriebsübergang
Leitsatz
Nach § 613a Abs. 1 Satz 3 BGB werden die beim Betriebsveräußerer durch Rechtsnormen eines Tarifvertrags unmittelbar und zwingend geregelten Rechte und Pflichten der Arbeitsverhältnisse durch die für dieselben Regelungsgegenstände bestehenden tarifvertraglichen Regelungen, an die der Betriebserwerber und der Arbeitnehmer gebunden sind – »kongruente Tarifgebundenheit« – abgelöst. Die Ablösung erfolgt grundsätzlich unabhängig davon, ob sich für die übergegangenen Arbeitsverhältnisse die Arbeitsbedingungen verbessern oder verschlechtern. Aus der Entscheidung des Gerichtshofs der Europäischen Union in der Rechtssache »Scattolon« (EuGH 6.9.2011 – C-108/10 –) folgt kein allgemeines Verschlechterungsverbot.
BAG 23.1.2019 – 4 AZR 445/17, NZA 2019, 922 – 927

Arbeitsvertragliche Bezugnahme auf Tarifvertrag
Aufgrund einer Tarifgebundenheit eines früheren Arbeitgebers an Tarifverträge ist eine Bezugnahmeregelung in Arbeitsverträgen nach der früheren Rechtsprechung des Senats als sog. Gleichstellungsabrede auszulegen. Danach endet die zeitliche Dynamik mit dem Wegfall der Tarifgebundenheit des Arbeitgebers. Diese Auslegungsregel wendet der Senat aus Gründen des Vertrauensschutzes noch auf Bezugnahmeklauseln an, die vor dem 1.1.2002 geschlossen wurden.
BAG 3.7.2019 – 4 AZR 312/18, NZA 2019, 1592 – 1597

Verweisung auf kirchliche Arbeitsrechtsregelungen – keine Abänderung durch BV
Ein mit einem kirchlichen Träger vor einem Betriebsübergang geschlossener Arbeitsvertrag, der formularmäßig kirchliches Arbeitsrecht in Bezug nimmt, ist nach Übergang auf einen weltlichen Arbeitgeber grundsätzlich nicht betriebsvereinbarungsoffen, weil das Betriebsverfassungsgesetz gemäß § 118 Abs. 2 BetrVG keine Anwendung auf Religionsgemeinschaften und ihre karitativen und erzieherischen Einrichtungen findet.
BAG 11.7.2019 – 6 AZR 40/17, NZA-RR 2019, 590 – 593

6. Weitergeltung von Betriebsvereinbarungen und Gesamtbetriebsvereinbarungen

Betriebsübergang; Übertragung einer Depotverwaltung
Leitsätze
1. Von der Eigenart des jeweiligen Betriebes hängt es ab, welche Betriebsmittel für seine Fortführung wesentlich sind. Die rein begriffliche Einordnung als Dienstleistungs-, Produktions- oder Mischbetrieb ist nicht entscheidend.

Eine schematisch einheitliche Behandlung aller Dienstleistungsbetriebe ist nicht möglich (Fortführung der bisherigen Rechtsprechung; vgl. u.a. BAG Urteil vom 9. Februar 1994 – 2 AZR 781/93 – DB 1994, 1144 ff. = EzA § 613a BGB Nr. 115 = NZA 1994, 612 = ZIP 1994, 901 ff., m.w.N.).
2. Wird nach einer Ausschreibung die Führung eines Militärdepots, in dem zahlreiche, verschiedenartigste Ersatzteile eingelagert, gebrauchsfähig gehalten und auf Anforderung der Streitkräfte ausgeliefert werden, einem anderen Unternehmer übertragen und überlassen ihm die Streitkräfte nahezu alle erforderlichen sächlichen und immateriellen Betriebsmittel (insbesondere Grundstück, mehrere Lagerhallen, Lagereinrichtung, Fördertechnik, EDV-Anlage, Computersoftware), so liegt ein Betriebsübergang im Sinne des § 613a BGB vor.
3. Aus § 613a Abs. 1 Satz 2 BGB lässt sich nicht ableiten, dass Betriebsvereinbarungen nach einem Betriebsübergang nicht normativ fortwirken. Der Betriebserwerber tritt vielmehr in die betriebsverfassungsrechtliche Stellung des früheren Betriebsinhabers ein und ist an die im Betrieb geltenden Betriebsvereinbarungen jedenfalls solange gebunden, bis sie ihr Ende finden, etwa dadurch, dass der Betrieb seine Identität verliert und deshalb aufhört zu bestehen (im Anschluss an BAG Beschluss vom 5. Februar 1991 – 1 ABR 32/90 – BAGE 67, 168, 188 f. = AP Nr. 89 zu § 613a BGB, zu B IV 2c cc der Gründe).
BAG 27.7.1994 – 7 ABR 37/93, NZA 1995, 222 – 225

Besitzstandswahrung bezüglich betrieblicher Altersversorgung bei Betriebsübergang
Leitsatz
1. Auch bei der Verdrängung einer im veräußerten Betrieb geltenden Betriebsvereinbarung über Leistungen der Betrieblichen Altersversorgung durch eine beim Erwerber geltende Betriebsvereinbarung nach § 613a Abs. 1 Satz 3 BGB ist der bis zum Betriebsübergang erdiente Versorgungsbesitzstand aufrechtzuerhalten.
2. Dies bedeutet nicht, dass der bis zum Betriebsübergang erdiente Besitzstand vom Betriebsübernehmer stets zusätzlich zu der bei ihm erdienten Altersversorgung geschuldet wäre. Die gebotene Besitzstandswahrung führt grundsätzlich nur insoweit zu einem erhöhten Versorgungsanspruch, wie die Ansprüche aus der Neuregelung im Versorgungsfall hinter dem zurückbleiben, was bis zum Betriebsübergang erdient war.
BAG 24.7.2001 – 3 AZR 660/00, NZA 2002, 520 – 523

Verpflichtung zur betrieblichen Altersvorsorge – Betriebsvereinbarung -Veräußerer des Betriebs – drei Stufen – Verhältnismäßigkeit

Leitsatz

Beruht die Verpflichtung zur betrieblichen Altersversorgung beim Veräußerer eines Betriebs auf einer Betriebsvereinbarung, so ist im Fall eines Betriebsübergangs die Ablösung dieser Betriebsvereinbarung durch eine beim Erwerber bestehende Gesamtbetriebsvereinbarung zu diesem Regelungsgegenstand wie sonst auch an den Grundsätzen des Vertrauensschutzes und der Verhältnismäßigkeit, für Eingriffe in Versorgungsanwartschaften durch das sog. dreistufige Prüfungsschema präzisiert, zu überprüfen. Gleiches gilt im Fall des § 613a Abs. 1 Satz 3 BGB, der teleologisch zu reduzieren ist.

Orientierungssatz

1. Für Tarifverträge und Betriebsvereinbarungen gilt das Gebot der Rechtsquellenklarheit. Dieses schließt es aus, eine Betriebsvereinbarung auf Betriebsratsseite sowohl von einem örtlichen Betriebsrat als auch von dem Gesamtbetriebsrat abschließen zu lassen (Rn. 55 ff.).
2. Bei der Ablösung einer Regelung zur betrieblichen Altersversorgung sind die Betriebsparteien bei Eingriffen in Versorgungsrechte an die Grundsätze des Vertrauensschutzes und der Verhältnismäßigkeit, präzisiert durch das sog. dreistufige Prüfungsschema, gebunden. Abhängig davon, auf welcher Stufe in Besitzstände der Arbeitnehmer eingegriffen wird, sind zur Rechtfertigung des Eingriffs unterschiedlich gewichtete Gründe auf Arbeitgeberseite erforderlich. Dieses Schema findet auch im Fall eines Betriebsübergangs Anwendung, wenn eine Versorgungsordnung, die bislang im Veräußererbetrieb galt, durch eine beim Erwerber bereits vorhandene Gesamtbetriebsvereinbarung abgelöst wird; sowie im Fall des § 613a Abs. 1 Satz 3 BGB. § 613a Abs. 1 Satz 3 BGB ist teleologisch zu reduzieren, was dazu führt, dass eine beim Erwerber geltende Betriebsvereinbarung über betriebliche Altersversorgungeine beim Veräußerer geltende Betriebsvereinbarung über betriebliche Altersversorgung nur bei Wahrung des dreistufigen Prüfungsschemas ablöst (Rn. 61 ff.).
3. Zwingende und abschließend geregelte tarifvertragliche Regelungen zur betrieblichen Altersversorgung, an die der Arbeitgeber gebunden ist, lösen grundsätzlich die Tarifsperre nach § 77 Abs. 3 Satz 1 BetrVG aus und verdrängen Betriebsvereinbarungen mit gleichem Regelungsgegenstand. Bei einer verschlechternden Ablösung von Regelungen zur betrieblichen Altersversorgung durch einen Tarifvertrag gilt nicht das vom Senat entwickelte dreistufige Prüfungsschema, sondern es gelten vor dem Hintergrund der Tarifautonomie (Art. 9 Abs. 3 GG) die allgemeinen Grundsätze der Verhältnismäßigkeit und des Vertrauensschutzes, verbunden mit einem Gestaltungsspielraum der Tarifvertragsparteien. Dieser gegenüber sonstigen Ablösungen von Regelungen zur betrieblichen Altersversorgung eingeschränkte

Prüfungsmaßstab gilt allerdings nur dann, sofern in dem Tarifvertrag selbst eine Gesamtregelung zur betrieblichen Altersversorgung (Inhalt, Voraussetzungen und Umfang) erfolgt (Rn. 92 ff.).
4. Lässt ein Tarifvertrag den Abschluss ergänzender Regelungen durch eine Betriebsvereinbarung zu, sind die Betriebsparteien zum Abschluss einer solchen Betriebsvereinbarung nach § 77 Abs. 3 Satz 2 BetrVG berechtigt. Die Betriebsparteien sind allerdings an die Vorgaben des Tarifvertrags gebunden. Ein Verstoß hiergegen führt zur (Teil-)Unwirksamkeit der entsprechenden betrieblichen Regelung (§ 77 Abs. 3 Satz 1 BetrVG; Rn. 117).
BAG 22. 10. 2019 – 3 AZR 429/18, BeckRS 2019, 36369

Betriebsvereinbarung als ablösende Regelung
Leitsatz
Eine vor dem Betriebsübergang für einen anderen Betrieb geschlossene Betriebsvereinbarung ist nur dann eine andere Regelung im Sinne des § 613a Abs. 1 Satz 3 BGB, wenn sie der Sache nach denselben Gegenstand regelt und betriebsverfassungsrechtlich im übernommenen Betrieb gilt.
BAG 1. 8. 2001 – 4 AZR 82/00, NZA 2002, 41 – 44

Jahressonderzahlung – Kürzung durch Einigungsstellenspruch – Betriebsübergang
Leitsatz
Wird eine Betriebsvereinbarung im Zuge eines Betriebsübergangs nach § 613a Abs. 1 Satz 2 BGB zum – individualrechtlichen – Inhalt des Arbeitsverhältnisses, ist sie vor der Ablösung durch eine – spätere – Betriebsvereinbarung nicht in weiterem Umfang geschützt, als wenn sie kollektivrechtlich weitergelten würde. Im Verhältnis zu der neuen Betriebsvereinbarung gilt damit nicht das Günstigkeits-, sondern das Ablösungsprinzip.
BAG 14. 8. 2001 – 1 AZR 619/00, AP BetrVG 1972 § 77 Nr. 85

Fortgeltung von Gesamtbetriebsvereinbarungen nach Betriebsübergang
Leitsätze
1. Im Fall eines Betriebsübergangs behalten Gesamtbetriebsvereinbarungen, die in den Betrieben des abgebenden Unternehmens gelten, in den übertragenen Teilen des Unternehmens ihren Status als Rechtsnormen auch dann, wenn nur einer oder mehrere Betriebe übergehen. Dies gilt jedenfalls dann, wenn das andere Unternehmen bis dahin keinen Betrieb führte und die übertragenen Betriebe ihre Identität bewahrt haben.
2. Wird nur ein Betrieb übernommen, bleiben die Gesamtbetriebsvereinbarungen als Einzelbetriebsvereinbarungen bestehen. Werden alle oder mehrere Betriebe übernommen, bleiben dort die Gesamtbetriebsvereinbarungen als solche bestehen.

3. Wird ein übernommener Betriebsteil vom Erwerber als selbständiger Betrieb geführt, gelten in ihm die im ursprünglichen Betrieb bestehenden Einzel- und Gesamtbetriebsvereinbarungen normativ weiter.
BAG 18.9.2002 – 1 ABR 54/01, NZA 2003, 670 – 676

Nachwirkung einer Betriebsvereinbarung über Sonderzahlungen
Leitsätze
1. Wird eine Betriebsvereinbarung im Zuge eines Betriebsübergangs Inhalt des Arbeitsverhältnisses, ist sie vor einer Ablösung durch eine spätere Betriebsvereinbarung im Erwerberbetrieb nicht in weiterem Umfang bewahrt, als wenn sie kollektivrechtlich weitergegolten hätte.
2. Es ist einem Arbeitgeber grundsätzlich nicht verwehrt, im selben Betrieb mehrere voneinander unabhängige Vergütungssysteme zur Anwendung zu bringen. Die dem zugrunde liegende Bildung verschiedener Beschäftigtengruppen muss aber auf sachlichen Gründen beruhen, um nicht dem Zweck des Mitbestimmungsrechts nach § 87 Abs. 1 Nr. 10 BetrVG zuwiderzulaufen. Die weitere Entwicklung der unterschiedlichen Vergütungssysteme ist dann im Verhältnis zueinander nicht Gegenstand der Überprüfung nach den Maßstäben innerbetrieblicher Entgeltgerechtigkeit.
BAG 18.11.2003 – 1 AZR 604/02, NZA 2004, 803 – 807

Dynamische Tarifanwendung kraft Vertrages zu Gunsten Dritter bei Betriebsübergang
Wenn ein Kreiskrankenhaus im Wege eines Betriebsübergangs auf einen nicht tarifgebundenen Arbeitgeber übergeht, kann in einer Vereinbarung nach Verhandlungen zwischen Übernehmer, dem Landkreis und dem zuständigen Personalrat eine Regelung hinsichtlich der nach dem Betriebsübergang anwendbaren Tarifverträge getroffen werden. Aus einem solchen Vertrag zugunsten Dritter können die betroffenen Arbeitnehmer unmittelbar Rechte herleiten.
BAG 20.4.2005 – 4 AZR 292/04, NZA 2006, 281 – 283

Ablösende Betriebsvereinbarung – Gesamtzusage
1. Ein Provisionsanspruch ergibt sich vorliegend nicht aus einer vertraglichen Einheitsregelung. Allein aus der tatsächlichen Gewährung von Leistungen kann nicht auf den für eine Gesamtzusage erforderlichen Verpflichtungswillen des Arbeitgebers geschlossen werden, wenn die Leistungen erkennbar erbracht werden, um Verpflichtungen aus einer Betriebsvereinbarung zu erfüllen. Die Durchführung einer vermeintlich wirksamen Betriebsvereinbarung dürfen die Arbeitnehmer nicht dahin verstehen, der Arbeitgeber wolle sich unabhängig von der Wirksamkeit und Fortgeltung rechtsgeschäftlich zur Erbringung der in der Betriebsvereinbarung vorgesehenen Leistungen verpflichten. Für einen entsprechenden Verpflichtungswillen des Arbeit-

gebers müssen vielmehr besondere Umstände vorliegen (vgl. BAG vom 23.8.1989 – 5 AZR 391/88 = AP Nr. 42 zu § 77 BetrVG 1972).
2. Eine neue Betriebsvereinbarung über denselben Regelungsgegenstand löst die Regelungen der älteren Betriebsvereinbarung auch dann ab, wenn diese für den Arbeitnehmer günstiger waren. Nichts anderes ergibt sich, falls anlässlich der Verschmelzung und der Zusammenlegung von Betrieben gem. § 613a Abs. 1 Satz 2 BGB eine Transformation der Ansprüche aus einer früheren Betriebsvereinbarung in das Individualarbeitsverhältnis stattgefunden hat. Rechte aus einer Betriebsvereinbarung, die im Zuge eines Betriebsübergangs gem. § 613a Abs. 1 Satz 2 BGB Inhalt des Arbeitsverhältnisses werden, sind vor einer Ablösung durch eine spätere Betriebsvereinbarung im Erwerberbetrieb nicht in weiterem Umfang geschützt, als wenn sie kollektivrechtlich weitergegolten hätten. Sie sind nach § 613a Abs. 1 Satz 3 BGB einer Neuregelung durch eine ablösende Betriebsvereinbarung zugänglich.
BAG 28.6.2005 – 1 AZR 213/04, NJOZ 2005, 5080 – 5085

Umdeutung nach § 140 BGB – unwirksame Betriebsvereinbarung – Verpflichtungswille Gesamtzusage
Leitsatz
Eine Umdeutung einer unwirksamen Betriebsvereinbarung in eine Gesamtzusage nach § 140 BGB ist möglich, wenn hinreichende Anhaltspunkte für einen entsprechenden hypothetischen Verpflichtungswillen des Arbeitgebers bestehen. Der Umdeutung von Betriebsvereinbarungen über Leistungen der betrieblichen Altersversorgung steht keine gegenüber Betriebsvereinbarungen erschwerte Abänderungsmöglichkeit der Gesamtzusage entgegen; sie entsprechen sich im Wesentlichen.
BAG 23.3.2016 – 3 AZR 960/13, NZA 2016, 642 – 647

Umdeutung einer unwirksamen Betriebsvereinbarung in eine Gesamtzusage
Leitsätze
1. Die Betriebsparteien können wegen der Tarifsperre des § 77 Abs. 3 S. 1 BetrVG in einer Betriebsvereinbarung weder Bestimmungen über Tarifentgelte treffen noch über deren Höhe disponieren.
2. Die Umdeutung einer unwirksamen Betriebsvereinbarung in eine Gesamtzusage muss durch außerhalb der Betriebsvereinbarung liegende Umstände gerechtfertigt sein, welche den Schluss zulassen, dass sich der Arbeitgeber unabhängig von der Betriebsvereinbarung vertraglich verpflichten will, die in dieser Betriebsvereinbarung geregelten Leistungen zu gewähren.
BAG 23.1.2018 – 1 AZR 65/17, NZA 2018, 871 – 876

Fortgeltung einer betrieblichen Vergütungsordnung nach Betriebsübergang auch nach Wegfall des Geltungsgrunds
Leitsatz
Geht ein Betrieb oder Betriebsteil unter Wahrung seiner bisherigen Identität durch Rechtsgeschäft auf einen Betriebserwerber über, tritt dieser betriebsverfassungsrechtlich an die Stelle des früheren Betriebsinhabers. Der neue Betriebsinhaber ist bis zu einer dem Mitbestimmungsrecht nach § 87 Abs. 1 BetrVG genügenden Änderung zur Fortführung der im Betrieb bestehenden Vergütungsordnung verpflichtet.
BAG 8. 12. 2009 – 1 ABR 66/08, NZA 2010, 404 – 407

Betriebsübergang – EGRL 23/2001 – dynamische Verweisung auf nach dem Betriebsübergang verhandelte und abgeschlossene Tarifverträge
1. Art. 3 der Richtlinie 2001/23 zur Angleichung der Rechtsvorschriften der Mitgliedstaaten über die Wahrung von Ansprüchen der Arbeitnehmer beim Übergang von Unternehmen, Betrieben oder Unternehmens- oder Betriebsteilen ist dahin auszulegen, dass er es einem Mitgliedstaat verwehrt, vorzusehen, dass im Fall eines Unternehmensübergangs die Klauseln, die dynamisch auf nach dem Zeitpunkt des Übergangs verhandelte und abgeschlossene Kollektivverträge verweisen, gegenüber dem Erwerber durchsetzbar sind, wenn dieser nicht die Möglichkeit hat, an den Verhandlungen über diese nach dem Übergang abgeschlossenen Kollektivverträge teilzunehmen.
Diese Richtlinie über die Wahrung von Ansprüchen der Arbeitnehmer dient nämlich nicht nur dem Schutz der Arbeitnehmerinteressen bei einem Unternehmensübergang, sondern sie soll auch einen gerechten Ausgleich zwischen den Interessen der Arbeitnehmer einerseits und denen des Erwerbers andererseits gewährleisten. Beim Übergang eines Unternehmens vom öffentlichen auf den privaten Sektor könnte eine Klausel, die dynamisch auf nach dem Übergang des Unternehmens verhandelte und geschlossene Kollektivverträge verweist, welche die Entwicklung der Arbeitsbedingungen im öffentlichen Sektor regeln sollen, den Handlungsspielraum, den ein privater Erwerber benötigt, um Anpassungsmaßnahmen zu ergreifen, erheblich einschränken. Eine solche Klausel kann daher den gerechten Ausgleich zwischen den Interessen des Erwerbers in seiner Eigenschaft als Arbeitgeber einerseits und denen der Arbeitnehmer andererseits beeinträchtigen.
2. Im Hinblick auf Art. 3 der Richtlinie 2001/23 zur Angleichung der Rechtsvorschriften der Mitgliedstaaten über die Wahrung von Ansprüchen der Arbeitnehmer beim Übergang von Unternehmen, Betrieben oder Unternehmens- oder Betriebsteilen und in Anbetracht der in Art. 16 der Charta der Grundrechte der Europäischen Union niedergelegten unternehmerischen Freiheit muss es dem Erwerber möglich sein, im Rahmen eines zum Vertragsabschluss führenden Verfahrens, an dem er beteiligt ist, seine Interessen wirksam geltend zu machen und die die Entwicklung der Arbeitsbedin-

gungen seiner Arbeitnehmer bestimmenden Faktoren auszuhandeln. Eine Klausel, die dynamisch auf nach dem Zeitpunkt des Unternehmensübergangs verhandelte und abgeschlossene Kollektivverträge verweist und dem Erwerber die Möglichkeit nimmt, im Rahmen eines zum Vertragsabschluss führenden Verfahrens seine Interessen wirksam geltend zu machen und die die Entwicklung der Arbeitsbedingungen seiner Arbeitnehmer bestimmenden Faktoren auszuhandeln, reduziert die Vertragsfreiheit dieses Erwerbers und kann den Wesensgehalt seines in Art. 16 der Charta niedergelegten Rechts auf unternehmerische Freiheit beeinträchtigen.
EuGH 18.7.2013 – C-426/11 (Alemo-Herron), NZA 2013, 835 – 837

Grundsätzliche Fortgeltung dynamischer Bezugnahmeklauseln für Erwerber nach Betriebsübergang
1. Der Arbeitsvertrag kann durch Vertragsklauseln auf andere rechtliche Instrumente, insbesondere auf Tarifverträge, verweisen. Solche Klauseln können entweder wie »statische« Verweisungsklauseln auf allein die Rechte und Pflichten verweisen, die in dem zum Zeitpunkt des Unternehmensübergangs geltenden Kollektivvertrag festgelegt sind, oder – wie die in den Ausgangsverfahren in Rede stehenden »dynamischen« Verweisungsklauseln – auch auf zukünftige vertragliche Entwicklungen verweisen, die eine Änderung dieser Rechte und Pflichten nach sich ziehen.
2. Hierzu hat der EuGH im Fall einer »statischen« Vertragsklausel und vor dem Kontext der Richtlinie 77/187 ausgeführt, dass sich aus dem Wortlaut der Richtlinie nicht ergibt, dass der Unionsgesetzgeber den Erwerber durch andere Kollektivverträge als die zum Zeitpunkt des Übergangs geltenden binden und demnach verpflichten wolle, die Arbeitsbedingungen später durch die Anwendung eines neuen nach dem Übergang geschlossenen Kollektivvertrags zu ändern (vgl. i. d. S. EuGH, ECLI:EU:C:2006:168 = Slg. 2006, I-2397 = NZA 2006, 376 Rn. 29 – Werhof).
3. Haben der Veräußerer und die Arbeitnehmer eine »dynamische« Vertragsklausel frei vereinbart und ist diese zum Zeitpunkt des Übergangs in Kraft, ist daher die Richtlinie 2001/23 und insbesondere ihr Art. 3 so zu verstehen, dass sie grundsätzlich vorsehen, dass diese sich aus einem Arbeitsvertrag ergebende Pflicht auf den Erwerber übergeht.
EuGH 27.4.2017 – C-680/15, C-681/15, NZA 2017, 571 – 572

Fortgeltung von Gesamtbetriebsvereinbarungen nach Betriebsübergang Leitsatz
1. Der Inhalt einer Gesamtbetriebsvereinbarung gilt nach einem Betriebsübergang in dem übertragenen Betrieb als Einzelbetriebsvereinbarung weiter, wenn ihr Gegenstand im Unternehmen des Betriebserwerbers nicht normativ geregelt ist.

2. Ein Arbeitnehmer kann die nach § 9 Abs. 2 Satz 1 BetrAVG auf den Pensions-Sicherungs-Verein übergegangenen Ansprüche mit dessen Ermächtigung zur Insolvenztabelle anmelden und im Bestreitensfall gerichtlich weiterverfolgen.

Orientierungssatz

1. Von Amts wegen zu bewirkende Zustellungen von gerichtlichen Entscheidungen sind im Zeitraum der Verfahrensunterbrechung wegen eines eröffneten Insolvenzverfahrens grundsätzlich unwirksam. Auf eine Kenntnis des Gerichts von der Insolvenzeröffnung kommt es dabei nicht an. (Rn. 18) Die unwirksame Zustellung kann jedoch in entsprechender Anwendung von § 189 Alt 2 ZPO geheilt werden.
2. Eine bereits während des Unterbrechungszeitraums eingelegte und begründete Revision ist zulässig.
3. Der Wortlaut von § 613a Abs. 1 BGB steht einer normativen Fortgeltung von Betriebsvereinbarungen bei einem Betriebsübergang nicht entgegen. Die Vorschrift regelt das Fortbestehen von vertraglichen Vereinbarungen sowie die Transformation der kollektiven Regelungen, soweit diese nicht normativ fortgelten. Zu der vorgelagerten Frage, unter welchen Voraussetzungen die bisher in der übergehenden Einheit bestehenden Tarifverträge und Betriebsvereinbarungen ihren normativen Charakter behalten, verhält sich § 613a Abs. 1 BGB nicht.

BAG 5.5.2015 – 1 AZR 763/13, NZA 2015, 1331 – 1336

Weitergeltung der Gesamtbetriebsvereinbarung – Betriebsübergang Identität des Betriebs

Eine kollektivrechtliche Weitergeltung einer vormals geschlossenen Gesamtbetriebsvereinbarung nach einem Betriebsübergang i. S. d. § 613a Abs. 1 BG B kommt nur in Betracht, wenn die Identität des Betriebs gewahrt wurde oder ein übernommener Betriebsteil als selbstständiger Betrieb weitergeführt wurde (Fortschreibung BAG BeckRS 2003, 40732). In anderen Fällen ist vorbehaltlich des § 613a Abs. 1 S. 3 BGB von einer Transformation der Regelungen der Gesamtbetriebsvereinbarung in das Arbeitsverhältnis nach § 613a Abs. 1 S. 2 BGB auszugehen (Fortschreibung BAG BeckRS 2012, 71268).

BAG 8.7.2015 – 4 AZR 111/14, BeckRS 2015, 72448

EuGH-Vorlage – dynamische Bezugnahmeklausel – Betriebsübergang

1. Der Betriebserwerber ist nach einem Betriebsübergang an die von einem nicht tarifgebundenen Betriebsveräußerer vereinbarte dynamische Verweisung auf einen Tarifvertrag unverändert gebunden. Diese Dynamik entfällt nicht, wenn der Betriebserwerber nicht durch die Mitgliedschaft in einer tarifschließenden Koalition tarifgebunden ist und deshalb auf die künftigen Tarifverhandlungen keinen Einfluss nehmen kann.

2. Dem Gerichtshof der Europäischen Union (EuGH) wird die Frage zur Vorabentscheidung vorgelegt, ob diese Auslegung von § 613a Abs. 1 BGB mit Art. 3 RL 2001/23/EG (juris: EGRL 23/2001) und Art. 16 GRC (juris: EUGrdRCh) vereinbar ist.
BAG 17.6.2015 – 4 AZR 61/14 (A), NZA 2016, 373 – 380

An bei der Rechtsvorgängerin bestehende Unternehmens- und betriebsverfassungsrechtliche Strukturen anknüpfende Gesamtbetriebsvereinbarung
Ein Arbeitgeber muss bei einer identitätswahrenden Übertragung eines Betriebs auf einen anderen Rechtsträger die zwischen seinem Rechtsvorgänger und dem dort gebildeten Gesamtbetriebsrat geschlossene Gesamtbetriebsvereinbarung (GBV) nicht weiter anwenden, wenn der Regelungsgegenstand der GBV keine lediglich auf der Ebene des Unternehmens ausgestaltete betriebliche Angelegenheit ist. Handelt es sich hierbei vielmehr um eine Vereinbarung, die spezifisch Unterrichtungs- und Beratungsansprüche für einen bei einem herrschenden Konzernunternehmen vom Gesamtbetriebsrat gebildeten Wirtschaftsausschuss, bei dem weitere Betriebe mit Betriebsräten bestehen, regelt, knüpft die GBV zwingend an eine bei der Rechtsvorgängerin bestehende Unternehmens- und betriebsverfassungsrechtliche Struktur an, die bei der Arbeitgeberin nicht besteht.
BAG 24.1.2017 – 1 ABR 24/15, NZA-RR 2017, 413 – 415

Nachwirkende Betriebsvereinbarung – Darlegungslast
Leitsatz
Die Darlegungslast für Tatsachen betreffend den wirksamen Abschluss einer Betriebsvereinbarung, auf die im Nachwirkungszeitraum nach Betriebsübergang Ansprüche eines Arbeitnehmers gegen den Betriebserwerber gestützt werden, trägt der Betriebserwerber, obwohl er an ihrem Abschluss nicht beteiligt war. Dies folgt aus dem normativen Charakter der Betriebsvereinbarung. Darauf, dass der Betriebsvereinbarung im Nachwirkungszeitraum keine zwingende Wirkung mehr zukommt, kommt es nicht an, weil der Rechtscharakter zum Zeitpunkt des Abschlusses der Betriebsvereinbarung für die Darlegungslast maßgeblich ist.
LAG Hessen 8.6.2018 – 14 Sa 1169/17, NZA-RR 2019, 28 – 33

Aufhebung einer Betriebsvereinbarung für den Fall eines Betriebsübergangs
1. Die Betriebsparteien können in einer Gesamtbetriebsvereinbarung die Aufhebung einer anderen Betriebsvereinbarung für den Fall eines Betriebsübergangs vorsehen, ohne dass es zu einer Nachwirkung kommt.
2. Eine solche Vereinbarung der Betriebsparteien bedarf nicht zwangsläufig der Zustimmung der Tarifvertragsparteien, wenn wie vorliegend die Ver-

antwortung für angemessene Arbeitsbedingungen mittels Öffnungsklausel gemäß § 77 Abs. 3 BetrVG auf die Betriebsparteien übertragen wird.
3. Die Rechtsfolge der Aufhebung der betrieblichen Regelung, die infolge der Tariföffnungsklausel vereinbart wurde, führt dazu, dass nunmehr wieder die Tarifvertragsparteien ihre Regelungskompetenz ausüben können.
4. Der Schutzzweck des § 613a Abs. 1 BGB wird durch die Aufhebung der betrieblichen Reglungen nicht rechtsmissbräuchlich vereitelt.
LAG Schleswig-Holstein 27.9.2018 – 5 Sa 209/17, BeckRS 2018, 43390

Anwendung transformierter Normen bei mehreren Betriebsübergängen
Leitsatz
Wurden die Normen einer Betriebsvereinbarung infolge eines Betriebsübergangs nach § 613a Abs. 1 Satz 2 BGB in das Arbeitsverhältnis mit dem Erwerber transformiert, können sie auch bei einem nachfolgenden Betriebsübergang nur auf der Grundlage von § 613a Abs. 1 Satz 2 BGB für das auf den weiteren Erwerber übergegangene Arbeitsverhältnis zur Anwendung gelangen.
BAG 12.6.2019 – 1 AZR 154/17, NZA 2019, 1203 – 1212

Gesamtbetriebsvereinbarung bei einem bisher betriebslosen Betriebserwerber
Regelungen in einer Gesamtbetriebsvereinbarung, die in Betrieben eines übertragenden Unternehmens gilt, behalten bei einem die Betriebsidentität wahrenden Übergang auf einen bisher betriebsratslosen Betriebserwerber in den übertragenen Teilen des Unternehmens ihren Status als Rechtsnormen.
BAG 13.8.2019 – 1 AZR 213/18, NZA 2020, 49 – 59

Ruhegeld – Ablösung – Betriebsübergang
Allein das Interesse des Arbeitgebers, nach einem Betriebsübergang unterschiedliche Versorgungsordnungen vereinheitlichen zu wollen, genügt nicht als Sachgrund für eine Verschlechterung von Regelungen zur betrieblichen Altersversorgung – auch nicht für Eingriffe in die weiteren dienstzeitabhängigen Zuwächse.
BAG 22.10.2019 – 3 AZR 429/18, AP BetrAVG § 1 Ablösung Nr. 81

Kündigung transformierter Normen zur vollständigen Leistungseinstellung
Die als »Inhalt des Arbeitsverhältnisses« fortwirkenden Inhaltsnormen der Betriebsvereinbarung werden, da sie kollektiven Ursprungs sind, mit dem – jeder kollektivrechtlichen Norm innewohnenden – Vorbehalt ihrer nachfolgenden Abänderbarkeit mit kollektivrechtlichen Mitteln transformiert. Dies zeigt § 613a Abs. 1 S. 3 BGB.

Der im Interesse des Betriebserwerbers in § 613a Abs. 1 S. 3 BGB angelegte kollektivrechtliche Ablösungsmechanismus kann nicht greifen, wenn es sich bei den transformierten Normen um solche einer nur teilmitbestimmten Betriebsvereinbarung handelt, deren finanzielle Leistungen der Erwerber vollständig und ersatzlos einstellen will. (Orientierungssatz)
Die zum Zwecke der vollständigen Leistungseinstellung erklärte Kündigung der nach § 613a Abs. 1 S. 2 BGB transformierten Inhaltsnormen einer teilmitbestimmten Betriebsvereinbarung hat zur Folge, dass mit Ablauf der Kündigungsfrist deren Fortwirkung im Arbeitsverhältnis endet.
BAG 19.11.2019 – 1 AZR 386/18, NZA 2020, 297 – 299

Konzernbetriebsvereinbarung betriebliche Altersversorgung – Nach Ausscheiden durch Share Deal aus dem Konzern
1. Scheidet ein Unternehmen im Wege einer Anteilsübertragung (sog. Share Deal) aus einem Konzernverbund aus, so gilt eine Konzernbetriebsvereinbarung in diesem Unternehmen in der Regel als Gesamt- oder Einzelbetriebsvereinbarung weiter.
2. Die Weitergeltung einer Konzernbetriebsvereinbarung, die Ansprüche auf eine betriebliche Altersversorgung betrifft, scheitert nicht daran, dass deren Durchführung einer konzerneigenen Unterstützungskasse übertragen wurde. Nach § 1 Abs. 1 Satz 3 BetrAVG hat der Arbeitgeber für die Erfüllung der von ihm zugesagten Leistungen auch dann einzustehen, wenn die Durchführung der betrieblichen Altersversorgung nicht unmittelbar über ihn erfolgt. Die Erfüllung dieser Verpflichtung ist einem Unternehmen auch dann möglich, wenn es nicht mehr Mitglied einer konzerneigenen Unterstützungskasse ist.
3. Geht zu einem späteren Zeitpunkt ein Betriebsteil auf einen Erwerber über, so gilt die im ursprünglichen Betrieb als Einzelbetriebsvereinbarung fortwirkende Konzernbetriebsvereinbarung auch beim Erwerber normativ fort.
BAG 25.2.2020 – 1 ABR 39/18, NZA 2020, 875 – 881

7. Gleichbehandlung und Betriebsübergang

Gleichbehandlung – Betriebsübergang
Leitsatz
Gehen nach einem Betriebsübergang Arbeitsverhältnisse vom Veräußerer auf den Erwerber über und gewährt der Erwerber den übernommenen Arbeitnehmern die mit dem früheren Arbeitgeber vereinbarten oder sich dort aus einer Betriebsvereinbarung ergebenden Arbeitsbedingungen weiter, können die übernommenen Arbeitnehmer aus dem Gleichbehandlungs-

grundsatz keine Anpassung an die beim Erwerber bestehenden besseren Arbeitsbedingungen verlangen.
BAG 31. 8. 2005 – AZR 517/04, AP BGB § 613a Nr. 288

Sonderzahlung – Gleichbehandlung
1. Auslegung einer in deutsch- und englischsprachigen Foliensätzen festgelegten Zahlung eines Sonderbonus an Mitarbeiter, deren Voraussetzungen und Ausnahmen.
2. Der Arbeitgeber, der in seinem Betrieb nach von ihm gesetzten allgemeinen Regeln freiwillige Leistungen gewährt, ist an den arbeitsrechtlichen Gleichbehandlungsgrundsatz gebunden. Bildet er Gruppen von begünstigten und benachteiligten Arbeitnehmern, muss auch die Gruppenbildung sachlichen Kriterien entsprechen.
3. Differenzierungskriterium ist hier der Fortbestand des Arbeitsverhältnisses. Ein Arbeitgeber kann bei Gewährung einer freiwilligen Leistung Arbeitnehmer, die im Lauf des Bezugsjahres ausgeschieden sind, auch dann von der Leistung ausnehmen, wenn er den im Lauf des Bezugsjahres neu eingetretenen Arbeitnehmern die Leistung anteilig gewährt.
4. Der Umstand, dass der leitende Angestellte es nicht zu vertreten hat, dass er in das ausgegliederte Unternehmen übergewechselt ist und somit nicht mehr in der Lage ist Betriebstreue zu erbringen, zwingt den Arbeitgeber nicht dazu die Leistung zu gewähren.
5. Keine Aufstellung widersprüchlicher Voraussetzungen für die Bonuszahlung.
BAG 14. 2. 2007 – 10 AZR 181/06, NZA 2007, 558 – 561

Gleichbehandlung nach Betriebsübergang
Der allgemeine Gleichbehandlungsgrundsatz findet auf freiwillige Lohnerhöhungen nach einer selbst im Rahmen einer Betriebsvereinbarung gegebenen Regelung des Arbeitgebers auch dann Anwendung, wenn der Arbeitgeber zwischen seiner Stammbelegschaft und den aufgrund eines Betriebsübergangs übernommenen Arbeitnehmern differenziert, indem er nur der Stammbelegschaft eine freiwillige Lohnerhöhung zukommen lässt. Der Gleichbehandlungsgrundsatz verpflichtet den Arbeitgeber, seine Arbeitnehmer oder vergleichbare Gruppen von Arbeitnehmern bei Anwendung einer Vergütungsregelung gleich zu behandeln. Damit verbietet er nicht nur die willkürliche Schlechterstellung einzelner Arbeitnehmer innerhalb der Gruppe, sondern auch eine sachfremde Gruppenbildung. Steht eine Gruppenbildung fest, hat der Arbeitgeber die Gründe für die Differenzierung so nachvollziehbar darzulegen, dass die Beurteilung möglich ist, ob die Gruppenbildung sachlichen Kriterien entspricht. Ein sachlicher Grund für die Differenzierung kann in der Anpassung unterschiedlicher Arbeits-

bedingungen der Stammbelegschaft und der durch § 613a Abs. 1 Satz 2 BGB im Rahmen des Betriebsübergangs begünstigten Arbeitnehmer liegen.
BAG 14. 3. 2007 – 5 AZR 420/06, NZA 2007, 862 – 865

Gleichbehandlung in Übergangssituationen
1. Betriebsvereinbarungen sind am betriebsverfassungsrechtlichen Gleichbehandlungsgrundsatz zu messen, wenn sie Arbeitnehmer, deren Arbeitsverhältnis durch einen Betriebs- oder Betriebsteilübergang auf den Arbeitgeber übergeht, von einer Versorgungsordnung ausnehmen, neu eintretende Arbeitnehmer jedoch nicht.
2. Diese Herausnahme ist gerechtfertigt. Durch einen Betriebs- oder Betriebsteilübergang entsteht eine Übergangssituation. Es ist nicht von vornherein absehbar, welche Arbeits-, insbesondere Versorgungsbedingungen, in derartigen Arbeitsverhältnissen gelten und welche Unterschiede zu denen der anderen Arbeitnehmer bestehen. Die Herausnahme erleichtert eine sachgerechte und angemessene Regelung dieser Übergangssituation. (Orientierungssatz)
BAG 19. 1. 2010 – 3 ABR 19/08, AP BetrVG 1972, § 77 Betriebsvereinbarung Nr. 49

8. Unterrichtung über die Folgen und Widerspruchsrecht gegen den Betriebsübergang

Sozialplanabfindung bei Betriebsübergang
Leitsätze
1. Nimmt ein Sozialplan von seinem Geltungsbereich solche Mitarbeiter aus, die einen angebotenen zumutbaren Arbeitsplatz ablehnen, so gilt dies auch für den Fall, dass Arbeitnehmer dem Übergang ihres Arbeitsverhältnisses im Wege eines Betriebsüberganges nach § 613a BGB widersprechen.
2. Die Weiterarbeit beim Betriebserwerber nach einem Betriebsübergang im Sinne von § 613a BGB ist dem Arbeitnehmer in der Regel zumutbar.
BAG 5. 2. 1997 – 10 AZR 553/96, NZA 1998, 158 – 160

Auslegung eines Sozialplans – Sozialplanabfindung bei Widerspruch gegen Betriebsübergang
Leitsätze
1. Sieht ein Sozialplan Abfindungen bei betriebsbedingten Kündigungen vor, so haben mangels entgegenstehender Anhaltspunkte auch solche Arbeitnehmer einen Anspruch, die deshalb entlassen werden, weil sie dem Übergang ihres Arbeitsverhältnisses auf den Erwerber eines Betriebsteils widersprochen haben.

2. Das gilt auch dann, wenn der Sozialplan für diejenigen Arbeitnehmer, die dem Übergang ihrer Arbeitsverhältnisse nicht widersprechen, besondere Leistungen vorsieht.
BAG 15.12.1998 – 1 AZR 332/98, NZA 1999, 667 – 669

Betriebsbedingte Kündigung nach Widerspruch gegen den Übergang des Arbeitsverhältnisses auf Teilbetriebserwerber
Im Fall eines bevorstehenden Teilbetriebsübergangs muss der Arbeitgeber einem davon betroffenen Arbeitnehmer die Weiterbeschäftigung auf einem freien Arbeitsplatz anbieten, sobald er damit rechnen muss, der Arbeitnehmer werde dem Übergang seines Arbeitsverhältnisses widersprechen.
BAG 15.8.2002 – 2 AZR 195/01, NZA 2003, 430 – 432

Betriebsübergang – Widerruf eines Widerspruchs
Hat ein Arbeitnehmer dem Übergang seines Arbeitsverhältnisses auf einen Betriebserwerber nach § 613a Abs. 1 Satz 1 BGB wirksam widersprochen, so kann er diesen Widerspruch als einseitige empfangsbedürftige Willenserklärung nicht einseitig nach Zugang beim Erklärungsadressaten widerrufen.
BAG 30.10.2003 – 8 AZR 491/02, NZA 2004, 481 – 483

Sachliche Gründe für Widerspruch – Berücksichtigung bei Sozialauswahl
Nach der ständigen Rechtsprechung des BAG kann sich ein Arbeitnehmer, der dem Übergang seines Arbeitsverhältnisses auf einen Betriebserwerber nach § 613a BGB widerspricht, bei einer nachfolgenden vom Betriebsveräußerer erklärten Kündigung auch auf eine mangelhafte Sozialauswahl nach § 1 Abs. 3 Satz 1 KSchG berufen. Bei der Prüfung der sozialen Auswahlgesichtspunkte können dann aber die Gründe für den Widerspruch berücksichtigt werden. Jedenfalls wenn alle Arbeitnehmer dem Übergang widersprechen, stellt die Übernahme der »betriebsmittelarmen« Schulreinigung nicht ohne weiteres einen Fall des § 613a BGB dar.
BAG 22.4.2004 – 2 AZR 243/03, BeckRS 2004, 30341693

Betriebsübergang – Kollektiver Widerspruch – Betriebsbedingte Kündigung
Leitsatz
1. Für die Ausübung eines Widerspruchs nach § 613a Abs. 6 BGB ist ein sachlicher Grund nicht erforderlich. Dies gilt auch im Fall der Ausübung des Widerspruchs durch eine Mehrheit von Arbeitnehmern.
2. Ein kollektiver Widerspruch kann aber gem. § 242 BGB rechtsmissbräuchlich und daher unwirksam sein, wenn er dazu eingesetzt wird, andere

Zwecke als die Sicherung der arbeitsvertraglichen Rechte und die Beibehaltung des bisherigen Arbeitgebers herbeizuführen.
BAG 30.9.2004 – 8 AZR 462/03, NZA 2005, 43 – 51

Gemeinsamer Widerspruch gegen Betriebsübergang durch alle Arbeitnehmer
Für die Ausübung eines Widerspruchs nach § 613a Abs. 6 BGB ist ein sachlicher Grund nicht erforderlich. Dies gilt auch im Falle der Ausübung des Widerspruchs durch eine Mehrheit von Arbeitnehmern. Ein kollektiver Widerspruch kann aber gem. § 242 BGB rechtsmissbräuchlich und daher unwirksam sein, wenn er dazu eingesetzt wird, andere Zwecke als die Sicherung der arbeitsvertraglichen Rechte und die Beibehaltung des bisherigen Arbeitgebers herbeizuführen. Die gemeinsame Ausübung an sich reicht hierfür nicht, auch wenn die Ausübung unter den Mitarbeitern abgesprochen ist.
BAG 28.10.2004 – 8 AZR 391/03, NZA 2005, 285 – 289

Kündigung – Unterrichtungspflicht über Betriebsübergang
Leitsatz
Wird der Arbeitnehmer über einen Betriebsübergang nicht ordnungsgemäß nach § 613a Abs. 5 BGB unterrichtet, läuft die einmonatige Widerspruchsfrist gem. § 613a Abs. 6 Satz 1 BGB nicht. Die Verletzung der Unterrichtungspflicht nach § 613a Abs. 5 BGB führt aber auch unter Berücksichtigung des Grundsatzes von Treu und Glauben (§ 242 BGB) nicht zur Unwirksamkeit der Kündigung.
BAG 24.5.2005 – 8 AZR 398/04, NZA 2005, 1302 – 1307

Verspäteter Widerspruch gegen Betriebsübergang nach ordnungsgemäßer Unterrichtung
1. Nur eine den Vorgaben des § 613a Abs. 5 BGB genügende Unterrichtung über einen Betriebsübergang setzt für den vom Betriebsübergang betroffenen Arbeitnehmer die einmonatige Frist für den Widerspruch gegen den Übergang seines Arbeitsverhältnisses auf den Betriebserwerber in Lauf.
2. Genügt die Unterrichtung formal den Anforderungen des § 613a Abs. 5 BGB und ist sie nicht offensichtlich fehlerhaft, so ist es Sache desjenigen Arbeitnehmers, der sich auf die Unzulänglichkeit der Unterrichtung beruft, einen behaupteten Mangel näher darzulegen. (Orientierungssatz)
BAG 10.11.2011 – 8 AZR 430/10, NJOZ 2012, 860 – 868

Betriebsübergang – Widerspruchsrecht bei unvollständiger Information des Arbeitnehmers
Die Monatsfrist des § 613a Abs. 6 Satz 1 BGB zum Widerspruch gegen den Übergang eines Arbeitsverhältnisses infolge Betriebsübergangs beginnt

nicht nur bei fehlerhafter Information des Arbeitnehmers nicht zu laufen, sondern auch nicht bei unvollständiger. Geht es um die rechtlich schwierig zu beurteilende (Weiter-) Geltung eines Tarifvertrags beim Erwerber und ist dieser Umstand für die Ausübung des Widerspruchsrechts ersichtlich von Bedeutung, müssen der Betriebsveräußerer und/oder der Betriebserwerber sich hierzu ausdrücklich und in einer für Nichtjuristen verständlichen Weise erklären.
LAG Düsseldorf 26. 7. 2022 – 8 Sa 68/20, NZA-RR 2022, 570 – 575

Wirken eines erst nach Betriebsübergang erklärten Widerspruchs
1. Nach der Rechtsprechung des BAG wirkt ein wirksamer, erst nach einem Betriebsübergang erklärter Widerspruch des Arbeitnehmers auf den Zeitpunkt des Betriebsübergangs zurück, mit der Folge, dass das Arbeitsverhältnis mit dem früheren Arbeitgeber über den Zeitpunkt des Betriebsübergangs hinaus unverändert fortbesteht.
2. Ist der Arbeitnehmer in der Zwischenzeit für den Betriebserwerber tätig geworden, richten sich die Rechtsbeziehungen zwischen dem Arbeitnehmer und dem Betriebserwerber nach den Grundsätzen des fehlerhaften bzw. faktischen Arbeitsverhältnisses.
3. Das fehlerhafte Arbeitsverhältnis zwischen dem Arbeitnehmer und dem Betriebserwerber beginnt frühestens mit dem Betriebsübergang auf den Erwerber. Der insoweit maßgebliche Zeitpunkt wird bestimmt durch die Übernahme der tatsächlichen Leitungsmacht und damit die Führung des Betriebes durch den Betriebserwerber.
4. Nach der Rechtsprechung des BAG tritt mit dem Wechsel in der Person des Betriebsinhabers der Betriebsübergang ein, also mit dem Wechsel der Person, die für den Betrieb der übertragenen Einheit als Inhaber verantwortlich ist. Verantwortlich ist die Person, die den Betrieb im eigenen Namen führt und nach außen hin als Betriebsinhaber auftritt. Maßgeblich ist der Zeitpunkt, an dem der neue Inhaber die Geschäftstätigkeit tatsächlich weiterführt. Einer besonderen Übertragung einer irgendwie gearteten Leitungsmacht bedarf es wegen des Merkmals der Fortführung des Betriebs nicht. Der bisherige Inhaber muss seine wirtschaftliche Betätigung in dem Betrieb einstellen.
LAG Nürnberg 2. 11. 2021 – 7Sa 145/21, FD-InsR 2022, 450814

Fristgemäßer Widerspruch nach § 613a Abs. 6 BGB – Unterrichtung nach § 613a Abs. 5 BGB
Leitsätze
1. Die Frist zur Erklärung eines Widerspruchs gegen den Übergang eines Arbeitsverhältnisses gem. § 613a Abs. 6 BGB wird weder bei einer unterbliebenen noch bei einer nicht ordnungsgemäßen Unterrichtung ausgelöst.

2. Eine Unterrichtung nach § 613a Abs. 5 BGB erfordert eine verständliche, arbeitsplatzbezogene und zutreffende Information. Sie muss u. a. Angaben über die Identität des Erwerbers, den Gegenstand und den rechtlichen Grund des Betriebsübergangs sowie eine korrekte Darstellung der rechtlichen Folgen des Betriebsübergangs für den Arbeitnehmer enthalten.
3. Wird das Widerspruchsrecht nach dem Betriebsübergang ausgeübt, wirkt es auf den Zeitpunkt des Betriebsübergangs zurück.
BAG 13.7.2006 – 8 AZR 305/05, NZA 2006, 1268 – 1273

Unterrichtung nach § 613a Abs. 5 BGB
Leitsätze
1. Die Frist zur Erklärung eines Widerspruchs gegen den Übergang eines Arbeitsverhältnisses gem. § 613a Abs. 6 BGB wird nur durch eine ordnungsgemäße Unterrichtung ausgelöst. Eine unterbliebene oder fehlerhafte Unterrichtung führt nicht zum Fristbeginn.
2. Eine fehlerhafte Unterrichtung über Rechtsfragen ist im Rahmen des § 613a Abs. 5 BGB dann aber nicht unwirksam, wenn der Unterrichtungspflichtige die Rechtslage gewissenhaft geprüft und einen vertretbaren Rechtsstandpunkt eingenommen hat.
3. Die Unterrichtungspflicht nach § 613a Abs. 5 BGB umfasst auch etwaige Ansprüche aus einem Sozialplan.
BAG 13.7.2006 – 8 AZR 303/05, NZA 2006, 1273 – 1276

Betriebsübergang im Ausbildungsverhältnis – Widerspruchserklärung – Verwirkung – Rechtsfolgen des Widerspruchs nach vollzogenem Betriebsübergang
1. Ein Betriebsübergang gem. § 613a Abs. 1 BGB bewirkt nicht nur den Übergang der Arbeitsverhältnisse, sondern auch den Übergang der Ausbildungsverhältnisse auf den Betriebserwerber.
2. Eine Widerspruchserklärung im Sinne des § 613a Abs. 6 BGB ist gem. den §§ 133, 157 BGB auszulegen. Bei der Ermittlung des Erklärungsinhalts finden die Grundsätze zur Auslegung formbedürftiger Willenserklärungen Anwendung, auch die so genannte Andeutungsformel oder -theorie. Danach dürfen bei der Auslegung außerhalb der Urkunde liegende Umstände auch dann berücksichtigt werden, wenn der rechtsgeschäftliche Wille der Parteien in der Urkunde einen unvollkommenen oder andeutungsweisen Ausdruck gefunden hat.
3. Auch nach Inkrafttreten des § 613a Abs. 6 BGB, der nunmehr eine Widerspruchsfrist vorsieht, kann das Widerspruchsrecht unter Berücksichtigung der Grundsätze von Treu und Glauben wegen Verwirkung ausgeschlossen sein.

4. Der Widerspruch kann auch noch nach dem Betriebsübergang erklärt werden. Der Widerspruch wirkt auf den Zeitpunkt des Betriebsübergangs zurück.
BAG 13.7.2006 – 8 AZR 382/05, NZA 2006, 1406 – 1411

Betriebsübergang – Widerspruch nach § 613a Abs. 6 BGB – Unterrichtung nach § 613a Abs. 5 BGB – Widerspruchsfrist
1. Nur eine ordnungsgemäße Unterrichtung nach § 613a Abs. 5 BGB setzt die Widerspruchsfrist nach § 613a Abs. 6 BGB in Gang. Weder durch eine unterbliebene noch durch eine nicht ordnungsgemäße Unterrichtung wird diese Frist ausgelöst.
2. Der Arbeitgeber hat den Arbeitnehmer im Rahmen des § 613a Abs. 5 BGB so zu informieren, dass jener sich über die Person des Übernehmers und über die in § 613a Abs. 5 BGB genannten Umstände ein Bild machen kann. Er soll durch die Unterrichtung eine ausreichende Wissensgrundlage für die Ausübung oder Nichtausübung seines Widerspruchsrechts erhalten.
3. Der Inhalt der Unterrichtung richtet sich nach dem Kenntnisstand des Veräußerers und Erwerbers zum Zeitpunkt der Unterrichtung. Die erteilten Informationen müssen zutreffend sein. Ob die Unterrichtung ordnungsgemäß ist, kann vom Gericht überprüft werden.
4. Der Veräußerer und der Erwerber sind für die Erfüllung der Unterrichtungspflicht darlegungs- und beweispflichtig. Entspricht eine Unterrichtung zunächst formal den Anforderungen des § 613a Abs. 5 BGB und ist sie nicht offensichtlich fehlerhaft, ist es Sache des Arbeitnehmers, einen Mangel näher darzulegen. Hierzu ist er im Rahmen einer abgestuften Darlegungslast nach § 138 Abs. 3 ZPO verpflichtet. Die Unterrichtungsverpflichteten müssen sodann Einwände des Arbeitnehmers mit entsprechenden Darlegungen und Beweisantritten entkräften.
5. Die Unterrichtung kann auch erst nach dem Betriebsübergang erfolgen. Die Widerspruchsfrist beginnt für den Arbeitnehmer in diesem Fall erst dann zu laufen. Der Widerspruch wirkt auf den Zeitpunkt des Betriebsübergangs zurück.
BAG 14.12.2006 – 8 AZR 763/05, AP BGB § 613a Nr. 318

Sozialauswahl bei Kündigung nach Widerspruch
Geht ein Betrieb oder Betriebsteil durch ein Rechtsgeschäft auf einen anderen Inhaber über, so tritt dieser in die Rechte und Pflichten aus den im Zeitpunkt des Übergangs bestehenden Arbeitsverhältnissen ein. Der Arbeitnehmer kann dem Übergang seines Arbeitsverhältnisses im Rahmen eines Betriebsübergangs jedoch widersprechen. Dann bleibt dem Betriebsveräußerer in der Regel nur noch die Möglichkeit der betriebsbedingten Kündigung.
Der Bundesgerichtshof weist in diesem Zusammenhang darauf hin, dass der kündigende Arbeitgeber auch in einem solchen Fall eine ordnungsgemäße

Sozialauswahl durchzuführen hat. Handelt es sich um einen unselbstständigen Filialbetrieb (hier Verbrauchermarkt), müssen bei der Sozialauswahl auch alle Arbeitnehmer des Gesamtbetriebs einbezogen werden.
BAG 31.5.2007 – 2 AZR 276/06, NZA 2008, 33 – 39

Kein Widerspruchsrecht bei Erlöschen des übernommenen Unternehmens
Das Bundesarbeitsgericht hatte sich mit der umstrittenen Frage zu befassen, ob ein Arbeitnehmer dem Übergang seines Arbeitsverhältnisses im Rahmen eines Betriebsübergangs auch dann widersprechen kann, wenn das übernommene Unternehmen (der bisherige Arbeitgeber) wegen seiner gesellschaftsrechtlichen Gestaltung erlischt. Die Bundesrichter kamen zu dem Ergebnis, dass in derartigen Fällen kein Widerspruchsrecht der Arbeitnehmer nach § 613a Abs. 6 BGB bestehen kann.
Der von einem Arbeitnehmer trotzdem erklärte Widerspruch kann auch nicht als Kündigung oder anderweitige Beendigungserklärung ausgelegt werden. Demnach wird das Arbeitsverhältnis automatisch mit dem neuen Geschäftsinhaber fortgesetzt.
BAG 21.2.2008 – 8 AZR 157/07, NZA 2008, 815 – 819

Rechtliche Probleme bei Betriebsübergang von Siemens auf BenQ
Geht ein Betrieb oder Betriebsteil durch ein Rechtsgeschäft auf einen anderen Inhaber über, so tritt dieser in die Rechte und Pflichten aus den im Zeitpunkt des Übergangs bestehenden Arbeitsverhältnissen ein (§ 613a Absatz 1 Satz 1 BGB). Der Arbeitnehmer kann dem Übergang seines Arbeitsverhältnisses im Rahmen eines Betriebsübergangs jedoch innerhalb eines Monats nach Zugang der Mitteilung widersprechen. In der Mitteilung muss u. a. der Betriebserwerber identifizierbar benannt und der Gegenstand des Betriebsübergangs angegeben werden. Fehlt es an diesen Angaben, beginnt die Widerspruchsfrist nicht zu laufen.
Dass nicht nur kleineren Unternehmen hinsichtlich des Inhalts einer Arbeitnehmerinformation über den Betriebsübergang handwerkliche Fehler unterlaufen können, zeigt der Übergang der Handysparte von Siemens auf BenQ. Die Juristen des Großkonzerns gaben in dem Rundschreiben bei der Anschrift des Übernehmers weiterhin die Adresse der Siemens-Personalabteilung an. Zudem wurde als Übernehmer fälschlicherweise der Mutterkonzern BenQ aus Taiwan aufgeführt, obwohl für das Handygeschäft tatsächlich eine extra zu diesem Zweck neu gegründete BenQ GmbH & Co. oHG mit einem Haftungskapital von lediglich 50 000 Euro gegründet worden war. Da somit die Widerspruchsfrist nicht zu laufen begann, konnten die betroffenen Siemensmitarbeiter dem Betriebsübergang auch noch später widersprechen und müssen weiterhin bei Siemens beschäftigt werden.
LAG Düsseldorf 29.4.2008 – 6 Sa 1809/07, NZA-RR 2008, 625 – 630

Ordnungsgemäße Unterrichtung bei Betriebsübergang
Der Betriebsveräußerer oder der Erwerber muss gemäß § 613a Abs. 5 BGB im Falle eines Betriebsübergangs auch über die genaue Identität des Betriebserwerbers informieren. Eine nicht den gesetzlichen Vorgaben genügende Unterrichtung setzt für den vom Betriebsübergang betroffenen Arbeitnehmer die einmonatige Frist zur Ausübung seines Widerspruchsrechts gegen den Übergang seines Arbeitsverhältnisses auf den Betriebserwerber (§ 613a Abs. 6 Satz 1 BGB) nicht in Gang.
Die vom Veräußerer verwendete Bezeichnung des Erwerbers mit »neue GmbH« genügt diesem Erfordernis nicht. In seiner Entscheidung lässt das Bundesarbeitsgericht allerdings offen, welche genauen Informationen der Arbeitnehmer erhalten muss. Um auf »Nummer sicher« zu gehen, sollten in dem Benachrichtigungsschreiben, Gesellschafter, Haftkapital, Sitz, Name und Geschäftszweck sowie die Geschäftsführer angegeben werden.
BAG 21.8.2008 – 8 AZR 407/07, NZA-RR 2009, 62 – 65

Widerspruch gegen Betriebsübergang – Inhalt des Unterrichtungsschreibens – Anwendbarkeit tariflicher Normen – außertariflicher Arbeitnehmer
1. Zu den bei einem Betriebserwerber geltenden Rechten und Pflichten über die nach § 613a Abs. 5 Nr. 3 BGB unterrichtet werden muss, gehört grundsätzlich auch die Anwendbarkeit tariflicher Normen (Rn. 26). (Orientierungssatz)
2. Es ist keine Unterrichtung eines außertariflichen Arbeitnehmers über einen Tarifvertrag erforderlich, der für ihn weder beim Betriebsveräußerer noch beim Betriebserwerber normativ gilt oder aufgrund einer arbeitsvertraglichen Bezugnahme Anwendung findet (Rn. 27 ff.). (Orientierungssatz)
3. Für den Inhalt der Information kommt es auf den Kenntnisstand des Veräußerers und des Erwerbers zum Zeitpunkt der Unterrichtung an. Zu spekulativen Mitteilungen sind sie nicht verpflichtet (Rn. 41) (Orientierungssatz)
BAG 29.6.2023 – 2 AZR 326/22, NZA 2023, 1194 – 1197

Fehler bei der Unterrichtung – Maßgeblichkeit für Willensbildungsprozess des Arbeitnehmers hinsichtlich der Ausübung des Widerspruchsrechts
Leitsätze:
1. Ein Arbeitsverhältnis wird nur von einem Betriebs(teil)übergang im Sinne von § 613a Abs. 1 Satz 1 BGB erfasst, wenn der Arbeitnehmer zuvor individual- und gegebenenfalls kollektivrechtlich wirksam der dann übergehenden wirtschaftlichen Einheit zugeordnet wurde.

2. Fehler bei der Unterrichtung nach § 613a Abs. 5 BGB, die für den Willensbildungsprozess der Arbeitnehmer, ob sie einem Übergang ihres Arbeitsverhältnisses widersprechen, regelmäßig ohne Belang sind, führen nicht dazu, dass die Widerspruchsfrist des § 613a Abs. 6 Satz 1 BGB nicht zu laufen beginnt.
BAG 21.3.2024 – 2 AZR 79/23, NZA 2024, 829 – 835

Keine zu hohen Anforderungen an das Unterrichtungsschreiben nach § 613a Abs. 5 BGB – maßgebliche Ausrichtung auf das Widerspruchsrecht
An den Inhalt der Unterrichtung über die rechtlichen Folgen des Betriebsübergangs dürfen keine im praktischen Leben kaum erfüllbaren Anforderungen dahingehend gestellt werden, wonach das Unterrichtungsschreiben »keinen juristischen Fehler« enthalten darf. Zudem darf nicht verkannt werden, dass der Lauf der Widerspruchsfrist nach § 613a Abs. 6 Satz 1 BGB zwar grundsätzlich. an eine ordnungsgemäße Unterrichtung i. S. v. § 613a Abs. 5 BGB anschließt, die Unterrichtung aber teleologisch auf das Widerspruchsrecht ausgerichtet ist. Deshalb führen Fehler, die für den Willensbildungsprozess der Arbeitnehmer, ob sie einem Übergang ihres Arbeitsverhältnisses widersprechen, regelmäßig ohne Belang sind, nicht dazu, dass die Widerspruchsfrist nicht zu laufen beginnt. (Rn. 53)
BAG 30.1.2025 – 2 AZR 107/23, AP BGB § 613a Nr. 492

Kein Widerspruchsrecht bei Wechsel von öffentlichem auf privaten Arbeitgeber
Ein Arbeitnehmer kann dem Übergang seines Arbeitsverhältnisses auf einen Betriebserwerber nach § 613a Abs. 1 Satz 1 BGB widersprechen. Diese Vorschrift ist jedoch nicht anwendbar, wenn aufgrund einer landesrechtlichen Regelung ein Rechtsträger des öffentlichen Dienstes (hier eine Universitätsklinik) im Wege der Privatisierung bestehende Arbeitsverhältnisse auf einen privaten Träger überleitet. In diesem Fall muss den betroffenen Mitarbeitern grundsätzlich kein Recht zum Widerspruch gegen den hiermit verbundenen Arbeitgeberwechsel eingeräumt werden.
BAG 18.12.2008 – 8 AZR 660/07, AP BGB § 613a Nr. 366

Widerspruch trotz Neuverhandlung zulässig
Ein Arbeitnehmer kann dem Übergang seines Arbeitsverhältnisses auf einen Betriebserwerber nach § 613a Abs. 1 Satz 1 BGB widersprechen. Der Widerspruch braucht nicht begründet zu werden. Die Ausübung des Widerspruchsrechts verstößt auch dann nicht gegen den Grundsatz von Treu und Glauben, wenn der Arbeitnehmer gleichzeitig mit dem Betriebserwerber über den Abschluss eines Arbeitsvertrags zu günstigeren Bedingungen verhandelt. Nach Auffassung des Bundesarbeitsgerichts steht es dem Ar-

beitnehmer frei, nach dem Widerspruch mit dem Betriebsveräußerer oder dem Betriebserwerber über ein Arbeitsverhältnis auf neuer Grundlage zu verhandeln.
BAG 19.2.2009 – 8 AZR 176/08, NZA 2009, 1095 – 1099

Betriebsübergang – fehlerhafte Unterrichtung – Widerspruchsrecht
Leitsatz
Bei der Unterrichtung nach § 613a Abs. 5 BGB muss über die Identität des Betriebserwerbers so informiert werden, dass die unterrichteten Arbeitnehmer in die Lage versetzt sind, über ihren möglichen neuen Arbeitgeber Erkundigungen einzuholen.
BAG 23.7.2009 – 8 AZR 538/08, NZA 2010, 89 – 95

Betriebsübergang: kein Widerspruchsrecht nach Abschluss eines Aufhebungsvertrags
Hat ein Arbeitnehmer im Rahmen eines Betriebsübergangs mit dem Übernehmer die Aufhebung des Arbeitsverhältnisses gegen Zahlung einer Abfindung vereinbart, kann er dem bisherigen Arbeitgeber gegenüber dem Übergang seines Arbeitsverhältnisses später nicht mehr mit der Begründung widersprechen, die zweiwöchige Widerspruchsfrist des § 613a Abs. 6 Satz 1 BGB sei wegen der nicht ordnungsgemäßen Unterrichtung über den beabsichtigten Betriebsübergang nicht in Gang gesetzt worden. Mit Abschluss des Aufhebungsvertrags hat der Arbeitnehmer endgültig über sein Arbeitsverhältnis disponiert.
BAG 23.7.2009 – 8 AZR 357/08, NZA 2010, 393 – 398

Fehlerhafte Unterrichtung – Verwirkung
1. Das Recht zum Widerspruch nach § 613a Abs. 6 BGB kann verwirkt werden.
2. Hinsichtlich des Zeitmoments kann bei der Verwirkung nicht auf eine feststehende Monatsfrist, beispielsweise von sechs Monaten abgestellt werden. Abzustellen ist vielmehr auf die konkreten Umstände des Einzelfalls. Dabei ist davon auszugehen, dass bei schwierigen Sachverhalten die Rechte des Arbeitnehmers erst nach längerer Untätigkeit verwirken können. Außerdem ist die Länge des Zeitablaufs in Wechselwirkung zu dem ebenfalls erforderlichen Umstandsmoment zu setzen. Je stärker das gesetzte Vertrauen oder die Umstände, die eine Geltendmachung für den Anspruchsgegner unzumutbar machen, sind, desto schneller kann ein Anspruch verwirken.
3. Bei der Feststellung des Umstandsmoments ist eine Gesamtwürdigung unter Berücksichtigung aller Umstände des Einzelfalles vom Tatsachengericht vorzunehmen. Trägt der Arbeitnehmer vor, der Übergang in ein Frühruhestandsverhältnis als spätere »Disposition« über sein Arbeitsverhältnis gegenüber dem Betriebserwerber sei schon vor dem Betriebsübergang mit

dem Betriebsveräußerer als dem früheren Arbeitgeber, etwa im Sinne eines Vorvertrages, abgesprochen worden, so darf dieser Vortrag bei zutreffender rechtlicher Würdigung, die bei der Beurteilung des Umstandsmoments nicht allein auf die Schaffung rechtsverbindlicher Gestaltungsakte oder Zusagen abstellt, nicht unberücksichtigt bleiben. (Orientierungssatz)
BAG 24. 2. 2011 – 8 AZR 469/09, NZA 2011, 973 – 977

Unterrichtung – Widerspruch – Verwirkung
1. Zu der erforderlichen Unterrichtung über die rechtlichen Folgen des Betriebsübergangs für den Arbeitnehmer nach § 613a Abs. 5 Nr. 3 BGB gehört u. a. der Hinweis auf das Haftungssystem, welches sich aus dem Zusammenspiel der Regelungen in § 613a Abs. 1 Satz 1 und Abs. 2 BGB ergibt. Die gebotene Information beinhaltet auch die Darstellung der begrenzten gesamtschuldnerischen Nachhaftung gemäß § 613a Abs. 2 BGB.
2. Nur eine ordnungsgemäße Unterrichtung setzt die einmonatige Widerspruchsfrist des § 613a Abs. 6 Satz 1 BGB mit Zugang der Unterrichtung in Lauf.
3. Das Widerspruchsrecht des Arbeitnehmers nach § 613a Abs. 6 BGB kann verwirken.
4. Das für die Verwirkung erforderliche Umstandsmoment ist regelmäßig nicht gegeben, wenn bei einem Zweit-Betriebsübergang der Arbeitnehmer zunächst dem Übergang seines Arbeitsverhältnisses auf den Zweiterwerber und erst später dem Übergang auf den Ersterwerber widerspricht.
BAG 26. 5. 2011 – 8 AZR 18/10, NJOZ 2011, 1826 – 1829

Ordnungsgemäße Unterrichtung – Darlegungslast
1. Die einmonatige Widerspruchsfrist nach § 613a Abs. 6 Satz 1 BGB wird nur durch eine ordnungsgemäße Unterrichtung über den Betriebsübergang nach § 613a Abs. 5 BGB in Lauf gesetzt.
2. Genügt die Unterrichtung zunächst formal den gesetzlichen Anforderungen, insbesondere denen des § 613a Abs. 5 BGB, und ist sie nicht offensichtlich fehlerhaft, so ist es Sache des Arbeitnehmers, der sich auf die Unzulänglichkeit der Unterrichtung beruft, einen behaupteten Mangel näher darzulegen.
3. Eine offensichtlich unzureichende Unterrichtung ist nur dann gegeben, wenn die Unterrichtung über die Person des Betriebserwerbers und/oder in Bezug auf einen in § 613a Abs. 5 BGB genannten Umstand fehlt bzw. unverständlich oder auf den ersten Blick mangelhaft ist.
BAG 10. 11. 2011 – 8 AZR 430/10, NJOZ 2012, 860 – 868

Maßgeblichkeit des Kenntnisstands des Veräußerers und Erwerbers für Inhalt der Unterrichtung – abgestufte Darlegungslast für Arbeitnehmer nach § 138 Abs. 3 ZPO
1. Der Inhalt der Unterrichtung bei einem Betriebsübergang richtet sich nach dem Kenntnisstand des Veräußerers und des Erwerbers zum Zeitpunkt der Unterrichtung. Genügt die Unterrichtung zunächst formal den gesetzlichen Anforderungen und ist sie nicht offensichtlich fehlerhaft, so ist es Sache des Arbeitnehmers, der sich auf die Unzulänglichkeit der Unterrichtung beruft, einen behaupteten Mangel näher darzulegen. Hierzu ist er im Rahmen einer abgestuften Darlegungslast nach § 138 Abs. 3 ZPO verpflichtet. Dem bisherigen Arbeitgeber und/oder dem neuen Inhaber – je nachdem, wer die Unterrichtung vorgenommen hat – obliegt dann die Darlegungs- und Beweislast für die ordnungsgemäße Erfüllung der Unterrichtungspflicht, indem mit entsprechenden Darlegungen und Beweisangeboten die Einwände des Arbeitnehmers entkräftet werden.
2. Kommt der Arbeitnehmer seiner abgestuften Darlegungslast nicht nach, gilt, abgesehen von einer offensichtlichen Fehlerhaftigkeit der Unterrichtung, das tatsächliche Vorbringen des Arbeitgebers i. S. v. § 138 Abs. 3 ZPO als zugestanden und die Unterrichtung nach § 613a Abs. 5 BGB als rechtsfehlerfrei. Eine offensichtlich fehlerhafte und damit unzureichende Unterrichtung liegt nur dann vor, wenn sie über die Person des Betriebserwerbers und/oder in Bezug auf einen in § 613a Abs. 5 BGB genannten Umstand fehlt bzw. unverständlich oder auf den ersten Blick mangelhaft ist.
BAG 30. 1. 2025 – 2 AZR 108/23, AP BGB § 613a Nr. 493

Unterrichtungsschreiben – Widerspruch – Anfechtung
1. Verschweigt der Arbeitgeber bei der Unterrichtung über einen Betriebsübergang wider besseres Wissen und erkennbar in der Absicht, den Arbeitnehmer im Unklaren zu lassen, um ihn zum Widerspruch gegen den Übergang seines Arbeitsverhältnisses zu bewegen, erfüllt dies die Voraussetzungen einer arglistigen Täuschung i. S. d. § 123 Abs. 1 BGB.
2. Voraussetzung für die Zurückweisung eines einseitigen Rechtsgeschäfts nach § 174 Satz 1 BGB ist, dass die Zurückweisung gerade wegen der nicht vorgelegten Vollmachtsurkunde erfolgt.
BAG 15. 12. 2011 – 8 AZR 220/11, NJW 2012, 1677 – 1679

Widerspruch – Verwirkung
1. Zeitmoment und Umstandsmoment der Verwirkung beeinflussen sich wechselseitig. Je stärker das gesetzte Vertrauen oder die Umstände, die eine Geltendmachung für den Anspruchsgegner unzumutbar machen, sind, desto schneller kann ein Anspruch verwirken. Umgekehrt gilt, je mehr Zeit seit dem Zeitpunkt des Betriebsübergangs verstrichen ist und je länger der

Arbeitnehmer bereits für den Erwerber gearbeitet hat, desto geringer sind die Anforderungen an das Umstandsmoment.
2. Vergehen zwischen einer fehlerhaften Unterrichtung zum Betriebsübergang nach § 613a Abs. 5 BGB und der Erklärung des Widerspruchs gegen den Übergang des Arbeitsverhältnisses gemäß § 613a Abs. 6 BGB sechseinhalb Jahre, so ist von einem besonders schwerwiegend verwirklichten Zeitmoment der Verwirkung auszugehen.
3. Üblichen Anpassungen der Vertragsregelungen ohne grundlegende Änderungen des rechtlichen Bestandes des Arbeitsverhältnisses ist ebenso wenig ein Erklärungswert im Sinne eines Umstandsmoments beizumessen wie der bloßen widerspruchslosen Weiterarbeit für die Betriebserwerberin.
4. Wendet sich der Arbeitnehmer bei einem jahrelangen Streit um die Weitergeltung der Tarifdynamik ausschließlich an die Betriebserwerberin und spart dabei den Weg der Konfliktbereinigung, durch Erklärung eines Widerspruchs gegen den Übergang seines Arbeitsverhältnisses die beiderseitige Tarifbindung wiederherzustellen, aus, kann die Betriebsveräußerin darauf vertrauen, dass das Widerspruchsrecht nicht mehr ausgeübt wird.
BAG 15.3.2012 - 8 AZR 700/10, NZA 2012, 1097 - 1101

Widerspruch - Ausschlussfrist
Leitsatz
Widerspricht der Arbeitnehmer bei einem Betriebsübergang dem Übergang seines Arbeitsverhältnisses, so läuft eine tarifliche Ausschlussfrist zur gerichtlichen Geltendmachung von Ansprüchen gegenüber dem bisherigen Arbeitgeber, die von dem Widerspruch abhängen, grundsätzlich erst ab dem Zugang des Widerspruchs.
BAG 16.4.2013 - 9 AZR 731/11, NZA 2013, 850 - 853

Betriebsübergang - Unterrichtung über Betriebserwerber und Sozialplanpflicht
1. Das Widerspruchsrecht nach § 613a Abs. 6 BGB kann wegen Verwirkung ausgeschlossen sein. (Orientierungssatz)
2. Für die Erfüllung des Zeitmoments kann eine Frist von knapp sechs Monaten zwischen der Belehrung und der Erklärung des Widerspruchs oder von knapp fünf Monaten seit dem Ende der hypothetischen Widerspruchsfrist ausreichend sein, wenn in die Gesamtbetrachtung weitere, erforderliche Momente einbezogen werden. (Orientierungssatz)
3. Als ein Umstand, der das Vertrauen des bisherigen Arbeitgebers in die Nichtausübung des Widerspruchsrechts nach § 613a Abs. 6 BGB rechtfertigen kann, muss gelten, wenn der Arbeitnehmer über die Beendigung seines Arbeitsverhältnisses disponiert. (Orientierungssatz)
4. Ein Arbeitnehmer disponiert über sein Arbeitsverhältnis, wenn er nach einem Betriebsübergang mit dem Betriebserwerber im Rahmen eines ge-

richtlichen Vergleichs vereinbart, zwischen ihnen habe »nie ein Arbeitsverhältnis bestanden« und weiter eine nicht näher deklarierte Zahlung mit dem Betriebserwerber verabredet. Die Verpflichtung, eine erhebliche Geldsumme zu zahlen, auch wenn sie nicht als »Abfindung« bezeichnet wird, kann in diesem Fall plausibel und ohne Verstoß gegen Denkgesetze nur damit erklärt werden, dass das vom Arbeitnehmer angestrengte Prozessrisiko, also der Bestand eines Arbeitsverhältnisses zwischen ihm und dem Betriebserwerber, abgewendet werden soll.
BAG 17.10.2013 – 8 AZR 974/12, NZA 2014, 774 – 777

Betriebsübergang – Unterrichtung über Betriebserwerber und Sozialplanpflicht
1. Die Unterrichtung über die juristische Person des Betriebserwerbers in einem Informationsschreiben ist unvollständig und unwirksam, wenn eine juristische Person mit den genannten Angaben im Handelsregister im Zeitpunkt des Unterrichtungsschreibens noch nicht eingetragen ist.
2. Der fehlende Hinweis auf die Neugründung des Betriebserwerbers, die nach § 112a Abs. 2 Satz 1 BetrVG nicht sozialplanpflichtig ist, führt zur Fehlerhaftigkeit des Unterrichtungsschreibens.
BAG 14.11.2013 – 8 AZR 824/12, LSK 2014, 170477

Unterrichtung – fehlende Information über Sozialplanprivilegierung – Betriebsübergang
Leitsätze
1. Eine fehlende Information über die Sozialplanprivilegierung nach § 112a Abs. 2 Satz 1 BetrVG des neuen Inhabers führt dazu, dass die Widerspruchsfrist nach § 613a Abs. 6 Satz 1 BGB nicht in Lauf gesetzt wird.
2. Mit dem Ablauf des Privilegierungszeitraums von vier Jahren seit der Gründung des neuen Inhabers ist dieser Fehler in der Unterrichtung kraft Gesetzes geheilt. Zu diesem Zeitpunkt beginnt im Hinblick auf diesen Unterrichtungsfehler entsprechend § 613a Abs. 6 Satz 1 BGB eine Widerspruchsfrist von einem Monat zu laufen.
BAG 15.12.2016 – 8 AZR 612/15, BeckRS 2016, 121082

Mehrere Betriebsübergange – Adressat des Widerspruchs
1. Es stellt grundsätzlich keine Disposition über das Arbeitsverhältnis dar, wenn eine Klage auf Feststellung bestimmter bestehender Arbeitsbedingungen erhoben wird, ohne dass der rechtliche Bestand des Arbeitsverhältnisses verändert wird. Darin liegt kein Erklärungswert im Sinne eines Umstandsmoments, das für eine Verwirkung spricht. Dies gilt jedenfalls dann, wenn es offenkundig um die Sicherung bisheriger Vertragsbedingungen im Arbeitsverhältnis geht, nämlich um die Frage, welche tariflichen Regelungen auf-

grund arbeitsvertraglicher Bezugnahme auf das bestehende Arbeitsverhältnis anzuwenden sind.
2. Nach dem Wortlaut des § 613a Abs. 6 Satz 2 BGB ist der Widerspruch gegenüber zwei Personen möglich: gegenüber dem »bisherigen Arbeitgeber« oder dem »neuen Inhaber«. Ein Widerspruchsrecht gegenüber einem ehemaligen Arbeitgeber ist danach nicht gegeben. (Rn. 29) Bezogen auf einen Betriebsübergang ist der »bisherige Arbeitgeber« derjenige, der vor dem aktuellen Arbeitgeber den Betrieb innehatte. Ein noch weiter zurückliegender ehemaliger Arbeitgeber ist hingegen kein »bisheriger« Arbeitgeber i. S. d. Wortlauts des § 613a Abs. 6 Satz 2 BGB.
3. Ist »das« Arbeitsverhältnis (es handelt sich im Rahmen des § 613a BGB immer um das eine, nicht um mehrere Arbeitsverhältnisse) zwischenzeitlich vom Ersterwerber (bisheriger Arbeitgeber) auf einen Zweiterwerber (neuer Inhaber) übergegangen und dagegen ein Widerspruch nicht oder nicht erfolgreich erhoben worden, stellt sich die Frage einer Verpflichtung, für einen Arbeitgeber zu arbeiten, der nicht frei gewählt worden ist, nur noch in Bezug auf den Zweiterwerber (neuer Inhaber).
4. Teilweise parallel zur Entscheidung des Bundesarbeitsgerichts vom 24. April 2014 – 8 AZR 369/13
BAG 11. 12. 2014 – 8 AZR 943/13, NZA 2015, 481 – 483

Widerspruch gegen Übergang des Arbeitsverhältnisses infolge Betriebsübergang – gegenüber dem »neuen Inhaber« oder dem »bisherigen Arbeitgeber« – § 613a Abs. 6 Satz 2 BGB
1. Der Widerspruch gegen den Übergang des Arbeitsverhältnisses infolge eines Betriebsübergangs, § 613a Abs. 1 S. 1 BGB, kann gemäß § 613a Abs. 6 S. 1 BGB binnen einer Monatsfrist schriftlich nach Zugang der Unterrichtung gemäß § 613a Abs. 5 BGB erklärt werden.
2. Der Widerspruch kann nach § 613a Abs. 6 S. 2 BGB gegenüber dem »bisherigen Arbeitgeber« oder dem »neuen Inhaber« erklärt werden.
3. Ist das Arbeitsverhältnis mehrfach infolge mehrerer Betriebsübergänge nach § 613a Abs. 1 S. 1 BGB übergegangen, gehört zur Schlüssigkeit einer Feststellungsklage die Darlegung, dass der Widerspruch zum Zeitpunkt seiner Einlegung gegenüber dem »neuen Inhaber« oder dem »bisherigen Arbeitgeber« im Sinne des § 613a Abs. 6 S. 2 BGB erklärt worden ist. (Orientierungssatz)
BAG 16. 10. 2014 – 8 AZR 696/13, NZA 2015, 433 – 435

Betriebsübergang – ordnungsgemäße Unterrichtung nach § 613a Abs. 5 BGB
1. Öffentlich-rechtlich organisierte Einheiten zur Erfüllung öffentlicher Aufgaben – und damit auch militärische Einrichtungen – können Betriebe i. S. v. § 613a Abs. 1 BGB sein. Allerdings kommt § 613a Abs. 1 BGB i. V. m.

der Richtlinie EGRL 23/2001 im öffentlichen Dienst grundsätzlich nur bei der Übertragung wirtschaftlicher Tätigkeiten, nicht aber von Tätigkeiten in Ausübung hoheitlicher Befugnisse zur Anwendung. (Orientierungssatz)
2. § 613a Abs. 5 BGB gebietet eine Information des Arbeitnehmers auch über die mittelbaren Folgen eines Betriebsübergangs – etwa darüber, dass die rechtlichen Rahmenbedingungen beim Erwerber zu einer Gefährdung der wirtschaftlichen Absicherung der Arbeitnehmer führen –, wenn darin ein relevantes Kriterium für einen möglichen Widerspruch gegen den Übergang des Arbeitsverhältnisses gesehen werden muss. (Orientierungssatz)
3. Ausführungen zur Fortgeltung eines Tarifvertrags, hier des Tarifvertrags zur sozialen Sicherung der Arbeitnehmer bei den Stationierungsstreitkräften im Gebiet der Bundesrepublik Deutschland vom 31. August 1971 (TV SozSich), genügen der Information des Arbeitsnehmers nicht, denn mit der Geltung eines Tarifvertrags steht nicht zugleich fest, dass die in ihm vorgesehenen Voraussetzungen für einen Anspruch auf bestimmte Leistungen prinzipiell erfüllbar sind. Bei den Leistungen nach § 4 Ziff. 5 Buchst. b TV SozSich handelt es sich um eine für die Arbeitnehmer wirtschaftlich bedeutsame Absicherung. Sie sind vergleichbar mit Leistungen aus einem Sozialplan. Es geht um Maßnahmen, die nach §§ 111 ff. BetrVG regelmäßig sozialplanpflichtig wären.
4. Das Fehlen einer Sozialplanpflichtigkeit des Erwerbers nach § 112a Abs. 2 BetrVG ist eine mit dem Betriebsübergang entstehende veränderte rechtliche Situation, die wegen der wirtschaftlichen Folgen für die betroffenen Arbeitnehmer im Unterrichtungsschreiben mitgeteilt werden muss.
5. Eine Unterrichtung über den eigenen Standpunkt ist den Beteiligten eines Betriebsübergangs nicht deshalb unzumutbar, weil es sich um eine schwierig zu beantwortende Rechtsfrage handelt. § 613a Abs. 5 Nr. 3 BGB verpflichtet die Arbeitgeberseite in einem solchen Fall nicht zu der rechtlich objektiv zutreffenden Darstellung, sondern verlangt nur eine rechtlich vertretbare Auskunft.
6. Eine auf betriebliche Gründe gestützte außerordentliche Kündigung kommt – unter Einhaltung einer der ordentlichen Kündigungsfrist entsprechenden Auslauffrist – dann in Betracht, wenn die Möglichkeit einer ordentlichen Kündigung nicht besteht und dies dazu führt, dass der Arbeitgeber den Arbeitnehmer anderenfalls trotz Wegfalls der Beschäftigungsmöglichkeit noch für Jahre vergüten müsste, ohne dass dem eine entsprechende Arbeitsleistung gegenüberstünde. (Orientierungssatz)
7. Zur Darlegung eines wichtigen Grundes für eine außerordentliche Kündigung aus betrieblichen Gründen hat der Arbeitgeber nicht nur darzutun, dass eine Weiterbeschäftigung des Arbeitnehmers am bisherigen Arbeitsplatz – hier infolge seiner Organisationsentscheidung – nicht mehr möglich ist. Er hat vielmehr außerdem und von sich aus darzulegen, dass überhaupt keine Möglichkeit besteht, das Arbeitsverhältnis – und sei es zu geänderten

Bedingungen und nach entsprechender Umschulung – sinnvoll fortzusetzen. Das Fehlen jeglicher Beschäftigungsmöglichkeit zählt bei der außerordentlichen betriebsbedingten Kündigung zum »wichtigen Grund«. Es ist deshalb schon primär vom Arbeitgeber darzulegen.
8. Die zu berücksichtigenden Weiterbeschäftigungsmöglichkeiten sind nicht auf den Einzugsbereich der Dienststelle i. S. v. § 1 Abs. 2 Satz 2 Nr. 2 Buchst. b KSchG bzw. § 4 Ziff. 4 Buchst. d des Tarifvertrags über Rationalisierungs-, Kündigungs- und Einkommensschutz vom 2. Juli 1997 (SchutzTV) beschränkt. Im Fall einer außerordentlichen Kündigung erstrecken sich die Prüf- und Sondierungspflichten eines öffentlichen Arbeitgebers auf sämtliche Geschäftsfelder in seinem territorialen Einflussbereich. (Orientierungssatz)
BAG 26. 3. 2015 – 2 AZR 783/13, NZA 2015, 866 – 871

Betriebsübergang – Widerspruchsrecht – Unterrichtung
Leitsatz
1. »Neuer Inhaber« i. S. v. § 613a Abs. 6 Satz 2 BGB ist stets derjenige, der beim letzten Betriebsübergang den Betrieb erworben hat. »Bisheriger Arbeitgeber« i. S. v. § 613a Abs. 6 Satz 2 BGB kann nur derjenige sein, der bis zum letzten Betriebsübergang, also vor dem neuen Inhaber den Betrieb innehatte.
2. Kommt es nach einem Betriebsübergang zu einem weiteren Betriebsübergang und hat der Arbeitnehmer bis dahin dem mit dem vorangegangenen Betriebsübergang verbundenen Übergang seines Arbeitsverhältnisses nicht widersprochen, verliert der vormalige Arbeitgeber seine Eigenschaft als »bisheriger« Arbeitgeber i. S. v. § 613a Abs. 6 Satz 2 BGB an den Zwischenerwerber. Will der Arbeitnehmer in einem solchen Fall mit einem Widerspruch einen Fortbestand des Arbeitsverhältnisses mit dem vormaligen Arbeitgeber bewirken, muss er deshalb zunächst erfolgreich dem an den weiteren Betriebsübergang geknüpften Übergang seines Arbeitsverhältnisses auf den neuen Inhaber widersprechen.
3. Das Recht, dem infolge des vorangegangenen Betriebsübergangs eingetretenen Übergang des Arbeitsverhältnisses zu widersprechen, kann allerdings zuvor erloschen sein. Dies ist regelmäßig anzunehmen, wenn der Arbeitnehmer im Rahmen einer Unterrichtung nach § 613a Abs. 5 BGB von den dort genannten Personen über den mit dem letzten und dem vorangegangenen Betriebsübergang verbundenen jeweiligen Übergang seines Arbeitsverhältnisses unter Mitteilung des Zeitpunktes oder des geplanten Zeitpunktes sowie des Gegenstandes des Betriebsübergangs und des Betriebsübernehmers in Textform in Kenntnis gesetzt wurde und er dem infolge des vorangegangenen Betriebsübergangs eingetretenen Übergang seines Arbeitsverhältnisses nicht binnen einer Frist von einem Monat nach Zugang der Unterrichtung über den infolge des weiteren Betriebsübergangs

eintretenden Übergang seines Arbeitsverhältnisses widersprochen hat. Weitere Voraussetzung ist, dass diese Monatsfrist noch vor dem weiteren Betriebsübergang abgelaufen ist. Darauf, ob die Unterrichtungen über den an den vorangegangenen und weiteren Betriebsübergang geknüpften jeweiligen Übergang des Arbeitsverhältnisses im Übrigen ordnungsgemäß i. S. v. § 613a Abs. 5 BGB sind, kommt es insoweit nicht an.

Orientierungssatz

§ 613a Abs. 1 Satz 1 BGB knüpft an die objektive Rechtslage zum Zeitpunkt des jeweils letzten Betriebsübergangs und nicht an eine fiktive Rechtslage an, die bestehen würde, wenn der Arbeitnehmer ein etwa noch bestehendes Recht zum Widerspruch bezogen auf den vorangegangenen Betriebsübergang ausgeübt hätte. Bei § 613a Abs. 1 Satz 1 BGB handelt es sich ebenso wie bei der Richtlinie EGRL 23/2001 um zwingendes Recht. Der Übergang der Arbeitsverhältnisse erfolgt von Rechts wegen.

BAG 19. 11. 2015 – 8 AZR 773/14, NZA 2016, 647 – 653

Kettenbetriebsübergang – Widerspruch gegen den Übergang des Arbeitsverhältnisses

Orientierungssätze

1. Der Übergang eines Betriebs ist anhand einer Gesamtabwägung verschiedener Teilaspekte festzustellen.

2. Ein Betriebsübergang kann auch in der Form erfolgen, dass die Arbeitsverhältnisse der betreffenden Arbeitnehmer zunächst auf einen ersten Erwerber und dann auf einen zweiten oder weitere Erwerber übergehen (sogenannter Kettenbetriebsübergang). In einer solchen Situation kann der Arbeitnehmer ein etwa noch bestehendes Recht, dem durch den vorangegangenen Betriebsübergang eingetretenem Übergang seines Arbeitsverhältnisses zu widersprechen, allerdings nur dann noch wirksam ausüben, wenn er erfolgreich im Sinne von § 613a Abs. 6 S. 2 BGB dem mit dem weiteren Betriebsübergang verbundenen Übergang seines Arbeitsverhältnisses auf den neuen Inhaber widersprochen hat.

BAG 15. 12. 2022 – 2 AZR 99/22, NZA 2023, 352 – 355

Verwirkung des Widerspruchsrechts und Fristbeginn

Leitsätze

1. Wurde der Arbeitnehmer zwar nicht ordnungsgemäß i. S. v. § 613a Abs. 5 BGB unterrichtet, aber im Rahmen einer Unterrichtung nach § 613a Abs. 5 BGB von dem bisherigen Arbeitgeber oder dem neuen Inhaber über den mit dem Betriebsübergang verbundenen Übergang seines Arbeitsverhältnisses unter Mitteilung des Zeitpunkts oder des geplanten Zeitpunkts sowie des Gegenstands des Betriebsübergangs und des Betriebsübernehmers (grundlegende Informationen) in Textform in Kenntnis gesetzt und über sein Widerspruchsrecht nach § 613a Abs. 6 BGB belehrt, führt eine widerspruchs-

lose Weiterarbeit bei dem neuen Inhaber über einen Zeitraum von sieben Jahren regelmäßig zur Verwirkung des Widerspruchsrechts.
2. Der für die Verwirkung maßgebliche Zeitraum der widerspruchslosen Weiterarbeit bei dem neuen Inhaber beginnt frühestens mit dem Betriebsübergang. Läuft die Frist des § 613a Abs. 6 BGB erst nach dem Betriebsübergang ab, ist der Zeitpunkt des Ablaufs dieser Frist maßgeblich. (Orientierungssatz)
BAG 24.8.2017 – 8 AZR 265/16, NZA 2018, 168 – 174

Anforderungen an die (richtige) Unterrichtung beim Betriebsübergang – Verwirkung des Widerspruchsrechts
1. Haben der bisherige Arbeitgeber und/oder der neue Inhaber den Arbeitnehmer, zwar nicht ordnungsgemäß im Sinne von § 613a Abs. 5 BGB unterrichtet, ihn aber im Rahmen einer Unterrichtung nach § 613a Abs. 5 BGB über den mit dem Betriebsübergang verbundenen Übergang seines Arbeitsverhältnisses unter Mitteilung des Zeitpunkts oder des geplanten Zeitpunkts sowie des Gegenstands des Betriebsübergangs und des Betriebsübernehmers in Textform in Kenntnis gesetzt, und über sein Widerspruchsrecht nach § 613a Abs. 6 BGB belehrt, hat eine widerspruchslose Weiterarbeit bei dem neuen Inhaber über einen Zeitraum von sieben Jahren regelmäßig die Verwirkung des Widerspruchsrechts zur Folge.
2. Die Annahme der Verwirkung des Widerspruchsrechts setzt in einem solchen Fall nicht voraus, dass die Unterrichtung über den Betriebsübernehmer den Anforderungen des § 613a Abs. 5 BGB genügt. Vielmehr genügt es grundsätzlich, dass der neue Inhaber namentlich zutreffend bezeichnet und dadurch hinreichend individualisiert worden ist. (Orientierungssatz)
BAG 21.12.2017 – 8 AZR 700/16, NZA 2018, 854 – 858

Verwirkung des Widerspruchsrechts im Rahmen eines Betriebsübergangs
1. Das Widerspruchsrecht des Arbeitnehmers nach § 613a Abs. 6 BGB kann nur unter Berücksichtigung der Grundsätze von Treu und Glauben (§ 242 BGB) ausgeübt und deshalb verwirkt werden (Rn. 25). (Orientierungssatz)
2. Es gibt keine Höchst- oder Mindestfrist für die Verwirkung. Entscheidend sind die konkreten Umstände des Einzelfalls, wobei die Merkmale »Zeitmoment« und »Umstandsmoment« zu betrachten und die gegenläufigen Interessen der Parteien in einer abschließenden Gesamtbewertung unter Zumutbarkeitsgesichtspunkten zu berücksichtigen sind (Rn. 26 ff., 32). (Orientierungssatz)
3. Ein durch Tarifvertrag befristet eingeräumtes Rückkehrrecht zum bisherigen Arbeitgeber für den Fall der betriebsbedingten Kündigung durch den

neuen Betriebsinhaber hat keinen Einfluss auf die Verwirkung des Widerspruchsrechts nach § 613a Abs. 6 BGB (Rn. 34ff.). (Orientierungssatz)
4. Eine Verletzung des Antragsgrundsatzes nach § 308 Abs. 1 Satz 1ZPO liegt nicht nur dann vor, wenn einer Partei ohne ihren Antrag etwas zugesprochen wird, sondern auch, wenn ihr ein Anspruch aberkannt wird, den sie nicht zur Entscheidung gestellt hat. Dies gilt insbesondere im Fall der Abweisung eines Hauptantrags und gleichzeitiger Abweisung eines darauf bezogenen uneigentlichen Hilfsantrags (Rn. 42) (Orientierungssatz)
BAG 22.7.2021 – 2 AZR 6/21, NZA 2021, 1405 – 1408

Verwirkung des Widerspruchsrechts – Umstandsmoment – unzulässige Rechtsausübung
1. Eine Verletzung des Antragsgrundsatzes liegt nicht nur dann vor, wenn einer Partei ohne ihren Antrag etwas zugesprochen wird, sondern auch, wenn ihr ein Anspruch aberkannt wird, den sie nicht zur Entscheidung gestellt hat (Rn. 14). (Orientierungssatz)
2. Die Verwirkung ist ein Sonderfall der unzulässigen Rechtsausübung (§ 242 BGB). Sie verfolgt nicht den Zweck, den Schuldner bereits dann von seiner Verpflichtung zu befreien, wenn dessen Gläubiger seine Rechte längere Zeit nicht geltend gemacht hat (Zeitmoment). Der Berechtigte muss vielmehr unter Umständen untätig geblieben sein, die den Eindruck erweckten, dass er sein Recht nicht mehr geltend machen wolle, sodass der Verpflichtete sich darauf einstellen durfte, nicht mehr in Anspruch genommen zu werden (Umstandsmoment) (Rn. 34). (Orientierungssatz)
3. Die Rechtsprechung zum Widerspruchsrecht gemäß § 613a Abs. 6 BGB ist kein geeigneter Maßstab für die Beurteilung der Frage, ob eine »längere Zeit« verstrichen ist, bis der Arbeitnehmer sein Recht, sich auf die Unwirksamkeit einer Versetzung zu berufen, geltend gemacht hat (Rn. 37). (Orientierungssatz)
4. Wenn ein Arbeitnehmer gegenüber seinem bisherigen Arbeitgeber erklärt, dass er sich gegen die Versetzung wehre und dieser nur unter dem Vorbehalt nachkomme, ihre Wirksamkeit gerichtlich überprüfen zu lassen, muss er diesen »Vorbehalt« gegenüber dem Betriebs(teil)erwerber zur Vermeidung von Rechtsnachteilen nicht erneuern (Rn. 39ff.). (Orientierungssatz)
BAG 21.3.2024 – 2 AZR 95/23, NZA 2024, 835 – 839

Verwirkung des Widerspruchsrechts – Umstandsmoment kann an Unterrichtung anknüpfen
Der Senat hält an seiner ständigen Rechtsprechung fest, dass die bloße widerspruchslose Weiterarbeit des Arbeitnehmers beim neuen Inhaber allein keinen Sachverhalt darstellt, durch den das für die Verwirkung erforderliche Umstandsmoment verwirklicht werden könnte. Ohne das Hinzutreten weiterer Umstände gibt der Arbeitnehmer durch das Erbringen der

vertraglich geschuldeten Arbeitsleistung für den neuen Inhaber noch nicht zu erkennen, dass er an der Vertragsbeziehung mit dem bisherigen Arbeitgeber nicht mehr festhalten will und sein Widerspruchsrecht nicht mehr ausüben wird. Eine andere Bewertung ist jedoch dann geboten, wenn der Arbeitnehmer im Rahmen einer Unterrichtung nach § 613a Abs. 5 BGB von den dort genannten Personen, d. h. von zumindest einer der dort genannten Personen, über den mit dem Betriebsübergang verbundenen Übergang seines Arbeitsverhältnisses unter Mitteilung des Zeitpunkts oder des geplanten Zeitpunkts sowie des Gegenstands des Betriebsübergangs und des Betriebsübernehmers in Textform in Kenntnis gesetzt und über sein Widerspruchsrecht nach § 613a Abs. 6 BGB belehrt wurde.
BAG 21. 12. 2017 – 8 AZR 700/16, NZA 2018, 854 – 858

Belehrung über den Wegfall des allgemeinen Kündigungsschutzes
Leitsatz
Zu den rechtlichen Folgen des Übergangs, über die nach § 613a Abs. 5 Nr. 3 BGB zu informieren ist, zählt auch der Umstand, dass die von einem Betriebsteilübergang betroffenen Arbeitnehmer beim Erwerber mangels Erfüllens der Voraussetzungen des § 23 Abs. 1 KSchG keinen Kündigungsschutz nach dem KSchG mehr genießen werden.
LAG Düsseldorf 9. 1. 2018 – 3 Sa 251/17, BeckRS 2018, 8214

Anwendung des Kündigungsschutzgesetzes nach einem Betriebsübergang – Unterrichtung – § 613a V BGB
Nach § 613a Abs. 5 Nr. 3 BGB haben der bisherige Arbeitgeber oder der neue Inhaber die betroffenen Arbeitnehmer über die rechtlichen, wirtschaftlichen und sozialen Folgen des Übergangs für die Arbeitnehmer zu unterrichten. In der Begründung des Gesetzentwurfs der Bundesregierung (BT-Dr 14/ 7760, S. 19) heißt es: »Die rechtlichen, wirtschaftlichen und sozialen Folgen des Betriebsübergangs ergeben sich vor allem aus den unverändert weiter geltenden Regelungen des § 613a Abs. 1 bis Abs. 4 BGB. Das betrifft Fragen der Weitergeltung oder Änderung der bisherigen Rechte und Pflichten aus dem Arbeitsverhältnis, der Haftung des bisherigen Arbeitgebers und des neuen Inhabers gegenüber dem Arbeitnehmer sowie des Kündigungsschutzes.«
BAG 15. 2. 2007 – 8 AZR 397/06, NZA 2007, 739 – 744

Widerspruchsrecht bei irrtümlicher Unterrichtung
§ 613a Abs. 6 S. 1 BGB ist nicht analog in den Fällen anwendbar, in denen der vermeintliche Veräußerer und/oder der vermeintliche neue Inhaber den Arbeitnehmer über einen rechtsirrig angenommenen Betriebsübergang unterrichtet haben. Darauf, ob der Irrtum vermeidbar war, kommt es nicht an.
BAG 25. 1. 2018 – 8 AZR 309/16, NZA 2018, 933 – 942

Unterrichtung – Angaben zur neuen Gesellschaft
Ein Unterrichtungsschreiben, das lediglich die Betriebserwerberin als neue Arbeitgeberin nennt und keine Angaben zum Sitz der Gesellschaft und zum zuständigen Registergericht enthält, entspricht nicht den gesetzlichen Anforderungen an eine ordnungsgemäße Unterrichtung.
LAG Thüringen 15. 2. 2018 – 3 Sa 373/17, BeckRS 2018, 5467

Unterrichtung vor Eintragung im Handelsregister
1. Soll ein Betrieb im Wege eines Betriebsübergangs auf eine neu gegründete GmbH übertragen werden und ist die GmbH entgegen der Darstellung im Unterrichtungsschreiben nach § 613a Abs. 5 BGB zum Zeitpunkt der Unterrichtung noch nicht im Handelsregister eingetragen, ist die Unterrichtung über die Betriebserwerberin fehlerhaft und unklar mit der Folge, dass die Widerspruchsfrist des § 613a Abs. 6 Satz 1 BGB nicht zu laufen beginnt. (Leitsatz)
2. Die fehlerhafte Unterrichtung wird durch die nachträgliche Eintragung der GmbH im Handelsregister nicht automatisch geheilt. Es bedarf vielmehr einer ausdrücklichen Korrektur.
LAG Berlin-Brandenburg 13. 9. 2018 – 21 Sa 391/18, BeckRS 2018, 30219

Verzicht auf das Widerspruchsrecht
Bei der Auslegung einer Erklärung als Verzicht des Arbeitnehmers auf sein Widerspruchsrecht nach § 613a Abs. 6 BGB als solches oder als lediglich zeitweiliger Verzicht auf dessen Ausübung ist die hohe Bedeutung des Widerspruchsrechts für den Arbeitnehmer zu beachten. Ein Verzicht muss daher eindeutig und zweifelsfrei zum Ausdruck gebracht werden. (Orientierungssatz)
BAG 28. 2. 2019 – 8 AZR 201/18, NZA 2019, 1279 – 1288

9. Kündigung bei Betriebsübergang

Übertragung eines Betriebsteils – Kündigungsverbot
1. Die Rechtsfolgen des § 613a Abs. 1 Satz 1 BGB – hier Eintritt des Betriebserwerbers in die Versorgungsanwartschaft eines Arbeitnehmers – werden nicht dadurch ausgeschlossen, dass der Betriebserwerber den Betrieb nur fortführen will, um die vorhandenen Rohstoffe und Halbfertigprodukte zu verwerten (im Anschluss an BAG vom 20. 11. 1984 – 3 AZR 584/83 = BAGE 47, 206 = AP Nr. 38 zu § 613a BGB).
BAG 29. 11. 1988 – 3 AZR 250/87, NZA 1989, 425 – 426

Bestandsschutz bei Betriebsübergang – Befristeter Arbeitsvertrag bei einer Arbeitsbeschaffungsmaßnahme
Leitsätze
1. Die Zuweisung eines Arbeitnehmers im Rahmen einer Arbeitsbeschaffungsmaßnahme enthält gegenüber dem Arbeitgeber auch die bindende Feststellung, dass der zugewiesene Arbeitnehmer die persönlichen Förderungsvoraussetzungen nach § 93 Abs. 1 AFG erfüllt.
2. Die Befristung eines Arbeitsverhältnisses ist sachlich nicht gerechtfertigt, wenn sie darauf abzielt, den durch § 613a BGB bezweckten Bestandsschutz bei rechtsgeschäftlichen Betriebsübergängen zu vereiteln.
BAG 15. 2. 1995 - 7 AZR 680/94, NZA 1995, 987 - 990

Betriebsbedingte Kündigung – Betriebsübergang
Leitsätze
1. Eine Kündigung wegen des Betriebsübergangs (613a Abs. 4 Satz 1 BGB) liegt nicht vor, wenn sie der Rationalisierung (Verkleinerung) des Betriebes zur Verbesserung der Verkaufschancen dient. Ein Rationalisierungsgrund liegt vor, wenn der Betrieb ohne die Rationalisierung stillgelegt werden müsste.
2. Die Rationalisierung ist auch während einer Betriebspause möglich. Der Betriebsinhaber muss nicht beabsichtigen, den Betrieb selbst fortzuführen.
BAG 18. 7. 1996 - 8 AZR 127/94, NZA 1997, 148 - 151

Befugnis des Veräußerers und des Erwerbers zur Kündigung von Arbeitnehmern aus wirtschaftlichen, technischen oder organisatorischen Gründen – Kurz vor dem Übergang gekündigte und vom Erwerber nicht übernommene Arbeitnehmer
1. Artikel 1 Absatz 1 der Richtlinie 77/187 zur Angleichung der Rechtsvorschriften der Mitgliedstaaten über die Wahrung von Ansprüchen der Arbeitnehmer beim Übergang von Unternehmen, Betrieben oder Betriebsteilen ist so auszulegen, dass die Richtlinie beim Übergang eines Unternehmens, das sich im Zustand der gerichtlichen Liquidation befindet, anwendbar ist, wenn die Tätigkeit des Unternehmens während dieses Verfahrens weitergeführt wird.
2. Artikel 4 Absatz 1 der Richtlinie 77/187, der den Schutz der Rechte der Arbeitnehmer gegen eine Kündigung, die allein mit dem Übergang begründet wird, sowohl gegenüber dem Veräußerer als auch gegenüber dem Erwerber gewährleisten soll, ist so auszulegen, dass das Recht zur Kündigung aus wirtschaftlichen, technischen oder organisatorischen Gründen sowohl dem Veräußerer als auch dem Erwerber zusteht. Die vom Veräußerer kurz vor dem Übergang des Unternehmens rechtswidrig gekündigten und vom Erwerber nicht übernommenen Arbeitnehmer können sich gegenüber dem Erwerber auf die Rechtswidrigkeit der Kündigung berufen, da davon auszugehen ist,

dass ihr Arbeitsvertrag gegenüber dem Erwerber noch besteht. Zum einen sind nämlich die vor dem Übergang des Unternehmens unter Verstoß gegen Artikel 4 Absatz 1 der Richtlinie vom Veräußerer gekündigten Arbeitnehmer zum Zeitpunkt des Übergangs als immer noch bei dem Unternehmen beschäftigt anzusehen, und zum anderen sind die Bestimmungen der Richtlinie, insbesondere über den Schutz der Arbeitnehmer gegen eine Kündigung aufgrund des Übergangs, als zwingend in dem Sinne anzusehen, dass von ihnen nicht zum Nachteil der Arbeitnehmer abgewichen werden darf.
EuGH 12. 3. 1998 - Rs. C-319/94, NZA 1998, 529 - 532

Kündigung wegen Stilllegung des Fuhrparks
1. Zur betriebsbedingten Kündigung (hier Betriebsstilllegung) bei Vorliegen dringender betrieblicher Erfordernisse.
2. Keine Unwirksamkeit der Kündigung gem. § 613a Abs. 4 BGB - die Kündigung erfolgte nicht wegen eines Betriebsübergangs.
Zum Betriebsübergang - hier der Frage der Wahrung der Identität der wirtschaftlichen Einheit.
BAG 3. 9. 1998 - 8 AZR 306/97, NZA 1999, 147 - 149

Befristeter Arbeitsvertrag bei Betriebsübergang - Umgehung Kündigungsschutz
Leitsätze
1. Auch die Befristung eines Arbeitsvertrages, bei der wegen der geringen Zahl der im Betrieb beschäftigten Arbeitnehmer eine Umgehung des allgemeinen Kündigungsschutzes nicht in Betracht kommt, bedarf eines sachlichen Grundes, wenn sie zur Umgehung des Kündigungsschutzes nach § 613a Abs. 4 Satz 1 BGB objektiv geeignet ist.
2. Die Veräußerung eines vom Bundesvermögensamt verwalteten Kasernengebäudes an einen privaten Investor kann einen Betriebsübergang im Sinne des § 613a BGB darstellen.
BAG 2. 12. 1998 - 7 AZR 579/97, NZA 1999, 926 - 928

Aufhebungsvertrag beim Betriebsübergang
Leitsätze
1. Die Parteien eines Arbeitsverhältnisses können dieses durch Aufhebungsvertrag auch rückwirkend auflösen, wenn es bereits außer Vollzug gesetzt worden war.
2. Die Arbeitsvertragsparteien können ihr Rechtsverhältnis im Zusammenhang mit einem Betriebsübergang auch ohne Vorliegen eines sachlichen Grundes wirksam durch Aufhebungsvertrag auflösen, wenn die Vereinbarung auf das endgültige Ausscheiden des Arbeitnehmers aus dem Betrieb gerichtet ist. Hingegen ist ein Aufhebungsvertrag wegen objektiver Gesetzesumgehung nichtig, wenn er lediglich die Beseitigung der Kontinuität des

Arbeitsverhältnisses bei gleichzeitigem Erhalt des Arbeitsplatzes bezweckt (Bestätigung von BAG Urteil vom 28. April 1987 – 3 AZR 75/86 – BAGE 55, 228 = AP Nr. 5 zu § 1 BetrAVG Betriebsveräußerung). Diesem Zweck dient der Abschluss eines Aufhebungsvertrages, wenn zugleich ein neues Arbeitsverhältnis zum Betriebsübernehmer vereinbart oder zumindest verbindlich in Aussicht gestellt wird.
3. Wer im Zusammenhang mit einem Betriebsübergang aus dem Arbeitsverhältnis aufgrund eines Aufhebungsvertrages ausgeschieden ist, hat keinen Fortsetzungsanspruch gegen den Betriebsübernehmer, solange die Wirksamkeit des Aufhebungsvertrages nicht wegen Anfechtung, Wegfalls der Geschäftsgrundlage oder aus einem anderen Grunde beseitigt worden ist.
BAG 10. 12. 1998 – 8 AZR 324/97, NZA 1999, 422 – 425

Umgehung von § 613a BGB durch Aufhebungsvertrag und gleichzeitigen Neuvertrag
Orientierungssätze:
1. Schließt ein Arbeitnehmer im Falle eines Betriebsübergangs mit dem Betriebsveräußerer einen Aufhebungsvertrag und gleichzeitig mit dem Betriebserwerber einen Arbeitsvertrag, so ist der Aufhebungsvertrag wegen Umgehung des § 613a BGB nichtig.
2. Dies gilt auch dann, wenn dem Arbeitnehmer im Zusammenhang mit dem Abschluss des Aufhebungsvertrags vom Betriebserwerber ein neues Arbeitsverhältnis verbindlich in Aussicht gestellt wird, oder es für den Arbeitnehmer nach den gesamten Umständen klar gewesen ist, dass er vom Betriebserwerber eingestellt werde. Diese Umstände hat der Arbeitnehmer näher darzulegen und gegebenenfalls zu beweisen.
BAG 25. 10. 2012 – 8 AZR 575/11, NZA 2013, 203 – 207

Betriebsübergang – (Wieder-)Einstellungsanspruch in Beschäftigungsgesellschaft
1. Die Arbeitsvertragsparteien können das Arbeitsverhältnis im Zusammenhang mit einem Betriebsübergang wirksam durch Aufhebungsvertrag auflösen, wenn die Vereinbarung auf das endgültige Ausscheiden des Arbeitnehmers aus dem Betrieb gerichtet ist und nicht der Unterbrechung der Kontinuität des Arbeitsverhältnisses dient. Dies gilt auch, wenn zugleich ein Übertritt des Arbeitnehmers in eine Beschäftigungs- und Qualifizierungsgesellschaft vereinbart wird.
2. § 613a BGB wird nur umgangen, wenn der Aufhebungsvertrag die Beseitigung der Kontinuität des Arbeitsverhältnisses bei gleichzeitigem Erhalt des Arbeitsplatzes bezweckt, weil zugleich ein neues Arbeitsverhältnis vereinbart oder zumindest verbindlich in Aussicht gestellt wird. § 613a BGB gewährt nur einen Schutz vor einer Veränderung des Vertragsinhaltes ohne

sachlichen Grund, nicht aber einen Schutz vor einer einvernehmlichen Beendigung des Arbeitsverhältnisses ohne sachlichen Grund.
3. Eine Umgehung des § 613a BGB kann vorliegen, wenn die Beschäftigungsgesellschaft zum Schein vorgeschoben oder offensichtlich bezweckt wird, die Sozialauswahl zu umgehen.
4. Der Aufhebungsvertrag kann gem. § 123 Abs. 1 BGB angefochten werden, wenn der Arbeitgeber dem Arbeitnehmer beim Abschluss des Vertrags vorspiegelt, der Betrieb solle geschlossen werden, in Wahrheit jedoch ein (Teil-) Betriebsübergang geplant ist.
5. Der Arbeitnehmer, der im Zusammenhang mit einem Betriebsübergang aus dem Arbeitsverhältnis auf Grund eines Aufhebungsvertrags ausgeschieden ist, hat keinen Einstellungsanspruch gegen den Betriebsübernehmer, solange die Wirksamkeit des Aufhebungsvertrages nicht wegen Anfechtung, Wegfalls der Geschäftsgrundlage oder aus einem anderen Grunde beseitigt worden ist.
6. Ein Einstellungsanspruch ergibt sich auch nicht gem. § 242 BGB aus dem Gesichtspunkt des unredlichen Erwerbs einer eigenen Rechtsstellung, wenn ein Betriebserwerber so lange mit einer Betriebsübernahme wartet, bis der Veräußerer eine Stilllegung plant, zahlreiche Arbeitsverhältnisse mittels Aufhebungsvertrag oder Kündigung beendet, und deshalb ein Betrieb mit geringerer Arbeitnehmerzahl übernommen werden kann. (Orientierungssatz)
BAG 23. 11. 2006 – 8 AZR 349/06, NZA 2007, 866 – 870

Kündigung des Betriebsveräußerers nach einem Erwerberkonzept
Leitsätze
1. Die Kündigung des Betriebsveräußerers aufgrund eines Erwerberkonzepts verstößt dann nicht gegen § 613a Abs. 4 BGB, wenn ein verbindliches Konzept oder ein Sanierungsplan des Erwerbers vorliegt, dessen Durchführung im Zeitpunkt des Zugangs der Kündigungserklärung bereits greifbare Formen angenommen hat.
2. Der Zulassung einer solchen Kündigung steht der Schutzgedanke des § 613a Abs. 4 BGB nicht entgegen, denn diese Regelung bezweckt keine »künstliche Verlängerung« des Arbeitsverhältnisses bei einer vorhersehbar fehlenden Beschäftigungsmöglichkeit des Arbeitnehmers bei dem Erwerber.
3. Für die Wirksamkeit einer betriebsbedingten Kündigung des Veräußerers nach dem Sanierungskonzept des Erwerbers kommt es – jedenfalls in der Insolvenz – nicht darauf an, ob das Konzept auch bei dem Veräußerer hätte durchgeführt werden können.
BAG 20. 3. 2003 – 8 AZR 97/02, NZA 2003, 1027 – 1029

Kündigungsfrist und Betriebsübergang
Hinweise des Senats: »Fortführung der Rechtsprechung des Senats (Urteil vom 27. Juni 2002 - 2 AZR 270/01 - AP KSchG 1969 § 1 Wartezeit Nr. 15 = EzA KSchG § 1 Nr. 55)«
1. Bei einem Betriebsinhaberwechsel sind die beim Betriebsveräußerer erbrachten Beschäftigungszeiten bei der Berechnung der Wartezeit nach § 1 Abs. 1 KSchG für eine vom Betriebsübernehmer ausgesprochene Kündigung zu berücksichtigen.
2. Dies gilt auch dann, wenn zum Zeitpunkt des Betriebsübergangs das Arbeitsverhältnis kurzfristig unterbrochen war, die Arbeitsverhältnisse aber in einem engen sachlichen Zusammenhang stehen. (Orientierungssatz)
BAG 18.9.2003 - 2 AZR 330/02, NZA 2004, 319 - 321

Wiedereinstellungsanspruch nach Betriebsübergang
Leitsatz
Findet nach Ablauf der Frist einer insolvenzbedingten Kündigung ein Betriebsübergang statt, besteht kein Anspruch auf Wiedereinstellung bzw. Fortsetzung des Arbeitsverhältnisses.
BAG 13.5.2004 - 8 AZR 198/03, AP BGB § 613a Nr. 264

Betriebsübergang - Auflösung des Arbeitsverhältnisses
Leitsatz
Ein Arbeitgeber, der eine Kündigung vor einem Betriebsübergang ausgesprochen hat, ist trotz des Verlustes der Arbeitgeberstellung durch einen Betriebsübergang befugt, einen Auflösungsantrag zu stellen. Dies gilt zumindest dann, wenn der Auflösungszeitpunkt zeitlich vor dem Betriebsübergang liegt.
BAG 24.5.2005 - 8 AZR 246/04, NZA 2005, 1178 - 1182

Aufhebungsvertrag bei einem geplanten Betriebsübergang - Umgehung - Feststellungsinteresse
Leitsätze
1. Die Arbeitsvertragsparteien können das Arbeitsverhältnis im Zusammenhang mit einem Betriebsübergang wirksam durch Aufhebungsvertrag auflösen, wenn die Vereinbarung auf das endgültige Ausscheiden des Arbeitnehmers aus dem Betrieb gerichtet ist. Dies gilt auch dann, wenn eine Beschäftigungs- und Qualifizierungsgesellschaft zwischengeschaltet ist.
2. Ein Aufhebungsvertrag ist jedoch wegen gesetzwidriger Umgehung der Rechtsfolgen des § 613a BGB unwirksam, wenn zugleich ein neues Arbeitsverhältnis zum Betriebsübernehmer vereinbart oder zumindest verbindlich in Aussicht gestellt wird.
3. Wird ein Arbeitnehmer von einer Auffanggesellschaft nach Abschluss eines Aufhebungsvertrags zu verschlechterten Arbeitsbedingungen ein-

gestellt, liegt hierin noch keine Umgehung des § 613a BGB, wenn die Änderung der Arbeitsbedingungen sachlich gerechtfertigt ist.
BAG 18. 8. 2005 - 8 AZR 523/04, NZA 2006, 145 - 149

Wirksamkeit einer Kündigung - Zeitpunkt eines Betriebsübergangs - Sozialauswahl
1. Macht die Arbeitnehmerin geltend, ihr durch den Insolvenzverwalter ordentlich gekündigtes Arbeitsverhältnis sei durch einen Betriebsübergang (hier auch mangels Widerspruchs) auf den Erwerber vor Eröffnung des Insolvenzverfahrens übergegangen, ist die Kündigungsschutzklage gegen den Insolvenzverwalter unschlüssig, da wegen der punktuellen Streitgegenstandstheorie im Kündigungszeitpunkt kein Arbeitsverhältnis zur Insolvenzschuldnerin mehr bestand.
2. Bei Handels- und Dienstleistungsbetrieben ist bei der Prüfung eines Betriebsüberganges bei dem Tatbestandsmerkmal der identitätsprägenden wirtschaftlichen Einheit vorwiegend auf immaterielle Betriebsmittel abzustellen.
3. Eine Sozialauswahl kommt grundsätzlich dann nicht mehr in Betracht, wenn allen Arbeitnehmern wegen einer Betriebsstilllegung gekündigt wird.
BAG 27. 10. 2005 - 8 AZR 568/04, NZA 2006, 668 - 673

Betriebsübergang - Beschäftigungsgesellschaft - Aufhebungsvertrag - Wiedereinstellungsanspruch
1. Die Arbeitsvertragsparteien können das Arbeitsverhältnis im Zusammenhang mit einem Betriebsübergang wirksam durch Aufhebungsvertrag auflösen, wenn die Vereinbarung auf das endgültige Ausscheiden des Arbeitnehmers aus dem Betrieb gerichtet ist und nicht nur der Unterbrechung der Kontinuität des Arbeitsverhältnisses dient.
2. Dies gilt auch dann, wenn zugleich ein Übertritt des Arbeitnehmers in eine Beschäftigungs- und Qualifizierungsgesellschaft vereinbart wird. Eine Umgehung des § 613a BGB kann allenfalls dann vorliegen, wenn die Übernahme in eine Beschäftigungsgesellschaft nur zum Schein vorgeschoben oder offensichtlich bezweckt wird, die Sozialauswahl zu umgehen.
3. Unwirksam ist ein Aufhebungsvertrag aber, wenn der Arbeitgeber den Arbeitnehmer darüber täuscht, dass ein Betriebsübergang geplant ist, indem er ihm wahrheitswidrig vorspiegelt, der Betrieb solle stillgelegt werden.
4. Ein Arbeitnehmer, der im Zusammenhang mit einem Betriebsübergang aus dem Arbeitsverhältnis aufgrund eines Aufhebungsvertrages ausgeschieden ist, hat keinen Einstellungs-(Fortsetzungs-)Anspruch gegen den Betriebsübernehmer, solange die Wirksamkeit des Aufhebungsvertrages

nicht wegen Anfechtung, Wegfalls der Geschäftsgrundlage oder aus einem anderen Grunde beseitigt worden ist. (Orientierungssatz)
BAG 23.11.2006 - 8 AZR 349/06, NZA 2007, 866–870

Kündigungsschutz nach einem Betriebsübergang
1. Der im Arbeitsverhältnis mit dem Betriebsveräußerer aufgrund der Zahl der beschäftigten Arbeitnehmer erwachsene Kündigungsschutz geht nicht nach § 613a Abs. 1 Satz 1 BGB mit dem Arbeitsverhältnis auf den Betriebserwerber über, wenn in dessen Betrieb die Voraussetzungen des § 23 Abs. 1 KSchG nicht vorliegen. (Leitsatz)
2. Das Erreichen des Schwellenwertes des § 23 Abs. 1 KSchG und der dadurch entstehende Kündigungsschutz sind kein Recht im Sinne des § 613a Abs. 1 Satz 1 KSchG.
3. Aus Art. 3 Abs. 1 EWGRL 187/77 besteht keine Verpflichtung des Betriebserwerbers den bei dem Veräußerer bestehenden Kündigungsschutz trotz Absinkens des Schwellenwertes zu gewähren.
4. § 323 Abs. 1 UmwG 1995 ist nicht analog auf einen Betriebsteilübergang im Wege der Einzelrechtsnachfolge anzuwenden. (Orientierungssatz)
BAG 15.2.2007 - 8 AZR 397/06, AP KSchG 1969 § 23 Nr. 38

Unwirksame Kündigung wegen Betriebsübergangs
1. Der Streitgegenstand der Kündigungsschutzklage nach § 4 Satz 1 KSchG erstreckt sich regelmäßig auf das Bestehen des Arbeitsverhältnisses noch im vorgesehenen Auflösungszeitpunkt.
Deshalb kann im Rahmen einer Kündigungsschutzklage gegen eine erste Kündigung die Beendigungswirkung einer zweiten Kündigung geprüft werden, die nach Betriebsübergang von dem aus dem Arbeitsverhältnis ausgeschiedenen Arbeitgeber ausgesprochen worden ist, wenn sie das Arbeitsverhältnis bis zu dem Auflösungszeitpunkt der mit der Kündigungsschutzklage angegriffenen ersten Kündigung beenden soll.
Eine erfolgreiche gesonderte Kündigungsschutzklage gegen die vom Betriebsveräußerer ausgesprochene zweite Kündigung scheidet in einem solchen Fall aus, weil die Kündigung des Betriebsveräußerers nicht von dem aktuellen Vertragsarbeitgeber erklärt worden ist. (Leitsatz)
2. Kann der Arbeitnehmer aus dem zeitlichen und funktionellen Zusammenhang zwischen Kündigung und Betriebsübergang Tatsachen nachweisen, die die Kausalität mit genügender Wahrscheinlichkeit darstellen, so ist eine tatsächliche Vermutung für eine unwirksame Kündigung wegen des Betriebsübergangs im Sinne von § 613a Abs. 4 BGB zu bejahen, die der Arbeitgeber entkräften muss.
Dazu genügt eine nachvollziehbare Begründung für die Kündigung, die den Verdacht einer Kündigung wegen des Betriebsübergangs ausschließt, weil sie einen sachlichen Grund dafür enthält, dass die Kündigung nur äußerlich

formal mit dem Betriebsübergang verbunden, nicht aber materiell wegen des Betriebsübergangs erfolgt ist. (Leitsatz)
LAG Berlin-Brandenburg 17.11.2023 – 12 Sa 418/23, NZA-RR 2024, 239 – 243

Betriebsteilübergang – Widerspruch des Arbeitnehmers – Wirksamkeit einer außerordentlichen betriebsbedingten Kündigung gegenüber einem ordentlich unkündbaren Arbeitnehmer
1. Auch wenn der Arbeitnehmer dem Übergang seines Arbeitsverhältnisses auf einen Betriebserwerber widersprochen hat, muss der Arbeitgeber vor einer außerordentlichen Kündigung alle zumutbaren, eine Weiterbeschäftigung ermöglichenden Mittel ausgeschöpft haben.
2. Dies gilt auch im Fall der außerordentlichen Kündigung eines ordentlich unkündbaren Arbeitnehmers, der mangels Beschäftigungsmöglichkeit seit Jahren für eine andere Konzerngesellschaft tätig ist. Der Arbeitgeber hat dabei darzulegen, dass diese Beschäftigungsmöglichkeit, die unabhängig von dem eigenen Betrieb bestand, weggefallen ist.
3. Insbesondere gilt dies bei einem arbeitsvertraglich besonders ausgestalteten Sonderkündigungsschutz, der vor Ausspruch einer Kündigung wegen Wegfall der Beschäftigungsmöglichkeit vorsieht, dass die Versetzung in den einstweiligen Ruhestand entsprechend beamtenrechtlicher Vorschriften in Betracht gezogen wird. Bei einem so ausgestalteten Sonderkündigungsschutz ist der Arbeitgeber verpflichtet, auch eine Unterbringung des Arbeitnehmers im Wege der Personalgestellung bei einem anderen Arbeitgeber, gegebenenfalls mit einer Differenzzahlung durch ihn, in die Überlegungen einzubeziehen.
BAG 29.3.2007 – 8 AZR 538/06, NZA 2008, 48 – 52

Betriebsbedingte Kündigung – Sozialauswahl – Widerspruch nach § 613a BGB
1. Auch die Arbeitnehmer, die einem Übergang ihres Arbeitsverhältnisses auf einen Betriebserwerber nach § 613a Abs. 6 BGB widersprochen haben, können sich bei einer nachfolgenden, vom Betriebsveräußerer erklärten Kündigung auf eine mangelhafte Sozialauswahl nach § 1 Abs. 3 Satz 1 KSchG berufen. (Leitsatz)
2. Die Gründe für den Widerspruch des Arbeitnehmers gegen den Übergang seines Arbeitsverhältnisses auf einen Betriebserwerber sind seit 1. Januar 2004 bei der Abwägung der sozialen Auswahlkriterien nicht mehr zu berücksichtigen, da die Auswahlkriterien (Betriebszugehörigkeit, Alter, Unterhaltspflichten, Schwerbehinderung) vom Gesetzgeber nunmehr abschließend benannt worden sind. (Leitsatz)
3. Hinweise des Senats: Rechtsprechungsänderung infolge Neufassung des § 1 Abs. 3 KSchG siehe auch BAG vom 31. Mai 2007 – 2 AZR 218/06 –

4. Erforderlichkeit einer »marktübergreifenden« Sozialauswahl.
5. Nach der bisherigen Rechtsprechung des Bundesarbeitsgerichts sollten bei der Prüfung der sozialen Auswahlgesichtspunkte die Gründe für den Widerspruch berücksichtigt werden, vergleiche Urteile vom 7. April 1993 – 2 AZR 449/91 (B), vom 21. März 1996 – 2 AZR 559/95, vom 18. März 1999 – 8 AZR 190/98, vom 24. Februar 2000 – 8 AZR 167/99, vom 22. April 2004 – 2 AZR 244/03. (Orientierungssatz)
BAG 31. 5. 2007 – 2 AZR 276/06, NZA 2008, 33 – 39

Abweichung des Endzeugnisses vom Zwischenzeugnis – Zeugnisanspruch bei Betriebsübergang – Verwirkung des Zeugnisanspruchs
1. Hat der Arbeitgeber zuvor ein Zwischenzeugnis erteilt, ist er regelmäßig an den Inhalt des Zwischenzeugnisses gebunden, wenn er ein Endzeugnis erteilt. Dies gilt auch, wenn der Betriebsveräußerer das Zwischenzeugnis vor einem Betriebsübergang erteilt hat und der Arbeitnehmer das Endzeugnis vom Betriebserwerber verlangt. (Leitsatz)
2. Auskunftsanspruch des Betriebserwerbers gegenüber dem Betriebsveräußerer im Zusammenhang mit dem Zeugnisanspruch. Dem steht nicht entgegen, dass § 613a BGB keinen spezialgesetzlichen Auskunftsanspruch des Erwerbers gegen den Veräußerer vorsieht. Außerhalb der gesetzlich oder vertraglich geregelten Auskunftsansprüche besteht ein Auskunftsrecht dann, wenn die Rechtsbeziehungen der Parteien es mit sich bringen, dass der Berechtigte in entschuldbarer Weise über Bestehen und Umfang eines Rechts im Ungewissen ist und der Verpflichtete die zur Beseitigung der Ungewissheit erforderlichen tatsächlichen Angaben unschwer machen kann.
3. Die Verwirkung des Zeugnisanspruchs setzt voraus, dass der Arbeitnehmer sein Recht über längere Zeit hinweg nicht ausgeübt hat (Zeitmoment) und bei dem Arbeitgeber dadurch die Überzeugung hervorgerufen hat, er werde sein Recht nicht mehr durchsetzen (Umstandsmoment). Sind diese Voraussetzungen erfüllt, ist dem Arbeitgeber die Erfüllung des Zeugnisanspruchs nach Treu und Glauben nicht zumutbar. Die Frage, ob ein Anspruch verwirkt ist, hängt im Wesentlichen von den Umständen des Einzelfalls ab. (Orientierungssatz)
BAG 16. 10. 2007 – 9 AZR 248/07, NJW 2008, 1175 – 1178

Gehaltsreduzierung nach Betriebsübergang
Die Übertragung eines Betriebs oder Betriebsteils rechtfertigt eine Kündigung weder durch den bisherigen Arbeitgeber noch durch den neuen Inhaber (§ 613a Absatz 4 BGB).
Dem steht nicht entgegen, dass der neue Arbeitgeber in engem zeitlichem Zusammenhang zu dem Betriebsübergang mit einem Arbeitnehmer einzelvertraglich eine Absenkung des bisherigen Gehalts vereinbart hat. Die Ab-

rede bedarf auch keines sachlichen Grundes. Der Arbeitnehmer, der die Vereinbarung aus freien Stücken unterschrieben hat, kann sich daher später nicht auf die Schutzvorschrift des § 613a Absatz 4 BGB berufen.
BAG 7.11.2007 – 5 AZR 1007/06, NJW 2008, 939 – 940

10. Betriebsverfassungsrechtliches Mandat und Betriebsübergang

Zum Rechtsschutzinteresse für die Feststellung eines betriebsverfassungsrechtlichen Mandats nach Ablauf der Amtszeit
Leitsatz
Ein Betriebsübergang nach § 613a BGB beeinflusst nicht die betriebsverfassungsrechtliche Rechtsstellung des für diesen Betrieb gewählten Betriebsrats. Einem darauf gerichteten Feststellungsbegehren des Betriebsrats fehlt mit Ablauf seiner Amtszeit das Feststellungsinteresse.
BAG 11.10.1995 – 7 ABR 17/95, NZA 1996, 495

Fortbestand des GBR – Gesamtbetriebsrates bei Veräußerung sämtlicher Betriebe an ein neues Unternehmen
Leitsatz
Überträgt ein Unternehmen seine sämtlichen Betriebe auf zwei andere, rechtlich selbständige Unternehmen, endet das Amt des in dem übertragenden Unternehmen gebildeten Gesamtbetriebsrats.
BAG 5.6.2002 – 7 ABR 17/01, NZA 2003, 336 – 337

Übergangsmandat und Betriebsvereinbarung
1. Zulässigkeit von Rechtsbeschwerden. Beteiligtenwechsel allein aufgrund materiellen Rechts, ohne dass es dazu der Vornahme von Prozesshandlungen bedurfte (hier: der ursprüngliche Antragsteller und Rechtsbeschwerdeführer ist am Verfahren nicht mehr beteiligt, da er unter Verlust seiner Identität in einem anderen Wahlbetrieb aufgegangen ist. Da dort ein Betriebsrat existierte, ist das Amt des Betriebsrats des aufgenommenen Betriebs – wegen § 21a Abs. 2 BetrVG i.V.m. § 21a Abs. 1 Satz 1 letzter Halbsatz BetrVG ohne Übergangsmandat – erloschen).
2. Die Sperrwirkung des § 77 Abs. 3 BetrVG hinsichtlich Betriebsvereinbarungen hängt einerseits nicht davon ab, dass der Arbeitgeber tarifgebunden ist. Sie wird andererseits auch durch Firmentarifverträge erzeugt. Die Regelungssperre des § 77 Abs. 3 BetrVG wirkt auch dann, wenn entsprechende Tarifbestimmungen erst später in Kraft treten. Sie erfasst dabei nur Betriebsvereinbarungen im Sinne des § 77 Abs. 4 BetrVG.
Die Sperrwirkung eines Tarifvertrages steht individualrechtlichen Absprachen und bloßen Regelungsabreden der Betriebsparteien, die gerade nicht normativ auf den Inhalt der Arbeitsverhältnisse wirken, nicht entgegen (hier: Auslegung; Regelungssperre hinsichtlich einer Ausgleichsregelung die

Teil einer Vereinbarung »über eine Verkürzung oder Verlängerung der betriebsüblichen Arbeitszeit in Not- und Eilfällen – § 87 Abs. 1 Nr. 3 BetrVG« ist).
3. Die Teilunwirksamkeit einer Betriebsvereinbarung hat die Unwirksamkeit aller Regelungen zur Folge, wenn der verbleibende Teil ohne die unwirksamen Bestimmungen keine sinnvolle und in sich geschlossene Regelung enthält.
Aber auch wenn die sonstigen Regelungen einer Betriebsvereinbarung eine in sich geschlossene und praktisch anwendbare, sinnvolle Regelung darstellen, kann – wie im Streitfall – die Betriebsvereinbarung gleichwohl insgesamt unwirksam sein (hier: es kann nicht angenommen werden, dass der Betriebsrat der Arbeitgeberin in derselben Weise entgegengekommen wäre und ihr freiwillig dieselben Befugnisse wie in §§ 1 bis 3 Betriebsvereinbarung eingeräumt hätte, wäre ihm die Unwirksamkeit und Nichtanwendbarkeit von § 4 Betriebsvereinbarung bekannt gewesen).
BAG 21.1.2003 – 1 ABR 9/02, NZA 2003, 1097 – 1101

Sozialplanklausel und Betriebsübernahme
Die Bestimmung in einem Sozialplan, die Ansprüche auf Abfindungen wegen Verlusts des Arbeitsplatzes davon abhängig macht, daß der Arbeitnehmer wegen eines möglicherweise vorliegenden Betriebsteilübergangs den vermuteten Betriebsteilerwerber erfolglos auf Feststellung des Übergangs seines Arbeitsverhältnisses verklagt hat, ist regelmäßig unwirksam.
BAG 18.9.2003 – 2 AZR 330/02, NZA 2004, 319 – 321

Betriebsbedingte Kündigung – Betriebsratsanhörung – Restmandat
Leitsatz
Die Erklärung des Widerspruchs nach § 613a Abs. 6 BGB ist für sich genommen kein Vorgang, an den ein Restmandat des Betriebsrats anknüpfen könnte.
BAG 24.5.2012 – 2 AZR 62/11, NZA 2013, 277 – 284

11. Verhältnis von Betriebsübergang und Betriebsänderung

Leitsätze
1. Der Übergang eines Betriebes durch Rechtsgeschäft auf einen anderen Inhaber ist für sich allein keine Betriebsänderung im Sinne von BetrVG § 111. Für den rechtsgeschäftlichen Betriebsübergang gilt die Sonderregelung des BGB § 613a.
2. Erschöpft sich der rechtsgeschäftliche Betriebsübergang jedoch nicht in dem bloßen Betriebsinhaberwechsel, sondern ist er mit Maßnahmen verbunden, die als solche einen der Tatbestände des BetrVG § 111 erfüllen, so

sind die Beteiligungsrechte des Betriebsrats nach den BetrVG §§ 111, 112 zu wahren.
BAG 4.12.1979 – 1 AZR 843/76, AP BetrVG 1972 § 111 Nr. 6

Betriebsstillegung – Abgrenzung zum Betriebsübergang
Ein Betriebsübergang i.S.d. § 613a BGB stellt keine Betriebsänderung nach § 111 BetrVG dar (*BAG*, NZA 2008, 72 Os. = NJOZ 2008, 108 = AP InsO § 125 Nr. 4 Rn. 38 m.w.N.). § 125 InsO gilt nicht für Fälle, in denen keine Betriebsänderung, sondern in Wahrheit ein Betriebs(teil-)übergang stattfindet (*BAG*, NZA 2007, 387 = AP BGB § 613a Nr. 316 = EzA BGB 2002 § 613a Nr. 62 Rn. 25). Betriebsveräußerung und Betriebsstilllegung schließen sich systematisch aus. Bei einer beabsichtigten Betriebsveräußerung liegt kein Stilllegungsentschluss vor, weil die Identität des Betriebs gewahrt bleibt, und lediglich ein Betriebsinhaberwechsel stattfinden soll (*BAG*, NZA 2003, 93 = AP BGB § 613a Nr. 237 = EzA BGB § 613a Nr. 210).
BAG 15.12.2011 – 8 AZR 692/10, NZA-RR 2012, 570 – 579

Betriebsänderung und Betriebsübergang
Leitsätze
1. Die Betriebsaufspaltung kann eine Betriebsänderung im Sinne von § 111 Satz 2 Nr. 4 BetrVG sein (grundlegende Änderung der Betriebsorganisation und des Betriebszwecks).
2. Der Übergang eines Betriebsteils auf einen neuen Betriebsinhaber (§ 613a Abs. 1 Satz 1 BGB) kann verbunden sein mit weiteren Maßnahmen des Arbeitgebers, die Organisation und Zweck des ursprünglichen Betriebes grundlegend ändern und deshalb eine Betriebsänderung im Sinne von § 111 Satz 2 Nr. 4 BetrVG darstellen. Die Anwendbarkeit des § 111 BetrVG wird insoweit nicht durch § 613a BGB ausgeschlossen (im Anschluss an BAG Urteil vom 21. Oktober 1980 – 1 AZR 145/79 = AP Nr. 8 zu § 111 BetrVG 1972).
3. Von einer Betriebsänderung in Form einer Betriebsaufspaltung sind alle Arbeitnehmer des ursprünglich einheitlichen Betriebs betroffen.
4. Die Betriebsänderung im Sinne von § 111 Satz 2 BetrVG löst einen Anspruch des Betriebsrats auf Verhandlungen über einen Sozialplan aus. Ob und welche wirtschaftlichen Nachteile für die betroffenen Arbeitnehmer entstanden sind und ausgeglichen oder gemildert werden sollen, haben Arbeitgeber und Betriebsrat und notfalls die Einigungsstelle zu prüfen (Bestätigung von BAG 17.8.1982, 1 ABR 40/80 = BAGE 40, 36 = AP Nr. 11 zu § 111 BetrVG 1972)
BAG 16.6.1987 – 1 ABR 41/85, NZA 1987, 671 – 673

Anfechtung eines Einigungsstellenspruchs über einen Sozialplan
Leitsätze

1. Ist ein Betriebsübergang (§ 613a BGB) mit Maßnahmen verbunden, die als solche einen der Tatbestände des § 111 Satz 2 Nr. 1–5 BetrVG (Betriebsänderung) erfüllen, so stehen dem Betriebsrat die Beteiligungsrechte nach §§ 111, 112 BetrVG zu.
2. In einem solchen Fall ist ein von der Einigungsstelle durch Mehrheitsbeschluss aufgestellter Sozialplan nicht schon deshalb wegen Kompetenzüberschreitung unwirksam, weil in der Begründung des Spruchs ausschließlich Nachteile der Arbeitnehmer aufgeführt sind, die auf dem Betriebsübergang beruhen. Ein Rechtsverstoß liegt vielmehr nur vor, wenn bei Aufstellung des Sozialplans keine Nachteile zu erwarten waren, welche die vorgesehenen Ausgleichs- oder Milderungsmaßnahmen (z. B. Abfindungen) rechtfertigen konnten.

BAG 25. 1. 2000 – 1 ABR 1/99, NZA 2000, 1069 – 1071

12. Betriebsübergang und Umwandlung nach dem UmwG

Firmentarifvertrag bei Unternehmensverschmelzung
Leitsätze

1. Ein Firmentarifvertrag zählt zu den Verbindlichkeiten im Sinne des § 20 Abs. 1 Nr. 1 UmwG.
2. Geht ein Firmentarifvertrag gem. § 20 Abs. 1 Satz 1 UmwG durch Verschmelzung auf einen neuen Unternehmensträger über, so ist insoweit für eine Anwendung der § 324 UmwG, § 613a Abs. 1 Satz 2 BGB kein Raum.
3. § 613a Abs. 1 Satz 2 BGB, der nach § 324 UmwG unberührt bleibt, stellt im Fall der Umwandlung eine Auffangregelung für den Fall dar, dass ein Tarifvertrag nicht kollektivrechtlich für den neuen Unternehmensträger gilt. Dies betrifft in der Regel Verbands- oder Flächentarifverträge.

BAG 24. 6. 1998 – 4 AZR 208/97, NZA 1998, 1346 - 1348

Sozialpolitik – Rechtsangleichung – Übergang von Unternehmen – Wahrung der Ansprüche der Arbeitnehmer – Richtlinie 77/187/EWG – Geltungsbereich

1. Artikel 1 Absatz 1 der Richtlinie 77/187 zur Angleichung der Rechtsvorschriften der Mitgliedstaaten über die Wahrung von Betrieben oder Betriebsteilen ist dahin auszulegen, dass diese Richtlinie auf den Fall anwendbar ist, dass eine Gesellschaft in freiwilliger Liquidation ihre Aktiva ganz oder teilweise auf eine andere Gesellschaft überträgt, die sodann dem Arbeitnehmer Weisungen erteilt, deren Ausführung die Gesellschaft in Liquidation anordnet.
2. Artikel 3 Absatz 1 der Richtlinie 77/187 zur Angleichung der Rechtsvorschriften der Mitgliedstaaten über die Wahrung von Ansprüchen der

Arbeitnehmer beim Übergang von Unternehmen, Betrieben oder Betriebsteilen verwehrt es einem zum Zeitpunkt des Unternehmensübergangs beim Veräußerer beschäftigten Arbeitnehmer nicht, sich dem Übergang seines Arbeitsvertrages oder Arbeitsverhältnisses auf den Erwerber zu widersetzen, sofern diese Entscheidung von ihm frei getroffen wird. Es ist Sache des vorlegenden Gerichts, zu klären, ob der vom Erwerber angebotene Arbeitsvertrag eine wesentliche Änderung der Arbeitsbedingungen zum Nachteil des Arbeitnehmers zur Folge hat. Für diesen Fall müssen die Mitgliedstaaten nach Artikel 4 Abs. 2 der Richtlinie vorsehen, dass die Beendigung durch den Arbeitgeber erfolgt ist.
EuGH 12. 11. 1998 – Rs. C-399/96, EuZW 1999, 49 – 52

Betriebsübergang und Umwandlung – Kreiskrankenhaus
Leitsätze
1. Die Umwandlung ist nicht der gegenüber dem Betriebsübergang speziellere Tatbestand. Die Voraussetzungen des § 613a BGB sind auch im Zusammenhang mit einer Umwandlung selbständig zu prüfen. Soll ein Unternehmen, das von einer Gebietskörperschaft betrieben wird, zur Aufnahme durch eine Kapitalgesellschaft oder zur Neugründung einer Kapitalgesellschaft ausgegliedert werden (§ 168 UmwG), kommt ein Betriebsübergang auf den übernehmenden Rechtsträger schon vor Eintritt der Wirkung der Ausgliederung in Betracht.
2. Das Widerspruchsrecht des Arbeitnehmers gegen den Übergang seines Arbeitsverhältnisses besteht auch bei einem Betriebsübergang im Zusammenhang mit einer Umwandlung.
3. Widerspricht ein Mitglied der Personalvertretung des übergehenden Betriebes dem Übergang seines Arbeitsverhältnisses, so scheidet es mit dem Betriebsübergang aus der Personalvertretung aus. Diese ist bei einer Kündigung des betreffenden Arbeitsverhältnisses nicht mehr zu beteiligen, auch wenn der Arbeitnehmer in dem übergegangenen Betrieb aufgrund einer Arbeitnehmerüberlassung weiterbeschäftigt wird.
BAG 25. 5. 2000 – 8 AZR 416/99, NZA 2000, 1115 – 1119

Auslegung eines Sozialplans – rückwirkende Gehaltserhöhung nach Ausscheiden aus dem Arbeitsverhältnis
Leitsätze
1. In einem einvernehmlich zustande gekommenen Sozialplan können die Betriebsparteien vorsehen, dass dieser bei einer Eigenkündigung eines Arbeitnehmers dann gilt, wenn der Arbeitgeber der Kündigung nicht binnen einer bestimmten Frist widerspricht und die Fortsetzung des Arbeitsverhältnisses anbietet.
2. Eine vertragliche Bezugnahme auf den jeweils geltenden Gehaltstarifvertrag kann im Fall einer rückwirkenden Tariferhöhung zu Nachzahlungsan-

sprüchen des Arbeitnehmers auch dann führen, wenn das Arbeitsverhältnis bei Tarifabschluss bereits beendet war.
BAG 6. 8. 2002 – 1 AZR 247/01, NZA 2003, 449 – 453

Befristung und Verschmelzung
Leitsätze
1. Bei einer Verschmelzung von Rechtsträgern unter Auflösung ohne Abwicklung im Wege der Aufnahme nach § 2 Nr. 1 UmwG erlischt der übertragende Rechtsträger mit Eintragung der Verschmelzung, § 20 Abs. 1 Nr. 2 Satz 1 UmwG.
2. Der erloschene übertragende Rechtsträger ist nicht derselbe Arbeitgeber i. S. d. § 14 Abs. 2 Satz 2 TzBfG wie der übernehmende Rechtsträger.
3. War das Arbeitsverhältnis des Arbeitnehmers mit dem übertragenden Rechtsträger bereits vor einem im Zuge der Verschmelzung vollzogenen Betriebsübergang nach § 324 UmwG in der bis zum 31. März 2002 geltenden Fassung, § 613a Abs. 1 BGB beendet, sind Betriebsveräußerer und Betriebserwerber nicht derselbe Arbeitgeber i. S. d. § 14 Abs. 2 Satz 2 TzBfG.
BAG 10. 11. 2004 – 7 AZR 101/04, NJW 2005, 2474 – 2475

Altersversorgung bei Privatisierung von Eigenbetrieb durch Spaltung
Leitsatz
Der Übergang einer Versorgungsverbindlichkeit durch Spaltungsplan im Rahmen einer Umwandlung ist nicht von einer Zustimmung des Versorgungsberechtigten und/oder des Pensions-Sicherungs-Vereins abhängig. Er wird auch nicht durch einen ausdrücklichen Widerspruch des Berechtigten verhindert. Das gilt auch im Falle der Privatisierung kommunaler Einrichtungen.
BAG 22. 2. 2005 – 3 AZR 499/03, BeckRS 2005, 40830

Prozessvergleich zwischen Arbeitnehmer und Betriebsveräußerer nach dem Betriebsübergang
1. Ein zwischen dem Betriebsveräußerer und dem Arbeitnehmer geschlossener Prozessvergleich über die Beendigung des Arbeitsverhältnisses wirkt für und gegen den Betriebserwerber, wenn der Vergleichsabschluss nach dem Betriebsübergang erfolgte und dem Arbeitnehmer dieser auch bekannt war.
2. Der Arbeitgeber, der das Arbeitsverhältnis vor einem Betriebsübergang gekündigt hat, bleibt für die gerichtliche Klärung der sozialen Rechtfertigung der Kündigung auch nach dem Betriebsübergang prozessführungsbefugt. Das Arbeitsverhältnis geht so auf den Erwerber über, wie es im Zeitpunkt des Betriebsübergangs bestanden hat. Dies gilt zumindest dann, wenn der Betriebsübergang nach Klageerhebung erfolgte.
BAG 24. 8. 2006 – 8 AZR 574/05, NZA 2007, 328 – 330

Betriebsspaltung – Zuordnung der Arbeitnehmer durch eine Namensliste zum Interessenausgleich (§ 323 Abs. 2 UmwG)
Leitsätze
1. Für eine Unternehmensspaltung nach dem Umwandlungsgesetz muss das vorhandene Vermögen nicht zwingend in Form der Übertragung bereits vorhandener Betriebe oder Betriebsteile aufgespalten werden. Unter Wahrung der Mitbestimmungsrechte des Betriebsrats ist es auch zulässig, vor der eigentlichen Unternehmensaufspaltung einen zuvor einheitlichen Betrieb nach Arbeitsprozessen zu »zerschlagen« und die hierdurch entstandenen eigenständigen Betriebe oder Betriebsteile im Wege der Unternehmensaufspaltung auf andere Rechtsträger zu übertragen.
2. Werden die Betriebe oder Betriebsteile, die im Zuge der Unternehmensaufspaltung auf die neuen Rechtsträger übertragen werden sollen, erst durch eine Betriebsspaltung geschaffen, können die Betriebsparteien in einem Interessenausgleich nach § 111 Nr. 3 BetrVG die namentliche Zuordnung der Arbeitnehmer zu den neu geschaffenen betrieblichen Einheiten vornehmen. Die Zuordnungsentscheidung ist nach § 323 Abs. 2 UmwG nur auf grobe Fehlerhaftigkeit zu überprüfen.
LAG Hamburg 26.4.2017 – 6 Sa 76/16, BeckRS 2017, 120082

Wirksamkeit der Zuordnung der Arbeitnehmer bei Betriebsaufspaltung – grobe Fehlerhaftigkeit des Interessenausgleichs
Leitsätze
1. § 324 UmwG ist eine Rechtsgrundverweisung. Wird der bisherige Betrieb zerschlagen und besteht weder der Betrieb noch ein Betriebsteil fort, so findet § 613a BGB bei einer Unternehmensaufspaltung keine Anwendung.
2. Ist § 613a BGB bei einer Unternehmensspaltung nicht anwendbar, so ist die im Interessenausgleich vorgenommene namentliche Zuordnung der Arbeitnehmer nur dann grob fehlerhaft, wenn sie unter keinem Gesichtspunkt vertretbar ist.
LAG Schleswig-Holstein 7.9.2016 – 6 Sa 427/15, BeckRS 2016, 74768

Betriebsübergang – Spaltung nach dem UmwG – Betriebsspaltung – Zuordnung der Arbeitnehmer – Interessenausgleich
Nach § 131 Abs. 1 Nr. 1 UmwG bewirkt die Eintragung der Spaltung in das Register des Sitzes des übertragenden Rechtsträgers, dass das Vermögen des übertragenden Rechtsträgers entsprechend der im Spaltungs- und Übernahmevertrag vorgesehenen Aufteilung jeweils als Gesamtheit auf die übernehmenden Rechtsträger übergeht. Die Vorschrift ordnet eine (partielle) Gesamtrechtsnachfolge an. (Leitsatz)
Der Übergang eines Arbeitsverhältnisses im Wege der (partiellen) Gesamtrechtsnachfolge nach § 131 Abs. 1 Nr. 1 UmwG setzt in jedem Fall voraus, dass das Arbeitsverhältnis nicht bereits im Wege des Betriebs(teil-)über-

gangs nach § 613a Abs. 1 Satz 1 BGB auf einen der übernehmenden Rechtsträger übergeht. Jedenfalls im Fall der Aufspaltung muss hinzukommen, dass der Arbeitnehmer dem Übergang seines Arbeitsverhältnisses auf einen der übernehmenden Rechtsträger zustimmt. Fehlt es an der erforderlichen Zustimmung des Arbeitnehmers, hat dieser ein Wahlrecht, mit welchem der übernehmenden Rechtsträger das Arbeitsverhältnis fortgesetzt wird.
Nach § 323 Abs. 2 UmwG kann, sofern bei einer Verschmelzung, Spaltung oder Vermögensübertragung ein Interessenausgleich zustande kommt, in dem diejenigen Arbeitnehmer namentlich bezeichnet werden, die nach der Umwandlung einem bestimmten Betrieb oder Betriebsteil zugeordnet werden, die Zuordnung der Arbeitnehmer durch das Arbeitsgericht nur auf grobe Fehlerhaftigkeit überprüft werden. Nach dieser Bestimmung muss die Zuordnung der Arbeitnehmer nach den Kriterien und Vorgaben des § 613a Abs. 1 S. 1 BGB und damit zu einer übergangsfähigen wirtschaftlichen Einheit i. S. v. § 613a Abs. 1 S. 1 BGB und der Richtlinie 2001/23/EG erfolgen. (Leitsatz)
BAG 19. 10. 2017 – 8 AZR 63/16, NZA 2018, 370 – 376

13. Betriebsübergang und sozialversicherungsrechtliche Folgen

Keine Sperrfrist bei Auflösungsvereinbarung nach Betriebsübergang
Geht ein Betrieb oder Betriebsteil durch ein Rechtsgeschäft auf einen anderen Inhaber über, so tritt dieser in die Rechte und Pflichten aus den im Zeitpunkt des Übergangs bestehenden Arbeitsverhältnissen ein (§ 613a Abs. 1 Satz 1 BGB). Betroffene Arbeitnehmer können dem Übergang ihres Arbeitsverhältnisses im Rahmen eines Betriebsübergangs jedoch widersprechen. Dann bleibt dem Betriebsveräußerer in der Regel nur noch die Möglichkeit der betriebsbedingten Kündigung.
Kommt es im Anschluss an einen Widerspruch zum Abschluss einer Auflösungsvereinbarung, führt dies nicht zum Eintritt einer Sperrzeit (§ 144 Abs. 1 Satz 2 Nr. 1 SGB III), wenn ansonsten eine rechtmäßige (nicht verhaltensbedingte) Kündigung droht.
Die Übertragung eines Betriebs oder Betriebsteils rechtfertigt eine Kündigung weder durch den bisherigen Arbeitgeber noch durch den neuen Inhaber (§ 613a Abs. 4 BGB).
Dem steht nicht entgegen, dass der neue Arbeitgeber in engem zeitlichem Zusammenhang zu dem Betriebsübergang mit einem Arbeitnehmer einzelvertraglich eine Absenkung des bisherigen Gehalts vereinbart hat. Die Abrede bedarf auch keines sachlichen Grundes. Der Arbeitnehmer, der die Vereinbarung aus freien Stücken unterschrieben hat, kann sich daher später nicht auf die Schutzvorschrift des § 613a Abs. 4 BGB berufen.
BSG 8. 7. 2009 – B 11 AL 17/08, NJW 2010, 2459 – 2462

Kein Ausgleich für geldwerte Vorteile nach Betriebsübergang BGB
§ 613a BGB
1. Aus § 613a Abs. 1 Satz 1 (analog) BGB schuldet der Betriebsübernehmer im Innenverhältnis zum Betriebsübergeber keinen Ausgleich für etwaige geldwerte Vorteile.
2. Auch § 613a Abs. 2 BGB regelt für sich betrachtet lediglich die Haftung im Außenverhältnis zwischen dem früheren Betriebsinhaber und den übernommenen Arbeitnehmern.
3. Eine Gesamtschuldnerschaft von früherem und neuem Betriebsinhaber (§ 426 Abs. 1 Satz 1 BGB i. V. m. § 613a Abs. 2 BGB) entsteht nicht für solche vor dem Betriebsübergang entstandene und fällig gewordene Arbeitnehmeransprüche, welche bereits vor dem Betriebsübergang durch den früheren Betriebsinhaber erfüllt wurden.
OLG Düsseldorf 12. 1. 2024 – 24 U 16/23, NZA-RR 2024, 126 – 129

14. Betriebsübergang in der Insolvenz

Betriebsübergang und Urlaub – Insolvenz
Leitsätze
1. Geht ein Betrieb in der Insolvenz über, hat der Betriebserwerber für die Erfüllung bestehender Urlaubsansprüche einzutreten.
2. Das gilt auch für übertragene Urlaubsansprüche und für Ansprüche auf Ersatz für verfallenen Urlaub.
BAG 18. 11. 2003 – 9 AZR 95/03, NZI 2005, 118 – 120

1. Nach § 25 Abs. 1 HGB haftet der Erwerber eines Handelsgeschäfts für die im Betrieb dieses Geschäfts begründeten Verbindlichkeiten des früheren Inhabers, wenn er das Geschäft unter der bisherigen Firma fortführt.
2. Ein Insolvenzgläubiger kann sich jedoch nicht auf § 25 Abs. 1 HGB berufen, wenn der Insolvenzverwalter das Handelsgeschäft veräußert hat. Die Anwendung von § 25 Abs. 1 auch in diesem Falle stünde im Widerspruch zu den bestimmenden Grundsätzen des Insolvenzverfahrens und der dem Insolvenzverwalter darin zugewiesenen Funktion.
BAG 20. 9. 2006 – 6 AZR 215/06, NJW 2007, 942 – 943

1. Ein Betriebsübergang liegt vor, wenn ein Insolvenzverwalter die Betriebstätigkeit der Insolvenzschuldnerin einstellt, deren bisherige Betriebsmittel einem Dritten überlässt und dieser mit den übernommenen Betriebsmitteln die wirtschaftliche Tätigkeit der Insolvenzschuldnerin fortführt.
2. Für die Annahme eines Betriebsübergangs ist es nicht erforderlich, dass der Dritte die Betriebsmittel aufgrund eines wirksamen Kaufvertrags erwirbt; es genügen der tatsächliche Übergang und die Nutzung der Betriebsmittel.

3. Schließt ein Insolvenzverwalter mit einem Arbeitnehmer im zeitlichen Zusammenhang mit dem Betriebsübergang einen Aufhebungsvertrag, so ist dieser als unzulässige Umgehung des Kündigungsverbots wegen Betriebsübergangs (§ 613a Abs. 4 BGB) unwirksam, wenn dieser nicht dem endgültigen Ausscheiden des Arbeitnehmers dient, sondern dazu, dass der neue Betriebsinhaber mit dem bisherigen Arbeitnehmer der Insolvenzschuldnerin einen neuen Arbeitsvertrag schließen kann.
4. Wird eine »auf Vorrat« gegründete unternehmenslose GmbH mit einem Unternehmen ausgestattet, so liegt eine wirtschaftliche Neugründung der GmbH vor. Diese ist gegenüber dem Registergericht offen zu legen. Außerdem muss die gem. § 8 Abs. 2 GmbHG erforderliche Versicherung abgegeben werden. (Orientierungssatz)
BAG 25.10.2007 – 8 AZR 917/06, NZA-RR 2008, 367 – 373

Haftung für Vergütungsansprüche nach Insolvenzgeldzahlung – Berufen auf Versäumung der Ausschlussfrist als unzulässige Rechtsausübung
1. Der Betriebserwerber kann sich nicht auf den Ablauf einer Ausschlussfrist berufen, wenn weder der Betriebsveräußerer noch der Betriebserwerber der Unterrichtungspflicht nach § 613a Abs. 5 BGB nachgekommen und ein innerer Zusammenhang zwischen dieser Pflichtverletzung und der Fristversäumung gegeben ist.
2. Es ist widersprüchlich, wenn der Betriebsübernehmer, der einen Betriebsübergang leugnet, dem Arbeitnehmer vorhält, ihn nicht (früher) als Betriebserwerber in Anspruch genommen zu haben.
BAG 22.8.2012 – 5 AZR 526/11, NZA 2013, 376 – 378

II. Überblick über wesentliche Entscheidungen zur Mitbestimmung des Betriebsrats bei Interessenausgleich und Sozialplan

Inhaltsübersicht Seite

1. Betriebsänderung

a. Mindestens 20 Arbeitnehmer im Unternehmen

Geht der Stilllegung eines Betriebes ein Personalabbau voraus, der sich über einen längeren Zeitraum erstreckt, so richtet sich die Zahl der regelmäßig beschäftigten Arbeitnehmer im Sinne des § 111 BetrVG danach, wie sich der Personalabbau im Zeitablauf darstellt.
a) Erweist er sich im Zeitpunkt des Stilllegungsbeschlusses rückblickend als Vorstufe der Betriebsstilllegung, die damit in der Form eines gleitenden Übergangs eingeleitet wurde, so bleibt er außer Betracht; maßgebend ist die ursprüngliche Beschäftigtenzahl.
b) Sollte die Personalverminderung dagegen eine Fortführung des Betriebes ermöglichen und hat sie für eine nicht unerhebliche Zeit zu einer Stabilisierung der Belegschaftsstärke auf niedrigerem Niveau geführt, so ergibt sich die Zahl der in der Regel Beschäftigten aus der Belegschaftsstärke dieser Zwischenstufe. (Leitsätze)
BAG 9.5.1995 – 1 ABR 51/94, NZA 1996, 166 – 168

Leitsätze
1. Die Ermittlung der regelmäßigen Belegschaftsstärke, von der die Sozialplanpflichtigkeit einer Betriebsänderung nach § 111 BetrVG abhängt, erfordert im Allgemeinen eine wertende Gesamtwürdigung, die auch eine Prognose der weiteren Entwicklung des Betriebes einschließt. Ist die Betriebsänderung hingegen mit einem Personalabbau verbunden, so kann sich die erforderliche Würdigung nur auf die vorangehende Entwicklung beziehen.
2. Als die zur Zeit eines Stilllegungsbeschlusses maßgebliche Zahl der in der Regel Beschäftigten kann auch eine erst zwei Monate vorher erreichte Belegschaftsstärke anzusehen sein, wenn diese das Ergebnis längerfristiger personalwirtschaftlicher Entscheidungen des Arbeitgebers ist.
BAG 10.12.1996 – 1 ABR 43/96, NZA 1997, 733 – 735

Bilden mehrere Unternehmen einen gemeinsamen Betrieb, ist für die Frage, ob regelmäßig mehr als 20 Arbeitnehmer beschäftigt werden und eine geplante Betriebsänderung daher nach §§ 111 ff. BetrVG mitbestimmungspflichtig ist, auf die Gesamtzahl aller im gemeinsamen Betrieb beschäftigten Arbeitnehmer abzustellen. (Leitsatz)
BAG 11.11.1997 - 1 ABR 6/97, NZA 1998, 723 - 726

b. Betriebsänderung und Betriebsspaltung

Leitsätze
1. Gliedert der Arbeitgeber einen Betriebsteil aus, um ihn auf ein anderes Unternehmen zu übertragen, so liegt in der organisatorischen Spaltung des Betriebes eine mitbestimmungspflichtige Betriebsänderung im Sinne von § 111 Satz 2 Nr. 3 BetrVG.
2. Wegen der wirtschaftlichen Nachteile »infolge der geplanten Betriebsänderung« kann der Betriebsrat gem. § 112 BetrVG einen Sozialplan verlangen. Jedoch gehören nicht zu den berücksichtigungsfähigen Nachteilsfolgen eine etwaige Verringerung der Haftungsmasse bei dem Betriebserwerber sowie dessen befristete Befreiung von der Sozialplanpflicht nach § 112a Abs. 2 BetrVG.
BAG 10.12.1996 - 1 ABR 32/96, NZA 1997, 898 - 900

Leitsätze
1. Der Insolvenzverwalter muss die tatbestandlichen Voraussetzungen für das Eingreifen der Vermutungswirkung gem. § 125 Abs. 1 Satz 1 Nr. 1 InsO, nämlich das Vorliegen einer Betriebsänderung i. S. v. § 111 Satz 3 BetrVG, darlegen und beweisen.
2. Die Vermutungswirkung tritt nicht ein, wenn ein Interessenausgleich mit Namensliste wegen vollständiger Stilllegung des Betriebes geschlossen worden ist, die betrieblichen Aktivitäten aber tatsächlich zumindest teilweise von einer »Auffanggesellschaft« fortgesetzt worden sind.
LAG Hamm 19.9.2007 - 2 Sa 1844/06, BeckRS 2008, 50917

Leitsätze
1. Eine Spaltung i. S. von § 111 Satz 3 Nr. 3 BetrVG kann sowohl durch eine Aufspaltung des Betriebs als auch durch die Abspaltung von Betriebsteilen erfolgen. In Fällen der Aufspaltung wird der Ursprungsbetrieb aufgelöst. In Fällen der Abspaltung besteht der Ursprungsbetrieb fort (BAG 18.3.2008 - 1 ABR 77/06, NZA 2008, 957, 958).
2. Die Spaltung kann auch mit der Veräußerung eines Betriebsteils i. S. von § 613a Abs. 1 Satz 1 BGB verbunden sein (BAG 10.12.1996 - 1 ABR 32/96, NZA 1997, 889, 899; BAG 18.3.2008 - 1 ABR 77/06, Rz. 12 a. a. O.; LArbG Düsseldorf 11.1.2011 - 17 Sa 828/10, Rz. 69, juris). Eine Spaltung i. S. von

§ 111 Satz 3 Nr. 3 BetrVG setzt voraus, dass zumindest zwei neue Einheiten entstehen. Dieses Erfordernis ist auch erfüllt, wenn ein abgespaltener Betriebsteil anschließend in einen anderen Betrieb – desselben Arbeitgebers oder eines Betriebsteilerwerbers – eingegliedert wird und dabei untergeht (BAG 18.3.2008 – 1 ABR 77/06, a.a.O.).
LAG Düsseldorf 17.2.2011 – 11 Sa 1542/10, BeckRS 2011, 72745

Für eine die Sozialplanpflicht auslösende Betriebsänderung gemäß § 111 Satz 3 Nr. 3 BetrVG reicht es aus, wenn ein Teil eines Betriebes abgespalten und anschließend in einen anderen Betrieb eingegliedert wird. Dabei muss die abgespaltene Einheit nicht die in § 111 Satz 3 Nr. 1 BetrVG vorausgesetzte Größenordnung erreichen; vielmehr reicht es aus, wenn eine im Rahmen des § 111 Satz 3 Nr. 3 BetrVG zu beachtende »Bagatellgrenze« überschritten wird.
LAG Hamm 31.1.2014 – 13 TaBV 114/13, BeckRS 2014, 67454

Untersagende ordnungsbehördliche Maßnahme ist keine Betriebsänderung
1. Eine die betriebliche Tätigkeit untersagende ordnungsbehördliche Maßnahme oder der Wegfall einer rechtlichen Betriebszulassungsvoraussetzung lösen für sich gesehen die Unterrichtungs- und Beratungspflicht nach § 111 S. 1 BetrVG ebenso wenig aus wie tatsächliche, eine Einstellung der betrieblichen Tätigkeit bedingende äußere Zwänge (Brand, Bodenkontaminierung oder ähnliche Vorkommnisse). Solche Umstände rechtlicher oder tatsächlicher Art sind allenfalls der Anlass für eine Betriebsänderung, nicht die Betriebsänderung »an sich« oder der Beginn ihrer Durchführung.
2. Unternehmer konzessionierter Betriebe – bei Unternehmen mit in der Regel mehr als 20 wahlberechtigten Arbeitnehmern – sind von den Pflichten der §§ 111 ff. BetrVG, deren Nichteinhaltung § 113 Abs. 3 BetrVG sanktioniert, nicht ausgenommen.
BAG 7.11.2017 – 1 AZR 186/16, NZA 2018, 464 – 468

Unternehmensspaltung eines zuvor einheitlichen Betriebes – Zuordnung der Arbeitnehmer durch eine Namensliste zum Interessenausgleich
Leitsätze
1. Für eine Unternehmensspaltung nach dem Umwandlungsgesetz muss das vorhandene Vermögen nicht zwingend in Form der Übertragung bereits vorhandener Betriebe oder Betriebsteile aufgespalten werden. Unter Wahrung der Mitbestimmungsrechte des Betriebsrats ist es auch zulässig, vor der eigentlichen Unternehmensaufspaltung einen zuvor einheitlichen Betrieb nach Arbeitsprozessen zu »zerschlagen« und die hierdurch entstandenen

eigenständigen Betriebe oder Betriebsteile im Wege der Unternehmensaufspaltung auf andere Rechtsträger zu übertragen.
2. Werden die Betriebe oder Betriebsteile, die im Zuge der Unternehmensaufspaltung auf die neuen Rechtsträger übertragen werden sollen, erst durch eine Betriebsspaltung geschaffen, können die Betriebsparteien in einem Interessenausgleich nach § 111 Nr. 3 BetrVG die namentliche Zuordnung der Arbeitnehmer zu den neu geschaffenen betrieblichen Einheiten vornehmen. Die Zuordnungsentscheidung ist nach § 323 Abs. 2 UmwG nur auf grobe Fehlerhaftigkeit zu überprüfen.
LAG Hamburg 26. 4. 2017 – 6 Sa 76/16, BeckRS 2017, 120082

c. Betriebsänderung durch Personalabbau

1. Ein Personalabbau kann eine Betriebsänderung im Sinne von § 111 Satz 3 Nr. 1 BetrVG darstellen. Maßgebend sind die Zahlen des § 17 Abs. 1 KSchG; in größeren Betrieben müssen allerdings mindestens 5 % der Belegschaft betroffen sein. Bei einem stufenweisen Personalabbau ist entscheidend, ob er auf einer einheitlichen unternehmerischen Planung beruht.
2. § 112a Abs. 1 BetrVG schränkt die Sozialplanpflicht in Fällen des Personalabbaus ein. Die Vorschrift ist auch anwendbar, wenn zu dem Personalabbau weitere Maßnahmen des Arbeitgebers hinzukommen. Unanwendbar ist sie erst, wenn die sonstigen Maßnahmen allein oder zusammen mit dem Personalabbau eine Betriebsänderung im Sinne von § 111 BetrVG darstellen. Dann ist nach § 112 Abs. 4 BetrVG ein Sozialplan erzwingbar. (Nrn. 1 und 2 Leitsätze)
3. Maßgeblicher Anknüpfungspunkt für die Mitbestimmungsrechte des Betriebsrats nach §§ 111 ff. BetrVG ist die Planungsentscheidung des Arbeitgebers.
4. Liegt nach der ursprünglichen Planung keine Betriebsänderung im Sinne von § 111 BetrVG vor, entstehen zunächst keine Mitbestimmungsrechte des Betriebsrats auf Unterrichtung, Beratung und den Abschluss eines Sozialplans.
5. Ändert der Arbeitgeber seine Planung, bevor er die zunächst geplanten Maßnahmen durchgeführt hat, ist mitbestimmungsrechtlich die neue Planung maßgeblich.
6. Hat der Arbeitgeber zum Zeitpunkt der neuen Planung die zunächst geplanten Maßnahmen bereits durchgeführt, werden diese und die nunmehr geplanten Maßnahmen mitbestimmungsrechtlich grundsätzlich nicht zusammengerechnet.
7. Ein stufenweiser Personalabbau stellt dann eine Betriebsänderung im Sinne von § 111 Satz 3 Nr. 1 BetrVG dar, wenn er auf einer einheitlichen unternehmerischen Planung beruht und die Zahlenwerte des § 17 Abs. 1

KSchG erreicht sind; dabei müssen in größeren Betrieben mindestens 5 % der Belegschaft betroffen sein.
8. Ein naher zeitlicher Zusammenhang von mehreren »Kündigungswellen« kann Indiz für eine einheitliche Planung sein. (Nrn. 3 bis 8 Orientierungssätze der BAG-Richter/innen)
BAG 28. 3. 2006 – 1 ABR 5/05, NZA 2006, 932 – 936

Leitsatz
Die Schwellenwerte nach § 111 Satz 3 Nr. 1 BetrVG i. V. m. § 17 Abs. 1 KSchG sind grundsätzlich ausgehend von der Gesamtbelegschaft des Betriebs zu berechnen. Bei der Einschränkung von Betriebsteilen ist daher keine »doppelte« Wesentlichkeitsprüfung in dem Sinne vorzunehmen, dass jeweils anhand der Schwellenwerte zunächst geprüft wird, ob ein wesentlicher Betriebsteil vorliegt, und sodann die Prüfung erfolgt, ob innerhalb des wesentlichen Betriebsteils ein wesentlicher Personalabbau stattfindet.
LAG Baden-Württemberg 21. 9. 2009 – 4 Sa 41/08, jurisPR-ArbR 31/2010 Anm. 5

Leitsätze
1. Wird in einem Betrieb neben dem Hauptzweck (Vertrieb) außerdem Forschung und Entwicklung (F&E) betrieben, so kann der Wegfall des F&E-Bereichs eine grundlegende Änderung des Betriebszwecks i. S. v. § 111 S. 3 Nr. 4 BetrVG darstellen. (amtlicher Leitsatz)
2. Eine grundlegende Änderung wird jedenfalls indiziert, wenn die Anzahl der vom Wegfall des F&E-Bereichs betroffenen Arbeitnehmer die Zahlen und Prozentwerte des § 17 KSchG erreicht. (amtlicher Leitsatz)
LAG Düsseldorf 20. 4. 2016 – 4 TaBV 70/15, BeckRS 2016, 71599

1. Als Betriebsänderung im Sinne des § 111 Satz 1 BetrVG gilt unter anderem eine Einschränkung des Betriebes oder von wesentlichen Betriebsteilen, § 111 Satz 3 Nr. 1 BetrVG. Dabei kann eine Betriebseinschränkung im Sinne des § 111 Satz 3 Nr. 1 BetrVG auch in einem bloßen Personalabbau bestehen. Eine Betriebsänderung im Sinne des § 111 BetrVG liegt aber grundsätzlich nur dann vor, wenn eine größere Anzahl von Arbeitnehmern betroffen ist. Richtschnur dafür, wann erhebliche Teile der Belegschaft betroffen sind, sind dabei die Zahlen und Prozentangaben in § 17 KSchG.
2. Eine geplante Betriebsänderung liegt erst dann vor, wenn der Arbeitgeber aufgrund abgeschlossener Prüfungen und Vorüberlegungen grundsätzlich zu einer Betriebsänderung entschlossen ist. Erst von diesem Zeitpunkt an hat er den Betriebsrat zu unterrichten und die so geplante Betriebsänderung mit ihm zu beraten. Die Planung des Unternehmers muss sich in gewissem Umfang verdichtet und konkretisiert haben. Bloße Konzepte und Vorüberlegungen sind allein noch keine Planung im Sinne des § 111 Satz 1 BetrVG

und lösen noch keine Beteiligungsrechte des Betriebsrats aus. Ausreichend ist es auch nicht, wenn ein Personalabbau auf eine bestimmte, wirtschaftliche Entwicklung bzw. Entscheidung bei einem Kunden des Arbeitgebers zurückzuführen ist, solange der Arbeitgeber aufgrund dessen keine Maßnahmen durchzuführen beabsichtigt, die ihrerseits den Umfang einer Betriebsänderung annehmen.
LAG Hamm 9. 11. 2009 – 10 TaBV 89/09, BeckRS 2010, 66071

1. Ein Interessenausgleich kann zeitlich nur vor der Durchführung einer Betriebsänderung verhandelt werden. Hat der Arbeitgeber die Betriebsänderung (hier: Schließung von 6 Verkaufsstellen innerhalb von 6 Monaten) bereits endgültig beschlossen und durchgeführt, können Interessenausgleichsverhandlungen auch in einer Einigungsstelle nicht mehr nachgeholt werden.
2. Eine einheitliche unternehmerische Planung einer Betriebsänderung i. S. d. § 111 BetrVG kann auch eine stufenweise Durchführung vorsehen. Dabei kann ein enger zeitlicher Zusammenhang zwischen mehreren Entlassungswellen ein wesentliches Indiz für eine von Anfang an einheitliche Planung sein.
3. Bestreitet der Unternehmer das Vorliegen einer einheitlichen Betriebsänderung, muss er darlegen und gegebenenfalls beweisen, dass der Zwang zu weiteren Maßnahmen nicht auf einer ursprünglich geplanten Betriebsänderung beruht, sondern auf von Anfang an nicht vorhersehbaren, veränderten Umständen.
LAG Hamm 8. 3. 2010 – 10 TaBV 1/10, BeckRS 2010, 70221

Bei der Berechnung des Schwellenwerts für eine Betriebsänderung i. S. d. § 111 BetrVG (hier als Voraussetzung für einen Nachteilsausgleich nach § 113 Abs. 3 BetrVG) ist ein Leiharbeitnehmer, der beim Arbeitgeber nur vorübergehend beschäftigt wird, nicht zu berücksichtigen.
LAG Hamm 31. 3. 2010 – 3 Sa 1439/09

1. Eine Betriebseinschränkung im Sinne des § 111 S. 3 Nr. 1 BetrVG kann auch in einem bloßen Personalabbau bestehen. Eine Betriebsänderung im Sinne des § 111 BetrVG liegt aber grundsätzlich nur dann vor, wenn eine größere Anzahl von Arbeitnehmern betroffen ist. Richtschnur dafür, wann erhebliche Teile der Belegschaft betroffen sind, sind dabei die Zahlen und Prozentangaben in § 17 KSchG. (Rn. 68)
2. Ein Personalabbau im Umfang von 10 Mitarbeitern stellt eine relevante Zahl von Arbeitnehmern im Sinne einer Betriebseinschränkung nach § 111 Satz 3 Nr. 1 BetrVG dar. (Rn. 70)
3. Betriebsverfassungsrechtliche Pflichten des Arbeitgebers nach den §§ 111, 112 BetrVG werden erst durch konkrete Planungen über eine Betriebsän-

derung ausgelöst. Insbesondere Verhandlungen über einen Interessenausgleich setzen eine hinreichend bestimmte, in Einzelheiten bereits absehbare Maßnahme voraus, deren Durchführung der Arbeitgeber konkret anstrebt. Bloße Konzepte und Vorüberlegungen sind allein noch keine Planung im Sinne des § 111 Satz 1 BetrVG und lösen noch keine Beteiligungsrechte des Betriebsrates aus. (Rn. 73)
4. Bei der Überprüfung, ob eine erhebliche Personaleinschränkung im Sinne des § 111 Satz 1 BetrVG vorliegt, sind nur solche Arbeitnehmer zu berücksichtigen, die aus betriebsbedingten Gründen aus dem Betrieb ausscheiden. Diejenigen Arbeitnehmer, die aus personen- oder verhaltensbedingten Gründen entlassen werden oder deren Arbeitsverhältnis infolge Fristablaufs endet, bleiben nach außer Betracht. (Rn. 80)
LAG Hamm 10.9.2010 – 10 TaBV 111/09, BeckRS 2011, 67817

Es entspricht der ständigen Rechtsprechung des Bundesarbeitsgerichts (vgl. BAG 2.8.1983 – 1 AZR 516/81 – BAGE 43, 222–232; vom 28.3.2006 – 1 ABR 5/05 – BB 2006, 2084 – 2088), dass eine Betriebsänderung auch in einem bloßen Personalabbau liegen kann. Der Gesetzgeber hat diese Rechtsprechung in § 112a Abs. 1 Satz 1 BetrVG bestätigt. Voraussetzung für die Annahme einer wesentlichen Einschränkung ist, dass der Personalabbau eine relevante Zahl von Arbeitnehmern erfasst. Besteht die geplante Betriebsänderung i. S. d. § 111 Satz 3 Nr. 1. BetrVG allein in der Entlassung von Arbeitnehmern, ist ein Sozialplan nur dann erzwingbar, wenn die Zahlen von § 112a Abs. 1 BetrVG erreicht werden. Im Fall der hiesigen Arbeitgeberin, die unstreitig insgesamt 192 Arbeitnehmer beschäftigte, müssten gemäß § 112a Abs. 1 Nr. 2 BetrVG mindestens 37 Arbeitnehmer »entlassen« werden, wobei der Personalabbau auf einer einheitlichen unternehmerischen Planung beruhen muss (BAG 28.3.2006 – 1 ABR 5/05 – Rz. 18).
LAG Berlin-Brandenburg 6.10.2017 – 7 TaBV 1215/17, BeckRS 2017, 132541

In Kleinbetrieben mit bis zu 20 Arbeitnehmern müssen für eine Betriebsänderung i. S. d. § 111 BetrVG durch alleinigen Personalabbau mindestens sechs Arbeitnehmer betroffen sein. (Orientierungssatz der BAG-Richter/innen)
BAG 9.11.2010 – 1 AZR 708/09, NZA 2011, 466 – 468

Leitsatz
Bei der Ermittlung der maßgeblichen Unternehmensgröße in § 111 Satz 1 BetrVG sind Leiharbeitnehmer, die länger als drei Monate im Unternehmen eingesetzt sind, mitzuzählen.
BAG 18.10.2011 – 1 AZR 335/10, NZA 2012, 221 – 223

Eine grundlegende Änderung der Betriebsorganisation i. S. v. § 111 Satz 3 Nr. 4 BetrVG liegt vor, wenn sie sich auf den Betriebsablauf in erheblicher Weise auswirkt. Maßgeblich dafür ist der Grad der Veränderung. Es kommt entscheidend darauf an, ob die Änderung einschneidende Auswirkungen auf den Betriebsablauf, die Arbeitsweise oder die Arbeitsbedingungen der Arbeitnehmer hat. Die Änderung muss in ihrer Gesamtschau von erheblicher Bedeutung für den gesamten Betriebsablauf sein.
LAG Hamm 30. 12. 2011 – 13 TaBVGa 14/11, BeckRS 2012, 66742

1. Für die Beurteilung des Schwellenwerts gem. § 111 BetrVG ist auch nach Änderung des Betriebsverfassungsgesetzes bei einem Gemeinschaftsbetrieb auf die Gesamtzahl der im Gemeinschaftsbetrieb beschäftigten Arbeitnehmer abzustellen (offengelassen BAG Urteil v. 12. 11. 2002 – 1 AZR 632/01, AP BetrVG 1972 § 112 Nr. 155; BAG Urteil v. 29. 9. 04 – 1 ABR 39/03, AP BetrVG 1972 § 99 Nr. 40, analoge Anwendung des § 99 BetrVG bei Versetzungen).
2. Wird eine Betriebsänderung i. S. d. § 111 BetrVG durchgeführt, ohne über sie einen Interessenausgleich mit dem Betriebsrat versucht zu haben, haften alle Unternehmen des Gemeinschaftsbetriebs gemeinsam für einen Nachteilsausgleichsanspruch gem. § 113 Abs. 3 BetrVG (offengelassen BAG Urteil v. 14. 12. 2004 – 1 AZR 504/03, AP § 611 BGB Nr. 32 zu Haftung des Arbeitgebers).
LAG Düsseldorf 19. 8. 2014 – 17 Sa 67/14, BeckRS 2014, 72926

Leitsatz
1. Eine Betriebsänderung in Form der Stilllegung besteht in der Aufgabe des Betriebszwecks unter gleichzeitiger Auflösung der Betriebsorganisation für unbestimmte, nicht nur vorübergehende Zeit. Ihre Durchführung beginnt, sobald der Unternehmer unumkehrbare Maßnahmen zur Auflösung der betrieblichen Organisation ergreift (BAG 14. April 2015 – 1 AZR 794/13, NJW-Spezial 2015, 403; BAG 30. Mai 2006 – 1 AZR 25/05, BAGE 118, 222 = AP Nr. 5 zu § 209 InsO = DB 2006, 1851). (Rn. 38) Ein bloßer Beschluss auf unternehmerischer Ebene lässt die Betriebsorganisation unberührt (BAG 14. April 2015 a. a. O.). Ein solcher Beschluss schafft erst die Voraussetzung für Verhandlungen mit dem Betriebsrat über Interessenausgleich und Sozialplan. Ohne eine unternehmerische Zielplanung, deren Verwirklichung zu einer Betriebsänderung führen würde, besteht keine Grundlage für Verhandlungen mit dem Betriebsrat.
LAG Mecklenburg-Vorpommern 14. 4. 2015 – 2 Sa 231/14, BeckRS 2015, 71720

Eine Betriebsänderung in Form der Stilllegung besteht in der Aufgabe des Betriebszwecks unter gleichzeitiger Auflösung der Betriebsorganisation

für unbestimmte, nicht nur vorübergehende Zeit. Ihre Umsetzung erfolgt, sobald der Unternehmer unumkehrbare Maßnahmen zur Auflösung der betrieblichen Organisation ergreift. (Orientierungssätze der BAG-Richter/innen)
Dies ist jedenfalls dann der Fall, wenn der Unternehmer die bestehenden Arbeitsverhältnisse zum Zwecke der Betriebsstilllegung kündigt (*BAG*, NZA 2015, 1147 = AP BetrVG 1972 § 113 Nr. 56 Rn. 22 m. w.N).
BAG 18.7.2017 – 1 AZR 546/15, NZA 2017, 1618 – 1622

Leitsatz
Eine Stellungnahme nach § 17 Abs. 3 Satz 2 KSchG liegt nur vor, wenn sich der Erklärung entnehmen lässt, dass der Betriebsrat seine Beteiligungsrechte als gewahrt ansieht und er eine abschließende Meinung zu den vom Arbeitgeber beabsichtigten Kündigungen geäußert hat.
Orientierungssatz
1. Soweit die dem Arbeitgeber obliegenden Pflichten aus § 17 Abs. 2 Satz 2 KSchG mit denen nach § 111 Satz 1 BetrVG übereinstimmen, kann er sie gleichzeitig erfüllen. Dabei muss der Betriebsrat allerdings klar erkennen können, dass die stattfindenden Beratungen (auch) der Erfüllung der Konsultationspflicht des Arbeitgebers aus § 17 Abs. 2 Satz 2 KSchG dienen sollen.
2. Beratungen i. S. v. § 17 Abs. 2 Satz 2 KSchG müssen mit dem Betriebsrat erfolgen. Gespräche mit dem Wirtschaftsausschuss erfüllen diese Voraussetzung ebenso wenig wie die Einholung persönlicher Äußerungen des Betriebsratsvorsitzenden.
3. Verweigert der Betriebsrat eine Stellungnahme oder ist die von ihm abgegebene Erklärung – möglicherweise – unzureichend, kann der Arbeitgeber (vorsorglich) gemäß § 17 Abs. 3 Satz 3 KSchG verfahren. Er kann zwei Wochen nach vollständiger Unterrichtung des Betriebsrats gemäß § 17 Abs. 2 Satz 1 KSchG rechtssicher und rechtswirksam unter Darlegung des Stands der Beratungen Massenentlassungsanzeige erstatten. Hierdurch wird in der Regel keine erhebliche Verzögerung eintreten.
BAG 26.2.2015 – 2 AZR 955/13, DB 2015, 1607

Orientierungssätze:
1. Die Erfüllung der Anzeigepflicht des § 17 Abs. 1, 3 KSchG obliegt allein dem Arbeitgeber. Dieser hat in dem dafür vorgesehenen strukturierten Verfahren die Angaben nach § 17 Abs. 3 Satz 4 und 5 KSchG objektiv richtig mitzuteilen. Die Meldung der Arbeitnehmer als arbeitsuchend (§ 38 SGB III) entbindet den Arbeitgeber nicht von seiner Anzeigepflicht (Rn. 133).
2. Die Darlegung des Stands der Beratungen gem. § 17 Abs. 3 Satz 3 KSchG soll die Arbeitsverwaltung in die Lage versetzen, beurteilen zu können, ob die Betriebsparteien aufgrund ausreichender Informationen tatsächlich

über die geplante Massenentlassung und ihre Vermeidung beraten haben. Dazu ist es nicht erforderlich, sämtliche Einzelheiten der Konsultationen zu schildern. Eine bloß formelhafte Wiedergabe des Gesetzestextes des § 17 Abs. 2 KSchG ist aber unzureichend (Rn. 136 ff.).
3. Verbindet der Arbeitgeber das Konsultationsverfahren mit den Verhandlungen über einen Interessenausgleich/Sozialplan, genügt die Darlegung des Stands der Interessenausgleichsverhandlungen dem § 17 Abs. 3 Satz 3 KSchG nur, wenn auch die Verbindung der beiden Verfahren für die Agentur für Arbeit aus den Darlegungen des Arbeitgebers ersichtlich wird (Rn. 140 f.).
4. Im Konsultationsverfahren kommt dem Arbeitgeber eine Beurteilungskompetenz bei Beantwortung der Frage zu, wann er den Betriebsrat als ausreichend unterrichtet und seinen Beratungsanspruch als erfüllt ansieht (Rn. 143).
5. Erteilt der Arbeitgeber vom Betriebsrat nachgeforderte Auskünfte und meint der Betriebsrat dennoch, er könne wegen unzureichender Informationen nicht beraten, so ist das der vom Arbeitgeber gegenüber der Agentur für Arbeit darzulegende Stand der Beratungen. Dessen Darlegung hat auf der Grundlage des tatsächlichen Ablaufs des Konsultationsverfahrens zu erfolgen. Ob das Auskunftsverlangen des Betriebsrats gerechtfertigt war und ob dieser sich zu Recht als nicht ausreichend unterrichtet ansehen durfte oder nicht, ist im Rahmen des § 17 Abs. 3 Satz 3 KSchG irrelevant (Rn. 144 f.).
BAG 14.5.2020 – 6 AZR 235/19, NZA 2020, 1091 – 1108

Verletzung der Geheimhaltungspflicht
Ein dem Betriebsrat mitgeteilter geplanter interessenausgleichspflichtiger Personalabbau stellt kein Betriebs- oder Geschäftsgeheimnis im Sinne von § 79 BetrVG dar.
LAG Hessen 20.3.2017 – 16 TaBV 12/17, LSK 2017, 109499

Kündigung mehrere Jahre nach Betriebsänderung
Leitsätze
1. Eine mehrere Jahre nach Durchführung einer Betriebsschließung ausgesprochene Kündigung beendet das Arbeitsverhältnis auch dann gemäß dem Sozialplan »in Folge« der Betriebsänderung, wenn sie weiterhin deren unmittelbare Folge ist.
2. Das ist nicht der Fall, wenn die Kausalverbindung durch eine andere Kausalkette in der Weise überlagert worden ist, dass – bei wertender Betrachtung – ein den Abfindungsanspruch tragender ausreichender Zusammenhang zwischen Schließung und Kündigung nicht mehr besteht.
LAG Düsseldorf 9.10.2019 – 4 Sa 134/19, BeckRS 2019, 30728

d. Betriebsänderung durch Organisationsänderung

Die teilweise Stilllegung eines Betriebs ist keine Spaltung i. S. v. § 111 Satz 3 Nr. 3 BetrVG. (Leitsatz)
Eine Änderung der Betriebsorganisation i. S. v. § 111 Satz 3 Nr. 4 BetrVG liegt vor, wenn der Betriebsaufbau, insbesondere hinsichtlich Zuständigkeiten und Verantwortung, umgewandelt wird. Grundlegend ist die Änderung, wenn sie sich auf den Betriebsablauf in erheblicher Weise auswirkt. Maßgeblich dafür ist der Grad der Veränderung (Bestätigung BAG v. 18. 11. 2003 – 1 AZR 637/02 = BAGE 108, 311). Es kommt entscheidend darauf an, ob die Änderung einschneidende Auswirkungen auf den Betriebsablauf, die Arbeitsweise oder die Arbeitsbedingungen der Arbeitnehmer hat. Die Änderung muss in ihrer Gesamtschau von erheblicher Bedeutung für den gesamten Betriebsablauf sein (hier verneint im Falle der Stilllegung einer technischen Anzeigenproduktion).
BAG 18. 3. 2008 – 1 ABR 77/06, NZA 2008, 957 – 960

Leitsätze
1. Die werksweite Einführung eines standardisierten, in Phasen aufeinander aufbauenden Verbesserungsverfahrens, das die systematische Steigerung der Effektivität und Produktivität zum Ziel hat, kann eine Betriebsänderung im Sinne des § 111 Satz 3 Ziff. 5 BetrVG darstellen.
2. Auch wenn zu Beginn der Einführung eines derartigen Verfahrens i. S. d. § 111 Satz 3 Ziff. 5 BetrVG mangels Vorliegens von Auswertungsergebnissen noch keine konkreten wirtschaftlichen Nachteile für die betroffenen Beschäftigten geplant sind, ist ein Sozialplan in der Einigungsstelle erzwingbar. Das gilt jedenfalls nach Scheitern der Interessenausgleichsverhandlungen.
3. Es reicht aus, dass die in dem erzwingbaren Sozialplan als ausgleichsfähig geregelten Nachteile gerade objektiv durch diese Betriebsänderung möglicherweise verursacht werden.
4. Zur Wirtschaftlichkeitsprüfung bei aktuell – noch – nicht feststellbarem Sozialplanvolumen.
LAG Schleswig-Holstein 22. 1. 2014 – 3 TaBV 38/13, BeckRS 2014, 67630

Bei einer systematischen Beschäftigung von Teilzeitarbeitskräften mit flexibler Arbeitszeit statt wie bisher mit fester individueller, vertraglicher Wochenarbeitszeit ist von einer veränderten Arbeitsmethode i. S. d. § 111 Satz 3 Nr. 5 iVm. Nr. 4 BetrVG auszugehen.
LAG Rheinland-Pfalz 9. 3. 2012 – 6 TaBV 39/11, BeckRS 2012, 69109

Betriebsverfassungsrechtliche Struktur nach § 3 BetrVG
Einschränkungen oder Abweichungen von der gesetzlichen Fiktion des § 3 Abs. 5 Satz 1 BetrVG infolge der Rechtsprechung des Bundesarbeits-

gerichts, dass eine bisherige betriebsverfassungsrechtliche Identität bei der Zusammenfassung von Betrieben nach § 3 Abs. 1 Nrn. 1–3 BetrVG nicht verloren gehe, sind jedenfalls dann nicht angezeigt, wenn die durch Tarifvertrag zusammengefassten Einheiten zuvor keine betriebliche Identität hatten, sondern allein nach § 4 Abs. 1 BetrVG als Betriebe galten.
LAG Düsseldorf 19.6.2018 – 3 TaBV 27/18, BeckRS 2018, 19186

e. Betriebsübergang und Betriebsänderung

Leitsätze
1. Ist ein Betriebsübergang (§ 613a BGB) mit Maßnahmen verbunden, die als solche einen der Tatbestände des § 111 Satz 2 Nr. 1 bis 5 BetrVG (Betriebsänderung) erfüllen, so stehen dem Betriebsrat die Beteiligungsrechte nach §§ 111, 112 BetrVG zu.
2. In einem solchen Fall ist ein von der Einigungsstelle durch Mehrheitsbeschluss aufgestellter Sozialplan nicht schon deshalb wegen Kompetenzüberschreitung unwirksam, weil in der Begründung des Spruchs ausschließlich Nachteile der Arbeitnehmer aufgeführt sind, die auf dem Betriebsübergang beruhen. Ein Rechtsverstoß liegt vielmehr nur vor, wenn bei Aufstellung des Sozialplans keine Nachteile zu erwarten waren, welche die vorgesehenen Ausgleichs- oder Milderungsmaßnahmen (z.B. Abfindungen) rechtfertigen konnten.
BAG 25.1.2000 – 1 ABR 1/99, NZA 2000, 1069 – 1071

Nach § 111 S. 3 Nr. 1 BetrVG gilt als Betriebsänderung iSd § 111 S. 1 BetrVG ua die Stilllegung des ganzen Betriebs. Dagegen ist nach der Rechtsprechung des *BAG* ein Betriebsübergang als solcher keine Betriebsänderung iSd § 111 BetrVG. Er kann eine sein, wenn er sich nicht allein in dem Wechsel des Betriebsinhabers erschöpft, sondern gleichzeitig Maßnahmen ergriffen werden, welche eines oder mehrere der Tatbestandsmerkmale des § 111 BetrVG erfüllen (vgl. *BAG*, Urt. v. 11.11.2010 – 8 AZR 169/09, BeckRS 2011, 69270 Rn. 33 mwN; NZA 2000, 1069 [zu B I 3]).
BAG 14.4.2015 – 1 AZR 223/14, NZA 2015, 1212 – 1215

Leitsätze
1. Eine Verbindung von Interessenausgleich und Betriebsratsanhörung ist jedenfalls dann wirksam, wenn dem Betriebsrat zum Zeitpunkt des Abschlusses des Interessenausgleichs sämtliche Sozialdaten sowie die Kündigungsgründe bekannt waren und zwischen der Unterzeichnung des Interessenausgleichs und dem Ausspruch der Kündigung mehr als eine Woche liegt.
2. Den Betriebsparteien bleibt es unbenommen, in einer Betriebsvereinbarung zu definieren, unter welchen Voraussetzungen im Falle des Widerspruchs gegen einen Betriebsübergang ein Sozialplananspruch in Betracht

kommt. Definieren die Betriebsparteien im Zusammenhang mit einem Betriebsübergang die Weiterbeschäftigungsmöglichkeit auf dem – unverändert bestehenden – Arbeitsplatz beim Betriebserwerber als zumutbar, so schließt ein späterer Widerspruch gegen den Betriebsübergang einen Sozialplananspruch des Arbeitnehmers aus.
LAG Düsseldorf 14. 12. 2010 – 16 Sa 513/10, BeckRS 2011, 68250

Ein Betriebsübergang i. S. d. § 613a BGB stellt keine Betriebsänderung nach § 111 BetrVG dar. Betriebsveräußerung und Betriebsstilllegung schließen sich systematisch aus. Bei einer beabsichtigten Betriebsveräußerung liegt kein Stilllegungsentschluss vor, weil die Identität des Betriebs gewahrt bleibt und lediglich ein Betriebsinhaberwechsel stattfinden soll. Für die soziale Rechtfertigung einer Kündigung fehlt es am endgültigen Entschluss zur Betriebsstilllegung, wenn der Arbeitgeber im Zeitpunkt der Kündigung noch in Verhandlungen über eine Betriebsveräußerung steht. Ist bei Zugang der Kündigung die Betriebsstilllegung endgültig geplant und bereits eingeleitet, hat sich jedoch der Arbeitgeber eine Betriebsveräußerung vorbehalten, die dann später doch noch gelingt, bleibt es bei der sozialen Rechtfertigung der Kündigung.
BAG 15. 12. 2011 – 8 AZR 692/10, NZA-RR 2012, 570 – 579

f. Unterlassungsanspruch bei Betriebsänderung

Der Betriebsrat hat einen im einstweiligen Verfügungsverfahren durchsetzbaren Anspruch auf Unterlassung einer Betriebsänderung bis zum Abschluss der Verhandlungen über einen Interessenausgleich.
LAG Niedersachsen 4. 5. 2007 – 17 TaBVGa 57/07, BeckRS 2007, 45980

1. Der Betriebsrat kann die Unterlassung einer Betriebsänderung verlangen, wenn und solange das Interessenausgleichsverfahren nicht ausgeschöpft ist. (Leitsatz)
2. (Auch) Das in der EGRL 14/2002 geforderte Nebeneinander verfahrenssichernder Maßnahmen und Sanktionen bei Verstößen gebietet bei richtlinienkonformer Auslegung, dem Betriebsrat einen Unterlassungsanspruch neben dem individuellen Nachteilsausgleich zu gewähren.
LAG München 22. 12. 2008 – 6 TaBVGa 6/08, BeckRS 2009, 74014

Ein Anspruch des Betriebsrats auf Unterlassung von Kündigungen besteht auch nicht zur Sicherung des Verhandlungs- und Beratungsanspruchs vor geplanten Betriebsänderungen. Es ist Sache des Gesetzgebers, einen derart weitreichend in die unternehmerische Freiheit eingreifenden Anspruch einzuführen. Auch Art. 8 der Richtlinie 2002/14/EG verlangt einen solchen Anspruch nicht. (Leitsatz)
LAG Nürnberg 9. 3. 2009 – 6 TaBVGa 2/09, BeckRS 2009, 69297

1. Der durch vom Arbeitgeber beabsichtigte Kündigungen ausgelöste Beratungsanspruch des Betriebsrats gem. § 111 Satz 1 BetrVG ist nicht durch eine einstweilige Verfügung auf Unterlassung der geplanten Betriebsänderung bis zum Abschluss der Verhandlungen über einen Interessenausgleich gem. § 112 BetrVG einschließlich der Verhandlungen in der Einigungsstelle sicherbar.
2. Das Gesetz enthält in § 113 BetrVG eine eigene und abgeschlossene Sanktionsregelung, (Rn. 6) die auch für den Bereich der Verletzungen der Informations- und Beteiligungsrechte bei einer Betriebsänderung gilt.
3. Auch Art 8 der EGRL 14/2002 erfordert keine anderweitige – europarechtskonforme – Auslegung.
LAG Baden-Württemberg 21. 10. 2009 - 20 TaBVGa 1/09, BeckRS 2010, 66550

1. Ein Betriebsrat kann vom Arbeitgeber verlangen, die Durchführung einer geplanten Betriebsänderung zu unterlassen, solange das Unterrichtungs- und Beteiligungsverfahren gem. §§ 111, 112 BetrVG nicht vollständig abgeschlossen ist (Bestätigung der ständigen Rechtsprechung der erkennenden Kammer).
2. Der Unterlassungsanspruch erfasst die Durchführung von Maßnahmen, die Teil der mitbestimmungspflichtigen Betriebsänderung sind oder die bezüglich des Ob und des Wie der Betriebsänderung vollendete Tatsachen schaffen, die aufgrund der Verhandlungen über den Interessenausgleich nicht mehr revidiert werden können. Nicht erfasst werden reine Vorbereitungsmaßnahmen wie die Schulung und Einweisung der Mitarbeiter eines anderen Unternehmens, auf das der nach der Planung des Arbeitgebers auszugliedernde Betriebsteil übertragen werden soll.
LAG Hessen 19. 1. 2010 – 4 TaBVGa 3/10, NZA-RR 2010, 187 – 189

Leitsätze
1. Der Betriebsrat kann die Unterlassung betriebsändernder Teil-/Maßnahmen verlangen,
wenn und solange das Interessenausgleichsverfahren gem. § 111, 112 BetrVG nicht ausgeschöpft ist.
2. Das gebietet unter anderem die richtlinienkonforme Auslegung der §§ 111 ff. BetrVG unter Beachtung von Art. 4 und 8 der Richtlinie 2002/14/EG (juris EGRL 14/2002), die ein Nebeneinander verfahrenssichernder Maßnahmen und Sanktionen bei Verstößen gegen Anhörungs- und Unterrichtungsrechte verlangen.
LAG Schleswig-Holstein 15. 12. 2010 - 3 TaBVGa 12/10, BeckRS 2011, 68509

1. Eine auf die Unterlassung der Durchführung einer Betriebsänderung durch den Arbeitgeber bis zum Abschluss des Beteiligungsverfahrens nach §§ 111, 112 BetrVG gerichtete einstweilige Verfügung ist regelmäßig nur befristet zu erlassen. Die Dauer der Frist ist an der Zeitspanne zu orientieren, die nach dem Stand und dem bisherigen Verlauf der Verhandlungen der Betriebsparteien voraussichtlich bei zügigem Vorgehen für den Abschluss des Beteiligungsverfahrens erforderlich sein wird. Für eine weitergehende Regelung fehlt der Verfügungsgrund.
2. Eine derartige Unterlassungsverfügung kann zu einem Zeitpunkt nicht mehr erlassen werden, zu dem das Beteiligungsverfahren einschließlich der Verhandlungen in einer Einigungsstelle über den Abschluss eines Interessenausgleichs bereits hätte abgeschlossen sein können, wenn der Betriebsrat sein Recht zur Anrufung der Einigungsstelle gemäß § 112 Abs. 2 Satz 2 BetrVG unverzüglich ausgeübt hätte und erforderlichenfalls durch die Einleitung eines Bestellungsverfahrens nach § 98 ArbGG hätte durchsetzen können.
LAG Hessen 18. 1. 2011 – 4 Ta 487/10, BeckRS 2011, 75835

Leitsätze
1. Ein Anspruch des Betriebsrats auf Unterlassung einer Betriebsänderung dient nur der Sicherung seines Verhandlungsanspruchs für den Interessenausgleich, nicht losgelöst hiervon, der Untersagung der Betriebsänderung selbst.
2. Durch den Erlass einer einstweiligen Verfügung können nur solche Maßnahmen des Arbeitgebers untersagt werden, die den Verhandlungsanspruch des Betriebsrats rechtlich oder faktisch in Frage stellen (hier verneint).
LAG Berlin-Brandenburg 19. 6. 2014 – 7 TaBVGa 1219/14, BeckRS 2014, 71664

1. Einem Arbeitgeber kann zur Sicherung der Mitwirkungsrechte des Betriebsrats nach §§ 111 ff. BetrVG durch einstweilige Verfügung nicht untersagt werden, eine Betriebsänderung durchzuführen, insbesondere betriebsbedingte Kündigungen auszusprechen, bis das Interessenausgleichsverfahren abgeschlossen ist.
2. Der Gesetzgeber hat mit dem Nachteilsausgleich gemäß § 113 Abs. 3 BetrVG anders als bei der Mitbestimmung nach § 87 BetrVG eine ausdrückliche Sanktion für die Nichtbeachtung der Beteiligungsrechte des Betriebsrats vorgesehen. Daneben ist kein Raum für ein eigenständiges Recht des Betriebsrats zu einer präventiven Verhinderung eines vorzeitigen Abbruchs von Interessenausgleichsverhandlungen.
LAG Rheinland-Pfalz 27. 8. 2014 – 4 TaBVGa 4/14, NZA-RR 2015, 197 – 199

1. Dem Betriebsrat steht im Zusammenhang mit Betriebsänderungen i. S. d. § 111 BetrVG grundsätzlich ein Unterlassungsanspruch zu.
2. Dieser Anspruch dient allein der Sicherung des Verhandlungsanspruchs (Anschluss an LAG Berlin-Brandenburg, Beschluss v. 19. 6. 2014, 7 TaBVGa 1219/14 juris).
3. Ein Unterlassungsanspruch ist ausgeschlossen, wenn die Betriebsänderung bereits durchgeführt worden ist (Anschluss an LAG Hamm, Beschluss v. 20. 4. 2012, 10 TaBVGa 3/12 juris).
LAG Hamm 17. 2. 2015 – 7 TaBVGa 1/15, NZA-RR 2015, 247 – 249

Leitsatz
1. Kein Unterlassungsanspruch des Betriebsrats bei geplanter Betriebsänderung (ständige Rechtsprechung LAG Köln), insbesondere kein Verfügungsgrund bei verhandlungsbereitem Arbeitgeber.
LAG Köln 27. 5. 2009 – 2 TaBVGa 7/09, BeckRS 2009, 66807

Leitsätze
1. Eine Unterlassungsverfügung zur Sicherung der Beteiligungsrechte des Betriebsrats aus §§ 111, 112 BetrVG auf Unterrichtung, Beratung und Verhandlung über eine geplante Betriebsänderung kommt gemäß § 85 Abs. 2 ArbGG iVm. §§ 935, 940, 938 Abs. 1, 2 ZPO schon aus europarechtlichen Gründen grundsätzlich in Betracht.
2. In einem Gemeinschaftsbetrieb richtet sich der Anspruch aus §§ 111, 112 BetrVG gegen sämtliche Betriebsarbeitgeberinnen. Diese sind im Verfügungsverfahren zu beteiligen. Dagegen richtet sich die als Sicherungsmaßnahme begehrte Untersagung von Entlassungen gegen den jeweils betroffenen Vertragsarbeitgeber, der allein die Entlassung bewirken kann.
3. Einem Betriebsrat, der erst zu einem Zeitpunkt gewählt wird, zu dem die Planung über die Betriebsänderung bereits abgeschlossen und mit der Durchführung des Planes begonnen worden ist, stehen die Ansprüche aus §§ 111 ff. BetrVG nicht zu. Es bleibt offen, ob beim Übergang von kirchlicher Einrichtung zu weltlichem Träger die vormalige kirchliche Mitarbeitervertretung bis zur Wahl eines Betriebsrats ein Übergangsmandat hat.
4. Ist das Bestehen des Beteiligungsrechts ungewiss und führt schon seine bloße Sicherung zu Rechtsbeeinträchtigungen des Anspruchsgegners, erfordert der Erlass einer Sicherungsverfügung über die bloße Gefahr des Untergangs des Beteiligungsrechts hinaus einen besonderen Verfügungsgrund. Dieser muss von solchem Gewicht sein, dass er die erst im Hauptsacheverfahren endgültig zu klärende Ungewissheit über den Verfügungsanspruch kompensieren kann.
5. Das Gewicht des Verfügungsgrundes bemisst sich insbesondere nach dem mit dem Beteiligungsrecht bezweckten Schutz der Arbeitnehmer. Es wird hier dadurch gemindert, dass das Beteiligungsrecht nach §§ 111, 112 BetrVG auf

den bloßen Versuch eines Interessenausgleichs gerichtet ist. Hinzu tritt, dass der Betriebsrat gemäß § 100 ArbGG die Möglichkeit hat, Beratungen und Verhandlungen über einen Interessenausgleich initiativ vor die Einigungsstelle zu bringen. Zu berücksichtigen ist ferner im Rahmen einer Folgenabwägung, dass ein Ersatzanspruch des Arbeitgebers aus § 945 ZPO für das Beschlussverfahren gemäß § 85 Abs. 2 Satz 2 ArbGG ausgeschlossen ist.
6. Zur Zulässigkeit einer objektiven und subjektiven Antragserweiterung im Beschwerderechtszug.
LAG Düsseldorf 6. 1. 2021 – 4 TaBVGa 6/20, BeckRS 2021, 2240

Unterlassungsverfügung einer Betriebsstilllegung im Insolvenzverfahren
Um dem Ziel einer zügigen Abwicklung des Insolvenzverfahrens Rechnung zu tragen, ermöglicht das Verfahren nach § 122 InsO dem Insolvenzverwalter, mit Zustimmung des Arbeitsgerichts eine Betriebsänderung durchzuführen, bevor das in § 112 Abs. 2 BetrVG vorgesehene Verfahren für das Zustandekommen eines Interessenausgleichs ausgeschöpft ist. Um Missbräuchen vorzubeugen, muss die Zustimmung des Arbeitsgerichts eingeholt werden, die nur im Fall einer aus wirtschaftlichen Gründen alsbald erforderlichen Betriebsänderung und nur unter Abwägung der Interessen der Arbeitnehmer gegen die Gesichtspunkte der Wirtschaftlichkeit erteilt werden darf. In diesem Verfahren prüft das Arbeitsgericht vorab, ob die Voraussetzungen, nämlich die rechtzeitige und umfassende Unterrichtung des Betriebsrats, vorliegen.
LAG Berlin-Brandenburg 8. 12. 2017 – 6 TaBVGa 1484/17, BeckRS 2017, 140299

Verfügungsgrund einer einstweiligen Verfügung – Unterlassung einer Betriebsänderung
Auch die Geltendmachung einer auf die Unterlassung einer Betriebsänderung gerichteten einstweiligen Verfügung bedarf gemäß § 940 ZPO eines Verfügungsgrundes. Ein solcher besteht regelmäßig nur zeitweilig, da der Betriebsrat die Möglichkeit hat, die Bestellung einer Einigungsstelle gemäß § 112 Abs. 2 S. 2 BetrVG zu betreiben und dadurch sein Beteiligungsrecht zu wahren.
LAG Hessen 13. 3. 2018 – 4 TaBVGa 32/18, BeckRS 2018, 10913

Unterlassungsanspruch endet mit Durchführung der Betriebsänderung
Ein Anspruch des Betriebsrats auf Unterlassung einer Betriebsänderung besteht jedenfalls dann nicht (mehr), wenn die Betriebsänderung bereits durchgeführt worden ist. (Leitsatz) Erst recht kommt aus den dargelegten Gründen ein Anspruch auf »Folgenbeseitigung« hinsichtlich einer bereits durchgeführten Betriebsänderung aufgrund der klaren gesetzlichen Aus-

gestaltung der Mitbestimmungsrechte einschließlich der vorgesehenen Sanktionsregelungen nicht in Betracht.
LAG Rheinland-Pfalz 22. 3. 2018 – 4 TaBV 20/17, BeckRS 2018, 17613

Ein Interessenausgleich kann zeitlich nur vor der Durchführung der Maßnahme verhandelt werden. Das Recht des Betriebsrats auf Unterrichtung sowie auf Verhandlung über das ob, wann und wie der Maßnahme kann nicht erst nach deren teilweisen Durchführung begründet werden. Maßgeblich für das Entstehen der Mitbestimmungsrechte nach § 111 BetrVG wie auch für dessen Zeitpunkt ist damit die unternehmerische Konzeption. Nach Durchführung einer Betriebsänderung kann der Betriebsrat seinen Verhandlungsanspruch insbesondere im Hinblick auf einen Interessenausgleich nicht mehr durchsetzen. Interessenausgleichsverhandlungen können auch in einer Einigungsstelle nicht mehr nachgeholt werden, wenn der Arbeitgeber die Betriebsänderung bereits endgültig beschlossen und mit der Durchführung begonnen hat (LAG Hamm, Beschluss v. 20. 4. 2012, AZ: 10 TaBVGa 3/12, zitiert nach juris Rz. 57 m. w. N.).
Diese Voraussetzung ist im vorliegenden Fall gegeben. Der Betriebsrat kann seinen Verhandlungsanspruch im Hinblick auf einen beabsichtigten Interessenausgleich in Bezug auf die Abteilung Technik nicht mehr durchsetzen, weil sie von der Arbeitgeberin bereits endgültig beschlossen ist und mit der Durchsetzung begonnen wurde. Unstreitig hat die Arbeitgeberin beschlossen, den Bereich des sogenannten technischen Dienstes, einschließlich der Medizintechnik, zum 31. 12. 2020 zu schließen, und die maßgeblichen technischen Dienstleistungen von einem spezialisierten Dienstleister, der KH Bau und Technik GmbH, auf der Grundlage eines entsprechenden Dienstleistungsvertrages abzurufen. Über diese Entscheidung wurde bereits in der örtlichen Presse vor Einleitung dieses Verfahrens berichtet und wird von keiner der Beteiligten hinsichtlich der zeitlichen Abfolge in Abrede gestellt. Etwaige Interessenausgleichsverhandlungen mit dem Betriebsrat bezüglich der Schließung der Abteilung Technik machen danach wegen der bereits begonnenen Durchführung keinen Sinn mehr.
ArbG Oberhausen 18. 11. 2020 – 3 BVGa 3/20, BeckRS 2020, 41858

2. Interessenausgleich

a. Unterrichtung in deutscher Sprache

Leitsätze
1. Die Unterrichtung des Betriebsrats durch den Arbeitgeber nach § 80 Abs. 2 BetrVG hat grundsätzlich in deutscher Sprache zu erfolgen.
2. Eine Unterrichtung in einer fremden Sprache setzt grundsätzlich das Einverständnis aller Betriebsratsmitglieder voraus.

3. Demgemäß sind nach § 80 Abs. 2 BetrVG vorzulegende Unterlagen in deutscher Übersetzung vorzulegen, soweit dies erforderlich und verhältnismäßig ist.
LAG Frankfurt 19.8.1993 - 12 TaBV 9/93, NZA 1995, 285 - 286

b. Abgrenzung von Interessenausgleich und Sozialplan

1. Interessenausgleichsverhandlungen können auch in einer Einigungsstelle nicht mehr nachgeholt werden, wenn der Arbeitgeber die Betriebsänderung bereits endgültig beschlossen und durchgeführt hat.
2. Es kann nicht ausgeschlossen werden, dass die Eröffnung und Inbetriebnahme einer Internetfiliale eine Betriebsänderung im Sinne des § 111 Satz 3 Nr. 4 BetrVG darstellt.
LAG Hamm 6.9.2010 - 10 TaBV 51/10, BeckRS 2010, 74041

Leitsatz
Eine Altersgruppenbildung ist zur Erhaltung der Altersstruktur der Belegschaft nur geeignet, wenn sie dazu führt, dass die bestehende Struktur bewahrt bleibt. Sind mehrere Gruppen vergleichbarer Arbeitnehmer von den Entlassungen betroffen, muss deshalb eine proportionale Berücksichtigung aller Altersgruppen auch innerhalb der jeweiligen Vergleichsgruppen möglich sein.
BAG 19.7.2012 - 2 AZR 352/11, NZA 2013, 86 - 91

Leitsatz
1. Der Betriebsrat kann die Zustimmung zu einer Einstellung nicht mit der Begründung verweigern, diese verstoße gegen §§ 111 f. BetrVG, wenn sie im Rahmen einer Betriebsänderung durchgeführt wird und die Verhandlungen über den Interessenausgleich noch nicht abgeschlossen sind. Die §§ 111 f. BetrVG haben nicht den Zweck, Einstellungen zu verhindern.
LAG München 10.10.2015 - 2 TaBV 23/13, BeckrS 2014, 71924

1. Die Vornahme einer Sozialauswahl kann gemäß § 1 Abs. 3 Satz 2 KSchG im Rahmen von Altersgruppen erfolgen, wenn dies zur Sicherung einer ausgewogenen Altersstruktur der Belegschaft im berechtigten betrieblichen Interesse liegt. Dies setzt voraus, dass die im konkreten Fall vorgenommene Altersgruppenbildung und die daraus abgeleiteten Kündigungsentscheidungen zur Sicherung der bestehenden Personalstruktur tatsächlich geeignet sind.
2. Die sich ergebende Verteilung der bislang Beschäftigten auf die gebildeten Altersgruppen muss ihre prozentuale Entsprechung in der Anzahl der in der jeweiligen Altersgruppe zu kündigenden Arbeitsverhältnisse finden. Es müssen innerhalb des zur Sozialauswahl anstehenden Personenkreises nach

sachlichen Kriterien Altersgruppen gebildet, die prozentuale Verteilung der Belegschaft auf die Altersgruppen festgestellt und die Gesamtzahl der auszusprechenden Kündigungen diesem Proporz entsprechend auf die einzelnen Altersgruppen verteilt werden.
3. Die Beteiligung der einzelnen Altersgruppen am Personalabbau hat auch im Anwendungsbereich des § 1 Abs. 5 Satz 2 KSchG streng proportional zu erfolgen. Beteiligt der Arbeitgeber die Altersgruppen proportional unterschiedlich stark am Personalabbau, führt dies zu einer Veränderung der vorhandenen Altersstruktur. Eine solche stellt kein berechtigtes Interesse i. S. v. § 1 Abs. 3 Satz 2 KSchG dar. (Orientierungssätze der BAG-Richter/innen)
BAG 26. 3. 2015 – 2 AZR 478/13, NZA 2015, 1122 – 1124

Leitsatz
1. Ein dem Betriebsrat mitgeteilter geplanter interessenausgleichspflichtiger Personalabbau als solcher und dessen Umfang kann nicht per se zu einem Betriebs- oder Geschäftsgeheimnis i. S. d. § 79 BetrVG deklariert werden.
2. Etwas anderes gilt nur in Bezug auf einzelne bestimmte Tatsachen und nur dann, wenn der Arbeitgeber an deren Geheimhaltung ein konkretes sachliches und objektiv berechtigtes wirtschaftliches Interesse hat.
Orientierungssatz
1. Geschäfts- und Betriebsgeheimnisse sind Tatsachen, die im Zusammenhang mit einem Geschäftsbetrieb stehen, nicht offenkundig, sondern nur einem eng begrenzten Personenkreis bekannt sind und nach dem bekundeten Willen des Betriebsinhabers geheim gehalten werden sollen, wenn dieser an deren Geheimhaltung ein berechtigtes wirtschaftliches Interesse hat.
2. Betriebsgeheimnisse beziehen sich auf den technischen Betriebsablauf, insbesondere Herstellung und Herstellungsverfahren. Geschäftsgeheimnisse betreffen den allgemeinen Geschäftsverkehr des Unternehmens, also wirtschaftliche und kaufmännische Tatsachen, z. B. Absatzplanung, Vorzugspreise, Kalkulation, Liquidität, Auftragslage, Umsatzhöhe, Kundenlisten oder Fertigungsverfahren, an denen die Konkurrenz ebenfalls arbeitet und die für das Unternehmen entscheidend sind.
3. Der Arbeitgeber muss ein sachliches und objektiv berechtigtes Interesse an der Geheimhaltung, also zur Anerkennung bestimmter Tatsachen als Betriebs- oder Geschäftsgeheimnis haben.
4. Informationen über einen geplanten betriebsändernden Personalabbau fallen nicht generell bis zum Abschluss der Interessenausgleichsverhandlungen unter die Betriebs- und Geschäftsgeheimnisse im Sinne des § 79 BetrVG, auch wenn insoweit eine ausdrückliche Geheimhaltungserklärung der Arbeitgeberseite abgegeben wurde.
LAG Schleswig-Holstein 20. 5. 2015 – 3 TaBV 35/14, AiB 2015, 59

Ein dem Betriebsrat mitgeteilter geplanter interessenausgleichspflichtiger Personalabbau als solcher stellt kein Betriebs- oder Geschäftsgeheimnis i. S. d. § 79 BetrVG dar. Zwar wird in der Literatur die Auffassung vertreten, beabsichtigte personelle Vorgänge, wie Entlassungen, Einstellungen, Versetzungen, seien bis zu ihrer Durchführung Geschäftsgeheimnisse (GK-BetrVG-Oetker, § 79 Rn. 18; Richardi/Thüsing, BetrVG, 15. Auflage,§ 79 Rn. 5). Dies kann jedoch jedenfalls ab dem Zeitpunkt nicht mehr gelten, zu dem der Arbeitgeber das nach dem BetrVG vorgesehene Mitwirkungsverfahren eingeleitet hat. Die nach §§ 111, 112 BetrVG mitbestimmungspflichtige Maßnahme als solche genießt keinen Geheimschutz. Der Arbeitgeber hat kein sachlich begründetes, objektiv berechtigtes Geheimhaltungsinteresse daran, dass ein Betriebsrat erst kommuniziert, wenn seine Entscheidungen konkret ausverhandelt sind. Ein Betriebsrat muss nicht von Beginn der Unterrichtung i. S. d. § 111 Abs. 1 S. 1 BetrVG an bis zum Ende von Interessenausgleichsverhandlungen schweigen. Die sachgerechte Wahrnehmung der Mitbestimmungs- und Mitwirkungsrechte ist ohne einen Informations- und Meinungsaustausch zwischen Betriebsrat und Belegschaft nicht denkbar. Der Betriebsrat muss daher ab Beginn der Unterrichtung über konkret geplante Betriebsänderungen mit den von ihm vertretenen Arbeitnehmern reden können, erst recht wenn sie betroffen sind (LAG Schleswig-Holstein 20. 5. 2015 – 3 TaBV 35/14 – zu II. 2. der Gründe).
Danach stellte die Information, dass der Arbeitgeber die Produktion der Polyolefin-Linie einstellen und die Abteilungen POE, POK und POR schließen wolle, wodurch 16 Mitarbeiter entlassen werden müssten, kein Betriebs- oder Geschäftsgeheimnis i. S. v. § 79 BetrVG dar. Der Arbeitgeber leitete mit dieser Information erkennbar das Mitbestimmungsverfahren nach § 111 BetrVG ein. Jedenfalls von diesem Zeitpunkt an handelte es sich daher nicht (mehr) um ein Betriebs- oder Geschäftsgeheimnis.
LAG Hessen 20. 3. 2017 – 16 TaBV 12/17, BeckRS 2017, 109499

Abweichende Kündigungsfrist
Arbeitgeber und Betriebsrat können in einem Interessenausgleich nicht die maßgebende Kündigungsfrist für die von der Betriebsänderung betroffenen Arbeitsverhältnisse regeln. In diesem sind keine von den einschlägigen gesetzlichen, tarifvertraglichen und/oder vertraglichen Regelungen abweichenden Kündigungsfristen mit normativer Wirkung für diese Arbeitsverhältnisse möglich.
BAG 24. 10. 2019 – 2 AZR 102/18, BeckRS 2019, 39126

c. Schriftform und Interessenausgleich mit Namensliste

1. Nach § 112 Abs. 1 Satz 1 BetrVG ist ein Interessenausgleich über eine geplante Betriebsänderung schriftlich niederzulegen und vom Unternehmer

und vom Betriebsrat zu unterschreiben. Auf das gesetzliche Schriftformerfordernis sind die §§ 125, 126 BGB anwendbar.
2. Das Schriftformerfordernis ist nach der Rechtsprechung des Senats nicht allein deshalb verletzt, weil die Namensliste nicht im Interessenausgleich selbst, sondern in einer Anlage enthalten ist. § 1 Abs. 5 Satz 1 KSchG spricht zwar davon, die namentliche Bezeichnung müsse »in einem Interessenausgleich« erfolgen. Das Erfordernis ist aber erfüllt, wenn Interessenausgleich und Namensliste eine Urkunde bilden.
3. Ausreichend ist es jedenfalls, wenn die Haupturkunde unterschrieben, in ihr auf die nicht unterschriebene Anlage ausdrücklich Bezug genommen ist und Haupturkunde und nachfolgende Anlage mittels Heftmaschine körperlich derart zu einer einheitlichen Urkunde verbunden sind, dass eine Lösung nur durch Gewaltanwendung (Lösen der Heftklammer) möglich gewesen wäre.
4. Das Erfordernis der Einheit der Urkunde ist jedoch nicht bereits dann erfüllt, wenn eine bloß gedankliche Verbindung (Bezugnahme) zur Haupturkunde besteht. Vielmehr muss die Verbindung auch äußerlich durch tatsächliche Beifügung der in Bezug genommenen Urkunde zur Haupturkunde in Erscheinung treten. Deshalb müssen im Augenblick der Unterzeichnung die Schriftstücke als einheitliche Urkunde äußerlich erkennbar werden.
5. Die erst nach Unterzeichnung erfolgte Zusammenheftung genügt daher dem Schriftformerfordernis nicht. (Orientierungssätze der BAG-Richter/innen)
BAG 6.7.2006 - 2 AZR 520/05, NZA 2007, 266 - 269

Orientierungssatz
§ 1 Abs. 5 Satz 1 KSchG ist auch anwendbar, wenn in einigen Fällen von einer Namensliste abgewichen und nicht alle darin bezeichneten Arbeitnehmer entlassen wurden, weil andere Arbeitnehmer freiwillig aus dem Betrieb austraten, so dass ursprünglich für die Kündigung vorgesehenen Arbeitnehmern nicht gekündigt wurde. Die Sachlage hat sich also nicht wesentlich nach dem Zustandekommen des Interessenausgleichs im Sinne des § 1 Abs. 5 Satz 3 KSchG geändert, wenn sich trotz der freiwilligen Austritte einiger Arbeitnehmer nach Abschluss des Interessenausgleichs die Zahl der Kündigungen nicht verringert hat, die Anzahl der abgebauten Arbeitsplätze nach wie vor unverändert bleibt. Ebensowenig handelt es sich dann um einen Wegfall der Geschäftsgrundlage.
(Revision des Klägers zurückgewiesen, BAG 12.3.2009 – 2 AZR 418/07)
LAG Berlin-Brandenburg 13.4.2007 - 13 Sa 2208/06, BeckRS 2007, 46706

Leitsätze
1. Die nach § 1 Abs. 5 KSchG erforderliche Schriftform für eine als Anlage zu einem Interessenausgleich angefertigte Namensliste ist nur gewahrt, wenn

die Namensliste bei Unterzeichnung des Interessenausgleichs mit diesem fest verbunden ist (im Anschluss an BAG, Urteil vom 6.7.2006 – 2 AZR 520/05, NZA 2007, 266 ff.). (Rn. 22)
2. Auf einen freien anderweitigen Arbeitsplatz kann sich ein Arbeitnehmer nicht berufen, wenn es sich dabei für ihn um eine Beförderungsstelle handelt. (Rn. 41)
LAG Köln 7.5.2007 – 14 Sa 1403/06, BeckRS 2007, 47146

1. Bei einer betriebsbedingten Kündigung im Zusammenhang mit einem Interessenausgleich mit Namensliste (§ 1 Abs. 5 Satz 1 KSchG) ist eine Betriebsänderung auch dann ausreichend bestimmt, wenn bei einer einheitlichen Planung eine Veränderung der Betriebsstruktur über einen längeren Zeitraum erfolgen kann. Die Erstreckung über einen längeren Zeitraum erfordert keine besondere Gestaltung der Namensliste in der Weise, dass getrennte Namenslisten für jede einzelne Teilmaßnahme zu erstellen sind oder sich aus der Gesamtnamensliste unmittelbar ergeben muss, in welcher Reihenfolge die Entlassungen vorgenommen werden.
2. Eine Namensliste muss die zweifelsfreie Identifizierung der betroffenen Arbeitnehmer ermöglichen. Die Sozialdaten der einzelnen Arbeitnehmer müssen nicht selbst in der Namensliste angegeben werden, wenn sich aus einem Vergleich mit einer dem Gericht vorliegenden Aufstellung ergibt, dass die Reihenfolge der auf der Namensliste verzeichneten Arbeitnehmer entsprechend der zunehmenden sozialen Schutzbedürftigkeit der Arbeitnehmer aufgestellt worden ist.
LAG Düsseldorf 28.5.2008 – 7 Sa 318/08, BeckRS 2008, 58110

Leitsatz
In eine Namensliste eines Interessenausgleichs nach § 1 Abs. 5 KSchG dürfen ausschließlich Arbeitnehmer aufgenommen werden, die aus der eigenen Sicht der Betriebsparteien aufgrund der dem Interessenausgleich zugrunde liegenden Betriebsänderung zu kündigen sind.
1. Zur Geeignetheit einer »Teil-Namensliste«.
2. Aufnahme von Arbeitnehmern in die Namensliste, um Sperrzeiten und etwaige sozialversicherungsrechtliche Nachteile zu vermeiden.
BAG 26.3.2009 – 2 AZR 296/07, NZA 2009, 1151 – 1156

1. Ein möglicher Verstoß gegen das Verbot der Altersdiskriminierung kann allenfalls zur groben Fehlerhaftigkeit der Sozialauswahl führen. Er hat nicht die »Unwirksamkeit« der Namensliste und des Interessenausgleichs insgesamt und damit den Wegfall der gesetzlichen Vermutung der Betriebsbedingtheit der Kündigung zur Folge.
2. Das Lebensalter darf trotz des Verbots der Altersdiskriminierung als Auswahlkriterium bei der Sozialauswahl berücksichtigt werden.

3. Die Bestimmungen des § 10 Satz 1 und 2 AGG sind gemeinschaftsrechtskonform.
BAG 5.11.2009 – 2 AZR 676/08, NZA 2010, 457 – 460

1. Nach § 1 Abs. 5 Satz 4 KSchG bzw. § 125 Abs. 2 InsO ersetzt ein Interessenausgleich mit Namensliste bereits dann die Stellungnahme des Betriebsrats im Rahmen der Massenentlassungsanzeige, wenn der Interessenausgleich zwischen dem Arbeitgeber und dem Gesamtbetriebsrat abgeschlossen wurde.
2. Hat der Arbeitgeber den Betriebsratsvorsitzenden des örtlichen Betriebsrats und dessen Stellvertreter ordnungsgemäß zur Anhörung von betriebsbedingten Kündigungen geladen und erscheinen nur der Stellvertreter und ein weiteres Betriebsratsmitglied, darf der Arbeitgeber darauf vertrauen, dass der Betriebsratsvorsitzende i. S. v. § 26 Abs. 2 Satz 2 BetrVG verhindert ist.
3. Übergibt der Arbeitgeber dem Arbeitnehmer eine schriftliche Kündigung und übersendet ihm eine gleichlautende Erklärung nochmals per Post, handelt es sich um eine einheitliche Kündigung, die mit dem ersten Erhalt zugegangen ist (Abgrenzung zu BAG, Urteil vom 23.6.2009 – 2 AZR 474/07).
(Revision des Klägers zurückgewiesen, BAG 7.7.2011 – 6 AZR 248/10)
Sächsisches LAG 9.2.2010 – 1 Sa 586/09

1. Die personalrechtlichen Befugnisse des Filialleiters sind auch dann ausreichend, wenn der Ausspruch von Kündigungen und die Betriebsratsanhörung im Zuge der Durchführung einer Standortschließung von der Unternehmenszentrale gesteuert werden.
2. Liegt ein unternehmensbezogenes Konzept zugrunde, ist der Interessenausgleich mit dem Gesamtbetriebsrat zu vereinbaren.
3. Auch wenn ein Arbeitnehmer in die Namensliste aufgenommen worden ist, ist der Arbeitgeber verpflichtet, dem Arbeitnehmer auf dessen Verlangen die Gründe mitzuteilen, die zu der getroffenen Sozialauswahl geführt haben.
4. Die Befugnis des Insolvenzverwalters zur Kündigung nach § 113 Satz 1 InsO besteht auch dann, wenn in einem Sanierungstarifvertrag der Ausschluss von ordentlichen Kündigungen vereinbart worden war (hier in Form eines vorübergehenden Verbots der Schließung von Filialen durch einen am 8.4.2008 geschlossenen Anschlusstarifvertrag zum Tarifvertrag zur Sanierung und zur Beschäftigungssicherung vom 19.3.2006).
5. Da es sich bei einer Kündigung nach § 15 Abs. 4 KSchG nicht um eine außerordentliche Kündigung handelt, ist eine Zustimmung des Betriebsrats nach § 103 BetrVG nicht erforderlich.
6. Der Arbeitgeber bleibt im Falle einer Insolvenz für das Kündigungsschutzverfahren passivlegitimiert, wenn das Insolvenzverfahren nach § 270 InsO in Eigenverwaltung betrieben wird.
LAG Sachsen-Anhalt 9.3.2010 – 2 Sa 369/09, BeckRS 2010, 75176

Orientierungssätze
1. Die durch § 125 Abs. 1 S. 1 Nr. 2 Hs. 2 InsO im Insolvenzverfahren eröffnete Möglichkeit der Schaffung einer ausgewogenen Altersstruktur durch Bildung von Altersgruppen verletzt das unionsrechtliche Verbot der Altersdiskriminierung nicht. Sie ist durch das legitime Ziel der Sanierung eines insolventen Unternehmens gerechtfertigt.
2. Die Arbeitsgerichte haben aber zu prüfen, ob die Altersgruppenbildung im konkreten Interessenausgleich gem. § 10 AGG gerechtfertigt ist. Der kündigende Insolvenzverwalter muss darlegen, welche Altersstruktur die Betriebspartner schaffen wollten und aus welchem Grund dies erforderlich war. Dabei muss ein Sanierungskonzept deutlich werden. Die Vorlage des Interessenausgleichs reicht nur dann aus, wenn in diesem entsprechende Angaben bereits enthalten sind.
3. Auch in der Insolvenz ist eine auf den gesamten Betrieb bezogene Sozialauswahl vorzunehmen. Hinsichtlich der Beurteilung der tatsächlichen Verhältnisse ist den Betriebspartnern durch § 125 Abs. 1 S. 1 Nr. 2 InsO aber ein weiter Spielraum eingeräumt; auch insoweit ist die Sozialauswahl nur auf grobe Fehlerhaftigkeit zu überprüfen. Bezüglich des auswahlrelevanten Personenkreises besteht diese Einschätzungsprärogative u. a. hinsichtlich der tatsächlichen Austauschbarkeit der Arbeitnehmer und der zumutbaren Dauer der Einarbeitungszeit. Eine Beschränkung der Vergleichbarkeit auf Arbeitnehmer, die ohne jegliche Einarbeitungszeit sofort austauschbar sind, ist in der Regel aber grob fehlerhaft.
4. Der Arbeitgeber ist auch in den Fällen des § 125 Abs. 1 S. 1 Nr. 2 InsO verpflichtet, dem Arbeitnehmer nach § 1 Abs. 3 S. 1 Hs. 2 KSchG auf dessen Verlangen die Gründe, die zu der getroffenen sozialen Auswahl geführt haben, mitzuteilen. Die Darlegung der Vergleichsgruppenbildung ist Teil dieser Auskunftspflicht. (Orientierungssätze der BAG-Richter/innen)
BAG 19.12.2013 – 6 AZR 790/12, NZA-RR 2014, 185 – 192

1. Die Sozialauswahl hat streng betriebsbezogen zu erfolgen.
2. Eine Berufung auf die Wirkungen § 1 Abs. 5 KSchG setzt die Darlegung einer Betriebsänderung i. S. v. § 111 BetrVG voraus.
3. Einzelfallentscheidung zu einem Auflösungsantrag des Arbeitgebers.
LAG Köln 11.5.2010 – 12 Sa 131/10, AuR 2010, 526

Im Falle eines Interessenausgleichs mit Namensliste ohne anfängliche feste körperliche Verbindung von Interessenausgleich und Namensliste ist die Schriftform nicht gewahrt, wenn zwar der Interessenausgleich auf eine Namensliste verweist, jedoch in der Namensliste eine Rückverweisung auf den Interessenausgleich fehlt.
BAG 12.5.2010 – 2 AZR 551/08, NZA 2011, 114 – 116

Leitsatz
Wird ein Interessenausgleich durch den zuständigen Gesamtbetriebsrat abgeschlossen, kann eine diesen Interessenausgleich ergänzende Namensliste nicht durch den örtlichen Betriebsrat abgeschlossen werden.
LAG Berlin-Brandenburg 16. 7. 2010 – 13 Sa 758/10, BeckRS 2010, 74552

Ist der Gesamtbetriebsrat für den Abschluss des Interessenausgleichs zuständig, folgt hieraus seine Zuständigkeit auch für die Vereinbarung der Namensliste. Diese ist Teil des Interessenausgleichs (KR-*Griebeling*, § 1 KSchG Rn. 703 f.). Ihre Vereinbarung fällt in den Zuständigkeitsbereich desjenigen Gremiums, welches für den Abschluss des Interessenausgleichs zuständig ist. Eine nach § 50 Abs. 1 BetrVG begründete originäre Zuständigkeit des Gesamtbetriebsrats erstreckt sich auf die gesamte »Angelegenheit« im Sinne dieser Bestimmung, nicht nur auf bestimmte Teile oder einen allgemeinen »Rahmen«. Eine einheitliche mitbestimmungspflichtige Angelegenheit kann nicht in Regelungsbereiche, die in die Zuständigkeit des Gesamtbetriebsrats fallen, und Regelungsbereiche, für die die örtlichen Betriebsräte zuständig sind, aufgespalten werden. Dies wäre mit den Geboten der Rechtssicherheit und der Rechtsklarheit nicht zu vereinbaren (BAGE 120, 146 = NZA 2007, 399 Rn. 35).
Das gilt auch mit Blick auf eine Namensliste in einem Interessenausgleich i. S. v. § 1 Abs. 5 KSchG, § 111 S. 1, 3 BetrVG (*BAG*, NZA 2011, 1108 = NJW 2011, 3180 = AP BetrVG 1972 § 102 Nr. 165 = EzA BetrVG 2001 § 26 Nr. 3 Rn. 24; m. w.N).
BAG 19. 7. 2012 – 2 AZR 386/11, NZA 2013, 333 – 338

Leitsatz
Ist der Gesamtbetriebsrat für den Interessenausgleich zuständig, so erstreckt sich die Zuständigkeit auch auf die Vereinbarung der Namensliste gemäß § 1 Abs. 5 KSchG.
Hessisches LAG 18. 3. 2011 – 10 Sa 1561/10

Leitsätze
1. In eine Namensliste eines Interessenausgleichs nach § 1 Abs. 5 KSchG dürfen ausschließlich Arbeitnehmer aufgenommen werden, die aus der eigenen Sicht der Betriebsparteien aufgrund der dem Interessenausgleich zu Grunde liegenden Betriebsänderung zu kündigen sind. Werden andere, etwa zum freiwilligen Ausscheiden bereite Arbeitnehmer aufgenommen, entfallen die Vermutungswirkungen des § 1 Abs. 5 KSchG.
2. Umstände wie die einvernehmliche Beendigung des Arbeitsverhältnisses mit anderen, an sich schutzwürdigeren und auf der Namensliste genannten Arbeitnehmer sind für die Kausalität eines Fehlers bei der Sozialauswahl dann beachtlich, wenn sie bereits bei dem Ausspruch der Kündigung vor-

lagen. Eine auf einen anderen Stichtag vorverlagerte Prüfung ist insoweit unzulässig. Denn der Arbeitgeber ist nicht zu irgendeiner Sozialauswahl, sondern zu einer solchen zum maßgeblichen Zeitpunkt und unter Zugrundelegung der zu diesem bestehenden, tatsächlichen Verhältnisse verpflichtet. Dagegen spricht nicht, dass die Berechnung von Alter und Betriebszugehörigkeit zur Erstellung der Auswahlliste zu einen festen Stichtag zulässig ist (BAG 6. Juli 2006 – 2 AZR 443/05, NZA 2007, 197, 203 Rn. 59). Dieser Gesichtspunkt trägt lediglich für die Feststellung der Sozialdaten Alter und Betriebszugehörigkeit zu einem Stichtag.
3. Für andere Sozialdaten als das Alter und die Betriebszugehörigkeit ist nicht auf einen Stichtag, sondern auf den Zeitpunkt der Kündigung abzustellen. Die von den faktisch notwendigen Abläufen der Sozialauswahl im Verfahren des Interessenausgleichs mit einer Namensliste und der Betriebsratsanhörung vor der Kündigung nahegelegte Vorverlegung der Ermittlung des Alters und der Betriebszugehörigkeit kann zumindest hinsichtlich des Familienstandes und der Unterhaltspflichten den an sich maßgeblichen Zeitpunkt des Standes dieser Daten, nämlich den Zeitpunkt der Abgabe der Kündigungserklärung, nicht weiter verändern, als diese vorhergehenden Abläufe es erfordern und auch nur soweit die Grundsätze der Sozialauswahl nicht wesentlich beeinträchtigt werden. Sonst würde entgegen § 1 Abs. 3 KSchG die Sozialauswahl letztlich zeitlich und auch inhaltlich von der Kündigung entkoppelt.
LAG Hamm 10. 12. 2013 – 9 Sa 689/13, BeckRS 2014, 68428

Leitsatz
Die im Insolvenzverfahren eröffnete Möglichkeit, über einen Interessenausgleich mit Namensliste eine ausgewogene Personalstruktur zu schaffen, ist mit dem Antidiskriminierungsrecht der Europäischen Union vereinbar.
BAG 19. 12. 2013 – 6 AZR 790/12, NZA-RR 2014, 185 – 192

d. Zuständiger Betriebsrat

Zuständigkeit des Gesamtbetriebsrats bei unternehmensweiter Reorganisation
Plant ein mit der Vermittlung von Versicherungsverträgen und Bankprodukten befasstes Unternehmen mit insgesamt mehr als 20 Arbeitnehmern, alle bisher in eigenständigen Kleinbetrieben organisierten Außendienstmitarbeiter zu entlassen und die von ihnen wahrgenommenen Aufgaben auf freie Handelsvertreter zu übertragen, liegt hierin eine mitbestimmungspflichtige Betriebsänderung, die in die Zuständigkeit des Gesamtbetriebsrats fällt. (Leitsatz)
BAG 8. 6. 1999 – 1 AZR 831/98, NZA 1999, 1168 – 1172

1. Aus der Zuständigkeit des Gesamtbetriebsrats für einen Interessenausgleich folgt nicht notwendig seine Zuständigkeit auch für den Abschluss eines Sozialplans. Vielmehr ist hierfür Voraussetzung, dass die Regelung des Ausgleichs oder der Abmilderung der durch die Betriebsänderung entstehenden Nachteile zwingend unternehmenseinheitlich oder betriebsübergreifend erfolgen muss. (Leitsatz)
2. Die Wahrnehmung der Mitbestimmungsrechte bei Betriebsänderungen (§§ 111 ff. BetrVG) obliegt nach § 50 Abs. 1 Satz 1 BetrVG dem Gesamtbetriebsrat, wenn es sich um Maßnahmen handelt, die das gesamte Unternehmen oder mehrere Betriebe betreffen und notwendigerweise nur einheitlich oder betriebsübergreifend geregelt werden können.
3. Beim Interessenausgleich und Sozialplan handelt es sich nicht um dieselbe Angelegenheit im Sinne von § 50 Abs. 1 Satz 1 BetrVG. Interessenausgleich und Sozialplan sind Rechtsinstitute, die sich nach Inhalt und Ausgestaltung wesentlich unterscheiden.
4. Aus der Zuständigkeit des Gesamtbetriebsrats für den Abschluss eines Interessenausgleichs folgt nicht ohne weiteres seine Zuständigkeit auch für den Abschluss eines Sozialplans. Vielmehr ist gesondert zu prüfen, ob der Ausgleich oder die Abmilderung der durch die Betriebsänderung entstehenden Nachteile zwingend unternehmenseinheitlich oder betriebsübergreifend geregelt werden muss.
5. Der Umstand, dass die Mittel für den Sozialplan von ein und demselben Arbeitgeber zur Verfügung gestellt werden müssen, genügt allein nicht, um die Zuständigkeit des Gesamtbetriebsrats für den Abschluss des Sozialplans zu begründen. Etwas anderes gilt, wenn ein mit dem Arbeitgeber im Rahmen eines Interessenausgleichs vereinbartes, das gesamte Unternehmen betreffendes Sanierungskonzept nur auf der Grundlage eines bestimmten, auf das gesamte Unternehmen bezogenen Sozialplanvolumens realisiert werden kann. (Nrn. 2 bis 5 Orientierungssätze der BAG-Richter/innen)
BAG 3.5.2006 - 1 ABR 15/05, RdA 2007, 114 - 117

Regelt ein mit dem Gesamtbetriebsrat nach § 50 Abs. 1 BetrVG vereinbarter Interessenausgleich eine Betriebsänderung, die einzelne Betriebe unabhängig voneinander betrifft, oder eine solche, die sich auf einen Betrieb beschränkt, ist ein unternehmensweit zu findender Ausgleich der wirtschaftlichen Nachteile im Sozialplan nicht zwingend. Erfassen die im Interessenausgleich vereinbarten Betriebsänderungen hingegen mehrere oder sogar sämtliche Betriebe des Unternehmens und ist die Durchführung des Interessenausgleichs abhängig von betriebsübergreifend einheitlichen Kompensationsregelungen in dem noch abzuschließenden Sozialplan, so kann diese Aufgabe von den Betriebsräten der einzelnen Betriebe nicht mehr wahrgenommen werden; sie ist dem Gesamtbetriebsrat zugewiesen. Dies kann der Fall sein, wenn der Arbeitgeber für das Gesamtunternehmen oder

jedenfalls betriebsübergreifend freiwillige Leistungen zur Verfügung stellt. Ferner ist dies der Fall, wenn die Umsetzung der unternehmerischen Maßnahme betriebsübergreifende Versetzungen zur Folge hat.
Hessisches LAG 14. 5. 2012 – 16 TaBV 197/11, BeckRS 2012, 72718

Schließlich ist zu der Frage einer Zuständigkeit des Gesamtbetriebsrates nach § 50 Abs. 1 Satz 1 BetrVG im Rahmen der hier vorzunehmenden bloßen Offensichtlichkeitskontrolle darauf hinzuweisen, dass nach der zutreffenden Rechtsprechung des Bundesarbeitsgerichts (3. 5. 2006 – 1 ABR 15/05; 23. 10. 2002 – 7 ABR 55/01; 11. 12. 2001 – 1 AZR 193/01) aus einer Zuständigkeit des Gesamtbetriebsrates für einen Interessenausgleich, nicht notwendigerweise seine Zuständigkeit auch für den Abschluss eines Sozialplans folgt. Dies gilt insbesondere dann, wenn – wie hier – durch die unternehmerische Maßnahme die davon betroffenen Beschäftigten in ihren sozialen Belangen unterschiedlich betroffen sind, namentlich wenn man den mit einem Arbeitsortwechsel in vielen Fällen verbundenen (finanziellen) Mehraufwand berücksichtigt.
LAG Hamm 31. 1. 2014 – 13 TaBV 114/13, BeckRS 2014, 67454

Leitsätze
1. Streiten die Betriebsparteien in einem Konzern über die Zuständigkeit für einen Sozialplan, so sind an dem Verfahren der Konzernbetriebsrat, die Gesamtbetriebsräte und sämtliche Einzelbetriebsräte beteiligt, wenn zumindest ernsthafte Zweifel bestehen können, welches der Gremien zuständig ist (hier bejaht). Soweit örtliche Betriebsräte durch Delegationsbeschlüsse die verfahrensmäßige Geltendmachung möglicher Mitbestimmungsrechte dem Gesamtbetriebsrat übertragen haben, ist insoweit nur der jeweilige Gesamtbetriebsrat am Verfahren beteiligt. Auf Arbeitgeberseite sind das herrschende und die beherrschten Unternehmen beteiligt.
2. Für den Abschluss eines Sozialplans kann der Konzernbetriebsrat zuständig sein. Diese Zuständigkeit folgt nicht alleine aus der Zuständigkeit für den Interessenausgleich. Maßgeblich für die Zuständigkeitsabgrenzung sind die Voraussetzungen des § 58 Abs. 1 S. 1 BetrVG. Die originäre Zuständigkeit des Konzernbetriebsrats ist dabei nach den gleichen Grundsätzen zu bestimmen wie die Zuständigkeit des Gesamtbetriebsrats.
3. Aufgrund der konkreten Verhältnisse in den betroffenen Unternehmen führte die grundlegende Neustrukturierung des Vertriebs im Konzern nicht zur Zuständigkeit des Konzernbetriebsrats für den Sozialplan. Zuständig sind die Gesamtbetriebsräte. Wegen der unterschiedlichen Vertriebs- und Vergütungsstrukturen in den einzelnen Unternehmen waren die mit den Besonderheiten der Unternehmen besser vertrauten Gesamtbetriebsräte eher in der Lage, für den Sozialplan sachgerechte und passgenaue Lösungen zu

finden als der Konzernbetriebsrat. Dies war den einzelnen Betriebsräten aufgrund der übergreifenden Strukturänderung nicht mehr möglich.
LAG Düsseldorf 12.2.2014 – 12 TaBV 36/13, BeckRS 2014, 72366

1. Der Versuch des Abschlusses eines Interessenausgleichs mit einem unzuständigen betriebsverfassungsrechtlichen Gremium reicht grundsätzlich nicht, um einen Anspruch auf Nachteilsausgleich gemäß § 113 Abs. 3 BetrVG zu verhindern.
2. Eine Zuständigkeit des Konzernbetriebsrats kommt in Betracht, wenn sich eine mitbestimmungspflichtige Betriebsänderung auf mehrere Unternehmen auswirkt und deshalb einer einheitlichen Regelung bedarf (hier: Zuständigkeit des Gesamtbetriebsrats).
LAG Köln 28.11.2014 – 9 Sa 379/14

Leitsatz
Die Zuständigkeit eines Konzernbetriebsrats der Interessenausgleichsverhandlungen endet auch dann spätestens mit der Insolvenzeröffnung, wenn eine geplante Betriebsänderung die Betriebe verschiedener Unternehmen betrifft. Dies gilt auch bei Eigenverwaltung mit Sachverwalterbestellung.
Orientierungssatz
1. Im Rahmen des Mitbestimmungsrechtes bei Betriebsänderungen nach § 111 BetrVG scheidet die Zuständigkeit des Konzernbetriebsrats nicht generell aus. Die Zuständigkeit kommt in Betracht, wenn die geplante Betriebsänderung Betriebe verschiedener Unternehmen betrifft und eine konzerneinheitliche Lösung zwingend geboten ist.
2. Voraussetzung der Zuständigkeit des Konzernbetriebsrats ist dabei jedoch zwingend, dass die Leitungsmacht der Konzernmutter besteht.
3. § 276a InsO steht einer unternehmensübergreifenden Leitung im Falle der Insolvenz auch bei Eigenverwaltung entgegen. Die organisatorische Eingliederung endet, da die Gesellschafterorgane keinen Einfluss auf die Geschäftsführung mehr haben. Der Grundsatz »eine Person, ein Vermögen, eine Insolvenz« gilt auch bei einer Insolvenz im Konzern mit Eigenverwaltung.
4. Das Insolvenzrecht enthält keine Regelungen, die im Fall einer Konzerninsolvenz ein einheitliches Insolvenzverfahren für mehrere Konzerngesellschaften ermöglichen. Sowohl hinsichtlich der Feststellung des Insolvenzgrunds als auch in Bezug auf die Abwicklung des Insolvenzverfahrens bleiben verbundene Unternehmen daher insolvenzrechtlich selbstständig.
LAG Baden-Württemberg 24.6.2015 – 22 Sa 59/14, BeckRS 2015, 124941

Nach der Kompetenzzuweisung des Betriebsverfassungsgesetzes ist für die Wahrnehmung von Mitbestimmungsrechten in erster Linie der von den Arbeitnehmern unmittelbar durch Wahl legitimierte Betriebsrat zuständig. Diese Aufgabe weist § 58 Abs. 1 S. 1 BetrVG dem Konzernbetriebsrat nur

für den Fall zu, dass die zu regelnde Angelegenheit nicht auf das einzelne Unternehmen beschränkt ist und deshalb die Interessen der Arbeitnehmer nicht mehr auf der Ebene des Unternehmens gewahrt werden können.
BAG 18.7.2017 – 1 AZR 546/15, NZA 2017, 1618 – 1622

Zuständigkeit bei konzernweiten Verschmelzungen
Leitsatz
Für die Beteiligung gemäß §§ 111, 112 BetrVG anlässlich der Verschmelzung von Betrieben mehrerer Unternehmen eines Konzerns besteht keine Zuständigkeit der Einzelbetriebsräte, sondern gemäß § 58 Abs. 1 S. 1 BetrVG eine des Konzernbetriebsrats.
LAG Hessen 10.7.2018 – 4 TaBVGa 74/18, BeckRS 2018, 46040

1. Die Entscheidung darüber, in welchem Umfang und in welcher Intensität die einzelnen Betriebe von der Umstrukturierung betroffen sein werden, insbesondere auch die Entscheidung darüber welcher Standort erhalten bleibt bzw. welche Warenhäuser an einem Standort erhalten bleiben, kann, wenn die Entscheidung auf einem unternehmensweiten Sanierungskonzept beruht, nur auf der Unternehmensebene getroffen werden.
2. Das Beteiligungsrecht nach § 111 BetrVG hat dann den Gesamtbetriebsrat inne.
ArbG Essen 3.9.2020 – 5 BVGa 5/20, BeckRS 2020, 28964

3. Sozialplan

a. Sozialplanabfindung und sonstige Sozialplanansprüche

Die Sozialplanabfindung ist weder Lohn bzw. Gehalt noch ein anderer Dienstbezug im Sinne des § 196 Abs. 1 Nr. 8 BGB oder eine andere anstelle oder als Teil des Lohns vereinbarte Leistung im Sinne des § 196 Abs. 1 Nr. 9 BGB. Sie soll nicht Leistungen entgelten, die der Arbeitnehmer erbracht hat. Sie bezweckt vielmehr den – zukunftsgerichteten – Ausgleich oder die Milderung der Nachteile, die dem Arbeitnehmer durch eine Betriebsänderung entstehen. (Leitsatz Auszug)
BAG 30.10.2001 – 1 AZR 65/01, AP BetrVG 1972 § 112 Nr. 145

Der Anspruch auf eine Sozialplanabfindung unterliegt nicht der zweijährigen Verjährungsfrist des § 196 Abs. 1 BGB, sondern der regelmäßigen Verjährungsfrist von 30 Jahren nach § 195 BGB. (Leitsatz)
BAG 30.10.2001 – 1 AZR 65/01, AP BetrVG 1972 § 112 Nr. 145

Leitsatz
Bei einem individualvertraglichen Verzicht auf Ansprüche aus einem Sozialplan findet das Günstigkeitsprinzip Anwendung. Der Verzicht ist zulässig, wenn zweifelsfrei feststellbar ist, dass die Abweichung vom Sozialplan objektiv die für den Arbeitnehmer günstigere Regelung ist.
BAG 27.1.2004 - 1 AZR 148/03, NZA 2004, 667 - 670

1. Ein Abfindungsanspruch aus einem Sozialplan kann nur vererbt werden, wenn er zum Zeitpunkt des Todes des Arbeitnehmers bereits entstanden war. Haben die Betriebsparteien den Zeitpunkt der Entstehung des Abfindungsanspruchs nicht ausdrücklich geregelt, ist er durch Auslegung des Sozialplans zu ermitteln. Dabei ist im Fall einer Betriebsstilllegung insbesondere zu berücksichtigen, dass dem Arbeitnehmer regelmäßig keine wirtschaftlichen Nachteile entstehen, wenn er vor der betriebsbedingten Beendigung des Arbeitsverhältnisses stirbt. (Leitsatz)
2. Abfindungsansprüche aus Sozialplänen sind vermögensrechtliche Ansprüche, die gem. § 1922 Abs. 1 BGB auf die Erben übergehen.
3. Ein Abfindungsanspruch kann nicht vererbt werden, wenn er zum Zeitpunkt des Todes des Arbeitnehmers noch nicht entstanden war.
4. Es ist Sache der Betriebsparteien zu regeln, wann Ansprüche aus einem Sozialplan entstehen. Erforderlichenfalls ist der Sozialplan auszulegen.
5. Bei der Auslegung eines Sozialplans sind neben seinem Wortlaut und seiner Systematik insbesondere sein Sinn und Zweck von Bedeutung.
6. Sozialpläne dienen dazu, die den Arbeitnehmern durch eine Betriebsänderung entstehenden wirtschaftlichen Nachteile abzumildern oder auszugleichen. Solche Nachteile entstehen regelmäßig nicht, wenn ein betriebsbedingt gekündigter Arbeitnehmer vor Ablauf der Kündigungsfrist stirbt. (Nrn. 2 bis 6 Orientierungssätze der BAG-Richter/innen)
BAG 27.6.2006 - 1 AZR 322/05, NZA 2006, 1238 - 1239

Leitsätze
1. Schließt eine Konzernmuttergesellschaft eine Betriebsvereinbarung mit ihrem Betriebsrat und gleichzeitig mit den Betriebsräten ihrer Tochtergesellschaften, kann diese normative Wirkung allenfalls in den jeweiligen Betrieben der Tochtergesellschaften für und gegen diese entfalten.
2. Fehlt der Konzernmutter die Vertretungsmacht zum Abschluss der Betriebsvereinbarung für ihre Tochtergesellschaften, ergibt sich in diesem Fall eine Haftung der Konzernmutter weder aus § 179 BGB noch aus den Grundsätzen der Haftung wegen Verschulden bei Vertragsabschluss noch aus einer Umdeutung in eine einzelvertragliche Zusage.
3. Ein Anspruch aus einem Sozialplan setzt nicht nur voraus, dass der Arbeitnehmer unter den persönlichen Geltungsbereich fällt, sondern der wirtschaftliche Nachteil auch durch die geplante und vom Arbeitgeber durch-

geführte Maßnahme herbeigeführt wird, die Grund für den Abschluss des Sozialplans war.
LAG München 14. 11. 2007 – 10 Sa 552/07, BeckRS 2009, 67573

Leitsatz
1. Zur Wirksamkeit einer Regelung in einem Tarifsozialplan und einer Gesamtbetriebsvereinbarung, wonach Arbeitnehmer, die vor Abschluss der Verhandlungen zwischen Arbeitgeberin und Gewerkschaft sowie Gesamtbetriebsrat über einen Sozialplan das Arbeitsverhältnis bereits gekündigt hatten, keine Abfindung erhalten.
LAG Köln 1. 4. 2009 – 9 Sa 21/09, BeckRS 2009, 68315

Leitsatz
1. Sozialpläne dürfen eine nach Lebensalter oder Betriebszugehörigkeit gestaffelte Abfindungsregelung vorsehen. Sie dürfen für rentenberechtigte Arbeitnehmer Sozialplanleistungen reduzieren oder ganz ausschließen. Die damit verbundene unterschiedliche Behandlung wegen des Alters ist durch § 10 Satz 3 Nr. 6 AGG gedeckt.
2. § 10 Satz 3 Nr. 6 AGG verstößt nicht gegen das gemeinschaftsrechtliche Verbot der Altersdiskriminierung. (Rn. 32) Die Regelung ist i. S. v. Art. 6 Abs. 1 Satz 1 der Richtlinie 2000/78/EG durch ein vom nationalen Gesetzgeber verfolgtes legitimes Ziel gerechtfertigt. (Rn. 42) Es entspricht einem allgemeinen sozialpolitischen Interesse, dass Sozialpläne danach unterscheiden können, welche wirtschaftlichen Nachteile den Arbeitnehmern drohen, die durch eine Betriebsänderung ihren Arbeitsplatz verlieren.
Orientierungssatz
Die Betriebsparteien sind nicht verpflichtet, sich innerhalb eines Sozialplans auf eine Berechnungsformel zu beschränken. Vielmehr gehört es zu ihrem Gestaltungsspielraum, verschiedene Formeln zu kombinieren (vorliegend ist Sachgrund für die unterschiedlichen Regelungen, dass sich bei rentennahen Jahrgängen die zu besorgenden wirtschaftlichen Nachteile typischerweise konkreter einschätzen lassen als bei rentenfernen).
BAG 26. 5. 2009 – 1 AZR 198/08, NZA 2009, 849 – 855

Leitsätze
1. Sozialpläne können bestimmen, dass sich die Abfindungshöhe nach der zuletzt bezogenen
Monatsvergütung richtet. (Rn. 15)
2. Sozialpläne können regeln, dass in Fällen, in denen sich die individuelle Arbeitszeit in der näheren Vergangenheit wesentlich geändert hat, nicht das letzte Entgelt, sondern eine die gesamte Betriebszugehörigkeit einbeziehende Durchschnittsberechnung maßgeblich ist. (Rn. 23)
BAG 22. 9. 2009 – 1 AZR 316/08, AP BetrVG 1972 § 112 Nr. 204

1. Wird zu einem späteren Zeitpunkt ein höher dotierter Sozialplan infolge einer zweiten eigenständigen organisatorischen Betriebsänderung abgeschlossen, hat ein von einer Betriebsänderung betroffene Arbeitnehmer nur Anspruch auf Leistungen aus demjenigen Sozialplan, von dessen Betriebsänderung er auch betroffen ist.
2. Die Beschränkung des persönlichen Geltungsbereichs im nachfolgenden Sozialplan verstößt nicht gegen den betriebsverfassungsrechtlichen Gleichbehandlungsgrundsatz des § 75 Abs. 1 BetrVG. Zwei verschiedene betriebsverfassungsrechtliche Angelegenheiten können unterschiedlich geregelt werden. (Orientierungssätze der BAG-Richter/innen)
BAG 23.3.2010 – 1 AZR 981/08, NJOZ 2010, 1946 – 1947

Die Betriebsparteien können durch eine Betriebsvereinbarung (vorliegend durch einen Sozialplan mit Wirkung einer Betriebsvereinbarung) Rechte und Pflichten nur im Verhältnis zueinander, nicht jedoch normative Ansprüche gegenüber und zu Lasten Dritter begründen. Hierzu fehlt ihnen die durch das Betriebsverfassungsgesetz vermittelte Regelungsbefugnis.
BAG 11.1.2011 – 1 AZR 375/09, NJOZ 2011, 1190 – 1191

Zweck eines Sozialplans ist es gemäß § 112 Abs. 1 Satz 2 BetrVG, die den Arbeitnehmern durch die Betriebsänderung entstehenden wirtschaftlichen Nachteile auszugleichen oder abzumildern. Dabei können die Betriebsparteien eine typisierende Beurteilung dahin vornehmen, dass Arbeitnehmer, die während laufender Verhandlungen über Art und Ausmaß von Umstrukturierungsmaßnahmen auf eigene Veranlassung das Arbeitsverhältnis beenden, ohne den Abschluss eines Sozialplans abzuwarten, keine oder sehr viel geringere ausgleichsfähige Nachteile drohen als den verbleibenden Arbeitnehmern.
BAG 1.2.2011 – 1 AZR 470/09, BeckRS 2011, 72858

1. Ein Sozialplan, der für rentennahe Arbeitnehmer geringere Abfindungszahlungen vorsieht, verstößt nicht gegen das Verbot der Altersdiskriminierung.
2. Die Höhe der sich im Einzelfall aus der gesetzlichen Rentenversicherung ergebenden Ansprüche ist für die Wirksamkeit eines Sozialplans ohne Bedeutung.
LAG Rheinland-Pfalz 10.3.2011 – 10 Sa 547/10, BeckRS 2011, 71397

Arbeitgeber und Betriebsrat dürfen bei der Bemessung der Abfindungshöhe in einem Sozialplan gem. § 10 Satz 3 Nr. 6 AGG Altersstufen bilden, weil ältere Arbeitnehmer auf dem Arbeitsmarkt typischerweise größere Schwierigkeiten haben, eine Anschlussbeschäftigung zu finden als jüngere. Die konkrete Ausgestaltung der Altersstufen im Sozialplan unterliegt nach

§ 10 Satz 2 AGG einer Verhältnismäßigkeitsprüfung: Sie muss geeignet und erforderlich sein, das von § 10 Satz 3 Nr. 6 AGG verfolgte Ziel tatsächlich zu fördern und darf die Interessen der benachteiligten Altersgruppen nicht unangemessen vernachlässigen. Das ist mit dem Verbot der Altersdiskriminierung im Recht der Europäischen Union vereinbar.
BAG 12.4.2011 - 1 AZR 764/09, NZA 2011, 988 - 989

Für die Beurteilung der wirtschaftlichen Vertretbarkeit eines Sozialplans im Sinn des § 112 Abs. 5 BetrVG bei einer konzernangehörigen GmbH ist ein Berechnungsdurchgriff auf die Obergesellschaft möglich, wenn ein Gewinnabführungsvertrag abgeschlossen wurde, der die Obergesellschaft zum Ausgleich entstandener Verluste verpflichtet (im Anschluss an BAG v. 15.3.2011 - 1 ABR 97/09)
LAG Niedersachsen 18.10.2011 - 11 TaBV 88/10, BeckRS 2013, 68729

Leitsätze
1. § 10 Satz 3 Nr. 6 AGG verstößt nicht gegen das Verbot der Altersdiskriminierung im Recht der Europäischen Union (Art. 6 Abs. 1 RL 2000/78/EG). Die Vorschrift ist vielmehr durch ein im Allgemeininteresse liegendes Ziel des deutschen Gesetzgebers i. S. des Art. 6 Abs. 1 Satz 1 RL 2000/78/EG, nämlich Schutz älterer Arbeitnehmer vor den gerade ihnen eher als jüngeren Arbeitnehmern drohenden Nachteilen auf dem Arbeitsmarkt bei Verlust ihres Arbeitsplatzes, gerechtfertigt (vgl. auch BAG 12.4.2011 - 1 AZR 743/09, EzA § 112 BetrVG 2001 Nr. 42).
2. An der danach zulässigen Differenzierung in einem Sozialplan zwischen »rentennahen« und »rentenfernen« Arbeitnehmern hat sich durch die Entscheidung des EuGH vom 12.10.2010 - C 499/08 - (Andersen), (EzA Richtlinie 2000/78 EG-Vertrag 1999 Nr. 17) nichts geändert (ebenso LAG Rheinland-Pfalz 10.3.2011 - 10 Sa 547/10, juris; vgl. auch LAG Düsseldorf 14.6.2011 - 16 Sa 1712/10, juris).
LAG Düsseldorf 10.11.2011 - 11 Sa 764/11, BeckRS 2012, 66668

1. Anspruch einer Arbeitnehmerin auf nicht verminderte Sozialplanabfindung wegen betriebsbedingt abgeschlossenem Aufhebungsvertrag.
2. Kein Ausschluss des Anspruchs wegen Unwirksamkeit einer individualvertraglichen Vereinbarung mit niedrigerer Abfindung, weil die für einen Verzicht nach dem BetrVG erforderliche Zustimmung des Betriebsrats nicht vorlag.
3. Der Betriebsrat muss unmissverständlich zum Ausdruck bringen, dass er mit dem Verzicht einverstanden ist. Die Zustimmung setzt einen ordnungsgemäßen Beschluss des Betriebsrats voraus. Fehlt die erforderliche Zustimmung des Betriebsrates, ist ein vom Arbeitnehmer gleichwohl er-

klärter Verzicht wegen Verstoßes gegen ein gesetzliches Verbot nach § 134 BGB unwirksam.
4. Eine Beschlussfassung des Betriebsrats, dem Verzicht auf Abfindungsansprüche in allgemeiner Form und losgelöst von konkreten Einzelfällen zuzustimmen, kommt deshalb nicht in Betracht, weil dadurch der Regelungsgehalt von Betriebsvereinbarung / Sozialplan in einer Weise verändert würde, wie es nur die Betriebsparteien gemeinsam vereinbaren könnten.
5. Der Auffassung, die interne Willensbildung des Betriebsrats betreffe allein dessen Risikosphäre, wenn der Arbeitgeber keine Kenntnis von der fehlenden Vollmacht des Betriebsratsvorsitzenden habe, ist nicht zu folgen. Allenfalls können die Grundsätze der Duldungs- oder Anscheinsvollmacht herangezogen werden. Das setzt allerdings voraus, dass die Vertrauensumstände oder der Rechtsschein vom Betriebsrat als Gremium zurechenbar veranlasst worden sind. Dafür muss die Mehrheit des Gremiums von dem Auftreten des Vorsitzenden gewusst haben oder davon hätte wissen können, wie es beispielsweise der Fall sein kann, wenn die fragliche Maßnahme unter Kenntnis der Betriebsratsmitglieder durchgeführt wird.
LAG Hamm 2.2.2012 – 11 Sa 79/11, BeckRS 2012, 69238

Leitsätze
1. Ein Sozialplan kann vorsehen, dass Arbeitnehmer, die nach dem Bezug von Arbeitslosengeld vorzeitig Altersrente in Anspruch nehmen können, geringere Abfindungen erhalten. § 10 Satz 3 Nr. 6 AGG ermöglicht solche Regelungen (im Anschluss an BAG, Urteil vom 26.5.2009 – 1 AZR 198/08).
2. Auf die Höhe der individuell zu erwartenden Rentenleistungen kommt es dabei nicht an.
3. Ein schwerbehinderter Arbeitnehmer, der Anspruch auf eine vorgezogene Altersrente für schwerbehinderte Menschen hat und deshalb nach dem Sozialplan eine geringere Abfindung erhält, wird nicht wegen seiner Behinderung (mittelbar) benachteiligt. Er wird mit den Arbeitnehmern, die aus anderen Gründen Anspruch auf eine (vorgezogene) Altersrente haben, gleichbehandelt. Mit gleichaltrigen nicht behinderten Arbeitnehmern ohne Rentenanspruch ist er wegen der unterschiedlichen wirtschaftlichen Situation nicht vergleichbar.
LAG Baden-Württemberg 24.2.2012 – 12 Sa 51/10, BeckRS 2012, 72370

1. Bei einer im Rahmen einer Sozialauswahl vorgenommenen Bildung von Altersgruppen kann kein Verstoß gegen Vorschriften des allgemeinen Gleichbehandlungsgesetzes gesehen werden. Die Berücksichtigung des Lebensalters bei einer vorzunehmenden Auswahl der zu kündigenden Arbeitnehmer stellt zwar eine an das Alter anknüpfende unterschiedliche Behandlung dar, sie ist jedoch nach § 10 Satz 1 und 2 AGG gerechtfertigt. Sie verfolgt ein legitimes Ziel und ist objektiv und angemessen.

2. Eine Altersgruppenbildung gemäß § 1 Abs. 5 KSchG dient einer gleichmäßigen Belastung unterschiedlicher Altersgruppen im Falle einer Massenkündigung.
LAG Nürnberg 23.5.2012 – 4 Sa 658/11

Leitsatz
Das Diskriminierungsverbot des § 4 Abs. 2 TzBfG verbietet es, befristet Beschäftigte von einer Treueprämie auszunehmen, die in einem Sozialplan dafür ausgelobt wird, dass die Arbeitnehmer bis zum Eintritt der Betriebsänderung in ihren Arbeitsverhältnissen verbleiben und diese nicht vorzeitig kündigen.
LAG Baden-Württemberg 7.12.2012 – 12 Sa 119/12, BeckRS 2013, 68466

Orientierungssätze
1. Zweck von Sozialplanleistungen ist es, die durch eine Betriebsänderung entstehenden künftigen wirtschaftlichen Nachteile auszugleichen oder abzumildern. Die Auslobung einer Treueprämie in einem Sozialplan, die die Aufrechterhaltung des Geschäftsbetriebs bis zu seiner Stilllegung bezweckt, dient regelmäßig nicht einem solchen Nachteilsausgleich. Sie kann Gegenstand einer freiwilligen Betriebsvereinbarung sein.
2. Eine Regelung, nach der von einer Betriebsänderung betroffene Arbeitnehmer nur deshalb von der Zahlung einer Treueprämie ausgeschlossen sind, weil sie lediglich in einem befristeten Arbeitsverhältnis stehen, das nicht vorzeitig auf Veranlassung des Arbeitgebers betriebsbedingt beendet wird, ist mit dem von den Betriebsparteien zu beachtenden betriebsverfassungsrechtlichen Gleichbehandlungsgrundsatz des § 75 Abs. 1 BetrVG und damit auch mit dem Differenzierungsverbot des § 4 Abs. 2 TzBfG unvereinbar.
3. Hat der Gesamtbetriebsrat eine freiwillige Treueprämienregelung vereinbart, begründet sie normative Ansprüche zu Gunsten von Arbeitnehmern typischerweise für den Fall, dass eine Regelung auf betrieblicher Ebene unterbleibt.
BAG 9.12.2014 – 1 AZR 406/13, NZA 2015, 557 – 560

Leitsätze
1. Die Betriebsparteien können sich grundsätzlich bei der Berücksichtigung von kinderbezogenen Leistungen im Sozialplan auf die Eintragungen in der Lohnsteuerkarte beziehen.
2. Vereinfachungs- und Nachweisbarkeitsgründe rechtfertigen die Ungleichbehandlung von Mitarbeitern, deren Kinder nicht in der Lohnsteuerkarte eingetragen sind gegenüber solchen, deren Kinderzahl sich der Lohnsteuerkarte zum vereinbarten Stichtag entnehmen lässt.

3. Die genannten Gründe rechtfertigen es dagegen nicht, für ein Kind, das mit 0,5 Kinderfreibeträgen in den Lohnunterlagen ausgewiesen ist, einen vollen Kinderzuschlag zu gewähren, zwei Kindern, die mit je 0,5 Freibeträgen, insgesamt also mit 1,0 Freibeträgen eingetragen sind, ebenfalls nur insgesamt einen Kinderzuschlag zuzusprechen, bzw. eines der beiden Kinder gänzlich unberücksichtigt zu lassen.
4. Dies gilt insbesondere, nachdem das Lohnsteuerkartensystem durch »ELSTAM« abgelöst ist, die Finanzbehörden die Lohnsteuerunterlagen unmittelbar verwalten und Nachfragen nach dorthin erleichtert und verbindlich möglich sind.
LAG Baden-Württemberg 21.2.2013 – 11 Sa 130/12, BeckRS 2013, 68155

1. § 10 Satz 3 Nr. 6 Alt. 2 AGG ist auch dann anwendbar, wenn die betroffenen Arbeitnehmer zwar nicht unmittelbar nach dem Bezug von Arbeitslosengeld I rentenberechtigt sind, die Abfindung aber ausreichend bemessen ist, um die wirtschaftlichen Nachteile auszugleichen, die sie in der Zeit nach der Erfüllung ihres Arbeitslosengeldanspruchs bis zum frühestmöglichen Bezug einer Altersrente erleiden. Dies ist stets der Fall, wenn die Abfindungshöhe für diesen Zeitraum den Betrag der zuletzt bezogenen Arbeitsvergütung erreicht.
2. Die von den Betriebsparteien gewählte Sozialplangestaltung muss geeignet sein, das mit § 10 Satz 3 Nr. 6 Alt. 2 AGG verfolgte Ziel tatsächlich zu fördern und darf die Interessen der benachteiligten (Alters-)Gruppe nicht unverhältnismäßig stark vernachlässigen.
BAG 26.3.2013 – 1 AZR 857/11, BeckRS 2013, 70787

Ein Arbeitnehmer kann auf den unveränderten Fortbestand von Leistungen aus Sozialplänen nicht vertrauen. Er muss ohne Hinzutreten von besonderen Umständen mit ihrer Verschlechterung oder ihrem völligem Fortfall aufgrund von Vereinbarungen der Betriebspartner rechnen. Der den Betriebsparteien zustehende Handlungsraum würde ansonsten in unvertretbarer Weise zu Lasten der Anpassungsfähigkeit von betrieblichen Regelungen begrenzt. Der von ihnen zu beachtende Vertrauensschutz geht daher nicht soweit, den normunterworfenen Personenkreis vor Enttäuschungen zu bewahren (gegen LAG Hamm Urt. v. 14. Februar 2013 – 11 Sa 1439/12).
LAG Hamburg 10.4.2013 – 5 Sa109/12, BeckRS 2013, 205166

1. Die Betriebsparteien können in einem Sozialplan die voraussichtlichen wirtschaftlichen Folgen eines durch eine Betriebsänderung verursachten Arbeitsplatzverlustes aufgrund ihres Beurteilungs- und Gestaltungsspielraums in typisierter und pauschalierter Form ausgleichen. Dazu können sie die übermäßige Begünstigung, die ältere Beschäftigte mit langjähriger Betriebszugehörigkeit bei einer am Lebensalter und an der Betriebszuge-

hörigkeit orientierten Abfindungsberechnung erfahren, durch eine Kürzung für rentennahe Jahrgänge zurückführen, um eine aus ihrer Sicht verteilungsgerechte Abmilderung der wirtschaftlichen Folgen der Betriebsänderung zu Gunsten der jüngeren Arbeitnehmer zu ermöglichen.
2. Ein Systemwechsel für rentennahe Jahrgänge bei der Ermittlung der Sozialplanabfindung ist dann nicht unangemessen, wenn die durch den Wegfall des Arbeitsentgelts entstehenden wirtschaftlichen Nachteile durch Zahlung von Pauschalbeträgen zumindest substanziell ausgeglichen werden.
3. Unionsrechtlich ist es nicht geboten, dass ein Arbeitnehmer als Sozialplanabfindung zumindest einen Betrag in Höhe der Hälfte der nach der Standardmethode berechneten Abfindung erhält.
LAG Rheinland-Pfalz 26. 11. 2013 – 3 Sa 271/13, BeckRS 2014, 66089

Leitsatz
1. Jedenfalls, wenn sich die Abfindung in einem Sozialplan nach Einkommen und Betriebszugehörigkeit bestimmt, stellt die Festlegung eines absoluten Höchstbetrages für eine Abfindung (sog. Kappungsgrenze) keine Benachteiligung wegen des Alters dar.
LAG Nürnberg 12. 11. 2014 – 2 Sa 317/14, BeckRS 2015, 65218

Leitsätze
1. Die Betriebspartner haben nicht deshalb gegen höherrangiges Recht (insbes. § 622 BGB, § 75 BetrVG, Art. 3 GG) verstoßen, weil sie in einem Sozialplan solche Belegschaftsmitglieder von einem Anspruch auf eine Sozialplanabfindung ausgenommen haben, die nicht bereit waren, das Angebot auf Abschluss eines freien Arbeitsplatzes zu nahezu denselben Arbeitsbedingungen unter Anrechnung bisheriger Dienstzeiten in einem anderen Konzernunternehmen anzunehmen.
2. Damit haben die Betriebspartner gerade dem Rechtsgedanken des § 112 Abs. 5 Satz 2 Nr. 2 BetrVG Rechnung getragen, nach dem Arbeitnehmer von Leistungen ausgeschlossen werden sollen, die in einem zumutbaren Arbeitsverhältnis im Betrieb eines zum Konzern gehörenden Unternehmens weiterbeschäftigt werden können und die Weiterbeschäftigung ablehnen (vgl. BAG 6. November 2007 – 1 AZR 960/06, Rn. 18).
3. Daran ändert sich hier auch nicht dadurch etwas, dass das der Klägerin unterbreitete Angebot eine Arbeitsaufnahme für eine Zeit vor Ablauf der Kündigungsfrist vorsah.
LAG Berlin-Brandenburg 19. 2. 2015 – 26 Sa 1671/14, BeckRS 2015, 68953

Leitsatz
Die Tarifvertragsparteien können in einem Tarifvertrag mit sozialplanähnlichem Inhalt für Leistungen mit einer Ausgleichs- und Überbrückungsfunk-

tion zwischen verschiedenen Gruppen von Gewerkschaftsmitgliedern – solchen, die vor einem Stichtag Gewerkschaftsmitglied waren und später eingetretenen – grundsätzlich differenzieren, wenn der Stichtag nicht willkürlich gewählt wird, sondern für ihn ein sachlicher Grund besteht (hier: Datum des Abschlusses der Tarifverhandlungen über eine Teilbetriebsstillegung).

Orientierungssatz

1. Wird im Tarifvertrag nicht zwischen Mitgliedern einer Gewerkschaft einerseits und »Unorganisierten« oder »Außenseitern« andererseits unterschieden, sondern zwischen verschiedenen Gruppen von Mitgliedern der Gewerkschaft und damit allein zwischen tarifgebundenen Arbeitnehmern, also denjenigen, für die ein Tarifvertrag ohnehin nur Rechtsnormen nach § 1 Abs. 1 TVG setzen kann, handelt es sich nicht um eine sog. einfache Differenzierungsklausel.

2. Die Tarifparteien können eine Mitgliedschaft in der tarifschließenden Gewerkschaft zu einem Stichtag als Anspruchsvoraussetzung formulieren. Dieser kann ein zulässiges Differenzierungskriterium sein, wenn er nicht willkürlich gewählt wurde, sondern es einen sachlichen Grund für ihn gibt.

3. Die negative Koalitionsfreiheit wird insbesondere nicht durch eine vorgenommene Gruppenbildung zwischen verschiedenen Gewerkschaftsmitgliedern verletzt. Dies ergibt sich bereits aus dem Umstand, dass die tarifliche Regelungsbefugnis der Tarifvertragsparteien für Rechtsnormen i. S. d. § 1 Abs. 1 TVG von Verfassungs und von Gesetzes wegen (§ 3 Abs. 1 TVG) ausschließlich auf ihre Mitglieder beschränkt ist. Die unmittelbare und zwingende Wirkung einer Tarifregelung auf Außenseiter ist danach ausgeschlossen.

4. Die Verpflichtung des Arbeitgebers zur Beachtung des arbeitsrechtlichen Gleichbehandlungsgrundsatzes besteht nicht bei jeder Form privatautonomen Handelns. Werden Rechte und Pflichten für ein Arbeitsverhältnis zwar privatautonom, aber unter den Bedingungen eines strukturellen Gleichgewichts vereinbart, bleibt der Anwendungsbereich des arbeitsrechtlichen Gleichbehandlungsgrundsatzes verschlossen.

5. Ein Tarifvertrag mit sozialplanähnlichem Inhalt, der ohne Weiteres nur für die bei der tarifschließenden Gewerkschaft organisierten Arbeitnehmer des Betriebs gilt, und ein für alle betroffenen Arbeitnehmer des Betriebs unabhängig von ihrer Gewerkschaftszugehörigkeit geltender Sozialplan der Betriebsparteien können prinzipiell nebeneinander bestehen. Die Tarifvertragsparteien sind zudem nicht darauf beschränkt, nur Regelungen zu treffen, die auch wirksamer Inhalt eines betrieblichen Sozialplans nach § 112 BetrVG sein könnten.

BAG 15.4.2015 – 4 AZR 796/13, NZA 2015, 1388 – 1397

1. Ein Arbeitnehmer kann die Eröffnung des persönlichen Geltungsbereichs für die Anwendung eines Sozialplans, aus diesem er eine Abfindung be-

gehrt, nicht allein dadurch darlegen, dass sein Arbeitsverhältnis durch eine arbeitgeberseitige, betriebsbedingte Kündigung beendet worden ist. Es ist vielmehr erforderlich, dass der Arbeitnehmer von der Maßnahme im Sinne des Interessenausgleichs vom selben Tag betroffen ist.
2. Dies gilt insbesondere dann, wenn die Kündigung eigentlich aus verhaltensbedingten Gründen erfolgt ist und lediglich in einem Prozessvergleich vereinbart wurde, dass der Arbeitgeber an den ursprünglichen Gründen der Kündigung nicht weiter festhält und diese Dritten gegenüber nicht aufrecht erhält. Diese Vereinbarung hat nicht zur Folge, dass sich der Arbeitgeber bei der Frage der Ursächlichkeit nicht mehr auf die Art der Kündigung als einer aus verhaltensbedingten Gründen ausgesprochenen Kündigung berufen darf. Insoweit darf ebenso das Arbeitsgericht hierauf entscheidend abstellen.
3. Der Arbeitnehmer kann sich nicht auf Erleichterungen hinsichtlich der Darlegungs- und Beweislast analog einem Kündigungsschutzverfahren berufen, wenn er einen Abfindungsanspruch aus einem Sozialplan geltend machen will. Es ist Sache des Arbeitnehmers, darzulegen, inwiefern sein Arbeitsplatz von einer Betriebsänderung im Sinne des Sozialplans betroffen und dies für seine Kündigung ursächlich war.
LAG Berlin-Brandenburg 9.6.2015 – 11 Sa 302/15, BeckRS 2015, 71355

Leitsatz
1. Es verstößt gegen den allgemeinen Gleichbehandlungsgrundsatz, wenn ein Sozialplan einen Kinderzuschlag davon abhängig macht, dass der betroffene Arbeitnehmer den lohnsteuerrechtlichen Kinderfreibetrag in Anspruch nimmt.
LAG Düsseldorf 2.9.2015 – 12 Sa 543/15, BeckRS 2015, 72657

Leitsatz
Es verstößt nicht gegen den allgemeinen Gleichbehandlungsgrundsatz oder ein Benachteiligungsverbot des § 1 AGG, wenn in einem Sozialplan der Anspruch auf einen Zusatzbetrag zur Abfindung für Kinder davon abhängig gemacht wird, dass der Arbeitnehmer den lohnsteuerrechtlichen Kinderfreibetrag in Anspruch nimmt (Anschluss an BAG, Urteil vom 12.3.1997 – 10 AZR 658/96 -).
LAG Nürnberg 18.8.2020 – 7 Sa 354/19, BeckRS 2020, 28506

Leitsätze
1. Die Betriebspartner sind aus Gründen der praktikablen Durchführung einer Sozialplanregelung befugt, die Zahlung eines Abfindungszuschlags für unterhaltsberechtigte Kinder davon abhängig zu machen, dass diese auf der Lohnsteuerkarte eingetragen sind. Eine solche Regelung verstößt nicht gegen den Gleichbehandlungsgrundsatz.

2. Gegenüber Arbeitnehmern aus einem Mitgliedstaat der Europäischen Gemeinschaft verstößt eine solche Regelung auch nicht gegen Art. 48 EGV, da auch diese Arbeitnehmer die im Heimatstaat lebenden Kinder nach § 32 Abs. 1 und Abs. 6 S. 4 EStG i. d. F. des Gesetzes v. 21. 12. 1993 (BGBl I, 2310) in die Lohnsteuerkarte eintragen lassen können.
BAG 12. 3. 1997 - 10 AZR 648/96, NZA 1997, 1058 - 1059

Sozialplanabfindungen in Tarifverträgen sind erstreikbar
(Warn-)Streiks um Abfindungsregelungen in Sozialtarifverträgen werden um tariflich regelbare Ziele geführt.
2. Ein Sozialtarifvertrag ist auch dann tariflich regelbar und damit auch erstreikbar, wenn keine Betriebsänderung nach den Regeln der Betriebsverfassung (§§ 111, 112 BetrVG) vorliegt.
LAG Hamm 2. 7. 2017 - 12 Ta 373/17, LSK 2017, 128033

Leitsätze
1. Bei einem so genannten Tarifsozialplan handelt es sich um ein tariflich regelbares Ziel, für das gestreikt werden darf.
2. Der Grundsatz der Verhältnismäßigkeit erfordert eine Würdigung, ob ein Kampfmittel zur Erreichung eines rechtmäßigen Kampfziels geeignet und erforderlich und bezogen auf das Kampfziel angemessen (proportional bzw. verhältnismäßig im engeren Sinn) eingesetzt worden ist.
3. Das Verständnis der Arbeitgeberseite von einer Verhältnismäßigkeitsprüfung in dem Sinn, ob die Streikziele erreichbar sind und welche Schäden durch den Streik entstehen, entspricht nicht der Rechtsprechung des Bundesarbeitsgerichts.
4. Die Unverhältnismäßigkeit der Arbeitskampfmaßnahme ergibt sich nicht aus der Höhe der Streikforderung.
5. Der Streik zielte nicht auf die wirtschaftliche Existenzvernichtung des Arbeitgebers ab. Vielmehr wollte die Gewerkschaft ein möglichst gutes Ergebnis für die Arbeitnehmer (d. h. hohe Abfindungen) erreichen.
6. Dass aufgrund des Streiks Kunden des Arbeitgebers ›abwandern‹, hat keine Auswirkungen auf die Rechtmäßigkeit des Arbeitskampfes.
LAG Hessen 16. 7. 2018 - 16 SaGa 933/18, BeckRS 2018, 27887

Keine Ungleichbehandlung bei einem Härtefall
Leitsatz
Billigen Arbeitgeber und Betriebsrat einem einzelnen Arbeitnehmer, den sie übereinstimmend aus bestimmten Gründen als besonderen Härtefall einstufen, eine Abfindung oberhalb der im Sozialplan vorgesehenen Kappungsgrenze zu, können andere unter den Sozialplan fallende Mitarbeiter hieraus keinen Anspruch auf Gleichbehandlung herleiten.
LAG Köln 12. 10. 2017 - 7 Sa 264/17, BeckRS 2017, 145353

Nichtdiskriminierende Sozialzuschläge
Leitsätze
1. Gewähren die Betriebsparteien im Sozialplan einen Anspruch auf einen »Sozialzuschlag« für Arbeitnehmer mit Kindern, ist dies nicht diskriminierend gegenüber einer schwangeren Arbeitnehmerin, die zur Zeit der Kündigung, dem maßgeblichen Anknüpfungspunkt, noch kein Kind geboren hat.
2. Wird in einem Sozialplan die Zahlung eines (höheren) »Sozialzuschlags« an einen Arbeitnehmer davon abhängig gemacht, dass dieser alleinerziehend ist, ist dieser Tatbestand nicht erfüllt, wenn die klagende Arbeitnehmerin mit dem Vater des Kindes und dem Kind in einer Wohnung zusammenlebt.
LAG Berlin-Brandenburg 20. 10. 2017 – 2 Sa 777/17, BeckRS 017, 138919

Keine Sozialplanabfindung bei Eigenkündigung trotz Sozialplankündigungsschutz
Leitsatz
Eine Arbeitnehmerin, die nach Ankündigung einer Betriebsänderung durch den Arbeitgeber ihr Arbeitsverhältnis durch Eigenkündigung beendet, kann keine Sozialplanabfindung beanspruchen, wenn der zusammen mit dem Sozialplan abgeschlossene Interessenausgleich betriebsbedingte Kündigungen gegenüber den Angehörigen ihrer Berufsgruppe ausschließt und deren lückenlose Weiterbeschäftigung vorsieht.
LAG Köln 29. 11. 2018 – 7 Sa 364/18, BeckRS 2018, 45345

Leitsätze
1. Scheiden anlässlich einer Betriebsänderung Arbeitnehmer durch Eigenkündigung aus dem Unternehmen aus, so sind sie wie die von betriebsbedingten Kündigungen betroffenen Arbeitnehmer abfindungsberechtigt, wenn die Eigenkündigung durch den Arbeitgeber veranlasst wurde. Dies ist der Fall, wenn der Arbeitgeber bei dem Arbeitnehmer im Hinblick auf eine konkret geplante Betriebsänderung die berechtigte Annahme hervorgerufen hat, mit der Eigenkündigung komme er einer sonst notwendig bevorstehenden betriebsbedingten Kündigung zuvor. (Rn. 39, 41 und 42)
2. Die Darlegungs- und Beweislast einer Veranlassung der Eigenkündigung im vorgenannten Sinn liegt beim Arbeitnehmer. (Rn. 38)
LAG Nürnberg 27. 10. 2020 – 7 Sa 157/20, BeckRS 2020, 35603

Herausnahme einzelner Personengruppe aus dem Abfindungsanspruch – Keine Ausgleichspflicht aller Nachteile
1. Allein der Umstand, dass ein Sozialplan nicht sämtliche mit der Betriebsänderung verbundenen Nachteile der Arbeitnehmer vollständig ausgleicht, obwohl dies dem Unternehmen wirtschaftlich möglich wäre, macht diesen nicht fehlerhaft, wobei der Normzweck des § 112 Abs. 1 S. 2 BetrVG, die

wirtschaftlichen Nachteile der Arbeitnehmer zumindest zu mildern, nicht verfehlt werden darf.
2. Bei der Bestimmung der ausgleichsbedürftigen Nachteile kommt der Einigungsstelle ein Beurteilungsspielraum zu.
3. Schließt eine Einigungsstelle in einem Sozialplan Arbeitnehmer, die nach dem Ausscheiden oder einem möglichen Bezug von Arbeitslosengeld I eine gekürzte oder ungekürzte Altersrente in Anspruch nehmen können, vollständig von Abfindungsleistungen aus, stellt dies keine Überschreitung ihres Regelungsermessens und keinen Verstoß gegen den betriebsverfassungsrechtlichen Gleichbehandlungsgrundsatz nach § 75 Abs. 1 BetrVG dar.
BAG 7. 5. 2019 – 1 ABR 54/17, NZA 2019, 1295 – 1301

Sozialplanabfindung für ausgeschiedene Arbeitnehmer
Ein Sozialplan kann einem Arbeitnehmer nach einem Betriebsübergang, dem er widersprochen hat, einen Abfindungsanspruch verschaffen, auch wenn der Arbeitnehmer zum Zeitpunkt des Zugangs der betriebsbedingten Kündigung nicht mehr dem Betrieb angehört, für den der Sozialplan abgeschlossen ist, und die Arbeitgeberin nicht mehr Inhaberin dieses Betriebs ist. Regelungen in Sozialplänen können in ihrer normativen Wirkung die Betriebszugehörigkeit überdauern. Auch in Bezug auf die Arbeitgeberin ist allein maßgeblich, ob die Regelungen des Sozialplans durch die Änderung der tatsächlichen Gegebenheiten gegenstandslos geworden sind oder ob sie ihren Regelungsgegenstand nach wie vor behalten haben.
LAG Hamburg 4. 9. 2019 – 6 Sa 19/19, BeckRS 2019, 34107

Verkürzte Kündigungsfrist im Sozialplan
Leitsatz
Aufgrund der den Tarifvertragsparteien durch § 622 Abs. 4 BGB eröffneten Regelungsbefugnis können diese eine Verkürzung der gesetzlichen Kündigungsfristen an die Voraussetzung knüpfen, dass das jeweilige Arbeitsverhältnis in den Geltungsbereich eines wirksamen Sozialplans fällt.
BAG 24. 10. 2019 – 2 AZR 158/18, NZA-RR 2020, 199 – 204

BV-Sozialplananspruch aus tariflichem Sozialplan
Leitsatz
Die Tarifvertragsparteien sind berechtigt, die nähere Ausgestaltung einzelner Arbeitsbedingungen einem Dritten – etwa den Betriebsparteien – zu überlassen. Die Einräumung einer solchen Befugnis muss sich aus Gründen der Rechtssicherheit und der Rechtsklarheit sowohl hinsichtlich des Adressaten als auch hinsichtlich des eröffneten Regelungsumfangs aus dem Tarifvertrag hinreichend deutlich ergeben.
BAG 26. 2. 2020 – 4 AZR 48/19, NZA 2020, 1121 – 1127

b. Sozialplanvolumen

Leitsätze

1. Der Normzweck eines Sozialplans wird nach § 112 Abs. 1 Satz 2 BetrVG nicht nur durch einen Ausgleich, sondern schon durch die Milderung der den Arbeitnehmern aufgrund der Betriebsänderung entstehenden wirtschaftlichen Nachteile erreicht.
2. Hat der Betriebsrat den Spruch der Einigungsstelle zur Aufstellung eines Sozialplans mit der Begründung angefochten, dessen Gesamtvolumen sei zu gering, muss er darlegen, dass der Sozialplan seinen gesetzlichen Zweck nicht erfüllt, weil er nicht einmal eine substantielle Milderung der Nachteile vorsieht.
3. Ein Ermessensfehler der Einigungsstelle liegt auch bei Unterschreitung der Grenze des § 112 Abs. 1 Satz 2 BetrVG nicht vor, wenn andernfalls das Sozialplanvolumen für das Unternehmen wirtschaftlich nicht vertretbar wäre. In diesem Zusammenhang kann es auf die Möglichkeit eines so genannten Berechnungsdurchgriffs auf Konzernobergesellschaften ankommen.

BAG 24. 8. 2004 – 1 ABR 23/03, NZA 2005, 302 – 308

1. Sozialplanregelungen unterliegen als normative Vorschriften dem rechtsstaatlichen Bestimmtheitsgebot. Sollen sie wirtschaftliche Nachteile von Arbeitnehmern nach § 112 Abs. 1 Satz 2 BetrVG ausgleichen oder mildern, muss es möglich sein, auf ihrer Grundlage die Höhe von Ausgleich oder Milderung durch Auslegung exakt zu bestimmen. Lassen die Regelungen – und sei es nach entsprechender Auslegung – keine klare Inhaltsbestimmung zu, lässt sich nicht genau entnehmen, welchen genauen Umfang des beschlossene Ausgleich oder die Milderung der Nachteile hat, haben sie ihr Ziel verfehlt und bleiben normativ wirkungslos. Ein Sozialplan i. S. v. § 112 Abs. 1 Satz 2, 3, Abs. 4 Satz 1 BetrVG ist dann nicht aufgestellt.
2. Hat die Einigungsstelle keine endgültige Einigung der Betriebsparteien, sei es über einen Ausgleich oder eine Milderung der wirtschaftlichen Nachteile, sei es über einen »Null-Sozialplan« herbeigeführt und offengelassen, ob und in welchem Umfang die Arbeitgeberin Sozialplanmittel zur Verfügung zu stellen hat, ist ihr Regelungsauftrag i. S. v. § 112 Abs. 1 Satz 2, 3, Abs. 4 BetrVG nicht erfüllt. Die Einigungsstelle darf nicht dauerhaft von einer eigenen Entscheidung über die Höhe des Sozialplanvolumens absehen, ohne zumindest ein eindeutiges, möglichen Manipulationen nicht zugängliches Verfahren zu beschließen, mittels dessen die offenen Fragen geklärt werden können.

BAG 26. 5. 2009 – 1 ABR 12/08, AP BetrVG 1972 § 112 Nr. 203

Können sich Betriebsparteien nicht auf die Vereinbarung eines Sozialplans verständigen, entscheidet die Einigungsstelle. Bei ihrem Spruch hat sie gem.

§ 112 Abs. 5 BetrVG die sozialen Belange der Arbeitnehmer zu berücksichtigen und auf die wirtschaftliche Vertretbarkeit der Sozialplandotierung zu achten. Hierfür ist auf die finanzielle Leistungsfähigkeit des Arbeitgebers (Unternehmens) abzustellen. Dies gilt grundsätzlich auch für Sozialpläne konzernangehöriger Unternehmen. Ist allerdings ein solches Unternehmen durch eine Spaltung i. S. d. Umwandlungsgesetzes entstanden und sind dabei die zur Führung seines Betriebs wesentlichen Vermögensteile bei dem übertragenden Unternehmen als Anlagegesellschaft verblieben und dem später sozialplanpflichtigen Unternehmen als Betriebsgesellschaft lediglich zur Nutzung überlassen worden, ist nach § 134 UmwG bei der Bestimmung des Sozialplanvolumens im Wege eines Bemessungsdurchgriffs auch die finanzielle Leistungsfähigkeit der Anlagegesellschaft zu berücksichtigen.
BAG 15. 3. 2011 – 1 ABR 97/09, NZA 2011, 1112 – 1116

1. Stellt die Einigungsstelle einen für mehrere Trägerunternehmen eines Gemeinschaftsbetriebs geltenden Sozialplan auf, der lediglich gegenüber dem Vertragsarbeitgeber Ansprüche begründet, muss die jeweilige Zahlungsverpflichtung für den einzelnen Arbeitgeber wirtschaftlich vertretbar sein (Rn. 30).
2. Die Grenze der wirtschaftlichen Vertretbarkeit eines außerhalb eines Insolvenzverfahrens aufgestellten Sozialplans ist regelmäßig überschritten, wenn die Erfüllung der sich aus ihm ergebenden Verbindlichkeiten zu einer Illiquidität des Unternehmens, seiner bilanziellen Überschuldung oder einer nicht mehr hinnehmbaren Schmälerung des Eigenkapitals führt. Das gilt auch, wenn ein Unternehmen seinen einzigen Betrieb stilllegt (Rn. 35). (Orientierungssätze der BAG-Richter/innen)
BAG 14. 2. 2023 – 1 ABR 28/21, NZA 2023, 702 – 707

Sozialplandotierung – wirtschaftliche Vertretbarkeit – Finanzierungsverantwortung der Muttergesellschaft – Bemessungsdurchgriff
Leitsätze
1. Ein Sozialplan ist so zu dotieren, dass er über den Ausgleich der den Arbeitnehmern durch die Betriebsänderung entstehenden Nachteile nicht hinausgeht, diese aber zumindest substanziell mildert, die Arbeitnehmerinnen und Arbeitnehmer also von den Nachteilen spürbar entlastet. Er ist insoweit zu begrenzen, als die gebotene Entlastung wirtschaftlich nicht vertretbar ist, weil der Ausgleich der Nachteile den Bestand des Unternehmens gefährden würde.
2. Für die wirtschaftliche Vertretbarkeit ist auch bei wirtschaftlich verflochtenen Unternehmen auf das arbeitgebende Unternehmen und nicht auf Dritte abzustellen.

3. Bei der Prüfung der wirtschaftlichen Vertretbarkeit sind Ansprüche des arbeitgebenden Unternehmens gegen Dritte auf Ausgleich der Sozialplanlasten einzubeziehen. Aus der bloßen Praxis, Verluste auszugleichen oder durch Darlehen bei gleichzeitigem insolvenzrechtlichem Rangrücktritt zu decken, lassen sich ebenso wenig wie aus einem Beherrschungsvertrag Ansprüche auf Finanzierung eines noch abzuschließenden Sozialplans ableiten. Ansprüche nach § 826 BGB wegen eines existenzvernichtenden Eingriffs bestehen ohnehin nur bei Insolvenz.
4. Der Betriebsrat kann auch nicht mögliche Schadensersatzansprüche der Arbeitnehmer wegen unzureichender Unterrichtung im Zusammenhang mit einem Betriebsübergang bündeln und daraus ein Recht auf Erhöhung des Sozialpanvolumens ableiten.
5. Das Vermögen eines dritten Unternehmens kann jedoch dem arbeitgebenden Unternehmen im Wege des Bemessungsdurchgriffs normativ zurechenbar sein.
LAG Berlin-Brandenburg 18.10.2018 – 21 TaBV 1372/17, BeckRS 2018, 38162

c. Sozialplan bei nachträglich gewähltem Betriebsrat

Leitsatz
Wird in einem Betrieb ein Betriebsrat gewählt, nachdem sich der Arbeitgeber zur Stilllegung des Betriebes entschlossen und mit der Stilllegung begonnen hat, so kann der Betriebsrat auch dann nicht die Vereinbarung eines Sozialplans verlangen, wenn dem Arbeitgeber im Zeitpunkt seines Entschlusses bekannt war, dass im Betriebsrat gewählt werden soll (im Anschluss an BAG, Beschluss vom 20.4.1982 – 1 ABR 3/80, BAGE 38, S. 284 – AP Nr. 15 zu § 112 BetrVG 1972).
BAG 28.10.1992 – 10 ABR 75/91, NZA 1993, 420 – 421

Leitsatz
1. Verhandlungen über einen Interessenausgleich und einen Sozialplan kann ein Betriebsrat nicht mehr verlangen, wenn er erst nach Abschluss der Planungen des Arbeitgebers und nach Beginn der Durchführung einer Betriebsstilllegung errichtet worden ist, auch wenn die Kündigungen der Belegschaft erst zu einem späteren Zeitpunkt ausgesprochen werden.
LAG Hamm 4.10.2010 – 10 TaBV 75/10, BeckRS 2011, 6718

d. Befreiung von der Sozialplanpflicht, § 112a BetrVG

Leitsatz
Übertragen zwei Unternehmen einzelne Betriebe einem neu gegründeten Unternehmen, das die Betriebe mit einer auf dem Zusammenschluss beru-

henden unternehmerischen Zielsetzung fortführen soll, so handelt es sich um eine Neugründung im Zusammenhang mit der rechtlichen Umstrukturierung von Unternehmen i. S. v. § 112a Abs. 2 Satz 2 BetrVG. Wird dieser Betrieb innerhalb von vier Jahren nach der Gründung des Unternehmens stillgelegt, so ist er nicht von der Sozialplanpflicht nach § 112a Abs. 2 Satz 1 BetrVG befreit.
BAG 22.2.1995 – 10 ABR 23/94, NZA 1995, 697 – 699

1. Für die Ausnahme von der Sozialplanpflicht nach § 112a Abs. 2 Satz 1 BetrVG kommt es auf das Alter des Unternehmens und nicht des Betriebes an. (Leitsatz)
2. Bei einem Streit über das Bestehen eines Mitbestimmungsrechts kann der Betriebsrat dessen Feststellung unabhängig von der Möglichkeit beantragen, die Einrichtung einer Einigungsstelle zu betreiben.
3. Maßgeblich für die Ausnahme von der Sozialplanpflicht nach § 112a Abs. 2 Satz 1 BetrVG ist das Alter des Unternehmens, nicht des Betriebes. Dies folgt aus Wortlaut und Sinn und Zweck der Regelung. (Nrn. 2 und 3 Orientierungssätze der BAG-Richter/innen)
BAG 27.6.2006 – 1 ABR 18/05, NZA 2007, 106 – 110

1. Zwar stellt auch § 112a Abs. 1 BetrVG auf die in der Regel beschäftigten Mitarbeiter ab. Maßgebend ist danach die Zahl, die für den Betrieb im Allgemeinen maßgebend ist. Dies erfordert im Falle der Betriebsstilllegung bzw. Betriebseinschränkung einen Rückblick auf die bisherige Belegschaftsstärke.
2. Ein sich über einen längeren Zeitraum hinziehender Personalabbau kann auf einer einheitlichen unternehmerischen Planung beruhen. Eine derartige einheitliche Planungsentscheidung kann auch eine stufenweise Durchführung von Entlassungen vorsehen. Ein enger zeitlicher Zusammenhang zwischen mehreren Entlassungswellen kann ein wesentliches Indiz für eine von Anfang an einheitliche Planung sein. Eine spätere Entlassungswelle kann auch das Ergebnis einer neuen Planung sein, wenn nach der ersten Entlassungswelle neue, vom Arbeitgeber ursprünglich nicht vorgesehene und eingeplante Umstände eingetreten sind. Wird der Entschluss zu weiteren Entlassungen erst nach Durchführung der ersten Maßnahme gefasst, findet mitbestimmungsrechtlich keine Zusammenrechnung statt.
3. Bloße Konzepte und Vorüberlegungen sind allein noch keine Planung i. S. d. § 111 Satz 1 BetrVG und lösen noch keine Beteiligungsrechte des Betriebsrats aus.
LAG Hamm 6.3.2009 – 10 TaBV 143/08, BeckRS 2009, 62378

e. Rahmensozialplan und vorsorglicher Sozialplan

1. Ein mit dem Betriebsrat vereinbarter zeitlich unbefristeter Sozialplan, der für alle aus betrieblichen Gründen entlassenen Arbeitnehmer Abfindungszahlungen vorsieht, entbindet den Arbeitgeber nicht von seiner gesetzlichen Pflicht, bei zukünftig anstehenden Betriebsänderungen jeweils den Betriebsrat einzuschalten und den Versuch zu machen, mit ihm einen Interessenausgleich darüber zu vereinbaren, ob und gegebenenfalls in welchem Umfang und auf welche Art und Weise die geplante Betriebsänderung verwirklicht werden solle.
2. Durch die Vereinbarung eines Sozialplans, der alle künftigen, bei seiner Aufstellung noch gar nicht absehbaren Betriebsänderungen erfasst, kann der Betriebsrat nicht von vornherein sein Einverständnis mit allen diesen ihrer Art und ihrem Ausmaß nach noch völlig ungewissen Betriebsänderungen geben.
BAG 13. 7. 1993 – 1 ABR 2/93, BeckRS 1993, 30745693

Leitsätze
1. Betriebsrat und Arbeitgeber können für noch nicht geplante, aber in groben Umrissen schon abschätzbare Betriebsänderungen einen Sozialplan in Form einer freiwilligen Betriebsvereinbarung aufstellen. Darin liegt noch kein (unzulässiger) Verzicht auf künftige Mitbestimmungsrechte.
2. Soweit ein solcher vorsorglicher Sozialplan wirksame Regelungen enthält, ist das Mitbestimmungsrecht des Betriebsrats nach § 112 BetrVG verbraucht, falls eine entsprechende Betriebsänderung später tatsächlich vorgenommen wird.
BAG 26. 8. 1997 – 1 ABR 12/97, NZA 1998, 216 – 219

f. Sozialplan und Betriebsübergang

Leitsätze
1. Nimmt ein Sozialplan von seinem Geltungsbereich solche Mitarbeiter aus, die einen angebotenen zumutbaren Arbeitsplatz ablehnen, so gilt dies auch für den Fall, dass Arbeitnehmer dem Übergang ihres Arbeitsverhältnisses im Wege eines Betriebsübergangs nach § 613a BGB widersprechen.
2. Die Weiterarbeit beim Betriebserwerber nach einem Betriebsübergang im Sinne von § 613a BGB ist dem Arbeitnehmer in der Regel zumutbar.
BAG 5. 2. 1997 – 10 AZR 553/96, NZA 1998, 158 – 160

4. Nachteilsausgleich

Leitsätze
1. Der Versuch eines Interessenausgleichs im Sinne von § 113 Abs. 3 BetrVG erfordert die Verhandlung mit dem zuständigen Betriebsrat oder Gesamtbetriebsrat. Der Arbeitgeber trägt die Initiativlast.
2. Plant ein Arbeitgeber die Verlegung eines Betriebes und dessen Zusammenlegung mit einem anderen seiner Betriebe, so ist der Gesamtbetriebsrat für Verhandlungen über einen Interessenausgleich zuständig.
3. Bei Zweifeln über den zuständigen Verhandlungspartner muss der Arbeitgeber die in Betracht kommenden Arbeitnehmervertretungen zur Klärung der Zuständigkeitsfrage auffordern. Weist er hingegen ohne weiteres einen der möglichen Verhandlungspartner zurück, so trägt er das Risiko, dass sein Verhandlungsversuch als unzureichend gewertet wird, wenn dieser zuständig gewesen wäre.
BAG 24. 1. 1996 - 1 AZR 542/95, NZA 1996, 1107 - 1110

Leitsätze
1. Der Anspruch auf Nachteilsausgleich nach § 113 Abs. 3 BetrVG entsteht, sobald der Unternehmer mit der geplanten Betriebsänderung beginnt, ohne dass er bis dahin einen Interessenausgleich mit dem Betriebsrat versucht hätte.
2. Der Arbeitnehmer kann auf einen bereits bestehenden Nachteilsausgleichsanspruch auch ohne Zustimmung des Betriebsrats wirksam verzichten.
BAG 23. 9. 2003 - 1 AZR 576/02, NZA 2004, 440 - 444

Wenn zwischen den Betriebsparteien kein wirksamer Interessenausgleich zustande kommt, muss der Arbeitgeber vor der tatsächlichen Durchführung der Betriebsänderung alle Möglichkeiten einer Einigung ausschöpfen und erforderlichenfalls die Einigungsstelle anrufen. Hiervon können ihn formlose Mitteilungen des Betriebsratsvorsitzenden nicht entbinden. Kommt der Arbeitgeber seiner Verpflichtung nicht nach, schuldet er den Arbeitnehmern, die infolge der Betriebsänderung entlassen werden, nach § 113 Abs. 3 i. V. m. Abs. 1 BetrVG einen Nachteilsausgleich.
BAG 26. 10. 2004 - 1 AZR 493/03, NZA 2005, 237 - 239

Vor Durchführung einer Betriebsänderung muss der Unternehmer (bzw. nach Insolvenzeröffnung der Verwalter) im Zusammenhang mit einem Interessenausgleichsversuch grundsätzlich die Einigungsstelle anrufen. Dies gilt auch dann, wenn der Betriebsrat ankündigt er werde selbst das Einigungsstellenverfahren einleiten. (Orientierungssätze der BAG-Richter/innen)
BAG 7. 11. 2017 - 1 AZR 186/16, NZA 2018, 464 - 468

Ein Anspruch auf Nachteilsausgleich nach § 113 Abs. 1, Abs. 3 BetrVG entsteht, sobald der Unternehmer mit der Durchführung der Betriebsänderung begonnen hat, ohne bis dahin einen Interessenausgleich nach §§ 111, 112 Abs. 1, Abs. 2 BetrVG versucht zu haben. Mit der Durchführung einer Betriebsstilllegung hat der Unternehmer begonnen, sobald er unumkehrbare Maßnahmen zur Auflösung der Betriebsorganisation ergriffen hat. Dazu zählen weder die Einstellung der Produktion noch die widerrufliche Freistellung der Arbeitnehmer. (Orientierungssätze der BAG-Richter/innen)
BAG 22.11.2005 – 1 AZR 407/04, NZA 2006, 736 – 739

Auch aus den Freistellungen der Arbeitnehmer lässt sich die von der Klägerin begehrte Rechtsfolge nicht herleiten. Sie sind widerruflich erfolgt, was regelmäßig keine Durchführung der Betriebsstilllegung darstellt (*BAGE* 118, 222 = NZA 2006, 1122 = AP InsO § 209 Nr. 5 Rn. 21 m.w.N.). Unbeachtlich ist, dass die Beklagte zu 1 ursprünglich unwiderrufliche Freistellungen beabsichtigte. Entscheidend sind die getroffenen Maßnahmen. Anders als die Klägerin meint, sind die Freistellungen nicht deshalb als faktisch unwiderruflich zu werten, weil sie unter Anrechnung nicht näher spezifizierten Resturlaubs erfolgten. Eine widerrufliche Freistellung führt nicht zur Erfüllung des Urlaubsanspruchs (vgl. *BAGE* 131, 30 = NZA 2009, 1211 = AP BUrlG § 7 Nr. 41 Rn. 15ff. m.w.N.). Sie hat keine inhaltliche Änderung der Maßnahme zur Folge.
BAG 18.7.2017 – 1 AZR 546/15, NZA 2017, 1618 – 1622

Der Unternehmer beginnt mit der Durchführung einer Betriebsänderung wenn er unumkehrbare Maßnahmen ergreift und damit vollendete Tatsachen schafft. Eine Betriebsänderung in Form der Stilllegung, besteht in der Aufgabe des Betriebszwecks unter gleichzeitiger Auflösung der Betriebsorganisation für unbestimmte, nicht nur vorübergehende Zeit. Ihre Umsetzung erfolgt, sobald der Unternehmer unumkehrbare Maßnahmen zur Auflösung der betrieblichen Organisation ergreift (*BAGE* 118, 222 = NZA 2006, 1122 Rn. 17). Dies ist jedenfalls dann der Fall, wenn er die bestehenden Arbeitsverhältnisse zum Zwecke der Betriebsstilllegung kündigt (vgl. *BAGE* 107, 347 = NZA 2004, 440 [zu II 1c] m.w.N.).
BAG 14.4.2015 – 1 AZR 794/13, NZA 2015, 1147 – 1150

1. Ein Arbeitgeber beginnt durch die widerrufliche Freistellung der Arbeitnehmer noch nicht mit der Durchführung einer beabsichtigten Betriebsstilllegung.
2. Ein Unternehmer beginnt mit der Durchführung einer Betriebsstilllegung, sobald er unumkehrbare Maßnahmen zur Auflösung der betrieblichen Organisation getroffen hat.

3. Die bloße Einstellung der Produktion oder der sonstigen betrieblichen Tätigkeit und die widerrufliche Freistellung der Arbeitnehmer sind regelmäßig keine unumkehrbaren Maßnahmen und stellen daher noch keinen Beginn der Betriebsstilllegung dar.
4. In der Kündigung von Ausbildungsverhältnissen liegt regelmäßig kein Beginn der Betriebsstilllegung, da auch ohne Auszubildende der Betriebszweck uneingeschränkt weiterverfolgt werden kann. Etwas anderes kann bei reinen Ausbildungsbetrieben gelten.
BAG 30.5.2006 – 1 AZR 25/05, NZA 2006, 1122 – 1125, **1 AZR 26/05, 1 AZR 90/05, 1 AZR 94/05, 1 AZR 137/05 und 1 AZR 138/05 (Auszug)**

1. Die Festsetzung der konkreten Höhe des Nachteilsausgleichs liegt im Ermessen des Gerichts. Dabei ist das Gericht nach § 113 Abs. 3 BetrVG und § 113 Abs. 1 BetrVG durch den Verweis auf § 10 KSchG an vorgegebene Höchstgrenzen gebunden. Daneben ist u. a. auf die Betriebszugehörigkeit und das Lebensalter des jeweiligen Arbeitnehmers, die tatsächlich durch die Betriebsänderung erlittenen Nachteile, die Arbeitsmarktlage und das Ausmaß des betriebsverfassungswidrigen Verhaltens des Arbeitgebers abzustellen.
2. Bei der Berufungsinstanz handelt es sich um eine zweite Tatsacheninstanz. Der Arbeitnehmerin ist es deswegen nicht verwehrt, die erstinstanzliche Gehaltsangabe klarzustellen bzw. zu berichtigen.
LAG Rheinland-Pfalz 6.11.2007 – 3 Sa 375/07, BeckRS 2008, 51635

Orientierungssatz
1. Der Versuch eines Interessenausgleichs im Sinne von § 113 Abs. 3 i. V. m. Abs. 1 BetrVG setzt nicht voraus, dass die Einigungsstelle das Scheitern der Interessenausgleichsverhandlungen förmlich durch Beschluss feststellt. Hierfür spricht der Gesetzeswortlaut sowie der Normzweck des § 111 Satz 1 BetrVG.
2. Eine verfahrensbeendende Entscheidung des Einigungsstellenverfahrens nach § 112 Abs. 2 BetrVG ist auch nicht aus Gründen der Rechtssicherheit oder Rechtsklarheit geboten.
BAG 16.8.2011 – 1 AZR 44/10, NJOZ 2012, 498 – 499

Der Anspruch auf Nachteilsausgleich gem. § 113 Abs. 2 i. V. m. Abs. 1 BetrVG erfasst aber nur solche Arbeitnehmer, deren Arbeitsverhältnis von der Betriebsänderung unmittelbar nachteilig betroffen ist. (Orientierungssatz der BAG-Richter/innen)
BAG 22.1.2013 – 1 AZR 873/11, NJOZ 2013, 1944 – 1945

Leitsatz
1. Eine Betriebsänderung in Form der Stilllegung besteht in der Aufgabe des Betriebszwecks unter gleichzeitiger Auflösung der Betriebsorganisation für

unbestimmte, nicht nur vorübergehende Zeit. Ihre Durchführung beginnt, sobald der Unternehmer unumkehrbare Maßnahmen zur Auflösung der betrieblichen Organisation ergreift (BAG 14. April 2015 – 1 AZR 794/13, NJW-Spezial 2015, 403; BAG 30. Mai 2006 – 1 AZR 25/05, BAGE 118, 222 = AP Nr. 5 zu § 209 InsO = DB 2006, 1851). Ein bloßer Beschluss auf unternehmerischer Ebene lässt die Betriebsorganisation unberührt (BAG 14. April 2015 a. a. O.). Ein solcher Beschluss schafft erst die Voraussetzung für Verhandlungen mit dem Betriebsrat über Interessenausgleich und Sozialplan. Ohne eine unternehmerische Zielplanung, deren Verwirklichung zu einer Betriebsänderung führen würde, besteht keine Grundlage für Verhandlungen mit dem Betriebsrat.
LAG Mecklenburg-Vorpommern 14.4.2015 – 2 Sa 231/14, BeckRS 2015, 71720

Abfindungsanspruch in der Insolvenz
1. Der Abfindungsanspruch des § 113 Abs. 3 i. V. m. Abs. 1 BetrVG knüpft an die Durchführung der geplanten Betriebsänderung (ohne hinreichenden Interessenausgleichsversuch) an. Für seine Einordnung als Masseschuld nach § 55 Abs. 1 Nr. 1 Alt. 1 InsO ist der Zeitpunkt der Durchführung der Betriebsänderung entscheidend, nicht derjenige ihrer – die Pflicht zum Interessenausgleichsversuch auslösenden – Planung.
2. Der Abfindungsanspruch des § 113 Abs. 3 BetrVG ist weder nach § 123 Abs. 1 InsO (analog) zu begrenzen noch ist eine besondere Insolvenzsituation zugunsten des nachteilsverpflichteten Verwalters zu berücksichtigen. (Orientierungssätze der BAG-Richter/innen)
BAG 7.11.2017 – 1 AZR 186/16, NZA 2018, 464 – 468

Nachteilsausgleich für verkürzte Kündigungsfristen
Die Frage, ob Nachteile, die eine Gruppe von Arbeitnehmern durch die Verkürzung der Kündigungsfristen erlitten hat, in angemessener Weise ausgeglichen worden sind, ist bei der Prüfung der Wirksamkeit des Sozialplans zu berücksichtigen.
LAG Hamburg 15.2.2018 – 8 Sa 97/17

Zur Höhe des Nachteilsausgleichsanspruchs
1. Der Sanktionscharakter der Abfindung führt dazu, dass der Abfindungsanspruch nicht von der finanziellen Leistungsfähigkeit oder individuellen Leistungsbereitschaft des Arbeitgebers abhängt.
2. Die in § 1a Abs. 2 KSchG festgelegte Höhe des gesetzlichen Abfindungsanspruchs nach § 1a Abs. 1 KSchG kann wegen der hierin ausgedrückten gesetzgeberischen Wertung als Berechnungsgrundlage beim Nachteilsausgleich herangezogenen werden.

3. Der Anspruch auf Nachteilsausgleich kann auch höher sein als die Sozialplanabfindung, da die Funktion der Sanktionierung leerlaufen würde, wenn der Nachteilsausgleich in jedem Falle auf den Abfindungsanspruch aus dem Sozialplan begrenzt wäre.
4. Zwischen der Abfindung nach § 113 BetrVG und der Sozialplanabfindung besteht eine partielle Zweckidentität. Aus der insoweit bestehenden Zweckidentität folgt die Anrechenbarkeit des gesetzlichen Nachteilsausgleichs auf eine Sozialplanabfindung.
LAG Rheinland-Pfalz 20. 11. 2018 – 6 Sa 115/18, BeckRS 2018, 45487

Nachteilsausgleich für Betriebsstilllegung nur bei realistischer Fortführungsperspektive
Leitsatz
Auch wenn vorliegend mit der Stilllegung des Flugbetriebes durch die Freistellung und Kündigung von über 1300 Pilotinnen und Piloten schon im November 2017 begonnen wurde, werden ausnahmsweise Nachteilsansprüche deswegen nicht begründet, da es zu dem »Ob« der Betriebsstilllegung zu diesem Zeitpunkt keinerlei realistische Alternative gab.
LAG Berlin-Brandenburg 22. 5. 2019 – 15 Sa 2497/18, LSK 2019, 22847

Anrechnung Nachteilsausgleich auf Sozialplanabfindung
Leitsatz
Abfindungen aufgrund eines Sozialplans und aufgrund eines gesetzlichen Nachteilsausgleichs sind – im Wege der Erfüllungswirkung gemäß § 362 Abs. 1 BGB – verrechenbar.
BAG 12. 2. 2019 – 1 AZR 279/17, NZA 2019, 719 – 722

Zweck des Nachteilsausgleichs
Der Anspruch auf Nachteilsausgleich aus § 113 Abs. 3 BetrVG dient vornehmlich der Sicherung des sich aus § 111 S. 1 BetrVG ergebenden Verhandlungsanspruchs des Betriebsrats und schützt dabei mittelbar die Interessen der von einer Betriebsänderung betroffenen Arbeitnehmer.
Er entsteht, sobald der Unternehmer mit der Durchführung der Betriebsänderung begonnen hat, ohne bis dahin einen Interessenausgleich mit dem Betriebsrat versucht zu haben. Behauptet der Arbeitnehmer nicht, dass der Arbeitgeber mit der Betriebsstilllegung begonnen habe, ohne überhaupt einen Interessenausgleich mit dem Betriebsrat versucht zu haben, sondern wirft er dem Arbeitgeber allein vor, den Verhandlungsanspruch des Betriebsrats nicht erfüllt zu haben, indem er mit ihm nicht über die maßgebende Kündigungsfrist verhandelt habe, hat diese Rüge keinen Erfolg. Ein Anspruch auf Nachteilsausgleich besteht dann nicht.
BAG 24. 10. 2019 – 2 AZR 102/18, BeckRS 2019, 39126

D. Weitere wichtige gesetzliche Bestimmungen

I. § 613a BGB Rechte und Pflichten bei Betriebsübergang

(1) Geht ein Betrieb oder Betriebsteil durch Rechtsgeschäft auf einen anderen Inhaber über, so tritt dieser in die Rechte und Pflichten aus den im Zeitpunkt des Übergangs bestehenden Arbeitsverhältnissen ein. Sind diese Rechte und Pflichten durch Rechtsnormen eines Tarifvertrags oder durch eine Betriebsvereinbarung geregelt, so werden sie Inhalt des Arbeitsverhältnisses zwischen dem neuen Inhaber und dem Arbeitnehmer und dürfen nicht vor Ablauf eines Jahres nach dem Zeitpunkt des Übergangs zum Nachteil des Arbeitnehmers geändert werden. Satz 2 gilt nicht, wenn die Rechte und Pflichten bei dem neuen Inhaber durch Rechtsnormen eines anderen Tarifvertrags oder durch eine andere Betriebsvereinbarung geregelt werden. Vor Ablauf der Frist nach Satz 2 können die Rechte und Pflichten geändert werden, wenn der Tarifvertrag oder die Betriebsvereinbarung nicht mehr gilt oder bei fehlender beiderseitiger Tarifgebundenheit im Geltungsbereich eines anderen Tarifvertrags dessen Anwendung zwischen dem neuen Inhaber und dem Arbeitnehmer vereinbart wird.
(2) Der bisherige Arbeitgeber haftet neben dem neuen Inhaber für Verpflichtungen nach Absatz 1, soweit sie vor dem Zeitpunkt des Übergangs entstanden sind und vor Ablauf von einem Jahr nach diesem Zeitpunkt fällig werden, als Gesamtschuldner. Werden solche Verpflichtungen nach dem Zeitpunkt des Übergangs fällig, so haftet der bisherige Arbeitgeber für sie jedoch nur in dem Umfang, der dem im Zeitpunkt des Übergangs abgelaufenen Teil ihres Bemessungszeitraums entspricht.
(3) Absatz 2 gilt nicht, wenn eine juristische Person oder eine Personenhandelsgesellschaft durch Umwandlung erlischt.
(4) Die Kündigung des Arbeitsverhältnisses eines Arbeitnehmers durch den bisherigen Arbeitgeber oder durch den neuen Inhaber wegen des Übergangs eines Betriebs oder eines Betriebsteils ist unwirksam. Das Recht zur Kündigung des Arbeitsverhältnisses aus anderen Gründen bleibt unberührt.
(5) Der bisherige Arbeitgeber oder der neue Inhaber hat die von einem Übergang betroffenen Arbeitnehmer vor dem Übergang in Textform zu unterrichten über:

1. den Zeitpunkt oder den geplanten Zeitpunkt des Übergangs,
2. den Grund für den Übergang,
3. die rechtlichen, wirtschaftlichen und sozialen Folgen des Übergangs für die Arbeitnehmer und
4. die hinsichtlich der Arbeitnehmer in Aussicht genommenen Maßnahmen.

(6) Der Arbeitnehmer kann dem Übergang des Arbeitsverhältnisses innerhalb eines Monats nach Zugang der Unterrichtung nach Absatz 5 schriftlich widersprechen. Der Widerspruch kann gegenüber dem bisherigen Arbeitgeber oder dem neuen Inhaber erklärt werden.

II. Betriebsverfassungsrechtliche Vorschriften

Inhaltsübersicht Seite

1. § 1 BetrVG Errichtung von Betriebsräten

(1) In Betrieben mit in der Regel mindestens fünf ständigen wahlberechtigten Arbeitnehmern, von denen drei wählbar sind, werden Betriebsräte gewählt. Dies gilt auch für gemeinsame Betriebe mehrerer Unternehmen.

(2) Ein gemeinsamer Betrieb mehrerer Unternehmen wird vermutet, wenn

1. zur Verfolgung arbeitstechnischer Zwecke die Betriebsmittel sowie die Arbeitnehmer von den Unternehmen gemeinsam eingesetzt werden oder
2. die Spaltung eines Unternehmens zur Folge hat, dass von einem Betrieb ein oder mehrere Betriebsteile einem an der Spaltung beteiligten anderen Unternehmen zugeordnet werden, ohne dass sich dabei die Organisation des betroffenen Betriebs wesentlich ändert.

2. § 21a BetrVG Übergangsmandat

(1) Wird ein Betrieb gespalten, so bleibt dessen Betriebsrat im Amt und führt die Geschäfte für die ihm bislang zugeordneten Betriebsteile weiter, soweit sie die Voraussetzungen des § 1 Abs. 1 Satz 1 erfüllen und nicht in einen Betrieb eingegliedert werden, in dem ein Betriebsrat besteht (Übergangsmandat). Der Betriebsrat hat insbesondere unverzüglich Wahlvorstände zu bestellen. Das Übergangsmandat endet, sobald in den Betriebsteilen ein neuer Betriebsrat gewählt und das Wahlergebnis bekannt gegeben ist, spätestens jedoch sechs Monate nach Wirksamwerden der Spaltung. Durch Tarifvertrag oder Betriebsvereinbarung kann das Übergangsmandat um weitere sechs Monate verlängert werden.
(2) Werden Betriebe oder Betriebsteile zu einem Betrieb zusammengefasst, so nimmt der Betriebsrat des nach der Zahl der wahlberechtigten Arbeitnehmer größten Betriebs oder Betriebsteils das Übergangsmandat wahr. Absatz 1 gilt entsprechend.
(3) Die Absätze 1 und 2 gelten auch, wenn die Spaltung oder Zusammenlegung von Betrieben und Betriebsteilen im Zusammenhang mit einer Betriebsveräußerung oder einer Umwandlung nach dem Umwandlungsgesetz erfolgt.

3. § 21b BetrVG Restmandat

Geht ein Betrieb durch Stilllegung, Spaltung oder Zusammenlegung unter, so bleibt dessen Betriebsrat so lange im Amt, wie dies zur Wahrnehmung der damit im Zusammenhang stehenden Mitwirkungs- und Mitbestimmungsrechte erforderlich ist.

4. § 47 BetrVG Voraussetzungen der Errichtung (Anmerkung: des Gesamtbetriebsrats), Mitgliederzahl, Stimmengewicht

(1) Bestehen in einem Unternehmen mehrere Betriebsräte, so ist ein Gesamtbetriebsrat zu errichten.
(2) In den Gesamtbetriebsrat entsendet jeder Betriebsrat mit bis zu drei Mitgliedern eines seiner Mitglieder; jeder Betriebsrat mit mehr als drei

Mitgliedern entsendet zwei seiner Mitglieder. Die Geschlechter sollen angemessen berücksichtigt werden.
(3) Der Betriebsrat hat für jedes Mitglied des Gesamtbetriebsrats mindestens ein Ersatzmitglied zu bestellen und die Reihenfolge des Nachrückens festzulegen.
(4) Durch Tarifvertrag oder Betriebsvereinbarung kann die Mitgliederzahl des Gesamtbetriebsrats abweichend von Absatz 2 Satz 1 geregelt werden.
(5) Gehören nach Absatz 2 Satz 1 dem Gesamtbetriebsrat mehr als vierzig Mitglieder an und besteht keine tarifliche Regelung nach Absatz 4, so ist zwischen Gesamtbetriebsrat und Arbeitgeber eine Betriebsvereinbarung über die Mitgliederzahl des Gesamtbetriebsrats abzuschließen, in der bestimmt wird, dass Betriebsräte mehrerer Betriebe eines Unternehmens, die regional oder durch gleichartige Interessen miteinander verbunden sind, gemeinsam Mitglieder in den Gesamtbetriebsrat entsenden.
(6) Kommt im Fall des Absatzes 5 eine Einigung nicht zustande, so entscheidet eine für das Gesamtunternehmen zu bildende Einigungsstelle. Der Spruch der Einigungsstelle ersetzt die Einigung zwischen Arbeitgeber und Gesamtbetriebsrat.
(7) Jedes Mitglied des Gesamtbetriebsrats hat so viele Stimmen, wie in dem Betrieb, in dem es gewählt wurde, wahlberechtigte Arbeitnehmer in der Wählerliste eingetragen sind. Entsendet der Betriebsrat mehrere Mitglieder, so stehen ihnen die Stimmen nach Satz 1 anteilig zu.
(8) Ist ein Mitglied des Gesamtbetriebsrats für mehrere Betriebe entsandt worden, so hat es so viele Stimmen, wie in den Betrieben, für die es entsandt ist, wahlberechtigte Arbeitnehmer in den Wählerlisten eingetragen sind; sind mehrere Mitglieder entsandt worden, gilt Absatz 7 Satz 2 entsprechend.
(9) Für Mitglieder des Gesamtbetriebsrats, die aus einem gemeinsamen Betrieb mehrerer Unternehmen entsandt worden sind, können durch Tarifvertrag oder Betriebsvereinbarung von den Absätzen 7 und 8 abweichende Regelungen getroffen werden.

5. § 50 BetrVG Zuständigkeit (Anmerkung: des Gesamtbetriebsrats)

(1) Der Gesamtbetriebsrat ist zuständig für die Behandlung von Angelegenheiten, die das Gesamtunternehmen oder mehrere Betriebe betreffen und nicht durch die einzelnen Betriebsräte innerhalb ihrer Betriebe geregelt werden können; seine Zuständigkeit erstreckt sich insoweit auch auf Betriebe ohne Betriebsrat. Er ist den einzelnen Betriebsräten nicht übergeordnet.
(2) Der Betriebsrat kann mit der Mehrheit der Stimmen seiner Mitglieder den Gesamtbetriebsrat beauftragen, eine Angelegenheit für ihn zu behandeln. Der Betriebsrat kann sich dabei die Entscheidungsbefugnis vorbehalten. § 27 Abs. 2 Satz 3 und 4 gilt entsprechend.

6. § 54 BetrVG Errichtung des Konzernbetriebsrats

(1) Für einen Konzern (§ 18 Abs. 1 des Aktiengesetzes) kann durch Beschlüsse der einzelnen Gesamtbetriebsräte ein Konzernbetriebsrat errichtet werden. Die Errichtung erfordert die Zustimmung der Gesamtbetriebsräte der Konzernunternehmen, in denen insgesamt mehr als 50 vom Hundert der Arbeitnehmer der Konzernunternehmen beschäftigt sind.
(2) Besteht in einem Konzernunternehmen nur ein Betriebsrat, so nimmt dieser die Aufgaben eines Gesamtbetriebsrats nach den Vorschriften dieses Abschnitts wahr.

7. § 55 BetrVG Zusammensetzung des Konzernbetriebsrats, Stimmengewicht

(1) In den Konzernbetriebsrat entsendet jeder Gesamtbetriebsrat zwei seiner Mitglieder. Die Geschlechter sollen angemessen berücksichtigt werden.
(2) Der Gesamtbetriebsrat hat für jedes Mitglied des Konzernbetriebsrats mindestens ein Ersatzmitglied zu bestellen und die Reihenfolge des Nachrückens festzulegen.
(3) Jedem Mitglied des Konzernbetriebsrats stehen die Stimmen der Mitglieder des entsendenden Gesamtbetriebsrats je zur Hälfte zu.
(4) Durch Tarifvertrag oder Betriebsvereinbarung kann die Mitgliederzahl des Konzernbetriebsrats abweichend von Absatz 1 Satz 1 geregelt werden. § 47 Abs. 5 bis 9 gilt entsprechend.

8. § 58 BetrVG Zuständigkeit (Anmerkung: des Konzernbetriebsrats)

(1) Der Konzernbetriebsrat ist zuständig für die Behandlung von Angelegenheiten, die den Konzern oder mehrere Konzernunternehmen betreffen und nicht durch die einzelnen Gesamtbetriebsräte innerhalb ihrer Unternehmen geregelt werden können; seine Zuständigkeit erstreckt sich insoweit auch auf Unternehmen, die einen Gesamtbetriebsrat nicht gebildet haben, sowie auf Betriebe der Konzernunternehmen ohne Betriebsrat. Er ist den einzelnen Gesamtbetriebsräten nicht übergeordnet.
(2) Der Gesamtbetriebsrat kann mit der Mehrheit der Stimmen seiner Mitglieder den Konzernbetriebsrat beauftragen, eine Angelegenheit für ihn zu behandeln. Der Gesamtbetriebsrat kann sich dabei die Entscheidungsbefugnis vorbehalten. § 27 Abs. 2 Satz 3 und 4 gilt entsprechend.

9. § 77 BetrVG Durchführung gemeinsamer Beschlüsse, Betriebsvereinbarungen

(1) Vereinbarungen zwischen Betriebsrat und Arbeitgeber, auch soweit sie auf einem Spruch der Einigungsstelle beruhen, führt der Arbeitgeber durch, es sei denn, dass im Einzelfall etwas anderes vereinbart ist. Der Betriebsrat darf nicht durch einseitige Handlungen in die Leitung des Betriebs eingreifen.

(2) Betriebsvereinbarungen sind von Betriebsrat und Arbeitgeber gemeinsam zu beschließen und schriftlich niederzulegen. Sie sind von beiden Seiten zu unterzeichnen; dies gilt nicht, soweit Betriebsvereinbarungen auf einem Spruch der Einigungsstelle beruhen. Werden Betriebsvereinbarungen in elektronischer Form geschlossen, haben Arbeitgeber und Betriebsrat abweichend von § 126a Absatz 2 des Bürgerlichen Gesetzbuchs dasselbe Dokument elektronisch zu signieren. Der Arbeitgeber hat die Betriebsvereinbarungen an geeigneter Stelle im Betrieb auszulegen.

(3) Arbeitsentgelte und sonstige Arbeitsbedingungen, die durch Tarifvertrag geregelt sind oder üblicherweise geregelt werden, können nicht Gegenstand einer Betriebsvereinbarung sein. Dies gilt nicht, wenn ein Tarifvertrag den Abschluss ergänzender Betriebsvereinbarungen ausdrücklich zulässt.

(4) Betriebsvereinbarungen gelten unmittelbar und zwingend. Werden Arbeitnehmern durch die Betriebsvereinbarung Rechte eingeräumt, so ist ein Verzicht auf sie nur mit Zustimmung des Betriebsrats zulässig. Die Verwirkung dieser Rechte ist ausgeschlossen. Ausschlussfristen für ihre Geltendmachung sind nur insoweit zulässig, als sie in einem Tarifvertrag oder einer Betriebsvereinbarung vereinbart werden; dasselbe gilt für die Abkürzung der Verjährungsfristen.

(5) Betriebsvereinbarungen können, soweit nichts anderes vereinbart ist, mit einer Frist von drei Monaten gekündigt werden.

(6) Nach Ablauf einer Betriebsvereinbarung gelten ihre Regelungen in Angelegenheiten, in denen ein Spruch der Einigungsstelle die Einigung zwischen Arbeitgeber und Betriebsrat ersetzen kann, weiter, bis sie durch eine andere Abmachung ersetzt werden.

10. § 87 BetrVG Mitbestimmungsrechte (Anmerkung: in sozialen Angelegenheiten)

(1) Der Betriebsrat hat, soweit eine gesetzliche oder tarifliche Regelung nicht besteht, in folgenden Angelegenheiten mitzubestimmen:

1. Fragen der Ordnung des Betriebs und des Verhaltens der Arbeitnehmer im Betrieb;

2. Beginn und Ende der täglichen Arbeitszeit einschließlich der Pausen sowie Verteilung der Arbeitszeit auf die einzelnen Wochentage;
3. vorübergehende Verkürzung oder Verlängerung der betriebsüblichen Arbeitszeit;
4. Zeit, Ort und Art der Auszahlung der Arbeitsentgelte;
5. Aufstellung allgemeiner Urlaubsgrundsätze und des Urlaubsplans sowie die Festsetzung der zeitlichen Lage des Urlaubs für einzelne Arbeitnehmer, wenn zwischen dem Arbeitgeber und den beteiligten Arbeitnehmern kein Einverständnis erzielt wird;
6. Einführung und Anwendung von technischen Einrichtungen, die dazu bestimmt sind, das Verhalten oder die Leistung der Arbeitnehmer zu überwachen;
7. Regelungen über die Verhütung von Arbeitsunfällen und Berufskrankheiten sowie über den Gesundheitsschutz im Rahmen der gesetzlichen Vorschriften oder der Unfallverhütungsvorschriften;
8. Form, Ausgestaltung und Verwaltung von Sozialeinrichtungen, deren Wirkungsbereich auf den Betrieb, das Unternehmen oder den Konzern beschränkt ist;
9. Zuweisung und Kündigung von Wohnräumen, die den Arbeitnehmern mit Rücksicht auf das Bestehen eines Arbeitsverhältnisses vermietet werden, sowie die allgemeine Festlegung der Nutzungsbedingungen;
10. Fragen der betrieblichen Lohngestaltung, insbesondere die Aufstellung von Entlohnungsgrundsätzen und die Einführung und Anwendung von neuen Entlohnungsmethoden sowie deren Änderung;
11. Festsetzung der Akkord- und Prämiensätze und vergleichbarer leistungsbezogener Entgelte, einschließlich der Geldfaktoren;
12. Grundsätze über das betriebliche Vorschlagswesen;
13. Grundsätze über die Durchführung von Gruppenarbeit; Gruppenarbeit im Sinne dieser Vorschrift liegt vor, wenn im Rahmen des betrieblichen Arbeitsablaufs eine Gruppe von Arbeitnehmern eine ihr übertragene Gesamtaufgabe im Wesentlichen eigenverantwortlich erledigt.
14. Ausgestaltung von mobiler Arbeit, die mittels Informations- und Kommunikationstechnik erbracht wird.

(2) Kommt eine Einigung über eine Angelegenheit nach Absatz 1 nicht zustande, so entscheidet die Einigungsstelle. Der Spruch der Einigungsstelle ersetzt die Einigung zwischen Arbeitgeber und Betriebsrat.

11. § 103 BetrVG Außerordentliche Kündigung und Versetzung in besonderen Fällen

(1) Die außerordentliche Kündigung von Mitgliedern des Betriebsrats, der Jugend- und Auszubildendenvertretung, der Bordvertretung und des See-

betriebsrats, des Wahlvorstands sowie von Wahlbewerbern bedarf der Zustimmung des Betriebsrats.

(2) Verweigert der Betriebsrat seine Zustimmung, so kann das Arbeitsgericht sie auf Antrag des Arbeitgebers ersetzen, wenn die außerordentliche Kündigung unter Berücksichtigung aller Umstände gerechtfertigt ist. In dem Verfahren vor dem Arbeitsgericht ist der betroffene Arbeitnehmer Beteiligter.

(2a) Absatz 2 gilt entsprechend, wenn im Betrieb kein Betriebsrat besteht.

(3) Die Versetzung der in Absatz 1 genannten Personen, die zu einem Verlust des Amtes oder der Wählbarkeit führen würde, bedarf der Zustimmung des Betriebsrats; dies gilt nicht, wenn der betroffene Arbeitnehmer mit der Versetzung einverstanden ist. Absatz 2 gilt entsprechend mit der Maßgabe, dass das Arbeitsgericht die Zustimmung zu der Versetzung ersetzen kann, wenn diese auch unter Berücksichtigung der betriebsverfassungsrechtlichen Stellung des betroffenen Arbeitnehmers aus dringenden betrieblichen Gründen notwendig ist.

12. § 106 BetrVG Wirtschaftsausschuss

(1) In allen Unternehmen mit in der Regel mehr als einhundert ständig beschäftigten Arbeitnehmern ist ein Wirtschaftsausschuss zu bilden. Der Wirtschaftsausschuss hat die Aufgabe, wirtschaftliche Angelegenheiten mit dem Unternehmer zu beraten und den Betriebsrat zu unterrichten.

(2) Der Unternehmer hat den Wirtschaftsausschuss rechtzeitig und umfassend über die wirtschaftlichen Angelegenheiten des Unternehmens unter Vorlage der erforderlichen Unterlagen zu unterrichten, soweit dadurch nicht die Betriebs- und Geschäftsgeheimnisse des Unternehmens gefährdet werden, sowie die sich daraus ergebenden Auswirkungen auf die Personalplanung darzustellen. Zu den erforderlichen Unterlagen gehört in den Fällen des Absatzes 3 Nr. 9a insbesondere die Angabe über den potentiellen Erwerber und dessen Absichten im Hinblick auf die künftige Geschäftstätigkeit des Unternehmens sowie die sich daraus ergebenden Auswirkungen auf die Arbeitnehmer; Gleiches gilt, wenn im Vorfeld der Übernahme des Unternehmens ein Bieterverfahren durchgeführt wird.

(3) Zu den wirtschaftlichen Angelegenheiten im Sinne dieser Vorschrift gehören insbesondere

1. die wirtschaftliche und finanzielle Lage des Unternehmens;
2. die Produktions- und Absatzlage;
3. das Produktions- und Investitionsprogramm;
4. Rationalisierungsvorhaben;
5. Fabrikations- und Arbeitsmethoden, insbesondere die Einführung neuer Arbeitsmethoden;

5a. Fragen des betrieblichen Umweltschutzes;
5b. Fragen der unternehmerischen Sorgfaltspflichten in Lieferketten gemäß dem Lieferkettensorgfaltspflichtengesetz;
6. die Einschränkung oder Stillegung von Betrieben oder von Betriebsteilen;
7. die Verlegung von Betrieben oder Betriebsteilen;
8. der Zusammenschluss oder die Spaltung von Unternehmen oder Betrieben;
9. die Änderung der Betriebsorganisation oder des Betriebszwecks;
9a. die Übernahme des Unternehmens, wenn hiermit der Erwerb der Kontrolle verbunden ist, sowie
10. sonstige Vorgänge und Vorhaben, welche die Interessen der Arbeitnehmer des Unternehmens wesentlich berühren können.

13. § 111 BetrVG Betriebsänderungen

In Unternehmen mit in der Regel mehr als zwanzig wahlberechtigten Arbeitnehmern hat der Unternehmer den Betriebsrat über geplante Betriebsänderungen, die wesentliche Nachteile für die Belegschaft oder erhebliche Teile der Belegschaft zur Folge haben können, rechtzeitig und umfassend zu unterrichten und die geplanten Betriebsänderungen mit dem Betriebsrat zu beraten. Der Betriebsrat kann in Unternehmen mit mehr als 300 Arbeitnehmern zu seiner Unterstützung einen Berater hinzuziehen; § 80 Abs. 4 gilt entsprechend; im Übrigen bleibt § 80 Abs. 3 unberührt. Als Betriebsänderungen im Sinne des Satzes 1 gelten

1. Einschränkung und Stillegung des ganzen Betriebs oder von wesentlichen Betriebsteilen,
2. Verlegung des ganzen Betriebs oder von wesentlichen Betriebsteilen,
3. Zusammenschluss mit anderen Betrieben oder die Spaltung von Betrieben,
4. grundlegende Änderungen der Betriebsorganisation, des Betriebszwecks oder der Betriebsanlagen,
5. Einführung grundlegend neuer Arbeitsmethoden und Fertigungsverfahren.

14. § 112 BetrVG Interessenausgleich über die Betriebsänderung, Sozialplan

(1) Kommt zwischen Unternehmer und Betriebsrat ein Interessenausgleich über die geplante Betriebsänderung zustande, so ist dieser schriftlich niederzulegen und vom Unternehmer und Betriebsrat zu unterschreiben; § 77 Absatz 2 Satz 3 gilt entsprechend. Das Gleiche gilt für eine Einigung über den Ausgleich oder die Milderung der wirtschaftlichen Nachteile, die

den Arbeitnehmern infolge der geplanten Betriebsänderung entstehen (Sozialplan). Der Sozialplan hat die Wirkung einer Betriebsvereinbarung. § 77 Abs. 3 ist auf den Sozialplan nicht anzuwenden.

(2) Kommt ein Interessenausgleich über die geplante Betriebsänderung oder eine Einigung über den Sozialplan nicht zustande, so können der Unternehmer oder der Betriebsrat den Vorstand der Bundesagentur für Arbeit um Vermittlung ersuchen, der Vorstand kann die Aufgabe auf andere Bedienstete der Bundesagentur für Arbeit übertragen. Erfolgt kein Vermittlungsersuchen oder bleibt der Vermittlungsversuch ergebnislos, so können der Unternehmer oder der Betriebsrat die Einigungsstelle anrufen. Auf Ersuchen des Vorsitzenden der Einigungsstelle nimmt ein Mitglied des Vorstands der Bundesagentur für Arbeit oder ein vom Vorstand der Bundesagentur für Arbeit benannter Bediensteter der Bundesagentur für Arbeit an der Verhandlung teil.

(3) Unternehmer und Betriebsrat sollen der Einigungsstelle Vorschläge zur Beilegung der Meinungsverschiedenheiten über den Interessenausgleich und den Sozialplan machen. Die Einigungsstelle hat eine Einigung der Parteien zu versuchen. Kommt eine Einigung zustande, so ist sie schriftlich niederzulegen und von den Parteien und vom Vorsitzenden zu unterschreiben.

(4) Kommt eine Einigung über den Sozialplan nicht zustande, so entscheidet die Einigungsstelle über die Aufstellung eines Sozialplans. Der Spruch der Einigungsstelle ersetzt die Einigung zwischen Arbeitgeber und Betriebsrat.

(5) Die Einigungsstelle hat bei ihrer Entscheidung nach Absatz 4 sowohl die sozialen Belange der betroffenen Arbeitnehmer zu berücksichtigen als auch auf die wirtschaftliche Vertretbarkeit ihrer Entscheidung für das Unternehmen zu achten. Dabei hat die Einigungsstelle sich im Rahmen billigen Ermessens insbesondere von folgenden Grundsätzen leiten zu lassen:

1. Sie soll beim Ausgleich oder bei der Milderung wirtschaftlicher Nachteile, insbesondere durch Einkommensminderung, Wegfall von Sonderleistungen oder Verlust von Anwartschaften auf betriebliche Altersversorgung, Umzugskosten oder erhöhte Fahrtkosten, Leistungen vorsehen, die in der Regel den Gegebenheiten des Einzelfalles Rechnung tragen.
2. Sie hat die Aussichten der betroffenen Arbeitnehmer auf dem Arbeitsmarkt zu berücksichtigen. Sie soll Arbeitnehmer von Leistungen ausschließen, die in einem zumutbaren Arbeitsverhältnis im selben Betrieb oder in einem anderen Betrieb des Unternehmens oder eines zum Konzern gehörenden Unternehmens weiterbeschäftigt werden können und die Weiterbeschäftigung ablehnen; die mögliche Weiterbeschäftigung an einem anderen Ort begründet für sich allein nicht die Unzumutbarkeit.

2a. Sie soll insbesondere die im Dritten Buch des Sozialgesetzbuches vorgesehenen Förderungsmöglichkeiten zur Vermeidung von Arbeitslosigkeit berücksichtigen.
3. Sie hat bei der Bemessung des Gesamtbetrages der Sozialplanleistungen darauf zu achten, dass der Fortbestand des Unternehmens oder die nach Durchführung der Betriebsänderung verbleibenden Arbeitsplätze nicht gefährdet werden.

15. § 112a BetrVG Erzwingbarer Sozialplan bei Personalabbau, Neugründungen

(1) Besteht eine geplante Betriebsänderung im Sinne des § 111 Satz 3 Nr. 1 allein in der Entlassung von Arbeitnehmern, so findet § 112 Abs. 4 und 5 nur Anwendung, wenn
1. in Betrieben mit in der Regel weniger als 60 Arbeitnehmern 20 vom Hundert der regelmäßig beschäftigten Arbeitnehmer, aber mindestens 6 Arbeitnehmer,
2. in Betrieben mit in der Regel mindestens 60 und weniger als 250 Arbeitnehmern 20 vom Hundert der regelmäßig beschäftigten Arbeitnehmer oder mindestens 37 Arbeitnehmer,
3. in Betrieben mit in der Regel mindestens 250 und weniger als 500 Arbeitnehmern 15 vom Hundert der regelmäßig beschäftigten Arbeitnehmer oder mindestens 60 Arbeitnehmer,
4. in Betrieben mit in der Regel mindestens 500 Arbeitnehmern 10 vom Hundert der regelmäßig beschäftigten Arbeitnehmer, aber mindestens 60 Arbeitnehmer

aus betriebsbedingten Gründen entlassen werden sollen. Als Entlassung gilt auch das vom Arbeitgeber aus Gründen der Betriebsänderung veranlasste Ausscheiden von Arbeitnehmern auf Grund von Aufhebungsverträgen.
(2) § 112 Abs. 4 und 5 findet keine Anwendung auf Betriebe eines Unternehmens in den ersten vier Jahren nach seiner Gründung. Dies gilt nicht für Neugründungen im Zusammenhang mit der rechtlichen Umstrukturierung von Unternehmen und Konzernen. Maßgebend für den Zeitpunkt der Gründung ist die Aufnahme einer Erwerbstätigkeit, die nach § 138 der Abgabenordnung dem Finanzamt mitzuteilen ist.

16. § 113 BetrVG Nachteilsausgleich

(1) Weicht der Unternehmer von einem Interessenausgleich über die geplante Betriebsänderung ohne zwingenden Grund ab, so können Arbeitnehmer, die infolge dieser Abweichung entlassen werden, beim Arbeitsgericht Klage erheben mit dem Antrag, den Arbeitgeber zur Zahlung von Abfindungen zu verurteilen; § 10 des Kündigungsschutzgesetzes gilt entsprechend.

(2) Erleiden Arbeitnehmer infolge einer Abweichung nach Absatz 1 andere wirtschaftliche Nachteile, so hat der Unternehmer diese Nachteile bis zu einem Zeitraum von zwölf Monaten auszugleichen.
(3) Die Absätze 1 und 2 gelten entsprechend, wenn der Unternehmer eine geplante Betriebsänderung nach § 111 durchführt, ohne über sie einen Interessenausgleich mit dem Betriebsrat versucht zu haben, und infolge der Maßnahme Arbeitnehmer entlassen werden oder andere wirtschaftliche Nachteile erleiden.

III. Vorschriften im Umwandlungsgesetz

Inhaltsübersicht Seite

1. § 1 UmwG Arten der Umwandlung; gesetzliche Beschränkungen

(1) Rechtsträger mit Sitz im Inland können umgewandelt werden
1. durch Verschmelzung;
2. durch Spaltung (Aufspaltung, Abspaltung, Ausgliederung);
3. durch Vermögensübertragung;
4. durch Formwechsel.

(2) Eine Umwandlung im Sinne des Absatzes 1 ist außer in den in diesem Gesetz geregelten Fällen nur möglich, wenn sie durch ein anderes Bundesgesetz oder ein Landesgesetz ausdrücklich vorgesehen ist.
(3) Von den Vorschriften dieses Gesetzes kann nur abgewichen werden, wenn dies ausdrücklich zugelassen ist. Ergänzende Bestimmungen in Verträgen, Satzungen oder Willenserklärungen sind zulässig, es sei denn, dass dieses Gesetz eine abschließende Regelung enthält.

2. § 5 UmwG Inhalt des Verschmelzungsvertrags

(1) Der Vertrag oder sein Entwurf muß mindestens folgende Angaben enthalten:
1. den Namen oder die Firma und den Sitz der an der Verschmelzung beteiligten Rechtsträger;

2. die Vereinbarung über die Übertragung des Vermögens jedes übertragenden Rechtsträgers als Ganzes gegen Gewährung von Anteilen oder Mitgliedschaften an dem übernehmenden Rechtsträger;
3. das Umtauschverhältnis der Anteile und gegebenenfalls die Höhe der baren Zuzahlung oder Angaben über die Mitgliedschaft bei dem übernehmenden Rechtsträger;
4. die Einzelheiten für die Übertragung der Anteile des übernehmenden Rechtsträgers oder über den Erwerb der Mitgliedschaft bei dem übernehmenden Rechtsträger;
5. den Zeitpunkt, von dem an diese Anteile oder die Mitgliedschaften einen Anspruch auf einen Anteil am Bilanzgewinn gewähren, sowie alle Besonderheiten in bezug auf diesen Anspruch;
6. den Zeitpunkt, von dem an die Handlungen der übertragenden Rechtsträger als für Rechnung des übernehmenden Rechtsträgers vorgenommen gelten (Verschmelzungsstichtag);
7. die Rechte, die der übernehmende Rechtsträger einzelnen Anteilsinhabern sowie den Inhabern besonderer Rechte wie Anteile ohne Stimmrecht, Vorzugsaktien, Mehrstimmrechtsaktien, Schuldverschreibungen und Genußrechte gewährt, oder die für diese Personen vorgesehenen Maßnahmen;
8. jeden besonderen Vorteil, der einem Mitglied eines Vertretungsorgans oder eines Aufsichtsorgans der an der Verschmelzung beteiligten Rechtsträger, einem geschäftsführenden Gesellschafter, einem Partner, einem Abschlußprüfer oder einem Verschmelzungsprüfer gewährt wird;
9. die Folgen der Verschmelzung für die Arbeitnehmer und ihre Vertretungen sowie die insoweit vorgesehenen Maßnahmen.

(2) Befinden sich alle Anteile eines übertragenden Rechtsträgers in der Hand des übernehmenden Rechtsträgers, so entfallen die Angaben über den Umtausch der Anteile (Absatz 1 Nr. 2 bis 5), soweit sie die Aufnahme dieses Rechtsträgers betreffen.

(3) Der Vertrag oder sein Entwurf ist spätestens einen Monat vor dem Tage der Versammlung der Anteilsinhaber jedes beteiligten Rechtsträgers, die gemäß § 13 Abs. 1 über die Zustimmung zum Verschmelzungsvertrag beschließen soll, dem zuständigen Betriebsrat dieses Rechtsträgers zuzuleiten.

3. § 35a UmwG Interessenausgleich und Betriebsübergang

(1) Kommt ein Interessenausgleich nach § 112 des Betriebsverfassungsgesetzes zustande, in dem diejenigen Arbeitnehmer namentlich bezeichnet werden, die nach der Verschmelzung einem bestimmten Betrieb oder Betriebsteil zugeordnet werden, so kann die Zuordnung der Arbeitnehmer

durch das Arbeitsgericht nur auf grobe Fehlerhaftigkeit überprüft werden.

(2) § 613a Absatz 1 und 4 bis 6 des Bürgerlichen Gesetzbuchs bleibt durch die Wirkungen der Eintragung einer Verschmelzung unberührt.

4. § 126 UmwG Inhalt des Spaltungs- und Übernahmevertrags

(1) Der Spaltungs- und Übernahmevertrag oder sein Entwurf muß mindestens folgende Angaben enthalten:

1. den Namen oder die Firma und den Sitz der an der Spaltung beteiligten Rechtsträger;
2. die Vereinbarung über die Übertragung der Teile des Vermögens des übertragenden Rechtsträgers jeweils als Gesamtheit gegen Gewährung von Anteilen oder Mitgliedschaften an den übernehmenden Rechtsträgern;
3. bei Aufspaltung und Abspaltung das Umtauschverhältnis der Anteile und gegebenenfalls die Höhe der baren Zuzahlung oder Angaben über die Mitgliedschaft bei den übernehmenden Rechtsträgern;
4. bei Aufspaltung und Abspaltung die Einzelheiten für die Übertragung der Anteile der übernehmenden Rechtsträger oder über den Erwerb der Mitgliedschaft bei den übernehmenden Rechtsträgern;
5. den Zeitpunkt, von dem an diese Anteile oder die Mitgliedschaft einen Anspruch auf einen Anteil am Bilanzgewinn gewähren, sowie alle Besonderheiten in bezug auf diesen Anspruch;
6. den Zeitpunkt, von dem an die Handlungen des übertragenden Rechtsträgers als für Rechnung jedes der übernehmenden Rechtsträger vorgenommen gelten (Spaltungsstichtag);
7. die Rechte, welche die übernehmenden Rechtsträger einzelnen Anteilsinhabern sowie den Inhabern besonderer Rechte wie Anteile ohne Stimmrecht, Vorzugsaktien, Mehrstimmrechtsaktien, Schuldverschreibungen und Genußrechte gewähren, oder die für diese Personen vorgesehenen Maßnahmen;
8. jeden besonderen Vorteil, der einem Mitglied eines Vertretungsorgans oder eines Aufsichtsorgans der an der Spaltung beteiligten Rechtsträger, einem geschäftsführenden Gesellschafter, einem Partner, einem Abschlußprüfer oder einem Spaltungsprüfer gewährt wird;
9. die genaue Bezeichnung und Aufteilung der Gegenstände des Aktiv- und Passivvermögens, die an jeden der übernehmenden Rechtsträger übertragen werden, sowie der übergehenden Betriebe und Betriebsteile unter Zuordnung zu den übernehmenden Rechtsträgern;
10. bei Aufspaltung und Abspaltung die Aufteilung der Anteile oder Mitgliedschaften jedes der beteiligten Rechtsträger auf die Anteilsinhaber des übertragenden Rechtsträgers sowie den Maßstab für die Aufteilung;

11. die Folgen der Spaltung für die Arbeitnehmer und ihre Vertretungen sowie die insoweit vorgesehenen Maßnahmen.

(2) Soweit für die Übertragung von Gegenständen im Falle der Einzelrechtsnachfolge in den allgemeinen Vorschriften eine besondere Art der Bezeichnung bestimmt ist, sind diese Regelungen auch für die Bezeichnung der Gegenstände des Aktiv- und Passivvermögens (Absatz 1 Nr. 9) anzuwenden. § 28 der Grundbuchordnung ist zu beachten. Im übrigen kann auf Urkunden wie Bilanzen und Inventare Bezug genommen werden, deren Inhalt eine Zuweisung des einzelnen Gegenstandes ermöglicht; die Urkunden sind dem Spaltungs- und Übernahmevertrag als Anlagen beizufügen.

(3) Der Vertrag oder sein Entwurf ist spätestens einen Monat vor dem Tag der Versammlung der Anteilsinhaber jedes beteiligten Rechtsträgers, die gemäß § 125 in Verbindung mit § 13 Abs. 1 über die Zustimmung zum Spaltungs- und Übernahmevertrag beschließen soll, dem zuständigen Betriebsrat dieses Rechtsträgers zuzuleiten.

5. § 132 UmwG Kündigungsschutzrecht

(1) Führen an einer Spaltung beteiligte Rechtsträger nach dem Wirksamwerden der Spaltung einen Betrieb gemeinsam, so gilt dieser als Betrieb im Sinne des Kündugungschutzrechts.

(2) Die kündigungsrechtliche Stellung eines Arbeitnehmers, der vor dem Wirksamwerden einer Spaltung zu dem übertragenden Rechtsträger in einem Arbeitsverhältnis steht, verschlechtert sich auf Grund der Spaltung für die Dauer von zwei Jahren ab dem Zeitpunkt ihres Wirksamwerdens nicht.

6. § 132a UmwG Mitbestimmungsbeibehaltung

(1) Entfallen durch Abspaltung oder Ausgliederung bei einem übertragenden Rechtsträger die gesetzlichen Voraussetzungen für die Beteiligung der Arbeitnehmer im Aufsichtsrat, so sind die vor der Spaltung geltenden Vorschriften noch für einen Zeitraum von fünf Jahren nach dem Wirksamwerden der Abspaltung oder Ausgliederung anzuwenden. Dies gilt nicht, wenn die betreffenden Vorschriften eine Mindestzahl von Arbeitnehmern voraussetzen und die danach berechnete Zahl der Arbeitnehmer des übertragenden Rechtsträgers auf weniger als ein Viertel dieser Mindestzahl sinkt.

(2) Hat die Spaltung eines Rechtsträgers die Spaltung eines Betriebs zur Folge und entfallen für die aus der Spaltung hervorgegangenen Betriebe Rechte oder Beteiligungsrechte des Betriebsrats, so kann durch Betriebsvereinbarung oder Tarifvertrag die Fortgeltung dieser Rechte oder Beteiligungsrechte vereinbart werden. Die §§ 9 und 27 des Betriebsverfassungsgesetzes bleiben unberührt.

7. § 134 UmwG Schutz der Gläubiger in besonderen Fällen

(1) Spaltet ein Rechtsträger sein Vermögen in der Weise, daß die zur Führung eines Betriebes notwendigen Vermögensteile im wesentlichen auf einen übernehmenden oder mehrere übernehmende oder auf einen neuen oder mehrere neue Rechtsträger übertragen werden und die Tätigkeit dieses Rechtsträgers oder dieser Rechtsträger sich im wesentlichen auf die Verwaltung dieser Vermögensteile beschränkt (Anlagegesellschaft), während dem übertragenden Rechtsträger diese Vermögensteile bei der Führung seines Betriebes zur Nutzung überlassen werden (Betriebsgesellschaft), und sind an den an der Spaltung beteiligten Rechtsträgern im wesentlichen dieselben Personen beteiligt, so haftet die Anlagegesellschaft auch für die Forderungen der Arbeitnehmer der Betriebsgesellschaft als Gesamtschuldner, die binnen fünf Jahren nach dem Wirksamwerden der Spaltung auf Grund der §§ 111 bis 113 des Betriebsverfassungsgesetzes begründet werden. Dies gilt auch dann, wenn die Vermögensteile bei dem übertragenden Rechtsträger verbleiben und dem übernehmenden oder neuen Rechtsträger oder den übernehmenden oder neuen Rechtsträgern zur Nutzung überlassen werden.
(2) Die gesamtschuldnerische Haftung nach Absatz 1 gilt auch für vor dem Wirksamwerden der Spaltung begründete Versorgungsverpflichtungen auf Grund des Betriebsrentengesetzes.
(3) Für die Ansprüche gegen die Anlagegesellschaft nach den Absätzen 1 und 2 gilt § 133 Abs. 3 Satz 1, Abs. 4 und 5 entsprechend mit der Maßgabe, daß die Frist fünf Jahre nach dem in § 133 Abs. 4 Satz 1 bezeichneten Tage beginnt.

IV. Vorschriften im Kündigungsschutz

1. § 15 KSchG Unzulässigkeit der Kündigung (Anmerkung: von Betriebsratsmitgliedern)

(1) Die Kündigung eines Mitglieds eines Betriebsrats, einer Jugend- und Auszubildendenvertretung, einer Bordvertretung oder eines Seebetriebsrats ist unzulässig, es sei denn, daß Tatsachen vorliegen, die den Arbeitgeber zur Kündigung aus wichtigem Grund ohne Einhaltung einer Kündigungsfrist berechtigen, und daß die nach § 103 des Betriebsverfassungsgesetzes erforderliche Zustimmung vorliegt oder durch gerichtliche Entscheidung ersetzt ist. Nach Beendigung der Amtszeit ist die Kündigung eines Mitglieds eines Betriebsrats, einer Jugend- und Auszubildendenvertretung oder eines Seebetriebsrats innerhalb eines Jahres, die Kündigung eines Mitglieds einer Bordvertretung innerhalb von sechs Monaten, jeweils vom Zeitpunkt der Beendigung der Amtszeit an gerechnet, unzulässig, es sei denn, daß Tatsa-

chen vorliegen, die den Arbeitgeber zur Kündigung aus wichtigem Grund ohne Einhaltung einer Kündigungsfrist berechtigen; dies gilt nicht, wenn die Beendigung der Mitgliedschaft auf einer gerichtlichen Entscheidung beruht.

(2) Die Kündigung eines Mitglieds einer Personalvertretung, einer Jugend- und Auszubildendenvertretung oder einer Jugendvertretung ist unzulässig, es sei denn, daß Tatsachen vorliegen, die den Arbeitgeber zur Kündigung aus wichtigem Grund ohne Einhaltung einer Kündigungsfrist berechtigen, und daß die nach dem Personalvertretungsrecht erforderliche Zustimmung vorliegt oder durch gerichtliche Entscheidung ersetzt ist. Nach Beendigung der Amtszeit der in Satz 1 genannten Personen ist ihre Kündigung innerhalb eines Jahres, vom Zeitpunkt der Beendigung der Amtszeit an gerechnet, unzulässig, es sei denn, daß Tatsachen vorliegen, die den Arbeitgeber zur Kündigung aus wichtigem Grund ohne Einhaltung einer Kündigungsfrist berechtigen; dies gilt nicht, wenn die Beendigung der Mitgliedschaft auf einer gerichtlichen Entscheidung beruht.

(3) Die Kündigung eines Mitglieds eines Wahlvorstands ist vom Zeitpunkt seiner Bestellung an, die Kündigung eines Wahlbewerbers vom Zeitpunkt der Aufstellung des Wahlvorschlags an, jeweils bis zur Bekanntgabe des Wahlergebnisses unzulässig, es sei denn, daß Tatsachen vorliegen, die den Arbeitgeber zur Kündigung aus wichtigem Grund ohne Einhaltung einer Kündigungsfrist berechtigen, und daß die nach § 103 des Betriebsverfassungsgesetzes oder nach dem Personalvertretungsrecht erforderliche Zustimmung vorliegt oder durch eine gerichtliche Entscheidung ersetzt ist. Innerhalb von sechs Monaten nach Bekanntgabe des Wahlergebnisses ist die Kündigung unzulässig, es sei denn, daß Tatsachen vorliegen, die den Arbeitgeber zur Kündigung aus wichtigem Grund ohne Einhaltung einer Kündigungsfrist berechtigen; dies gilt nicht für Mitglieder des Wahlvorstands, wenn dieser durch gerichtliche Entscheidung durch einen anderen Wahlvorstand ersetzt worden ist.

(3a) Die Kündigung eines Arbeitnehmers, der zu einer Betriebs-, Wahl- oder Bordversammlung nach § 17 Abs. 3, § 17a Nr. 3 Satz 2, § 115 Abs. 2 Nr. 8 Satz 1 des Betriebsverfassungsgesetzes einlädt oder die Bestellung eines Wahlvorstands nach § 16 Abs. 2 Satz 1, § 17 Abs. 4, § 17a Nr. 4, § 63 Abs. 3, § 115 Abs. 2 Nr. 8 Satz 2 oder § 116 Abs. 2 Nr. 7 Satz 5 des Betriebsverfassungsgesetzes beantragt, ist vom Zeitpunkt der Einladung oder Antragstellung an bis zur Bekanntgabe des Wahlergebnisses unzulässig, es sei denn, dass Tatsachen vorliegen, die den Arbeitgeber zur Kündigung aus wichtigem Grund ohne Einhaltung einer Kündigungsfrist berechtigen; der Kündigungsschutz gilt für die ersten drei in der Einladung oder Antragstellung aufgeführten Arbeitnehmer. Wird ein Betriebsrat, eine Jugend- und Auszubildendenvertretung, eine Bordvertretung oder ein Seebetriebsrat nicht gewählt, besteht der Kündigungsschutz nach Satz 1 vom Zeitpunkt der Einladung oder Antragstellung an drei Monate.

(3b) Die Kündigung eines Arbeitnehmers, der Vorbereitungshandlungen zur Errichtung eines Betriebsrats oder einer Bordvertretung unternimmt und eine öffentlich beglaubigte Erklärung mit dem Inhalt abgegeben hat, dass er die Absicht hat, einen Betriebsrat oder eine Bordvertretung zu errichten, ist unzulässig, soweit sie aus Gründen erfolgt, die in der Person oder in dem Verhalten des Arbeitnehmers liegen, es sei denn, dass Tatsachen vorliegen, die den Arbeitgeber zur Kündigung aus wichtigem Grund ohne Einhaltung einer Kündigungsfrist berechtigen. Der Kündigungsschutz gilt von der Abgabe der Erklärung nach Satz 1 bis zum Zeitpunkt der Einladung zu einer Betriebs-, Wahl- oder Bordversammlung nach § 17 Absatz 3, § 17a Nummer 3 Satz 2, § 115 Absatz 2 Nummer 8 Satz 1 des Betriebsverfassungsgesetzes, längstens jedoch für drei Monate.

(4) Wird der Betrieb stillgelegt, so ist die Kündigung der in den Absätzen 1 bis 3a genannten Personen frühestens zum Zeitpunkt der Stillegung zulässig, es sei denn, daß ihre Kündigung zu einem früheren Zeitpunkt durch zwingende betriebliche Erfordernisse bedingt ist.

(5) Wird eine der in den Absätzen 1 bis 3a genannten Personen in einer Betriebsabteilung beschäftigt, die stillgelegt wird, so ist sie in eine andere Betriebsabteilung zu übernehmen. Ist dies aus betrieblichen Gründen nicht möglich, so findet auf ihre Kündigung die Vorschrift des Absatzes 4 über die Kündigung bei Stillegung des Betriebs sinngemäß Anwendung.

Stichwortverzeichnis

Die fett gedruckten Buchstaben verweisen auf den jeweiligen Teil des Kommentars, die mager gedruckten Zahlen auf die entsprechenden Randnummern.